AF472704

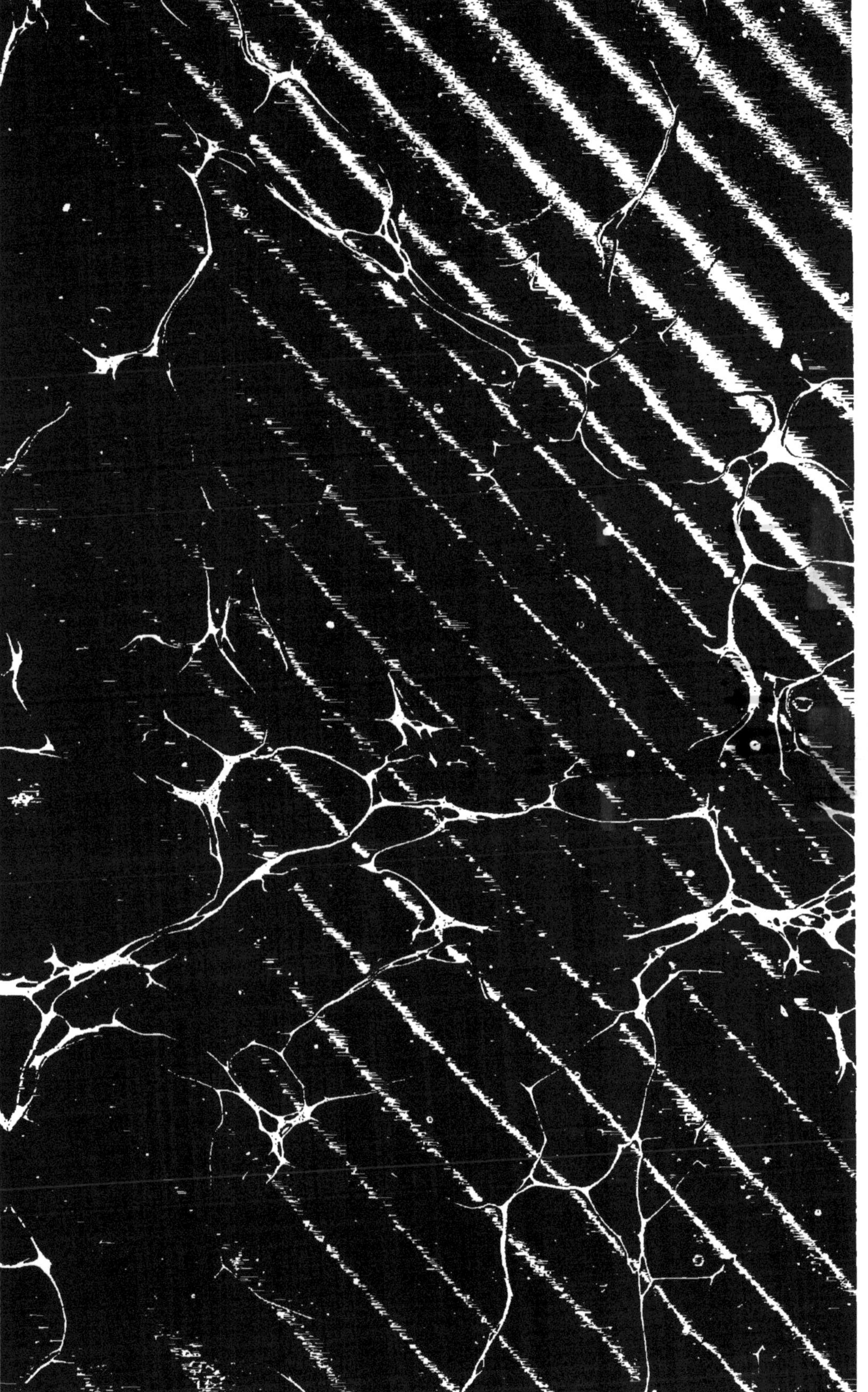

TRAITÉ

DE

TOXICOLOGIE.

TOME PREMIER.

Chez le même libraire.

TRAITÉ

DE

MÉDECINE LÉGALE,

Par M. ORFILA,

Doyen et Professeur de la Faculté de Médecine de Paris, etc. etc.

QUATRIÈME ÉDITION,

REVUE, CORRIGÉE ET CONSIDÉRABLEMENT AUGMENTÉE,

CONTENANT EN ENTIER

LE TRAITÉ DES EXHUMATIONS JURIDIQUES,

Par MM. ORFILA et LESUEUR.

AVEC 7 PLANCHES, DONT 4 COLORIÉES.

Quatre forts volumes in-8°, 1848. — Prix : 26 francs.

Cette nouvelle édition, attendue avec impatience, à cause des acquisitions les plus récentes de la science, devient le code universellement adopté sur la matière PAR LES MÉDECINS, LES PHARMACIENS, ET LES MAGISTRATS ; c'est là que se trouvent les saines doctrines sur les questions médico-légales qui concernent les âges, depuis la vie intra-utérine jusqu'à la vieillesse et la mort. Voici sommairement les matières contenues dans ces quatre volumes :

TOME PREMIER. — **Rapports. — Responsabilité médicale. — Ages, identité. — Viol. — Taches de sperme. — Mariage. — Grossesse. — Accouchement. — Naissances tardives. — Superfétation. — Viabilité. — Maladies simulées, etc. — Maladies mentales. — Mort. — Putréfaction dans différents milieux. — Exhumations juridiques, etc.**

TOME DEUXIÈME. — **Mort. — Exhumations juridiques. — Infanticide. — Avortement. — Suppression de part. — Asphyxie par submersion, par suspension, etc. — Blessures. — Taches de sang. — Combustion spontanée. — Présomptions de survie, etc.**

TOME TROISIÈME. — **Empoisonnement.**

TOME QUATRIÈME. — **Empoisonnement. — Falsification des aliments — Falsification des actes. — Fausse monnaie. — Expertise en matière civile, etc. — Bibliographie de la médecine légale. — Supplément relatif à l'intoxication saturnine et cuivreuse, ainsi qu'à l'EMPOISONNEMENT DU DUC DE PRASLIN.**

Il suffit d'indiquer les matières traitées dans cet ouvrage pour en faire sentir toute l'importance. Il devient donc indispensable au magistrat, comme au médecin et au pharmacien, si fréquemment appelés à des constatations de ce genre ; il ne devient pas moins utile aux avocats chargés de la défense des accusés, dont le nombre malheureusement augmente de jour en jour.

ORFILA. — Atlas pour le *Traité de médecine légale* ci-dessus, contenant 26 planches, dont 7 coloriées, représentant les plantes vénéneuses et les animaux venimeux. Prix : 3 fr. 50 c. — Cet Atlas se vend séparément.

PARIS. — RIGNOUX, IMPRIMEUR DE LA FACULTÉ DE MÉDECINE,
RUE MONSIEUR-LE-PRINCE, 31.

TRAITÉ

DE

TOXICOLOGIE

PAR M. ORFILA,

Professeur et ancien Doyen de la Faculté de Médecine de Paris;
Membre du Conseil supérieur de l'Instruction publique,
Haut Titulaire de l'Université;
Docteur en Médecine de la Faculté de Madrid;
Commandeur de l'Ordre de la Légion d'Honneur,
et des Ordres de Charles III d'Espagne et de Sainte-Anne de Russie,
Officier des Ordres de Léopold de Belgique et du Cruzeiro du Brésil;
Membre de l'Académie nationale de Médecine,
Membre correspondant de l'Institut,
de la Société médicale d'Émulation, de la Société de Chimie médicale,
des Universités de Dublin, de Philadelphie et de Hanau,
des Académies des Sciences et de Médecine de Madrid, de Séville, de Cadix,
de Barcelone, de Santiago, de Murcie, des îles Baléares,
de Berlin, de Belgique, de Livourne;
Président de l'Association des Médecins de Paris.

Cinquième Édition,

REVUE, CORRIGÉE, ET CONSIDÉRABLEMENT AUGMENTÉE.

TOME PREMIER.

PARIS.

LABÉ, ÉDITEUR, LIBRAIRE DE LA FACULTÉ DE MÉDECINE,
place de l'École-de-Médecine, 23 (ancien n° 4).

1852

PRÉFACE.

Depuis la publication de la troisième édition de cet ouvrage, j'ai cru devoir étudier sous un point de vue nouveau la partie médico-légale de l'intoxication produite par les principaux poisons, afin de donner aux experts les moyens de les déceler, dans le cas où il serait impossible d'en constater la présence dans les selles, dans les matières vomies, ou dans celles que l'on trouve dans le canal digestif après la mort. On voit déjà qu'il s'agit de la recherche de cette portion de la substance toxique *qui a été absorbée et portée dans nos tissus et dans l'urine*. Les discussions animées et souvent ridicules qui ont été soulevées à l'occasion de mon nouveau travail n'ont abouti, en définitive, qu'à lui faire prendre racine beaucoup plus tôt que je n'osais l'espérer. Aujourd'hui l'expert qui, en matière d'empoisonnement, négligerait de soumettre à l'analyse le sang, le foie et l'urine d'un cadavre, dans tous les cas où il n'aurait point trouvé le toxique dans les selles, dans les matières vomies, et dans le canal digestif, serait au-dessous de sa mission et pourrait encourir de graves reproches.

J'ai, en même temps, apporté de grands changements aux procédés indiqués jusqu'à ce jour pour découvrir les substances vénéneuses qui auraient été mêlées ou combinées avec des matières organiques, ou qui auraient été décomposées par elles. Ce travail, poursuivi sans relâche depuis plusieurs années, en ouvrant un nouveau champ à la médecine légale, m'a encore permis de simplifier la plupart des procédés dont je parle, et de donner aux opérations analytiques un degré de précision et de certitude qu'elles n'avaient pas eu jusqu'alors : ainsi, pour ne citer qu'un fait, je suis parvenu, à l'aide d'*un même procédé*, la carbonisation par l'acide *azotique*, à constater facilement dans les organes et dans les matières solides la présence du cuivre, du plomb, de l'étain, du bismuth, de l'argent, de l'or, etc.

Dans les nombreuses expériences que j'ai tentées, j'ai suivi une marche qui me paraît irréprochable et qui n'avait encore été adoptée par personne. Constamment, dans une *première* série d'essais, j'ai mélangé de très-petites quantités de la substance vénéneuse que j'étudiais avec des proportions considérables de matières alimentaires, telles que le lait, le bouillon, le café, le vin, etc.; puis *j'ai agi* sur une quantité au moins aussi forte de la *même matière alimentaire, sans addition* de la substance vénéneuse. J'ai *ensuite* expérimenté *comparativement* sur les matières trouvées dans le canal digestif, ainsi que sur ce canal, sur les viscères et sur l'urine d'animaux *que j'avais empoisonnés* avec des doses variables d'un toxique, et sur *les mêmes parties* d'animaux de même espèce que je tuais quelques heures après leur avoir fait prendre des aliments, et *qui n'avaient avalé aucun poison*. Ce moyen, trop souvent négligé par les expérimentateurs, pouvait seul me permettre d'arriver à des résultats certains, et me fournir les moyens de relever une foule d'erreurs graves débitées par ceux qui n'avaient pas suivi la même voie.

Je me suis bien gardé d'imiter les auteurs qui ont cru devoir consigner tout au long dans leurs ouvrages des rapports faits en justice sur des affaires déjà jugées. Ces rapports, présentés apparemment aux lecteurs comme des modèles à suivre plus tard, ne peuvent être d'aucune utilité et induisent souvent en erreur. Ils sont *inutiles*, car, dès que l'on a décrit le procédé le plus convenable pour découvrir la matière vénéneuse dont on parle, l'expert n'a pas besoin qu'on lui dise que c'est par le même procédé que l'on opère dans l'affaire A, B, C ou D; je dis en outre que de pareils rapports *induisent souvent en erreur,* et on le concevra, si l'on songe aux progrès qu'a pu faire la science sur les points qui font l'objet de ces rapports : ainsi, pour ne citer que quelques exemples, n'est-ce pas engager un expert à mal opérer que de lui tracer, comme l'a fait M. Devergie, la marche qu'il a suivie dans plusieurs expertises relatives à l'empoisonnement par l'acide sulfurique et celle que nous avons adoptée dans l'affaire Mercier, de Dijon ? Évidemment, pour ce qui concerne l'acide sulfurique, les moyens employés, et à l'aide desquels on a conclu à l'existence de cet acide, sont loin de prouver qu'il y en eût réellement (voy. *Acide sulfurique,* p. 125 de ce vol.); et quant à l'affaire Mercier, de Dijon, quoiqu'on ne puisse élever aucun doute sur la présence de l'arsenic dans le foie du cadavre soumis à nos investigations, il n'en est pas moins certain que, depuis l'époque où nous fîmes cette expertise (mai 1840), bien des perfectionnements ont été introduits dans la recherche de l'acide arsénieux, soit pour obtenir une plus grande quantité d'arsenic et pour mieux le condenser, soit pour détruire plus complétement la matière organique.

La partie physiologique de l'empoisonnement devait également subir des modifications importantes, dès qu'il est démontré que les poisons, après avoir été absorbés, existent *matériellement* dans les organes et notamment dans le foie, et qu'ils se retrouvent, au bout d'un certain temps, dans l'urine, liquide excrémentitiel avec lequel ils sont si souvent expulsés.

Je dirai enfin que je n'ai rien négligé pour éclairer la thérapeutique de l'empoisonnement. Convaincu, par des expériences nombreuses, que les animaux empoisonnés se débarrassent, surtout par la sécrétion urinaire, de la portion du toxique *absorbée,* j'ai vu ces animaux guérir facilement, toutes les fois que l'on parvenait à les faire uriner abondamment par le moyen de diurétiques administrés en temps opportun, et que l'on avait eu soin d'expulser des premières voies l'excédant du poison. Justice a été faite de la médication tonique et excitante, si maladroitement prônée, dans ces derniers temps, par les sectaires de l'école rasorienne, dans l'empoisonnement par l'arsenic. Je me suis également occupé des avantages et des inconvénients que pouvaient offrir certains antidotes récemment proposés.

TABLE DES MATIÈRES

CONTENUES DANS CE VOLUME.

NOTICE BIBLIOGRAPHIQUE*.

§ I.

Des poisons en général.

THEOPHRASTUS (Eresius). De historia plantarum (περὶ τῆς τῶν φυτῶν ἱςορίας), lib. IX. Voir surtout les chap. 12 et suiv. du dernier livre. Éd. de 1664, in-fol.

NICANDER. Alexipharmaca (Ἀλεξιφάρμακα. *De venenis*). Il existe plusieurs éditions de cet ouvrage. Nous citerons particulièrement celle de Gorrée, Paris, 1622, in-fol.; celle de Schneider, Halle, 1792, in-8; celle de Lehrs et Bussemaker, Paris, Didot, 1845-47, grand in-8; enfin la traduction française de Grevin, publiée à Anvers en 1567, in-4. — On peut consulter aussi *Eutechnii sophistæ, paraphrasis antiqua græca in Nicandrum,* dans l'édit. de Florence, 1764, in-8; et dans la *Bibl. Lambec.,* lib. II, p. 594, et dans les éditions de Schneider et de Didot.

DIOSCORIDES (Pedanius Anazarbeus). De venenis (περὶ δηλητηρίων φαρμάκων); De iis quæ virus ejaculantur, animalibus (περὶ ἰοβόλων). — On trouve aussi des renseignements sur les poisons dans De materia medica (περὶ ὕλης ἰατρικῆς), et dans De facile parabilibus medicamentis (περὶ εὐπορίστων φαρμάκων), du même auteur. — L'édition jusqu'ici la meilleure de Dioscoride est celle de Sprengel, publiée dans la Collection de Kühn, 2 vol. in-8, 1829-30.

GALENUS (Cl.). De antidotis, lib. II (περὶ ἀντιδότων), dans l'édit. de Chartier, t. XIII; dans celle de Junte, t. VII, cl. 5; dans l'édit. de Kühn, t. XIV. — On trouve aussi dans divers autres ouvrages de Galien plusieurs faits sur les poisons.

PLINIUS (C. Secundus). Historia naturalis, lib. XXXVII, *passim.*

---

* Dans l'impossibilité où nous sommes de dresser une liste complète de tous les ouvrages ou mémoires qui traitent des poisons en général ou de chacun d'eux en particulier, nous renvoyons plus particulièrement aux ouvrages suivants : Bœhmer, *Biblioth. scriptorum Hist. natur.,* Lipsiæ, 1735 à 39, 5 part. en 9 vol. in-8; Baldinger, *Catalogus Diss. quæ medicamentorum historiam, fata et vires exponunt,* Marbourg, 1793, in-8; Haller, *Biblioth. botanica,* 2 vol. in-4; *Biblioth. med. chirurg.*, publiée par Engelmann, Leipzig, 1838-41, 2 vol. in-8; Catalogue de la Bibliothèque de Baldinger, t. I; de la Bibliothèque de C.-H. Roy, t. II; de la Bibliothèque de Huzard, t. I et III; Callisen, *Medicinisches Schriftsteller-lexicon,* u, s, w., Copenhague, 1830 à 1845, 33 vol. in-8.

— Les médecins arabes se sont beaucoup occupés des poisons ; je citerai l'*Antidotarium* de Rhazès, celui de Mesué, celui de Avenzoar, enfin le *liber de Venenis* d'Averroes.

PETRUS DE ABANO. De venenis mineralibus, vegetalibus, animalibus ex quolibet ente sub solari globo, Mantoue, 1472, in-4 ; Marbourg, 1537, in-8 ; Francfort-sur-Mein, 1679, in-fol. Traduit en français. Lyon, 1593, in-12. — Ejusd. De venenis eorumque remediis ; item Giul. Gratoroli consilium de præservatione a venenis, etc. Colon., 1566, in-8 (voir, pour les autres éditions de cet ouvrage, Boehmer, *Biblioth. script. hist. nat.*, pars I, vol. II).

ARNAUD DE VILLENEUVE. Tractatus de arte cognoscendi venena, cum quis timet sibi ea ministrari ; avec l'ouvrage d'Albano. Milan, 1475, in-4 ; Padoue, 1487, in-4.

SANTES DE ARDOYNIS. Opus de venenis, etc. Venise, 1492, in-fol. Opus de venenis a multis hactenus desideratum et nunc tandem castigatissime editum : in quo naturalis primum historia venenatorum omnium, sive natura, sive arte constent, fidelissime proponitur (quam partem Theriacam Græci vocant) ; et quibus signis venena non in genere tantum, sed etiam in specie cognosci ac dijudicari debeant, ostenditur. Deinde vero alexipharmacia, hoc est ratio tum præcavendi venena, tum curandi, elegans, copiosa, secura, traditur. Adjunximus ejusdem generis commentarium doctissimum Ferdinandi Ponzetti. Bâle, 1562, in-fol. — On peut voir dans Boehmer (lieu cité) la liste des éditions antérieures à celles-ci.

PONZETTI (Ferd.). De venenis libri III. Rome, 1521, in-4, et avec l'ouvrage de Santes Ardoynis.

CARDANUS (Hieronymus). De venenorum differ. viribus et adversis remediorum præsidis. Bâle, 1564, in-fol ; Padoue, 1653, in-4. — Genève, 1624, et Lyon, 1663, in-fol., dans ses œuvres complètes.

GREVIN (Jacques). Deux livres des venins, auxquels est amplement discouru des bêtes venimeuses, thériaques, poisons et contre-poisons. Angers, 1568, in-4, fig. Nunc opera Hieron. Martii in latinum conversi, quibus adjectus est ejusdem de antimonio tractatus eodem interprete. Anvers, 1571, in-4.

A. PARÉ. Des venins. Ce livre est le 23e des œuvres d'Amb. Paré (voir édit. de Malgaigne, t. III, p. 283). On trouve encore plusieurs faits sur les poisons dans le reste de ses ouvrages.

MERCURIALI (Hieronym.). De venenis et morbis venenosis. Venise, 1584, in-4, 1601, in-4, et in Opusc. aur. select. Venise, 1644, in-fol.

BACCIO (Andr.). De venenis et antidotis prolegomœna ; item de canis rabiosi morsu. Rome, 1586, in-4.

RODERIC A FONSECA. De venenis eorumque curatione liber. Rome, 1587, in-4.

SCHENCK (von Grafenberg). Lib. VII, De venenis. Fribourg, 1597, in-8.

CODRONCHI (Bapt.). De morbis veneficis ac veneficiis libri IV in quibus non solum certis rationibus veneficia dari demonstratur, sed et eorum species, causæ, effectus, nova methodo aperiuntur, de eorum curatione et præservatione pertractatur, veraque et nova remedia proponuntur. Venise, 1595, in-8. Milan, 1618, in-8.

JESSENIUS (A. Jessen.). De morbis quos venena extrinsecus morsu et ictu illata inferunt. Wittemberg, 1596, in-4.

CHIOCCO (Andr.). An venenum in humoribus nostris gigni possit? In ej. quæst. philos. et med. lib. III. Vérone, 1593, in-4 ; lib. III, quæst. 13.

LIBAVIUS (Andr.). Tract. de venenis, extat in tom. I Singularium. Francfort, 1599, in-8.

WEICKART (Arnold). Diss. de venenis. Bâle, 1608, in-4. Recus. in ej. Thesaur. pharmaceut. Francfort, 1626, in-fol. ; 1670, in-4.

ZUCCARIUS (Marius). Methodus occurrendi venenatis corporibus. Naples, 1611, in-4.

BRA (H.). De curandis venenis per medicamenta simplicia et facile parabilia. Leovard, 1616, in-8.

SENNERT (Dan.). De venenis in ej. Pract. med. lib. VI, de morbis occultis. Wittemberg, 1628, in-4.

NAUDÉ (Gabr.). Quæstio an magnum homini a venenis periculum. Rome, 1632, in-8.

LEBZELTER (Sigism.). De natura venenorum. Leipzig, 1631, in-4.

PREVOTIUS (Joh.). Libellus aureus de venenis et alexipharmacis. Francfort, 1641, in-12.

PONS (Jacq.). Avertissement pour la préservation et cure générale contre les poisons. Lyon, 1634.

RAST (G.). De veneno in genere. Kœnigsberg, 1644, in-4.

SCHELLHAMMER (Ch.), resp. Mollenbroccio. Disp. de venenis. Iena, 1649, in-4.

OCHUS RISETTUS (H.). De venenis ac pestilentibus morbis, nec non venenorum ratione agendi modo. Brescia, 1650, in-4.

GOCKEL (Eberhard). Libellus de venenis, eorum causis et antidotis ; annex. Ejusd. enchiridio de peste ; Augsbourg, 1669, in-12.

RAMSAY (W.). Tractatus de venenis, or A treatise on poisons. Londres, 1681, in-8.

REIES. An ex veneno possibile sit humanum corpus nutriri, et a veneno necata animalia esui apta sint. In quæstionum campo ; quæst. 63, p. 815. Francfort, 1670.

LOEBER (Valent.). De venenis et eorum antidotis, cum ejusd. anchor. sanitatis. Francfort et Hambourg, 1671, in-8 ; 1679, in-8.

SCHARFF (Benj.). Τοξικολογία, seu Historia venenorum in genere, in quo venenorum vires et qualitates considerantur, et ab occultis ad manifestas qualitates reducuntur. Iena, 1678, in-8.—Ejusd. Antidotus prophylactica. Erfurth, 1698, in-8.

SCHLEGEL (J.-And.). Diss. de venenis et morbis venenosis eorumque curationibus et alexipharmacis. Erfurt, 1679, in-4.

COURTEN (W.). Experiments and observations on the effects of several sorts of poisons upon animals, made at Montpellier in the year 1678 and 1679 ; communicated by Hans Sloane, translated from latin Ms. in Philos. transact., 1712, p. 485.

Schrader (Fred.). Diss. de venenis et antidotis. Leyde, 1679, in-4.

Trilla (Ant. de). Tratado general de todas las tres especies de venenos, como son de minerales, plantas y animales. Toledo, 1679, in-8.

Albinus (Bern.), resp. Mentzel. Diss. de venenis. Francfort-sur-l'Oder, 1682, in-4.

Wedel (Ge.-Wolfg.). Diss. de venenis et bezoardicis. Iena, 1682, in-4.

Roeser (J.-Ge.). De venenis. Wittemberg, 1687, in-4.

Vater (Christ.), resp. Helwig. Diss. de venenis eorumque antidotis. Wittemberg, 1700, in-4.

Erndl (Chr.-H.), resp. Taut. Diss. ex veneno salus. Leipzig, 1701, in-4.

Vater (C.-J.), resp. Mœhring. Diss. de venenis et philtris propinatis aliisve modis applicatis. Wittemberg, 1706, in-4.

Mead (Richard). A mechanical account of poisons in several essays. Londres, 1702, in-8; en latin, Leyde, 1737, in-8; Gottingue, 1749, in-8; Leyde, 1750, in-8 et in opp. Trad. franç. de Coste dans le Recueil des OEuvres de Mead.

Wagner (G.-Fr.). Diss. de signis veneno interfectorum. Kœnigsberg, 1707, in-4.

Friccius (Melch.). Tract. med. de virtute venenorum medica. Ulmæ, 1707, in-8. — Ejusd. Paradoxa de venenis. Aug. Vindob., 1710, in-8.

Linder (J.). De venenis in genere et in specie, exercitatio, videlicet eorum natura, et in corpus agendi modo, atque eadem pro morbi acuti vel chronici ex iisdem oborientis indole, curandi; et in esculentis potulentisque indagandi ratione, juxta veterum quorundam et recentiorum dogmata ad solidorum et fluidorum corporis organici leges mechanicas deducta et explicata. Leyde, 1708, in-12. — C'est cet ouvrage que Chr.-God. Stentzel augmenta considérablement, et qu'il publia sous le nom et le titre suivant:

Lindestolpe (J.). Liber de venenis, in ordinem redactus, corollarii, animadversionibus et indice illustratus a Christian. Godofred. Stentzel. Francfort et Leipzig, 1759, in-8.

Whinrey (G.). Dissertatio de viribus venenorum. Leyde, 1710, in-4.

Gastaldy (J.-B.). Diss. an venena essentialiter inter se differant, et aliquot detur remedium omnibus venenorum speciebus conveniens. Avignon, 1715, in-12.

Hoffmann (Fred.), resp. Grisschner. Diss. de erroribus circa venena vulgaribus. Halle, 1718, in-4. — Ejud. Diss. de cauta et circumspecta venenorum accusatione. Halle, 1736, in-4.

Camerarius (Elias), resp. Gmelin. Diss. de venenorum dijudicatione. Tubingue, 1725, in-4.

Ettmuller (Mich.-Ernest). Programma ad Diss Bosii (quo de veneno ejusque assumpti signo egit). Leipzig, 1729, in-4.

Stentzel (C.-G.), resp. Müller. Diss. de venenis acutis. Wittemberg, 1732, in-4.

Stentzel (C.-G.). Toxicologia pathologico-medica, s. de venenis libri III. Wittemberg et Leipzig, 1733, in-4.

Nebel (G.-B.). De signis intoxicationis. Heidelberg, 1733.

LANZONI (Jos.). Tractatus de venenis, in ejus Opp. Lausane, 1738, in-4, tome I.

CARTHEUSER (Jo.-Frid.), resp. de Angelis. Diss. de venenis eorumque signis, differentia, indole, principiis activis, effectu singulari et specifica curatione. Francfort-sur-l'Oder, 1741, in-4.

BÜCHNER (Andr.-El.), resp. Pertsch. Diss. de venenis eorumque diverso agendi modo. Halle, 1756, in-4.

NEUMANN (Gasp.). Chymia medica dogmatico-experimentalis, oder Gründliche und mit Experimenten Erwiesene medicinische Chemie. Herausgegeben von C. H. Kesser. Züllickau, 1749-53, in-4, 4 vol.

OBERKAMP (F.-J.), resp. G.-C. Herzberg. Diss. de nonnullorum venenorum virtute deleteria in genere et morborum malignorum dictorum causis. Heidelberg, 1730, in-4.

BROWNE LANGRISH. Physical experiments upon brutes. Londres, 1747, in-8; trad. franç., 1749, in-12.

HILSCHEN (C.-H.), resp. J.-H. Virmond. De signis veneni dati diagnosticis. Giessen, 1748, in-4.

HEBERDEN (W.). Three lectures containing some observations on the history, nature and cure of poisons; read at the College of physicians, on the 24, 26 et 28 of august 1749. Journal britannique de Maty, 1151, 1752.

SPROEGEL (J.-Adr.-Theod.). Diss. sistens experimenta circa varia venena in vivis animalibus instituta. Gottingue, 1753, in-4. — Recus. in Haller collect. Disp. pract., t. VI.

D.-J.-F.-R. Physikalische und medicinische Abhandlung von den æusserlichen Verletzungen, von den kinderabtreibenden, vertiftenden und verliebtmachenden Mitteln. Nuremberg et Leipzig, 1753, in-8.

HILLEFELD (Ge.-Carl.). Diss. experimenta quædam circa venena. Gottingue, 1760, in-4.

VOGEL (Rud.-Aug.), resp. Wichmann. Diss. de insigni venenorum quorumdam virtute medica imprimis cantharidum ad morsum animalium rabidorum præstantia. Gottingue, 1762, in-4.

GMELIN (Phil.-Fréd.), resp. Eppli. Diss. de materia toxicorum hominis vegetabilium simplicium in medicamentum convertenda. Tubingen, 1765, in-4.

ISENFLAMM (F.-J.). Diss. de remediis suspectis et venenatis. Res. J.-P. Steiming. Erl., 1767.

SAUVAGES (François Boissier de). De venenatis Galliæ animalibus et venenorum in ipsis fideli observatione compertorum indole atque antidotis; Diss. medica in Rothomagensi academia anno 1758, laurea donata, et nunc ab auctore recognita atque aucta, quam e gallico in latinum versam, et palæstris medicis accommodatam tueri conabitur J.-B. Montpellier, 1764, in-4. — Trad. en italien, avec de nombreuses additions, par Michel Attumonelli, sous ce titre: Trattato de' veneni che comprende varie dissertazioni mediche del signor Boissier de Sauvages, del francese in italiano tradotto, e commentate, dal quale altre nuove dissertazioni, e moltissime note si sono aggiunte, T. I: La teoria generale de' veneni, la dissertazione sulla rabbia, la dissertazione sul meccanismo e moto de moscoli, e sulle qualita del fluido nerveo; e le mofete, ed i veleni volatili. T. II. La dissertazione su gli veleni minerali e vegetabili. La dissertazione su gli animali velenosi, l'oppio, e la nutrice matrigna. Naples, 1783, in-4.

Baylies. Practical essays on medical subjects by a member of the royal College of physicians of London. Londres (Dresde), 1773, in-8. Londres, 1765.

Rossi (P.). De nonnullis plantis quæ pro venenatis habentur observationes et experimenta Florentiæ instituta. Pise, 1762, in-8.

Sigwart (G.-Fred.), resp. Sommer. Diss. sistens venenorum discrimina summatim excussa. Tubingen, 1765, in-4.

Graeter (Ge.-Ludov.). Diss. de venenis in genere. Strasbourg, 1767, in-4.

Cooke (J.). A treatise of poisons vegetable, animal and mineral, with their cure. Londres, 1770, in-8.

Fischer (D.-J.-B.). Assertiones de venenis. Prague, 1770, in-8.

Luther, resp. I.-N. Nicolai. Diss. de venenis eorumque differentia et actione. Erfurt, 1773, in-4.

Bosius (Ern.-Gottl.). Propr. de diagnosi veneni ingesti et sponte in corpore geniti. Leipzig, 1774, in4-.

Prestwich's Diss. on mineral, animal, and vegetable poisons, containing a description of poisons in general, their manner of action, etc., and respective antidotes. Londres, 1775, in-8.

Hannius (J.-D.). Oratio de usu venenorum in medicina. Leipzig, 1775, in-8.

Navier. Contre-poisons de l'arsenic, du sublimé-corrosif, du vert-de-gris et du plomb, suivis de trois dissertations sur le mercure, le fer et l'étain. Paris, 1777, 2 vol. in-12.

Navier. Précis du moyen de secourir les personnes empoisonnées par les poisons corrosifs. Paris, 1778, in-8.

Gmelin (J.-Fr.). Allgemeine Geschichte der Gifte. I Th. Leipzig, 1776, in-8. — Allgemeine Geschichte der Pflanzengifte (als der II Th.). Nüremborg, 1777, in-8; zweit. Aufl. ebend., 1803. — Allgemeine Geschicthe der Mineral-Gifte. Ibid., 1778, in-8.

Gifte und Gegengifte, oder leichte und sichere Mittel mit welchen man Personen zu Hülfe kommen kann, welche giftige Kræuter und Wurzeln gegessen, von giftigen Thieren gebissen, von schædlichen Dünsten schier erstickt, oder welchen heimlicherweise Gift in die Speisen ist gemischet worden. Nebst einem Anhang dreyer neuen Schriftsteller, Janin, Harmant und Gardane, u. s. w. Aus dem Franz. übers Strasbourg, 1776, in-8.

Baignères (J.-B.), resp. Doublet. An post mortem physica veneni certitudo difficile comparanda? Paris, 1777, in-4.

Coppens (Bern.-Bened.). Diss. de substantiis venenatis a triplici naturæ regno petitis. Louvain, 1777. Recus. in collect. diss. Louvain, t. I.

Logan (George). Diss. de venenis. Édimbourg, 1779, in-8.

Plouquet (Wilh.-Gottfr.). Warnung an das Publikum vor einem in manchen Branntweinen enthaltenen Gift, u. s. w. Tübingen, 1780, in-8.

WILMER. Obs. on the poisons vegetables, which are indigenous in Great Britain. Londres, 1780, in-8.

Essay on culinary poisons. Londres, 1781, in-8.

FONTANA (Félix). Traité sur le venin de la vipère, sur les poisons américains, sur le laurier-cerise, et sur quelques autres poisons végétaux, etc. Florence, 1781, in-4, 2 vol.; édit. allem. Berlin, 1787, in-4.

DALAUS (Chr.-Gasp.). Bemerkungen, mediz. u. chirurg., über Gift u. Gegengift. Spire, 1781, in-8.

ACKERMANN (J.-Fréd.). Resp. J.-G. Reyher. Tentamen medicum de venenorum actione quædam generatim exponens. Kiel, 1782, in-4.

PLENK (J.-J.). Toxicologia seu doctrina de venenis et antidotis. Vienne, 1785, in-8.

SPROEGEL (B.-A.-Th.). Diss. sistens experimenta circa varia venena in vivis animalibus instituta, in-4. Gœttingen, 1783.

CESALPINUS (A.). Venena omnia, excessu primarum qualitatum, eneeare; in Quest. med. lib. I, p. 197. Venise, 1593, in-4.

VIBORG (Erich.). Ueber die Wirkung der allgemeinsten bis jetzt bekannten Gifte auf verschiedene Thierarten, nebst einigen theils neuen, theils, wiederholten Versuchen vorzüglich in Hinsicht auf Beantwortung der Frage, wie weit man aus ihrer ungleichen oder einförmigen Wirkung auf Verschiedenheit oder Verwandtschaft der Arten im Thierreiche schliessen kann. Vorgelesen in der königl. dæn. Gesellschaft der Wissenschaften, den 13. April 1792. in seiner Sammlung von Abhandlungen für Thierærzte. T. I, p. 277-324.

SUCCOW (F.-W.-C.). Dissert. inaug. med. exhibens Toxicologiæ theoreticæ delineationem. Pars I, Jenæ, 1785, in-8. Pars II, pro facultate legendi. Jena, 1785, in-8.

BARONIO (Giuseppe). Notizie per servire alla storia de' veneni, in Opuscoli scelti sulle scienze et sulle arti. Milan, 1787, in-4, p. 106-117.

HALLE (J.-S.). Gifthistorie des Thier-, Pflanzen- und Mineralreichs, nebst den Gegengiften und der medicinischen Anwendung der Gifte. Berlin, 1787, in-8.

SCHULZE (E.-Ferd.). Toxicologia veterum plantas venenatas exhibens, Theophrasti, Galeni, Dioscoridis, Plinii aliorumque autoritate ad deleteria venena, delatas. Loca ex veterum monumentis eruta, perpetuo, commentario ornavit, varia experimenta et observata adjecit. Halle, 1788, in-4.

Medizinische und chirurgische Bemerkungen über Gifte und Gegengifte für angehende Aerzte und Wundaerzte. Spire, 1792, in-8.

HINZE (J.-F.), præs. F. Isenflamm. Diss. de veneni effectu. Erlang, 1792, in-8.

KOLBANY (P.). Abhandl. über die herrschenden Gifte in der Küche. Wien, 1793, in-8.

GRUNER (C.-G.). De veneni notione dubia nec foro satis apta. Jena, 1795. — De forensi veneficii notione rite confirmanda. Jena, 1796.

DOELTZ (G.-C.). Diss. inaug. med. exhibens nova experimenta circa quædam venena ex narcoticorum genere. Altorf, 1793, in-8.

Marc (C.-E.-H.). Allgemeine Bermerkungen über die Gifte und ihre Wirkungem im menschlichen Kœrper, nach Brownicschen Systeme dargestellt. Erl., 1795, in-6.

Haartmann (G.-E.). Toxicologiæ primæ lineæ. Abo, 1797, in-4.

Kolbani (P.). Gifthistorie des Thier-, Pflanzen- und Mineralreichs: nebst den Gegengiften und der medicinischen Anwendung der Gifte, Vienne, 1798. ate verm. Aufl. Vienne, 1807, in-8.

Frank (J.). Handbuch der Toxicologie. Vienne, 1800. Zweite verbesserte und durch zahlreiche Anmerkungen bereicherte Auflage, 1803. — Manuel de Toxicologie, ou Doctrine des poisons et de leurs antidodes; trad. de l'allemand par L.-H.-J. Vranken. Anvers, 1803, in-8.

Heise (J.-L.). Specimen inaug. de venenorum actione in corpus humanum. Regiomonti, 1801, in-8.

Schmidt (C.-F.-G.). De veneni actione recte definiendâ. Dissert. philosophico-medica. Leipzig, 1802.

Paldanus (V.-H.-L.). Versuch einer Toxicologie. Halle, 1803.

Heise (A.-G.). De venenorum actione in organismum animalium. Gottingen, 1805, in-8.

Duval (Marcel). Essai sur la Toxicologie, suivi d'observations et expériences sur l'emploi du sucre dans les empoisonnements par quelques acides minéraux. Paris, 1806, in-4.

Muller (A.-G.). Tractatus de venenis. Halle, 1807, in-8.

Chansarel. Observations sur diverses substances vénéneuses. Bordeaux, 1807, in-8.

Wolfart, über Vergiftung. In Kopp's Jahrbuch der Staatsarzneikunde, 1808, p. 3-47.

Pluquet (F.). Essai sur la nature des poisons et sur les moyens que la chimie peut fournir pour les reconnaître et pour arrêter leurs ravages. Caen, 1809, in-8.

Hohmann (C.). De venenis. Würtzboug, 1810.

Gohier. Expériences, etc., dans le Journal de médecine de Corvisart, etc., 1810, t. XIX; 1812, t. XXIII, p. 318.

Vassali-Eandi, Rossi et Borsarelli. Expériences et observations concernant les effets de divers poisons et d'autres substances sur les animaux. Mémoires de l'Académie des sciences de Turin. 1811-1812, t. XX, p. 417.

Hergang (K.-G.). Lehrreiche Unglücksfælle zur Warnung vor Giften und Vergiftungen. Gelitz, 1811, in-8.

Seiller (B.-G.). Progr. de nonnullorum venenorum in corpus humanum effectibus. Wittemberg, 1811, in-4.

Brodie (B.-C.). Experiments and observations on the different modes in which death is produced by certain vegetable poisons, in Philosophical transactions. 1814, p. 178-208; 1812, p. 205-227. Le 2e mém. trad. par Guyton-Morveau dans les Annales de chimie, t. XCIII.

Sage (B.-G.). Moyens de remédier aux poisons végétaux, à tous ceux qui somt produits par les substances métalliques, et au venin des animaux. Paris, 1811, in-8.

CHAUMETON. Réflexions sur un manuscrit de M. Faure, intitulé Essai sur une nouvelle classification des poisons. Dans le Journ. de méd. de Corvisart, 1812, t. XXIII, p. 373.

CORTAMBERT. Quelques considérations sur les poisons. Dans le Journ. de méd. de Corvisart, 1812, t. XXIII, p. 143, 265.

SCHNEIDER (P.-F.). Ueber die Gifte in medizinisch-gerichtlicher und medizinisch-polizeilicher Beziehung. Vürzburg, 1813, in-8.

ORFILA. Traité sur les poisons tirés des règnes minéral, végétal et animal; ou Toxicologie générale, considérée sous les rapports de la physiologie, de la pathologie et de la médecine légale. Paris, 1814-15, in-8, 2 tomes; 2e éd. Paris, 1818, 2 vol.; 3e éd. Ibid. 1826, 2 vol. 4e éd. Paris, 1842, 2 vol. in-8; 5e édit., 1852.

EMMERT (F.-A.-G.). Ein Auszug aus einem Briefe in medizinisch-chirurgischer Zeitung. 1813, t. III, p. 162; voyez Dezeimeris, Dict. hist. de la méd., article *Emmert.*

BOERMOB (R.). Dissert. de venenis præcipue vero patriæ. Groningue, 1816.

Vollstaendiges Giftbuch, oder Unterricht die Giftpflanzen, Gitfminerale und Giftthiere kennen zu lernen. Sondershausen, 1815.

MEISTER (J.). Leitfaden zu Vorlesungen über die Gifte u. Verbrechen der Vergiftung. 8. Breslau, 1817.

CHAUSSIER (H.). Contre-poisons ou moyens les plus efficaces dans les différents cas d'empoisonnement, mis à la portée des personnes étrangères à l'art de guérir. Paris, 3e édit., 1819; 4e *ibid.*, 1824, in-8.

BERTRAND (C.-A.-H.-A.). Manuel médico-légal des poisons introduits dans l'estomac, et des moyens thérapeutiques qui leur conviennent. Paris, 1817, in-8.

DUCACHET (H.-W.). An inaugural essay on the action of poisons. New-York, 1817, in-8.

ARMAND DE MONTGARNY. Essai de toxicologie considérée d'une manière générale dans ses rapports avec la physiologie, l'hygiène et la pathologie, et spécialement avec la jurisprudence médicale. Paris, 1818, in-8.

KEIL (H.-J.). Diss. de nonnullis venenis. Leyde, 1820, in-4.

LEMAISTRE. Essai sur l'analyse des poisons. Paris, 1817, in-4.

SLOWE (W.). A toxicological chart, in which are exhibited at one view the symptoms, treatment and modes of detecting the various poisons mineral, vegetable and animal. London, 1821, in-fol. (d'après l'ouvrage d'Orfila).

BILLARD. Considérations médico-légales sur les empoisonnements par les irritants. Paris, 1821, in-4.

DZONDI (K.-H.). Ueber Contagien, Miasmen und Gifte. Leipzig, 1822, in-8.

PALLAS (É.). Essai sur une nouvelle classification des poisons, suivi des symptômes et du traitement des maladies que ces substances déterminent après avoir été ingérées ou appliquées sur une partie quelconque du corps humain, et d'une observation de cinq personnes empoisonnées avec la racine d'aconit napel. Paris, 1822, in-8.

BUCHNER (J.-Andr.). Toxicologie. Nürenberg, 1822, in-8. Zweite vermehrte und verbesserte Auflage, 1824, in-8.

An essay on mineral, animal and vegetable poisons, and their respective symptoms and treatment. Londres, 1822, in-8.

Schema. Vorschriftmaessige zum Giftverkaufbuche für Apotheker u. Kaufleute, u. s. w. Gd. 8, Berlin, 1823.

Solt's (Cha.). Essay on morbid poisons, in-8 (180?).

Heggall's (John). Essay on poisons, in-18 (180?).

Schubart (E.-D.). Beitræge zur næheren Kenntniss der Wirkungsart der Arzneimittel und Gifte, in Horn's Archiv für med. Erfahrung. 1825, nov., p. 399-422; 1824, janv., p. 53-92.

Versuche u. Beobachtungen über drei neuerdings durch ihre giftigen Wirkungen auf den thier. Körper merwurdig gewordenen Substanzen, die Kleesæure, die Wurst u. das Kæsegift; aus verschiedenen Sprachen übers. von Kühn (O.-B.), mit ein. Vorr. v. Kühn (C.-G.) dg., in-8. Leipzig, 1824.

De Montmahou (E.). Manuel médico-légal des poisons, etc., Paris, 1824, in-8.

Eusèbe de Salle. Table synoptique des poisons, dressée d'après les travaux les plus récents d'histoire naturelle, de thérapeutique et de médecine légale, et dans laquelle sont réunis sous un même coup d'œil les noms de toutes les substances vénéneuses des trois règnes de la nature, les accidents qu'elles déterminent, les remèdes qu'on doit leur opposer, et les réactifs qui les font reconnaître. Paris, 2e édit., 1824.

Stobe (W.). Giftkundige Tafeln. Francfort, 1825, in-4.

Moeller (H.). Die Lehre von dem Gifte und Vergiftungen, u. s. w. in-8. Quedlinburg, 1825.

Mutel. Des poisons considérés sous le rapport de la médecine et de la médecine légale. Paris, 1826, in-8.

Witting (E.). Ubersicht der wichtigsten Erfahrungen im Felde der Toxicologie, u. s. w. Hanovre, 1827, gr. in-8.

Guérin de Mamers. Nouvelle toxicologie, ou Traité des poisons et de l'empoisonnement, sous le rapport de la chimie, de la physiologie, de la pathologie et de la thérapeutique. Paris, 1826, in-8.

Stucke (C.). Tabellarische Uebersicht der Gifte, der Symptome die sie hervorbringen, der Behandlung der Vergiftungen, der Auffindungsweise der Gifte, u. s. w. nach den neuesten Entdeckungen und Berichtigungen Entworfen. Cologne, 1828, in-fol.

Morgan and Addisson's. Essay on poisons, in-8, 1829.

Summam und Kalls. Toxicologie, od. die Lehre von den Giften und Gegengiften. — D'après la 3e édit. de la *Toxicologie* d'Orfila. 2 vol. in-8; Berlin, 1820-30.

Schuh (F.). Diss. sistens experimenta de influxa venenorum nonnullorum in œconomiam animalem. Vienne, 1831, in-8.

Anglada. Traité de toxicologie générale envisagée dans ses rapports avec la physiologie, la pathologie, la thérapeutique et la médecine légale. Paris, 1835, in-8.

Rouppel (G.-L.). Illustrations of the effects of poisons, their plates from original drawings, by A. M. M'Whinnie. London, 1834, publié en 2 livraisons de 4 planches, magnifiquement coloriées, avec texte.

Mayer (J.). Sammlung von den Wirkungen der gewöhnl. Gifte u. ihrer Heilart. Wien. 1834, in-8.

Christison. Treatise on poisons, in relation to medical jurisprudence, physiology and the practice of physic. 3e éd., 1836, in-8.

Williams. Elements of medecine on morbid poisons. Londres, 1836-41, 2 vol. in-8.

Poehlmann (J.-B.). Die Giftgefahren welche das Leben tæglich bedrohen, u. s. w. in-8. Nördlingen, 1837.

Wibmer (Karl). Die Wirkung der Arzneimittel u. Gifte im gesunden Thierkörper. Munich, 1839, in-8.

Sobernheim (J.-F.) und Simon (Fr.). Handbuch der prakt. Toxicologie, u. s. w. Berlin, 1838, in-8.

Malle. Considérations médico-légales sur les empoisonnements simples et complexes. Strasbourg, 1838, in-8.

Memoranda der Toxicologie, 1838. Weimar, in-32.

Poehlmann (A.-Ch.-H.). Physiolog.-toxicolog. Untersuchung. Erlangen, 1838, in-8.

Duflos (Ad.). Die chemischen Heimittel u. Gifte, u. s. w. Gd. 8. Breslau, 1839.

Muller (J.-B.). Die und ihre Wirkung auf den Organismus, u. s. w. Nürnberg, 1840, gd. 8.

Giftbuch, Vollst., od Unterricht, die Giftplanzen, Giftminerale u. Giftthiere kennen zu lernen, u. s. w.; zum Schul. u. Privatgebrauche. 5e Aufl. 8. Weimar, 1840.

Morton's (J.-W.-T.). Veterinary-toxicological chart.; 1840, in-8.

Devergie. Médecine légale. 2e éd.; Paris, 3 vol. in-8. 1840, t. III.

Duflos (A.). Die Lehre von den chemischen Arzeneimitteln und Giften; in-8. Breslau, 1842.

Journal de chimie et de toxicologie, 1825-1847, in-8.

Annales d'hygiène publique et de médecine légale. 1829-52, 45 vol. in-8.

Rognetta. Annales de thérapeutique et de toxicologie; 1843, 7 vol. grand in-8.

Nota. Nous n'avons pas cru devoir indiquer chacun des articles contenus dans ces volumineux recueils.

Chatin (G.-A.). Recherches et considérations sur quelques principes de la toxicologie (thèse). Paris, 1844, in-4.

Bischoff. Vergiftungen, nebst einigen Versuchen an Thieren, u. s. w. Viennne, 2e éd., 1846, in-8.

Barse (J.). Manuel de la cour d'assises dans les questions d'empoisonnement, etc. Paris, 1845, in-8.

Flandin. Traité des poisons, tome I, 1846, in-8.

§ II.

Poisons végétaux.

Faber (J.-M.). Strychnomania explicans strychni manaci antiquorum vel solani furiosi recentiorum historiam, etc. Augustæ Vendel, 1677, in-4.

Wefer (J.-J.). Cicutæ aquaticæ historia et noxæ. Bâle, 1679, in-4. La dernière édition est de Venise, 1759, in-8

Vedelicis (G.-W.). Experimentum curiosum de colchico veneno et alexipharmaco simplici et composito. Iena, 1718, in-4.

Valerus (A.). Diss. de laurocerasi indole venenata, exemplis hominum et brutorum ejus aqua enecatorum confirmata. Resp. J.-A.-S. Bœttinger. Wittimberg, 1737, in-8.

Sauvages de Lacroix. Observations sur quelques plantes vénéneuses, dans les Mémoires de l'Académie des sciences de Paris, 1739.

Rossi (Pierre). De nonnullis plantis, quæ pro venenatis habentur, observationes et experimenta. Florentiæ instituta. Pise, 1762, in-8.

Kraff (C.). Experimenta de nonnullorum ranunculorum venenata qualitate, etc. Vienne, 1766, in-8.

Spandaw du Celliée. Diss. de laurocerasi viribus venenalis ac medicalis. Gronove, 1768, in-8.

Spiellmann, resp. Guérin. Diss. de plantis venenatis Alsatiæ. Strasbourg, 1768, in-4.

Knolle (Fred.-Aug.-Gottl.). Epist. de plantis venenatis umbelliferis. Leipzig, 1771, in-4.

Koch (J.-H.). Kurze Abhandl. derjenigen inlændischen Pflanzen, durch ihren unvorsichtigen Gebrauch bei Menschen mit viel grosser Schade, ja der Tod selbst verursacht werden kann. Berne, 1774, in-8.

Gmelin (J.-Fred.). Abhandlung von den giftigen Gewæchsen, welche in Deutschland und vornehmlich in Schwaben wild wachsen. Ulm, 1775, in-8.

Vicat. Histoire des plantes vénéneuses de la Suisse, contenant leurs descriptions, leurs mauvais effets sur les hommes et sur les animaux, avec leurs antidotes; rédigée d'après ce qu'il y a de mieux sur cette matière, et surtout d'après l'histoire des plantes helvétiques de M. le baron de Haller; mise à la portée de tout le monde, avec le lieu natal de chaque plante pour la France, les figures nécessaires et plusieurs observations nouvelles, Yverdun, 1776, in-8.

Spalowski (Joach.). Diss. de cicuta, flammula Jovis, aconito, pulsatilla, gratiola, dictamno, stramonio, hyoscyamo et colchico. Vienne, 1777, in-8.

Brugmann (Sebast.-Just.). Diss. ad questionem ab academia Divisionensi propositam, quænam sunt plantæ inutiles et venenatæ, quæ prata inficiunt. Groningue, 1783, in-8

Haller (J.-Sam.). Die deutschen Gitpflanzen, u. s. w. La première édition est de Berlin, 1784, avec 16 pl.; la dernière, ornée de 24 pl., a été publiée à Berlin en 1804, par G. Hayne.

Puihn (J.-G.). Diss. de venenis vegetabilibus generatim. Erland, 1784, in-4.

Materia venenata regni vegetabilis. Leipzig, 1785, in-8.

Bulliard. Plantes vénéneuses et suspectes de la France. Paris, 1784, in-fol., fig. enlum.

Wilmer. Observations on the poisons vegetables which are either indigenous in Great Britain, or cultivated for ornament. Londres, 1781.

Langguth (Ge.-Aug.). Programma de plantarum venenatarum arcendo scelere. Wittemberg, 1770, in-4.

Mémoire sur les plantes vénéneuses de l'Angleterre, dans le *Gentleman's magazine*, 1755, t. XXV et suiv.

Caels (Th.-P.). De Belgii plantis qualitate quadam hominibus cæterisve animalibus nociva seu venenata præditis symptomatibus ab earum usu productis, nec non antidotis adhibendis, etc. Bruxelles, 1774, in-4.

Wilke (G.-W.-C.). Ueber die Giftpflanzen Kræutergærten. Halle, 1784, in-8.

Boehmer (G.-R.). Commentationes œconomico-medico-botanicæ, quarum prior de plantis segetis infestis. Posterior de plantis auctoritate publ. extirp. custod, et de foro proscribendis. Witebergæ et Serr., 1792, in-4.

Scaub (S.). Diss. sistens laurocerasi qualitates medicas et venenatas, imprimis veneni essentiam; Marb. Hess., 1792, in-8.

Doltz (J.-C.). Neue Versuche u. Erfahrungen. über einige Planzengifte. Herausgegeb. von Joh.-Chr.-Gtl. Ackermann. Nürnberg, 1792, in-8.

Alderson (Joh.). Versuch über d. *Rhus toxicodendrum*, u. s. w., trad. de l'anglais de L.-F. Froriep. Iena, 1797, in-8.

Lutter (E.). De venenis vegetab. in genere, et in specie de plantis venenatis in agro Erfordensi sponte nascentibus. Erfurt, 1792.

Gif u. Gegengift, od. Mittel, wie man Personen, die giftige Kræuter gegessen, zu Hülfe kommen kann. Aus d. Französ. Strasbourg, 1776, in-8.

Frega (C.-A.). Anleitung zur Kenntniss der schædlichen und giftigen Pflanzen. Kopenhague et Leipzig, 1776.

Johnstone. Mineral. Gifte, übersetzt von Michaelis. Leipzig, 1796, gr. in-8.

Garn (J.-A.). Beschreibung der hæufigsten Pflanzengifte. Wittemberg, 1792.

Boeninger (Th.-K.-D.). De plantis venenatis et speciatim de plantis venenatis agri Duisburgensis. Duisbourg, 1790, in-8.

Naturgeschichte der Giftpflanzen, die in der österreichischen Pharmakopœa officiell sind, etc., mit 60 Abbildungen. Vienne, 1707, in-8.

Muller (J.-F.). De venenorum vegetabilium Germaniæ vitanda permutatione cum oleribus. Erfurt, 1806.

LE PREVOST (G.-S.-L.). Essai sur les poisons végétaux, rangés selon la méthode naturelle de Jussieu.

PLATO (G.). Deutschlands Giftpflanzen, zum Gebrauch für Schulen. Mit illum. Kupfern. Leipzig, 1815.

IUCH (C.-W.). Die Giftpflanzen. Mit Abbildungen, 12 Hefte. Augsbourg, 1817-19, in-4.

HEISE (C.). Spec. inaug. de venenorum vegetabilium effectu in oculos. Gœssingue, 1818, in-8.

RUNGE (F.-F.). Diss. de nova methodo veneficum belladonæ, daturæ nec non hyoscyami explorandi. Iena, 1810, in-8.

CRAMER (T.). Strychni vis ac efficacia in corpus animale; Bonn. 1820, in-4.

SPROTT's (G.). Table of vegetale poisons (180?), in-8.

DIETERICH (F.-D.). Deutschlands Giftpflanzen nach natürlichen Familien aufgestellt. Mit Abbildungen. Iena, 1826, in-8.

ARCHERSON (M.). De Fungis venenatis commentatio. Berol., 1828, in-8.

Giftpflanzen, die wichtigst. deutschen, z. Gebr. f. Schulen. 2e Ausg. Magdeburg, 1829, in-8.

VOGEL (Alb.-R.-L.). Anleitung zur Kenntniss der vorzügl. Gtftpflanzen, u. deren Wirkungen auf das Leben u. die Gesundh. der Menschen u. Thiere, u. s. w. 2e éd. Crefeld, 1830, in-8.

WUNSCHMANN (F.). Deutschlands gefæhrlichste Giftpflanzen, u. s. w.; avec planches coloriées. In-8, Berlin, 1833.

Giftpflanzen, die inlændischen (mit Beschreib.), qu. f° (mit 16 illum. Kupf.). Aachen, 1833.

WINKLER (Ed.). Saemmtl. Giftgewæchse Deutschlands, u. s. w.; 2e éd. avec 100 planches, 10 livrais., gr. in-8. Leipzig, 1835.

ROQUES. Phytographie médicale, histoire des substances héroïques et des poisons tirés du règne végétal, où l'on expose leurs caractères distinctifs, leur action sur l'homme et sur les animaux, leurs propriétés, leurs usages thérapeutiques, etc. Nouvelle édition entièrement refondue. *Ibid.*, 1835, 3 vol. in-8 et atlas de 150 planches grand in-4 grav. et col.

SCHOTTLAENDER (G.-E.). Die vorzügl. in Deutschland wachsenden Giftpflanzen, u. s. w.; avec planches in-8. Ulm, 1837.

KREUTZER (C.-J.). Oesterreichs Giftgewæchse, beschrieben. Vienne, 1838, in-8.

CORDIER (F.-S.). Beschreib. und Abbild. d. essbaren u. giftigen Schwæmme, welche in Deutschland u. Frankreich wachsen. Nach d. Franz., mit besond. Hinsicht auf Deutschland bearb. Mit 11. Taf illum. Abbildungen. Quedlinburg, 1838, in-8.

BRANDT (J.-F.), F. PHOEBUS, J.-T.-C. RATZEBURG. Abbildung und Beschreibung der in Deutschland wild wachsenden u. in Gærten. im Freien ausdauernden Giftgewæchse, u. s. w.; avec planches color.; Berlin, 1838, in-4, avec deux suppléments publiés dans le même format et dans la même année.

WARDLEWORTH's (T.-H.). Essay on secale cornutum. In-12, 1840.

GÜNTER (J.) u. BERTUCH (F.). Pinakothek der deutschen Giftgewæchse, u. s. w. Iena, 1840, in-4 avec pl.

ROQUES. Histoire des champignons comestibles et vénéneux, où l'on expose leurs caractères distinctifs, leurs propriétés alimentaires et économiques, leurs effets nuisibles, et les moyens de s'en garantir ou d'y remédier. Deuxième édition, Paris, 1841, in-8 et atlas de 24 planches in-4 coloriées.

Abbildung u. Beschreib. der gefæhrl. in Bayern vorkom. Giftgewæchse mit 24 Lith. 4. München, 1842-43.

BONJEAN (J.). Faits chimiques et toxicologiques relatifs à l'empoisonnement par l'acide prussique. 1843, in-8.

ORFILA. Sur la nicotine et la conicine. Paris, 1851, in-8.

VAN DEN BROECK. Sur la nicotine. Ann. de la Flandre occidentale; 1851, in-8.

§ III.

Poisons animaux.

SEVERINUS (M.-A.). Vipera Pythia idest de vip. nat. veneno cœt. demonst. novæ. Padoue, 1651, in-8.

CHARAS (M.). Nouvelles expériences sur la vipère. Paris, 1669, in-8.

BROGIANI (Dominique). De veneno animantium naturali et acquisito tractatus. Florence, 1752, in-4; *ibid.*, 1755, in-4.

AMOREUX (P.-J.). Tentamen de noxa animalium. Avignon, 1762, in-4.

BERTHELOT. Diss. inaug. de venenatis Galliæ animalibus. Montpellier, 1763, in-4.

SPIELMANN, resp. WEILER. Diss. de animalibus nocivis Alsaciæ. Strasbourg, 1768, in-4.

SENGUERDUS (W.), resp. H. Specht. Diss. de veneno Basilisci. Leyde, 1768, in-4.

LAURENT (Ps.-Nicol.). Specimen medicum, exhibens synopsin reptilium emendatam cum experimentis circa venena et antidota reptilium austriacorum. Vienne, 1768, in-8.

AMOREUX fils. Notice des insectes de la France réputés venimeux, tirée des écrits des naturalistes, des médecins, et de l'observation. Paris, 1789, in-8, 2 pl.

MEYER (F.-A.). Gemeinnützliche Naturgeschichte der giftigen Insekten. Berlin, 1792, in-8.

M. DE JONNÈS. Recherches sur les poissons toxicophores des Indes occidentales. Paris, 1828, in-8.

AUTENRIETH (H.-T.). Ueber das Gift der Fische, u. s. w. Tübingen, 1833, in-8.

§ IV.

Poisons minéraux.

Smith. Dissertation inaugurale sur les poisons; Paris, 1815.

Fischerus. Pr. spec. de saturno ejusdemque natura, usu et noxa. Rep. Orth (J.-C.). Erf., 1720, in-4.

Monnet. Diss. sur l'arsenic. Berlin, 1774, in-8.

Falconer (W.). Observations and experiments on the poison of copper. Londres, 1774, in-8.

Bergmann (T.). Abhandlung von dem Arsenik. Altenbourg, 1778, in-8.

Percival (Th.). Observations and experiments of the poison on Lead. Londres, 1774, in-8.

Chorley (E.). Diss. de plumbi in corp. hum. viribus et noxarum remediis. Lugd. Bat., 1781.

Singer (F.). Medicinisch-chemische Abhandlung über ein sicheres Gegengift oder Merkurialgift. Vienne, 1786, in-8.

Hahnemann (S.). Ueber die Arsenikvergiftung, u. s. w. Leipzig, 1786, in-8.

Puihn (J.-G.). Die Gifte des Mineralreichs. Bayr., 1796, in-8.

Renault. Nouvelles expériences sur les contre-poisons de l'arsenic. Paris, an IX, in-8.

Tartra. Traité de l'empoisonnement par l'acide nitrique. Paris, 1802, in-8.

Jæger (G.-F.). Diss. de effectibus arsenici in varios organismos nec non de indiciis quibusd. veneficii ab arsenico illati. Tubinge, 1808, in-4.

Marshall's (John). Remarks on arsenic. 1800 (?), in-8.

Blume (C.-L.). Diss. de arsenico, et ratione qua in animalia agit. Leyde, 1817, in-4.

Autenrieth (J.-H.-F.). Pr. diss. sistens observationes quasdam de vario arsenici in animalia effectu. Resp. Hardig. Tub., 1817, in-8.

Borges (Wilh.-H.-Lud.). Ueber eine Vergiftung durch weissen Arsenik. Berlin, 1818, in-8.

Hinck (J.-A.). Ueber Arsenik in oryktognostischer, pharmacologischer und medicinisch-gerichtlicher. Hinsicht. Wien, 1820, in-8.

Reissenhirtz. De arsenici efficacia periculis illustrata. Berlin, 1823.

Cantu (J.-L.). De arsenico, de veneficio ab acido arsenico. Aug. Taurin, 1823, in-8.

Kleinert (C.-T.). De arsenici virtutibus chemicis medicis et in investigandi modis. Iena, 1825, in-8.

Sartorius et Monheim. Med.-chemisch. Unters. einer... Arsenik-Vergiftung. Cologne, 1826, in-8.

Wibmer (Karl.). Tract. de effectu plumbi in organisma animali sano, nec non de therapia intoxicationis saturninæ. Monachi, 1829, in-8.

Enschut (F.-P.-G. Van). Comment. med. forensis, qua exponentur signa pathologica, et illustrantur, ipsius auctoris experimentis, signa chemica quibus veneficium arsenicale in foro certo probari possit. 8, in-8 maj. Trajecti ad Rhen., 1836.

Busen (Rob.-Wilh.) und Arn. Ad. Berthold. Eisenoxydhydrat, Gegengift des weissen Arseniks od. der arsenischen Sæüre. 2e verm. aufl. Göttingen, 1837, gr. in-8. La première édition est de 1834.

Ueber arsenikhaltige Stearinlichter. Eine im Interesse des allgem Gesundheits-Zustandes der Aufmerksamkeit des Publicums sehr zu empfehlende Frage. Nach dem Report of the Westminster medical Society to London. Stuttgard, 1839, in-8.

Raspail. Accusation d'empoisonnement par l'arsenic; mémoire à consulter à l'appui du pourvoi en cassation de dame Marie Cappelle, veuve Lafarge, sur les moyens de nullité que présente l'expertise chimique. Paris, 1840, in-8.— Réponse, par Orfila, Bussy et Ollivier; 1840.

Rognetta. Nouvelle méthode de traitement de l'empoisonnement par l'arsenic et documents médico-légaux sur cet empoisonnement. Paris, 1840, in-8.

Danger et Flandin. De l'arsenic, suivi d'une instruction propre à servir aux experts dans les empoisonnements. Paris, 1841, in-8, fig.

Fabrège (P.). Guide du médecin dans l'empoisonnement par l'acide arsénieux. Paris, 1841, in-8.

Duflos (A.) und Hirsch (A.-G.). Das Arsenik, seine Erkennung und sein Vorkommen in organisirten Xörpern. Breslau, 1842, in-8.

Methode, die Anwesenheit des Arseniks bei Arsenikvergiftungen zu cermitteln, u. s. w.; trad. du Rapport fait à l'Académie de méd. par M. Caventou sur les expér. de M. Orfila. Paris, 1841, in-8; par Walther. München, 1842, in-8.

Reinsch (Hugo). Das Arsenik, u. s. w. in-8; Nürenberg, 1842.

Barreswil (C.) et Sobrero (A.). Appendice à tous les traités d'analyse chimique; recueil des observations publiées depuis dix ans sur l'analyse qualitative et quantitative. Paris, 1843, in-8.

Chevallier (A.) et Barse (J.). Manuel pratique de l'appareil de Marsh, ou Guide de l'expert toxicologiste dans la recherche de l'antimoine et de l'arsenic, contenant un exposé de la méthode de Reinsch, pour la recherche médico-légale de ces poisons. 1 vol. in-8, Paris, 1843.

Beaufort. Recherches médico-légales et thérapeutiques sur l'empoisonnement par l'acide arsénieux, etc., exposées par M. Orfila. Paris, 1842, in-8.

Woehler et Siebold. Das forens.-chem. Verfahren bei einer Arsenik-Vergiftung. Berlin, 1845, in-8.

Blondlot. Nouveaux perfectionnements à la méthode de Marsh pour la recherche de l'arsenic. Paris, 1847, in-8.

Hillairet. Notice historique sur l'empoisonnement par l'arsenic, sur l'appareil de Marsh, etc. Paris, 1847, in-8.

On peut voir, dans le tome IV de ma *Médecine légale* (4e édition), la bibliographie des ouvrages relatifs à cette science, dans laquelle on trouvera les noms des auteurs qui ont parlé des poisons, à propos de la médecine légale.

TOXICOLOGIE GÉNÉRALE.

DE L'EMPOISONNEMENT.

LÉGISLATION RELATIVE A L'EMPOISONNEMENT.

« Est qualifié empoisonnement tout *attentat à la vie* d'une personne, par l'effet de substances qui *peuvent* donner la mort plus ou moins promptement, de *quelque manière* que ces substances aient été employées ou administrées, *et quelles qu'en aient été les suites* » (*Code pénal*, art. 301).

« Tout coupable d'assassinat, de parricide, d'infanticide et d'empoisonnement, sera puni de mort » (*ibid.*, art 302).

« Celui qui aura occasionné à autrui une maladie ou incapacité de travail personnel en lui administrant volontairement, de quelque manière que ce soit, des substances qui, *sans être de nature à donner la mort*, sont nuisibles à la santé, sera puni d'un emprisonnement d'un mois à cinq ans, et d'une amende de seize francs à cinq cents francs; il pourra de plus être renvoyé sous la surveillance de la haute police pendant deux ans au moins et dix ans au plus (*ibid.*, art. 317, § 1, 2, 3 et 4). Si la maladie ou incapacité de travail personnel a duré plus de vingt jours, la peine sera celle de la réclusion (*ibid.*, § 5). Si le coupable a commis soit le délit, soit le crime spécifié aux deux paragraphes ci-dessus, envers un de ses ascendants, tels qu'ils sont désignés à l'art. 312, il sera puni, au premier cas, de la réclusion, et au second cas des travaux forcés à temps » (*ibid.*, § 6).

L'article 301 du Code pénal a reçu dans ses applications des interprétations diverses, qui n'ont pas toujours été conformes à l'esprit qui l'a dicté. Il est aisé de voir, d'après son dispositif, qu'il ne saurait y avoir crime d'empoisonnement sans la réunion de deux conditions, savoir l'*attentat à la vie*, c'est-à-dire la *volonté* de porter atteinte à la vie d'une personne, et la *qualité* nuisible de la substance, qui doit être de *nature* à pouvoir donner la mort. La première de ces conditions n'a jamais, que je sache, été l'objet d'une difficulté; toujours le législateur a exigé qu'il y eût volonté de tuer de la part de celui qui administrait le toxique, et il a constamment supposé que le crime était *prémédité*, parce qu'il était impossible de ne pas voir une *préméditation* réelle dans l'achat ou la préparation de la substance vénéneuse, dans sa mixtion avec d'autres substances, etc. Mais il n'en a pas été de même pour ce qui concerne la deuxième condition : ici les uns ont pensé avec raison qu'en parlant de substances qui *peuvent* donner la mort, la loi n'avait eu égard qu'à la *nature toxique* de ces substances, tandis que d'autres ont cru qu'il s'agissait à la fois et de la *nature* vénéneuse de ces substances, et de la *dose* à laquelle elles étaient administrées ; suivant ces derniers, alors même qu'il y aurait eu préméditation et ferme volonté de tuer par une substance de *nature* à occasionner la mort, si cette matière n'avait été donnée qu'à une *dose incapable* d'amener celle-ci, le crime d'empoisonnement n'était pas consommé, et l'art. 301 devait rester sans application. Je ne saurais assez m'élever contre une pareille interprétation de l'art. 301, ni blâmer assez les magistrats qui, s'adressant aux experts, leur demandent si la quantité de poison qu'ils ont pu recueillir était ou non *suffisante* pour donner la mort, ou bien s'ils pensent, d'après la proportion de toxique découvert par eux, que la quantité de celui qui a été administré pouvait détruire la vie ; à plus forte raison, devrai-je blâmer sévèrement les experts qui, de *leur propre mouvement*, et sans y être provoqués, vont au-devant de la question, l'agitent, et viennent, tantôt armés d'une quantité assez notable de poison extrait des matières suspectes, dire qu'il y en avait assez pour tuer ; tantôt, lorsqu'ils ont à peine pu recueillir quelques traces de toxique, affirmer que celui-ci n'a pas pu déterminer la mort. Tout cela est absurde : les magistrats qui posent de pareilles questions n'ont pas bien saisi l'esprit de l'art. 301 ; ils ont oublié les arrêts rendus en 1812 et en 1814 par la Cour de cassation, arrêts dans lesquels le vide de leurs prétentions est mis à nu, et ils n'ont pas surtout cherché dans l'art. 317 le véritable sens des mots *qui peuvent donner la mort*, insérés dans l'art. 301. Quoi de plus clair, en effet, que cette phrase de l'art. 317, promulgué en 1832 : « Si les substances, sans être de *nature* à donner la mort, sont cependant nuisibles « à la santé, etc., » cela ne signifie-t-il pas évidemment que le législateur, en rédigeant l'art. 301, a entendu, par les mots substances *qui peuvent donner la mort*, que ces substances devraient être de *nature* à pouvoir occasionner celle-ci, sans s'inquiéter en aucune façon de la dose à laquelle ces substances avaient été administrées. Quant aux experts qui vont au-devant de la question, je me bornerai à dire qu'ils ignorent les éléments les plus simples du problème, car ils soulèvent une difficulté qu'il leur est souvent impossible de résoudre, comme je l'ai démontré dans un mémoire inséré dans le numéro d'avril 1845 des *Annales d'hy-*

giène et de médecine légale, et comme je le ferai voir à la fin de cet ouvrage, en reproduisant les arguments qui font la base de mon travail (1).

J'aborde maintenant un certain nombre de questions importantes que fait naître la lecture de l'art. 301 du Code pénal: 1° *Si une substance vénéneuse de nature à pouvoir donner la mort est administrée à dessein ou involontairement avec une matière qui neutralise ou annule ses propriétés toxiques, l'empoisonneur à qui je supposerai la volonté de tuer commet-il le crime d'empoisonnement, et est-il passible de la peine infligée par l'art.* 302? Non certes; car ici, par le fait, la substance définitivement administrée à la personne qui avait été choisie pour victime n'est pas de nature à donner la mort: ainsi, qu'avant de faire prendre 30 grammes d'acide sulfurique concentré, on mêle cet acide avec une quantité suffisante de chaux vive ou carbonatée pour saturer tout l'acide, on ne donnera en réalité que du sulfate de chaux, sel qui n'est pas de nature à occasionner la mort; c'est dans ce sens qu'ont été constamment rendus les arrêts de la Cour de cassation, comme on peut le voir par l'exemple suivant: Un individu administre à sa femme du vin contenant de l'acide *sulfurique;* les débats établissent que ce mélange a cessé d'être vénéneux, le mari est acquitté. Le ministère public se pourvoit en cassation, la Cour suprême rejette le pourvoi (2).

2° *Si un mélange qui n'est pas actuellement vénéneux peut le devenir au bout de quelque temps, l'individu qui administre ce mélange, lorsqu'il est déjà délétère et de nature à donner la mort, est-il passible de la peine infligée par l'art.* 302? Sans contredit, s'il est prouvé qu'il y a eu volonté de tuer : ainsi du cuivre en poudre fine, mélangé avec

---

(1) Indépendamment des deux opinions bien tranchées dont je viens de parler, il en est une troisième qui, à la vérité, jusqu'à présent n'a été mise en avant que par M. Devergie. On pourra juger avec quelle légèreté procède mon confrère, en lisant les citations suivantes, qui se contredisent les unes les autres :

1° « Il importe peu que la substance vénéneuse ait été administrée *à une dose capable de donner la mort*, il suffit que par sa *nature* elle eût des qualités délétères suffisantes pour causer la mort » (t. III, p. 3).

2° « Il importe que les médecins et les chimistes *apprécient les doses* auxquelles les substances vénéneuses peuvent donner la mort » (p. 4).

3° « Le magistrat peut adresser aux médecins la question suivante : A quelle *dose* telle substance est-elle capable de donner la mort ? » (p. 6).

(2) Il ne faudrait pas induire de cet arrêt que l'acide sulfurique perd constamment ses principes toxiques, quand il est mélangé au vin; loin de là, il conserve une grande énergie s'il n'est pas trop dilué par le vin ; son défaut d'action sur l'économie animale ne peut être admis qu'autant qu'il a été tellement étendu par le vin, qu'il constitue une sorte de *limonade sulfurique*, ou une boisson un tant soit peu plus acide.

du vinaigre étendu d'eau, avalé à l'instant même où la mixtion a été opérée, n'est point de *nature* à occasionner la mort ; au contraire, après plusieurs heures d'exposition de ces deux matières à l'air, il se sera produit de l'acétate de bioxyde de cuivre, qui est de *nature* à donner la mort.

3° *Si l'on applique sur une plaie, avec l'intention de tuer, une substance qui est de nature à donner la mort, et que celle-ci survienne, a-t-on commis le crime d'empoisonnement?* Évidemment oui ; car l'article 301 dit explicitement qu'il importe peu que le toxique ait été employé de telle ou de telle autre manière ; et ici je ne saurais assez m'élever contre la distinction adoptée par M. Devergie entre les poisons qui sont absorbés et ceux qui ne le sont pas : *il n'y aura pas empoisonnement,* dit mon confrère, *si le poison n'est pas du genre de ceux qui peuvent être absorbés,* parce que, dans cet état, il n'est pas capable de causer la mort. Je demanderai d'abord si, en établissant cette distinction, M. Devergie a suffisamment réfléchi aux embarras qu'il suscitait aux experts chargés de résoudre ces sortes de questions; comment s'y prendront-ils, dans certaines circonstances, pour savoir si le toxique est du genre de ceux qui sont absorbés? Mon confrère ne doit pas ignorer que le problème est quelquefois si difficile, que l'expert serait forcé de déclarer son impuissance. D'ailleurs ne sait-on pas que certaines substances vénéneuses, telles que les acides irritants concentrés, peuvent, étant appliquées sur des plaies, occasionner quelquefois la mort, non pas par le fait de leur absorption, mais bien par suite de leur action caustique, qui détermine une inflammation grave, profonde ou étendue de la peau ou de quelques organes importants, tels que l'œil. Ainsi, dans le système que je combats, un individu aurait la volonté d'en tuer un autre, il jetterait sur les yeux quelques grammes d'acide sulfurique concentré; une ophthalmie des plus intenses, avec délire, etc., amènerait la mort au bout de vingt-quatre ou quarante-huit heures, et il faudrait répondre au magistrat : *La mort n'ayant pas été le résultat de l'absorption, il n'y a pas eu crime d'empoisonnement.* Cela ne soutient pas le plus léger examen. Et qu'on ne dise pas que, pour renverser l'opinion de M. Devergie, je cite à tort l'exemple des acides concentrés, lesquels, d'après mes propres expériences, *peuvent être absorbés;* car, dans l'espèce, il faudrait être insensé pour admettre que la mort aurait été le fait de l'absorption, plutôt que de l'action caustique et brûlante de ces acides. Au reste, dans la même page, quelques lignes plus bas (voy. Devergie, tome III, page 3), mon confrère réduit lui-même sa proposition au néant, lorsqu'il dit, à l'occasion d'une certaine quantité d'acide sulfurique concentré qui aurait été jetée à la figure d'une femme, et qui aurait amené la mort, *que ce mode d'application ne s'oppose pas à ce que l'action soit considérée comme un em-*

poisonnement, si la personne avait l'intention de porter atteinte à la vie.

4° *Si un homme de l'art, dans le but de soulager ou de guérir un malade, administre des doses tellement fortes de substances qui sont de nature à occasionner la mort, que celle-ci survienne, y a-t-il crime d'empoisonnement?* A coup sûr, non, car il n'y avait pas ici volonté de tuer; mais le médecin *peut, dans certains cas,* être passible des peines prononcées par l'art. 317 du Code pénal. Ainsi, dans le département d'Ille-et-Vilaine, un homme de l'art prescrit 4 *grammes de cyanure de potassium* en potion; le malade meurt peu de temps après avoir pris une cuillerée du médicament. Le médecin est condamné à l'emprisonnement et à l'amende, parce qu'il est reconnu que la dose prescrite est soixante-dix ou quatre-vingt fois plus considérable que celle qui doit être ordonnée. Dans la Dordogne, un de nos confrères, fort habile d'ailleurs, a le malheur de formuler, d'une manière un peu confuse, un médicament contenant du sulfate de quinine et de l'acétate de morphine; ce dernier sel est livré à une dose insolite, et le malade meurt empoisonné. Le médecin est condamné. Par contre, il est des cas où l'homme de l'art, tout en ayant prescrit de fortes doses d'un médicament qui a occasionné la mort du malade, n'est passible d'aucune peine; je me bornerai à citer deux exemples : Il est parfaitement avéré aujourd'hui qu'il peut être très-avantageux, pour la guérison de certaines maladies, de prescrire 1, 2 ou 3 grammes d'émétique par jour; le médecin juge opportun d'agir de la sorte, et le malade meurt empoisonné. Dans un autre cas, on applique, sur un cancer de la face, de la pâte arsenicale à la dose habituellement employée; l'opéré succombe à un empoisonnement par l'acide arsénieux. Dans ces espèces, il n'y a ni ignorance, ni imprudence, ni faute grave de la part du médecin; on pourrait dire tout au plus qu'il s'est trompé; il y a eu peut-être erreur de diagnostic; la médication suivie n'était peut-être pas indiquée, ou bien le malade était dans des conditions tellement spéciales, que la science la plus circonspecte et la plus réservée devait échouer.

DE L'EMPOISONNEMENT,

CONSIDÉRÉ SOUS LE POINT DE VUE MÉDICO-LÉGAL.

Le médecin, consulté par le magistrat sur un cas d'empoisonnement, doit toujours avoir présente à l'esprit cette sentence de Plenck: *Unicum signum certum dati veneni est notitia botanica inventi veneni vegetalis, et analysis chemica inventi veneni mineralis* (*Elementa medicinæ et chirurgiæ forensis*, p. 36; Viennæ, 1781). L'auteur dont il s'agit aurait dû ajouter *seu notitia zoologica inventi veneni animalis*; en effet, pour *affirmer* qu'il y a eu empoisonnement, l'homme de l'art doit démontrer l'existence du poison à l'aide d'expériences chimiques rigoureuses, ou de certains caractères botaniques ou zoologiques. S'il ne peut pas y parvenir, et qu'il ait cependant observé des symptômes et des altérations organiques semblables à ceux que produisent les substances vénéneuses, il peut établir la *probabilité* de l'empoisonnement. Les circonstances du procès qui ne se rattachent pas à l'art de guérir, quelque importantes qu'elles puissent paraître aux magistrats, ne sauraient être prises en considération par le médecin, dont le jugement doit être exclusivement fondé sur les connaissances médicales; sans doute ces circonstances, jointes aux dépositions des gens de l'art, seront quelquefois de nature à faire naître, dans l'esprit du jury, la conviction du crime: le jury prononcera alors *affirmativement*, tandis que le médecin sera réduit à élever des soupçons ou à établir des probabilités; ce serait méconnaître son devoir que de s'écarter d'un pareil principe. L'exemple suivant peut être regardé comme une preuve irrécusable de cette assertion. Une personne achète 4 grammes d'acide arsénieux en poudre, le mêle avec 60 grammes de sucre, fait bouillir le mélange avec du café pendant dix minutes, et, après avoir filtré la décoction, l'administre à un individu, qui ne tarde pas à éprouver des accidents graves; la matière des vomissements est soustraite par celui qui a donné le breuvage; *ces faits sont mis hors de doute par les dépositions de plusieurs témoins;* les secours de l'art sont impuissants, et le malade expire au bout de quelques heures. Le médecin chargé de rédiger le rapport déclare avoir observé des symptômes et des altérations de tissu semblables à ceux qu'aurait développés l'acide arsénieux; mais, comme il lui a été impossible d'analyser les matières vomies, et que les recherches faites pour découvrir le poison dans le cadavre ont été infructueuses, il conclut qu'il ne peut affirmer que l'individu soit mort empoisonné, quoique l'empoisonnement lui paraisse probable. Je ferai voir, en parlant des maladies qui simulent l'empoisonnement, que l'homme de l'art ne peut pas se dispenser de mettre une pareille réserve dans ses conclusions. Cependant le jury reconnaît unanimement la culpabilité de l'accusé, tant les circonstances du procès, qui ne se rattachent pas à la médecine, sont propres à faire naître la conviction du crime!

Ainsi, pour *affirmer* qu'il y a eu empoisonnement, l'homme de l'art doit démontrer l'existence du poison à l'aide d'*expériences chimiques rigoureuses*, ou de certains caractères botaniques ou zoologiques. Je n'adopterai pourtant pas l'opinion de M. Devergie, qui dit « qu'il est en médecine légale un principe *qui ne souffre pas d'exception* : c'est que toutes les fois qu'on constate la présence d'un poison métallique,

il faut en extraire le métal, comme la preuve irrécusable de l'*exactitude* des précipités que l'on a obtenus » (art. *Cuivre, Dictionnaire de médecine et de chirurgie pratiques*) (1). En effet, l'adoption d'un précepte aussi absolu pourrait avoir les conséquences les plus fâcheuses dans plusieurs cas de médecine légale : admettons, par exemple, qu'un expert *ait parfaitement reconnu, à l'aide des réactifs convenables,* qu'un empoisonnement a eu lieu par la potasse, la soude, la baryte ou la chaux, par le sulfure de potassium, par le chlorure de baryum, et par d'autres poisons métalliques que je pourrais citer, et qu'il n'ait pas extrait le métal de ces composés, soit parce qu'il n'avait pas à sa disposition une forte pile électrique ou un autre appareil compliqué, soit parce que, n'ayant pas une grande habitude des expériences chimiques, il n'a pas cru devoir tenter l'extraction du métal, soit enfin parce qu'il est certain d'avoir parfaitement reconnu le poison, seulement à l'aide des réactifs, il devra, d'après le système de l'auteur, ne pas conclure à l'empoisonnement!!! Et comment faisions-nous donc, il y a quelques années, avant de savoir que ces poisons étaient essentiellement formés par des métaux ; confondions-nous alors la potasse, la soude, la baryte, la chaux, etc., avec d'autres corps, et ne les reconnaissions-nous pas aussi bien qu'aujourd'hui ? Je puis choisir d'autres exemples : on retirera de l'estomac d'un individu que l'on croit avoir succombé à un empoisonnement un liquide bleu qui, étant évaporé, fournira des cristaux rhomboïdaux ou prismatiques de même couleur, solubles dans l'eau, et dont la dissolution précipitera par la potasse, l'ammoniaque, l'arsénite de potasse, l'acide sulfhydrique, et le cyanure jaune de potassium et de fer, comme les sels de bioxyde de cuivre, et l'on ne pourra pas affirmer que c'est effectivement un de ces sels, parce qu'on n'en a pas retiré le cuivre ! Mais, si ce n'est pas un sel de cuivre, qu'est-ce que cela peut être dans l'état actuel de la science ? Rien. D'ailleurs pourquoi faudrait-il absolument retirer un des éléments d'un poison métallique, que l'on peut très-bien reconnaître sans cela, tandis qu'on ne le fait pas pour une foule d'autres poisons ? Exige-t-on, par exemple, pour caractériser l'acide chlorhydrique, l'ammoniaque, etc., qu'on en retire le chlore ou l'azote ? Non certes ; donc la thèse de M. Devergie n'est pas soutenable ; elle ne peut avoir pour résultat que d'augmenter les difficultés, déjà trop grandes, de la toxicologie, et de faire que des experts, qui auront *parfaitement reconnu* certaines substances vénéneuses métalliques, n'osent pas se prononcer affirmativemen parce qu'ils n'en auront pas retiré les métaux, et mettent ainsi les ma-

(1) L'auteur a sans doute voulu dire de la *nature métallique* des précipité au lieu de l'*exactitude*.

gistrats dans l'impossibilité de punir un crime qui n'est pourtant que trop réel (1).

L'assertion de M. Devergie, pour être inattaquable, devrait être ainsi conçue : « Il est en médecine légale un principe qui ne souffre pas d'exception : c'est que toutes les fois qu'on cherche à constater la présence d'un poison métallique, *et que ce poison ne peut pas être reconnu à l'aide des réactifs, et sans en extraire le métal,* il faut procéder à la séparation de celui-ci.» Ainsi, lorsque le poison ne présentera pas avec les réactifs les caractères qu'il doit fournir, et dont l'ensemble suffit pour le distinguer des autres corps, on devra le réduire à l'état métallique : le sel de cuivre, que j'ai cité tout à l'heure comme exemple d'un poison que l'on pourrait reconnaître sans en extraire le métal, s'il était

---

(1) Dans son *Traité de médecine légale,* publié deux ans après (t. III, p. 17, 2e édit.), M. Devergie reconnaît qu'il a été trop loin, et qu'il aurait fallu dire : «il faut *autant que possible* en extraire le métal ;» mais il n'en attaque pas moins les motifs que j'ai fait valoir pour l'amener à se rétracter. Parmi les raisons par trop futiles qu'il met en avant, il en est une qu'il sera curieux de consigner ici. «Quatre personnes, dit-il, examinant la couleur d'un précipité, pourront lui trouver quatre couleurs différentes, tandis qu'il n'y a qu'un cuivre, c'est le cuivre rouge avec ses autres caractères physiques ; que ce cuivre, isolé de cette liqueur bleue, a plus de valeur que les dix précipités que l'on peut y faire naître au moyen des réactifs, puisque sur ces dix précipités il n'y en a qu'un ou deux qui soient propres au sel cuivreux.» A cela je répondrai qu'il n'est pas vrai de dire que l'on pourra trouver quatre couleurs différentes à l'oxyde *bleu* de cuivre hydraté, à l'arsénite de cuivre *vert,* au cyanure ferroso-cuivrique brun-*marron,* et au sulfure de cuivre *brun foncé* (on voit déjà qu'il ne s'agit pas de dix précipités, mais bien de quatre) ; je défie aucune des quatre personnes mentionnées plus haut d'apercevoir autre chose dans l'espèce que du *bleu,* du *vert,* etc. Mais je vais plus loin, et je dis que, si cela était, M. Devergie devrait renoncer à jamais à répondre à un magistrat qui le consulterait sur une question d'empoisonnement. En effet, admettons pour un instant qu'à la suite d'une expertise ce médecin ait retiré du *cuivre,* de l'*arsenic,* de l'*antimoine,* etc. ; que fera-t-il, se bornera-t-il à dire : Voici trois métaux que je reconnais à leurs caractères physiques ? Non certes ; il devra, sous peine de passer pour un homme étranger à la science, traiter ces métaux par l'acide azotique, etc., pour obtenir des liqueurs acides ou salines *qu'il sera forcé* de mettre en contact avec les réactifs précités, s'il s'agit d'un sel de cuivre, ou avec d'autres réactifs, si le corps obtenu était de l'arsenic ou de l'antimoine ; la couleur des précipités recueillis l'*autorisera* à conclure qu'il y a du cuivre, de l'arsenic, etc. Vous voyez donc qu'en définitive, vous êtes *obligé* de recourir à ces réactifs et à ces précipités dont vous sembliez ne pas vouloir tout à l'heure, parce que, disiez-vous, *quatre personnes pourraient trouver quatre couleurs différentes à chacun de ces précipités.* D'ailleurs, si vous ajoutez si peu de foi à l'action de ces réactifs, pourquoi dites-vous, à la page 15 du t. III : «Ici la substance vénéneuse sera reconnue à l'aide des *précipités diversement colorés* qu'elle formera avec *certains réactifs.*» Jamais inconséquence fut-elle poussée plus loin ?

tellement masqué par des liquides colorés qu'il fût impossible d'y faire naître les précipités qu'il fournit avec les réactifs dans son état de pureté, même après avoir cherché à décolorer la liqueur, devrait être traité de manière qu'il donnât le cuivre métallique.

Mais, objectera-t-on, comment savoir quels sont les cas où les poisons ne peuvent pas être reconnus à l'aide des réactifs, et qu'il faut en extraire le métal? La chimie seule peut l'apprendre, et l'on sait combien il serait téméraire de se livrer à des opérations qui ont pour objet la recherche des poisons, sans être versé au moins dans la partie théorique de cette science.

Le Dr Christison a émis une opinion très-différente de celle de M. Devergie, que je ne saurais partager non plus. S'il est vrai, dit-il, que l'on ne puisse pas établir d'une manière générale que les symptômes seuls soient suffisants pour affirmer qu'il y a empoisonnement, du moins peut-on le faire dans certains cas, lorsque, par exemple, les poisons donnent lieu à des symptômes remarquables et distincts de ceux que l'on observe dans les maladies spontanées; ces substances vénéneuses seraient les *acides concentrés*, l'*acide oxalique*, l'*acide arsénieux*, le *sublimé corrosif*, la *noix vomique*, etc. Voici, par exemple, comment l'auteur s'exprime à l'occasion de l'acide oxalique : « Si une personne, immédiatement après avoir pris une dissolution d'un sel cristallisé, ayant une saveur acide franche et forte, éprouve un sentiment de brûlure d'abord dans la gorge, puis dans l'estomac, des vomissements de matières souvent sanguinolentes; si le pouls est imperceptible, si l'abattement est excessif, et si la mort arrive au bout d'une demi-heure, ou même au bout de vingt, quinze ou dix minutes, je ne vois pas ce qui pourrait s'opposer à ce que l'on conclût que l'acide oxalique a été la cause de la mort: il n'existe aucune maladie spontanée qui commence aussi brusquement, et qui se termine aussi vite; aucun autre poison cristallisé ne produit les mêmes effets » (*On poisons*, page 151, édition de 1829). Cette opinion, comme on pourra en juger, diffère notablement de celle qu'avait adoptée le même auteur, dans le mémoire qu'il a publié conjointement avec le Dr Coindet. « Les symptômes, dit-il, ne peuvent tout au plus que faire soupçonner l'empoisonnement par l'acide oxalique; chacun d'eux peut manquer tour à tour, *et lors même qu'ils existeraient tous*, on peut toujours trouver des signes *plus certains* par l'autopsie cadavérique et l'analyse chimique » (*Archives générales de médecine*, tome II, page 276; mémoire de MM. Christison et Coindet). Je pourrais augmenter les citations, et présenter au lecteur des remarques faites par le Dr Christison à chacun des articles des poisons déjà indiqués; mais je m'en abstiendrai, parce que je suis convaincu qu'il y aurait de graves inconvénients à admettre le principe qu'il a émis en dernier lieu, et que d'ailleurs les faits sur lesquels il s'appuie ont la plus grande analogie avec ce que je viens de rapporter à l'occasion de l'acide oxalique. Il suffira d'affirmer, pour réfuter une assertion aussi dangereuse, qu'il n'existe peut-être pas un seul cas d'empoisonnement occasionné par les substances désignées par le Dr Christison, qui ne puisse être assez bien simulé par une maladie autre que l'empoisonnement; il peut arriver aussi que l'ensemble des symptômes attribués à un de ces poisons, par le savant médecin anglais, soit déterminé sinon par une autre substance vénéneuse, du moins par un mélange de deux ou de trois d'entre elles.

Je ne saurais quitter ce sujet sans réfuter une observation faite par M. Devergie à l'occasion de la valeur respective de l'analyse chimique, des symptômes et des lésions de tissu, pour déterminer s'il y a eu ou non empoisonnement. J'avais établi que *pour affirmer qu'il y a eu empoisonnement, il fallait avoir trouvé le toxique.* Voici comment s'exprime mon critique. « Ce principe tend à faire regarder comme secondaires les symptômes et les altérations pathologiques qui accompagnent l'introduction de la matière vénéneuse dans l'économie, ce qui, dans beaucoup de circonstances, aurait les inconvénients les plus graves; *car il pourrait conduire* à regarder comme suffisant que l'on eût, comme dans l'exemple suivant, trouvé dans l'estomac une matière vénéneuse, pour affirmer l'existence de l'empoisonnement. » Ce raisonnement aura droit de surprendre quiconque a des idées saines de logique; comment, parce que j'établis qu'il faut *nécessairement* avoir trouvé du poison pour *affirmer* qu'il y a eu empoisonnement, cela implique *nécessairement* qu'il ne faut avoir égard qu'à cet élément de la question? Non certes; ce qu'il faut déduire *nécessairement* et *seulement* du principe posé, c'est que l'on n'*affirmera* pas, si l'on n'a pas trouvé le toxique. Voyons si mon confrère a été plus heureux en énonçant la proposition suivante : « La démonstration de l'existence d'un poison est une des preuves les plus importantes de l'empoisonnement; mais on ne saurait *affirmer* que l'empoisonnement a eu lieu, qu'autant qu'à la découverte chimique du poison viendraient se joindre les symptômes et les altérations morbides qui coïncident ordinairement avec ce poison. D'où il suit que les symptômes et les altérations morbides *sont aussi nécessaires à l'affirmation de l'empoisonnement que le poison lui-même.* » (Tome III, p. 16.) Ainsi voilà les symptômes et les lésions de tissu occupant le même rang que la présence du poison, pour décider si l'empoisonnement a eu lieu. Quant à moi, tout en assignant à ces symptômes et à ces lésions un rang *secondaire*, j'ai constamment voulu qu'on en tînt grand compte, comme on peut le voir dans mes écrits; mais je n'ai jamais commis la faute de les considérer comme des éléments ayant la même valeur que celui qui est fourni par l'existence du poison. La prétention de M. Devergie peut sans effort être réduite à néant; je ne choisirai pour cela qu'un seul exemple, mais il sera péremptoire. Vingt personnes sont empoisonnées par l'acide arsénieux; *chez toutes on constate la présence du toxique*, tandis que les symptômes qu'elles éprouvent et les altérations cadavériques que l'on décèle présentent des variétés infinies et par le nombre et par le caractère des symptômes et des lésions. Ici le malade ressemble à un individu atteint du choléra asiatique; là c'est un homme qui, plusieurs heures après l'ingestion du poison, éprouve tout à coup une syncope, sans autre phénomène précurseur, et succombe; plus loin nous voyons des malades atteints de pustules à la peau, de délire, de syncopes, de douleurs articulaires, de vomissements abondants et réitérés, etc., tandis que d'autres n'offrent que quelques-uns de ces symptômes, ou bien les éprouvent tous à un degré infiniment moindre. Quant aux lésions des tissus, en ne nous arrêtant qu'au canal digestif, ici nous voyons des ecchymoses, deux, trois ou plusieurs eschares, voire même la perforation; là c'est une rougeur vive, étendue et uniforme; plus loin c'est une simple injection vasculaire, et quelquefois même celle-ci manque. Après cela, je demanderai à M. Devergie ce qu'il entend par *les symptômes et les altérations morbides qui coïncident ordinairement avec l'existence d'un poison*, élément nécessaire, suivant lui, pour décider qu'il y a eu empoisonnement. Je n'ai pas besoin d'insister davantage pour faire sentir le vide et le danger de pareilles prétentions.

De combien de difficultés la solution du problème qui a pour objet la recherche des poisons n'est-elle pas hérissée! D'une part, les substances vénéneuses parfaitement connues sont en très-grand nombre, et les expériences qu'il faut faire pour déterminer leur nature sont souvent très-délicates, surtout lorsque ces substances sont combinées avec des corps qui les masquent ou les décomposent; d'une autre part, l'empoisonnement peut être la suite de l'absorption d'une matière vénéneuse, qui peut être inaccessible à nos moyens d'investigation; quelquefois même, en supposant que l'on opère sur une partie du poison absorbé ou sur toute autre portion, la quantité sur laquelle on peut agir est extrêmement petite, ce qui augmente la difficulté de l'opération; enfin combien de fois des maladies simulant l'empoisonnement par leurs symptômes, et par les altérations de tissu qu'elles déterminent, ne viennent-elles pas compliquer la solution de cette question importante?

NOTIONS PRÉLIMINAIRES SUR L'EMPOISONNEMENT.

La science qui s'occupe de l'étude des poisons porte le nom de *toxicologie*, mot dérivé du grec τοξικὸν, poison, et λόγος, discours.

On donne le nom de *poison* à toute substance qui, prise intérieurement, ou appliquée de quelque manière que ce soit sur un corps vivant, à *petite dose*, détruit la santé ou anéantit entièrement la vie.

M. Devergie, qui a adopté cette définition, quoi qu'il en dise, blâme toutefois l'expression de *corps vivant*, à laquelle il substitue les mots *corps de l'homme*, se fondant sur ce que telle matière est vénéneuse pour un animal, et ne l'est pas pour l'homme. Nous qui savons qu'une définition n'est réellement bonne que lorsqu'elle embrasse tous les cas, nous nous garderons bien d'imiter cet auteur, et, au lieu de ne l'appliquer qu'à l'homme, nous l'étendrons à tous les êtres vivants. Qu'importe que telle substance, vénéneuse pour tels animaux, ne le soit pas pour d'autres? Elle sera un poison pour les premiers, et nullement pour les derniers; tandis qu'une autre substance pourra être vénéneuse pour ceux-ci, et ne pas l'être pour d'autres. La discussion, placée sur ce terrain, donne évidemment tort à M. Devergie, dont la définition ne comprend qu'un seul cas.

Voyons ce que l'on doit entendre par *petite dose*. Nous savons que l'on administre, tous les jours, à l'homme sain ou malade quelques milligrammes de bichlorure de mercure, d'une préparation arsenicale soluble, d'opium, de strychnine, etc., comme médicament, sans qu'il en résulte le moindre accident; ce n'est donc pas à des doses aussi minimes que ces substances sont vénéneuses. Il faut nécessairement, pour que ces matières produisent des effets nuisibles, qu'elles soient données à des doses moins faibles, qui varieront considérablement suivant la nature de la substance, l'âge et la constitution de l'individu, etc. Ainsi l'on peut établir que, dans la grande généralité des cas, 20 centigrammes de bichlorure de mercure ou d'une préparation arsenicale soluble, 1 gramme d'opium, et 10 à 12 centigrammes de strychnine, occasionneront un empoisonnement souvent mortel; tandis qu'il faudra plusieurs grammes d'iode, et 40 ou 50 grammes d'azotate de potasse, pour déterminer un effet aussi funeste. On voit donc qu'ici il n'y a rien d'absolu, et que l'on ne saurait fixer d'une manière précise ce que l'on entend par *petite dose*. Nous dirons encore, relativement à ces quantités, qu'il n'est pas rare de voir des malades, placés dans des conditions particulières, supporter sans accident des doses considérables d'une substance vénéneuse; tandis qu'à des doses beaucoup moins fortes, ces mêmes substances produiraient des effets fâcheux chez les mêmes individus *à l'état normal.* Nous pourrions citer les effets du tartre stibié dans les phlegmasies des poumons, du chlorure de baryum, de l'azotate de potasse, du sulfate de quinine, etc., dans d'autres affections; s'aviserait-on de dire que ces substances vénéneuses ne sont pas délétères pour l'homme, parce qu'elles ne l'empoisonnent pas, même à des doses très-fortes? Non certes; on se contentera d'établir que ces matières, réellement vénéneuses dans la grande généralité des cas, ne le sont pas, aux mêmes doses, dans certaines conditions, où elles sont *tolérées* par les animaux.

Il est impossible d'étudier d'une manière complète une substance vénéneuse, sans considérer ses rapports avec la chimie, l'histoire naturelle, la physiologie, la pathologie, et l'anatomie pathologique : en effet, comment pourrait-on se flatter de distinguer les divers poisons tirés du règne minéral, sans connaître les propriétés chimiques qui les caractérisent lorsqu'ils sont dans leur état naturel, ou lorsqu'ils sont masqués, mêlés avec les aliments végétaux ou animaux, ou bien décomposés par eux. L'histoire naturelle ne nous fournit-elle pas les moyens de caractériser plusieurs poisons du règne organique, dont la plupart échappent malheureusement aux recherches analytiques les plus rigoureuses? L'action irritante, stupéfiante, etc., de certaines substances vénéneuses, en dérangeant les diverses fonctions de l'économie animale, peut-elle s'expliquer sans les lumières de la physiologie? N'est-il pas du ressort de la pathologie de s'occuper soigneusement du traitement des maladies auxquelles les poisons donnent lieu, soit en faisant usage des moyens connus, soit en cherchant de nouvelles substances capables de détruire et d'anéantir leurs effets délétères? Enfin l'anatomie pathologique ne perfectionne-t-elle pas l'étude de ces substances en nous éclairant, par l'examen des divers organes, sur les lésions variées qui peuvent être le résultat de leur action? Il n'est pas douteux qu'il ne faille avoir recours à chacune de ces sciences, les interroger d'abord séparément, pour pouvoir mieux ensuite saisir leurs dépendances mutuelles et les secours qu'elles peuvent se prêter.

Des recherches chimiques, faites avec soin, sur les poisons minéraux et végétaux; l'observation attentive des caractères fournis par les diverses substances vénéneuses du règne organique; les expériences sur les animaux vivants, dans le dessein de constater le trouble des fonctions et les causes nombreuses d'un genre de mort aussi rapide; des faits cliniques recueillis avec exactitude, et enrichis du résultat des ouvertures des cadavres; enfin des essais sur les animaux vivants, pour fixer nos idées sur les contre-poisons : tels sont les moyens capables d'enrichir la *toxicologie*. L'utilité de suivre cette marche a été sentie par les bons esprits : aussi avons-nous vu paraître successivement d'excellentes monographies sur l'*arsenic,* le *sublimé corrosif,* le cuivre, les acides azotique, cyanhydrique, etc. Ces traités particuliers sont malheureusement en très-petit nombre, et les objets n'y sont pas envisagés sous tous les rapports; la partie chimique ou médico-légale de l'empoisonnement est surtout négligée: on voit presque toujours leurs auteurs faire choix des propriétés les moins saillantes des substances vénéneuses, les exposer souvent d'une manière erronée, et rendre par conséquent impossible la solution d'un problème très-difficile par lui-même; en vain le médecin requis par le magistrat aurait-il recours à leurs écrits, tout ce qu'il pourrait y puiser serait vague et insuffisant.

On peut juger, d'après cela, combien il est important d'insister d'une manière particulière sur cette partie de la toxicologie, afin de donner le moyen de rejeter une foule de caractères de peu de valeur, de rectifier ceux qui sont mal exposés, et de leur en substituer d'autres exacts et faciles à constater; un pareil travail offre les plus grandes difficultés et par le nombre prodigieux des poisons qu'il doit embrasser, et par les diverses décompositions que plusieurs d'entre eux peuvent subir.

Peut-on tirer un avantage réel, pour l'étude de la toxicologie, d'une classification des divers poisons connus, et ne vaut-il pas mieux les décrire par ordre alphabétique? Telle est la question que j'ai souvent entendu agiter. Je n'hésite pas un instant à me prononcer en faveur de la classification, surtout lorsqu'elle est fondée sur des faits physiologiques incontestables; nul doute qu'elle ne simplifie alors l'étude de cette science. En réunissant dans un même groupe les poisons qui exercent une action analogue sur l'économie animale, en décrivant avec soin toutes les altérations qu'ils font subir à nos organes, et par conséquent à nos fonctions, en généralisant, en un mot, les symptômes auxquels ils donnent naissance, on sent combien l'histoire particulière de chacun d'eux doit être facilement saisie par le médecin. Au contraire, de quelle utilité peut être pour l'homme de l'art une description faite par ordre alphabétique? La séparation des substances qui devraient être réunies à raison de leurs rapports intimes, des répétitions fastidieuses dans les détails: tels sont les inconvénients attachés à cette marche peu scientifique, et dont tout esprit juste sent l'insuffisance.

Mais, il faut l'avouer, quelque nombreuses que soient les expériences et les observations sur l'empoisonnement, je ne les crois pas encore suffisantes pour établir une classification *à l'abri de tout reproche;* une pareille tâche me paraît tellement au-dessus de nos forces, que je renonce à la remplir pour le moment. Je vais faire ressortir, en peu de mots, les difficultés d'un pareil travail.

A. On ne peut classer les poisons d'une manière convenable, qu'autant que l'on connaît au juste l'organe sur lequel ils agissent et le genre d'altération qu'ils y déterminent; cette connaissance ne peut être acquise que par l'étude approfondie des symptômes qu'ils développent et des lésions qu'ils font naître : or ces symptômes et ces lésions varient *dans un très-grand nombre de cas,* suivant les doses. Ainsi, lorsqu'on introduit dans l'estomac une forte dose d'un poison irritant très-énergique, l'animal est agité de mouvements convulsifs effrayants, il expire au bout de quelques minutes, et on ne découvre après la mort qu'une légère phlogose du viscère qui a reçu le poison; au contraire, si la substance irritante a été administrée à petite dose souvent réitérée, l'animal tombe dans un grand état d'insensibilité; l'estomac et les intestins s'enflamment, s'ulcèrent, etc.; la mort, dans ce cas, n'a ordinairement lieu qu'au bout de plusieurs jours, elle est en grande partie le résultat de l'altération du canal digestif. Objectera-t-on par hasard que, dans les deux cas dont je viens de parler, le poison agit de la même manière, mais qu'il détermine des affections dont l'intensité varie? Si cela était ainsi, il faudrait admettre qu'une légère inflammation de l'estomac, produite par une forte dose de poison, est capable d'occasionner la mort dans l'espace de quelques minutes, fait qui n'est pas admissible.

B. Comment peut-on classer méthodiquement cette innombrable série de poisons qui paraissent agir sur le système nerveux d'une manière si variée, et qui ne laissent après la mort aucune trace de leur action? On peut, à la vérité, en former deux groupes naturels : 1° ceux qui déterminent l'excitation de la moelle épinière, et qui sont en très-petit nombre; 2° ceux qui agissent sur le cerveau ou sur les autres parties du système nerveux. Mais, en admettant cette distinction, combien le dernier groupe ne comprendrait-il pas de substances disparates! L'idée de partager ces groupes en deux classes, qui renfermeraient l'une les poisons excitants, et l'autre les poisons débilitants du système nerveux, ne me semble pas plus heureuse. D'ailleurs que deviendraient alors les substances vénéneuses dont l'action sur ce système ne pourrait être comprise dans aucune de ces sections? Les altérations dont le système nerveux est susceptible, dans ses diverses parties, ne sont pas encore assez bien connues pour qu'il soit permis de fonder sur elles une classification raisonnée.

C. J'aurai occasion de démontrer par la suite que, *dans certains cas,* le même poison détruit la vie par des mécanismes différents, suivant qu'il est introduit dans l'estomac, appliqué sur le tissu cellulaire, ou injecté dans les veines. Quel parti prendra-t-on pour classer ces sortes de substances? Si l'on s'attache à leur action extérieure, on les rangera dans un cadre différent de celui où on les placera si on a égard à leur action directe sur le sang ou sur l'estomac.

On sentira maintenant le vide et le peu d'importance de la classification proposée dans ces derniers temps par Giacomini, dans un ouvrage beaucoup trop volumineux, intitulé *Trattato filosofico sperimentale de soccorsi terapeutici* (5 vol. in-8°). L'auteur, reproduisant au reste les idées de Guérin, classe les poisons, à l'instar des médicaments, en hypersthénisants et en hyposthénisants; on voit bien qu'en rangeant ainsi des substances dont l'action est si variée, Giacomini ne s'est jamais donné la peine d'examiner les faits.

Les observations qui précèdent, et une multitude d'autres que suggérera la lecture de ce traité, m'engagent à adopter provisoirement la classification de Vicat *modifiée,* contre laquelle je pourrais pourtant faire de graves objections. Tous les poisons seront rangés en quatre classes, savoir: celle des poisons *irritants,* celle des *poisons narcotiques,* celle des *poisons narcotico-âcres,* et celle des *poisons septiques.*

DES MOYENS QUI DOIVENT ÊTRE MIS EN USAGE LORSQU'ON SE PROPOSE D'ÉTUDIER AVEC SUCCÈS UNE SUBSTANCE VÉNÉNEUSE.

La question la plus compliquée sur l'empoisonnement ne peut être éclaircie d'une manière satisfaisante qu'autant que l'on est en état de résoudre les trois problèmes suivants: 1° Quelle est l'action que le poison exerce sur l'économie animale? 2° Quels sont les médicaments propres à combattre ses effets ou à l'empêcher d'agir? 3° Comment peut-on constater sa nature avant et après la mort? Je crois pouvoir établir, pour la solution de chacun de ces problèmes, des préceptes généraux dont la connaissance facilitera singulièrement l'histoire des poisons en particulier.

PREMIER PROBLÈME.

Déterminer quels sont les moyens les plus propres à faire connaître l'action des substances vénéneuses sur l'économie animale.

Il suffit de réfléchir un instant pour être convaincu que ce problème doit être résolu par des expériences tentées sur les animaux vivants, et par des observations recueillies chez l'homme. Le chien est, parmi les animaux que l'on peut se procurer facilement, celui qui, par sa structure, ressemble le plus à l'homme, et qui par conséquent fournit les résultats les plus applicables; en admettant ce fait, qui est exact, comme je le démontrerai bientôt dans un article *ex professo,* on est naturellement conduit à choisir cet animal pour faire les recherches dont je parle.

Expériences. — On applique sur diverses parties du tissu cellulaire sous-cutané une dose déterminée d'un poison quelconque; on en introduit dans l'estomac, dans le rectum, dans les veines, dans les cavités thoracique et abdominale, etc.; on note soigneusement les divers symptômes qui se manifestent, l'ordre suivant lequel ils se succèdent, et l'époque de leur apparition. Dès que les animaux sont morts, on ouvre les cadavres; on examine attentivement les organes contenus dans les diverses cavités, afin de découvrir leurs altérations superficielles ou profondes; on s'occupe des principaux fluides, tels que le sang, la bile, l'urine, de l'irritabilité des muscles, etc. Lorsque, par ces moyens, on est parvenu à pouvoir comparer les *symptômes* que l'animal a éprouvés aux *altérations* de ses tissus ou de ses fluides, on est souvent en état de conclure quel est le mode d'action de la substance vénéneuse, et d'indiquer les organes qui ont été primitivement ou secondairement altérés; mais il s'en faut de beaucoup qu'il en soit toujours ainsi.

Combien de fois, surtout lorsqu'il s'agit des poisons irritants, n'est-on pas embarrassé pour déterminer quelle est la part de l'action locale dans la production des accidents, quel est l'effet de leur transport dans la circulation, et ultérieurement quelles sont les altérations des viscères essentiels ou des principales humeurs. Si l'on ne découvre aucune altération dans la texture des organes ni des fluides, ce qui n'est pas rare, et que d'ailleurs les symptômes ne soient pas de nature à faire connaître l'organe lésé, quelle conséquence peut-on tirer? On est obligé d'accuser le système nerveux; les connaissances que nous avons sur les lésions infinies dont ce système est susceptible sont si bornées, qu'il serait inutile de chercher à donner une solution satisfaisante des divers cas où il peut être affecté; cependant il est parfaitement démontré qu'une multitude de causes peuvent l'altérer, et développer des affections qui n'ont entre elles que très-peu de ressemblance; parcourons le cadre des aliénations mentales, si bien tracé par le célèbre Pinel : combien ne serons-nous pas frappés en examinant successivement un maniaque furibond et un idiot, et quel rapport découvrirons-nous encore entre ces affections et l'épilepsie, la paralysie, et une multitude de névroses, si ce n'est qu'il y a un dérangement dans la sensibilité et dans les phénomènes qui en dépendent?...

Avant les expériences du docteur Blake, on était assez disposé à admettre que, dans beaucoup de cas, le système nerveux pouvait être atteint diversement par les poisons qui l'avaient touché, *même avant d'avoir été absorbés.* Ce physiologiste distingué a suffisamment prouvé en expérimentant sur plusieurs substances, et notamment sur les sels de baryte et de strychnine : 1° qu'il existe toujours un rapport direct entre le temps que met un poison à agir et la rapidité de la circulation;

2° que chez les animaux sur lesquels il a opéré, il s'écoule toujours entre l'introduction du poison dans le système vasculaire et les symptômes, un intervalle suffisant pour que le sang altéré par ce poison parvienne aux capillaires du tissu sur lequel ce poison exerce son action délétère (*Edinburgh medical and surgical journal,* oct. 1841).

L'absorption des poisons est mise hors de doute par les expériences suivantes : 1° Tiedemann et Gmelin ont reconnu, dans le sang des veines mésaraïques et de la veine splénique de plusieurs chiens, de l'acétate de plomb qu'on leur avait fait avaler ; 2° le sang tiré de la veine porte et de la veine splénique des chevaux à qui on avait fait prendre du cyanure de mercure ou du chlorure de baryum, renfermait également ces substances (1) ; 3° Wœhler a trouvé, dans l'urine des chiens et des chevaux, de l'iode, du foie de soufre, de l'azotate de potasse, du sulfocyanure de potassium, de l'acide oxalique, de l'acide tartrique et de l'acide citrique, qu'il leur avait administrés (2) ; 4° les acides arsénieux, arsénique, les arsénites et les arséniates solubles, le tartre stibié, les sels solubles de cuivre, etc., introduits dans l'estomac ou appliqués à l'extérieur, passent dans le sang et sont portés dans tous nos tissus, comme je l'ai démontré en 1839 (3). J'ai prouvé depuis que l'iode, la potasse, la baryte et les sels solubles qu'elle fournit, le foie de soufre, l'azotate de potasse, les acides minéraux, tels que l'acide sulfurique, l'acide azotique et l'acide chlorhydrique, etc., l'ammoniaque, le chlorhydrate d'ammoniaque, l'eau de Javelle, les sels de plomb, de mercure, d'or, d'argent, etc., sont dans le même cas (4).

D'autres poisons sont encore évidemment absorbés, quoique leur existence dans le sang et dans nos viscères n'ait pas été constatée, soit parce qu'on ne les a pas cherchés, soit parce que les moyens employés pour les déceler étaient insuffisants, soit enfin parce que les expériences n'ont pas été tentées en temps opportun. Les faits propres à appuyer cette dernière assertion ne sont pas rares : 1° on retire de l'arsenic ou de l'antimoine des viscères d'un animal empoisonné par une préparation arsenicale ou par le tartre stibié, si l'on agit à une *certaine* époque de la maladie ; plus tard on ne découvre plus un atome de ces métaux dans les mêmes viscères, et on peut en retirer de l'urine ; 2° M. Lassaigne injecta 2 grammes d'acétate de morphine dans la veine crurale d'un chien, et 1 gramme 60 centigrammes dans la veine jugulaire d'un

---

(1) *Recherches sur la route que prennent diverses substances pour passer de l'estomac et des intestins dans le sang,* traduction de Heller ; Paris, 1821.

(2) *Expériences sur le passage des substances dans l'urine* (*Journal des progrès des sciences et institutions médicales,* 1er volume, année 1827).

(3) *Mémoires de l'Académie royale de médecine*, t. VIII, année 1840.

(4) *Journal de chimie médicale*, année 1842.

cheval ; le sel ne fut point retrouvé dans le sang provenant d'une saignée pratiquée sur le chien, non plus que dans le sang obtenu de la jugulaire du cheval, opposée à celle qui avait subi l'injection ; cette dernière saignée avait été faite *cinq quarts d'heure* après l'introduction du poison. Dans une expérience analogue, la saignée avait été pratiquée *dix minutes* après l'injection : alors on put découvrir la morphine dans l'extrait alcoolique du sang (1).

On peut juger de la rapidité avec laquelle les poisons sont absorbés, et s'assurer de la réalité de l'absorption, par les recherches intéressantes que le docteur Blake a publiées dans l'*Edinburgh journal* de janvier 1840. Déjà le professeur Hering, de Stuttgard, avait tenté plusieurs expériences sur cet objet avec du cyanure de potassium, et avait obtenu des résultats analogues (voy. *Journal des progrès*, t. X, année 1828). Quatre grammes d'ammoniaque concentrée sont injectés avec 20 grammes d'eau dans la veine d'un chien ; pendant ce temps, on tenait tout auprès, et au-dessous de ses narines, une baguette de verre qu'on venait de plonger dans de l'acide chlorhydrique très-fort ; à peine quatre secondes s'étaient écoulées depuis l'introduction de la première goutte de la solution d'ammoniaque dans les veines, que déjà on remarquait la présence de cet alcali dans l'air expiré, aux vapeurs blanches abondantes qui se dégageaient autour de la baguette de verre imbibée d'acide chlorhydrique ; en quatre secondes, l'ammoniaque avait donc passé de la veine jugulaire dans les cavités droites du cœur, et de là dans les capillaires pulmonaires, et enfin avait traversé toute l'étendue des voies aériennes.

2° L'*upas antiar*, l'acide arsénieux, l'acide oxalique, l'infusion de tabac, injectés en dissolution dans les veines, arrêtent les mouvements du cœur dans l'espace de sept à quatorze secondes.

3° Des expériences semblables, faites avec la noix vomique et d'autres poisons d'une grande énergie, ont prouvé qu'il s'écoulait toujours, entre le moment où le poison est mis en contact avec l'économie animale, et celui où commencent les premiers accidents, un intervalle au moins de douze ou quinze secondes, intervalle qui suffit pour expliquer la transmission des principes vénéneux par la circulation, sans qu'on ait besoin d'admettre l'action du système nerveux pour expliquer cette transmission. Mais l'auteur va plus loin encore et démontre, par une autre série d'expériences, que plus la partie du système vasculaire dans laquelle on introduit le poison est près des centres nerveux, plus son action est rapide ; et cela se conçoit, puisqu'en injectant dans l'aorte un poison qui agit sur les centres nerveux, la distance

(1) *Journal de pharmacie*, avril 1824 ; mémoire de M. Lassaigne.

qu'il doit parcourir pour parvenir à ces centres est beaucoup moindre que quand on l'injecte dans le système veineux; ainsi on fait arriver dans l'aorte, au moyen d'un tube introduit dans l'artère axillaire, 25 centigrammes de *woorara* dissous dans 8 grammes d'eau; les premiers symptômes de l'action du poison se développent au bout de sept secondes, tandis qu'il faut vingt secondes si la dissolution a été injectée dans la veine jugulaire.

4° De la strychnine injectée dans la veine jugulaire est arrivée très-promptement aux extrémités capillaires des artères coronaires; ce transport s'est opéré chez le cheval en seize secondes; chez le chien, en dix; chez le lapin, en onze, et chez le poulet en six. (*Ibid.*, janvier 1840.)

5° Le simple contact du poison avec une large surface ne produit pas d'*action générale*, tant que le poison n'est pas entré dans la grande circulation. Après avoir ouvert l'abdomen d'un chien, on lui pratiqua la ligature des vaisseaux qui traversent le foie, puis on lui injecta dans l'estomac, par une ouverture faite aux parois abdominales, 12 grammes d'acide cyanhydrique hydraté; *dix minutes* se passent sans qu'on observe le plus léger effet; alors on retire la ligature appliquée sur la veine porte, et au bout d'*une minute* l'effet du poison commence à se manifester; la ligature est aussitôt réappliquée, mais l'animal allait périr si on n'eût eu recours à la respiration artificielle; au bout de huit minutes, ce chien était assez bien pour respirer sans ce secours; on retire encore une fois la ligature, et l'animal mourut deux minutes après. (*Ibid.*, janvier 1840.)

Voici maintenant un certain nombre de considérations à l'aide desquelles on peut établir qu'une substance vénéneuse a été absorbée, alors même qu'on ne peut pas la découvrir dans le sang ni dans nos viscères, soit parce que nous ne possédons pas encore des réactifs assez puissants pour la déceler, ou bien parce que les recherches chimiques sont tentées trop tard, lorsque déjà le poison a été éliminé du sang et de ces viscères.

A. Il est évident que si la substance vénéneuse appliquée sur le tissu cellulaire n'exerce qu'une légère action locale, et détermine, peu de temps après son application, des vomissements, des vertiges, des mouvements convulsifs, et la mort, dans l'espace de quelques heures, on doit admettre qu'*elle a été absorbée*.

B. A plus forte raison affirmera-t-on, sans craindre de se tromper, que la substance vénéneuse *a été absorbée*, dans le cas où son application sur le tissu cellulaire a été immédiatement ou presque immédiatement suivie de symptômes plus ou moins graves, terminés par la mort, et qu'à l'ouverture du cadavre on découvre des inflammations dans les poumons, dans le cœur, ou dans le canal digestif. Il est encore certain qu'*elle a été absorbée,* mais d'une manière lente, lorsqu'étant peu soluble dans l'eau, son application sur le tissu cellulaire n'est suivie d'aucun symptôme remarquable avant vingt-quatre ou trente-six heures, que la mort tarde deux ou trois jours à survenir, et que l'action locale inflammatoire, peu intense, ne peut pas être regardée comme cause de la mort.

C. Nul doute que le poison ne soit *absorbé* dans les cas où son application extérieure, et son introduction dans l'estomac, le rectum, les veines, les cavités thoracique et abdominale, sont *exactement suivies des mêmes symptômes,* et où la mort a lieu d'autant plus vite que les parties avec lesquelles il a été mis en contact le font communiquer plus promptement avec le sang, ou bien contiennent un plus grand nombre de vaisseaux absorbants lymphatiques et veineux.

D. Pourra-t-on conclure que la substance vénéneuse *a été absorbée* dans les cas où elle développe une inflammation très-intense du tissu cellulaire avec lequel elle a été mise en contact, que la mort a lieu du premier au deuxième jour, que l'animal n'a point vomi, que l'on ne découvre aucune lésion des organes principaux après la mort, et que cependant le poison est dissous dans l'eau et placé près des vaisseaux lymphatiques et d'une multitude de ramifications veineuses? Plusieurs substances, parmi lesquelles je citerai l'euphorbe, l'*iatropha curcas,* etc., sont dans ce cas. Nul doute que, dans ce cas, les poisons, indépendamment de l'irritation locale qu'ils déterminent, sont absorbés, et vont porter leur action sur quelques-uns des organes les plus importants de l'économie animale.

Après avoir exposé les principales données à l'aide desquelles on peut décider si une substance vénéneuse a été absorbée, lorsqu'on ne la découvre pas dans le sang ou dans la trame de nos tissus, je dois faire connaître un certain nombre de résultats relatifs à leur absorption :

1° Les émissions sanguines favorisent l'absorption des poisons.

2° On peut établir d'une manière générale que l'*absorption* d'une substance vénéneuse, soluble dans l'eau ou dans un autre liquide, est beaucoup plus rapide lorsqu'elle est employée dissoute que dans le cas où elle est solide; ainsi la dissolution d'extrait aqueux d'opium déterminera des effets funestes peu de minutes après son application sur le tissu cellulaire de la cuisse, tandis que le même extrait solide, et à la même dose, agira beaucoup plus lentement.

3° On se tromperait pourtant, si on niait l'absorption d'un certain nombre de poisons peu solubles; en effet, l'acide arsénieux, dont la solubilité dans l'eau est si peu marquée, est absorbé avec rapidité, car il suffit d'en appliquer 20 ou 25 centigrammes à l'état solide sur le tissu cellulaire sous-cutané d'un chien assez fort pour déterminer la mort au bout de quelques heures.

4° L'absorption des poisons appliqués à l'extérieur est en général plus considérable dans les parties qui contiennent un plus grand nombre de vaisseaux absorbants lymphatiques et veineux ; cependant il est des cas dans lesquels le lieu sur lequel ils sont appliqués n'influe en aucune manière sur l'énergie de cette fonction ; que l'on mette 25 centigrammes d'acide *arsénieux* sur le tissu cellulaire du dos ou de la partie interne de la cuisse d'un chien, la mort aura lieu dans l'un et l'autre cas au bout de trois, quatre ou six heures ; il arrivera même que le chien sur le dos duquel le poison aura été appliqué périra plus vite, tout étant égal d'ailleurs ; au contraire, la même dose de sublimé corrosif occasionnera la mort au bout de quinze à vingt-quatre heures, si on a mis ce sel en contact avec le tissu cellulaire de la cuisse, tandis que l'animal vivra six ou sept jours, si le sel a été appliqué sur le dos.

5° L'absorption de certaines substances vénéneuses a lieu sans qu'elles soient immédiatement en contact avec les tissus des animaux : ainsi le sel ammoniac (chlorhydrate d'ammoniaque), d'après les expériences de M. Smith, est absorbé lorsqu'on l'introduit dans un sachet de linge que l'on applique sur le tissu cellulaire de la partie interne de la cuisse d'un chien ; il en est de même de l'acide arsénieux, etc.

6° Il est des substances vénéneuses qui sont entièrement absorbées, et dont on ne trouve aucune trace, lorsqu'après la mort on examine attentivement les parties sur lesquelles elles avaient été appliquées ; il en est, au contraire, un très-grand nombre dont l'absorption n'est que partielle, et que l'on retrouve en grande partie sur le lieu où elles avaient été posées ; ainsi, que l'on applique sur le tissu cellulaire une poudre végétale vénéneuse, il pourra se faire qu'après la mort de l'animal il en reste encore 95, 96, etc., p. 100 ; il semble qu'il n'y ait eu d'absorbé que la partie active. Dans la plupart des cas, l'absorption est limitée à de très-faibles proportions, parce que la force absorbante diminue à mesure que l'intoxication se développe ; que l'on place, par exemple, sur le tissu cellulaire de la cuisse d'un chien, 20, 40 ou 60 centigrammes d'acide arsénieux en poudre fine, il n'y aura jamais que 8 ou 10 centigrammes d'absorbés, quantité suffisante pour tuer l'animal ; que si, par une cause quelconque, comme serait par exemple une médication énergique et convenable, la vie était prolongée, et qu'une partie notable du poison fût éliminée avec l'urine ou par d'autres voies d'excrétion, alors il y aurait une nouvelle quantité de substance vénéneuse absorbée.

7° On peut empêcher l'absorption de plusieurs substances vénéneuses, et peut-être de toutes celles qui sont appliquées à l'extérieur, en employant une pompe aspirante (sorte de ventouse) que l'on fait agir sur toute la surface de la plaie sur laquelle on a mis le poison. Le docteur Barry, médecin anglais, a lu à l'Académie royale de médecine, dans le courant d'août 1825, un mémoire intéressant sur cet objet, dans lequel il établit que des animaux soumis à l'influence de la strychnine et de l'acide cyanhydrique, à des doses suffisantes pour les faire périr, ne meurent pas, et se rétablissent même assez promptement, si on applique la ventouse à temps et qu'on la laisse agir au moins pendant une demi-heure. Ces expériences, dont les résultats sont exacts, portent l'auteur à croire non-seulement que la ventouse pompe la partie du poison qui n'a pas été absorbée, mais encore une portion de celui qui est déjà dans les vaisseaux veineux et lymphatiques, celle, par exemple, qui avoisinerait la plaie. Quoi qu'il en soit de cette dernière opinion, je pense qu'il serait utile de déterminer sur un plus grand nombre de substances vénéneuses, et notamment sur le venin de la vipère, les diverses époques de l'empoisonnement auxquelles il est encore possible d'empêcher l'absorption. Le traitement de la morsure des reptiles venimeux et des animaux enragés peut être singulièrement perfectionné par les travaux ultérieurs qui pourraient être faits à cet égard.

Observations. — Indépendamment des moyens que les expériences fournissent aux physiologistes pour déterminer le mode d'action des substances vénéneuses, on doit encore tirer parti de l'*observation* des effets qu'elles produisent sur l'homme qui, par une cause quelconque, est soumis à leur influence; mais les documents tirés de cette source sont beaucoup plus limités qu'on ne le croirait d'abord : en effet, 1° les cas d'empoisonnement chez l'homme sont heureusement trop rares pour que l'on puisse observer un assez grand nombre de fois les phénomènes déterminés par l'immense série des poisons connus; 2° l'influence de l'âge, de la constitution et des passions, sur les symptômes développés par les substances vénéneuses, est trop marquée pour que deux individus empoisonnés par la même matière présentent exactement le même état, et soient propres à l'étude des poisons; 3° la rapidité avec laquelle certaines substances vénéneuses sont vomies et expulsées par les selles, la nécessité dans laquelle on est de favoriser promptement ces évacuations pour rétablir la santé des individus empoisonnés, sont autant d'obstacles qui s'opposent à ce que l'on apprécie tous les effets qu'aurait produits le poison si l'individu eût été abandonné à lui-même; 4° enfin il est rare que l'on puisse observer sur l'homme les symptômes développés par les poisons appliqués à l'extérieur, introduits dans les veines, la plèvre ou le péritoine : or il est presque impossible de connaître au juste l'action des poisons, si l'on n'a pas constaté les effets qu'ils déterminent lorsqu'ils ont été mis en contact avec ces différents tissus. Il suit de ces diverses considérations que l'*étude physiologique des poisons* doit avoir pour base les expériences sur les animaux, et que les observations d'empoisonnement chez l'homme, lors même qu'elles sont bien faites, sont loin d'être aussi utiles qu'on pourrait l'imaginer au premier abord.

Je dirai à cette occasion qu'Anglada, et après lui M. Devergie, ont confondu des choses qui ne devraient pas l'être; ainsi, de ce qu'il faut une dose plus forte ou plus faible d'un poison pour produire chez l'homme et chez les chiens un certain nombre d'effets déterminés, s'ensuit-il que ces effets doivent être différents? Non certes; et ces médecins auraient pu s'en convaincre, s'ils s'étaient donné la peine de faire quelques expériences.

Absorption des substances vénéneuses insolubles. — Avant de terminer ce qui se rapporte à l'absorption, il faut se demander si les *poisons insolubles peuvent être absorbés.* Pour résoudre cette question, on doit distinguer : 1° les poisons insolubles qui sont transformés en poisons solubles à l'aide des sucs acides, salins ou autres, que l'on trouve dans le canal digestif, et 2° les substances qui ne peuvent pas subir cette transformation.

1° *Poisons insolubles pouvant être transformés en poisons solubles dans le canal digestif.* L'absorption de ces poisons est incontestable; ainsi le carbonate de baryte insoluble est changé, par les acides contenus dans l'estomac, en un sel de baryte soluble qui, étant absorbé à mesure qu'il se forme, agit sur l'économie animale comme la baryte, le chlorure de baryum, etc. Le *borate,* le *tartrate,* l'*oxalate,* le *phosphate,* et *même le sulfate de plomb,* sels insolubles, sont dissous dans l'estomac par les acides ou par le chlorure de sodium que cet organe renferme, et à plus forte raison par le mélange de ces acides et de ce chlorure; il résulte des expériences que j'ai tentées à l'occasion de la mort criminelle de Pouchon, et du procès jugé en 1843 au Puy et à Riom, qu'il suffit de quelques traces d'acide ou de chlorure pour opérer la dissolution de ces sels; la dissolution une fois faite, l'absorption a lieu, et l'intoxication en est la suite. La mort des chiens, occasionnée par le *sulfate de plomb,* donné par M. Melsens quelques années après la publication de mes expériences, n'a donc rien de surprenant. Je citerai encore l'arsénite et l'arséniate de cuivre, sels insolubles, qui déterminent pourtant l'empoisonnement, parce qu'ils sont transformés dans l'estomac en poisons solubles, soit qu'ils aient été décomposés ou non.

2° *Substances insolubles à base vénéneuse non susceptibles d'être transformées en substances solubles dans les voies digestives.* J'admettrai pour un instant qu'il existe un certain nombre de ces substances, quoique le fait soit loin d'être démontré; qui oserait affirmer, en effet, que la substance à base vénéneuse la plus insoluble ne finira pas par être dissoute à l'aide des sucs acides ou autres qui lubrifient les parois internes de l'estomac et des intestins, lesquels sont à la température du corps humain ? Ces substances *non* susceptibles de devenir solubles pourraient être assimilées, sous le rapport de l'absorption, au charbon, lequel, à coup sûr, n'est point changé dans l'estomac en un corps soluble; si le charbon est absorbé, force sera de conclure que les substances les plus insolubles, à base vénéneuse, le seront également; c'est ce qui explique pourquoi les expérimentateurs qui se sont proposés d'élucider cette question ont eu recours au charbon. Voici les expériences qui ont été faites à cet égard.

OEsterlen, professeur à Dorpat, dit avoir trouvé du charbon dans le sang des veines mésaraïques, de la veine porte, du foie, du cœur droit, et de la veine cave inférieure de cinq lapins, d'un chat et de deux coqs, qui avaient pris pendant six jours du charbon mêlé aux aliments (*Ueber den Eintritt,* etc., c'est-à-dire *Passage du charbon et d'autres substances insolubles du tube digestif dans la masse du sang*).

MM. Mialhe et Lebert assurent n'avoir rien vu de pareil. MM. Bérard, Bernard et Robin, n'ont pas été plus heureux. Mensonides, d'Utrecht (*de Absorptione molecularum solidarum nonnulla,* in-8°; Trajecti ad Rhenum, 1848), a trouvé dans les cloisons, mais surtout dans les cloisons interlobaires, des poumons des animaux qui avaient pris du charbon, des *particules noires charbonneuses;* tandis qu'on n'en voyait pas dans les mêmes organes des animaux qui n'avaient pas avalé de charbon. En examinant la circulation du sang dans le mésentère, il a reconnu, dans les vaisseaux sanguins, des *globules d'amidon* se mouvant avec les globules du sang, tantôt couverts par eux, tantôt libres à leur surface.

M. Bérard, peu disposé à admettre l'absorption du charbon, et n'étant pas cependant éloigné de considérer comme exactes les assertions d'OEsterlen et de Mensonides, dit en parlant de l'absorption (voy. son *Traité de physiologie*): « Les molécules du charbon de bois sont excessivement anguleuses et acérées; il n'y a rien d'impossible qu'elles s'ouvrent un passage dans la substance molle des villosités. »

Cette dissidence d'opinions m'a engagé à tenter de nouvelles expériences, en me plaçant dans des conditions plus rigoureuses que celles qui avaient présidé aux recherches faites par ceux qui n'avaient pas découvert de charbon dans le sang et dans certains organes des animaux qui en avaient pris. Voici comment nous avons procédé, MM. Bérard, Robin et moi; le microscope qui nous a servi à faire nos expériences offrait un grossissement de 450 fois.

Expérience Ire. — On administre à deux chiens, *à jeun depuis vingt-quatre heures,* 16 grammes de charbon de bois *porphyrisé ;* au bout de deux jours, les animaux étant toujours à jeun, on les pend; l'un d'eux avait pris, douze heures avant d'être tué, une nouvelle dose de 16 grammes du même charbon. Le sang du foie de ce dernier animal, vu au microscope, offre des molécules de charbon anguleuses; le foie en contient beaucoup plus; il y en a dans les poumons, dans un ganglion du mésentère, dans le sang de l'oreillette gauche du cœur; on n'en découvre aucune trace ni dans le sang de la veine porte ni dans le chyle.

Les résultats sont les mêmes avec le chien qui n'avait pris qu'une dose de charbon, mais ils sont moins saillants. Un autre chien, à *jeun* depuis quarante-huit heures, prend chaque jour 16 grammes de charbon finement pulvérisé; on le tue, et l'on découvre du charbon dans les parties qui en avaient fourni dans l'expérience 1re.

On n'en décèle pas, au contraire dans le foie, dans les poumons, ni dans le sang d'un chien qui avait pris, en deux fois, 32 grammes de charbon porphyrisé; mais cet animal n'était pas à jeun; loin de là, il avait copieusement mangé.

Expérience II. — Pour bien apprécier l'influence que pouvait avoir sur l'absorption l'état anguleux des molécules charbonneuses, nous avons donné à un chien, à jeun depuis vingt-quatre heures, 16 grammes de *noir de fumée,* corps dont les molécules, excessivement ténues, n'ont rien d'anguleux. Le lendemain on a renouvelé la même dose de noir de fumée, l'animal étant toujours à jeun. On l'a tué le jour suivant, *et il nous a été impossible de découvrir* la moindre trace de noir de fumée, soit dans le foie, les poumons, les ganglions mésentériques, soit dans le sang; il en existait, au contraire, abondamment dans les excréments.

Expérience III. — On a administré 16 grammes d'amidon de pommes de terre à deux chiens à jeun, le lendemain on leur en a donné autant; le jour suivant, à huit heures du matin, les animaux, étant toujours à jeun, ont pris la même dose d'amidon. A une heure, on les a pendus. Les intestins contenaient de l'amidon, visible au microscope; *mais on n'en décelait aucune trace* ni dans le foie, ni dans le sang, ni dans les ganglions mésentériques.

Ces faits semblent établir : 1° qu'il existe un certain nombre de substances *insolubles, non susceptibles de devenir solubles,* dans les voies digestives, qui ne sont pas absorbées; 2° que, si le charbon passe dans le foie, le sang, etc., cela tient probablement à la cause indiquée par M. Bérard (voy. p. 25).

SECOND PROBLÈME.

Déterminer quels sont les moyens généraux propres à combattre les effets des poisons introduits dans le canal digestif.

Il est d'autant plus important de fixer l'attention du lecteur sur le traitement de l'empoisonnement considéré d'une manière générale, que les médecins ne sont pas d'accord sur les avantages des diverses méthodes qui ont été proposées. Les uns pensent qu'il n'existe point de contre-poisons, et qu'en supposant même qu'il y en ait, il est dangereux de les employer. « Les spécifiques, dit Portal, sont recommandés aujourd'hui par quelques chimistes habiles, et par des médecins dont la clinique n'est pas encore bien avancée, presque toujours d'après les seuls résultats de quelques expériences sur les animaux vivants. » Voici comment les partisans de cette doctrine croient que l'on doit traiter l'empoisonnement : « Si le médecin arrive auprès du malade avant que les signes d'inflammation abdominale soient prononcés, il prescrit les vomitifs et les lavements purgatifs, le plus promptement possible, afin d'expulser hors du corps le foyer vénéneux, de quelque nature qu'il soit. Mais, si l'inflammation de l'estomac est déjà caractérisée par des vomissements violents, des douleurs vives du bas-ventre, la tension des parois musculaires de cette cavité, les mouvements convulsifs, la fièvre plus ou moins vive, par l'urine, qui est rouge, sanguinolente; alors, de quelque espèce que soit le poison avalé, le médecin ne prescrit ni ne doit prescrire le vomitif, parce qu'il serait funeste, et qu'il ajouterait à la cause du mal, au lieu de la détruire. Les boissons adoucissantes, émollientes, légèrement anodines, sont les seules qui conviennent alors : aussi doivent-elles être abondamment prescrites. Elles ne peuvent jamais être nuisibles en pareil cas, quand bien même elles faciliteraient les vomissements, parce qu'elles n'opéreraient cet effet qu'en relâchant le tissu des parties, et non en l'irritant. » (Portal, *Mémoires sur la nature et le traitement de plusieurs maladies*, 4e année, 1819, pag. 309 et 310.)

Il résulte évidemment de ce qui précède que Portal proscrit l'emploi des antidotes dans le traitement de l'empoisonnement, ce qui prouve qu'il ne les croit utiles dans aucun cas ; cependant on lit, page 312 de l'ouvrage cité, une assertion qu'il est difficile de concilier avec les deux passages que je viens de transcrire. « S'il n'existe pas, dit-il, des symptômes d'inflammation, il faut, dans le cas d'empoisonnement par le tartre stibié, prescrire l'infusion de *quinquina*. Fourcroy et Berthollet ont cité d'heureux exemples de guérison d'*inflammation abdominale* causée par de fortes doses d'émétique, par la boisson d'infusion de quinquina. » Le quinquina agit-il autrement qu'en décomposant l'émétique, et en le transformant en une substance presque sans action délétère sur l'économie animale ; en un mot, le quinquina n'est-il pas le contre-poison de l'émétique ? Donc, pour être conséquent, Portal aurait dû reconnaître l'avantage de l'emploi des substances qui sont les antidotes des sels de mercure, de cuivre, de plomb, etc., au moins lorsqu'il n'existe pas de symptômes d'inflammation. Portal ajoute, page 319 : « A peine peut-on citer quelques exemples de leurs succès (en parlant des antidotes) ; tandis qu'il y a une si grande quantité d'heureux traitements par la méthode que je viens d'exposer, que nos livres en sont pleins, » etc. Le savant médecin dont je combats ici l'opinion n'ignorait point combien les cas d'empoisonnement sont rares ; il savait que les contre-poisons dont il cherche à contester l'utilité n'ont été proposés, pour la plupart, que dans le courant de l'année 1813, et que beaucoup de praticiens les ont rejetés, sans appel, avant de les connaître. Néanmoins je puis affirmer que plusieurs médecins français et étrangers ont constaté, par des observations recueillies chez l'homme, que les résultats de mes expériences sont exacts ; loin de regarder les essais faits sur les animaux comme insignifiants, ils y ont attaché beaucoup d'importance, et leurs efforts ont été couronnés de succès. Parle-t-on sérieusement lorsque, pour annuler des données fournies par des expériences faites sur les contre-poisons, on dit qu'elles ont été tentées sur des animaux seulement ? Je ne le pense pas ; en effet, que l'on introduise de l'acétate de plomb dans un verre, dans un pot, dans l'estomac d'un chien ou d'un homme ; que l'on verse par-dessus du sulfate de soude (contre-poison du sel de plomb) : *aussitôt qu'il y aura contact*, le poison sera décomposé, le contre-poison aura produit tout l'effet que l'on en attendait ; que l'on substitue à l'acétate de plomb les sels de mercure, de cuivre, et au sulfate de soude de l'albumine, on obtiendra des effets analogues. N'a-t-on pas lieu de s'étonner maintenant lorsqu'on entend dire que la décomposition du poison par le contre-poison a lieu dans l'estomac d'un chien, tandis qu'elle ne se fait pas chez l'homme ? C'est comme si l'on disait : *par cela seul que le poison et le contre-poison sont mêlés dans l'estomac de l'homme, l'action chimique de l'un sur l'autre cesse.* Cette décomposition est indépendante du vase dans lequel elle s'opère ; pourvu que le contact ait eu lieu entre le poison et le contre-poison, peu importe la nature du vase qui contenait le mélange. Notez que le même médecin qui tiendra ce langage n'hésitera pas à administrer de la *magnésie calcinée,* lorsqu'il soupçonnera la présence d'une trop grande quantité d'acide dans l'estomac ; dans ce cas, il admettra que la magnésie s'empare de l'acide dans l'estomac, comme elle le ferait dans un vase inerte.

On doit distinguer *deux époques* dans le traitement de l'empoisonnement, ainsi que je l'ai établi dans la première édition de ce traité. 1° Il n'y a pas longtemps que le poison a été avalé, il se trouve dans le canal digestif : il faut, autant que possible, l'empêcher d'agir en le chassant soit par le haut, soit par le bas, *et en le combinant avec une substance qui neutralise ses propriétés vénéneuses ;* cet objet étant rempli, on doit combattre les symptômes qui ont été déterminés par le poison, à l'aide de moyens qui varient suivant les cas. 2° Le poison est avalé depuis longtemps ; des vomissements, des selles, ont eu lieu ; tout annonce que la substance vénéneuse, qui n'a point agi, a été entièrement expulsée du canal digestif : on compromettrait la vie du malade si, dans ce cas, on s'obstinait à vouloir décomposer le poison ; il faut tout simplement s'opposer aux progrès de la maladie par les moyens généraux appropriés, et provoquer l'élimination de la partie de la substance vénéneuse qui a été absorbée.

Première époque. — On doit débarrasser le malade de la substance vénéneuse qui n'aurait point encore agi ; car, si elle continue d'exercer son action sur le canal digestif, les accidents seront singulièrement aggravés, et les médicaments employés produiront à peine de bons effets : or il y a deux moyens d'empêcher l'action des poisons sur le canal digestif ; le premier consiste à les faire rejeter par haut ou par bas, le second a pour objet de les neutraliser de manière qu'ils n'exercent plus aucune action délétère sur nos tissus.

Évacuants. Les médicaments que l'on emploie pour déterminer le vomissement dans l'empoisonnement sont de deux sortes. Les uns sont vraiment émétiques : tels sont le tartre stibié, le sulfate de zinc, etc. ; on en fait usage lorsque la substance vénéneuse introduite dans l'estomac n'est pas très irritante ; les autres sont aqueux, mucilagineux, adoucissants, et ne font vomir qu'en distendant l'estomac et en le forçant à se contracter ; on les emploie dans les empoisonnements par les poisons irritants, âcres et corrosifs. On voit évidemment que, dans ce cas, il serait dangereux d'avoir recours à des vomitifs énergiques, qui augmenteraient l'irritation de l'estomac.

Quels que soient les évacuants dont on croira devoir faire usage, il sera souvent avantageux de les introduire dans l'estomac à l'aide d'un appareil dont on s'est disputé à tort l'honneur de la découverte, dans ces derniers temps (1), et qui est disposé de manière que l'on puisse retirer

---

(1) Plusieurs journaux ont annoncé en 1824 la *découverte importante* qui venait d'être faite, en Angleterre, d'une seringue métallique terminée par un tube placé à angle droit, qui permet d'introduire dans l'estomac des personnes empoisonnées une quantité considérable de liquides, et de les retirer après avoir

les liquides contenus dans ce viscère. Voici la description de l'appareil telle qu'elle a été donnée dans le *Bulletin de pharmacie :* « On se procure une seringue d'une grande capacité, à laquelle on adapte une canule en tissu élastique, pareille aux sondes creuses de caoutchouc, qui aura six décimètres de long et une entrée de deux centimètres de diamètre, c'est-à-dire assez grande pour recevoir le canon de la seringue ; ce diamètre ira en diminuant jusqu'à ce qu'il n'ait plus que six millimètres, non compris l'épaisseur des parois, qui est partout de deux millimètres. L'autre extrémité de la canule sera assez pointue pour faciliter l'introduction, et cependant assez arrondie pour ne pas léser les organes. Les ouvertures, au nombre de deux, seront pratiquées latéralement à différente hauteur, mais l'inférieure toujours au bout de la canule. On tient prête une assez grande quantité d'eau tiède ; on introduit la canule dans la bouche, l'œsophage, et même assez avant dans le ventricule ; on évite la rencontre du larynx, pour peu que l'on porte l'extrémité de la canule en arrière. Le sentiment de gêne qu'elle produit ne doit pas arrêter. Parfois, la contraction de l'œsophage étant fort vive, un peu d'effort de la part de l'opérateur est un mal nécessaire et léger, en comparaison de celui auquel est exposé le malade. La canule étant adaptée comme nous l'avons dit plus haut, l'on injecte dans l'estomac l'eau tiède contenue dans la seringue; puis, quand la seringue sera vidée, on aspirera la même eau chargée de poison dissous. On réitérera cette opération avec célérité, et cela autant de fois qu'il sera nécessaire pour laver complétement l'estomac. Plus l'introduction de l'eau dans l'œsophage et son impulsion seront abondantes et réitérées, plus le malade sera promptement soulagé, et moins les suites de l'empoisonnement seront graves. On sait qu'il est des substances vénéneuses solides, telles que l'opium, qui ne peuvent être sur-le-champ entraînées par l'eau intro-

---

dissous le poison. Un chien empoisonné par l'opium fut guéri sur-le-champ, à l'aide de l'appareil en question ; une dame qui voulait se suicider, et qui avait pris du laudanum, fut rendue à la vie.

On ne tarda pas à réclamer la priorité de cette découverte en faveur de Dupuytren ; on rappela la description de l'instrument de ce professeur, donnée, en février 1810, dans le *Bulletin de pharmacie*. Il eût été plus exact de dire que, dès l'an X de la République, Renault et Dupuytren avaient fait connaître des résultats semblables aux précédents (voy. la dissertation inaugurale de Renault, an X, n° 3), et que déjà en 1744 le célèbre Boerhaave disait, dans son article *des Antidotes*, qu'il fallait employer un instrument analogue, comme on peut en juger par le passage suivant : *Quando vero homines ita convulsi sunt, ut nihil deglutiant, debet præsto esse* canalis metallicus flexilis, *qui supra linguam ad membranam quæ vertebras anterius succingit huic in ventriculum distendatur, per eum medicamenta injicere oportet* (*Prælectiones acad.*, t. VI, p. 338 ; Gottingæ, 1744).

duite dans l'estomac ; mais cette eau peut dissoudre et enlever d'abord ce qui était dissous, et même les matières administrées en poudre fine dans les liquides. »

On devra surtout avoir recours à l'appareil dont il s'agit lorsque les émétiques ou les boissons prescrites ne déterminent point le vomissement, ou que le malade ne peut avaler, soit parce qu'il éprouve un resserrement convulsif des mâchoires, une constriction à la gorge, ou par toute autre cause.

Contre-poisons. On désigne sous le nom de *contre-poison* ou d'*antidote* toute substance jouissant des propriétés suivantes :

1° Elle doit pouvoir être prise à grande dose sans aucun danger ;

2° Elle doit agir sur le poison, soit liquide, soit solide, à une température égale ou inférieure à celle de l'homme ;

3° Son action doit être prompte ;

4° Elle doit être susceptible de se combiner avec le poison ou de le décomposer au milieu des sucs gastrique, muqueux, bilieux et autres, que l'estomac peut contenir ;

5° Enfin, en agissant sur le poison, elle doit le dépouiller de toutes ses propriétés délétères.

Il existe des substances médicamenteuses qui forment avec certains poisons des composés *beaucoup moins* vénéneux que ces poisons, mais qui sont encore délétères ; on ne saurait les considérer comme des *contre-poisons parfaits ;* ce sont des médicaments qu'il faudra se hâter d'employer, jusqu'à ce que l'on en ait découvert d'autres qui soient capables de dépouiller ces poisons de toutes leurs propriétés délétères. On peut donc diviser les contre-poisons en deux sections : 1° ceux qui annulent *complétement* les qualités délétères des poisons : tels sont les sulfates solubles pour les sels de baryum, les chlorures solubles pour les sels d'argent, etc. ; 2° ceux qui *diminuent notablement* les effets funestes des poisons : tels sont l'albumine pour les sels de mercure, de cuivre, etc., la noix de galle pour l'opium, etc.

Renault, dans une dissertation sur les contre-poisons de l'acide arsénieux, après avoir indiqué toutes les qualités des contre-poisons (1), insiste sur la nécessité d'essayer sur les animaux vivants les différents réactifs proposés comme tels, et de les forcer à séjourner dans l'esto-

---

(1) *Nouvelles expériences sur les contre-poisons de l'arsenic,* dissertation soutenue à l'École de médecine, an X, p. 3.

J'ai omis à dessein de parler d'une condition dont Renault fait mention, et qui ne me paraît pas exacte. Il dit « que les contre-poisons doivent être dissolubles dans l'eau et dans les liqueurs animales : » or il est évident que la magnésie, qui, de l'aveu de tous les praticiens, est un des meilleurs contre-poisons des acides minéraux, est un corps insoluble dans l'eau.

mac avec la substance vénéneuse, afin que rien ne soit expulsé par le vomissement : en effet, on ne peut affirmer qu'une substance soit l'antidote d'un poison qu'autant que l'on a empêché le vomissement chez les animaux soumis aux expériences; sans cela le rétablissement de l'animal pourrait dépendre de l'expulsion du poison, sur lequel le réactif chimique n'aurait exercé aucune influence. Ces sortes d'expériences ne sauraient donc avoir de valeur que *dans le cas où le vomissement n'a pas eu lieu.*

On dira peut-être qu'il est aisé de s'assurer si une substance est l'antidote d'un poison, en ayant égard à la durée de la vie des animaux empoisonnés et auxquels on a administré quelque contre-poison; je crois cette assertion plus propre à induire en erreur qu'à nous éclairer : en effet, le degré de vitalité des animaux varie trop pour qu'on y puisse compter d'une manière absolue. Je puis assurer, d'après un très-grand nombre de faits, *a* qu'un animal dont l'œsophage est maintenu lié, et auquel on n'a fait prendre aucune substance vénéneuse, vit quelquefois deux jours moins qu'un autre de la même espèce et de la même taille auquel on a fait avaler un poison, et qui d'ailleurs est placé dans les mêmes circonstances; *b* que la mort arrive souvent deux ou trois jours plus tard chez un animal qui a pris une substance vénéneuse à la même dose qu'un autre animal de même espèce, leurs œsophages ayant été liés. Il est donc impossible de tirer aucune conclusion rigoureuse, si l'on a seulement égard au nombre de jours qui s'écoulent depuis le moment où l'animal a été empoisonné jusqu'à celui de la mort; toutefois il faut excepter quelques-uns des poisons, comme le sublimé corrosif et les acides concentrés, dont le mode d'action est tellement énergique et constant, qu'ils déterminent toujours la mort en quelques heures; que l'on introduise, par exemple, dans l'estomac d'un chien 4 grammes de sublimé corrosif dissous dans 250 grammes d'eau, et dans celui d'un autre chien de même taille une pareille quantité de ce corps mêlé avec 300 grammes du même liquide, dans lequel on aura préalablement délayé l'albumine provenant de cinq ou six blancs d'œufs, qui, comme je l'ai prouvé, est le contre-poison du sublimé : le premier périra constamment dans l'espace de quelques heures, le second vivra deux ou trois jours, les œsophages de ces animaux ayant été liés.

Lorsqu'il est avéré qu'un poison corrosif détermine l'inflammation, l'ulcération, la scarification d'une ou de plusieurs parties du canal digestif, on doit sans hésiter reconnaître comme contre-poison de cette substance le réactif chimique qui l'empêche de produire tous ces désordres, quelle que soit l'époque à laquelle la mort survienne.

Le mot *contre-poison* a, parmi beaucoup de médecins, deux acceptions différentes : tantôt ils appellent ainsi une substance capable de décomposer rapidement le poison dans l'estomac, et de former avec lui une matière insoluble et sans action sur l'économie animale; tantôt ils donnent ce nom à tout médicament qui, ne jouissant en aucune manière de la faculté de décomposer la substance vénéneuse ni de se combiner avec elle, diminue les effets auxquels elle a donné lieu, calme les accidents de la maladie et peut même les faire disparaître. Il est inutile de faire sentir combien la dénomination de *contre-poison* convient peu à ces derniers médicaments : par exemple, n'est-il pas inconvenant de dire que les sangsues, les bains, les fomentations émollientes, les lavements, voire même la diète, sont des contre-poisons des substances irritantes, parce qu'ils ont souvent fait disparaître les symptômes d'inflammation qui avaient suivi l'ingestion d'un poison corrosif quelconque, que le café est le contre-poison de l'opium, comme le veut M. Devergie, parce qu'il dissipe les symptômes du narcotisme? Et combien d'autres exemples de ce genre ne pourrais-je pas rapporter !

Un esprit juste n'admettra comme contre-poisons que les substances qui agissent *contre* le *poison* en le neutralisant ou en le décomposant, et non contre la maladie qu'il a déterminée.

Charbon animal considéré comme antidote. Le Dr Garrod et M. Howard Rand de Philadelphie, après avoir tenté de nombreuses expériences, sont arrivés, chacun de son côté, à des résultats analogues, d'après lesquels le charbon animal devrait être considéré comme un antidote, d'une grande efficacité, de la plupart des poisons. Il suffira de lire les conclusions des travaux de ces auteurs, pour voir que leurs expériences sont loin d'être probantes, et qu'il n'est pas possible de faire aucune application utile du moyen qu'ils ont conseillé, dans le traitement de l'empoisonnement; la justesse de cette assertion ressortira surtout de quelques faits dont je donnerai connaissance, immédiatement après avoir exposé les conclusions dont je parle.

Voici les propositions émises par le Dr Garrod.

1° Le charbon animal jouit de la propriété de se combiner dans l'estomac avec les principes toxiques des substances végétales et animales, et les composés qui prennent alors naissance sont innocents : c'est pour cette raison qu'il agit comme antidote, lorsqu'on l'administre avant que le poison ait été absorbé.

2° Le charbon animal absorbe quelques substances minérales, et les rend inertes; mais pour produire cet effet, il faut une si grande quantité de charbon, qu'on ne peut l'employer, pour plusieurs poisons minéraux, avec autant de facilité que leurs propres antidotes : cependant l'intoxication arsenicale semble céder à l'emploi de cette substance mieux qu'à l'emploi de tout autre contre-poison.

3° La quantité de charbon qu'il faut employer est d'environ une demi-once par chaque grain de morphine, de strychnine, ou des autres alcaloïdes, et il en faut proportionnellement beaucoup moins pour résister aux substances dont ils sont extraits, comme l'opium, la noix vomique, etc., puisqu'un scrupule de noix vomique n'exige guère qu'une demi-once de charbon.

4° Le charbon animal n'exerce aucune action nuisible sur l'économie animale.

Le Dr Garrod s'est servi de charbon animal préparé en faisant digérer du noir d'os avec de l'acide chlorhydrique affaibli afin d'enlever les matières étrangères, puis lavé à l'eau et chauffé au rouge dans un creuset fermé. Cette méthode de purifier le noir est longue et coûteuse, puisqu'on n'en obtient guère que 10 pour 100.

M. Howard Rand de Philadelphie a préparé un charbon très-pur en calcinant des morceaux de cuir ou du sang avec de la potasse, lessivant la masse et la desséchant dans un creuset fermé. C'est avec cette sorte de charbon qu'il a fait les expériences que nous allons rapporter, dans le but de s'assurer de la valeur du moyen proposé par M. le Dr Garrod :

1. Un grain de morphine ayant été administré avec une once environ de charbon animal dans de l'eau chaude, aucun symptôme narcotique ne s'est manifesté ; il y a eu seulement une légère irritation gastrique, qui a persisté pendant toute la journée.

2. On a fait digérer un grain de sulfate de morphine avec du charbon animal pur ; après la disparition de l'amertume, le liquide filtré et introduit dans l'économie n'a produit aucun effet.

3. Dix grains d'extrait de belladone ayant été administrés avec deux drachmes de charbon, il s'ensuivit des vertiges, une dilatation de la pupille, un obscurcissement de la vue, une grande sécheresse à la gorge, et une envie de dormir ; tous ces symptômes disparurent après un vomissement spontané d'une matière très-acide et l'emploi des stimulants. La pupille resta dilatée presque tout le jour suivant.

4. La même expérience fut répétée, en ayant le soin d'administrer un anti-acide et une proportion double de charbon. Il s'ensuivit une légère sécheresse à la gorge, mais sans aucun autre symptôme.

5. Quinze grains de poudre de digitale, administrés avec trois drachmes de charbon animal, n'ont apporté aucun trouble dans les fonctions vitales.

6. Douze gouttes d'acide cyanhydrique officinal, administrées avec deux drachmes de charbon pur, n'ont produit aucun résultat calmant.

7. Un grain de strychnine, dissous à l'aide d'une goutte d'acide chlorhydrique, a été mis en digestion avec du charbon animal jusqu'à disparition complète d'amertume. La solution, filtrée et introduite dans l'économie, n'y a produit aucun dérangement. Une solution pareille, évaporée et essayée par l'acide nitrique, n'a plus donné de coloration rouge.

8. Un grain de strychnine a été avalé avec une once de charbon animal pur, sans occasionner aucun mauvais effet.

9. Les extraits purgatifs perdent leurs propriétés en présence d'une quantité suffisante de charbon.

10. Le charbon précipite le camphre et le musc de leurs teintures, si bien que le liquide ne donne plus de précipité par l'addition de l'eau.

11. Le phosphore est complétement séparé de sa dissolution éthérée par le charbon.

12. L'iode est si bien séparé par le charbon de sa teinture et de ses solutions composées, que l'on ne peut plus obtenir, au moyen de l'amidon, la couleur bleue caractéristique. Une chaleur rouge ne suffit pas ensuite pour enlever l'iode au charbon.

13. L'acide arsénieux et la solution d'arsénite de potasse n'éprouvent aucune altération, soit à froid, soit à chaud, de la part du charbon animal. Ce résultat, qui est d'accord avec ceux obtenus par MM. Wapen et Graham, ne l'est pas avec les observations du Dr Garrod, qui établit que le charbon animal est un meilleur antidote de l'arsenic que l'hydrate de sesquioxyde de fer.

14. Une solution de sublimé corrosif ne précipite plus par l'ammoniaque après son traitement par le charbon animal.

De ces expériences, disent ces auteurs, on peut tirer les conclusions suivantes :

1° Le charbon animal jouit de la propriété, lorsqu'on l'emploie à une température convenable et en quantité suffisante, de précipiter de leurs solutions les poisons végétaux et animaux et certains poisons minéraux.

2° Lorsqu'on l'administre en même temps ou immédiatement après l'introduction de ces poisons dans l'économie, il prévient leur action toxique.

3° Administré dans un cas d'empoisonnement, le charbon animal ne peut exercer une fâcheuse influence; mais au contraire il provoque les vomissements, diminue l'action vénéneuse, et protége les parois de l'estomac contre les effets de la substance toxique.

4° Enfin, bien qu'il puisse être substitué aux contre-poisons ordinaires dans l'empoisonnement par les substances minérales, il faut cependant l'employer avec eux ou sans eux. (*Journal de chimie médicale*, novembre 1849.)

J'ai dû tenter quelques expériences pour m'assurer de la réalité des faits ; on verra qu'elles sont loin d'être favorables à l'opinion émise par MM. Garrod et Rand, et il devait en être ainsi : ne sait-on pas que, dans la plupart des cas, les toxiques sont absorbés par le charbon avec lequel ils restent mécaniquement unis (voyez la note de la page 41), et qu'au fur et à mesure que ces toxiques abandonnent le charbon dans les voies digestives, ils doivent agir avec toute l'énergie qui leur est propre; qu'importe dès lors que les dissolutions vénéneuses aient été privées, par le charbon, des poisons qu'elles renfermaient, si ces toxiques n'ont contracté avec le charbon aucune combinaison stable, et s'ils peuvent ultérieurement être absorbés et produire l'intoxication? N'est-il pas évident aussi que les expériences tentées par M. Rand n'ont pas été faites dans des conditions susceptibles d'amener une solution satisfaisante du problème, et que même, dans certains cas, elles ont fourni des résultats propres à infirmer la valeur du charbon comme antidote? Je citerai particulièrement celles qui sont inscrites sous les nos 3, 4, 5 et 6 du mémoire de M. Rand (voy. p. 34).

EXPÉRIENCE Ire. — J'ai administré à un chien 60 centigrammes de sublimé corrosif dissous dans 70 grammes d'eau, et parfaitement mélangés avec 30 grammes de charbon animal préparé par la méthode de M. Rand; j'ai immédiatement lié l'œsophage. Un autre chien a pris les mêmes doses de sublimé et de charbon animal parfaitement pulvérisés et triturés ensemble dans un mortier. L'œsophage a également été lié. Les animaux ont éprouvé tous les accidents de l'empoisonnement par le sublimé corrosif, et sont morts, l'un au bout de vingt-deux heures, l'autre après vingt-quatre heures. Les canaux digestifs étaient fortement enflammés.

EXPÉRIENCE II. — J'ai répété ces expériences en substituant au sublimé corrosif 60 centigrammes d'acide arsénieux solide, intimement mélangé avec 30 grammes de charbon animal et 25 centigr. d'acide dissous. La mort est survenue au bout de quinze heures avec le toxique solide, et au bout de quatre heures avec l'acide arsénieux dissous. Les altérations pathologiques du canal digestif étaient les mêmes que celles qui auraient été le résultat de l'ingestion des mêmes doses d'acide arsénieux sans charbon.

Albumine employée à la fois comme évacuant et comme contre-poison. Les avantages qui résultent de l'emploi de l'albumine (blancs d'œufs délayés dans l'eau) dans les premiers moments qui suivent l'empoisonnement sont immenses; aussi établirai-je, comme un précepte dont il ne faut jamais se départir, que la première médication à tenter, dès que l'on soupçonne une intoxication, consiste *à faire avaler au malade plusieurs verres d'eau albumineuse tiède.* Dans des circonstances aussi graves, le salut des malades dépend de la promptitude avec laquelle on évacue l'estomac et de la rapidité avec laquelle on rend inerte ou du moins on diminue notablement l'action délétère de l'agent toxique : or l'eau albumineuse tiède est nauséeuse et provoque bientôt le vomissement; en outre, en se combinant avec un bon nombre de matières vénéneuses ou peut-être même en les décomposant, elle les rend beaucoup moins actives : quoi donc de plus simple que d'y avoir recours.

Préférerait-on, par hasard, déterminer d'abord la nature du poison et administrer ensuite le contre-poison que l'expérience aurait démontré être le plus efficace; dans un empoisonnement par un sel de plomb par exemple, aimerait-on mieux attendre, avant d'agir, que l'on eût à sa disposition une certaine proportion d'un sulfate soluble? Le plus léger bon sens condamne cette manière de faire; en effet, pour décider que l'intoxication est due à un sel de plomb, il faut faire des recherches chimiques qui exigent *du temps*, puis il faudrait se procurer un sulfate soluble, ce qui entraînerait encore des longueurs; on voit déjà que le malade serait mort ou du moins fort gravement atteint, lorsque le sulfate soluble pourrait être administré; tandis qu'en donnant de suite de l'eau albumineuse tiède, on provoquerait à l'instant même l'expulsion des poisons, *quels qu'ils soient*, et on aurait encore la chance de diminuer l'action d'*un certain nombre* d'entre eux, parce que l'albumine se combinerait avec eux ou les décomposerait. L'administration immédiate de l'eau albumineuse n'empêcherait pas le médecin de donner, dès qu'il aurait pu se le procurer, le contre-poison approprié à l'espèce d'intoxication qu'il aurait pu reconnaître. Le tableau suivant indique les substances vénéneuses sur lesquelles l'albumine exerce une action chimique salutaire.

DISSOLUTIONS TOXIQUES précipitées PAR L'ALBUMINE.		DISSOLUTIONS TOXIQUES non précipitées PAR L'ALBUMINE.	
Acide sulfuriq..	Précipité blanc qui ne se dissout que dans un grand excès d'albumine.	Acide arsénieux... — acétique... — oxalique... — phosphoriq.. — sulfureux...	Point de précipité.
Acide azotique. — chlorhyd. Eau régale...	*Id.*	Alcalis minéraux et sels alcalins.	*Id.*
Sublimé corrosif	*Id.* Si l'on a employé 17 parties d'albumine pour une de sublimé, celui-ci a perdu toute sa saveur.	Tartre stibié....	*Id.*
		Bichlorure d'étain.. Sulfate de zinc...	Léger trouble.
Sels de protox. de mercure.	Précip. noir de mercure métalliq. Ces sels sont réduits et rendus inertes par l'albumine.	Foie de soufre... Sels de baryte... Alun........ Sel ammoniac.... Cyanure de potassium........ Oxalates solubles.. Azotate de potasse.	Point de précipité.
Sels de cuivre..	Précip. blanc tirant sur le vert, à peine soluble dans un grand excès d'albumine. Ces sels perdent leur saveur, si l'on emploie 17 p. d'albumine pour 1 de sel.	Sels solubles de strychnine, de morphine et de brucine.	Rien.
Sels de plomb..	Précip. blanc; pour le reste comme pour les sels de cuivre.	Extraits d'opium, de ciguë, d'*œnanthe crocata*, de noix vomique.	Rien.
Protochlor. de bismuth.	*Id.*		
Sels de fer....	Précip. gris verdâtre abondant, qui devient jaune d'ocre au bout de quelques heures d'exposition à l'air.		
Sels d'argent..	Précip. blanc; mais avec 17 p. d'albumine ils conservent beaucoup de saveur.		
Sels d'or....	Précipité.		
Protochlor. d'étain.	Précip. blanc très-soluble dans l'albumine.		
Alcool tenant en dissolution de la brucine, de la strychnine, de la morphine ou de la vératr.	Précipité assez abondant.		
Extraits aqueux de belladone et de datura stramonium (1).	Précipité jaune rougeâtre peu abondant.		

(1) J'ai proposé le premier, en 1812, l'emploi de l'albumine comme contre-poison. M. Flandin m'a accusé, en 1846, d'avoir pris à Gmelin l'idée d'administrer

Deuxième époque. — Si le médecin est appelé auprès du malade longtemps après l'introduction du poison dans le canal digestif, lorsque déjà on peut supposer que la substance vénéneuse a été entièrement expulsée avec la matière des vomissements ou des selles, loin de chercher à faire usage des antidotes ou des vomitifs, qui pourraient être nuisibles dans beaucoup de cas, il doit examiner attentivement l'état de l'individu, la nature des symptômes qui se sont développés, les organes qui ont été primitivement ou secondairement affectés, le genre de poison auquel on peut attribuer les accidents, et agir différemment suivant qu'il se présente telle ou telle autre indication à remplir. Je me garderai bien de donner, à cet égard, des préceptes généraux, le mode de traitement qu'il convient de suivre dans un cas pouvant être funeste dans une autre circonstance ; toutefois, comme il est avéré par mes expériences que les poisons sont absorbés, et qu'après avoir séjourné pendant un temps plus ou moins long dans nos organes, ils sont expulsés par l'*urine* et peut-être aussi par la voie de quelques autres excré-

---

du *blanc d'œuf* dans l'empoisonnement par les composés de mercure, de cuivre, etc. ; c'était, suivant lui, un plagiat incontestable, puisque dans l'édition de 1777 (*Illgemeine Geschichte der Mineralischen Gifte, entworfen von Gmelin*, p. 51 ; Nuremberg, 1777), le savant auteur allemand aurait dit « que l'empoisonnement dont il s'agit pourrait être atténué par l'emploi des huiles, des mucilages » (*albumine*), etc. Me doutant bien que M. Flandin avait *altéré* la citation ; mais, me trouvant dans l'impossibilité de consulter l'édition précitée de Gmelin, je m'efforçai de démontrer, par des considérations de plusieurs ordres (voy. ma lettre publiée le 25 novembre 1846), que cet auteur *ne pouvait pas* avoir énoncé l'assertion que M. Flandin lui prêtait avec une perfidie inqualifiable, et je me promis d'éclaircir la question en demandant à l'un des savants d'Allemagne les renseignements qu'il m'avait été impossible de me procurer ici. Mon ami le Dr Mandl a bien voulu me servir d'intermédiaire ; je transcris la réponse qu'il a reçue du Dr F.-Th. Frerichs, de Gottingue. *La citation de M. Flandin est fausse ;* jamais Gmelin n'a conseillé l'*albumine* comme contre-poison. Voici le passage textuel de Gmelin, tel qu'il a été transmis par le Dr Frerichs : « Les huiles, les mucilages, les alcalis mitigés, l'eau de chaux, diminuent sans doute les effets terribles de ce poison ; pourtant ils sont loin de les rendre inertes. L'eau chaude, bue en très-grande quantité, au point de provoquer des vomissements que l'on favorise par des moyens mécaniques, rend encore ici les services les plus admirables ; en général l'eau, et plus encore l'alcool, sont les moyens à l'aide desquels nous pouvons rendre innocent le sublimé. » (Page citée.) On voit que Gmelin n'a fait que reproduire ce qui avait été dit avant lui, *et qu'il n'est nullement question de l'albumine.*

Il est bon que l'on sache que M. Flandin possède ladite édition de 1777 ; du moins, je sais, à n'en pas douter, qu'il l'a fait venir d'Allemagne. J'ajoute qu'il n'existe à Paris aucun autre exemplaire que le sien, et que le passage *qu'il a altéré* est bien le même que celui qui a été adressé à M. Mandl !!!

Que penser d'un homme qui a recours à de pareilles armes pour dépouiller un de ses confrères d'une découverte qui est sa propriété ?

tions, il est évident qu'en favorisant la sécrétion de l'urine, à l'aide de diurétiques doux et aqueux, *donnés à certaines périodes de l'empoisonnement,* on débarrassera ces organes au moins d'une partie de la substance vénéneuse, et l'on hâtera le rétablissement. On peut préparer ces diurétiques avec trois ou quatre litres d'eau de Seltz, 250 centilitres de vin blanc, et 10 à 12 grammes d'azotate de potasse (nitre).

TROISIÈME PROBLÈME.

Déterminer quels sont les moyens propres à faire connaître la nature des poisons.

Ce problème, l'un des plus importants sous le rapport de la médecine légale, est aussi un de ceux qui offrent le plus de difficultés; sa solution exige, outre les connaissances les plus étendues en histoire naturelle, des recherches chimiques multipliées d'un caractère particulier, pour lesquelles on consulterait sans fruit les traités de chimie les mieux rédigés : en effet, on ne trouve aucune donnée, dans les ouvrages qui embrassent cette science d'une manière générale, sur l'action réciproque des poisons et des principaux fluides et solides végétaux et animaux qui nous servent d'aliments, et avec lesquels on combine souvent les substances vénéneuses. Et combien les moyens d'analyse ne doivent-ils pas varier lorsqu'il s'agit de découvrir, dans certaines circonstances, un poison simplement dissous dans l'eau ou mêlé avec une substance alimentaire! Les réactifs propres à déceler des atomes d'une dissolution aqueuse de sublimé corrosif, par exemple, ne sont d'aucune utilité pour reconnaître ce poison, lorsqu'il a été combiné avec de l'albumine, du lait, du bouillon, etc.; leur emploi peut même induire en erreur. Il en est également ainsi de la plupart des poisons qui ont été mêlés avec des liquides colorés; il faut alors, pour les découvrir, avoir recours à des expériences chimiques d'un autre genre. On a de la peine à concevoir que Fodéré ait nié, dans l'article *Toxicologie* du *Dictionnaire des sciences médicales,* que la plupart des poisons minéraux mêlés à des liquides colorés fournissent, avec les réactifs, des précipités d'une couleur différente de celle qu'ils donnent lorsqu'ils sont purs : «Je puis affirmer, dit-il, et c'est ce dont mes auditeurs sont témoins tous les ans, qu'il n'est pas exact de dire que les réactifs sont sans action sensible et *identique* sur les liqueurs colorées, telles que le café, qui contiennent des poisons métalliques» (p. 404). S'il en est ainsi, je demanderai à Fodéré pourquoi il se rétracte, quelques pages plus loin, en établissant: 1° que l'eau de chaux précipite en jaune orangé l'acide arsénieux mêlé au thé, au café, au sang (p. 405), tandis qu'elle précipite en blanc si l'acide n'a pas été mélangé; 2° que la potasse, la soude, l'ammoniaque, le cyanure jaune de potassium et de fer, et les carbonates, *agissent autrement* sur le sublimé corrosif mêlé de vin, de bouillon ou de café, que sur le même poison pur (p. 406); 3° que l'ammoniaque et l'acide sulfhydrique ne peuvent servir de liqueur d'épreuve pour reconnaître les sels cuivreux qui ont été mêlés au café, au vin rouge, parce qu'ils donnent des résultats trompeurs (p. 407). Fodéré a encore été induit en erreur en annonçant que j'avais dit que les réactifs étaient sans action sensible sur les liqueurs colorées tenant des poisons métalliques en dissolution.

Il faut donc, pour les recherches médico-judiciaires, indépendamment des connaissances chimiques générales, des faits particuliers sur l'action réciproque des poisons et des diverses matières organiques. Il paraît étonnant qu'une pareille assertion n'ait jamais frappé, avant la publication de la première édition de ce traité, les observateurs chargés de faire des rapports sur l'empoisonnement ou de rédiger des ouvrages de médecine légale.

Pénétré de cette vérité, je crois devoir subdiviser en plusieurs parties la solution du problème qui fait le sujet de cet article. Indiquer d'abord les caractères extérieurs et les réactifs propres à faire connaître les poisons sans mélange d'aucune autre substance; exposer ensuite les moyens capables de les déceler, lorsqu'ils ont été mêlés avec *des liquides colorés* (1), des solides végétaux ou animaux, et qu'ils ont été vomis, ou

---

(1) On a cru pendant longtemps que l'on pourrait employer avec succès le *charbon animal* pour décolorer les liquides soupçonnés empoisonnés. Dès l'année 1842, je me suis élevé contre cette manière de procéder (voy. p. 396 du t. Ier de ma *Toxicologie générale*, 4e édit.), parce que plusieurs chimistes avaient reconnu que le charbon enlevait les sels aux dissolutions qui en renfermaient. On va voir par les expériences qui ont été publiées depuis, par MM. Esprit et Garrod, combien j'avais raison.

M. Esprit a vu que 5 p. 100 de charbon de sang calciné absorbent *complétement* le sel des dissolutions d'acétate et d'azotate de plomb, de sulfate de cuivre ammoniacal, de sulfate et d'azotate d'argent, de chlorure d'argent dissous dans l'ammoniaque, de chlorure de zinc et d'oxyde de zinc dissous dans la potasse. Vingt p. 100 de charbon absorbent le *sel* des dissolutions d'acétate et de sulfate de cuivre, de sublimé corrosif, d'azotate de cobalt, de sulfate de cadmium, de sulfate de zinc, d'émétique et de chlorure de baryum. Les sulfates de potasse, de soude et de magnésie, ont paru n'être absorbés que dans des proportions très-faibles. Ces résultats ont été obtenus en faisant passer la dissolution métallique à travers un lit de charbon placé dans une allonge, opérant ainsi par voie de déplacement.

Dix grammes de charbon de sang ont absorbé par ce procédé 2 décigrammes d'acide *arsénieux*, 20 grammes en ont pris 3 décigrammes, et 40 grammes 4 décigrammes. En faisant bouillir la dissolution d'acide arsénieux avec le charbon, 10 grammes de ce corps ont absorbé 3 décigrammes de toxique; 20 grammes en ont pris 5 décigrammes et 40 grammes 7 décigrammes.

L'absorption des sels métalliques en dissolution, dit M. Esprit, n'est pas *le*

bien lorsqu'ils ont contracté une union intime avec les tissus organiques : telle est la marche qu'il faut suivre irrévocablement, si l'on veut parvenir à des résultats satisfaisants. Il est vrai que l'analyse chimique n'est pas encore assez avancée pour nous permettre d'opérer sûr tous les poisons avec le même degré de perfection ; mais qu'importe ? Je crois utile, en le faisant pour un certain nombre d'entre eux, de donner l'éveil et d'exciter les savants à faire des recherches d'un aussi grand intérêt.

Les problèmes dont je viens d'envisager la solution d'une manière générale ne pourront être résolus qu'à l'aide d'expériences sur les animaux vivants ; il est donc utile d'examiner si les chiens sont propres à ce genre de recherches, et si l'on peut se dispenser de pratiquer l'œsophagotomie, contre laquelle tant de physiologistes se sont prononcés.

Des expériences faites sur les animaux vivants, dans le dessein d'éclairer l'histoire de l'empoisonnement chez l'homme.

Plusieurs médecins ont avancé, dans leurs écrits, que les expériences sur les poisons faites sur les animaux vivants donnent des résultats dont il est impossible de faire l'application à l'homme, et qui par conséquent ne sont d'aucune utilité. Cette assertion a été appuyée de quelques raisonnements spécieux et de plusieurs expériences inexactes, qui n'ont cependant pas manqué d'influer sur le jugement des lecteurs ; en sorte qu'il est extrêmement rare aujourd'hui de trouver, même parmi les personnes les plus éclairées, des individus qui n'élèvent des doutes sur la validité de ce genre de recherches. Virey n'a-t-il pas avancé que l'arsenic, à la dose de 16 grammes, se borne à purger plus ou moins les chiens, tandis que cette dose peut occasionner la mort de plusieurs hommes ? Certes, si ce fait était exact, il fournirait aux détracteurs des expériences tentées sur cette classe d'animaux un argument qu'il serait extrêmement difficile de combattre ; mais il n'en est pas ainsi : l'expérience prouve que 16 grammes d'arsenic suffisent pour donner la mort à plus de deux cents chiens.

---

plus souvent le résultat d'une *réduction*, mais plutôt le fait d'une action mécanique, d'une affinité spéciale au charbon. Il accorde qu'il y a réduction lorsqu'on agit sur des sels à base d'oxydes *réductibles*, comme ceux d'argent, etc. Quant au sublimé corrosif, quoique sa dissolution aqueuse abandonne la *totalité* du sel au charbon, même à froid, il n'y a ni réduction ni précipitation de protochlorure, puisqu'en agissant sur 1 gramme de sublimé dissous dans 100 grammes d'eau distillée et 20 grammes de charbon animal bien lavé, la liqueur ne contient plus de sublimé, et que le charbon, traité par un mélange d'éther et d'alcool, dissout une grande quantité de ce sel. (Thèse soutenue à l'École de pharmacie de Paris, le 30 juin 1849.)

Le travail que j'ai entrepris sur les substances vénéneuses ayant pour objet d'éclairer l'histoire de l'empoisonnement chez l'homme, et étant principalement fondé sur les expériences faites sur des chiens, je crois indispensable d'établir un certain nombre de propositions qui démontrent combien les résultats de ces expériences sont immédiatement applicables à l'homme.

A. *Traitement de l'empoisonnement.* — Lorsqu'on réfléchit à la rapidité avec laquelle une substance vénéneuse est décomposée par un réactif chimique qui est son antidote, on est convaincu que la nature du vase dans lequel le mélange a lieu n'influe en aucune manière sur le phénomène : ainsi la décomposition de l'acétate de plomb, d'un sel de baryte, par un sulfate soluble, etc., a lieu au moment même du contact des dissolutions, soit que l'on opère dans un vaisseau de verre, soit que l'on agisse dans l'estomac de l'homme ou de tout autre animal ; le viscère, dans ce cas, agit comme un vase inerte, parce que la décomposition chimique est trop prompte pour être modifiée par la vie : donc, dans cette branche importante de l'empoisonnement, *les expériences faites sur les chiens remplacent à merveille celles que l'on pourrait faire sur l'homme.* Je puis citer à l'appui de ce fait un exemple frappant, celui d'une personne qui, ayant avalé 30 grammes d'acétate de plomb, fut guérie par le sulfate de soude, qui transforma subitement le poison en sulfate de plomb insoluble, que l'on reconnut en analysant les matières évacuées : or on observe des effets pareils sur les chiens.

B. *Partie chimique de l'empoisonnement.* — La recherche chimique du poison dans le canal digestif peut avoir lieu : 1° lorsqu'une portion de la substance vénéneuse se trouve indécomposée dans ce canal ; 2° quand elle a été entièrement décomposée, ou qu'elle s'est combinée avec nos tissus. Dans la première supposition, on fait abstraction du vase qui contient le poison ; on recueille celui-ci, et on l'analyse. L'estomac des chiens n'influe donc pas plus sur l'expérience que celui de l'homme ou que tout autre vase inerte. Dans le second cas, lorsque le poison a été entièrement décomposé, ou qu'il s'est combiné avec nos tissus, les recherches doivent être faites sur les liquides ou sur les solides contenus dans le canal digestif, ou sur les tissus de ce canal. S'il a été décomposé par les liquides et par les solides, on se borne, pour le découvrir, à faire une simple analyse, indépendante du vase dans lequel les matières ont été trouvées. Supposons maintenant que la décomposition de la substance vénéneuse ait été opérée par les tissus du canal digestif : ces tissus sont chimiquement constitués de la même manière dans l'homme et dans le chien ; donc ils exercent la même influence chimique sur le poison, qui doit être découvert par les mêmes moyens ; d'où il suit que, dans la partie chimique de l'empoisonnement, *les expériences faites sur les chiens remplacent à merveille celles que l'on pourrait faire sur l'homme.*

C. *Partie physiologique de l'empoisonnement.* — On parvient à déterminer le mode d'action des substances vénéneuses sur les êtres organisés, en examinant attentivement les symptômes et les lésions organiques auxquels elles donnent lieu : donc, si toutes les matières qui sont vénéneuses pour l'homme le sont pour les chiens, et que les symptômes et les lésions cadavériques qu'elles déterminent chez ces animaux soient les mêmes, il faudra conclure que les observations faites sur les chiens doivent être appliquées à l'homme. Or je puis assurer, après avoir fait plusieurs milliers d'expériences sur les chiens, et les avoir comparées à ce que l'on observe chez l'homme, *que la différence* est nulle par rapport à la nature des symptômes et des lésions organiques que les poisons développent ; qu'elle existe seulement *dans les doses nécessaires* pour porter la maladie au même degré, dans l'influence du moral et dans la force relative des animaux, circonstances qui ne peuvent influer que sur l'intensité des symptômes et des lésions organiques, et par conséquent sur la durée de la maladie.

J'appuierai cette assertion d'un très-grand nombre de faits, lorsque je décrirai les poisons en particulier ; je me bornerai maintenant à en exposer quelques-uns.

Les poisons caustiques, qui déterminent une vive inflammation des parties qu'ils touchent et les désorganisent, doivent exercer la même action sur tous les tissus animés : aussi l'expérience prouve-t-elle que les acides et les alcalis concentrés, l'azotate d'argent, le protochlorure d'antimoine, etc., produisent sur les chiens une affection pareille à celles qu'ils développent chez l'homme. La noix vomique, qui excite puissamment la moelle épinière des chiens, agit de la même manière sur l'homme, comme on peut l'observer journellement sur les paralytiques qui prennent une assez forte dose de ce médicament sous la forme d'extrait aqueux ; je dirai même plus : Fouquier, qui le premier a conçu l'idée de traiter certaines paralysies à l'aide de ce médicament, n'a été conduit à l'employer que par les expériences de MM. Magendie et Delille sur les chiens. Il est vrai que ces animaux sont beaucoup plus impressionnables par la noix vomique que l'homme, mais il est également incontestable que ce dernier peut périr empoisonné lorsqu'il prend une assez grande quantité de cette substance vénéneuse.

Que l'on examine attentivement les effets que produisent sur l'homme et sur les chiens l'opium et ses préparations, l'acide cyanhydrique et toutes les matières qui en contiennent, les diverses espèces de jusquiame et d'ellébore, la belladone, le datura, les gaz délétères, etc., et l'on sera obligé de convenir que tous ces poisons déterminent des effets identiques sur ces diverses espèces d'animaux ; d'ailleurs l'anatomie comparée nous apprend que les parties qui constituent les chiens sont essentiellement les mêmes que celles qui entrent dans la composition du corps humain : même disposition, mêmes caractères, mêmes propriétés du système absorbant, dans l'une et l'autre de ces espèces d'animaux. Il est vrai qu'il existe une différence notable entre leur stature, et par conséquent qu'il est difficile de comparer exactement les résultats ; mais, si les organes du chien sont moins volumineux que ceux de l'homme, une multitude de causes peuvent rendre celui-ci plus susceptible d'être influencé par les substances délétères, et contre-balancer la masse plus considérable des organes : ces causes sont une ou plusieurs affections morales, un état maladif, etc.

De la ligature de l'œsophage.

J'ai souvent eu recours, dans mes expériences, à cette opération, parce que je l'ai crue indispensable pour obtenir des résultats rigoureux. Plusieurs savants français et étrangers, en rendant compte de la première édition de mon ouvrage, ont avancé qu'une opération aussi douloureuse pouvait déterminer des accidents graves, et par conséquent que les résultats que j'avais obtenus n'étaient pas aussi concluants qu'on aurait pu le croire d'abord.

M. Devergie a émis, à la page 690 du tome II de la 2e édition de sa *Médecine légale*, l'étrange proposition que voici : « Il est facile de prouver le peu de confiance que l'on doit accorder à ce mode d'expérimentation (la ligature de l'œsophage) dans quelques cas. » Veut-on savoir comment procède notre confrère pour justifier son assertion ; est-ce par hasard en tentant des expériences ? Aucunement. Il met en regard quatre résultats obtenus par moi en faisant prendre de l'azotate d'argent à des chiens, dont deux avaient pris du chlorure de sodium comme contre-poison ; et cela lui suffit pour conclure que l'on ne doit pas recourir à la ligature de l'œsophage pour déterminer si une substance est ou non le contre-poison d'une autre. Il s'embarrasse fort peu des doses employées, des différences que l'on remarque journellement par rapport à la durée de la vie des chiens empoisonnés de la même manière, du genre d'opération, et de plusieurs autres conditions. Il eût été plus simple de prendre quelques animaux, de faire avaler aux uns 3 grammes d'azotate d'argent, de lier l'œsophage sans le percer, et de le maintenir lié pendant trente-six heures, et de donner aux autres la même dose de sel d'argent préalablement décomposé par du chlorure de sodium. Ces derniers, opérés comme les précédents, auraient à peine été incommodés, tandis que les autres seraient tous morts. Que penser maintenant de l'assertion inqualifiable de Giacomini, qui s'exprime ainsi : « Avec 4 grains de tartre stibié dissous dans l'eau, Magendie tua les chiens, quand il leur lia l'œsophage. Il pense que les chiens qui éprouvèrent des vomissements réitérés furent sauvés, à cause de ces vomissements, qui n'eurent pas lieu chez les autres ; *mais nous croyons, au lieu de cela, que la différence des résultats doit être attribuée à l'influence dangereuse de la ligature de l'œsophage.* » (*Traité physiologique expérimental des secours thérapeutiques*, t. V, p. 335.) Cette assertion est tellement étrange dans la bouche d'un homme qui écrit sur la matière medicale et sur la thérapeutique, et qui ne devrait par conséquent pas ignorer à ce point quelle est l'action de l'émétique sur l'économie animale, que j'aurais pu croire à une faute typographique, si malheureusement je n'avais pas trouvé dans plusieurs pages du volumineux traité d'où elle est extraite bien d'autres propositions tout aussi extraordinaires. De son côté, et ceci paraîtra fabuleux, M. Rognetta est venu dire, devant la cour d'assises de Riom, que, si les chiens empoisonnés par l'acétate de plomb *avaient des selles*, cela dépendait de ce qu'on leur avait pratiqué la ligature de l'œsophage (compte rendu de l'affaire Pouchon, par M. Orfila, p. 136, année 1843). On ne pousse pas plus loin l'ignorance des faits.

Aurais-je pu me livrer à de pareils travaux sans m'être assuré, par des expériences rigoureuses, de l'influence de cette opération? Ces expériences m'ont démontré : 1° que les conclusions que j'ai tirées ne doivent recevoir aucune modification par la ligature de l'œsophage ; 2° qu'il est impossible d'écrire un ouvrage complet sur les poisons sans la pratiquer souvent.

Effets de la ligature de l'œsophage sur les chiens (1).

Œsophage lié sans avoir été percé. — Il est avéré par plus de 50 expériences, dont plusieurs ont été faites publiquement à l'amphithéâtre de la Faculté, devant un nombreux auditoire, et en présence de plusieurs membres de l'Académie de médecine, que si, après avoir isolé l'œsophage en le séparant de la trachée-artère et des filets nerveux qui l'accompagnent, on le lie, et qu'on maintienne la ligature pendant vingt-quatre ou trente-six heures, les animaux n'éprouvent qu'un léger abat-

(1) Il est inutile de faire sentir que j'entends parler de la ligature de l'œsophage pratiquée avec adresse : dans ce cas, elle ne dure guère qu'une minute ou une minute et demie ; certes les effets de cette opération pourraient être très-graves si, par ignorance ou par maladresse, on tourmentait les animaux pendant quinze ou vingt minutes avant de réussir à la pratiquer.

tement et un peu de fièvre ; dès que la ligature est enlevée, les chiens boivent, ne tardent pas à manger, et sont parfaitement rétablis ; la plaie est entièrement cicatrisée au bout de dix, douze ou quinze jours, sans qu'il soit nécessaire de la soigner. Toutes les objections faites par Giacomini, et depuis par M. Devergie, contre l'œsophagotomie, tombent donc devant ces faits ; M. Devergie a encore dit que cette opération entraîne toujours avec elle la ligature des filets nerveux qui l'avoisinent, et apporte des modifications dans la durée de la vie de l'animal qui l'a subie. *Cela n'est pas exact*, et il ne se serait pas aussi grossièrement trompé s'il s'était donné la peine de pratiquer cette opération avec les soins qu'elle réclame.

OEsophage lié après avoir été percé. — EXPÉRIENCE Ire. — Quatre chiens de moyenne taille, auxquels on avait refusé des aliments depuis deux jours, furent opérés le 17 février, à deux heures de l'après midi : chaque opération ne dura guère que deux minutes. Au bout d'une heure, ces animaux étaient aussi agiles qu'avant l'opération. Le 23, à dix heures du matin, ils n'avaient éprouvé aucun phénomène remarquable ; ils étaient seulement un peu abattus. Le lendemain ils paraissaient faibles, mais conservaient encore la faculté de marcher sans chanceler ; leurs facultés intellectuelles étaient libres, les battements du cœur étaient moins forts. Ils moururent dans les trente-six heures qui suivirent, sans offrir le moindre mouvement convulsif. Quelques heures avant la mort, ils étaient couchés sur le côté et paraissaient insensibles.

Ouverture des cadavres. Les ventricules du cerveau ne contenaient point de sérosité ; les vaisseaux extérieurs du lobe droit de l'encéphale seulement étaient gorgés de sang noir. Les poumons, d'une belle couleur rose, offraient à leur surface quelques taches brunâtres. Le cœur était un peu ramolli, et contenait du sang coagulé. La membrane muqueuse de l'estomac présentait çà et là quelques taches d'une couleur rosée ; il y avait près du pylore un petit ulcère de la grosseur d'une lentille, dont les bords étaient noirs ; tous les intestins étaient teints en jaune par de la bile, mais ils n'offraient aucune altération. Les autres organes semblaient être dans l'état naturel. Ces animaux étaient restés onze jours sans boire ni manger.

EXPÉRIENCE II. — Un chien robuste, de moyenne taille, subit cette opération le 11 février, à dix heures du matin : il était à jeun depuis deux jours. Le lendemain son pouls était un peu accéléré, les pupilles comme dans l'état naturel, et il n'offrait ni vertige, ni paralysie, ni mouvements convulsifs : aussi marchait-il librement, comme avant l'opération. Le 13, à trois heures, il était dans le même état, mais il avait une soif ardente. Le 14, *efforts infructueux de vomissement, décubitus sur le côté*, grande faiblesse, légers vertiges, pupille dans l'état naturel ; mort dans la nuit.

Ouverture du cadavre. L'estomac ne contenait qu'une petite quantité de bile jaune ; les plis formés par sa membrane muqueuse offraient cette couleur violacée que l'on remarque souvent chez les chiens bien portants; entre ces plis, on voyait quelques taches roses; il n'y avait ni ulcération ni eschare; l'intestin rectum était comme dans l'état naturel, excepté qu'il présentait çà et là des points roses que le scalpel enlevait par la plus légère pression; le reste du canal digestif (excepté à l'endroit opéré) était sain. Les poumons étaient crépitants; ils avaient une couleur rougeâtre, et contenaient une certaine quantité de sang, surtout vers le lobe gauche, dont la surface paraissait noire. Le cœur, le cerveau, et les autres organes, étaient comme dans les expériences précédentes.

Expérience III. — Cette opération fut pratiquée le 11 février, à dix heures du matin, sur un petit chien robuste qu'on avait pris la veille. Le lendemain le pouls était un peu plus fréquent qu'avant l'opération. Le 21, l'animal commençait à avoir soif. Le 13, démarche libre; les organes des sens et les facultés intellectuelles comme dans l'état naturel; léger abattement. Le 17, à trois heures de l'après-midi, *décubitus* sur le côté, impossibilité de se tenir debout; légers tremblements convulsifs dans les pattes; inspirations excessivement profondes : mort deux heures après. Cet animal n'avait offert aucun signe de paralysie ni de vertiges pendant les sept jours qu'il avait vécu; il n'avait point fait d'efforts pour vomir; l'abattement avait été en augmentant jusqu'au moment de la mort.

Ouverture du cadavre. La membrane muqueuse de l'estomac était assez rouge dans toute son étendue; elle offrait près du pylore quatre ulcères, de la grosseur de petites lentilles; il y avait dans le rectum un petit nombre de taches rouges; les autres portions du canal intestinal paraissaient saines. Les poumons étaient d'une couleur rose un peu foncée, et ne contenaient qu'une très-petite quantité de sang; ils étaient crépitants. L'état du cœur, du cerveau et des autres organes, ne différait pas de celui des expériences précédentes.

Expérience IV. — Six chiens robustes et de moyenne taille furent opérés le 22 mars, à dix heures du matin. Quarante-huit heures après, ils commençaient à être un peu abattus, mais ils n'avaient éprouvé aucun symptôme remarquable. On les pendit, afin de les faire mourir asphyxiés, et on fit l'ouverture des cadavres une heure après. L'estomac et le canal intestinal *n'offraient aucune altération sensible;* les autres organes présentaient les lésions que l'on trouve après la mort par l'asphyxie.

Il résulte des douze dernières expériences faites en liant l'œsophage *préalablement percé :*

1° Que cette ligature ne détermine constamment, pendant les deux premiers jours, qu'une légère fièvre et un peu d'abattement, incapables de faire périr les animaux en si peu de temps;

2° Que si l'on tue les animaux à cette époque, on ne découvre aucune lésion cadavérique.

Il est donc évident qu'un animal auquel on aurait fait prendre un poison peu de temps avant de lier l'œsophage, que celui-ci eût été ou non préalablement percé, et qui serait mort dans le courant des deux premières journées, après avoir offert des symptômes graves, tels que des vertiges, des convulsions, des douleurs ou l'insensibilité, des vomissements, etc., n'aurait éprouvé ces symptômes qu'à raison du poison ingéré. Ce qui confirme la justesse de cette assertion d'une manière irrévocable, c'est que lorsqu'on a administré à d'autres animaux *dont l'œsophage n'a pas été lié*, une égale dose du même poison qui n'a pas été vomi, les mêmes accidents se sont manifestés, la maladie a suivi la même marche, et les résultats ont été identiques. Ces expériences comparatives peuvent être faites en donnant de la noix vomique, du camphre, de l'upas tieuté, de l'*angustura pseudoferruginea*, et toute autre substance qui n'est pas vomie. Il est encore hors de doute que toutes les altérations cadavériques que l'on trouve après la mort des animaux empoisonnés dont l'œsophage a été lié, et qui succombent dans les quarante-huit heures qui suivent la ligature, doivent être attribuées à la substance vénéneuse, puisque l'opération n'en produit aucune pendant cette époque, excepté dans la partie opérée. Que l'on juge maintenant de l'influence que la ligature de l'œsophage a pu exercer sur tous les animaux auxquels j'ai fait prendre des poisons, et qui sont morts *deux, quatre, huit, douze* ou *vingt-quatre heures après :* or ce nombre comprend pour le moins les sept huitièmes de ceux sur lesquels j'ai expérimenté.

3° Que la fièvre et l'abattement augmentent pendant les troisième, quatrième, cinquième, sixième jours, et jusqu'au moment de la mort; qu'il arrive quelquefois dans cet intervalle qu'il se manifeste des vertiges et des envies de vomir, et même de très-légers mouvements convulsifs; enfin, qu'après la mort on découvre dans plusieurs organes des lésions plus ou moins profondes : cependant assez souvent les animaux meurent dans un état de grande insensibilité, sans avoir éprouvé aucun des symptômes énumérés. Il est certain que si le poison n'agissait que lentement, il serait difficile, après la mort, de déterminer si les symptômes et les lésions cadavériques doivent être attribués à la substance vénéneuse ou à l'opération; dans ce cas, l'œsophagotomie avec percement de l'œsophage pourrait induire en erreur, et on ne saurait avoir quelque confiance dans les résultats qu'elle a fournis qu'autant que l'on obtiendrait les mêmes effets en administrant le poison sans lier l'œsophage. C'est ce que j'ai fait toutes les fois qu'une pareille circonstance s'est présentée : aussi suis-je parfaitement convaincu que cet élément n'entre pour rien dans la solution des divers problèmes que j'ai cherché à résoudre. D'ailleurs, et je ne cesserai de le répéter, on évite toute sorte d'erreur en liant l'œsophage *sans le percer*, puisque, dans ce cas, les chiens sont à peine incommodés alors même que la ligature est maintenue pendant trente-six heures.

Je vais maintenant prouver *que cette opération est indispensable pour étudier un poison sous tous les rapports.*

1° Si nous désirons connaître l'action que les substances vénéneuses exercent sur l'économie animale, nous devons les mettre en contact nécessairement avec l'estomac et avec le tissu cellulaire, comparer les phénomènes qu'elles présentent, et ensuite tirer des conclusions. Or, si cette substance est du nombre de celles qui sont vomies immédiatement après leur introduction dans l'estomac, comment observerons-nous ses effets; ne serons-nous pas tenté de la regarder comme peu nuisible, et ne nous exposerons-nous pas à commettre les erreurs les plus graves?

2° La partie médico-légale de l'empoisonnement tire aussi des avantages réels de la ligature de l'œsophage. Comment pourrait-on, sans cette opération, apprécier les lésions cadavériques que produiraient quelques poisons qui pour l'ordinaire sont vomis, mais quipeuvent cependant ne pas l'être chez quelques individus?

3° Mais dans aucun cas cette opération ne devient aussi nécessaire que lorsqu'il s'agit de la recherche des contre-poisons. Il faut le dire, cette partie de la science n'a existé que dès le moment où la ligature de l'œsophage a été mise en usage. Une substance médicamenteuse ne saurait être regardée comme l'antidote d'un poison qu'autant qu'elle s'est combinée avec celui-ci dans l'estomac, ou qu'elle en a opéré la décomposition et qu'il en est résulté un produit incapable de nuire à l'organisation, ou peu délétère: or, n'est-ce pas à l'aide de l'œsophagotomie seulement que nous pouvons empêcher certains poisons d'être vomis, et les forcer d'être en contact, pendant un temps plus ou moins long, avec l'antidote vrai ou supposé? Les bons esprits sentiront aisément l'inexactitude des conclusions tirées par différents écrivains sur l'efficacité d'un contre-poison qui a été rejeté avec le poison, peu de temps après son ingestion, et ils conviendront que la ligature de l'œsophage peut seule nous mettre à l'abri des erreurs qui pourraient être commises à cet égard. Tout ce qui a été écrit par M. Devergie contre cette proposition est sans valeur, parce qu'il n'a jamais tenté d'expériences sur ce sujet.

Je prouverai, dans l'article suivant, que cette opération est encore indispensable dans les cas où l'on cherche à administrer à des chiens les matières contenues dans le canal digestif des personnes que l'on dit mortes empoisonnées. Combien de fois n'arrive-t-il pas, en effet, qu'en faisant avaler à ces animaux de pareilles matières par la bouche, il en tombe une portion dans la trachée-artère, et que la mort a lieu sur-le-champ par l'asphyxie qu'elles déterminent! Ne remarque-t-on pas aussi, lorsqu'on est parvenu à les introduire dans l'estomac, qu'elles sont complétement vomies, ce qui ne fournit aucun résultat concluant?

Des expériences tentées sur les animaux vivants, dans le dessein de déterminer si les matières suspectes exercent ou non sur eux une action délétère.

On a pensé pendant longtemps que, parmi les différents moyens employés pour constater l'existence de l'empoisonnement, celui qui consistait à faire avaler à des chiens le liquide trouvé dans l'estomac des individus que l'on croyait morts empoisonnés, méritait la préférence sur tous les autres. Si l'animal succombe, disait-on, ou qu'il éprouve des symptômes graves, c'est une preuve qu'il y a eu empoisonnement, tandis qu'il n'a pas eu lieu, s'il ne se manifeste chez lui aucun accident. Cette opinion existe depuis un temps immémorial; elle a été soutenue par des hommes peu versés en chimie, qui ont évité, sous des prétextes frivoles, de compromettre leur réputation en cherchant à analyser les liquides; elle a encore trouvé des partisans parmi les médecins éclairés, qui ont senti l'impossibilité dans laquelle on était de pouvoir déterminer la nature de certains poisons végétaux, et qui ont conseillé, par conséquent, d'essayer si les matières contenues dans l'estomac d'un individu que l'on croyait mort empoisonné, pourraient occasionner une mort prompte à des animaux bien portants. D'un autre côté, quelques médecins habiles se sont élevés contre de pareilles expériences, comme pouvant induire les magistrats en erreur, et leur faire commettre dans le jugement des fautes énormes; en effet, ont-ils dit, en supposant que ces expériences aient été bien faites, ne peut-il pas arriver qu'un individu soit atteint d'une de ces maladies spontanées dans lesquelles les fluides animaux s'altèrent, contractent une âcreté remarquable, deviennent vénéneux, et causent nécessairement la mort des chiens auxquels on les fait avaler; ne serait-il pas absurde, dans ce cas, de prononcer que l'individu avait été empoisonné? Mais combien de fois, ajoutent-ils, les conclusions tirées de ces sortes d'essais ont été fautives, parce que les expériences avaient été mal faites; on a forcé des animaux à avaler des fluides nullement délétères; cependant ces animaux ont expiré quelques minutes après, parce que la liqueur avait reflué par le larynx jusqu'aux poumons. Dans d'autres circonstances, des mouvements extraordinaires, simulant les convulsions et une agitation extrême, ont suivi de près l'ingestion de ce breuvage, phénomènes que l'on a attribués à une substance vénéneuse, tandis qu'ils dépendaient souvent des efforts que l'on avait faits pour contenir les animaux, de la colère dans laquelle ils étaient entrés, ou d'une susceptibilité particulière. Ces considérations m'ont engagé à entreprendre quelques expériences sur ce sujet, dans le dessein de déterminer la valeur de ce mode d'expérimentation. Il résulte de mon travail :

1° Que l'on peut se dispenser d'avoir recours à des expériences de ce genre si, à l'aide des agents chimiques appropriés, l'expert est déjà parvenu à démontrer la présence d'une ou de plusieurs substances vénéneuses minérales ou végétales ;

2° Que si les recherches chimiques ont été infructueuses, et qu'il reste une portion de matière suspecte sur laquelle l'*expert n'ait pas opéré,* on pourra introduire dans l'estomac d'un chien cette portion restante de matière, et examiner son mode d'action ;

3° Qu'on ne devra jamais faire servir à cette expérience les matières suspectes que l'on aurait déjà soumises à l'action des réactifs chimiques, dans le but de s'assurer, si elles étaient vénéneuses ou non, ces réactifs étant presque tous délétères.

Voici les considérations qui me portent à restreindre ainsi les cas où l'on peut recourir à ce mode d'expérimentation.

A. Si la matière suspecte occasionnait la mort de l'animal, il faudrait, avant de conclure qu'il y a eu empoisonnement, s'assurer que l'individu dans le canal digestif duquel elle a été trouvée n'a point succombé à une de ces affections spontanées dont je parlerai plus tard (voy. t. II); car il pourrait arriver, dans ce cas, que les fluides animaux, et particulièrement la bile, eussent contracté des qualités délétères capables de produire la plupart des symptômes de l'empoisonnement.

B. Dans le cas où l'animal n'éprouverait aucun symptôme remarquable de la part de la matière suspecte, on ne serait pas en droit de conclure, d'après cette seule expérience, que l'empoisonnement n'a pas eu lieu ; en effet, une multitude de causes peuvent faire que les liquides contenus dans le canal digestif d'un individu qui a véritablement succombé à l'action d'un poison ne soient pas vénéneux. 1° La substance vénéneuse peut avoir été décomposée dans l'estomac par les aliments, les boissons, ou par les tissus animaux, ou bien s'être combinée avec eux : ainsi, par exemple, 60 centigrammes de sublimé corrosif sont avalés par un homme bien portant ; il éprouve les symptômes de l'empoisonnement, et il meurt ; on fait l'ouverture du cadavre vingt-quatre, trente-six, ou quarante-huit heures après ; on administre à un chien les matières contenues dans le canal digestif, et il n'en est point incommodé. J'ai constaté ce fait un très-grand nombre de fois ; on aurait le plus grand tort de conclure que l'individu n'avait pas été empoisonné, car il est évident que, dans ce cas, le sublimé a été transformé par les aliments, et même par les membranes de l'estomac, en une matière insoluble qui n'exerce aucune action nuisible sur l'économie animale. La même chose aurait lieu, si le vert-de-gris avait été pris, avant ou après l'ingestion de l'albumine et de quelques autres matières animales; je pourrais en dire autant du protochlorure d'étain et de quelques autres poisons. 2° La substance vénéneuse, prise à assez forte dose, peut avoir été expulsée par le vomissement, et déterminer cependant la mort : le canal digestif renferme, dans ce cas, des mucosités, de la bile, qui ne contiennent pas un atôme du poison ingéré, et qui, par conséquent, ne donneront lieu à aucun accident, lorsqu'on les fera avaler à des chiens. 3° Il peut arriver que la substance vénéneuse soit du nombre de celles qui sont facilement absorbées; que l'individu en ait pris une assez grande quantité pour périr, mais qu'il n'en reste que très-peu dans le canal digestif : alors le résultat négatif, obtenu sur les chiens, serait plutôt propre à induire en erreur qu'à éclairer. Les expériences de ce genre, considérées d'une manière isolée, sont donc sans valeur, à moins qu'elles n'offrent un résultat positif, c'est-à-dire la mort; et même, dans ce cas, elles ne doivent être regardées que comme un moyen secondaire propre à corroborer les inductions tirées des symptômes et des lésions cadavériques.

Quoi qu'il en soit, si l'expert croit devoir les tenter, il se gardera bien de faire avaler les matières suspectes seules, ou mélangées avec des aliments, comme on l'a fait jusqu'à présent; en effet, non-seulement on courrait le risque, en suivant ce procédé, d'en perdre la majeure partie, parce que l'animal la rejetterait, mais les aliments avec lesquels on la mêlerait pourraient se combiner avec elle, ou la décomposer au point de changer entièrement sa nature; d'ailleurs il arriverait, au moins une fois sur dix, qu'une portion refluerait par le larynx jusqu'aux poumons, et l'animal périrait asphyxié.

2° Le meilleur moyen que l'on puisse mettre en usage, si la matière suspecte est liquide, consiste à détacher l'œsophage d'un chien à jeun, à injecter le liquide dans l'estomac, à l'aide d'une sonde de gomme élastique, à lier l'œsophage, et à le maintenir lié pendant vingt-quatre ou trente heures. Si la matière suspecte est assez épaisse pour ne pouvoir plus être introduite dans l'estomac à l'aide de la sonde, il faut, après avoir détaché l'œsophage, percer celui-ci d'un petit trou, introduire un entonnoir de verre dans l'ouverture, et faire tomber la matière dans l'estomac; cela étant fait, on lie l'œsophage au-dessous de la fente.

3° Si la matière suspecte, au lieu d'être fluide, était solide, et qu'il fût impossible de la faire entrer dans l'estomac à l'aide de l'entonnoir, on commencerait par l'exprimer pour en obtenir la partie liquide, que l'on introduirait à l'aide de la sonde, comme je viens de le dire, et on mettrait la portion solide dans un petit cornet de papier fin que l'on pousserait jusqu'à l'estomac par une ouverture faite à l'œsophage; alors on pratiquerait la ligature de ce conduit. Cette manière d'opérer présente de grands avantages : en effet, ce n'est qu'en agissant ainsi que l'on peut empêcher le vomissement ; et combien n'y a-t-il pas de substances vénéneuses dont l'estomac se débarrasserait aussitôt après leur ingestion, qui, étant ainsi retenues, peuvent développer les symptômes de l'empoisonnement et même produire la mort !

Mais, dira-t-on, l'œsophagotomie amène souvent la mort, et peut occasionner des altérations dans les tissus (voy. p. 45) ; comment donc reconnaître si la mort est le résultat de l'ingestion de la substance suspecte plutôt que de l'opération ? Cette objection n'a aucune valeur : d'abord les animaux ne succombent jamais à cette opération, si l'œsophage a été maintenu lié pendant vingt-quatre ou trente heures, sans avoir été percé, et que l'œsophagotomie ait été bien faite ; mais, alors même que le conduit alimentaire aurait été percé, et que la mort de l'animal aurait pu être la suite de l'existence de la plaie œsophagienne, qui n'aurait pas permis de le nourrir, il serait encore possible de déterminer, dans beaucoup de cas, si la mort est le résultat de l'opération ou de la matière ingérée ; en effet, ou la matière suspecte est en assez grande quantité pour faire périr les animaux, ou elle n'est pas assez abondante. Dans le premier cas, la mort aura lieu pendant les premières quarante-huit heures, et elle sera précédée de symptômes plus ou moins graves, phénomènes que l'on n'observe jamais après la simple ligature de l'œsophage. Si la matière n'est pas assez abondante pour déterminer la mort, l'expérience ne sera pas plus concluante qu'elle ne l'aurait été, si l'œsophage n'eût pas été lié ; en effet, supposons le cas le plus défavorable pour mon opinion, celui dans lequel cette matière développerait des symptômes variables, qui se dissiperaient au bout de deux ou trois jours : ces symptômes, dira-t-on, seraient attribués au poison, si l'œsophage n'avait pas été lié ; tandis que, dans le cas contraire, on serait tenté de croire qu'ils dépendaient de l'opération. A cela je répondrai que cette opération, ne déterminant par elle-même, pendant les premières quarante-huit heures, d'autre symptôme qu'un léger abattement, on devrait attribuer à la substance vénéneuse tous les autres phénomènes morbides qui se manifesteraient. D'ailleurs l'homme de l'art ne serait-il pas blâmable de prononcer sur l'existence d'un poison, parce que l'animal auquel on aurait fait prendre la matière suspecte aurait paru incommodé pendant deux ou trois jours ? Ces sortes d'expériences ne doivent être considérées comme valables qu'autant qu'elles fournissent un résultat tranché, c'est-à-dire une maladie aiguë suivie d'une mort prompte, ou quand elles ne déterminent aucun accident marqué, et que, d'ailleurs, elles sont d'accord avec les résultats fournis par les symptômes et par les lésions de tissu. Dans les cas douteux, le médecin doit toujours mettre une grande réserve dans ses conclusions.

De l'imbibition des liquides, considérée sous le point de vue de l'empoisonnement.

On sait que lorsqu'on introduit dans le canal digestif d'un cadavre un liquide vénéneux, celui-ci se transporte, par l'effet de l'imbibition, d'abord dans les viscères qui avoisinent le canal digestif, puis dans les organes plus éloignés; d'où il résulte que l'on peut se demander, dans un cas présumé d'empoisonnement, si la matière vénéneuse, trouvée dans le canal digestif, ou dans d'autres viscères, provient bien d'un empoisonnement, ou bien si elle n'a pas été introduite, après la mort, dans le canal digestif et surtout dans le rectum du cadavre. Cette considération motivera suffisamment les détails dans lesquels je vais entrer à cet égard.

Imbibition des liquides pendant la vie. — Les physiologistes ne sont pas encore tous d'accord pour admettre que l'imbibition des liquides ait lieu pendant la vie, du moins d'une manière complète; ainsi M. Collard de Martigny soutient qu'elle est nulle ou incomplète sur le vivant, et s'appuie sur ce qu'ayant injecté dans l'estomac d'un lapin une solution de cyanure jaune de potassium et de fer, la surface externe de l'estomac ne se colora en bleu qu'au bout de vingt-cinq *minutes*, par le contact d'une faible dissolution de sulfate de sesquioxyde de fer; tandis qu'en répétant l'expérience sur un lapin *mort*, une coloration bleue beaucoup plus intense se manifesta au bout de *quatre minutes*.

MM. Fodera et Magendie pensent, au contraire, que l'absorption n'est que le phénomène général de l'imbibition; ainsi le premier de ces expérimentateurs a vu le sulfate de sesquioxyde de fer, placé dans la cavité du péritoine, coloré en bleu par du cyanure jaune de potassium et de fer, qu'il avait introduit dans la cavité des plèvres, et qui avait par conséquent traversé le diaphragme; dans une autre circonstance, après avoir rempli de poison une portion d'intestin, il a introduit cet intestin dans l'abdomen d'un animal vivant: l'empoisonnement a eu lieu, parce que la substance vénéneuse avait passé de l'intérieur de l'intestin, par transsudation, dans les organes du chien. On sait aussi que des sels, mis dans la cavité péritonéale, sont arrivés jusque dans la vessie, en petite quantité, à la vérité, quoique les uretères fussent liés. Les partisans de l'imbibition pendant la vie s'appuient encore sur les deux expériences suivantes : 1° Si l'on applique un poison sur une veine que l'on a isolée et soulevée à l'aide d'une carte ou d'un corps susceptible d'imbibition, les symptômes d'empoisonnement surviennent, la substance vénéneuse ayant passé au travers des parois du vaisseau. 2° Si l'on introduit un poison dans un vaisseau qu'on lie ensuite dans deux endroits, ce poison ne tarde pas à agir sur toute la constitution, parce qu'il a passé du dedans au dehors, par *imbibition,* au travers des parois du vaisseau, et qu'il a été absorbé ensuite par les parties voisines. Ces faits me paraissent prouver suffisamment que l'imbibition a lieu *pendant* la vie.

Imbibition des liquides après la mort. — Quoique personne ne songe à contester que l'imbibition des liquides ait lieu après la mort, je crois devoir indiquer succinctement un certain nombre de faits qui mettront son existence hors de doute.

1° J'ai déjà dit que, si l'on injecte dans l'estomac d'un lapin *mort* du cyanure jaune de potassium et de fer dissous, la surface *externe* de l'estomac devient bleue au bout de *quatre minutes,* si on la touche avec un *solutum* de sulfate de sesquioxyde de fer.

2° Muller, ayant placé dans une fiole à col étroit une dissolution de cyanure jaune de potassium et de fer qui ne remplissait pas la fiole, boucha celle-ci avec une vessie de grenouille, et une autre fois avec un poumon du même animal ; il étendit, à l'aide d'un pinceau, une dissolution de chlorure de fer sur la membrane qui servait d'opercule à la fiole ; ce vase ayant été renversé, il se montra, *en moins d'une seconde,* une tache bleue à la membrane : or si une vessie, qui est composée de plusieurs couches, est si rapidement traversée, que l'on juge avec quelle célérité un poison doit pénétrer les capillaires délicats des villosités du tube digestif.

EXPÉRIENCE Ire. — J'ai pendu un chien, et six heures après, lorsqu'il était froid, j'ai injecté dans le rectum une dissolution de 2 grammes d'acétate de cuivre dans 250 grammes d'eau. L'animal a été ouvert *huit* jours après. Les muscles du cou, de la poitrine, de l'abdomen et des membres, les poumons, le cœur, le foie et la rate, n'offraient aucune coloration verte ou bleue. Il en était de même de l'intestin grêle, de l'épiploon gastro-colique et du mésentère, si ce n'est dans quelques parties qui avaient été évidemment en contact avec le gros intestin ; celui-ci était d'un vert bleuâtre à l'extérieur dans toute son étendue ; les matières excrémentitielles qu'il renfermait étaient d'un vert bouteille. Le rein droit ainsi que la vessie étaient verdâtres à l'extérieur.

Examen chimique des portions colorées de l'intestin grêle, de l'épiploon gastro-colique et du mésentère. Après avoir desséché ces matières, je les ai carbonisées par l'acide azotique concentré et pur ; le charbon, traité pendant une heure par l'acide chlorhydrique bouillant, mêlé d'un peu d'acide azotique, a fourni une liqueur que j'ai décolorée à l'aide de l'eau régale bouillante, et qui a été ensuite évaporée jusqu'à siccité ; le produit dissous dans l'eau acidulée par l'acide chlorhydrique a été soumis à un courant de gaz acide sulfhydrique lavé ; au bout de quelques heures, il s'était déposé un précipité brunâtre qui renfermait du sulfure de cuivre.

Examen du foie et de la rate. Ces deux organes, traités ensemble de la même manière que l'intestin grêle, ont également fourni du cuivre.

Examen du rein droit. Il s'est comporté comme le foie et la rate.

Examen des poumons et du cœur. Ces organes ont aussi fourni du cuivre, après avoir été traités, comme je l'ai dit à l'occasion des intestins et de l'épiploon.

Expérience II. — J'ai introduit dans l'estomac d'un cadavre humain refroidi *trente-deux grammes* de sulfate de cuivre dissous dans 120 grammes d'eau. Dix jours après, la température ayant varié de 15° à 20° th c., j'ai ouvert ce corps, dont la putréfaction était déjà très-avancée. L'estomac contenait une grande quantité de la dissolution cuivreuse; ses faces antérieure et postérieure étaient bleues; mais cette couleur était surtout intense à l'extrémité splénique, à l'épiploon gastro-splénique, et vers le commencement du colon descendant; ces parties étaient racornies et dures comme si elles avaient macéré dans un *solutum* concentré d'alun. La presque totalité du canal intestinal, au contraire, offrait la *teinte* et la *consistance normales;* on n'apercevait quelques points bleus que çà et là dans les points de ce canal qui avaient été en contact avec les viscères que l'estomac avait bleuis. La face *inférieure* du foie, le *côté gauche* du diaphragme, dans sa face abdominale, comme dans sa face thoracique, la partie *antérieure* de la rate et du rein gauche, étaient colorés en bleu; il en était de même de l'extrémité *inférieure* du poumon *gauche* et d'une fausse membrane qui recouvrait la plèvre du même côté, et qui avait acquis une dureté presque cartilagineuse. *Les autres viscères et toutes les autres portions du foie, de la rate, du rein et du poumon gauche, et du diaphragme, ainsi que les muscles des membres, offraient la couleur normale, sans la moindre teinte bleue.*

Examen chimique. On découvrait facilement la présence du cuivre dans le *décoctum* aqueux obtenu avec *toutes les portions des viscères* colorées en bleu.

Foie. Cet organe, dont la face inférieure avait *fourni du cuivre,* même par l'eau froide, surtout dans sa portion correspondante à l'estomac, n'en a donné *aucune trace,* lorsqu'on a fait bouillir dans l'eau, pendant quatre heures, son lobe *droit,* coupé par tranches de haut en bas, et de manière à ne pas agir sur la tranche la plus inférieure. Le poumon *droit,* le *cerveau,* et les *muscles* des jambes, bouillis séparément avec de l'eau, ne fournissaient pas de cuivre non plus.

Expérience III. — J'ai laissé pendant dix jours l'avant-bras et la main d'un cadavre dans une dissolution concentrée d'acétate de cuivre; dix jours après, l'épiderme, d'une couleur bleuâtre, se détachait avec facilité; la surface externe de la peau, bleuâtre par plaques, contenait çà et là de l'acétate de cuivre, tandis que sa surface interne, *de couleur naturelle, n'en renfermait pas un atome;* le tissu cellulaire sous-cutané et les muscles offraient leur couleur normale. J'ai fait bouillir pendant six heures avec de l'eau distillée tous les muscles de l'avant-bras; le *décoctum* filtré ne contenait point de cuivre.

Expérience IV. — J'ai répété l'expérience, avec cette modification que l'épiderme a été enlevé le sixième jour, et que l'avant-bras avait plongé pendant seize jours dans la dissolution cuivreuse. Au bout de ce temps, la peau de l'avant-bras et de la main était *bleue* dans toute son étendue, et ne se décolorait pas par les lavages les plus réitérés; en l'incisant, on voyait que sa face interne, le tissu cellulaire sous-cutané, l'aponévrose antibrachiale et la surface des muscles qu'elle enveloppe, étaient également d'un bleu intense; plus en dedans, les muscles n'étaient pas colorés par le sel de cuivre, qui évidemment n'avait pas encore pénétré assez loin pour les bleuir. Le cubitus et le radius, dans toutes les portions qui n'étaient recouvertes que par la peau, offraient aussi une belle couleur bleue. Pendant le temps qu'avait duré l'expérience, la température ambiante avait varié de 22° à 27° th. centigr.

Il importait de savoir si, une fois porté dans les viscères, soit pendant la vie, soit après la mort, l'acétate de cuivre conservait sa solubilité dans l'eau; ou bien s'il se transformait, au bout d'un certain temps, en un composé insoluble dans ce liquide. Les expériences suivantes ont été tentées pour résoudre cette question.

Expérience V. — J'ai plusieurs fois introduit, dans l'estomac de chiens robustes vivants, 2 grammes d'acétate de cuivre dissous dans 250 grammes d'eau; l'œsophage ayant été lié, les animaux sont morts au bout de six, huit ou dix heures. Les cadavres ont été ouverts *douze* ou *quatorze* jours après la mort. Constamment les muscles étaient rouges, et les poumons et le cœur de couleur naturelle; mais la surface externe de l'estomac offrait une couleur verdâtre, et l'on voyait sur le foie, la rate, les reins, et sur quelques portions des intestins, de l'épiploon gastro-colique et du mésentère, des plaques d'un bleu tirant sur le vert.

Portions d'intestin, d'épiploon et de mésentère, colorées en bleu verdâtre. Après avoir laissé pendant vingt-quatre heures ces parties en contact avec de l'eau distillée *froide*, j'ai filtré la liqueur, et je l'ai soumise à un courant de gaz acide sulfhydrique lavé; elle n'a pas tardé à se troubler, et au bout de vingt-quatre heures, elle avait laissé déposer un précipité de couleur brune, contenant du sulfure de cuivre. Les organes, ainsi lavés avec de l'eau *froide*, ont été soumis à l'action de l'eau distillée bouillante pendant *vingt minutes;* le *solutum*, filtré, évaporé et desséché, a été carbonisé par l'acide azotique concentré et pur; le charbon, traité par l'acide chlorhydrique et par un peu d'acide azotique, a donné une liqueur qui, étant décolorée par l'eau régale, et décomposée par le gaz acide sulfhydrique, a fourni un précipité noir peu abondant qui était du *sulfure de cuivre.*

Foie, rate et reins. Après avoir coupé ces organes en petits fragments, je les ai laissés pendant vingt-quatre heures dans l'eau distillée *froide*. Le *solutum* filtré a été divisé en deux parties A et B. La portion A, traversée par un courant de gaz sulfhydrique, s'est troublée presque aussitôt, et a donné un précipité de couleur brunâtre qui contenait du sulfure de cuivre. La portion B, évaporée, desséchée, carbonisée et soumise, comme il a été dit, à l'action de l'acide chlorhydrique, de l'eau régale et du gaz sulfhydrique, a également fourni du cuivre.

Expérience VI. — J'ai souvent introduit dans l'estomac des chiens 8 grammes d'acétate de cuivre *solide* réduit en poudre fine, et j'ai lié l'œsophage. Les animaux sont morts six, sept ou huit heures après, et n'ont été ouverts qu'au bout de douze ou quinze jours. Les muscles étaient rouges; toutes les parties du canal digestif que l'acétate avait touchées étaient bleues à l'extérieur. La rate, les reins et le foie, offraient également une couleur bleuâtre à la surface. Les poumons et le cœur paraissaient offrir leur couleur normales. En traitant par l'*eau froide d'abord*, puis par l'eau bouillante pendant vingt minutes, les viscères colorés en bleu par le sel de cuivre qui avait transsudé, on obtenait des dissolutions légèrement cuivreuses dans lesquelles on pouvait démontrer la présence du métal comme il a été dit à la page 58 (voy. expérience 5).

Il résulte évidemment de ces expériences, et de plusieurs autres que j'ai cru devoir passer sous silence: 1° que les sels de cuivre, dissous dans l'eau et injectés dans l'estomac ou dans le rectum des cadavres refroidis de l'homme et des chiens, pénètrent, par imbibition d'abord, dans les organes les plus voisins de la portion du canal digestif dans laquelle ils ont été introduits;

2° Qu'ils cheminent ensuite pour se porter soit dans l'intérieur de ces organes, soit dans d'autres viscères plus éloignés; mais que leur marche est assez lente pour qu'au bout de dix jours, lors même que l'estomac contient encore une forte proportion de dissolution cuivreuse, la partie centrale et supérieure du foie, par exemple, et à plus forte raison le cerveau, les muscles des jambes, etc., n'en renferment pas un atome;

3° Que tout porte à croire qu'ils n'arriveraient jamais jusqu'aux parties les plus éloignées du point où ils ont été appliqués, du moins en assez grande quantité pour pouvoir être décelés, si la dose injectée dans le canal digestif était faible;

4° Qu'il serait possible, toutefois, que la marche des liquides vénéneux à travers les tissus *morts* fût beaucoup plus lente, et qu'elle finît par s'arrêter complétement à une certaine distance du canal digestif, si ces liquides étaient de nature, comme les sels de cuivre, à former avec la substance de nos organes un composé peu soluble ou insoluble;

5° Qu'en tout cas, cette décomposition n'aurait pas lieu de suite pour toute la portion du liquide vénéneux, puisque, au bout de dix, douze, ou quinze jours, j'ai pu aisément dissoudre dans l'*eau froide*, et en quelques heures, une partie des sels cuivreux qui se trouvaient dans les organes, et dont une partie y était arrivée par *imbibition* (voyez expériences 5 et 6, p. 58);

6° Que la peau ne paraît pas se laisser traverser facilement par les liquides vénéneux, puisque, au bout de dix jours, la surface interne de ce tissu, revêtu de son épiderme, n'était point bleuie, quoique l'avant-bras et la main eussent *plongé dans une dissolution d'acétate de cuivre*, et que, dans une autre circonstance, l'épiderme ayant été enlevé au bout de six jours, le *solutum* dont il s'agit n'avait pas pénétré au delà de 8 millimètres dans l'épaisseur des chairs, même après seize jours d'immersion;

7° Qu'il est dès lors difficile d'admettre qu'un cadavre, dont la peau est encore intacte, livre aisément passage à un liquide vénéneux qui *pourrait se trouver accidentellement* dans le terrain où ce cadavre serait inhumé, parce que ce liquide, absorbé en grande partie par la terre, serait *peu abondant*, et tout au plus capable de mouiller faiblement celle-ci; qu'en tout cas, le tissu cellulaire sous-cutané, et moins encore les muscles et les viscères, ne contiendraient une petite proportion de ce liquide vénéneux qu'au bout d'un temps fort long, si même ils en renfermaient jamais; qu'à la vérité des résultats contraires pourraient être obtenus, *si l'on arrosait journellement*, et *pendant longtemps*, avec un liquide empoisonné, la terre qui recouvre le cadavre, ou qu'on *laissât celui-ci* dans un *bain vénéneux*, comme je l'ai fait dans des expériences de laboratoire; mais que cette espèce ne se présentera *jamais* en médecine légale sans qu'on en ait connaissance, et qu'il serait dès lors absurde d'y attacher la moindre importance; qu'en appliquant ces données à l'empoisonnement par l'*acide arsénieux*, je dois persister plus que jamais dans l'opinion que j'ai émise, savoir, qu'un terrain de cimetière, même en le supposant fortement arsenical, *ce qui n'est pas*, ne cédera *jamais* de l'arsenic à un cadavre de manière à faire croire à un empoisonnement, malgré l'assertion contraire de M. Devergie, parce que, indépendamment de ce qui vient d'être dit, le composé arsenical de ces terrains *est complétement insoluble*, même dans *l'eau bouillante*.

Effets de l'imbibition après la mort, sous le rapport médico-légal. — Ainsi que je l'ai déjà dit, les sels de cuivre dissous dans l'eau ne sont pas les seules substances toxiques qui, étant introduites dans le canal digestif, le traversent pour arriver jusqu'aux organes les plus éloignés; les sels d'antimoine, les préparations *arsenicales* et tous les autres poisons se comportent de même; il ne s'agit, en effet, que d'un phénomène physique qui n'exige pour se manifester que la présence d'un tissu perméable et d'un liquide. Les résultats de cette imbibition après la mort se manifestent assez rapidement, quand la substance vénéneuse a été dissoute, puisque l'on peut au bout de peu de jours retrouver celle-ci dans le cœur et les poumons. Les poisons *solides*, solubles dans l'eau, pénètrent également nos tissus, parce qu'ils se dissolvent dans les liquides que contient le canal digestif; mais ici l'imbibition s'opère plus lentement, surtout lorsque la solubilité de ces poisons est peu marquée; ainsi l'acide arsénieux en fragments ou en poudre grossière, mis dans l'intestin rectum, tarderait beaucoup plus à arriver au cerveau que s'il était dissous; d'où il faut conclure, 1° que dans un cas d'empoisonnement par une substance vénéneuse introduite dans le canal digestif, indépendamment de la portion de cette substance qui a pu être portée dans les viscères pendant la vie, ceux-ci contiennent encore, du moins à leur surface, la portion qui y est arrivée par imbibition, à moins que cette substance ne soit complétement insoluble, ce qui explique pourquoi ces viscères fournissent une plus forte proportion de matière vénéneuse, quand les animaux empoissonnés sont examinés plusieurs jours après la mort, que lorsqu'ils sont ouverts pendant la vie ou peu d'instants après qu'ils ont cessé de vivre; 2° qu'il est possible de retirer des viscères des animaux qui ont succombé à une maladie autre que l'empoisonnement, une certaine quantité d'un poison que l'on aurait introduit dans le canal digestif *après la mort*.

Quelle peut être la portée de cette dernière conséquence; dira-t-on, par hasard, que, dans le dessein d'accuser un homme innocent d'avoir été l'auteur d'un empoisonnement, un misérable pourrait introduire dans le canal digestif d'un cadavre une dissolution vénéneuse, qui pénétrerait ensuite par imbibition jusqu'aux organes les plus éloignés, d'où elle serait retirée par les experts, et porterait ceux-ci à conclure qu'il y a eu empoisonnement ? J'ai déjà abordé cette question en 1813, en ce qui concerne les poisons que l'on trouverait dans le canal digestif après la mort, et j'ai fait connaître une série d'expériences sur les animaux et sur les cadavres humains propres à la résoudre dans certains cas. « Que l'on suppose, disais-je, un individu attaqué tout-à-coup d'une maladie grave, spontanée, qui succombe au bout de quelques heures, et dans le *rectum* duquel on injecte, peu d'instants après la mort, une dissolution corrosive; le bruit se répand qu'il a été empoisonné, et les magistrats nomment un expert pour vérifier le fait; celui-ci procède à l'ouverture du corps, reconnaît l'existence du poison au moyen de l'analyse chimique, et découvre une inflammation plus ou moins vive des tissus sur lesquels la substance vénéneuse a été appliquée; s'il ne sait pas que le poison a pu être introduit après la mort, et qu'il ignore les moyens de constater ce fait, il prononce que l'individu a péri empoisonné, et sacrifie une victime innocente à la vengeance d'un vil assassin ! » (*Toxicologie générale*, tome II; Paris, 1813.)

Je commencerai par faire observer que la question dont il s'agit n'a pas, à beaucoup près, toute la gravité qu'on pourrait d'abord lui supposer, et qu'elle n'inspire, par le fait, jusqu'à ce jour, qu'un intérêt scientifique. Il faut le dire à l'avantage de l'espèce humaine, jamais encore les tribunaux d'aucun pays n'ont eu à s'occuper d'un pareil raffinement de scélératesse, car j'ai pu me convaincre, il n'y a pas encore longtemps, par des documents *officiels*, que le cas de ce genre, que j'avais dit avoir été jugé par la cour royale de Stockholm, n'était qu'une invention coupable de la personne de qui je tenais le renseignement écrit.

Voici, au reste, des éléments qui pourraient utilement servir à la solution de la question, si jamais elle se présentait.

1° S'il est vrai que le sublimé corrosif, l'acide arsénieux, les sels de cuivre, les acides sulfurique et azotique, etc., introduits dans le canal digestif quelques minutes après la mort des animaux, donnent lieu à des altérations de tissu qui simulent, *jusqu'à un certain point,* celles qui se développent par l'ingestion de ces mêmes substances pendant la vie, il est cependant facile de distinguer ces altérations aux caractères suivants : *A.* Dans le cas où le poison a été introduit après la mort, à l'état solide, il existe en assez grande quantité, à peu de distance du point sur lequel il a été appliqué, tandis qu'on n'en trouve pas dans les parties du canal digestif éloignées de ce point, à moins qu'il n'ait séjourné longtemps dans ce canal, et qu'il n'ait été dissous par les liquides qu'il pouvait renfermer; il est, au contraire peu abondant, en général, s'il a été introduit dans le canal digestif d'un individu vivant, parce que la majeure partie a pu être expulsée par les vomissements et par les selles qu'il a déterminés. *B.* Si le poison, avant d'être injecté a été dissous, il pénètre sans doute plus loin dans le canal digestif; mais ici encore il existe des différences notables et analogues à celles qui viennent d'être indiquées entre les proportions de substance vénéneuse et le lieu qu'elles occupent, suivant que la mort a précédé ou suivi l'injection. *C.* L'altération des tissus ne s'étend jamais qu'un peu au-delà de la partie sur laquelle le poison a été appliqué après la mort, en sorte qu'il y a une ligne de *démarcation excessivement tranchée* entre les portions affectées et celles qui ne l'ont pas été, phénomène que l'on n'observe jamais dans l'autre cas; en effet, les poisons irritants dont je parle, agissent sur le vivant en déterminant une forte irritation à laquelle succède une inflammation d'une intensité variable, mais qui s'étend toujours bien au-delà de l'endroit où ils ont été appliqués, et qui décroît insensiblement, à mesure que l'on s'éloigne du point le plus enflammé, en sorte qu'il n'y a jamais une ligne de *démarcation* parfaitement tranchée. *D.* La rougeur, l'inflammation, l'ulcération et les autres lésions sont portées infiniment plus loin, lorsque le poison a été introduit pendant la vie, que dans le cas où il a été appliqué après la mort : ainsi, si à l'examen du cadavre, on trouvait le *rectum* ou l'estomac recouverts d'une assez *grande* quantité d'un de ces poisons, et que la lésion fût peu marquée, on pourrait présumer que le toxique a été appliqué après la mort. *E*. Il existe d'ailleurs des poisons qui déterminent des altérations tellement caractéristiques, lorsqu'on les injecte après la mort, qu'il est impossible de se méprendre ; tels sont le sublimé corrosif et l'acide azotique. *F*. Les poisons irritants, s'ils sont introduits dans le canal digestif *vingt-quatre heures après le décès,* ne développent plus de rougeur ni d'inflammation, parce que la vie est entièrement éteinte dans les capillaires, et il n'est par conséquent plus permis de confondre ces cas avec certains empoisonnements. *G*. Les poisons peuvent encore déterminer les altérations qui simulent une légère congestion, lorsqu'ils sont appliqués *une ou deux heures après la mort ;* mais il suffit des données qui précédent pour ne pas être induit en erreur.

2° Dans toutes les espèces de ce genre, il ne faudrait pas oublier que les poisons ne sont pas transmis rapidement, par *imbibition après la mort*, aux organes éloignés, même quand le canal digestif en contient une forte proportion, et qu'alors même qu'ils sont arrivés à la surface de ces organes, on les trouve d'abord à leur partie inférieure, dans la portion la plus déclive, et dans celle qui est plus près du liquide vénéneux; ainsi, dans l'expérience **2**, p. 57, le côté gauche du diaphragme et le poumon gauche contenaient du sulfate de cuivre, tandis qu'il n'y en avait pas dans le côté droit du diaphragme ni dans le poumon droit. Il faudrait également savoir que les liquides vénéneux n'ont pas encore pénétré dans les parties centrales des viscères d'une ceriaine épaisseur, quand déjà ils sont arrivés depuis quelque temps à la surface de ces viscères; en sorte qu'on peut retirer ces poisons d'une tranche mince prise à la surface de l'organe, tandis qu'on les chercherait infructueusement dans le centre de cet organe. Les choses se passent tout autrement dans les cas où les substances vénéneuses ont été absorbées pendant la vie ; quelle que soit la partie du viscère soumise à l'analyse, on y démontre l'existence du poison.

Il se pourrait également, si la proportion de substance vénéneuse introduite dans le canal digestif *après la mort* n'était pas considérable, que l'on ne découvrît pas un atome de poison dans les parties les plus éloignées de l'estomac ou des intestins, parce qu'il ne serait pas arrivé jusqu'à ces organes, tandis que rien de semblable n'aurait lieu dans un cas d'empoisonnement.

3° Si le cadavre n'était examiné que plusieurs mois après la mort, lorsque déjà l'état putréfié du canal digestif ne permettrait pas de constater les altérations dont il aurait pu être le siége, quoique formant un tout continu, ou bien s'il s'agissait d'un de ces poisons qui exercent plus particulièrement leur action sur le système nerveux, sans altérer sensiblement la texture des tissus de ce canal, il faudrait s'enquérir attentivement des symptômes qui ont précédé la mort, de la nature et de la durée de la maladie, etc.; car souvent on parviendrait à reconnaître que cette mort a été l'effet d'une cause toute naturelle, ou que des vomissements et des évacuations alvines ayant eu lieu dans les derniers temps de la maladie, il est impossible d'admettre qu'une portion assez considérable de substance vénéneuse, solide ou dissoute, ait pu rester dans le *canal digestif*. Il se pourrait aussi que, dans ce cas, l'examen du cerveau ou des organes contenus dans le thorax vînt éclairer l'expert sur la cause de la mort.

4° Si l'exhumation du cadavre était faite longtemps après la mort, quand déjà, par suite de la dissolution putride, tous les viscères seraient méconnaissables, et qu'il ne resterait que des débris sous forme d'une masse graisseuse, semblable au cambouis, le médecin ne pourrait guère s'éclairer, pour résoudre la question, que des signes commémoratifs sur tout ce qui aurait précédé la mort. Mais alors l'intervention des magistrats, déjà si utile dans les cas mentionnés plus haut, serait un puissant auxiliaire pour découvrir la vérité; en effet, l'accusation soumise à l'investigation du juge instructeur ne tarderait pas à s'évanouir : quel intérêt pouvait avoir l'accusé à commettre le prétendu crime, ou bien qui lui a délivré la substance toxique; comment se l'est-il procurée, à quelle époque et comment a-t-il introduit cette substance dans le canal digestif de l'individu; où sont les preuves de toutes ces assertions, de quels accidents immédiats l'administration du poison aurait-elle été suivie? D'un autre côté, on pourrait apprendre que l'accusateur possédait chez lui le poison décelé dans les entrailles, ou qu'il s'en est procuré; qu'il en a fait dissoudre une certaine portion; qu'il s'est servi d'une sonde ou d'une seringue, dans l'intérieur desquelles on trouverait peut-être encore un reste de ce poison; qu'on l'a vu s'approcher du cadavre, le retourner dans tel ou tel autre sens, etc. Je me borne à ces indications, persuadé que l'œil vigilant de la justice ne négligerait aucun des moyens propres à mettre la vérité dans tout son jour.

SECTION PREMIÈRE.

DES POISONS EN PARTICULIER,

DE LEURS PROPRIÉTÉS CHIMIQUES,
DES SYMPTOMES AUXQUELS ILS DONNENT NAISSANCE, DES LÉSIONS DE TISSU QU'ILS PRODUISENT, DE LEUR ACTION SUR L'ÉCONOMIE ANIMALE, ET DU TRAITEMENT DE L'EMPOISONNEMENT QU'ILS DÉTERMINENT.

CLASSE PREMIÈRE.

DES POISONS IRRITANTS.

Les poisons irritants sont ainsi appelés parce que, pour l'ordinaire, ils irritent, enflamment ou corrodent les tissus avec lesquels ils sont en contact; l'énergie avec laquelle ils produisent tous ces effets varie singulièrement, suivant qu'ils sont administrés à l'intérieur ou appliqués à l'extérieur, à l'état liquide ou solide, suivant la dose à laquelle on les emploie, etc; ainsi plusieurs d'entre eux enflamment fortement les tissus du canal digestif, et développent des symptômes nerveux peu marqués, lorsqu'ils ont été introduits dans l'estomac à la dose de quelques centigrammes, tandis qu'ils détruisent presque instantanément la vie, en agissant avec beaucoup d'énergie sur le cerveau ou sur la colonne vertébrale, s'ils ont été donnés à plus forte dose. En général, leur action est vive et redoutable. La plupart des acides, les alcalis, les sels métalliques, une foule de substances végétales, les cantharides, les moules et certains poissons, font partie de cette classe importante. Depuis cette époque, il s'est élevé une doctrine, dite *de l'école italienne*, et qu'il serait plus exacte d'appeler *doctrine de Giacomini*, qui a la prétention d'annihiler tout ce que la définition, adoptée par moi, contient d'erroné, et de faire ressortir les nombreux inconvénients qu'elle présente sous les rapports des parties physiologique, pathologique et thérapeutique de l'empoisonnement. L'*école de Giacomini*, en un mot, n'aspire à rien moins qu'à démontrer le *néant* de la toxicologie française, et à s'asseoir à sa place. «Les prétentions de cette rivale nous paraissent fondées, dit M. le Dr Biéchy, de Scélestadt, dans un article qu'il a inséré dans la *Gazette médicale de Strasbourg* (n° du 20 septembre 1846), et c'est ses titres et ses droits que nous avons pour but de faire valoir dans ce travail.»

La question, comme on le voit, offre, *en apparence,* un grand caractère de gravité, et mérite par cela seul, de ma part, un examen attentif; non pas, et je m'empresse de le dire dès à présent, *qu'en réalité* il y ait quelque chose de sérieux dans le débat, mais parce qu'il serait à craindre, si je gardais plus longtemps le silence, que des hommes, qui ne se sont jamais livrés à l'étude des poisons, continuassent à répandre des faits erronés et à égarer l'opinion publique.

Voici, en peu de mots, *la doctrine de Giacomini,* tant prônée dans ce pays par M. Rognetta, et adoptée en dernier lieu par le Dr Biéchy. «Les poisons corrosifs exercent deux modes d'actions différents: 1° l'action chimico-physique, qui est irritative, mais dont la sphère d'action est renfermée dans le lieu même de l'application de l'agent irritant; 2° l'autre action, de *nature dynamique* qui est hyposthénisante, c'est-à-dire déterminant une action dépressive sur les forces vitales, et qui est le résultat *de l'absorption de l'agent toxique.* La médication antitoxique de Giacomini consiste: 1° à favoriser l'expulsion du poison de l'estomac; 2° à neutraliser dynamiquement, *par l'emploi des stimulants,* l'hyposthénie générale, conséquence *de l'absorption* de la substance toxique, et cause fondamentale des accidents qui accompagnent l'intoxication métallique.»

M. Biéchy ajoute: «L'irritation chimico-physique est d'autant plus grande que la substance toxique est plus concentrée: plus le poison est délayé, moins les propriétés, dites corrosives, sont prononcées; à un certain degré de dilution, ces effets physico-chimiques sont nuls. Sous cette forme qui ne laisse *par conséquent aucune trace d'irritation matérielle,* la substance toxique absorbée, passe dans les voies circulatoires, et exerce sur l'organisme une modification constitutionnelle. Les effets mécanico-chimiques des poisons *ont donc été confondus* par les toxicologistes avec leurs effets dynamiques. De là des méprises étranges sur leur action organique et leur valeur thérapeutique. Il est résulté de cette confusion, *que les auteurs français* n'ont vu, dans les effets des poisons, dits irritans, que PHLOGOSE, IRRITATION, INFLAMMATION, et partant de là, cette induction fallacieuse, erronée, la nécessité d'une médication antiphlogistique.»

Les faits se présentent en foule pour montrer avec quelle légèreté le Dr Biéchy a examiné la question. Dès l'année 1814, mais surtout en 1818, j'ai formellement énoncé: 1° qu'un grand nombre de poisons irritants *sont absorbés,* et qu'ils agissent sur l'économie animale, non-seulement parce qu'ils irritent les parties qu'ils touchent, mais encore *parce qu'ils sont absorbés*, et parce que la partie absorbée affecte gravement le système nerveux, les organes de la circulation, de la respiration, etc.; j'ai dit aussi, et je le maintiens, que dans beaucoup de circonstances, le système nerveux, les organes de la circulation et de la respiration, étaient en outre sympatiquement affectés par suite de l'irritation des tissus avec lesquels les poisons avaient été mis en contact. Je citerai, parmi les substances vénéneuses que j'ai dit être absorbées, le *sublimé corrosif*, l'*acide arsénieux*, le *tartre stibié*, le *chlorhydrate d'ammoniaque*, le *chlorure de baryum*, les *cantharides*, l'*acétate de plomb*, l'ellébore, la coloquinte, la sabine, le *rhus toxicodendron*, l'anémone, l'aconit, la chélidoine, le narcisse des prés, la scille, etc.; 2° que plusieurs poisons irritants laissent à peine des traces de leur séjour sur nos tissus, c'est-à-dire qu'ils développent une inflammation locale peu intense, qui, *dans la plupart des cas*, ne peut pas être regardée comme cause de la mort, et que celle-ci arrive par l'action du toxique sur le cerveau, sur le cœur, sur les poumons, etc., *de la partie absorbée* (*Toxicologie*, 2e édit., publiée en 1818, t. Ier, p. 605). Depuis 1818, chaque jour de nouveaux travaux m'ont conduit à admettre que plusieurs substances, dont l'absorption ne m'avait pas paru d'abord démontrée, étaient réellement absorbées (voy. mes éditions subséquentes). Il est donc faux que les auteurs français n'aient vu, dans les effets des poisons dits irritants, que *phlogose*, *irritation* et *inflammation*. Il est bon de noter que Giacomini était loin d'avoir encore paru sur la scène du monde savant en 1818, et à plus forte raison en 1814.

Mais, dira-t-on, en imputant à la partie absorbée, les accidents des poisons irritants, vous n'avez pas considéré leur action comme *hyposthénisante;* loin de là, vous l'avez envisagée dans un sens opposé, puisque vous avez conseillé les antiphlogistiques pour la combattre. Laissons parler encore le Dr Biéchy : « Quand vous parcourez les observations qu'on nous donne des intoxications par substances corrosives, quel est le tableau que nous font les toxicographes des accidents concomitants? Ils vous représentent le patient avec un facies cadavérique, avec un pouls filiforme; il accuse des frissons, il a des sueurs froides et séreuses; il éprouve lipothymie sur lipothymie, etc. Après la mort, quand on ouvre le cadavre, que trouve-t-on? Quelques rougeurs sur la muqueuse gastro-intestinale, et quelques injections veineuses passives; et l'on voudrait expliquer l'issue fatale et les symptômes morbides par ces insignifiantes lésions anatomiques? En admettant même qu'il y ait dans l'estomac une phlogose grave, des eschares, des perforations, ne voit-on pas qu'il y avait une contradiction flagrante entre les altérations matérielles trouvées après la mort, et les troubles fonctionnels observés pendant la vie? Peut-on encore se demander si les accidents observés sont de nature *sthénique* ou *asthénique?* Qu'est-ce autre chose que l'expression d'une hyposthénie profonde et progressive que ces frissons, cette réfrigération générale, cette pâleur mortelle, ce facies hippocratique, ce pouls filiforme, ces sueurs algides et visqueuses, ces déjections involontaires de fèces et d'urine, ces défaillances extrêmes portées jusqu'à l'insensibilité, et au milieu de cet appareil formidable de symptômes, ce défaut de réaction? Ne trouvons-nous pas quelque analogie entre ces symptômes, l'abaissement de la caloricité, l'affaissement du pouls, la dépression progressive du système de toutes les fonctions, et ceux que nous offrent les hémorrhagies mortelles? Où voit-on dans ces phénomènes, cette *prétendue* conflagration *pyrétique* dont parlent les auteurs, cette phlogose incendiaire qui dévore l'organisme, et à laquelle il faut opposer une médication énergiquement antiphlogistique?»

La réfutation de ce paragraphe ne sera pas difficile. M. Biéchy, trace de l'empoisonnement par les irritants, un tableau qui est loin d'être toujours vrai; en effet, il n'est pas exact de dire que constamment les symptômes de cette intoxication appartiennent à l'*hyposthénie*. Non, il aurait fallu, pour ne pas s'exposer encore une fois au reproche de légèreté, distinguer deux états fort différents dans l'intoxication dont je m'occupe; des observations nombreuses, publiées depuis de nombreuses années, établissent, jusqu'à l'évidence, que dans beaucoup de cas les poisons irritants, soit que cela tienne aux doses employées, au mode d'administration, à la constitution des individus etc., développent une maladie qui ne ressemble aucunement à celle qui a été décrite par M. Biéchy; ainsi, indépendamment des douleurs atroces dans diverses parties de l'abdomen, des vomissements, etc., les malades éprouvent de la fièvre avec un pouls grandement développé, de la chaleur à la peau, des phlegmasies cutanées, une excitation cérébrale manifeste, souvent sans la moindre trace de lipothymie, et l'expérience journalière constate que dans ce cas les émissions sanguines sont utiles. Les auteurs fourmillent d'observations de ce genre: j'en ai inséré plusieurs dans ma *Toxicologie générale,* et, ce qui vaut mieux pour moi, j'ai soigné plusieurs malades qui étaient dans ces conditions. Giacomini et M. Biéchy n'auraient pas manqué de constater des résultats analogues, s'ils avaient eu l'occasion de voir quelques individus empoisonnés.

Ce premier fait une fois posé, il ne reste plus qu'à examiner si les malades dont M. Biéchy a donné la description, sont réellement dans un état d'*hyposthénie* qui exclut les antiphlogistiques et commande l'emploi des excitants. J'admire la hardiesse de ces hommes qui, foulant aux pieds les données fournies par l'analogie et par les tentatives faites sur les animaux, et n'ayant aucune expérience qui leur soit propre, n'hésitent pas à trancher une question aussi grave. Voyons ce que nous apprennent l'analogie et les expériences sur les animaux. *L'analogie.* Que voyons-nous journellement dans des affections incontestablement inflammatoires dans lesquelles pourtant la dépression des forces est extrême; qu'a-t-on vu dans certains cas de *choléra-morbus asiatique?* Des malades, en bon nombre, dans un état *en tout semblable*, ou à peu de chose près, en tout semblable à celui qui a été décrit par M. Biéchy, sous le nom d'état *hyposthénique* (voy. p. 68), traités par les émissions sanguines générales, et surtout locales, *avant la période de réaction*, et dont la situation, loin d'avoir été aggravée, s'est sensiblement améliorée; souvent même les malades ont guéris. Les ouvrages de Broussais, de M. Bouillaud et de plusieurs autres praticiens, nous fournissent des preuves non équivoques de la vérité de cette assertion (voy. le *Traité du choléra-morbus* du professeur Bouillaud).

Si maintenant nous jetons un coup-d'œil sur les résultats fournis par des expériences tentées sur les animaux, dans le but de prouver, qu'en réalité, l'empoisonnement produit par les substances irritantes, constitue un état d'*hyposthénie*, et qu'il y a lieu de le combattre par des médicaments excitants, nous verrons que ces résultats établissent, de la manière la plus évidente, tout le contraire. Rognetta, que l'on trouve toujours prêt à défendre les plus mauvaises causes, a été assez mal inspiré pour prôner outre mesure les idées de Giacomini, et pour affirmer qu'avec la médication tonique et excitante, il guérirait les animaux empoisonnés par l'acide arsénieux. Qu'en est-il résulté? Dix-huit ou vingt chevaux ont été consacrés à ces expériences; on leur a fait prendre des doses d'acide arsénieux, suffisantes pour les tuer dans l'espace de quelques jours, et on leur a administré du bouillon, de l'eau-de-vie pure ou des narcotiques; *tous ces animaux sont morts*, à l'exception d'un seul que l'on a abattu le vingtième ou le vingt-deuxième jour. Plusieurs d'entre eux *ont péri plus vite* que d'autres chevaux empoisonnés de la même manière; *et qui n'avaient pas été soignés*. Le traitement était dirigé par Rognetta. Je ne parlerai pas d'autres expériences faites sur les chiens, car j'ai démontré, en présence de vingt-quatre membres de l'Académie, que *tous ceux* qui avaient été empoisonnés par l'acide arsénieux, qui ne vomissaient pas, et qui étaient soumis à la médication tonique, excitante et narcotique, mouraient rapidement; souvent même la mort arrivait, alors même que les animaux avaient notablement vomi (voy. mon mémoire dans les *Archives gén. de médecine*, septembre 1841).

Que répondre à des résultats aussi accablants pour la théorie de Giacomini? Rien. Je me trompe; on dira peut-être que les expériences sur les chiens et sur les chevaux, sur lesquelles on comptait pourtant beaucoup pour faire triompher des idées préconçues, sont insuffisantes pour résoudre la question, et l'on répétera avec M. Biéchy, qu'elles sont des *parodies* d'empoisonnement sans application clinique. Alors je demanderai qu'on me fasse connaître un certain nombre de cas d'empoisonnement par des substances irritantes chez l'homme guéris par la méthode excitante. On ne le pourra pas. Que l'on place actuellement en regard de tous ces désastres, les nombreux succès obtenus depuis un temps immémorial, par la médication antiphlogistique dans l'intoxication dont il s'agit, et l'on verra de quel côté est la vérité. Non pas que je prétende devoir conseiller les émissions sanguines dans tous les cas d'empoisonnement, où il n'y a pas de signes évidents de réaction; dès l'année 1818 je m'étais élevé contre l'emploi systématique de la saignée, dans tous les cas et dans toutes les périodes de l'empoisonnement par les irritants. «Je suis loin de regarder la *saignée,* disais-je à cette époque, comme spécifique, ainsi que le veut Campbell, et je crois qu'elle ne peut être utile qu'en diminuant les symptômes inflammatoires qui se sont déjà manifestés» (*Toxicologie générale,* t. Ier, p. 234, 2e édit.; 1818). Que penser maintenant de l'à-propos du passage suivant du travail de M. Biéchy? «La médication antiphlogistique est le complément, le corollaire *indispensable de la doctrine* qui établit que les poisons métalliques tuent en irritant. »

Je ne pense pas que ce soit sérieusement que M. Biéchy ait voulu faire valoir un autre argument que voici: «*On a confondu, dans les autopsies, les effets cadavériques du poison avec son action vitale.*» Tout porte à croire, en effet, que les toxicologistes français n'ont pas attendu l'avertissement qui leur a été donné par le médecin de Scélestadt pour apprendre à distinguer les lésions matérielles produites pendant la vie, des effets chimiques qui peuvent se manifester après la mort.

Pour mieux prouver que les poisons irritants déterminent la mort, non pas en irritant les parties qu'ils touchent, mais bien en agissant *dynamiquement* sur nos organes, *par la portion absorbée,* M. Biéchy pose en principe que «plus le poison est concentré, plus son action est lente; et qu'au contraire, plus il est délayé, plus elle est rapide.» Voici les faits à l'appui de cette *hérésie toxicologique:* 1° «MM. Coindet et Christison *l'ont démontré expérimentalement.*» Si ces auteurs ont prouvé que cela est vrai pour l'acide oxalique, ils n'ont jamais établi qu'il en fût ainsi pour les autres poisons. 2° «M. Orfila s'est assuré *qu'en donnant à un animal* 0,75 *à* 1,0 *gramme de baryte dissoute et délayée dans de l'eau, il ne tarde pas à périr; tandis qu'une dose sextuple de la même substance ne produit pas la mort, si elle est donnée très-concentrée.*» Tout cela est faux; qu'on lise mes ouvrages, et l'on y trouvera précisément le contraire. 3° « 12 *grammes d'acide sulfurique* délayé NE CAUSERONT AUCUN PHÉNOMÈNE GRAVE (1); LA MÊME DOSE concentrée et *ingérée* dans l'estomac doit produire une *phlogose gastrique mortelle.* » Comment M. Biéchy ne s'est-il pas aperçu que ce fait donne un démenti formel à la proposition qu'il cherche à faire prévaloir, puisque, suivant lui, les irritants agissent d'autant plus qu'ils sont plus délayés?!!!

Je pourrais en rester là, convaincu que le lecteur a déjà fait justice d'une des plus grandes rêveries des temps modernes; mais comme l'école de Giacomini a encore cherché à saper une autre idée fondamentale de la toxicologie française, je crois devoir consacrer quelques lignes à prouver qu'elle n'a pas été plus heureuse cette fois que sur les autres points. Il s'agit de la théorie des *contre-poisons*. Voici l'acte d'accusation dressé par M. Biéchy contre la médication antitoxique :

« Bien des considérations tendent à faire rejeter la pratique par laquelle on a pour but, dans les empoisonnements métalliques, de neutraliser les poisons par les réactifs chimiques. 1° Dans la majeure partie des cas d'intoxication, on ignore la nature du poison ingéré; 2° on est rarement appelé en temps opportun pour que ce moyen puisse trouver son application, et l'on n'a pas toujours les réactifs sous la main; 3° n'est-il pas beaucoup plus simple de faire rejeter le poison par le vomissement, si déjà sa présence dans l'estomac a entraîné cette évacuation? 4° l'empoisonnement ou les accidents de l'intoxication ne sont pas solidaires de l'action du poison sur l'estomac, mais bien la conséquence de l'absorption de l'agent toxique. Les neutralisants chimiques ne sauraient donc en rien amoindrir ces effets généraux.

« L'intervention des chimistes et des pharmaciens, en matière d'empoisonnement, ne saurait être que funeste. Ces savants spécialistes assimilent les appareils organiques à des réceptacles inertes ou des cornues, et, sous prétexte de neutraliser le poison, vont appliquer à l'économie leurs rêves de laboratoire, et faisant perdre ainsi un temps précieux, irréparable, vont tout compromettre; car, pendant leurs pratiques chimiques, les effets *dynamiques* du poison s'exercent, et leur marche est rapide : au moment où la réaction chimique réussira peut-être, le malade sera mort ou près de mourir. »

Je ne chercherai point à défendre la doctrine des contre-poisons contre les exagérations dont elle a été l'objet dans ces derniers temps : ainsi l'emploi du fer métallique contre les sels de cuivre, celui du protosulfure de fer contre le sublimé corrosif, et surtout celui du protochlorure d'étain, poison irritant, énergique, tant prôné par M. Poumet et par l'Institut contre le même sublimé corrosif, ne sont évidemment

(1) Ceci est faux, à moins que l'acide ne soit excessivement délayé.

susceptibles d'aucune application fructueuse, parce qu'on ne les a pas sous la main, qu'il faut un certain temps pour se les procurer, et que bon nombre d'expériences ont démontré qu'ils n'étaient d'aucune utilité, lorsqu'on les administrait même une ou deux minutes après l'intoxication. Personne plus que moi n'a insisté sur la nécessité de recourir *promptement* à l'emploi des contre-poisons, si l'on voulait en retirer quelques avantages; personne plus que moi n'a par conséquent contribué à les faire considérer comme des médicaments qui pourraient bien ne pas être d'un grand secours dans le traitement de l'empoisonnement, puisque le plus souvent on sera dans l'impossibilité de les administrer en temps utile. Dès l'année 1818 (voy. ma *Toxicologie*, p. 434 du t. Ier, 2e édit.), je prouvais, en parlant de l'empoisonnement par l'acide sulfurique, etc. « que les praticiens ne devraient point se flatter d'arrêter les désordres produits par cet acide en employant la magnésie, qu'autant qu'elle serait ingérée *très-peu de temps* après que l'accident aurait eu lieu, et qu'on la donnerait à plusieurs reprises.»

D'un autre côté, j'ai grandement appuyé sur l'*indispensable* nécessité de débarrasser d'*abord* le malade de la substance vénéneuse qui n'aurait point encore agi, en employant deux sortes de moyens: en *première ligne* j'ai placé les évacuants, puis les neutralisants chimiques (*Toxicologie générale*, 4e édit.). Je ne me suis donc pas montré si fanatique ni si enthousiaste des contre-poisons que M. Biéchy tend à le faire croire, et je dois repousser avec énergie l'accusation qu'il lance implicitement contre la toxicologie française, lorsqu'il dit: «*n'est-il pas beaucoup plus simple de faire rejeter le poison par le vomissement?*»

Est-ce à dire pour cela qu'il faille renoncer à l'emploi de neutralisants chimiques doux, inoffensifs, à la portée de tout le monde, qui, loin de suspendre les évacuations, les *favorisent,* tout en détruisant ou en atténuant l'action vénéneuse de la substance ingérée? A qui persuadera-t-on, par exemple, qu'il n'est pas plus avantageux de chercher à faire vomir les malades avec de l'eau tiède albumineuse, dans l'empoisonnement par les sels mercuriels, cuivreux, stanniques, etc., avec de l'eau tiède tenant du sulfate de soude en dissolution, dans l'intoxication par les sels de baryte et de plomb, ou avec le même liquide également tiède et légèrement salé (chlorure de sodium), lorsqu'on a avalé de l'azotate d'argent, plutôt que d'administrer de l'eau tiède *seule?* Comment ne pas comprendre qu'il y a ici deux bénéfices au lieu d'un seul, celui de faire vomir et celui d'annihiler, en totalité ou en partie, la portion de la substance vénéneuse qui, par une cause quelconque, ne serait pas *aussi promptement vomie* qu'on pourrait le désirer? «Mais, dit M. Biéchy, vous rêvez lorsque vous prétendez que les choses se passent dans l'estomac comme dans les cornues de vos laboratoires?» A cela je répondrai que, si quelqu'un rêve, ce n'est certes pas le chimiste ni le pharmacien, car il est aisé de démontrer par le raisonnement, et par *des expériences directes,* que les réactions chimiques ont exactement lieu de la même manière dans les deux cas ; si les faits n'étaient pas là pour justifier cette assertion, il me suffirait de dire, pour ne laisser aucun doute même parmi ceux qui connaissent à peine les éléments de la science, que les réactions dont j'ai parlé ont lieu, *à l'instant même où les substances sont en contact,* et que dès lors la nature du vase ne saurait exercer la moindre influence sur le résultat. M. Biéchy niera-t-il qu'en administrant la magnésie dans un cas de dyspepsie, de pyrosis, etc., cet alcali neutralise, *dans l'estomac,* les acides qui s'y étaient développés ; niera-t-il les bons effets pratiques de cette neutralisation ? Non certes ; eh bien ! dans ce cas, le praticien ne fait autre chose que d'administrer un contre-poison, en appliquant purement et simplement une donnée de laboratoire. Je regrette pour M. Biéchy qu'il m'ait mis dans le cas de lui rappeler des principes aussi élémentaires.

«Mais, ajoute mon confrère, vous perdez un temps précieux pendant lequel vous devriez combattre les effets *dynamiques du poison.*» Ce que j'ai dit sur le prétendu *dynamisme* que l'on invoque me dispensera de répondre en détail à cette assertion : il est certain que, s'il fallait gorger les malades d'eau-de-vie ou de vin, comme le veut l'école Giacomini, il y aurait danger à différer l'emploi de ces médicaments incendiaires ; mais l'observation se trouve réduite à néant, dès que j'ai prouvé qu'il serait plus que téméraire de recourir à une pareille médication.

Je bornerai ici le relevé des griefs articulés contre l'école française, quoiqu'il me fût aisé de combattre victorieusement quelques autres assertions, aussi peu fondées que les précédentes, et je dirai, en terminant, que les attaques des détracteurs de nos idées ne sont pas de nature à ébranler le moins du monde les esprits sérieux et éclairés qui chercheront à prendre la nature sur le fait. Qu'il y a loin de l'étude expérimentale variée et prolongée, réunie à l'observation clinique la plus attentive, à ces divagations élucubrées dans le silence du cabinet par des médecins qui n'ont peut-être pas vu dans leur vie deux cas d'empoisonnement chez l'homme, et qui à coup sûr ignorent les premiers éléments de l'art d'expérimenter.

Il résulte de tout ce qui précède que je dois ranger parmi les poisons *irritants* ceux qui, *pour l'ordinaire,* enflamment les parties qu'ils touchent, qui sont en outre absorbés, et qui exercent une action délétère sur les centres nerveux, sur les organes de la circulation, de la respiration, etc., action qui, dans beaucoup de cas, devra être attribuée à la fois à la portion absorbée et à l'altération locale, mais qui, dans certaines circonstances, pourra dépendre aussi d'une lésion sympathique des organes les plus essentiels à la vie, occasionnée par l'inflammation des tissus mis en contact avec les toxiques. Si les traces d'irritation locale sont peu sensibles, il est évident que les effets délétères qui se sont manifestés reconnaissent pour cause l'action de la portion absorbée sur des organes importants.

Symptômes produits par les poisons irritants.

Les symptômes produits par les substances irritantes, introduites dans le canal digestif, dépendent presque tous des lésions de ce canal, du système nerveux et des organes de la circulation. Ces symptômes sont : une ardeur et une constriction à la bouche, à la langue, à l'œsophage, à l'estomac et aux intestins ; des douleurs atroces dans toute l'étendue du canal digestif, principalement dans l'estomac et dans l'œsophage ; le hoquet, des nausées fréquentes, des vomissements douloureux, opiniâtres, quelquefois sanguinolents, et qui font craindre la suffocation ; des déjections sanguinolentes avec ou sans ténesme ; pouls petit, serré, fréquent, souvent imperceptible ; respiration gênée, accélérée ; froid glacial ; quelquefois cependant, chaleur intense, soif inextinguible ; dysurie, strangurie et ischurie ; sueur froide ; décomposition subite des traits du visage ; perte de la vue ; rire sardonique ; convulsions et contorsions horribles ; dépravation des facultés intellectuelles. Assez généralement l'intensité de l'inflammation est telle, que les individus sont plongés dans un grand état d'abattement ; ils présentent à peu près les mêmes phénomènes que les malades atteints de la *fièvre* dite *adynamique ;* incapables de faire le moindre effort, ni de se soutenir, ils ne donnent que de légers signes de vie ; alors la langue est rouge sur les bords, sèche, plus ou moins gercée et brune à la surface supérieure, et on observe la plupart des symptômes décrits par Broussais. Les taches pourpres et l'éruption miliaire, que plusieurs médecins ont regardées comme un symptôme de cet empoisonnement, manquent souvent, et sont loin de pouvoir être données comme un de ses caractères essentiels.

On aurait tort de croire que l'on observera l'*ensemble* de ces symptômes chez tous les individus qui auront avalé un poison irritant ; loin de là, il arrive souvent que plusieurs d'entre eux manquent dans tel cas donné, tandis qu'ils se montreront peut-être dans une autre espèce. Il faut donc considérer la description qui précède comme offrant le résumé de ce qui a été vu dans les nombreux empoisonnements par les irritants, et non pas comme exprimant ce que l'on remarque dans chaque cas en particulier.

Les symptômes développés par les poisons de cette classe qui ont été appliqués sur la peau ulcérée, ou sur le tissu cellulaire, varient suivant la nature du poison; s'il est très-caustique, on observe tous les phénomènes qui sont le résultat d'une brûlure et d'une action sympathique sur le système nerveux; la mort est ordinairement précédée d'un abattement fort considérable. Si, au contraire, le poison a été promptement absorbé, indépendamment des phénomènes locaux, on remarque des symptômes qui annoncent une affection de l'estomac, du canal intestinal ou de la vessie, du cœur, des poumons, du cerveau, ou de quelques autres parties du système nerveux, suivant que l'un ou l'autre de ces organes a été affecté.

Lorsque les poisons dont il s'agit ont été injectés dans les veines, il est rare qu'ils développent les mêmes symptômes que ceux qui suivent leur ingestion dans l'estomac ou leur application extérieure; il en est cependant quelques-uns qui sont dans ce cas. La plupart d'entre eux donnent lieu à des phénomènes qui annoncent une action immédiate sur les poumons, sur le cœur ou sur le système nerveux.

Lésions de tissu produites par les poisons irritants.

Parmi les moyens dont le médecin se sert avec le plus de succès pour constater l'existence de l'empoisonnement par les subtances irritantes, les lésions de tissu doivent occuper un rang distingué. En général, tous les individus qui ont succombé à ce genre de maladie, offrent dans leurs tissus des altérations plus ou moins profondes, qui varient suivant la nature du poison ingéré, et le temps pendant lequel il a agi. Les poisons irritants qui font l'objet de ces généralités, laissent fréquemment des traces de leur séjour sur nos organes, et il importe de les connaître parfaitement.

1° Les diverses parties de la bouche, l'œsophage, l'estomac et le canal intestinal sont enflammés; tantôt la membrane muqueuse seule offre, dans toute son étendue, une couleur de feu; tantôt cette couleur est d'un rouge cerise ou d'un rouge noir: alors il n'est point rare de voir les tuniques musculeuse et séreuse participer à cette inflammation, et l'on découvre une quantité plus ou moins considérable de taches noires semblables à des eschares, ou de zones longitudinales d'un rouge foncé, qui dépendent de l'extravasion du sang noir entre les tuniques, ou dans le chorion de la membrane muqueuse. Quelquefois on trouve de petits ulcères ou des eschares dans diverses parties du canal digestif; la membrane muqueuse de l'estomac et des intestins, qui peut être épaissie, est dans certains cas ramollie et réduite en bouillie. Le plus souvent l'inflammation se borne à l'arrière-bouche, à l'estomac et aux gros intestins, phénomène qui paraît tenir à ce que le poison a été plus longtemps en contact avec ces parties qu'avec les autres.

Je pourrais citer à l'appui de ces assertions, les résultats d'ouvertures de plusieurs cadavres d'animaux que j'ai empoisonnés avec différentes substances de cette nature. Je me bornerai à rapporter les détails de deux cas observés par Hoffmann et par Tartra. Le premier de ces auteurs dit (1) qu'un homme de vingt-six ans fut empoisonné par un bouillon contenant de l'acide arsénieux ; il mourut trente heures après. On trouva l'estomac enflammé vers son orifice gauche; la membrane muqueuse rongée, détruite; les intestins en partie gangrenés, et en partie roulés et tordus. Tartra trace l'histoire d'une femme empoisonnée par l'acide azotique, et dont la mort n'arriva que vingt-quatre heures après avoir pris le poison. Les accidents qui la précédèrent dénotaient déjà la gangrène d'une portion du canal digestif. L'autopsie fit voir, dans le fond du grand cul-de-sac de l'estomac, trois ouvertures voisines les unes des autres, de la grandeur d'un écu de 3 francs, à bords fort amincis, usés ou plutôt dissous; il était fort épais et très-rétréci dans le reste de son étendue. L'orifice pylorique offrait plusieurs taches gangréneuses; le duodénum était frappé de gangrène à ses deux courbures et dans toute l'épaisseur de ses parois (2).

2° La membrane muqueuse se détache facilement de la musculeuse, de manière que celle-ci et la séreuse restent parfaitement isolées. Hebenstreit et Mahon regardaient ce signe comme une des preuves infaillibles de l'empoisonnement. Le dernier de ces auteurs dit à ce sujet : «Je crois même, avec Hebenstreit, que le plus infaillible des signes du poison est la séparation du velouté de l'estomac; en effet, si l'on suppose un expert appelé pour examiner le cadavre d'un homme mort après un vomissement de sang, accompagné d'autres symptômes suspects, il est clair que si ce vomissement vient de cause intérieure ou naturelle, on ne trouvera dans l'estomac d'autres vestiges de lésion que des vaisseaux dilatés ou rompus, des inflammations, des points gangréneux, etc.; mais si l'on trouve l'intérieur de ce viscère comme écorché, qu'on reconnaisse des fragments du velouté parmi les matières contenues, il paraît assez naturel de conclure qu'une pareille séparation n'a pu avoir lieu que par l'application de quelque substance corrosive ou brûlante sur la surface interne de l'estomac. Il n'est guère possible de supposer que la putréfaction puisse

(1) Friderici Hoffmanni *Opera omnia physico-medica*, t. III, section II, cap. 8, observatio 3, p. 171.

(2) Dissertation inaugurale, intitulée *Essai sur sur l'empoisonnement par l'acide nitrique*, obs. 14, p. 87.

opérer sur ce velouté les mêmes effets qu'elle produit sur l'épiderme des cadavres : car les rugosités ou les plis de cette membrane intérieure du ventricule ne permettent pas cette séparation subite ; et d'ailleurs, l'ouverture très fréquente de l'estomac des cadavres ne m'a jamais présenté de séparation du velouté produite par la putréfaction lors même que cette putréfaction était très-avancée dans toutes ses parties. Ces observations, constatées par celles d'Hebenstreit, me paraissent autoriser des experts à considérer ce signe comme le plus positif, quoique d'ailleurs on puisse concevoir que, dans le reflux de certaines matières atrabilaires, ceux qui sont attaqués depuis longtemps de la maladie noire soient quelquefois dans le cas de présenter des effets analogues. Si ce cas très-rare avait lieu, on aurait à justifier l'existence de cette atrabile soit par les vestiges qu'on trouverait dans l'estomac, soit par les considérations prises du tempérament du sujet et de ses maladies antécédentes » (1).

3° Assez souvent les poumons sont le siége d'une altération marquée ; ils sont plus ou moins enflammés ; leur couleur est rouge ou violette ; leur tissu, serré, plus dense, moins crépitant que dans l'état ordinaire, contient une certaine quantité de sang ou de sérosité sanguinolente. Ces phénomènes peuvent tenir aux efforts répétés et infructueux de vomissements ; je pense cependant qu'ils sont souvent le résultat d'une action spéciale de la substance vénéneuse sur les poumons.

4° Les ventricules et les oreillettes du cœur sont plus ou moins distendus par du sang différemment coloré, suivant l'époque à laquelle on ouvre les cadavres. Dans une multitude de circonstances, ce fluide se trouve coagulé une ou deux heures après la mort, et presque constamment il est dans cet état au bout de quinze ou dix-huit heures. Ce fait d'anatomie pathologique, dont je garantis l'exactitude, est loin de confirmer l'opinion des auteurs qui ont avancé que, dans l'empoisonnement par les substances végétales, le sang restait fluide pendant longtemps. A la vérité, ils ont principalement voulu parler des substances narcotiques ; mais nous verrons, en faisant l'histoire de ces poisons, que leur assertion est tout à fait dénuée de fondement.

Dans certaines circonstances, les ventricules du cœur, ou plutôt la membrane qui les revet à l'intérieur, les colonnes charnues, les oreillettes ou les pelotons graisseux contenus dans ses cavités, sont plus ou moins enflammés, scarifiés ou ulcérés : le sublimé corrosif et l'acide arsénieux déterminent assez souvent cette lésion.

5° Quelquefois la membrane interne de la vessie urinaire est injectée,

---

(1) Mahon, *Médecine légale*, t. II, p. 280.

enflammée, etc. On n'observe guère cette lésion que dans les cas d'empoisonnement par les cantharides.

6° Le cerveau et les méninges n'offrent point de lésion notable; cependant on remarque quelquefois un engorgement des vaisseaux veineux qui rampent à la surface externe de cet organe.

7° Quelquefois la puissance corrosive de ces poisons s'étend sur la peau, qui se recouvre de taches noires, comme gangréneuses. Morgagni parle d'une femme empoisonnée avec de l'arsenic, qui offrit après sa mort la face postérieure du corps entièrement noire de la tête aux pieds; les poumons étaient gangrenés, l'estomac et le duodénum rongés (1).

Les caractères dont je viens de faire mention manquent quelquefois dans l'empoisonnement par les irritants, et les cadavres ne présentent aucune altération. Lorsque je traiterai, dans la dernière section de cet ouvrage, des devoirs du médecin qui a été consulté par le magistrat, je ferai connaître la conduite qu'il doit tenir dans ces cas presque toujours épineux.

Action générale des poisons irritants sur l'économie animale.

Les détails dans lesquels j'entrerai en décrivant les symptômes produits par chacun des poisons de cette classe démontreront jusqu'à l'évidence combien leur mode d'action est loin d'être identique : en effet, quelques-unes de ces substances vénéneuses *irritent fortement* les tissus avec lesquels on les met en contact; il en est d'autres dont l'absorption est extrêmement facile qui se bornent à produire une *légère irritation*, et qui ne détruisent la vie que parce qu'elles ont été transportées dans le torrent de la circulation; enfin un certain nombre d'entre elles occasionnent la mort en irritant *fortement* les tissus sur lesquels on les applique, et en agissant sur les organes plus ou moins éloignés, après avoir été absorbées. Ces considérations suffisent pour prouver qu'il faut examiner le mode d'action de chacun de ces poisons, si l'on ne veut pas s'exposer à commettre des erreurs graves.

Traitement général de l'empoisonnement par les irritants.

Parmi les poisons de cette classe, il en est un certain nombre dont on doit chercher à combattre les effets par des contre-poisons que l'expérience a démontré être très-efficaces, en se conformant toutefois aux préceptes établis en parlant du traitement de l'empoisonnement consi-

(1) *De Causis et sedibus morbor.*, epist. LIX, art. 3. p. 24.

déré d'une manière générale (voyez p. 27 et les articles *Acides et Alcalis concentrés, Sublimé corrosif, Vert-de-gris, Tartre stibié, Sels d'argent, d'étain, de plomb, de baryte*).

Si le temps qui s'est écoulé depuis l'empoisonnement ne permet plus d'espérer des avantages marqués de l'emploi des contre-poisons, ou que la substance vénéneuse avalée soit du nombre de celles dont on ne connaît pas encore le contre-poison, il faudra recourir aux médicaments qui peuvent calmer, diminuer, et même faire disparaître les symptômes de l'empoisonnement: ainsi, après avoir favorisé le vomissement à l'aide d'abondantes boissons albumineuses tièdes, et même au moyen de l'eau tiède ou froide, on pratiquera des saignées générales, on appliquera des sangsues, etc. (1). Dans le cas où les vomissements seraient très-violents, on ferait prendre quelques gouttes de laudanum de Sydenham. On appréciera ensuite la nature des phénomènes nerveux développés, et on les combattra par des moyens appropriés qui devront varier suivant le genre de lésion.

---

(1) Les anciens auteurs avaient déjà remarqué l'avantage qu'il y a à faire vomir, dans le cas d'empoisonnement. Dioscoride, dans son livre *des Poisons*, recommande l'eau, l'huile et le beurre, comme vomitifs. Voici comment Matthiole raporte le passage de cet auteur : *Quod si qui forsan obmutescentes, aut temulenti, aut nolentes alioqui venenum a se egeri, nullam nobis ejus cognitionem præbant, tum protinus accedendum ad ea quæ communiter epotis quibuscunque venenis opitulari consueverunt. Atqui nullum magis in omnia valens auxilium dari potest, quam ut proximo loco virus foras exhauriatur, priusquam invalescat. Quare sine mora calidum oleum ex aqua, aut seorsum ut vomitare cogantur, dari convenit. Aut si oleum natura loci negat, butyrum cum aqua calida, aut malva, aut lini semine, aut trago, urtica, fœno græco, aut halicæ decocto, vicem ejus exhibebit. Hæc enim non modo vomitionibus exigent vi illa sua laxatrice, aut nauseam ciente; sed alvum quoque subducent, et corporum inanitione ita adversabuntur, ut acrimonias venenorum hebetent.* (Petri-Andreæ Matthioli, lib. VI, p. 711; Venetiis, 1558.)

Ambroise Paré dit : « Et où quelqu'un aurait soupçon d'avoir pris quelque poison par la bouche, ne faut dormir en tel cas, car la force du venin est quelquefois si grande et si forte ennemie de nature, qu'elle exécute son pouvoir; que souvent elle monstre tel effet en nos corps que faict le feu allumé en paille sèche; car souvent advient que ceux qui sont empoisonnez deuant que pouvoir avoir secours des médecins et chirurgiens meurent. Donc subit il se doit faire vomir en prenant de l'huyle et eau chaude: en lieu de l'huyle, on fera fondre du beurre, et le prendre avec eau chaude ou décoction de graine de lin, ou fenu grec, où quelque bouillon gras, car telles choses font jeter le venin hors par le vomissement : joinct qu'elles laschent le ventre, et par telles évacuations le venin est vidé hors, et son acrimonie amortie. » (*OEuvres d'Ambroise Paré*, 11e édit., *des Venins*, liv. XXI, chap. 7, p. 485.)

CHAPITRE Ier. — Des poisons irritants minéraux.

DU PHOSPHORE.

Action sur l'économie animale.

Le phosphore, dissous dans l'huile d'olives et injecté dans les veines, produit la mort dans un espace de temps très-court ; introduit dans l'estomac, il détermine des accidents extrêmement variables, suivant la dose et l'état de division dans lequel il a été administré, et qui occasionnent souvent la mort. Quel est le mode d'action de cette substance vénéneuse ?

Expérience Ire. — M. Magendie a fait voir que lorsqu'on injecte de l'huile phosphorée dans la plèvre d'un chien, au bout de quelques minutes l'animal exhale à chaque expiration une vapeur blanche assez abondante. Le phénomène est beaucoup plus sensible, lorsqu'on injecte cette préparation dans la veine jugulaire : on n'a point encore terminé l'injection, que déjà l'animal rend par les narines des flots de vapeurs blanches, et il ne tarde pas à expirer (1).

Expérience II. — J'injectai 4 grammes d'huile phosphorée dans la veine jugulaire d'un chien très-fort : sur-le-champ l'animal exhala par la bouche et les narines des vapeurs abondantes; sa respiration devint haletante et excessivement difficile, et il mourut dans cet état au bout de vingt minutes, après avoir rejeté une très-grande quantité de sérosité sanguinolente. La mort ne fut précédée d'aucun symptôme nerveux remarquable. On l'ouvrit immédiatement après : le sang contenu dans le ventricule gauche du cœur était fluide et noir comme celui qui remplissait le ventricule droit. Les poumons offraient plusieurs plaques livides, d'un tissu serré et moins crépitant qu'il ne l'est dans l'état naturel; dans le reste de leur étendue, ils étaient roses. L'estomac ne présentait aucune altération.

Expérience III. — On a détaché et percé d'un trou l'œsophage d'un petit chien; on a introduit dans son estomac quatorze petits cylindres de phosphore pesant 7 grammes et demi, et on a lié l'œsophage au-dessous de l'ouverture, afin d'empêcher le vomissement : l'animal n'avait point mangé depuis trente heures. Il n'a éprouvé aucune envie de vomir; il n'a poussé aucun cri plaintif, et il est tombé dans un état d'abattement assez considérable : il est mort vingt et une heure après l'opération. La membrane mu-

---

(1) *Expériences pour servir à l'histoire de la transpiration pulmonaire ;* mémoire lu à l'Institut de France, en 1811, p. 19.

queuse de l'estomac était fortement enflammée, et recouverte d'une matière filante et floconneuse, que l'on pouvait détacher avec la plus grande facilité; la tunique musculeuse était d'un rouge vif dans une partie de son étendue. L'estomac contenait une petite quantité d'un fluide verdâtre, épais; la membrane muqueuse qui tapisse le duodénum, le jéjunum et la première moitié de l'iléon, était d'un rouge pourpre, et enduite d'un fluide très-épais, noir comme de l'encre. On ne voyait point de phosphore dans les parties du canal digestif dont je viens de parler. La dernière moitié de l'iléon offrait dix nodosités placées à une distance variable les unes des autres; ces nodosités étaient formées par dix cylindres de phosphore rougeâtre, pesant 5 grammes 2 décigrammes, qui étaient recouverts d'humidité, et répandaient une fumée assez abondante lorsqu'on ouvrait l'intestin qui les contenait. La membrane muqueuse, correspondant à l'endroit où ils étaient placés, était beaucoup moins rouge que celle qu'ils avaient déjà franchie. On remarquait, vers la dernière portion du colon, trois autres nodosités formées par trois petits cylindres de phosphore, pesant 1 gramme 4 décigrammes, et la membrane muqueuse de cet intestin était encore moins rouge que celle qui tapisse la fin de l'iléon. Dans l'intérieur du rectum, on voyait le quatorzième cylindre de phosphore enveloppé dans une petite quantité de matières fécales, et ne pesant que 3 décigrammes; la tunique interne de ce intestin était dans l'état naturel. On voit donc qu'après la mort de l'animal, on ne retrouva que 6 grammes 9 décigrammes de phosphore.

Expérience IV. — On fit avaler à un chien de moyenne taille 4 grammes de phosphore coupé en huit petits morceaux; l'animal avait très-bien mangé deux heures auparavant. Au bout de quatre heures, il n'avait rien éprouvé de remarquable; il n'avait point eu la moindre envie de vomir. Le lendemain, il refusa des aliments; il était un peu abattu. Il mourut le troisième jour, sans avoir été agité de mouvements convulsifs. La membrane muqueuse de l'estomac était d'un rouge pourpre dans toute son étendue; celle qui tapisse le duodénum et le jéjunum était également très-rouge; il n'y avait point d'altération marquée dans les autres intestins. On remarquait dans le colon et le rectum les petits cylindres de phosphore colorés en rouge et d'un volume moindre que celui qu'ils avaient avant leur ingestion.

Expérience V. — A onze heures et demie, on a introduit dans l'estomac d'un chien fort, quoique de petite taille, 1 gramme 30 centigrammes de phosphore dissous dans 12 grammes d'huile d'olives. Au bout d'une minute, il a exhalé par la bouche et par les narines une vapeur abondante, ayant l'odeur de phosphore; il a poussé des cris excessivement plaintifs; il semblait être en proie aux plus vives douleurs; il s'est couché sur le côté, où il est resté commme immobile, sans éprouver de convulsions. Trois quarts d'heure après l'introduction de la substance vénéneuse, il a vomi des matières jaunâtres, fumantes, ayant une odeur alliacée; il a continué à se plaindre, et il est mort à quatre heures. Six minutes avant d'expirer, il s'est débattu avec force; tous ses muscles étaient agités de mouvements convulsifs, et il fesait des contorsions horribles. L'estomac était vide et percé de trois trous dans la moitié correspondante au cardia; deux de ces trous étaient larges comme une pièce de 1 franc; l'autre plus grand et circulaire, avait près de 3 centimètres de diamètre. La membrane muqueuse des portions de l'estomac qui n'avaient point été trouées était réduite en une bouillie filante; la tunique musculeuse offrait de larges ulcérations. Les poumons étaient rouges, gorgés de sang, nullement crépitants.

Expérience VI. — On a fait avaler à un jeune chien caniche 3 centigrammes de phosphore fondu dans 32 grammes d'eau à la température de 48°. Au moment de la déglutition, il s'est exhalé de la gueule une forte odeur d'ail. L'animal a mangé et bu pendant deux jours, et il est mort le troisième jour au milieu des convulsions. On voyait au cardia et au pylore quelques taches noires; l'encéphale et les autres organes étaient sains.

Expérience VII. — On a fait prendre à un chien âgé de trois ans 7 centigrammes de phosphore fondu dans de l'eau à 48°. Sur-le-champ l'animal a exhalé une odeur fortement alliacée. Il était abattu, inquiet et triste; mais il n'a point refusé la nourriture pendant quatre jours. Il est mort le cinquième dans d'affreux mouvements spasmodiques. On l'a ouvert sur-le-champ: ses membres étaient très-roides; il y avait plusieurs ecchymoses dans le tissu cellulaire graisseux qui avoisine la base des ventricules du cœur, la surface des oreillettes et de la portion des artères pulmonaire et aorte contenue dans le péricarde. En ouvrant l'estomac, on sent une odeur d'ail; les intestins exhalent une odeur analogue, mais moins pénétrante; la tunique muqueuse du canal digestif, surtout celle de l'estomac, est contractée et comme plissée, et se sépare facilement, quoique épaissie par un enduit muqueux fort adhérent. Les intestins grêles contiennent une grande quantité d'une matière noirâtre. La vessie, très-rouge à l'intérieur, renferme environ 125 grammes d'urine. Le cerveau est rénitent; ses veines sont remplies d'un sang noir; les méninges sont injectées, la pie-mère est ecchymosée (1).

Expérience VIII. — Un canard, ayant bu de l'eau qui était restée dans une marmite de cuivre, dans laquelle on avait préalablement gardé du phosphore, ne cessa qu'à la mort de couvrir ses femelles (Pelletier).

Observation I. — Ed. P., âgé de vingt-huit ans, avale, le 27 avril 1824, 3 centigrammes de phosphore fondu dans de l'eau très-chaude. N'éprouvant aucun effet, il en prend, trois jours après, dans le même véhicule et en une seule dose, 8 à 10 centigrammes: il déjeune immédiatement après, et ne ressent rien d'extraordinaire; mais vers les cinq heures du soir, étant à table, il éprouve des douleurs atroces dans l'abdomen aussitôt après avoir pris quelques aliments; il a des vomissements pénibles et continuels, et des déjections alvines abondantes. Le lendemain, le ventre, au lieu d'être relâché, était dans un état de constriction extrême; l'emploi d'injections émollientes n'avait procuré aucun soulagement ni produit d'excrétion. (*Quelques bouillons, eau sucrée ou rougie.*) Le 2 mai, Ed. n'avait cessé de

(1) Ces deux expériences et l'observation 1 sont extraites d'um mémoire lu à la Société médicale d'émulation, en 1825, par le docteur Worbe.

vaquer à ses affaires; il parcourut ce jour-là à pied l'espace de deux myriamètres. Le docteur Worbe vit le malade le 4 mai, à sept heures du matin. L'abdomen était très-tendu, la région épigastrique excessivement douloureuse; il n'y avait aucune trace de priapisme. Le malade était dans le plus grand abattement; il ne pouvait se coucher que sur le dos; il n'articulait qu'avec peine et lenteur le récit de ses souffrances; les traits de la face conservaient leur régularité; ils avaient une sorte de fixité qui donnait à la physionomie un air singulier de tristesse, de langueur et comme d'égarement; la langue et la bouche étaient dans l'état normal; les lèvres et la peau offraient une nuance livide; la conjonctive était assez fortement colorée en jaune; les yeux, mornes, s'ouvraient difficilement, et ne pouvaient supporter longtemps le contact de la lumière; les pupilles, peu sensibles à l'action de cet agent, n'étaient ni dilatées ni contractées; la respiration et la circulation paraissaient dans l'état naturel; toutefois le pouls était un peu dur; l'urine n'offrait rien de remarquable; depuis le premier jour, il n'y avait plus de déjections alvines. (*Sangsues à l'épigastre, bain général, fomentations, cataplasmes et lavements émollients, eau de gomme.*) Les sangsues ne furent appliquées qu'à midi. A dix heures du soir, Ed. ne reconnaissait plus personne; il s'agitait convulsivement; il arrachait avec violence tout ce qu'on plaçait sur l'abdomen; il portait automatiquement les mains sur la région épigastrique; le ventre était contracté, et l'on excitait des cris plaintifs et des mouvements désordonnés lorsqu'on le touchait; la bouche était fortement serrée, les paupières ne s'ouvraient qu'avec peine; le malades poussait par intervalles des sanglots effrayants. Le 5, à sept heures du matin, Ed. était dans la même situation. On appliqua, d'après l'avis du docteur Bézian, quinze sangsues à chaque cou-de-pied, qui procurèrent une grande perte de sang. Le ventre était météorisé. Le docteur Flourens proposa d'appliquer encore quelques sangsues autour de la tête, ce qui fut exécuté; cependant l'état du malade empirait à chaque instant. A l'écoulement involontaire de l'urine, se joignaient d'abondantes évacuations alvines, qui étaient immédiatement suivies d'une extrême flaccidité des parois de l'abdomen; la respiration était lente et facile, les battements du cœur étaient réguliers et profonds. A dix heures du soir, le pouls n'était plus sensible à l'artère radiale: alors toute la surface du corps, d'une couleur jaune assez intense, était couverte d'une sueur glaciale, qui était plus abondante au front; déjà les extrémités étaient froides; tout annonçait une mort prochaine, et, en effet, Ed. succomba le 6 mai, à trois heures du matin.

Le sujet était blond, de la taille de 1 mètre 70 centimètres, bien musclé et d'un bel embonpoint. La mort n'avait point altéré sa physionomie; les membres n'offraient point la rigidité ordinaire; la peau était jaune; les veines sous-cutanées du ventre et de la partie supérieure de la cuisse étaient saillantes et ramifiées; le scrotum était bleuâtre. Il y avait dans la poitrine une assez grande quantité de sérosité noirâtre; les poumons étaient gorgés de sang; le cœur, mou, affaissé sur lui-même, ne contenait que très-peu de sang. La membrane muqueuse de l'estomac était la seule enflammée; les autres tuniques, ainsi que le duodénum, étaient pâles et flasques; le tissu cellulaire sous-muqueux de ces viscères était distendu par des gaz; on voyait, aux orifices cardiaque et pylorique, des taches noires ou plutôt ardoisées, qui étaient de véritables ecchymoses; les intestins étaient ballonnés, et renfermaient à peine un peu de fluide. La vessie était dans l'état naturel, et contenait à peu près 120 grammes d'urine. Il fut impossible d'ouvrir le crâne.

Observation II. — Un pharmacien prit en un jour d'abord 5 centigrammes, et ensuite 10 centigrammes de phosphore, sans éprouver d'accidents. Le lendemain, il en avala 15 centigrammes d'un coup dans du sirop. Dans la soirée, il sentit un malaise général, un sentiment de constriction dans l'abdomen qui dura trois jours, et alors il fut pris de vomissements violents et continuels, dans lesquels il rendait une matière qui avait l'odeur d'ail. Le dix-septième jour, il eut aussi des convulsions, du délire et des contractions dans la main gauche; la mort suivit promptement. (Julia-Fontenelle, *Revue médicale*, t. III, p. 429; 1829.)

Observation III. — Un jeune homme, faible et impotent, prit, sur la recommandation d'un charlatan, du phosphore dans du pain et du beurre; il éprouva une douleur violente dans l'estomac et des vomissements continuels; il rendait de petits fragments de phosphore, à l'aide des lavements qu'on lui administrait. La mort survint au bout de quatre heures.

Nécropsie. Il s'échappa beaucoup de sang fluide à la première incision que l'on fit à la peau du ventre. L'épiploon et la tunique séreuse de l'estomac et des intestins étaient rouges; la membrane muqueuse de l'estomac et du duodénum était enflammée, et en apparence gangrenée; les gros intestins étaient réduits au volume du petit doigt; les ganglions mésentériques étaient engorgés, et la rate enflammée. (Flaehsland, *Medizinische, chirurgische Zeilung*, t. IV, p. 183; 1826.)

Observation IV. — Un homme de quarante-neuf ans avait un affaiblissement général du système musculaire, avec tremblement des membres, produit par des émanations saturnines. Il avait été traité pendant longtemps par la strychnine et par le chlorhydrate de morphine; il était sans fièvre. On prescrit une potion contenant 4 grammes d'éther phosphoré, qui représentait 12 milligrammes de phosphore; pendant sept jours, la potion est continuée, et la dose du phosphore portée à 25 milligrammes, en même temps qu'une pommade phosphorée est ordonnée. Amélioration. Le huitième jour, prescription de 5 centigrammes de phosphore en dissolution dans de l'huile et mêlé à une potion émulsive. Saveur désagréable, et sensation âcre et brûlante dans la gorge. Le lendemain, on continue l'usage de la potion; mais elle avait été exposée au soleil, et *répandait des vapeurs abondantes d'acide hypophosphorique.* A la troisième cuillerée, chaleur brûlante le long de l'œsophage et de l'épigastre; vomissements de mucosités blanchâtres; abdomen douloureux à la pression; pouls petit, fréquent; refroidissement des extrémités. Le surlendemain, augmentation des vomissements; pouls à peine sensible. Dans la journée, cessation des battements du pouls; douleurs générales des membres, facultés intellectuelles un peu obtuses; affaiblissement de plus en plus considérable. Mort dans les vingt-quatre heures. (Martin-Solon, *Dict de méd. et de chir. pratiques*, art. *Phosphore.*)

M. Devergie prétend que le phosphore n'a agi ici avec autant d'intensité que parce qu'il a été transformé en acide hypophosphorique pendant son exposition au soleil. On ne saurait admettre une pareille explication; car l'acide hypophosphorique, résultant de l'action de l'oxygène de l'air sur *cinq centigrammes* de phosphore, est en trop petite proportion et se trouve trop étendu dans la potion pour pouvoir déterminer, je ne dirai pas la mort, mais même des accidents légers.

Observation V. — M. Delis, en montant du phosphore dans les tubes, aspira le liquide sans ménagement; le voile du palais fut cautérisé.

Observation VI. — Pelletier père, ayant laissé par mégarde dans sa poche du phosphore enveloppé dans du papier, eut la cuisse tellement brûlée, qu'il tarda six mois à se rétablir, quoiqu'il eût été promptement secouru.

On a de la peine à concevoir que M. Devergie ait adopté sans critique l'observation, rapportée par Lebelstein-Lebel, d'un épileptique qui succomba, dit-il, pour avoir pris *six ou sept milligrammes* (1/8 de grain) de phosphore solide. C'était le cas de dire : *Post hoc, ergo non propter hoc.*

Observation VII. — Le docteur Bouttatz prit dans la journée, et en plusieurs doses, environ 5 centigrammes de phosphore dissous dans l'éther. Chaque dose se composait de 24 gouttes d'une dissolution composée de 40 centigrammes de phosphore et de 32 grammes d'éther; il en prenait une toutes les deux heures. La première occasionna quelques nausées. La seconde éveilla singulièrement l'appétit; le pouls devint plus fréquent et la chaleur plus intense. Le soir, les forces, la sécrétion de l'urine, et l'ardeur vénérienne, étaient augmentées, mais sans aucun inconvénient pour l'expérimentateur.

Observation VIII. — Alphonse Leroy prit 17 centigrammes de phosphore, et fut très-incommodé pendant deux heures. Son urine était très-rouge; il but fréquemment de petites doses d'eau très-froide, et le malaise disparut. Le lendemain, ses forces muculaires étaient doublées, et il éprouvait une irritation vénérienne insupportable.

Observation IX. — Une actrice de Cadix s'est empoisonnée avec un paquet d'allumettes phosphorées (dites allemandes), qu'elle avait préalablement fait macérer dans du vinaigre. Elle a éprouvé, pendant huit jours, les douleurs les plus atroces, et elle a succombé en présentant des symptômes analogues à ceux de la rage. (*Journal de chimie médicale,* t. II, p. 668; 1846.)

Observation X. — Un enfant de quinze à dix-huit mois mangea une certaine quantité de pâte devant servir à confectionner les allumettes phosphorées; peu de temps après, il fut saisi de douleurs atroces. Au bout de deux jours, l'enfant était continuellement tourmenté par ces douleurs, sans pouls, et respirant à peine. On appliqua des sangsues, mais six heures après le malade avait cessé de vivre.

On trouva de nombreuses lésions sur la membrane interne de l'estomac, et quelques perforations du côté du pylore. (*Journal de chimie médicale*, année 1844, p. 394.)

Observation XI. — Un enfant de trois ans succomba en vingt-quatre heures, à la suite de douleurs abdominales très-vives, de déjections alvines, et de mouvements convulsifs horribles, pour avoir mangé de la pâte phosphorée. Les matières alimentaires trouvées dans l'estomac contenaient du phosphore. (*Ibid.*, p. 510.)

Observation XII. — Un enfant de dix ans, soigné par un charlatan anglais, prit 72 gouttes d'une potion composée de 48 grammes d'huile d'olives, de 2 grammes de phosphore, et d'un peu d'essence de bergamote. Par suite de ce traitement, qui fut continué pendant vingt-quatre jours, le petit malade fut saisi de vomissements avec violentes douleurs d'entrailles, de stupeur avec convulsions, d'une dyspnée extrême, puis il succomba. On trouva dans la partie intérieure de l'œsophage, sur une longueur de 41 millimètres, une ligne noire semblable à celle qui aurait été produite par le contact d'un pinceau imbibé d'une forte solution de potasse caustique. (*Ibid.*, année 1845, p. 379.)

Observation XIII. — Marie R... administre à son mari, le 25 mai 1847, une soupe contenant de la pâte phosphorée. Une demi-heure après, le mari ressent de vives douleurs dans l'estomac, accompagnées d'une soif ardente et inextinguible. Le lendemain, R... mange encore quelques cuillerées de soupe; le soir il vomit. Le jour suivant, après une nouvelle ingestion de soupe, nouveau vomissement; depuis le 25, R... est anéanti et comme un homme ivre; il se met au lit. Le 29, Marie lui fait prendre, dans un verre, du vin rouge, au fond duquel existe une matière blanchâtre d'apparence graisseuse; bientôt après, R... sentit ses membres se tendre et se roidir. Le mal devint tel qu'il croit n'avoir plus qu'un instant à vivre. On lui donne des vomitifs, qui procurent un très-grand soulagement. Le 30, après avoir reconnu l'empoisonnement, un médecin administre les remèdes appropriés, et le 1er juin R... était hors de danger, bien que dans un état d'extrême faiblesse. Marie avoue son crime et est condamnée, par la cour d'assises du Finistère, aux travaux forcés à perpétuité et à une heure d'exposition. (*Journal de chimie médicale*, année 1847, p. 644.)

Observation XIV. — Le 27 avril 1843, le gouvernement prussien prescrivit d'expérimenter, pendant un an, avec une pâte phosphorée destinée à remplacer l'arsenic pour la destruction des rats, et il recommanda aux autorités des diverses provinces de recueillir les résultats obtenus, afin d'éclairer la question de savoir si l'on devait ou non en ordonner l'emploi exclusif par une ordonnance *ad hoc*. Dans cette instruction ministérielle, on lit que, si le phosphore n'offre guère moins de danger comme poison, qu'on n'en trouve dans l'usage de l'arsenic, il a du moins sur ce dernier l'avantage de perdre ses propriétés toxiques, dans l'espace de quelques jours seulement, par suite de son oxydation. Le cas suivant démontre jusqu'à l'évidence combien cette opinion est loin de la vérité.

Les époux H... habitaient, avec la mère et le frère de la femme, une petite maison qui leur avait été vendue, à la condition d'y loger jusqu'à sa mort la fille de l'ancien propriétaire. Gênés par cette dernière condition, et désireux de se débarrasser promptement de cette fille, ils tentèrent à plusieurs reprises de l'empoisonner d'abord avec le mercure métallique, puis avec de la pâte phosphorée contre les rats, qu'ils achetèrent le 5 mars 1843; mais ayant échoué dans ces tentatives, et la jeune fille se tenant sur ses gardes, ils résolurent d'en finir autrement, et, en conséquence, le frère de la femme H... alla la trouver dans un bois, où il la tua à coups de hache, le 14 mars. Cinq jours après, le cadavre fut retrouvé, et des soupçons planant sur la mère et le frère de la femme H..., ces deux individus furent arrêtés. Dès l'instant de son entrée dans la prison, le jeune homme recommanda à sa sœur de lui apporter régulièrement la nourriture dont il avait besoin, la menaçant, si elle y manquait, de déclarer sa complicité et celle de son mari. D'un autre côté, la mère avait dit à une de ses voisines que son fils avait été accompagné par sa sœur lorsqu'il s'était rendu au bois. Tremblante par la crainte de se voir compromise, la femme H... conçut l'idée de se garantir de ce danger en empoisonnant à la fois sa mère et son frère, et en conséquence, le 20 mars, elle leur porta une soupe à la farine et au lait, dans laquelle elle avait mélangé la moitié environ de la pâte phosphorée achetée précédemment par son mari. Cette soupe, au moment où le jeune homme commença à en goûter, lui parut si mauvaise, et il en éprouva une telle chaleur dans le gosier, qu'il n'en mangea que deux ou trois cuillerées au plus, disant qu'elle avait mauvaise odeur; mais la mère, poussée par la faim, ne fit pas attention à cela, et mangea la presque totalité.

Une heure après ce repas, les deux prisonniers se sentirent mal à l'aise; la mère se plaignait d'une forte distension de l'abdomen, d'anxiété, et plus tard de chaleur et de tranchées dans les intestins; en même temps elle se trouva tourmentée par une soif ardente, par des envies de vomir, et bientôt elle fut prise d'une diarrhée abondante qui persista toute la nuit du 20 au 21, et même encore pendant toute cette dernière journée.

Les douleurs intestinales qu'éprouva le jeune homme furent assez vives, mais néanmoins elles cédèrent après quelques évacuations diarrhéiques.

Dans la journée du lendemain, les accusés furent confrontés avec le cadavre de la jeune fille assassinée. La mère avait alors le facies misérable et décomposé, elle pouvait à peine se tenir sur ses jambes, et elle répondait d'une manière tout à fait incohérente aux questions qui lui étaient adressées; elle tomba bientôt dans un délire tranquille entrecoupé de moments lucides. Mais à partir du 22, vers le milieu du jour, elle ne reconnut plus personne; l'anxiété et l'inquiétude allèrent en croissant, et la mort survint dans la nuit du 22 au 23.

Dès le 25, on voulait procéder à l'inhumation; mais le jeune homme, dans un interrogatoire qu'il avait déjà subi, avait avoué son crime, et en même temps avait déclaré que sa mère était empoisonnée; aussi l'autorité judiciaire ordonna-t-elle aussitôt l'arrestation de la femme H..., et en outre de procéder à l'examen cadavérique de la mère. La femme H... elle-même fit des aveux complets et indiqua l'endroit où elle avait caché ce qui restait encore du poison: on trouva en effet ce dernier, qui consistait en une pâte, dans un petit pot brun, déposé au milieu d'un bouquet de sapins.

L'autopsie fut pratiquée le 27 mars, et présenta les particularités suivantes:

Aspect extérieur du corps. Rigidité cadavérique normale; odeur cadavérique prononcée; coloration verte des téguments de l'abdomen; cavité abdominale légèrement distendue par un dégagement de gaz; yeux légèrement renfoncés dans les orbites et circonscrits par un cercle bleuâtre; veines cutanées fortement développées et paraissant à travers la peau comme de larges cordons d'une couleur bleue foncée; surface antérieure du corps (surtout à la poitrine et à l'abdomen) couverte de taches sanguines un peu saillantes, de la grosseur d'un grain de chènevis et d'une teinte rouge claire (pétéchies), qui contenaient, ainsi qu'on le constatait facilement par l'incision, du sang liquide et rouge clair, déposé entre l'épiderme et le derme; ongles des doigts de nuance bleue-noirâtre, par suite de l'extravasation du sang.

Cavité abdominale. L'ouverture des téguments donne lieu au dégagement d'une quantité assez considérable d'un gaz de mauvaise odeur, qui toutefois ne rappelle pas d'une manière bien évidente celle qui est propre à l'ail. Le péritoine et l'épiploon sont d'une couleur rouge inflammatoire; les veines épiploïques et mésentériques sont gorgées d'un sang foncé. L'estomac est, à l'extérieur, coloré en gris sale tirant sur le rougeâtre; le duodénum et le jéjunum, jusqu'à la valvule iléo-cœcale, sont d'une teinte foncée rouge brune et marqués çà et là de taches verdâtres; le gros intestin est légèrement teint en rouge. L'estomac, enlevé après l'application de ligatures, contenait environ 60 grammes d'une pâte liquide épaisse, de couleur grise verdâtre: sur sa paroi postérieure, à peu de distance de l'orifice pylorique, il existait deux ulcères gangréneux, qui avaient détruit la membrane muqueuse dans l'étendue d'une lentille environ; les bords de ces ulcérations étaient formés par un boursouflement gris noirâtre de la membrane muqueuse; dans le grand cul-de-sac, on remarquait une troisième ulcération, de la grandeur d'une pièce de 15 sous, et qui avait détruit toutes les membranes de l'estomac jusqu'à la tunique péritonéale. La membrane villeuse, depuis le cardia jusqu'à la paroi inférieure du viscère, était en partie d'une couleur grise cendrée et rouge foncée, en partie boursouflée et ramollie. Les veines de l'estomac ressemblaient à des cordes épaisses. La membrane muqueuse de l'intestin grêle, jusqu'à la valvule iléo-cœcale, offrait les traces d'une rougeur inflammatoire foncée disposée en arborisations; elle était épaissie, mais sans la moindre érosion. La membrane muqueuse du gros intestin ne présentait rien d'anormal. On ne découvrit, dans toute l'étendue du tube digestif, ni grains métalliques, ni autres substances suspectes ; on remarquait seulement, dans l'iléon et le gros intestin, quelques parcelles de matières fécales jaunes verdâtres. La portion du lobe gauche du foie (celle qui s'appuie sur la petite courbure de l'estomac) offrait plusieurs taches phlegmasiques de couleur rouge claire et arborisées. Du reste, le foie ne présentait rien de particulier sous le rapport du volume et de la texture. Tous les autres organes contenus dans la cavité abdominale étaient à l'état normal. La face supérieure et la face inférieure du diaphragme étaient enflammées dans l'étendue de 3 à 4 centimètres, au côté droit de l'ouverture œsophagienne.

Cavité thoracique. Les lobes supérieurs du poumon, de couleur grise ardoisée marbrée, étaient crépitants et ne contenaient pas de tubercules ; les lobes inférieurs, gorgés de sang veineux, étaient fermes au toucher et peu crépitants. Les cavités droites du cœur étaient remplies d'un sang liquide foncé en couleur. Les veines coronaires ressemblaient à des cordes épaisses et noires. L'œsophage offrait des arborisations et une couleur rouge foncée ; sa membrane muqueuse, rouge, enflammée, ramollie, offrait une teinte grise foncée noirâtre au niveau du diaphragme, et il était facile de l'enlever par morceaux en la tirant avec les pinces à disséquer.

Cavité crânienne. Les vaisseaux de la pie-mère, fortement développés, étaient gorgés de sang. Entre la pie-mère et l'arachnoïde, il existait un épanchement très-étendu d'un liquide lymphatique, de couleur opaline d'un blanc jaunâtre, et de l'épaisseur d'une carte à jouer. Ce liquide, dans plusieurs points, agglutinait les deux membranes et les collait l'une à l'autre.

Le restant de la pâte ayant été soumis à l'analyse, il fut facile d'y reconnaître la présence du phosphore.

Le contenu de l'estomac et des intestins ayant été mis en contact avec le papier bleu de tournesol, ce dernier fut rougi, mais plus avec les matières de l'estomac qu'avec celles des intestins.

Des portions prises dans les divers points du canal intestinal furent placées sur une plaque de fer-blanc fortement chauffée, pour rechercher s'il ne s'y trouvait pas encore quelques parcelles de phosphore. Ces portions se carbonisèrent en pétillant et en dégageant des vapeurs abondantes, mais sans déceler la présence du phosphore. La même opération ayant été répétée avec un grand morceau de l'estomac, on vit, avant même que la carbonisation commençât, apparaître plusieurs (sept ou huit) petites flammes claires, de couleur jaune blanchâtre, et pareilles à celles que fournit la combustion du phosphore.

Par la distillation d'une certaine partie du gros intestin, on obtint un liquide incolore, clair, d'une odeur très-désagréable, ramenant au bleu le papier de tournesol rougi par un acide, faisant effervescence par l'addition de l'acide nitrique, se troublant et fournissant par le nitrate d'argent un précipité gris jaunâtre, sale, soluble dans l'acide nitrique, et un léger sédiment noirâtre gris, qui se déposait au bout de quelque temps et présentait tous les caractères extérieurs du phosphure d'argent.

En réitérant l'opération avec les intestins grêles et l'addition d'une certaine quantité d'eau distillée, on obtint des résultats identiques, moins tranchés cependant que dans le cas précédent, en raison de l'eau ajoutée.

En examinant la quantité de pâte qui restait, et en la comparant avec ce qui avait été mélangé par la femme H... à la soupe préparée par elle, M. Groebenschuetz estime que la dose de phosphore qui a été ingérée peut être approximativement fixée de 30 à 45 centigrammes, dose qui aurait donné lieu à des accidents beaucoup plus graves et aurait amené plus promptement la mort, sans la présence de la soupe qui lui servait d'excipient.

L'auteur fait observer que le développement des pétéchies dans l'empoisonnement par le phosphore n'avait pas encore été signalé jusqu'ici, et il remarque en outre que, dans ce cas, les taches étaient d'un rouge clair, tandis que celles qui surviennent chez les sujets empoisonnés par l'arsenic sont d'un bleu foncé. (Groebenschuetz, *Gazette des hôpitaux* du 9 septembre 1843.)

Symptômes et lésions de tissu produits par le phosphore.

Les symptômes et les lésions de tissu auxquels le phosphore donne naissance varient suivant la dose et l'état de division dans lequel il se trouve lorsqu'il est ingéré : 1° S'il est solide, en petits cylindres, et que l'estomac soit rempli d'aliments, les symptômes ne se déclareront que quelques heures après qu'il aura été avalé, et ils seront en tout semblables à ceux qui caractérisent l'inflammation de l'estomac et des intestins. 2° Si le phosphore a été auparavant dissous dans un véhicule, quel que soit l'état dans lequel se trouve l'estomac, et que la dose soit de 1 à 10 centigrammes, il excitera puissamment le système nerveux, et surtout les organes génito-urinaires ; le pouls sera plus fort et plus fréquent ; la chaleur sera augmentée, ainsi que les forces musculaires ; la sueur et l'urine seront plus abondantes, et *les désirs vénériens notablement éveillés*. Si la dose est plus forte, et quelquefois même à la dose de quelques centigrammes, les souffrances les plus cruelles, les vomissements les plus opiniâtres, et les symptômes nerveux les plus alarmants, se manifesteront et annonceront une mort prochaine.

S'il est appliqué à l'extérieur, il enflammera les tissus et produira des brûlures profondes.

Les *lésions cadavériques* consisteront en des traces d'inflammation plus ou moins intense du canal digestif ; les chairs et les organes gastriques pourront exhaler l'odeur du phosphore et être lumineux dans l'obscurité.

Il résulte des faits qui précèdent : 1° Que le phosphore dissous dans l'huile et injecté dans les veines traverse les poumons, absorbe l'oxygène de l'air, et passe à l'état d'acide hypophosphorique ; probablement il se forme aussi de l'acide phosphorique. Le passage de ces acides à travers les vaisseaux délicats des poumons détermine une inflammation presque instantanée de leur tissu, inflammation qui, en s'opposant à ce que les poumons continuent leur action, donne bientôt lieu à l'asphyxie et à la mort. 2° Qu'étant introduit dans l'estomac à la dose de quelques centigrammes, après avoir été dissous dans un véhicule, il est absorbé et excite le système nerveux et les organes génito-urinaires: 3° Que sous cette forme, et à plus forte dose, il peut déterminer la mort, soit par suite de l'absorption dont je parle, soit parce qu'il développe une vive inflammation des tissus du canal digestif, soit enfin par l'action combinée de ces deux causes; quoi qu'il en soit, l'inflammation gastro-intestinale doit surtout être attribuée à la transformation du phosphore en acide phosphorique, au moyen de l'air contenu dans le canal digestif. 4° Que lorsqu'on introduit le phosphore en cylindres dans l'estomac, il se produit de l'acide hypophosphorique qui enflamme les portions des membranes avec lesquelles il est en contact : or, comme le phosphore marche progressivement de l'estomac au rectum, on conçoit que l'inflammation doit être plus forte dans les endroits où il s'est formé la plus grande quantité possible d'acide hypophosphorique, ceux, par exemple, que le phosphore a déjà franchis. 5° Que la combustion est d'autant plus lente que l'estomac contient une plus grande quantité d'aliments (1), le phosphore se trouvant alors enveloppé, et par conséquent plus à l'abri du contact de l'air (exp. 4); 6° qu'il n'est pas exact, comme le suppose M. Devergie, que le phosphore exerce beaucoup plus d'action quand il a été transformé en acide hypophosphorique par le contact de l'air, puisqu'on peut faire prendre à des animaux, sans déterminer d'accidents notables, des quantités de cet acide au moins deux fois plus fortes que les doses de phosphore susceptibles de les tuer, pourvu que ce corps ait été dissous dans une huile; 7° que la mort ne tarde pas à survenir lorsque le phosphore avalé a été préalablement fondu dans l'eau chaude : dans ce cas, la combustion est des plus rapides, et l'animal succombe au milieu des mouvements convulsifs les plus horribles. Il est certain que le produit de cette combustion est de l'acide phosphorique.

Giulio, professeur de médecine à Turin, dans un travail physiologique sur le phosphore, avait tiré les conclusions suivantes : 1° Le phosphore

(1) Il arrive même assez souvent que le phosphore n'a point encore agi sur les tissus de l'estomac plusieurs heures après son ingestion. J'ai donné à un animal une très-grande quantité d'aliments, immédiatement après je lui ai fait prendre 8 grammes de phosphore coupés en vingt petits cylindres : au bout de huit heures, il n'éprouvait aucune incommodité. On l'a ouvert, et on a vu que le phosphore se trouvait enveloppé dans les aliments ; les tissus de l'estomac n'offraient pas la plus légère trace d'altération.

introduit dans l'estomac et dans les intestins des animaux y subit une combustion et y développe les phénomènes propres à cette combustion. 2° L'irritation brûlante causée par le calorique dégagé pendant cette combustion, ainsi que l'impression caustique des vapeurs phosphoreuses, produit une phlogose dans l'œsophage et dans les intestins proportionnelle à la quantité de phosphore avalé, dissous, brûlé. 3° L'inflammation de ces parties, qui suffit pour expliquer la mort de l'animal, n'est pas nécessaire pour la produire; l'impression cuisante faite sur les nerfs de l'estomac et des intestins peut suffire pour expliquer les effets meurtriers du phosphore : de là les tremblements du corps, l'anéantissement des forces, les convulsions effroyables qui, dans ces expériences, se sont constamment manifestés dans les animaux soumis à l'action du phosphore pris intérieurement à dose suffisante (1). 4° La mort des grenouilles, causée par la simple vapeur phosphoreuse et par le seul contact des parties intérieures de la bouche avec le phosphore; la prompte destruction de l'irritabilité de leurs muscles, présentent une preuve irrécusable que le phospore, dans un certain état, jouit d'une force délétère et anéantit la vitalité en détruisant la force nerveuse. 5° L'eau, qui ne dissout point le phosphore, produit des accidents légers, graves ou mortels, en raison de sa quantité et du nombre des parcelles de phosphore qu'elle tient en suspension (2).

Traitement de l'empoisonnement par le phosphore.

Lorsque le phosphore a été pris à l'état solide, l'indication la plus pressante est d'administrer 2 ou 3 grains d'émétique (tartrate de potasse antimonié) : par ce moyen, le médecin parviendra facilement à faire rejeter le poison avant qu'il ait eu le temps d'agir, ou du moins avant qu'il ait produit aucune action marquée. S'il a été ingéré dans un grand état de division, il n'est point douteux qu'il ne soit très-avantageux de faire prendre sur-le-champ au malade d'abondantes boissons albumineuses ou aqueuses contenant de la magnésie en suspension; car ces boissons rempliront l'estomac de liquide, en chasseront l'air atmosphérique, et le phosphore ne pourra plus brûler avec la même rapidité; elles favoriseront le vomissement en distendant considérablement l'estomac, sans ajouter à l'irritation que la substance vénéneuse aurait déjà pu produire; elles satureront les acides hypophosphorique ou

(1) J'ai fait voir que ces symptômes nerveux ne se manifestent que dans le cas où le phosphore a subi un grand degré de division.

(2) Ces expériences ont été faites sur de jeunes coqs et sur des grenouilles (Alibert, *Nouveaux éléments de thérapeutique*, 3e édit., t. I, p. 174).

phosphorique formés, et les empêcheront par conséquent de corroder les tissus avec lesquels ils sont en contact.

Si, malgré le traitement que je viens de conseiller, l'inflammation des premières voies se manifestait, ou que le malade fût en proie à des symptômes nerveux alarmants, il faudrait recourir sans délai aux antiphlogistiques les plus puissants.

Recherches médico-légales.

Phosphore solide. Le phosphore est un corps solide, incolore ou presque incolore, demi-transparent, légèrement brillant, flexible et mou; on le coupe facilement avec un couteau, et il présente une cassure vitreuse un peu lamelleuse; quelquefois il est d'un blanc jaunâtre et moins transparent (1); on trouve aussi dans les laboratoires et dans les pharmacies du phosphore d'un blanc opaque ou d'un rouge vif et également opaque; celui-ci a été exposé à la lumière solaire, l'autre a été conservé dans l'eau aérée; il a une odeur d'ail très-sensible, et analogue à celle que répand l'acide arsénieux mis sur les charbons ardents; il paraît insipide lorsqu'il est pur; son poids spécifique est de 1,840. Si on le met au fond d'une fiole contenant de l'eau et qu'on élève la température, il entre en fusion à 44° 2′ c., et il est transparent comme une huile blanche; si on le laisse refroidir très-lentement, il conserve sa transparence, et reste sans couleur; si, au lieu de le faire chauffer dans de l'eau, on le fait fondre au contact de l'air, il absorbe l'oxygène, s'enflamme, dégage beaucoup de calorique et de lumière, et donne naissance non pas à de l'acide hypophosphorique, comme le dit M. Devergie, mais bien à de l'acide phosphorique solide, qui paraît sous forme de vapeurs blanches épaisses, et à de l'oxyde rouge de phosphore. Mis en contact avec l'air à la température ordinaire, le phosphore s'entoure bientôt d'une vapeur ou fumée blanche, remarquable par la lumière verdâtre qu'elle offre dans l'obscurité; il jaunit, passe ensuite au rouge, et finit par disparaître en se transformant en acide hypophosphorique. L'acide azotique du commerce le transforme en acide phosphorique en lui cédant une portion de l'oxygène qu'il contient. Les huiles le dissolvent, pourvu qu'on élève un tant soit peu la température. La dissolution faite avec l'huile d'olives se trouble considérablement par le refroidisse-

---

(1) Si j'avais voulu décrire le phosphore pur et récemment préparé, je n'aurais pas indiqué les diverses nuances de couleur, de transparence, de consistance, etc., parce qu'il se présente toujours de la même manière; mais comme mon objet est de faire connaître ce corps dans tous les états, j'ai dû signaler les caractères variés qu'il offre. Je crois remplir mieux mon but en agissant ainsi pour tous les poisons.

ment, et acquiert une couleur jaunâtre. L'alcool et l'éther peuvent également le dissoudre. Il n'est pas soluble dans l'eau.

L'eau sucrée, l'infusion chargée de thé, l'infusion alcoolique de noix de galle, l'albumine, la gélatine, le lait, la bile, etc., ne le dissolvent pas non plus à la température ordinaire.

Eau dans laquelle a séjourné du phosphore. Le phosphore ne se dissout point dans l'eau; d'où il suit qu'il n'existe point de *solution aqueuse phosphorée,* comme l'a dit M. Devergie; le liquide dont il s'agit tient en dissolution de l'acide phosphoreux et du phosphure d'hydrogène produits par la décomposition de l'eau. Il exhale l'odeur du phosphore, répand des vapeurs lumineuses dans l'obscurité, et se comporte avec l'azotate d'argent comme je vais le dire en parlant de l'alcool et de l'éther phosphorés.

Alcool et éther phosphorés. Ces liquides offrent une odeur de phosphore et d'alcool ou d'éther; lorsqu'on les enflamme, ils brûlent à peu près comme s'ils étaient purs, et il se forme, vers la fin de la combustion, de l'acide phosphorique qui peut se dégager en partie sous forme de vapeurs blanches, mais qui se trouve toujours en assez grande quantité dans la capsule où l'on a fait l'expérience pour rougir fortement l'eau de tournesol; il peut arriver aussi, lorsque le phosphore est très-abondant et qu'il n'a pas été entièrement converti en acide, qu'il y ait un résidu d'oxyde de phosphore rougeâtre. L'eau versée dans l'alcool ou dans l'éther phosphorés en précipite sur-le-champ une poudre blanche; si on met une petite quantité de ces liquides dans un verre rempli d'eau froide et placé dans un lieu obscur, on aperçoit à la surface du mélange des ondes lumineuses et brillantes. Lorsqu'on expose ces liquides à l'air, ils répandent des vapeurs blanches, lumineuses dans l'obscurité; l'alcool, et surtout l'éther, ne tardent pas à se vaporiser en entier, et il reste du phosphore pulvérulent. L'azotate d'argent est précipité par ces dissolutions d'abord en blanc jaunâtre, qui passe au roux clair, se fonce de plus en plus, et finit par devenir noir (phosphure d'argent); si le phosphore est assez abondant, le précipité noir paraît de suite.

Acide acétique phosphoré. Son odeur est à la fois acétique et phosphorée; s'il est chargé de phosphore, il répand des vapeurs blanches à l'air; l'azotate d'argent agit sur lui, comme sur l'alcool et l'éther phosphorés.

Huile et pommade phosphorées. Elles exhalent une odeur de phosphore et répandent des vapeurs blanches à l'air, si la dose de phosphore est assez considérable; l'azotate d'argent se comporte avec elles comme avec l'alcool et l'éther phosphorés; si on les fait bouillir pendant quelques minutes avec de l'alcool, on obtient de l'alcool phosphoré. Leur consistance et leur aspect peuvent encore servir à les faire reconnaître.

Pâte phosphorée, dite *mort-aux-rats*. Cette pâte, étendue en couches légères sur des tranches de pain très-minces, tue promptement les rats, les souris, les mulots, etc., qui la mangent avec avidité; quand elle a été hachée avec des vers, elle détruit parfaitement les taupes, les loirs, les grillons, etc. On la prépare avec 20 grammes de phosphore, 400 d'eau bouillante, 400 de farine de blé, de seigle ou de sarrasin, 400 de suif fondu, 200 d'huile de noix, et 250 de sucre en poudre. On peut la colorer avec du noir de fumée.

Elle est d'un gris blanchâtre et d'une odeur alliacée. Éparpillée sur une plaque de fer chaude, elle s'enflamme dans certains points, ce qui tient à la combustion de quelques parcelles de phosphore qui absorbent l'oxygène de l'air et donnent des vapeurs blanches d'acide phosphorique. Si on la chauffe pendant quelques minutes avec de l'alcool marquant 42 degrés, celui-ci dissout du phosphore et du sucre: en effet, la liqueur alcoolique filtrée précipite en blanc par l'eau (*phosphore divisé*) et en noir par l'azotate d'argent; si on l'enflamme dans une petite capsule et qu'on laisse brûler tout l'alcool, on voit que la flamme a la couleur jaune de celle de l'alcool phosphoré, et que le liquide restant, de consistance sirupeuse, offre la saveur douce d'un mélange de sucre de canne et de glucose, et une réaction acide due à l'acide phosphorique qui s'est formé. Si, après avoir précipité la dissolution alcoolique par l'eau pour en précipiter le phosphore, on filtre, et que l'on fasse évaporer la liqueur, on obtient du *sucre*.

En traitant cette pâte par l'eau distillée *froide*, le noir de fumée avec lequel elle avait pu être colorée vient à sa surface; on voit au fond du verre quelques parcelles de phosphore; la couche intermédiaire est d'un blanc grisâtre et comme glutineuse.

Si on la fait bouillir avec de l'eau distillée, on obtient un liquide pâteux, d'un blanc grisâtre ou noir si la pâte a été colorée par du noir de fumée, au fond duquel on aperçoit çà et là, surtout après le refroidissement, des parcelles de phosphore; pendant l'ébullition, la portion de pâte non immergée, celle qui reste collée au goulot de la fiole, brûle avec une flamme jaune verdâtre, et l'intérieur de la fiole est rempli de vapeurs blanches d'acide phosphorique, dues à la combustion du phosphore, qui vient s'enflammer à la surface du mélange. Si on filtre le liquide pâteux, il passe lentement; il est incolore, d'une saveur sucrée, et donne avec l'eau iodée la réaction bleue violette que produit l'amidon.

Dans une expérience faite sur un chien par MM. Lassaigne, Chevallier et Duchesne, l'animal avait pris un breuvage composé d'eau miellée dans laquelle on avait mêlé quatre grammes d'une *pâte farineuse phos-*

phorée contenant deux grammes de phosphore; il eut des vomissements, des tremblements, etc., et mourut le cinquième jour. Il fut reconnu que la membrane muqueuse de l'estomac et des intestins était fortement enflammée, que le premier de ces viscères renfermait une petite quantité d'un liquide jaunâtre biliaire *très-alcalin,* contenant plus de phosphate alcalin qu'il n'y en a dans la même quantité de bile à l'état normal; du reste, il fut impossible de retirer la moindre parcelle de phosphore des tissus de ce canal. La matière des vomissements, après cinq jours d'exposition à l'air, frottée dans l'obscurité, brûlait comme les substances phosphorées; l'éther sulfurique pur dissolvait une portion du phosphore qu'elle contenait; l'eau acidulée par l'acide sulfurique, à la température de l'ébullition, en séparait du phosphore impur; enfin, par un courant de chlore gazeux, on transformait le phosphore en acide phosphorique. (*Gazette des hôpitaux,* numéro du 6 avril 1850.)

Pâte phosphorée étendue sur une assiette et examinée après un séjour de deux mois à l'air. Son odeur est à peine alliacée. Éparpillée sur une plaque de fer chaude, elle ne s'enflamme pas; du reste, elle se comporte avec les autres agents comme la pâte récente (voyez p. 95), si ce n'est qu'en la traitant par l'eau, on n'aperçoit que difficilement quelques parcelles de phosphore. Évidemment, par son exposition à l'air, ce corps tend à se transformer de plus en plus en acide hypophosphorique.

Allumettes phosphoriques (dites *allemandes*). Ces allumettes sont préparées avec des allumettes ordinaires soufrées, recouvertes d'un mélange de phosphore, de chlorate de potasse et de gomme, et d'un vernis qui empêche l'oxydation du phosphore; le plus souvent, elles sont colorées par du cinabre (sulfure de mercure). Il suffit, pour leur faire prendre feu, de les frotter contre un corps dur et rugueux; on voit alors le phosphore brûler avec une flamme jaune.

Si l'on traite par l'éther légèrement chauffé les extrémités enduites de ce mélange, l'éther dissout du phosphore et peut être reconnu aux caractères indiqués à la page 94. L'alcool agit de même.

L'eau bouillante dissout la dextrine, qui est le résultat de l'altération subie par la gomme, et laisse précipiter, en se refroidissant, du phosphore, du soufre et du cinabre; pendant l'ébullition, les particules du phosphore viennent nager sur l'eau et brûlent en donnant des vapeurs d'acide phosphorique.

Pour démontrer la présence du chlorate de potasse, on agit sur une assez forte proportion d'allumettes; on les épuise par l'éther et par l'alcool, qui dissolvent le phosphore, la dextrine et l'acide phosphorique qui s'est formé pendant le traitement, puis on les fait bouillir avec de l'eau distillée; le soufre et le cinabre ne sont pas dissous, en sorte que la dissolution ne contient guère que du chlorate de potasse; on filtre, et la dissolution, évaporée jusqu'à siccité, donne le chlorate solide.

Phosphore dans le canal digestif et dans les matières des vomissements. On examine attentivement s'il n'existe pas des morceaux de phosphore solide et rougeâtre; en cas d'affirmative, on les lave avec de l'eau distillée, on les pèse, et on les conserve sous l'eau dans un petit tube. Les matières vomies ou celles qui sont contenues dans le canal digestif sont passées à travers un linge fin; on recherche le phosphore dans la portion liquide, comme il a été dit en parlant de l'eau, de l'alcool et de l'éther phosphorés. On reconnaîtra le phosphore dans les portions solides aux caractères suivants: 1° elles pourront exhaler une odeur de phosphore; 2° elles pourront répandre des vapeurs à l'air; 3° triturées avec de l'azotate d'argent dissous, elles passeront d'abord au roux, puis au brun et au noir; si la pâte ne renfermait qu'un millième de son poids de phosphore, il faudrait attendre plusieurs heures avant qu'elle devînt rousse; 4° étendues et éparpillées sur une plaque de fer préalablement chauffée, elles se décomposeront, le phosphore brûlera avec une flamme jaune en produisant une fumée blanche d'acide phosphorique, et l'on apercevra çà et là des points lumineux au milieu du mélange. On peut constater ce phénomène sur une pâte alimentaire qui ne renferme qu'un millième de son poids de phosphore.

Ces caractères, plus que suffisants pour déceler le phosphore dans le cas dont je parle, doivent être préférés à celui qui a été indiqué par plusieurs auteurs, et qui consiste à exprimer sous l'eau chaude la pâte phosphorée renfermée dans un nouet fait avec une peau de chamois; on éprouve, en effet, trop de difficulté à faire passer à travers la peau quelques atomes de phosphore, parce que celui-ci se trouve fortement retenu par la pâte. Dans une expérience de ce genre faite avec un mélange d'*une partie* de phosphore pulvérisé et de *neuf parties* de pain mouillé, mélange très-riche en phosphore, j'ai à peine pu faire passer à travers la peau une ou deux petites particules de phosphore.

Phosphore transformé en acides hypophosphorique ou phosphorique. S'il n'existait plus de phosphore dans le canal digestif, parce qu'il aurait été transformé en acides phosphorique ou hypophosphorique, il faudrait constater la présence de ces acides.

DE L'IODE.

Action sur l'économie animale.

Expériences. — A midi, on fait avaler à un chien de moyenne taille 8 grammes d'iode; immédiatement après, l'animal a eu la bouche pleine d'écume jaunâtre, et a fait des mouvements de déglutition souvent répétés. A trois heures, il n'avait encore eu aucune évacuation; à cinq heures, il a eu une selle peu abondante, composée de matières solides teintes en jaune, et d'une matière pâteuse bleuâtre, dans laquelle on pouvait distinguer une portion de la substance vénéneuse ingérée. Cette matière avait l'odeur de l'iode; desséchée et exposée à l'action du calorique, elle a exhalé une belle vapeur violette, et a fourni à la sublimation deux grammes de lames cristallines bleuâtres formées par l'iode. A six heures, l'animal a vomi une très-petite quantité de matières molles, d'une couleur jaune assez foncée; ces vomissements se sont renouvelés dix minutes après; il avait l'air un peu abattu, et ne poussait aucun cri plaintif. Le lendemain (deuxième jour), il a refusé les aliments et les boissons; il était couché sur le ventre, et il respirait sans difficulté; ses mouvements étaient parfaitement libres. Le troisième jour, il a continué à être abattu; les battements du cœur étaient très-fréquents, et il n'a pas voulu prendre de nourriture. A six heures du soir, il a eu une nouvelle selle, dans laquelle il a été impossible de découvrir la moindre trace d'iode. Le quatrième jour, il a refusé de prendre du lait; il avait le hoquet de temps en temps, et n'offrait d'autre symptôme remarquable que l'abattement. Dans la nuit du septième jour, il a eu une nouvelle selle, et il a expiré deux heures après, sans avoir présenté aucun signe de paralysie, ni de convulsions, ni de vertige.

L'estomac était vide et contracté; sa face interne était couverte d'un enduit muqueux, épais, extrêmement tenace, et de couleur jaune; la membrane muqueuse présentait, vers le cardia, sept ou huit ulcères étendus en lignes qui formaient entre elles des angles; ces ulcères, bordés d'une auréole jaune, dépendaient de l'action que l'iode avait exercée sur les bords libres des plis de la membrane muqueuse: en regardant ces parties ulcérées, à travers le jour, les endroits dénudés offraient une transparence bien manifeste. On remarquait, vers le grand cul-de-sac de l'estomac, quelques taches d'un jaune clair, et d'autres d'un jaune clair tirant sur le brun: ces taches, frottées légèrement avec le manche d'un scalpel, s'enlevaient facilement; il en était de même de la membrane muqueuse, avec laquelle elles faisaient corps. Près du pylore, on voyait un très-grand nombre de plis, dont les bords libres étaient fortement teints en jaune, tandis que leurs parties latérales étaient dans l'état naturel. A peine étendait-on ces plis, que la membrane muqueuse se déchirait: ce qui prouve qu'il y avait un commencement d'ulcération. La portion la plus voisine du pylore était d'un vert foncé, sale. Lorsqu'on enlevait l'enduit coloré qui recouvrait les tuniques dans cet endroit, on voyait que la membrane muqueuse était enflammée dans toute son épaisseur. La tunique musculeuse correspondant à cette partie était également phlogosée; l'intérieur de tous les intestins grêles était enduit d'une mucosité jaune mêlée de sang, et très-abondante.

Les poumons, resserrés sur eux-mêmes, étaient crépitants. Le foie, la rate et la vessie, paraissaient être dans l'état naturel.

Cette expérience, répétée avec 5 grammes d'iode, a amené la mort d'un chien de moyenne taille à la fin du cinquième jour. Les symptômes et les lésions de tissu ont été à peu près les mêmes que dans l'expérience 1re.

Dans deux autres expériences, j'ai lié l'œsophage à des chiens, après avoir fait prendre à l'un 7 grammes, et à l'autre 12 grammes d'iode; le premier est mort au sixième jour, et l'autre au bout de trente et une heures. A l'ouverture des cadavres, j'ai trouvé des altérations semblables à celles que j'ai décrites dans l'expérience 1re; seulement elles étaient beaucoup plus intenses chez l'animal qui avait vécu six jours.

Ces expériences répétées sur d'autres chiens ont fourni des résultats analogues.

Expériences. — 1° Si l'on n'administre aux chiens que 3 ou 4 grammes d'iode sans lier l'œsophage, les animaux ne périssent pas *en général;* ils font des mouvements de déglutition, et ils vomissent, au bout de quelques minutes, des matières molles, teintes en jaune, dans lesquelles on retrouve une partie de l'iode. Ces vomissements se renouvellent une ou plusieurs fois dans les premières minutes qui suivent l'introduction de la substance vénéneuse dans l'estomac. Une ou deux heures après, les animaux paraissent souffrir; ils ont le hoquet, et continuent à faire des mouvements de déglutition; ils restent couchés sur le ventre. Quelques jours après, ils sont parfaitement rétablis, et dévorent les aliments qu'on leur donne.

2° Lorsqu'on fait avaler à des chiens de moyenne taille, à jeun, 4 grammes d'iode dissous dans 60 grammes d'alcool à 36 degrés de l'aréomètre, et qu'on lie l'œsophage sans le percer, les animaux éprouvent aussitôt les symptômes de l'ivresse la plus prononcée, et meurent au bout d'une ou deux heures dans un état de grande prostration. A l'ouverture des cadavres, faite le lendemain, on trouve l'estomac d'un jaune bistre, durci et comme tanné. Si l'on fait bouillir le foie, la rate, les reins, le cœur et les poumons, pendant deux heures environ, avec de l'eau distillée et 1 gramme de potasse, on obtient un liquide jaune foncé ou brun, qui, étant filtré et traité comme il sera dit plus bas, fournit de l'iode. On en recueille également de l'urine, en suivant le même procédé.

3° Si, au lieu d'agir ainsi, on fait prendre aux chiens un mélange de 200 grammes d'eau et de 1 gramme d'iode dans 40 grammes d'alcool à 36 degrés mélangé d'autant d'eau, les animaux ne tardent pas à tomber dans un état d'ivresse qui fait des progrès rapides, et meurent dans l'abattement cinq ou six heures après. Si, *immédiatement* après la mort, on ouvre les cadavres, et que l'on traite le foie, la rate, les reins, etc., comme je le dirai bientôt, on acquiert la certitude que ces viscères contiennent de l'iode.

4° Lorsqu'on fait une plaie sur le dos des chiens de moyenne taille, qu'on la saupoudre avec 4 ou 5 grammes d'iode, et qu'on réunit les lambeaux par deux points de suture, la peau jaunit tout à coup, et les animaux ne paraissent point incommodés. Le lendemain, ils mangent comme à l'ordinaire. Trois ou quatre jours après, la surface de la plaie offre une couche d'un blanc jaunâtre, assez épaisse, et moins apparente que dans les portions sous-jacentes, qui sont rouges et très-enflammées. Au bout de six ou sept jours, les animaux se portent à merveille.

Observation Ire. — Schmidt a administré, pendant plusieurs jours, de 5 à 15 centigrammes d'iode, et a remarqué les effets suivants: *amaigrisse-*

ment, abattement, appétit vorace, soif, fièvre, insomnie, fréquence du pouls, toux sèche, quelquefois enflure des jambes, excitation des organes génitaux, *pertes utérines* chez quelques femmes.

OBSERVATION II. — Coindet et Hufeland, indépendamment de ces accidents, ont vu les organes glanduleux, et particulièrement les seins, diminuer de volume, et la graisse fondre. J'ai fait la même remarque. Rust cite un fait analogue. M. Devergie, au contraire, prétend que, sous l'influence de 3 ou 4 centigrammes d'iode, l'amaigrissement diminue, et qu'il a vu plusieurs scrofuleuses dont les seins augmentaient d'une manière sensible; il ajoute cependant que, dans certaines circonstances, l'appétit était moindre, qu'il y avait du malaise, et parfois de la fièvre.

OBSERVATION III. — Les *vapeurs* d'iode ont déterminé deux fois de violentes coliques chez M. Chevallier, et M. Lugol a remarqué que la vapeur qui s'exhalait des bains iodés pouvait produire l'ivresse avec congestion cérébrale.

OBSERVATION IV. — Désirant connaître les effets de l'iode sur l'homme, j'en ai avalé 10 centigrammes à l'état solide, étant à jeun : une saveur horrible et quelques nausées sont les seuls accidents que j'aie éprouvés de la part de cette substance vénéneuse. Le lendemain matin, j'ai pris 20 centigrammes du même corps : j'ai ressenti sur-le-champ une constriction et une chaleur à la gorge qui ont duré pendant un quart d'heure, et je n'ai point tardé à vomir des matières liquides jaunâtres, dans lesquelles on pouvait aisément reconnaître l'iode ingéré. Je n'ai pu découvrir aucun changement sensible dans la manière dont s'exerçaient les fonctions, si ce n'est que j'ai éprouvé une légère oppression pendant le reste de la journée. Le surlendemain matin, j'ai avalé à jeun 30 centigrammes de cette substance vénéneuse : aussitôt après, chaleur, constriction à la gorge, nausées, éructations, salivation et épigastralgie; au bout de dix minutes, vomissements bilieux assez abondants, coliques légères qui ont duré pendant une heure, et qui ont cédé à deux lavements émollients. Le pouls, qui ne donnait avant l'expérience que soixante-dix pulsations par minute, est devenu plus fréquent, et s'est élevé à quatre-vingt-cinq ou quatre-vingt-dix pulsations; il était aussi plus développé. La respiration s'exerçait assez librement : de temps en temps cependant, il me semblait, dans le moment de l'inspiration, que j'avais à vaincre une grande résistance pour parvenir à amplifier la poitrine; la chaleur de la peau me paraissait un peu plus forte qu'à l'ordinaire; l'urine, plus colorée, se comportait avec les réactifs chimiques comme celle que j'avais rendue avant l'introduction du poison. Une abondante boisson d'eau de gomme et des lavements émollients ont fait disparaître tous ces symptômes. Le lendemain, je n'éprouvais plus qu'une légère fatigue.

OBSERVATION V. — Dans un cas, l'iode occasionna des douleurs sous la région du foie, de l'*amaigrissement*, une fièvre quarte, de la diarrhée, une faiblesse extrême, une grande diminution du foie, et une mort lente (J. de Rust, *Magazin fur die gesamnite Heilkunde*, tome XXII, p. 291.)

OBSERVATION VI. — Gardner dit avoir vu dans un cas mortel le foie notablement diminué de volume. D'après le même auteur, un enfant de quatre ans mourut peu d'heures après avoir bu environ 1 gramme 30 centigrammes de teinture d'iode. (*Essai on the effects of iodine*, p. 20 ; 1824.)

Observation VII. — 10 grammes de teinture d'iode ont déterminé une grande sécheresse depuis le pharynx jusqu'à l'épigastre, des douleurs atroces dans l'estomac, et de vains efforts pour vomir. Au bout d'une heure, la face était animée, le pouls serré, petit et concentré ; le malade éprouvait des mouvements convulsifs. Ces symptômes ont cédé en neuf heures à l'eau tiède, prise de trois en trois minutes, qui a provoqué des vomissements, et aux opiacés. (*Journ. de chim. médicale*, tome IV, p. 216.)

Observation VIII. — La teinture d'iode occasionna une violente douleur de ventre, des vomissements, une diarrhée sanguinolente, la pâleur de la peau, un refroidissement général, des mouvements convulsifs des yeux, et de la fréquence du pouls (Jahn, de Meningen, *Horn's Azchir, fur medizinische Erfahrung*, tome I, p. 340 ; 1829).

Observation IX. — Un malade, après avoir pris de fortes doses d'iode pendant un mois, éprouva une chaleur brûlante à la peau, des tremblements, des palpitations, des syncopes, un sentiment de brûlure le long de l'œsophage, et des selles fréquentes de matières noires et bilieuses ; le pouls était très-petit. La mort survint au bout de six semaines. (Zinc, *Journ. complémentaire*, tome XVIII, p. 126.)

Symptômes et lésions de tissus produits par l'iode.

Les symptômes observés dans les cas d'empoisonnement par l'iode peuvent être réduits aux suivants : vomissements, selles, douleurs plus ou moins vives dans un ou plusieurs points du canal digestif, soif en général ardente, bouche pâteuse, agitation, palpitation, tremblements, mouvements convulsifs, syncopes ; quelquefois on remarque aussi des éructations violentes, des pertes utérines, etc.

L'usage prolongé de l'iode, même à la dose de 1 ou 2 centigrammes par jour, développe quelquefois tout à coup, et sans que l'on s'y attende, des évacuations fréquentes par haut et par bas, des douleurs épigastriques, des crampes ; le pouls est petit et fréquent, et l'amaigrissement fait des progrès rapides. Ces symptômes, d'une durée variable, reparaissent quelquefois, sinon tous, du moins quelques-uns, au bout d'un certain temps.

Il est bon de noter cependant que l'on a vu souvent des individus prendre en peu de temps jusqu'à 54 ou 55 grammes de teinture d'iode (10 centigrammes ou 1 gramme par jour) sans en être incommodés (*Johnson' Preface to his translation of Coindet on iodine*, p. 9). M. Magendie dit en avoir avalé une fois 1 gramme 30 centigrammes sans en avoir éprouvé d'effet nuisible.

Les *lésions cadavériques* sont exactement résumées, en ce qui concerne les chiens, dans l'expérience 1re (voyez page 98); aussi me dispenserai-je de les reproduire ici. Quant à l'homme, M. Zinc a constaté une fois que les intestins étaient boursouflés, fortement enflammés çà et là, et presque gangrenés; l'estomac, rouge à l'intérieur, était excorié dans l'étendue de 6 centimètres carrés; sa membrane séreuse était détachée dans une étendue de 6 à 9 centimètres. Le foie était plus volumineux et d'une couleur lilas très-clair.

Il résulte de tous ces faits: 1° que l'iode solide, introduit dans l'estomac en petite quantité, agit comme un léger excitant, et détermine le vomissement; 2° qu'à la dose de 4 grammes, il fait constamment périr, en quatre ou cinq jours, les chiens dont on a lié l'œsophage, et qu'il produit lentement des ulcérations sur les points de la membrane muqueuse avec lesquels il a été en contact; 3° qu'à la dose de 8 à 12 grammes, lorsqu'on n'a point lié l'œsophage, il agit de même sur les animaux, qui tardent plusieurs heures à vomir, quand même une partie du poison aurait été expulsée par les selles; 4° qu'il produit rarement la mort lorsqu'il a été administré à l'état solide à la dose de 4 à 8 grammes, et que les animaux le rejettent peu de temps après par des vomissements réitérés; 5° qu'il ne détruit point la vie lorsqu'on l'applique à l'extérieur, quoiqu'il détermine des éruptions, la vésication, etc.; 6° qu'il est absorbé, puisqu'indépendamment des expériences qui nous sont propres et qui établissent sa présence dans les viscères, il a été trouvé dans l'urine, dans la sueur, dans la salive des hommes ou des animaux, par MM. Wœhler, Cantu, Bennerscheidt et O'Shaugnessey; 7° que les effets funestes de la teinture d'iode sur les chiens dépendent surtout de l'action de l'alcool qu'elle renferme; 8° qu'après avoir été absorbé, l'*iode* excite particulièrement le système lymphatique et les organes de la génération; 9° qu'il paraît agir de la même manière sur l'homme et sur les chiens; 10° qu'il ne faut tenir aucun compte des assertions de M. Magendie, concernant l'*innocuité* de l'iode.

Traitement de l'empoisonnement par l'iode.

On provoquera le vomissement à l'aide de l'eau tiède albumineuse, donnée en abondance, puis on administrera une légère décoction d'amidon; des lavements amidonnés seront également indiqués; enfin on combattra, par les antiphlogistiques et les calmants, les symptômes de gastro-entérite qui pourraient se manifester.

Recherches médico-légales.

L'iode est solide, en petites lames d'une couleur bleuâtre, d'un éclat métallique, d'une faible ténacité, ayant l'aspect de la plombagine (mine à crayon), ou cristallisé en octaèdres ou en dodécaèdres; il jaunit sur-le-champ le papier blanc ou la peau sur lesquels on le place; son odeur est analogue à celle du sulfure de chlore liquide; son poids spécifique est de 4,946. Si on le chauffe, il se vaporise en répandant des vapeurs violettes très-belles, qui se condensent par le refroidissement, et donnent les lames cristallines dont j'ai parlé. Il communique à l'eau une légère teinte jaune d'ambre, et ne se dissout qu'en très-petite quantité (7 parties sur 1,000). Il est plus soluble dans l'alcool, avec lequel il forme la *teinture d'iode.*

Si l'iode ne se volatilisait pas en entier étant chauffé, ou qu'il ne se dissolvît pas complétement dans l'alcool, c'est qu'il serait mélangé de charbon, de fer, de sulfure de plomb ou de bioxyde de manganèse, etc., substances avec lesquelles on l'a quelquefois falsifié. Il faudrait, pour reconnaître ces fraudes, après avoir dissous tout l'iode dans l'alcool, constater les caractères de chacune des substances indiquées.

Eau iodée. Liquide jaune tirant plus ou moins sur le rouge clair, odorant comme l'iode, colorant en violet l'amidon dissous ou délayé dans l'eau, perdant celui-ci sous forme de vapeurs violettes, et se décolorant lorsqu'on le chauffe, se décolorant aussi par la potasse ou par le sulfure de carbone liquide (liqueur de Lampadius). Versez deux ou trois gouttes de celui-ci dans un tube contenant de l'eau iodée, et agitez; le sulfure occupera bientôt le fond du tube, et sera d'un violet clair; décantez le liquide *incolore* surnageant, et mettez le sulfure restant dans une capsule; par la simple exposition à l'air, le sulfure se volatilisera en quelques minutes, en laissant de l'iode.

Alcool iodé ou *teinture d'iode.* Liquide brun rougeâtre, d'une odeur à la fois alcoolique et iodurée, décomposable par l'eau, qui en sépare l'iode, à moins qu'il ne soit trop étendu, se comportant avec la chaleur, la potasse et l'amidon, comme l'eau iodée.

Médicaments solides contenant de l'iode (pilules, pastilles, etc.). Ils peuvent répandre l'odeur d'iode; macérés pendant quelque temps avec de l'alcool concentré, ils peuvent céder à celui-ci une partie ou la totalité de l'iode, et la dissolution alcoolique colorera l'amidon en violet. Si l'alcool ne dissolvait pas de l'iode, il faudrait recourir au procédé dont je vais parler.

Iode mêlé au vin, au café, à un sirop, à des liquides alimentaires, ou bien faisant partie des matières vomies ou de celles que l'on trouve dans le canal digestif après la mort. — On filtre ces liquides. S'il y a de l'iode à l'état solide, il reste sur le filtre, et on le reconnaît aux caractères précédemment indiqués. Si l'iode est en dissolution, il pourra déjà s'être transformé en acide iodique, et surtout en acide iodhydrique que l'amidon seul ne décèlerait pas. Dans ce cas, si la matière suspecte *est liquide et peu colorée*, on la chauffera dans une cornue de verre, à laquelle on aura adapté un tube qui viendra se rendre dans une éprouvette entourée de glace ou d'eau froide, et dans laquelle on aura mis de l'eau amidonnée; après quelques minutes d'ébullition, on apercevra des vapeurs violettes dans la cornue et une coloration bleue de l'amidon, qui pourrait ne pas se manifester, si l'éprouvette n'était pas refroidie; quelquefois même l'iode cristallisera dans un point quelconque de la cornue. On s'assurera que la matière bleue est composée d'iode et d'amidon : 1° en en délayant une certaine quantité dans de l'eau, après l'avoir laissée égoutter sur un filtre et en la chauffant à 80° ou 90° centigrades dans un tube; elle se décolorera et redeviendra bleue ou violette à mesure qu'elle se refroidira; 2° en en agitant une autre portion dans un tube de verre, avec de l'eau, du sulfure de carbone et de l'acide azotique concentré; bientôt après, on verra au fond du tube le sulfure de carbone coloré en rose ou en violet.

Que si la proportion d'iode contenu dans la liqueur suspecte était beaucoup trop faible pour donner ces résultats, il faudrait suspendre l'opération après quinze ou vingt minutes d'ébullition, *laisser refroidir la liqueur,* et chauffer de nouveau après avoir ajouté au liquide de la cornue du chlore liquide, goutte à goutte, jusqu'à ce que la liqueur ait atteint une teinte rosée ou jaunâtre, indice de l'existence de l'iode. Si l'on versait le chlore sur le liquide bouillant, le chlore gazeux se dégagerait avant d'avoir réagi sur le composé iodé qu'il peut contenir; d'un autre côté, si l'on employait un excès de chlore liquide, l'iode précipité serait redissous par ce chlore et ne serait plus volatilisé. Voilà pourquoi j'ai dit, plus haut, que ce procédé n'était applicable qu'au cas *où le liquide est peu coloré;* en effet, si la liqueur de celui-ci était foncée, l'opérateur ne pourrait plus juger, d'après la teinte rosée ou rougeâtre dont j'ai parlé, s'il avait ajouté ou non une trop grande quantité de chlore.

Si la matière suspecte est *fortement colorée,* M. Lanaux, aide de chimie à la Faculté, conseille avec raison de la dessécher dans une cornue qui se rend dans un récipient; de celui-ci part un tube qui va dans une éprouvette contenant de l'eau amidonnée, et qui est entourée de glace ou d'eau froide. La matière, une fois séchée, est additionnée d'un sixième de son poids d'acide sulfurique pur et concentré, puis on chauffe; il se dégage aussitôt des vapeurs violettes d'iode qui ne tardent pas à disparaître, sans qu'il se condense de l'iode et sans qu'il en arrive ni dans le récipient, ni dans l'éprouvette contenant de l'eau amidonnée; cela tient à ce que, par suite de la décomposition de l'acide sulfurique, il s'est produit du gaz acide sulfureux, lequel réagissant sur la vapeur d'eau et sur l'iode, a donné naissance à de l'acide sulfurique et à de l'acide iodhydrique : aussi trouve-t-on ces deux acides dans le récipient, et suffit-il d'ajouter quelques gouttes de chlore à la liqueur condensée dans le ballon, *pour en précipiter de l'iode.* Le charbon qui reste dans la cornue, s'il est traité par l'eau distillée bouillante, fournit une dissolution dont il est possible de séparer *de l'iode,* à l'aide d'une faible proportion de chlore.

Le procédé donné par M. Devergie, pour reconnaître l'iode mêlé à ces divers liquides, et qui n'est en définitive que celui de M. O'Shaugnessey, doit être rejeté, parce qu'il est trop compliqué et moins sensible que celui que je conseille ; il est d'ailleurs insuffisant, puisqu'il ne fournit point la preuve de l'existence de l'iode. Qui pourrait se contenter, en effet, après avoir traité des matières suspectes par des agents nombreux, d'*une simple coloration violette,* et n'est-il pas *indispensable* de prouver, comme je propose de le faire, que le précipité violet est réellement de l'iodure d'amidon ?

Urine d'individus ayant pris de l'eau iodée, de la teinture d'iode, de l'huile iodée, etc. Le meilleur moyen de déceler les plus petites traces d'iode dans cette liqueur, consiste à la mélanger avec de l'eau amidonnée et avec quelques gouttes de chlore liquide. On évitera surtout de chercher l'iode par les acides sulfurique et azotique, parce que ces acides versés dans l'urine *non iodée* et à l'état normal, mélangée ou non d'eau amidonnée, la colorent en *rouge violacé,* nuance qu'au premier abord on pourrait être tenté d'attribuer, à tort, à l'iode.

Taches d'iode sur la peau ou sur d'autres tissus organiques. Elles sont jaunes ou d'un jaune rougeâtre, et s'effacent au bout d'un certain temps par le contact de l'air ; l'amidon les colore en bleu, et la potasse les fait disparaître, caractères plus que suffisants pour les distinguer des taches de bile qui persistent et ne présentent aucune des propriétés indiquées avec l'amidon et la potasse, ainsi que des taches d'acide azotique, que l'amidon ne colore pas, et auxquelles la potasse communique une couleur d'acajou.

DE L'IODURE DE POTASSIUM.

Action sur l'économie animale.

Expériences. — Lorsqu'on injecte 20 centigrammes de ce sel dissous dans l'eau dans la veine jugulaire externe d'un chien, l'animal jette d'abord un faible cri. Il est pris aussitôt de contractions violentes dans tous les muscles, avec déjection d'urine et de matières fécales. Quelques secondes après, il tombe sans mouvement, rend une petite quantité de salive écumeuse, et la langue, qui est pendante hors de la gueule, laisse apercevoir à sa surface un mouvement oscillatoire de ses fibres qui dure quelques secondes; la vie cesse aussitôt.

A la dose de 4 à 8 grammes introduit dans l'estomac des chiens, il détermine quelques vomissements, suivis bientôt de l'évacuation d'une partie ou de la totalité du poison; les vomissements s'arrêtent, et les chiens tombent dans un état d'affaissement qui va croissant de jour en jour jusqu'au moment de la mort; ils succombent dans le collapsus le plus complet.

Comme plusieurs autres poisons, l'iodure de potassium développe entre les membranes muqueuse et musculeuse un état emphysémateux partiel qui soulève la tunique interne de l'estomac, et produit dans les endroits moins malades une quantité considérable de tumeurs arrondies, à base large, d'une couleur légèrement rosée, crépitantes, contenant dans leur intérieur un liquide incolore enveloppé d'air, et analogue, pour l'aspect et la consistance, au poumon d'un jeune enfant. Les autres altérations que détermine l'iodure de potassium sont des ecchymoses nombreuses et fort larges, et des ulcérations qui, comme celles que produit l'iode, seraient aussi environnées d'une auréole jaune, si l'iodure était fortement ioduré.

Appliqué sur des plaies ou sur le tissu cellulaire sous-cutané des chiens, l'iodure de potassium n'exerce aucune action nuisible à la dose de 4 grammes. (*Mémoire sur l'empoisonnement par l'hydriodate de potasse*, par M. Alphonse Devergie.)

Observations. — Une jeune personne éprouva un malaise général, des nausées et une chaleur brûlante avec ardeur à l'estomac, peu de temps après avoir pris 6 grammes d'une dissolution d'iodure ioduré de potassium. Une heure après, elle vomit, et ressentit une douleur de tête; il y avait de l'agitation et des vertiges. Ces accidents cédèrent aux boissons aqueuses et gommeuses tièdes et à des antispasmodiques. (Octave Dessaignes, *Journal de chimie médicale*, t. IV, p. 65.)

Le docteur Kramer, après avoir pris de l'iodure de potassium comme médicament, a trouvé de l'iode dans son urine. Désirant connaître jusqu'à quelle époque il serait possible de reconnaître la présence de ce corps, après avoir cessé de prendre de l'iodure, il s'est livré à des recherches curieuses, dont voici les principaux résultats. Quarante-huit heures après la dernière dose, l'iode fut découvert en opérant sur 40 centimètres cubes d'urine, et il y était en proportion considérable. Soixante-douze heures après, il y en avait encore sensiblement dans 44 centimètres cubes d'urine. Quatre-vingt-seize heures après, en opérant sur 50 centimètres, on en aperçut des traces. Cent vingt heures après, on eut déjà beaucoup de peine à en déceler la présence, quoique l'expérience fût faite sur 140 centimètres d'urine. Cent quarante-quatre heures après, on n'en découvrit plus en opérant sur 385 centimètres cubes de liquide.

Il résulte de ce qui précède: 1° que l'iodure de potassium est absorbé, et peut être décelé dans le sang, dans l'urine, et dans les viscères des animaux qui en ont pris; 2° qu'il agit sur l'économie animale à peu près comme l'iode.

Traitement de l'empoisonnement par l'iodure de potassium.

Il est le même que celui de l'empoisonnement par l'iode (voy. p. 102).

Recherches médico-légales.

L'*iodure de potassium pur* est soluble, cristallisé en cubes, d'une saveur âcre, piquante, déliquescents, et très-solubles dans l'eau. Cette dissolution, incolore, jaunit et devient même rougeâtre par son exposition à l'air, qui transforme le sel en iodure ioduré; quelques gouttes de chlore liquide en séparent l'iode, et si l'on ajoute de l'amidon, il se produit de l'iodure d'amidon bleu : il ne faudrait pas employer un excès de chlore, car le mélange se décolorerait; les acides azotique et sulfurique concentrés, employés en assez forte proportion, précipitent également l'iode. Le chlorure de platine donne un iodure rouge soluble. L'azotate de protoxyde de mercure et le bichlorure de mercure, ainsi que les sels de plomb dissous, en précipitent des iodures; le protoiodure de mercure est jaune verdâtre, le biodure est rouge carmin, et l'iodure de plomb jaune serin. Le réactif le plus sensible pour déceler les atomes de ce sel est sans contredit le mélange d'amidon, d'une goutte de chlore, et d'une goutte d'acide azotique : c'est lui qu'il faut employer pour découvrir ce sel dissous dans *une grande quantité d'eau*. Les motifs qui me font préférer ce mélange au sel de platine sont : 1° que celui-ci se comporte de manière à ne pas pouvoir permettre de conclure qu'il existe de l'iodure de potassium, quand il y en a à peine des atomes; en effet, la liqueur ne se trouble pas dans ce cas, et devient tout au plus d'un jaune rougeâtre, à peu près comme cela arriverait si on versait le sel de platine dans de l'eau contenant quelques traces d'un sulfure soluble et qui ne renfermerait pas de l'iodure de potassium; 2° qu'il décèle souvent des proportions infiniment minimes de cet iodure dans certains mélanges, alors que le sel de platine ne les colore aucunement en jaune ni en rouge : je citerai pour exemples quelques échantillons de sel gris du commerce (chlorure de sodium), le sang, etc. Pour démontrer la présence de la potasse dans l'iodure de potassium, on emploierait les acides chlorique et tartrique (voy. *Potasse*); quant au chlorure de platine, il ne faudrait en faire usage qu'après avoir décomposé l'iodure par du chlore, et avoir éliminé l'iode, soit en filtrant, soit en chauffant la liqueur; il suffirait alors de concentrer celle-ci par l'évaporation.

L'*iodure de potassium* du commerce, quand même qu'il contiendrait une grande quantité de chlorure de potassium, ou de sodium, ou de carbonate de potasse, se comporterait de la même manière avec les réactifs propres à déceler l'iode.

L'*iodure ioduré de potassium* est jaune ou rougeâtre; il colore l'amidon en bleu ou en violet, sans addition de chlore ni d'acide, et il fournit avec les réactifs précités les mêmes précipités que l'iodure de potassium.

Iodure de potassium contenu en petite proportion dans le sel gris (sel de cuisine). La supériorité de l'amidon sur les sels de platine, pour découvrir cet iodure, est encore incontestable dans ce cas. Plusieurs échantillons de sel saisis par l'autorité chez divers épiciers de Paris, et contenant de l'iodure de potassium, se sont fortement colorés en *bleu* par l'amidon, l'acide sulfurique et le chlore; tandis que les sels de platine et de mercure, versés dans les mêmes dissolutions salines, *ne les coloraient nullement en rouge ni en jaune verdâtre*. L'inefficacité de ces réactifs étonnera d'autant plus, que si l'on dissout dans l'eau une certaine quantité de chlorure de sodium pur (sel de cuisine), et que l'on ajoute à la dissolution une goutte d'iodure de potassium dissous, le chlorure de platine rougira la liqueur, et l'azotate de protoxyde de mercure la verdira, ce qui atteste la présence de l'iodure de potassium. Il serait difficile d'expliquer cette différence d'action des sels de platine et de mercure, sans admettre que, dans le sel de cuisine cristallisé, l'iodure de potassium se trouve combiné avec le chlorure de sodium, et par conséquent à l'abri de l'action de ces réactifs; tandis que, dans l'autre cas, les deux sels sont simplement mélangés.

Iodure de potassium dissous dans l'alcool, dans un sirop, ou dans tout autre liquide, ou bien faisant partie des liquides vomis ou de ceux que l'on trouve dans le canal digestif après la mort, ou de l'urine. Si ces liquides sont peu colorés, on y démontre la présence de l'iodure, comme il vient d'être dit. S'ils sont notablement colorés, même après avoir été filtrés, on s'attache à prouver qu'ils renferment de l'iode, en ayant recours aux procédés dont j'ai parlé à l'occasion de l'iode: ainsi on les chauffe avec une petite proportion de chlore, ou on les carbonise par l'acide sulfurique, suivant les cas (voy. p. 104). Il suffit, pour affirmer qu'il y a de l'iode, d'avoir obtenu le précipité bleu ou violet, pourvu que l'on ait constaté, par les caractères que j'ai énoncés à la page 104, que ce précipité est véritablement de l'iodure d'amidon.

Iodure de potassium mélangé avec du sang, avec des matières solides alimentaires ou médicamenteuses, ou bien contenu dans les viscères des animaux empoisonnés. On traite ces mélanges comme je l'ai dit en parlant de l'iode. Ce procédé simple et exact doit être préféré à ceux beaucoup trop compliqués qui ont été conseillés par MM. Christison, O'Shaugnessey et Devergie.

Ce dernier auteur avait proposé à tort de chercher l'iodure de potassium dans le *sang* par le chlorure de platine ; en effet, dans plusieurs expériences que j'ai tentées avec de petites doses d'iodure, ce réactif n'a aucunement rougi la liqueur provenant du sang, tandis que l'amidon se bleuissait instantanément.

Urine contenant de l'iodure de potassium. On agira sur elle avec le chlore, comme je l'ai dit en parlant de l'urine iodée (voy. p. 105).

DU BROME.

Action sur l'économie animale.

Expériences. — 1° Injecté dans les veines à la dose de 10 à 12 gouttes dissous dans 32 grammes d'eau distillée, le brome détermine la mort instantanément en coagulant le sang, sans affecter le système nerveux.

2° Il suffit, d'après M. Barthez, de 50 à 60 gouttes pour occasionner, au bout de trois ou quatre jours, la mort des chiens qui en ont avalé, à moins qu'il ne survienne des vomissements bientôt après qu'il a été pris. Les animaux éprouvent les symptômes suivants: nausées, vomissements, accélération de la respiration et de la circulation, prostration des forces qui va croissant jusqu'au moment de la mort. A l'ouverture des cadavres, on trouve la membrane muqueuse de l'estomac très-ramollie, formant des plis d'un rouge foncé plus ou moins saillants; on voit aussi çà et là des ulcères grisâtres; enfin souvent le duodénum et le jéjunum sont également enflammés. (Barthez, thèse soutenue en 1828 à la Faculté de médecine de Paris.)

3° Donné dans une infusion de café, avant qu'il ait eu le temps de se convertir en acides bromique et bromhydrique, il peut également faire périr les chiens.

4° Un chien mourut en un jour pour avoir pris 25 centigrammes de brome dissous dans 64 grammes d'eau. Sa respiration devint laborieuse; il poussa de grands cris, et eut des convulsions. L'estomac était ecchymosé et rempli d'un mucus sanguinolent; la membrane muqueuse du duodénum était généralement injectée; le reste du canal digestif était sain.

5° M. Butske, à qui nous devons ce fait, ayant avalé une goutte et demie de brome dans 16 grammes d'eau, éprouva un sentiment de chaleur dans la bouche, dans l'œsophage et dans l'estomac, puis après des coliques. Deux gouttes et demie du même poison, administré dans 32 grammes de mucilage, occasionnèrent en outre des nausées, des hoquets, et une grande sécrétion de mucus. (*Archives générales de médecine*, t. XXIV, p. 289.)

On voit que le brome agit à l'instar de l'iode, mais avec plus d'énergie; il est plus actif que ne l'avait cru M. Barthez, et il est évidemment absorbé.

Traitement de l'empoisonnement par le brome.

On agira comme dans l'empoisonnement par l'iode (voy. p. 102).

Recherches médico-légales.

Le brome est liquide à la température ordinaire, d'un rouge noirâtre vu par réflexion, et d'un rouge-hyacinthe vu par réfraction, d'une odeur très-désagréable, analogue à celle de l'acide hypochloreux, d'une saveur aromatique safranée très-forte, volatil, entrant en ébullition à 47° c., et fournissant une vapeur d'une couleur semblable à celle de l'acide hypoazotique (vapeur nitreuse). Une bougie allumée plongée dans cette vapeur ne tarde pas à s'éteindre, et présente une couleur verte à la base de la flamme, et rouge à son extrémité. Le brome détruit les couleurs bleues végétales, et tache la peau et les tissus végétaux en jaune; il se dissout dans l'eau, dans l'alcool et dans l'éther, qu'il colore en rouge. Versé dans une dissolution d'azotate d'argent, étendue, il y fait naître un précipité blanc jaunâtre, insoluble dans l'acide azotique et *soluble dans une grande quantité d'ammoniaque,* quoi qu'en dise M. Devergie.

Eau bromée. Agitée avec du sulfure de carbone, elle est promptement décolorée, et le sulfure qui occupe le fond du tube offre une couleur rouge d'autant plus intense que l'eau contenait une plus grande quantité de brome. Ce sulfure ainsi rougi, soumis à l'action d'une douce chaleur, se volatilise et vient se condenser dans le liquide contenu dans le récipient où il se rend.

Brome mêlé à des liquides végétaux et animaux, tels que le vin, le café, le bouillon, etc., *à la matière des vomissements, aux liquides de l'estomac et des intestins.* Si le mélange n'est pas parfait, et que le brome occupe le fond du liquide, on le séparera par décantation, et on le reconnaîtra aux caractères qui lui sont propres. Si, au contraire, le brome était dissous ou bien mélangé, on filtrerait les liquides et on les diviserait en deux parties *A* et *B*. *A* serait traité par le sulfure de carbone, comme il vient d'être dit; le liquide pesant et rougeâtre qui occuperait la partie inférieure du tube, distillé dans une cornue, se condenserait au fond du liquide contenu dans le récipient, et offrirait une belle couleur rouge. *B*. On sature le brome ainsi que les acides bromhydrique et bromique qui auraient pu se former par la potasse à l'alcool, et on évapore la liqueur jusqu'à siccité; on détruit ensuite la matière organique par la chaleur, et le résidu contenu dans le fond du creuset est traité par une petite quantité d'eau distillée. La dissolution doit renfermer du bromure de potassium: aussi l'azotate d'argent y produit un précipité blanc jaunâtre ou jaune caillebotté, insoluble dans l'acide azotique, et soluble dans une assez grande quantité d'ammoniaque; le chlore, employé par petites parties, communique à cette dissolution une couleur jaune orangée qui devient orangée rougeâtre par l'addition de l'amidon (bromure d'amidon). L'éther, versé sur la dissolution ainsi colorée par l'action du chlore, et agité avec elle, s'empare du brome et forme une couche colorée qui vient nager à la surface du liquide; la potasse a la propriété de détruire cette couleur en se combinant avec le brome, qu'elle transforme de nouveau en bromure de potassium, susceptible de cristalliser en cubes (Barthez). Ce procédé doit être employé toutes les fois que le brome a été transformé en acide bromhydrique, car le procédé *A* ne remplirait pas le but.

DU BROMURE DE POTASSIUM.

Action sur l'économie animale.

Injecté dans la veine jugulaire, le bromure de potassium tue les chiens à la dose de 60 à 75 centigrammes, en coagulant le sang.

Introduit dans l'estomac des mêmes animaux à la dose de 4 à 6 grammes, il détermine la mort, s'il n'est pas vomi, et l'on trouve, à l'ouverture des cadavres, la membrane muqueuse stomacale enflammée, sans ulcérations ni état emphysémateux (Barthez, dissertation inaugurale soutenue en 1828 à la Faculté de Paris).

Il est absorbé et agit évidemment comme l'iodure de potassium.

Traitement de l'empoisonnement.

Il est le même que pour l'iode (voy. p. 102).

Recherches médico-légales.

Le bromure de potassium cristallise en cubes ou en parallélipipèdes blancs, d'une saveur piquante et amère; chauffé, il éprouve la fusion ignée et ne se volatilise pas sensiblement; il est soluble dans l'eau. Le *solutum* est décomposé par le chlore ou par l'acide sulfurique, qui en séparent du brome, facile à volatiliser et à reconnaître en chauffant le mélange dans un appareil distillatoire; il précipite l'azotate d'argent en blanc jaunâtre ou en jaune: ce précipité de bromure d'argent est insoluble dans l'acide azotique, et soluble dans une assez grande quantité d'ammoniaque.

Si le bromure de potassium était mélangé à des liquides végétaux ou animaux, on évaporerait ces mélanges jusqu'à siccité, et on les calcinerait dans une cornue ou dans un creuset de platine. Le résidu renfermerait du bromure de potassium ; il ne s'agirait que de le traiter par l'eau bouillante, qui dissoudrait ce sel. Le *solutum* serait reconnu aux caractères indiqués plus haut.

DU CHLORE.

Action sur l'économie animale.

EXPÉRIENCE Ire. — On a injecté 10 à 12 centimètres cubes de chlore *gazeux*, à la température de 9° R., dans la veine jugulaire d'un chien de moyenne taille. Les effets de cette injection ont été bornés à quelques plaintes. Au bout de cinq minutes, nouvelle injection de 15 à 20 centimètres cubes du même gaz : au bout d'une minute, l'animal a poussé des plaintes, des cris de souffrance ; la respiration est devenue difficile et rare, et il est mort trois minutes après la dernière injection. A l'ouverture du corps, qui fut faite quatre minutes après la mort, on trouva le sang entièrement liquide et semblable au sang veineux dans l'oreillette et le ventricule pulmonaire, qui ne contenaient ni gaz ni caillots.

EXPÉRIENCE II. — A huit heures quarante-cinq minutes, on a injecté dans la plèvre droite d'un chien du poids de 6 kilogrammes 60 centimètres cubes de chlore *gazeux*, à la température de 13° R. Immédiatement après, agitation violente, éjection d'urine ; l'animal tombe sur le côté, se roidit un instant, et crie comme dans une extrême souffrance. Peu de temps après, il marche ; mais il continuait à se plaindre. A midi, il ne se plaignait plus ; il était le plus souvent couché. A quatre heures quinze minutes, tremblements des membres, nulle plainte. Le lendemain, il était triste et restait couché. Le troisième jour, on le fit périr. Les deux plèvres étaient recouvertes de fausses membranes, et contenaient chacune environ 100 grammes de sérosité rougeâtre ; par le refroidissement, il s'est formé dans le cœur des concrétions d'apparence gélatineuse, comme celles qu'on observe à la suite des maladies inflammatoires, et qui sont très-analogues à la couenne pleurétique.

On sait, par un très-grand nombre d'expériences, que les animaux ne tardent pas à périr lorsqu'on les plonge dans le chlore gazeux. Nysten dit à cet égard : « Ce gaz n'est pas absorbé quand on le respire pur ; il ne paraît agir qu'en irritant localement les bronches, et son action est si énergique que l'animal meurt avant de pouvoir être asphyxié par le sang noir. Ce qui prouve encore qu'il n'agit qu'en irritant, c'est que, quand on le respire étendu dans l'air, et en trop petite quantité pour porter atteinte à la vie des poumons, il borne son action à déterminer une toux plus ou moins vive, et quelquefois, comme l'a remarqué Fourcroy, une phlegmasie de la membrane muqueuse des bronches.» (*Recherches de physiologie et de chimie*, p. 144, ann. 1811.)

Le Dr Williams Wallace, dans un mémoire sur le traitement des maladies du foie par le chlore, a étudié l'action de ce gaz sur l'homme, et a obtenu les résultats suivants (voy. *Arch. gén. de méd.*, t. V, p. 118, ann. 1824):

La peau exposée, dans un appareil convenable, à l'action du chlore suffisamment mêlé à de l'air et à de la vapeur d'eau, sous une température de 110° F. (43° c.), éprouve, au bout de dix à douze minutes, dans diverses parties de son étendue, des sensations analogues à celles que produiraient des piqûres ou des morsures de très-petits insectes; ces sensations vont en augmentant de nombre, mais non de force, et enfin elles font naître le désir de frapper avec la paume de la main les parties ainsi tourmentées; cette sensation de démangeaison n'est plus incommode quand on est sorti du bain, mais elle est généralement suivie d'un sentiment de prurit ou d'ardeur qui cesse cependant avant que le malade soit habillé. L'auteur assure que la peau conserve d'autant plus longtemps cette sensation qu'on a été soumis à un plus grand nombre de fumigations. Un autre effet immédiat du chlore est la sueur, qui commence généralement en même temps que le prurit, et qui quelquefois est très-copieuse; il croit que cette transpiration est plus abondante que celle qui serait provoquée par le même degré de chaleur, seule ou unie à la vapeur d'eau; il suait lui-même plus abondamment que de coutume la nuit qui suivait le bain de chlore; c'est à cette propriété qu'il attribue la plus grande partie des effets avantageux du remède. Enfin l'effet le plus évident de ce bain est une éruption de très-petites pustules sur toutes les parties du corps, mais plus particulièrement au dos, aux lombes, à la poitrine, sur l'abdomen et sur les bras; l'apparition de cette éruption est toujours d'un bon augure; rarement l'auteur a vu ces pustules suppurer. Pendant l'application locale du chlore gazeux, la peau prend une couleur rouge, et si l'application continue, il en résulte une forte douleur qui, ainsi que la rougeur, va toujours en augmentant; la peau se soulève et se gonfle, et prend un aspect analogue à celui des téguments de la face atteinte d'érysipèle, puis elle devient le siége d'un malaise, tel qu'il existerait si les parties avaient été contuses. Ces sensations durent quelques jours, comme si la peau était profondément affectée. Enfin survient le prurit, précurseur de la desquamation de l'épiderme. Il résulte de tout cela que les effets immédiats de l'application du chlore gazeux sont une exaltation de la sensibilité de la peau, accompagnée de sensations particulières, de sécrétions augmentées, de congestions sanguines dans les capillaires, finalement d'une augmentation de température, ce qui autorise à conclure que les fonctions et les propriétés vitales de la peau sont excitées d'une manière très-active, excitation qui persiste quelque temps après l'opération.

Le Dr Wallace croit que le chlore exerce sur les membranes muqueuses une action analogue à celle qu'il produit sur la peau. La personne soumise à l'influence de ce remède montre une altération dans la quantité et la qualité des sécrétions opérées par ces membranes, mais plus particulièrement dans celles des organes biliaires, salivaires, urinaires et génitaux, etc.

L'auteur ne sait s'il doit attribuer seulement à la chaleur ou au chlore l'augmentation d'activité qui se manifeste dans la circulation et dans la respiration; il ignore également quelle est l'action spéciale de ce gaz sur le cerveau et sur le système nerveux.

Le Dr Christison rapporte qu'un fabricant de produits chimiques de Belfort lui a dit que les ouvriers exposés à l'action du chlore gazeux sont obligés de prendre du carbonate de chaux pour neutraliser les produits acides qui se développent dans leurs estomacs, qu'ils ne deviennent jamais gras, quoique la durée de leur vie ne soit pas abrégée (*Treatise on poisons,* p. 697, 2e édit.). D'un autre côté, nous avons vu souvent, à l'époque où l'on employait fréquemment des fumigations de chlore contre la phthisie, un accroissement notable dans les forces digestives, la constipation, la décoloration des matières fécales, etc.

Expérience III. — A neuf heures du matin on introduit dans l'estomac d'un petit chien robuste 50 grammes de dissolution de chlore moyennement concentrée, et on a lié l'œsophage. Dix minutes après, l'animal a commencé à faire des efforts violents pour vomir. A midi, il était très-abattu, et se plaignait considérablement. Il est mort dans la nuit. La membrane muqueuse de l'estomac était d'un rouge noir dans toute son étendue; les autres organes paraissaient sains.

Expérience IV. — On a répété la même expérience avec 64 grammes de la dissolution précédente que l'on a préalablement affaiblie avec 120 grammes d'eau. L'animal est mort dans l'abattement quatre jours après l'ingestion de la substance vénéneuse. La membrane muqueuse de l'estomac, peu rouge, offrait vers le grand cul-de-sac quelques petits ulcères bordés d'une auréole jaune; l'intérieur du duodénum et d'une partie du jéjunum était tapissé d'une couche jaune assez épaisse, provenant sans doute de la décomposition de la bile par l'acide chlorhydrique formé aux dépens du chlore et de l'hydrogène des tissus organiques.

Ces faits prouvent que le chlore liquide agit d'une manière analogue à celle des acides minéraux dont je parlerai bientôt.

Traitement de l'empoisonnement par le chlore.

Si les accidents ont été produits par du chlore gazeux, on s'attachera surtout à combattre, par des lotions émollientes, des gargarismes adoucissants, la saignée, les sangsues, etc., l'angine pharyngienne ou trachéale, la bronchite, la pneumonie, qui se seraient manifestées, et on évitera soigneusement l'emploi de l'ammoniaque proposé par Kartner, à cause de son action irritante, et surtout parce que ce médicament est sans efficacité contre un poison gazeux qui ne reste que fort peu de temps dans les voies respiratoires. Si le chlore a été avalé à l'état liquide, on pourra administrer avec succès de l'eau albumineuse tiède, qui jouit de la propriété de former avec le chlore un composé blanc grumeleux, insoluble dans l'eau, et de provoquer les vomissements. On traitera ensuite la phlegmasie gastrique par les moyens qui vont être indiqués en parlant des acides.

Recherches médico-légales.

Chlore gazeux. Il est jaune verdâtre, d'une saveur désagréable, d'une odeur *sui generis*, irritante, suffocante, qu'il n'est guère possible de sentir sans tousser et éternuer; il décolore le tournesol, le sulfate d'indigo et presque toutes les couleurs végétales; son poids spécifique est de 2,4260. Le phosphore, l'arsenic, l'antimoine, etc., projetés dans des flacons pleins de chlore gazeux, brûlent avec flamme. L'eau à 8° dissout 3,04 de son volume de ce gaz, et il en résulte du chlore liquide.

Chlore liquide concentré. Il a la couleur, la saveur et l'odeur du précédent, et il exerce la même action sur le tournesol, l'indigo et les autres couleurs végétales. La lumière le décolore et le décompose; il laisse dégager du chlore gazeux lorsqu'on le chauffe; il fait naître dans l'azotate d'argent un précipité blanc de chlorure d'argent, caillebotté, insoluble dans l'eau et dans l'acide azotique froid ou bouillant, soluble dans l'ammoniaque. Une lame d'argent plongée dans ce liquide noircit sur-le-champ, parce qu'elle se recouvre d'une couche de chlorure d'argent que la lumière colore instantanément; en faisant bouillir la partie noircie dans de l'ammoniaque liquide, celle-ci dissout le chlorure en totalité ou en grande partie, en sorte que l'argent reprend sa couleur blanche brillante, et si l'on verse de l'acide azotique concentré dans la dissolution ammoniacale, on obtient un précipité de chlorure d'argent blanc, caillebotté, etc.

Chlore liquide étendu. La couleur, l'odeur et la saveur, sont les mêmes, quoique moins prononcées ; il décolore aussi avec moins de force les couleurs végétales, mais il précipite l'azotate d'argent comme le précédent, et, à moins d'être très-affaibli, il noircit également l'argent pur au bout d'un certain temps.

Chlore mêlé à des liquides végétaux et animaux, à la matière des vomissements, etc. On ne peut guère supposer que du chlore soit administré dans du vin, parce qu'il le décolore ; mais on peut admettre qu'il ait été donné à des individus dans l'estomac desquels il existait déjà du vin, du café et d'autres aliments. En général, lorsque ceux-ci sont de nature végétale, pour peu que la quantité de chlore qui reste soit appréciable, on la découvrira facilement à l'aide des caractères indiqués ; si, au contraire, le chlore se trouve mêlé à des liquides organiques animaux, il se combine promptement avec eux, les décompose en se transformant en acide chlorhydrique, et à moins qu'il n'existe en très-grande quantité, il n'est pas aisé de le déceler. J'ai souvent distillé à feu nu, avec ou sans acide sulfurique, des mélanges de 100 grammes environ de lait et de café et de 3 ou 4 grammes de chlore liquide, et je n'ai jamais pu bleuir un papier imprégné d'iodure de potassium et d'amidon que j'avais placé dans le récipient ; je réussissais, au contraire, lorsque la quantité de chore employé était quatre ou cinq fois aussi considérable ; dans ce dernier cas aussi, la lame d'argent plongée dans la liqueur chlorée noircissait, tandis qu'elle ne subissait aucun changement quand la proportion de chlore était très-faible. On voit donc que toutes les fois qu'il sera possible de découvrir ce corps dans une liqueur organique, il faudra s'en rapporter aux trois caractères suivants : 1° odeur chlorée ; 2° action sur la lame d'argent ; 3° coloration en bleu du papier imprégné d'amidon et d'iodure de potassium, par la vapeur qui s'exhale en chauffant le liquide suspect tantôt seul, tantôt additionné de quelques gouttes d'acide sulfurique.

Des Acides en général.

Parmi les acides, il en est un grand nombre dont la puissance toxique a été parfaitement constatée ; beaucoup d'autres n'ont pas été étudiés sous ce point de vue, et l'on peut croire d'avance que plusieurs d'entre eux ne sont pas vénéneux, ou ne le sont qu'à un faible degré. Les premiers sont les acides *cyanhydrique, sulfhydrique, carbonique gazeux, arsénieux et arsénique, oxalique*, acétique, azotique et hypo-azotique, chlorhydrique, citrique, phosphorique, fluorhydrique, sulfurique, sulfureux, tartrique, et l'eau régale. Les trois premiers ne sont pas caustiques, et agissent d'une manière spéciale; les acides arsénieux, arsénique et oxalique, offrent dans leur mode d'action quelques particularités qui ne permettent pas de les confondre avec ceux que nous allons comprendre dans ces généralités, et qui sont les onze autres.

Action générale de ces onze acides sur l'économie animale.

Symptômes. — *Acides concentrés ou moyennement étendus introduits dans l'estomac.* A peine ces acides ont-ils été avalés, que l'on observe plusieurs des symptômes suivants : chaleur brûlante à la bouche, dans l'œsophage et l'estomac; douleurs vives; dégagement de gaz, rapports abondants, nausées et hoquet; douleurs croissantes à la gorge et dans la région épigastrique; bientôt vomissements répétés et excessifs de matières liquides et solides, parfois sanguinolentes, rougissant le tournesol, et qui produisent une sorte d'effervescence ou de bouillonnement sur le sol; saveur et quelquefois odeur particulières des matières vomies, très-sensibles pour le malade et pour l'observateur; persistance de cette saveur et de cette odeur dans les intervalles des vomissements, et même lorsqu'ils ont cessé ou qu'ils n'ont pas eu lieu par une cause quelconque; tuméfaction du ventre, tension assez grande et sensibilité exquise au moindre contact; sentiment de froid à l'extérieur du corps, horripilations de temps à autre, membres quelquefois glacés, et plus particulièrement les membres abdominaux; pouls petit, enfoncé, quelquefois précipité, et dans certains cas, tremblotant; anxiétés horribles, agitation continuelle, contorsions en tous sens, mouvements convulsifs des lèvres, de la face, des membres, angoisses inexprimables; poids des couvertures insupportable, insomnies prolongées; région épigastrique gonflée et dure au toucher, soif extrême, sentiment douloureux toutes les fois que le malade prend la plus petite quantité de boisson, douleur souvent déchirante, sentiment de corrosion, quelquefois simples tranchées; dans certains cas, douleurs sourdes et très-légères, peu ou presque point d'agitation; calme trompeur par l'effet de la contrainte morale, ou le haut degré de la désorganisation intérieure, et apparence illusoire d'amélioration.

Déglutition difficile, ténesme, constipation opiniâtre, envie d'uriner sans pouvoir y satisfaire; physionomie singulièrement altérée lorsque les douleurs sont excessives, portant l'empreinte et de la souffrance la plus vive et de l'affection morale la plus profonde; les facultés intellectuelles conservent le plus souvent leur intégrité; pâleur, faiblesse, haleine extrêmement fétide; dans quelques cas, visage plombé, sueurs froides, gluantes, onctueuses et grasses, ramassées en grosses gouttes; souvent espèce d'embarras, d'oblitération à la gorge; il n'est pas rare de voir l'intérieur de la bouche et des lèvres brûlé, épaissi et rempli de plaques blanches ou noires, qui, en se détachant, irritent le malade et provoquent une toux fatigante; alors la voix est altérée; impatience de placer les bras hors du lit, quelquefois de se lever. Il y a parfois une éruption douloureuse à la peau.

Au bout de trois ou quatre jours, détachement partiel ou exfoliation totale de la membrane muqueuse; lambeaux flottants dans l'intérieur du pharynx, gênant la respiration et la déglutition, altérant le son de la voix. Le pouls devient faible, abattu, irrégulier, inégal, parfois intermittent, le plus souvent misérable, constamment précipité.

Les *douleurs* dans le ventre sont un signe que le poison est descendu dans les intestins, ou s'est épanché dans la cavité abdominale par des crevasses faites à quelques portions du canal alimentaire. Lorsqu'on avale peu d'acide, la douleur est en général très-vive; et quand on en prend beaucoup, elle est moins intense : dans le premier cas, le caustique paraît agir en largeur; il ne cautérise que l'épaisseur de la membrane muqueuse; les réseaux nerveux ne sont altérés qu'en partie; ils sont violemment irrités : dans le second cas, au contraire, tout est frappé de mort; les nerfs sont détruits et désorganisés. Il suit de ces considérations que l'absence des douleurs est d'un mauvais présage; ce calme trompeur succède à la cautérisation et précède le développement de la phlegmasie des organes cautérisés.

Les *vomissements* sont très-répétés lorsque les douleurs sont vives; car alors l'estomac, irrité, cherche à se débarrasser des matières qu'il contient, et entre dans un mouvement spasmodique continuel. Si ce viscère est percé de trous, que le malade ne se plaigne d'aucune douleur, il n'y a point de vomissement; les liquides et les solides passent à travers l'estomac percé et privé de ses propriétés vitales, et s'épanchent dans le ventre.

Le *sentiment de froid* est un phénomène commun à beaucoup d'empoisonnements, mais très-marqué dans l'espèce dont il s'agit ici. Il persiste fort longtemps, et accompagne pour l'ordinaire chacune des terminaisons.

Cette maladie peut se terminer : 1° par une mort prompte, qui a lieu au bout de quelques heures, ou qui n'arrive que quelque temps après l'empoisonnement : dans ce dernier cas, le malade dépérit insensiblement; il vomit à diverses reprises des lambeaux membraneux scarifiés, qui ont quelquefois la forme de l'estomac et de l'œsophage entier : ces lambeaux exhalent une odeur fétide insupportable; les digestions sont éminemment pénibles, et la constipation se prolonge pendant des mois entiers; 2° par une phlegmasie chronique : les malades éprouvent de temps en temps des douleurs et des chaleurs insupportables; c'est en parlant de ces individus que Zacchias a dit : *Venena nisi occidant, relinquunt semper aliquam noxam, et morbos diuturnos*; 3° par la guérison complète.

Les acides *concentrés* peuvent même déterminer la mort sans parvenir à l'estomac : certains malades ont succombé asphyxiés par suite de cautérisations de la bouche et du pharynx, qui avaient amené des angines avec une énorme tuméfaction des amygdales.

Si les acides sont moins concentrés, les symptômes pourront être moins intenses et ne pas se manifester tous, ni à beaucoup près. On conçoit qu'il doit y avoir à cet égard de très-grandes différences, et que l'on aurait tort de vouloir conclure que l'empoisonnement n'a pas eu lieu par un acide, parce que l'on n'aurait pas observé tel ou tel autre symptôme. Il est évident aussi que, si le caustique a été introduit dans le *rectum,* au lieu d'avoir été pris par la bouche, quelques-uns des symptômes indiqués auront éprouvé des modifications, et que d'autres pourront même manquer.

Acides concentrés appliqués à l'extérieur. Il suffit de savoir que ces acides agissent en brûlant pour se faire une idée des symptômes qu'ils déterminent : tantôt ce sera une brûlure superficielle très-étendue, qui pourra faire périr les malades en peu de jours ; tantôt il y aura cautérisation profonde, gangrène, etc., et la mort n'arrivera que longtemps après l'empoisonnement (voy. les traités de chirurgie).

Acides concentrés injectés dans les veines. Il suffit d'injecter quelques gouttes d'un acide concentré dans les veines pour déterminer une grande agitation dans les membres, qui deviennent roides ; les animaux poussent des cris plaintifs, et meurent presque immédiatement après l'injection.

LÉSIONS DES TISSUS. — Lorsque des acides plus ou moins concentrés sont introduits dans le canal digestif, ils enflamment toutes les parties qu'ils touchent. L'inflammation est en général légère là où le poison n'a fait que glisser ; elle est plus intense dans les endroits où l'acide a séjourné pendant quelque temps ; ainsi les diverses portions de la bouche, du pharynx et de l'œsophage, sont ordinairement le siége d'une rougeur plus ou moins marquée ; on voit des taches blanches, jaunâtres ou brunâtres aux lèvres, au pourtour de la bouche ; on remarque aussi quelquefois des croûtes noirâtres, épaisses, au-dessous desquelles se forme un ulcère ; la langue, le pharynx, la luette, les piliers du voile du palais et les amygdales, d'un blanc grisâtre par places, peuvent être le siége d'eschares plus ou moins étendues. L'estomac et le canal intestinal présentent le plus souvent des traces d'un violent désordre : tantôt la membrane muqueuse est d'un rouge vif, d'un rouge cerise ou d'un rouge brun, et les tuniques musculeuse et séreuse participent à l'inflammation, quoiqu'à un degré moindre; tantôt il y a en outre des ecchymoses formées par du sang extravasé dans les aréoles du tissu lamineux sous-cutané. Assez souvent on trouve de véritables eschares, des ulcères qui peuvent intéresser toutes les membranes; alors il y a des adhérences, une ou plusieurs perforations, et par suite des épanchements de liquides acides dans la cavité du péritoine; les bords des ouvertures sont noirâtres ou jaunâtres. Dans certains cas, les tuniques muqueuse et musculeuse seules sont atteintes dans quelques parties, et alors la membrane péritonéale qui a échappé à l'action de l'acide est diaphane. La tunique interne des intestins grêles est assez souvent tapissée de la matière jaune de la bile, mise à nu par l'acide ingéré. Dans certaines circonstances, les tissus sont épaissis; dans d'autres, ils sont ramollis et comme dissous, en sorte qu'ils se détachent avec la plus grande facilité. Il est des cas où l'on trouve l'estomac et le rectum très-enflammés, tandis que la masse des intestins grêles est presque dans l'état naturel; cette particularité, qui a également lieu pour un très-grand nombre de substances vénéneuses, paraît dépendre de la rapidité avec laquelle une partie du poison traverse les intestins grêles, et du long séjour qu'elle fait dans l'estomac et dans le rectum.

Si, au lieu d'introduire l'acide concentré dans le canal digestif, on l'*applique à l'extérieur,* il détermine les mêmes lésions de tissu que la brûlure.

Quand l'acide concentré a été injecté *dans les veines,* on trouve le sang coagulé dans les cavités du cœur, dans les gros vaisseaux, dans les poumons, etc.

Conclusions. 1° Les acides concentrés énergiques, introduits dans l'estomac, déterminent une mort prompte, en détruisant les tissus, par suite de leur action chimique, en irritant les nerfs qui entrent dans leur composition, et en donnant lieu à un épanchement dans la cavité du péritoine, qui ne tarde pas à développer une péritonite intense; le ventre est ballonné, des gaz distendent prodigieusement l'estomac et les intestins, et la mort arrive au milieu des souffrances les plus vives.

2° Une portion de ces acides est toutefois absorbée; les expériences que j'ai plusieurs fois tentées à cet égard établissent que les acides chlorhydrique et sulfurique, administrés à l'état de *grande concentration,* peuvent être retrouvés dans l'urine. J'ai même constaté une fois la présence de l'acide sulfurique libre dans le foie d'un chien que j'avais tué avec ce poison (voyez *Journal de chimie médicale,* mai 1842). L'absorption de ces acides introduits dans l'estomac des chiens, *à jeun,* sur lesquels j'expérimentais, ne peut guère s'expliquer qu'en admettant qu'aussitôt après leur contact avec l'estomac, ils provoquent une abondante sécrétion de fluides qui les *affaiblissent,* et qu'ils sont saturés, en grande partie du moins, par la soude libre de la bile.

3° Si les acides sont étendus d'une certaine quantité d'eau, ils peuvent encore agir à la manière des irritants énergiques, et donner lieu à une gastro-entérite des plus intenses. Ici l'absorption ne saurait être contestée : ainsi on a vu l'urine de quelques individus, qui avaient été empoisonnés par le bleu de composition, offrir une couleur *bleue;* l'on a encore décélé dans ce liquide les acides tartrique, citrique et oxalique que l'on avait fait prendre à l'*état solide* avec des substances alimentaires. Dans ces différents cas, les acides dont je parle avaient été dilués ou *étendus* par les liquides aqueux qui avaient été ingérés comme médicaments, ou par ceux qui se trouvaient déjà dans le canal digestif, ou bien encore par ceux dont ils avaient provoqué la sécrétion.

4° Les acides beaucoup plus étendus, tels que les acides azotique, sulfurique, chlorhydrique, acétique et oxalique concentrés, mêlés à six ou sept fois leur poids d'eau, sont encore assez irritants pour développer une vive inflammation des tissus du canal digestif, et souvent même pour produire des perforations. Leur absorption est mise hors de doute par mes expériences, et l'on peut facilement en démontrer la présence dans l'urine.

5° Appliqués à l'extérieur, les acides concentrés brûlent les tissus et occasionnent la mort tantôt par l'inflammation d'une grande étendue de la peau et par la réaction du système nerveux qui en est la suite, tantôt par l'abondante suppuration qu'ils déterminent dans les parties circonscrites qu'ils ont profondément attaquées.

6° Injectés dans les veines, les acides concentrés, et même ceux qui sont passablement étendus d'eau, détruisent la vie en coagulant le sang et en exerçant sur lui une véritable action chimique, d'autant plus prononcée que la quantité injectée est plus considérable.

Traitement de l'empoisonnement par les acides.

Les acides pouvant tous être saturés par la magnésie, et donner naissance à des sels qui n'exercent aucune action nuisible sur l'économie animale, ou qui sont tout au plus légèrement purgatifs, il est évident que cet oxyde métallique pourra être employé avec avantage pour empêcher les effets ultérieurs de la portion d'acide libre qui n'aurait pas encore agi : aussi prescrirai-je dans le traitement qui m'occupe : 1° de gorger le malade d'eau albumineuse tiède pour exciter des vomissements et diminuer l'action toxique de ceux des acides avec lesquels l'albumine donne des composés insolubles, tels que les acides sulfurique, azotique, chlorhydrique, etc.; 2° de recourir, aussitôt que l'on aura pu s'en procurer, à la magnésie, comme contre-poison; 3° de combattre la gastro-entérite produite par l'acide qui a déjà exercé son action funeste.

Contre-poisons. — Les nombreuses expériences que j'ai tentées sur les chiens, et plusieurs observations recueillies chez l'homme, démontrent, 1° qu'en administrant de la magnésie délayée dans l'eau, ou un carbonate en dissolution affaiblie, aux individus qui viennent d'avaler un des acides dont je parle, on diminue les douleurs, et l'on peut même arrêter les accidents. Si le médicament n'est pris qu'au bout d'un certain temps, lorsque déjà l'acide a déterminé des effets funestes, son action est souvent insuffisante; cependant il est encore utile d'y avoir recours, afin de neutraliser la portion du poison qui n'a pas agi, d'alléger les souffrances, et même de prolonger la vie.

Le Dr Ebers, de Breslau, a proposé de remplacer la magnésie par le *carbonate de potasse,* parce que, dit-il, l'action neutralisante de la magnésie est trop lente, qu'elle est d'une administration difficile, lorsque les efforts de déglutition sont très-douloureux pour le malade, en raison de la grande quantité de véhicule qu'elle exige, qu'elle n'arrête pas dans quelques cas les progrès de la désorganisation, et qu'elle n'empêche pas le développement d'altérations consécutives graves; il ajoute que l'action du carbonate de potasse est plus durable, plus énergique, et surtout plus générale que celle de la magnésie; qu'elle n'est jamais assez violente pour déterminer un nouvel empoisonnement, ni même une inflammation des tissus avec lesquels elle se trouve en contact. (*Rust's Magazine,* t. L, 3e cah.; 1837.) Tout en accordant que le carbonate de potasse dissous dans l'eau sature plus promptement les acides que la magnésie, parce que dans un temps donné il les touche par un plus grand nombre de points, je ne saurais partager la sécurité du Dr Ebers quant à son innocuité; les faits sont en opposition avec cette opinion, ainsi que je le démontrerai en parlant du carbonate de potasse; je ne reprocherai pas non plus à la magnésie de ne pouvoir être donnée que dans une grande quantité d'eau et de rendre la déglutition difficile, car rien n'est facile comme de faire avaler à la fois 1 ou 2 grammes de cet oxyde dans *une cuillerée d'eau.* On pourra néanmoins recourir avec avantage à une dissolution aqueuse *affaiblie* de carbonate de potasse, parce que, même dans cet état de dilution, elle agira efficacement sur l'acide sans exercer une action délétère.

La dissolution aqueuse de savon, sur laquelle Majault jeta beaucoup de défaveur, est utile et peut être administrée par tout le monde, sans le secours du pharmacien et presque immédiatement après l'accident; son emploi n'est d'ailleurs accompagné d'aucun danger; la rapidité avec laquelle elle est décomposée par les acides est telle, qu'elle ne peut enflammer les tissus de l'estomac, comme l'avait craint Majault. Le savon médicinal devra être préféré au savon ordinaire, parce qu'il est plus soluble dans l'eau, plus pur, et qu'il a une saveur moins désagréable.

Dès qu'un individu aura avalé un de ces acides, il faudra, en attendant que l'on se procure de la magnésie, du carbonate de potasse ou du savon, *le gorger,* comme je l'ai déjà dit, d'*eau albumineuse tiède,* ou d'*eau tiède* et *même d'eau froide,* afin de diminuer l'action irritante du poison et de déterminer le vomissement; puis on aura recours *à l'un ou à l'autre* des médicaments précités. On administrera la *magnésie* à la dose de 4 à 6 grammes, suspendue dans de l'eau tiède, et l'on réitérera cette dose à mesure que le malade vomira. Le carbonate basique de magnésie et la craie délayée dans l'eau jouissent aussi de la propriété de se combiner avec l'acide ingéré qui se trouve encore libre dans le canal digestif, et peuvent être substitués à la magnésie à défaut de cette substance; cependant ils offrent l'inconvénient de dégager une grande quantité de gaz acide carbonique qui distend l'estomac outre mesure. Le *carbonate de potasse* sera donné à la dose de 1 à 2 grammes, dissous dans un litre d'eau; cette dose sera renouvelée au fur et à mesure que les vomissements auront lieu. La potasse et la soude non carbonatées, prônées par plusieurs médecins, doivent être rejetées à raison de leurs propriétés caustiques, à moins qu'elles ne soient préalablement dissoutes dans une grande quantité d'eau. On fera prendre le *savon médicinal* à la dose de 2 à 3 grammes, dissous ou simplement délayé dans un verre d'eau.

Indépendamment de l'emploi de l'un ou de l'autre de ces antidotes, on aura recours à des boissons douces et mucilagineuses, telles que les eaux *légères* de lin, de guimauve, de gomme arabique, etc. Ces liquides auront le double avantage de favoriser le vomissement et de diminuer l'irritation gastro-intestinale.

Les huiles grasses, que l'on a quelquefois employées avec avantage pour faire vomir les malades, ne doivent point être préférées aux médicaments que je conseille.

Si déjà plusieurs heures s'étaient écoulées depuis le moment de l'empoisonnement, et que par suite de vomissements abondants et réitérés ou d'évacuations alvines considérables, il y aurait lieu de penser que l'acide libre a pu être expulsé en totalité, *il faudrait renoncer à l'usage des contre-poisons,* et administrer les boissons adoucissantes dont j'ai parlé.

Moyens propres à combattre la gastro-entérite développée par les acides. Si les symptômes n'annoncent point encore la scarification des organes digestifs, quel que soit le degré de l'inflammation du bas-ventre, de la bouche ou de l'arrière-bouche, on doit employer les saignées générales et locales. M. Devergie, s'appuyant sur l'expérience qu'il a acquise dans les hôpitaux, pense qu'il faut rarement employer la saignée générale : il en est des gastrites aiguës déterminées par ces acides, dit-il, comme des péritonites. Je combattrai cette opinion, parce que je compte davantage sur l'expérience de plusieurs observateurs éclairés pendant plusieurs siècles, que sur celle de M. Devergie. Il n'est pas un praticien qui ne sache que dans les gastrites et les péritonites aiguës, souvent on augmente la douleur par l'application des sangsues non précédée d'une saignée générale, tandis qu'on soulage notablement les malades en pratiquant celle-ci avant d'appliquer les sangsues. Je me garderai aussi d'adopter un autre procédé donné par cet auteur, et auquel il attache une si grande importance, que, suivant lui, la vie du malade peut quelquefois dépendre de son inobservation : il faut réserver les évacuations sanguines pour l'*époque de la réaction,* dit-il, et s'abstenir des saignées générales avant le développement de la période inflammatoire, à moins que l'on n'ait à traiter des individus extrêmement robustes. (*Médecine légale,* t. III, 2e édition, p. 195.) Il est évident que dans ces cas la phlegmasie suit *immédiatement* le contact de l'acide concentré avec l'estomac, et qu'il faut l'attaquer dès le début et à mesure qu'elle tend à s'accroître; tout autre précepte est funeste au malade.

Les sangsues seront appliquées tour à tour sur les points de l'abdomen les plus douloureux, et non pas de préférence sur l'épigastre, comme le conseille mon confrère : sur l'épigastre quand la douleur est dans cette région, comme cela a lieu souvent; ailleurs, c'est-à-dire vers l'ombilic, aux régions iliaques ou sur d'autres points, à mesure que la douleur se manifeste dans ces parties. Les ravages déterminés par les acides dans la bouche doivent être considérés comme une maladie locale, et traités par les mêmes moyens. Si la déglutition était impossible par suite de la tuméfaction de l'arrière-bouche, il ne faudrait pas introduire une sonde, de crainte d'irriter encore les parties et même de produire des perforations; mieux vaudrait-il alors administrer les lavements aqueux et émollients.

A ces moyens antiphlogistiques puissants, il faut en ajouter d'autres. Je mettrai en première ligne la *diète absolue,* puis les boissons mucilagineuses, les lavements émollients, les bains ou les demi-bains tièdes, et les fomentations émollientes : il faut à tout prix éteindre l'inflammation en introduisant dans le torrent de la circulation la plus grande quantité d'eau possible. Plus tard, on pourra quelquefois recourir avec avantage aux narcotiques doux.

Quand la fièvre sera tombée, on commencera à administrer des liquides alimentaires légers, tels que l'eau panée ou lactée : on rendra celle-ci plus forte à mesure que la convalescence fera des progrès ; des bouillons de veau, de poulet, etc., pourront être ordonnés suivant les cas. Si les malades ne supportaient pas même cette douce alimentation, il faudrait en faire usage sous forme de lavement. Les praticiens ne devront jamais oublier qu'à la suite de ces empoisonnements, on doit craindre des rechutes, et qu'il vaut mieux laisser *pendant longtemps* les malades à une alimentation légère, que de les exposer à perdre en un jour les avantages que l'on a eu tant de peine à obtenir. Les premiers aliments solides qu'il faudra prescrire sont les gelées végétales et animales, le poisson et les viandes blanches ; on devra éviter avec soin les aliments échauffants et les liquides spiritueux.

Recherches médico-légales.

Il n'est guère possible d'indiquer d'une manière générale les recherches auxquelles il faut se livrer pour reconnaître l'un des acides dont je parle, les caractères propres à les distinguer les uns des autres étant forts différents : aussi renverrai-je à chaque histoire particulière ce que j'ai à dire à cet égard. Je n'imiterai pas surtout M. Devergie, qui, dans un tableau analytique, s'attache à tracer la marche qu'il convient de suivre pour parvenir à caractériser ces acides *purs* et *concentrés ;* quand on sait combien il est difficile d'obtenir ces corps à l'état de pureté, même par les chimistes les plus distingués, on voit que les occasions de faire usage d'un pareil tableau ne se présenteront jamais ou que très-rarement ; d'un autre côté, il n'est pas sans inconvénient d'engager ainsi les experts à suivre une route qui peut les induire en erreur toutes les fois qu'ils croiront expérimenter sur des acides purs et qui ne le seront pas ; à plus forte raison m'abstiendrai-je de toute généralité, lorsqu'il s'agira de rechercher ces mêmes acides mêlés aux divers liquides alimentaires, aux matières des vomissements, etc. ; je me bornerai donc à dire que tous ces acides rougissent le papier bleu de tournesol ; que cette action est d'autant plus forte qu'ils sont plus concentrés, et que leur causticité est en général en raison directe de l'énergie avec laquelle le papier bleu est rougi.

DE L'ACIDE SULFURIQUE.

Action sur l'économie animale.

Une petite quantité de ce puissant caustique suffit pour donner lieu aux accidents les plus graves, suivis presque toujours de la mort, soit qu'on l'injecte dans les veines, soit qu'on l'introduise dans l'estomac, soit enfin qu'on l'applique à la surface externe du corps. Comment cet acide produit-il la mort?

Expérience Ire. — On injecte, dans la veine jugulaire d'un chien robuste et d'une grande taille, 2 grammes d'acide sulfurique mêlé, une heure auparavant, avec 1 gramme 60 centigrammes d'eau. A l'instant même, l'animal s'est débattu, ses extrémités sont devenues roides, et il est mort. On l'a ouvert immédiatement après. Le cœur était gonflé, très-volumineux, et ses parois offraient beaucoup plus de résistance que dans l'état naturel. Les deux ventricules étaient remplis d'une infinité de petits grumeaux noirs comme du charbon, formés par du sang coagulé; l'oreillette gauche et l'aorte contenaient des caillots gélatineux d'un rouge noirâtre; la veine cave abdominale, très-dilatée, ferme au toucher, renfermait des grumeaux analogues à ceux qui distendaient les ventricules. Les poumons étaient couleur de cendre, d'un tissu dense, nullement crépitants, et complétement privés d'air: en les coupant on voyait toute leur surface parsemée de points noirs, qui n'étaient autre chose que du sang coagulé; plusieurs ramifications des vaisseaux qui les parcourent étaient injectées, dures, d'une couleur noire, d'une forme cylindrique, ressemblant, par leur aspect et par leur grosseur, à de petits cylindres de pierre infernale; en les incisant, on voyait qu'elles étaient également remplies de sang coagulé.

Expérience II. — A midi cinq minutes, on a détaché et percé d'un trou l'œsophage d'un chien petit, mais très-fort; on a introduit dans son estomac 8 grammes d'acide sulfurique concentré, mêlé, une heure auparavant, avec 4 grammes d'eau, et on a lié l'œsophage. Dix minutes après, l'animal a éprouvé des souffrances horribles; il a fait de grands efforts pour vomir. A une heure il poussait continuellement des cris plaintifs, il faisait de nouveaux et infructueux efforts de vomissement; sa respiration ne paraissait pas gênée. Une demi-heure après, il a eu des envies de vomir, et il était tellement agité qu'il est parvenu à détacher le fil avec lequel on avait lié son œsophage, et qui était en partie brûlé par l'acide sulfurique : sur-le-champ il a rendu une très-grande quantité de matières noires comme de l'encre, de la consistance d'un liquide épais, semblables, par leur aspect, à de l'acide sulfurique qui a séjourné pendant quelque temps sur de la paille ou sur des allumettes. Les souffrances continuaient à être très-vives, et forçaient l'animal à se tenir couché sur le ventre. Il est mort à trois heures trente-cinq minutes. La *nécropsie* a été faite un quart d'heure après. Le cœur contenait du sang coagulé; celui du ventricule gauche était rouge, tirant légèrement sur le noir. Les poumons, de couleur naturelle, renfermaient une assez grande quantité d'air; ils étaient crépitants et laissaient entendre un cri lorsqu'on les coupait; les vaisseaux qui les traversent étaient vides; leur tissu paraissait cependant un peu plus compact que dans l'état naturel. La membrane muqueuse de l'estomac était détruite: elle avait été expulsée en partie par le vomissement. La tunique musculeuse, d'un rouge cerise, était recouverte dans quelques points d'une espèce de bouillie noirâtre, et offrait plusieurs petites ulcérations. Le pylore était revêtu d'une couche jaune-verdâtre. L'intérieur du duodénum était tapissé d'un enduit jaune, floconneux, formé par la matière jaune de la bile.

Expérience III. — A midi trente-cinq minutes, on a fait avaler à un chien de petite taille 6 grammes de bleu de composition (liqueur formée par l'acide sulfurique concentré et par l'indigo); aussitôt après, l'animal s'est débattu et roulé par terre avec force; il a paru avoir le pharynx brûlé par le caustique, dont il cherchait à calmer les effets en frottant son cou sur une planche de bois sur laquelle il était placé; il a changé souvent de position : tantôt il était couché sur le dos, tantôt sur le ventre, et il poussait continuellement des cris plaintifs. Au bout de dix minutes, il a vomi une petite quantité de matières filantes, fortement colorées en bleu : ces vomissements se sont renouvelés quatre fois dans l'espace des trente premières minutes qui ont suivi l'ingestion du poison. A trois heures et demie, il a vomi une assez grande quantité de matières filantes, mêlées de beaucoup de sang noir en partie caillé; il continuait à se plaindre : cependant il conservait la faculté de marcher. Il est mort dans la nuit. La membrane muqueuse de la bouche, de la langue et de l'œsophage, était d'un vert foncé; le pharynx offrait une couleur rouge cerise; la même chose avait lieu pour la membrane muqueuse de la face inférieure de l'épiglotte et du larynx. La face interne de l'estomac était noire dans toute son étendue, excepté dans quelques points près du cardia, où elle offrait une teinte verdâtre ou jaunâtre (1). La membrane musculeuse était parsemée çà et là de taches d'un rouge très-vif.

Expérience IV. — On a administré à plusieurs chiens 4, 8, ou 12 grammes d'acide sulfurique concentré ou étendu du double ou du triple de son poids d'eau. Les animaux sont morts au bout de quelques heures, en présentant des symptômes analogues à ceux qui ont déjà été décrits. *A l'ouverture des cadavres*, on constatait dans l'abdomen des désordres d'une intensité différente, suivant que l'acide ingéré était affaibli ou concentré; dans ce dernier cas, l'estomac était perforé, noir, et comme gangrené; les bords de la perforation étaient arrondis ou frangés, amincis et noirs; la cavité péritonéale était remplie d'un liquide noirâtre, et les intestins offraient une teinte de même couleur. Les organes environnants, qui avaient été touchés par l'acide pendant la vie ou après la mort, étaient également noircis, et le sang des vaisseaux les plus proches était coagulé et noir.

Expérience V. — Les animaux auxquels on fait une plaie que l'on cautérise avec une grande quantité d'acide sulfurique, meurent au bout d'un temps variable, comme s'ils avaient été brûlés.

Observation Ire. — Joseph Parangue, soldat, avala, sur la fin du mois de janvier 1798, vers les sept ou huit heures du matin, précipitamment et par

---

(1) La teinte jaune dépend de la présence d'une portion de la *matière jaune* de la bile, mise à nu par l'acide sulfurique, et la teinte verte paraît être le résultat de l'union de cette matière jaune avec la partie colorante bleue de l'indigo.

erreur, pour de l'eau-de-vie, un plein verre d'acide sulfurique (huile de vitriol); il avait bu à la *régalade* et tout d'un trait, ce qui fit qu'il ne s'aperçut de sa méprise qu'en reprenant haleine. On le transporte sur-le-champ à l'hôpital : prévenu de l'accident, j'y arrive en même temps que le malade. Des vomissements excessifs avaient déjà eu lieu, ainsi que des agitations convulsives dans les muscles de la face et des lèvres, premier effet des douleurs très-vives dont se plaignait le malade dans toute l'étendue des parties compromises. Il disait sentir des crampes extrêmement douloureuses dans la poitrine, et une chaleur âcre et brûlante au gosier, le long de l'œsophage et dans l'estomac. Un froid glacial s'était emparé de tout son corps; je lui trouvai le pouls petit, concentré, irrégulier, je dirai plus, presque convulsif, *tremulus*, parfois très-vite, parfois tardif et suspendu. Sa respiration était gênée, et tout l'épigastre douloureux. Mais ce qui fixa plus particulièrement mes regards fut l'abattement extrême du malade. Il est difficile de rendre son état de frayeur: il se croyait absolument sans ressources; il avait les yeux éteints, et n'exécutait que de faibles mouvements. Je parle à l'instant d'un antidote sûr, d'un contre-poison qui n'a jamais manqué son effet; je relève son courage, et je lui présente un breuvage composé d'un demi-verre d'eau simple, dans lequel on avait délayé 6 grammes de carbonate de magnésie. Ses yeux se raniment et sa faiblesse paraît moindre; l'idée d'une guérison réelle et prochaine suspend pour un moment l'appareil formidable des symptômes moraux, qui seuls auraient pu conduire le malade au tombeau. Un demi-quart d'heure après, il vomit encore, mais moins et avec moins d'efforts et de fatigues. Je lui donne 2 grammes de carbonate de magnésie, et il n'a plus que des nausées; ses douleurs intérieures sont moins vives. Je continue le remède, à la dose de 1 gramme 30 centigrammes toutes les demi-heures, et je fais prendre en même temps, et dans les intervalles, des verrées d'une solution de gomme arabique sucrée. Avant midi, les accidents avaient diminué d'intensité, la respiration était plus libre, les anxiétés précordiales avaient presque cessé, la sensation interne et déchirante était très-affaiblie; le pouls se relève, se développe, et devient régulier; une douce chaleur se répand dans tout son corps.

J'avais réussi à entraver les effets destructeurs et délétères du fluide caustique; mais il restait à remédier aux désordres que sont contact immédiat à l'intérieur avait occasionnés. Une forte saignée au bras, pratiquée à une heure après midi; des fomentations émollientes sur l'estomac et sur tout le ventre pendant le reste du jour, et un liniment opiacé et camphré pendant la nuit; une tisane de graine de lin avec la gomme arabique et le sirop de guimauve, bue tiède et abondamment, etc., ont prévenu les accidents consécutifs que devait faire craindre un événement de cette nature; un lavement simple miellé, donné le soir, a déterminé des évacuations bilieuses assez abondantes, et 24 grammes de sirop diacode, ajoutés à un verre de la tisane, ont procuré du calme dans la nuit : le sommeil néanmoins a été léger et souvent interrompu par les douleurs que le malade endurait à l'estomac, et plus particulièrement encore et d'une manière plus forte au gosier. Le lendemain, à ma visite du matin, j'examinai attentivement cette dernière partie: presque toute la bouche était enflammée; le voile du palais, ses piliers antérieurs et même les postérieurs, les amygdales et la luette, étaient chargés d'eschares blanches, légères en apparence sur les côtés, noires, croûteuses et plus profondes sur l'appendice *mollis palati;* l'arrière-bouche en entier me parut fortement brûlée. Heureusement que la déglutition n'était point empêchée; elle n'était même ni pénible ni laborieuse, en raison des accidents concomitants. La tisane lénitive et gommeuse, un looch blanc pris fréquemment par cuillerées, deux lavements en vingt-quatre heures, les lotions émollientes sur le ventre pendant le jour, le lénitif pendant la nuit, furent continués; tout aliment était interdit. Le troisième jour, le malade se plaint vivement de la gorge, et une nouvelle frayeur vient encore l'assaillir; il se croit menacé d'une suffocation, et le péril lui paraît instant. La tuméfaction des parties brûlées s'était accrue; la racine de la langue était élevée et corrodée, et l'épiglotte participait à cet état; une chaleur vive et dévorante embrassait toutes ces parties; la luette allongée et couverte d'eschares, les amygdales déjà atteintes de pourriture dans leurs limbes antérieurs, et des taches grisâtres ou aphtheuses répandues çà et là dans l'arrière-bouche, présentaient l'aspect d'un mal de gorge gangréneux de la plus mauvaise espèce. La voix avait subi une grande altération.

Le quatrième jour, un *séquestre* mou et charnu, qui se détache en partie de la luette en l'allongeant, tourmente le malade d'une manière fâcheuse dans la gorge, l'irrite, et lui fait éprouver une toux fatigante et importune par sa fréquence. La respiration en devient plus gênée, parfois comme entrecoupée, et parfois accompagnée de sifflement, surtout lors de l'inspiration, et la voix prend le caractère propre à l'espèce d'esquinancie connue sous le nom de *croup*. Les tisanes mucilagineuses, le looch blanc, ou celui que je faisais préparer avec le blanc de baleine, l'huile d'amandes douces, le jaune d'œuf et le sirop d'althæa, servaient tout à la fois de boisson, de gargarisme et de nourriture. Je touchai le mal plusieurs fois par jour avec des pinceaux de charpie trempée dans un mélange de miel rosat et de teinture de myrrhe; j'y ajoutai ensuite du collyre de Lanfranc, coupant alors la totalité du mélange avec parties égales de décoction d'aigremoine. Les applications anodines à l'extérieur n'ont point été négligées, non plus que des cataplasmes de mie de pain cuite dans une décoction de camomille et de mélilot. A mesure que je pouvais saisir avec des pinces les eschares détachées et flottantes, j'en faisais l'excision pour en débarrasser promptement le gosier.

Le cinquième jour, je fais écraser un jaune d'œuf dans un verre de tisane, qui a été pris en deux fois, pour adoucir et vernir en quelque sorte les parties excoriées de l'arrière-bouche, et préparer un peu de nourriture : les mêmes remèdes furent continués d'ailleurs. Le sixième jour, traitement semblable, et le jaune d'œuf matin et soir. Le gonflement extérieur de la gorge était presque totalement dissipé, la tuméfaction en dedans était aussi beaucoup diminuée, les eschares emportées en grande partie, et plusieurs ulcérations détergées. Le septième jour, mieux-être encore, et, à dater de ce moment, tout danger a disparu; le nombre des remèdes et des soins a diminué à proportion que la nourriture a été rendue. J'ai oublié de dire qu'une goutte d'acide sulfurique, tombée sur la lèvre supérieure au moment de l'accident, avait produit une eschare qui a longtemps résisté. Pendant plus longtemps encore, ce soldat a conservé de la rougeur, une sensibilité douloureuse au gosier, ainsi qu'un sentiment pénible à l'estomac, surtout lorsqu'il mangeait avec précipitation des aliments indigestes (1).

Observation II. — Le 4 octobre 1835, la nommée G... avale une certaine quantité d'acide sulfurique étendu de son poids d'eau, et éprouve aussitôt de vives souffrances. Le lendemain on voyait une tache d'un gris jaunâtre sur sa figure, près la commissure des lèvres; sa langue et toute la membrane muqueuse de la bouche étaient fortement enflammées; la déglutition était très-difficile. M. Caillard prescrit de l'eau gommée sucrée et du lait sucré. G... en peut difficilement avaler quelques gorgées, qu'elle rejette presque aussitôt; son pouls est petit et fréquent; elle ne se plaint que de la douleur de gorge; le sentiment qu'elle éprouve à l'estomac est supportable. Elle prend, vers le soir, quelques cuillerées d'un julep diacodé; elle passe une nuit assez calme. Le 6, son état est amélioré; cependant son pouls est toujours déprimé, et ses extrémités inférieures se refoidissent. Vers le millieu de la nuit du 6 au 7, elle se lève en poussant des gémissements, et se plaint de crampes atroces aux extrémités inférieures, qui ne peuvent plus la soutenir; elle tombe sur le lit de sa voisine. On la couche; elle assure qu'elle ne sent plus sa jambe droite, qui est complétement froide et marbrée vers sa partie inférieure. Le 7 elle est plus calme; elle avale pour ainsi dire sans difficulté; elle ne vomit pas; elle se plaint moins de la gorge et de l'estomac, mais son pouls est de plus en plus faible; sa jambe droite est froide et complétement insensible : on peut la pincer fortement sans qu'elle ressente rien. Enfin, dans la nuit du 7 au 8, la circulation, qui depuis un jour s'était déjà arrêtée dans le membre inférieur droit, diminue peu à peu; la malade s'éteint sans souffrir.

Ouverture du cadavre. La membrane muqueuse de l'œsophage présentait une couleur jaunâtre mêlée de noir; elle était enduite d'un liquide de même couleur, qui lui était tellement adhérent, qu'il avait l'aspect d'une fausse membrane. La tunique muqueuse pouvait se détacher par lambeaux de 4 à 5 centimètres; elle était plus épaisse qu'à l'état normal. Après l'ouverture de l'estomac, il s'est trouvé dans la cavité de cet organe environ 160 grammes d'un liquide semblable à celui qui recouvrait l'œsophage. A partir de l'orifice cardiaque jusqu'au fond du grand cul-de-sac, l'estomac offrait un aspect d'un jaune noirâtre. Toute la surface muqueuse était couverte d'un enduit jaune verdâtre, intimement adhérent à la membrane muqueuse. On pouvait enlever quelques lambeaux de cette dernière;

(1) *Recueil périodique de la Société de médecine de Paris*, rédigé par Sédillot, t. VI, p. 3, an VII, par Desgranges.

mais à 6 centimètres environ de l'orifice pylorique, dans toute la surface de l'estomac jusques et y compris cet orifice, nous avons trouvé la membrane muqueuse charbonnée. Il était impossible, dans tous ces points malades, d'en enlever le moindre fragment. Le duodénum était également tapissé d'un liquide jaunâtre, mais qui n'était point adhérent à la membrane muqueuse comme dans les organes ci-dessus indiqués. Il en était de même dans l'intestin grêle, dont toute la tunique interne était colorée en jaune, et ne présentait aucune lésion. Le gros intestin ne contenait que des matières excrémentitielles. Le cœur était d'un volume ordinaire et renfermait 96 gr. environ de caillots de sang, de la consistance d'une gelée de groseilles; l'aorte était presque remplie de caillots gélatineux. L'artère fémorale du membre droit était complétement oblitérée par un canal de sang en caillots noirâtres et assez consistants. Les poumons, les reins, la rate et le foie, ne présentaient rien d'anormal. L'utérus contenait un fœtus de six mois.

Le liquide trouvé dans l'estomac renfermait de l'acide sulfurique libre et de la bile; il en était de même de l'enduit jaunâtre qui recouvrait certaines portions de ce viscère, et de la portion externe de cet organe qui avoisinait le pylore, et qui était charbonnée. M. Bouchardat, qui a publié cette observation, pense que le canal de sang trouvé dans l'artère fémorale contenait de l'acide sulfurique qui n'y était pas à l'état de sel; toutefois les expériences sur lesquelles il fonde cette assertion sont loin d'être concluantes. (Bouchardat, *Annales d'hygiène.*)

Observation III. — Un journalier âgé de cinquante-deux ans avala brusquement à peu près un demi-verre du liquide dont on se sert pour nettoyer les harnais de voiture (acide sulfurique).

Aussitôt sentiment d'érosion et de brûlure à l'arrière-bouche, le long du cou, à l'épigastre. Reconnaissant son erreur, il avala plusieurs tasses de lait, puis alla chez un pharmacien, qui, dit-il, lui donna un contre-poison. Il but plusieurs verres d'eau de puits; alors il commença à vomir abondamment, et il survint presque en même temps une diarrhée copieuse. Le sentiment de brûlure à la gorge, au cou, à l'épigastre, diminua; mais il resta un sentiment de chaleur, d'ardeur, une douleur même à ces parties; il y eut de la soif, de la fièvre. Le lendemain les vomissements, la diarrhée, la douleur abdominale, et la soif, continuèrent. Le surlendemain les vomissements cessèrent; il resta des nausées. Il entra le quatrième jour à l'Hôtel-Dieu (15 août 1836).

Le pouls est un peu dur, à quatre-vingt-deux; la peau un peu chaude, un peu sèche; peu d'appétit; douleur abdominale augmentant par la pression, fixée principalement à l'épigastre et autour de l'ombilic; un peu de tension abdominale; soif assez vive; nausées fréquentes; un peu de diarrhée; rien d'apparent à la bouche et au pharynx; langue assez humide, légèrement rouge à sa partie antérieure. (Deux cuillerées de magnésie calcinée, orge gommée, lavements émollients.) Le 18 août, quatre-vingt-dix pulsations; la peau est un peu chaude, la langue un peu rouge. (15 sangsues à l'anus.) Le soir, entre cinq et six heures, il y a un frisson prolongé. Le 19 et le 20, frisson vers la même heure. On prescrit un demi-lavement avec 20 centigrammes de sulfate de quinine. Le 21, même lavement; le frisson vient à la même heure, mais il est très-léger. Le 23, frisson intense à onze heures du matin. (Même lavement.) Le 24, frisson à quatre ou cinq heures. (Même lavement.) Le 25, deux frissons à demi-heure d'intervalle, dont le premier commence vers deux heures. Le 26, on s'aperçoit qu'il y a de la fièvre le matin, qu'il y a une fièvre continue dont les frissons précédemment signalés indiquent sans doute le redoublement. On suspend l'usage des lavements de sulfate de quinine; il y a un peu de constipation; la bouche est mauvaise; il y a de la soif et une légère douleur abdominale; la langue est un peu rouge à sa partie antérieure. (Magnésie, orge gommée, lavements émollients, lait.) Les 27, 28 et 29, même état, fièvre presque continuelle. Du 1er au 5 septembre, il y a de la diarrhée; la langue est rouge, un peu sèche. Le 6, continuation de la diarrhée, fièvre. Le 7, langue sèche; dans la journée, fièvre assez intense. Le 8, le malade pâlit et s'affaiblit; la diarrhée continue. Le 9 et le 10, le teint est jaunâtre. Le 11, diarrhée et fièvre. Le 12, diarrhée. Le 13, pas de diarrhée, mais fièvre. Le 14, le teint est un peu moins jaune, mais pâle. Le 16, on permet quelques aliments; il n'y a ni diarrhée ni fiévre. Le 17, le teint est meilleur. Le 19, la diarrhée recommence. Le 20, elle est moindre, mais la fièvre continue. Le 21, affaiblissement, face exprimant la souffrance. (Deux vésicatoires aux jambes.) Le 22, faiblesse croissante, extrémités violettes, froid continuel qui cependant n'est pas sensible à la main. Le 23, toute la journée le malade se plaint; la respiration est gênée, les extrémités froides. Le 24, plus de calme, mais faiblesse extrême. Le 25, le malade succomba.

Ouverture du cadavre vingt heures après la mort. Roideur cadavérique médiocre, ventre un peu ballonné; extrémités maigres, légèrement violacées. Le crâne n'est pas ouvert. Les plèvres présentent quelques adhérences; les poumons, sains et d'un gris rose en avant, sont d'un rouge brun, engoués en arrière; le péricarde n'offre rien de remarquable; le cœur contient dans ses cavités droite et gauche un peu de sang noirâtre coagulé, de la consistance de gelée de groseilles; on voit sur la valvule mitrale, principalement sur la face correspondant au ventricule, un polype en forme de végétation, à base plus large que le sommet, qui est légèrement découpé, d'une couleur grisâtre, assez consistant, quoique peu dur, à peu près conique, saillant d'un peu plus de 3 centimètres, ayant 2 centimètres de diamètre à sa base; cette base est implantée sur l'une des languettes de la valvule mitrale, à laquelle elle est si adhérente, que l'on ne sait d'abord si la membrane interne du cœur ne se prolonge pas sur elle. Une dissection attentive prouve cependant que cette membrane passe au-dessous, mais qu'elle lui est intimement adhérente. Cette végétation est composée de couches concentriques entre quelques-unes desquelles il existe un léger espace: c'est évidemment du sang coagulé qui la forme. La membrane interne du cœur, non plus que les autres tissus de cet organe, ne présente alentour aucune altération.

L'estomac offre à l'intérieur quelques marbrures d'un rouge brun. A l'extérieur de l'intestin grêle, apparaissent quelques larges taches d'un rouge brun ; à l'intérieur, on voit des taches rouges assez nombreuses, soit arborisées, soit uniformes, au niveau de la plupart desquelles la membrane muqueuse est un peu ramollie. La partie supérieure du rectum présente plusieurs ulcérations dans lesquelles la tunique muqueuse seule est détruite ; elles sont irrégulièrement arrondies, entourées d'une auréole légèrement brunâtre. Leur fond est gris noirâtre. Le foie et la rate sont à l'état normal. On trouve un peu de sang coagulé dans les gros troncs veineux. (Baron fils ; voy. Devergie, t. III, p. 235).

Observation IV. — Louise Delay, âgée de vingt-deux ans, prit, le 13 germinal an VIII, à onze heures du matin, 32 grammes de bleu de composition (mélange d'acide sulfurique et d'indigo) qu'elle avait acheté chez un épicier-droguiste, dans le dessein de se suicider. On lui fit boire de l'huile et du lait. Voici quel était son état à son arrivée à l'Hôtel-Dieu, quatre heures après qu'elle eut avalé le poison.

Physionomie peu altérée, offrant pourtant une légère teinte bleue, plus foncée sur le bord libre des lèvres ; douleur sourde à la gorge et dans la région de l'estomac ; vomissements répétés et très-copieux d'un liquide bleu foncé et glaireux, qui causait à la bouche une sensation d'amertume et de stypticité insupportables ; sentiment continuel de froid à la peau, devenue très-sèche ; horripilation de temps à autre, constipation, insomnie, inquiétude mal déguisée, etc. On lui fit boire en abondance du petit-lait, de la décoction de graine de lin, de la dissolution de gomme arabique, du lait coupé avec de l'eau d'orge. On administra des lavements purgatifs, un julep huileux avec la manne, pour provoquer les évacuations naturelles, qui étaient suspendues, et qui se bornèrent à une selle très-légère et à l'émission de quelques gouttes d'urine. Les matières des vomissements contenaient beaucoup de flocons de substances lymphatiques d'une odeur fade, les uns se précipitant au fond de l'eau, les autres surnageant ; le pouls, en apparence peu altéré d'abord, devint petit, serré et très-nerveux ; le froid augmenta beaucoup aux extrémités inférieures.

Au bout de deux jours, tous les symptômes acquirent une grande intensité ; la face paraissait singulièrement décomposée ; le froid à l'extérieur augmentait encore ; le pouls devenait insensible aux bras et aux carotides ; l'haleine exhalait une fétidité extrême ; quelques gouttes d'urine fortement colorée en rouge s'échappaient de temps à autre ; l'inquiétude et l'agitation étaient extrêmes. Cette malheureuse ne pouvait supporter aucune couverture ; elle faisait sans cesse de pénibles efforts pour écarter ce qui la touchait et l'environnait de plus près ; elle jetait ses bras et sa tête hors de son lit ; la région de l'estomac était d'une sensibilité exquise au plus petit contact.

Le quatrième jour de l'empoisonnement, les anxiétés et les angoisses étaient horribles ; tout l'extérieur du corps portait l'empreinte de la souffrance. La malade, incapable de rester un seul instant dans la même position, se levait et sortait de son lit ; elle témoignait le désir pressant d'être portée dans un lieu froid... Le cinquième jour, les yeux étaient hagards ; il lui semblait trouver quelque soulagement à être débarrassée de sa chemise, qu'elle repoussait encore étant presque expirante : on fut obligé de la lier. Du reste, les secours qu'on lui prodiguait infructueusement consistaient en boissons émollientes, mucilagineuses, en lavements simples et lavements purgatifs, en potions laxatives et juleps antispasmodiques; les sangsues furent aussi appliquées une ou deux fois à la vulve. La physionomie s'altéra à un tel degré, qu'elle devint entièrement méconnaissable. Les liens qui fixaient cette malade ne l'empêchaient pas, tant ses agitations étaient excessives, de se découvrir la plus grande partie du corps : ce qui semblait lui procurer quelque soulagement. Elle conservait toute sa connaissance lorsqu'elle expira, en parlant aux personnes qui l'entouraient, le cinquième jour de son accident.

A l'*ouverture* de l'abdomen, il s'éleva une grande quantité de gaz très-fétides; les viscères abdominaux étaient généralement œdémateux; toutes les parties voisines du duodénum paraissaient singulièrement altérées, les parois de cet intestin étaient presque dissoutes dans plusieurs parties de sa longueur. L'estomac, très-distendu, d'une couleur foncée, offrait plusieurs taches qui indiquaient sa désorganisation profonde. La membrane muqueuse du pharynx et de l'œsophage était brûlée, noirâtre, en partie détachée, et s'enlevait avec facilité. L'estomac contenait un liquide bourbeux, de couleur foncée, d'une grande fétidité, et semblable à celui qui avait été rejeté par les vomissements le jour de la mort. Cet organe paraissait fort épaissi en plusieurs points et aminci en d'autres; sa membrane interne était entièrement dissoute, et réduite en mucosités dans la plus grande portion de son étendue. Le pylore présentait la désorganisation la plus avancée; le tissu de ses parois, noir et boursouflé dans cet endroit, fermait presque entièrement l'orifice; les membranes du duodénum et du jéjunum, en partie détruites, brûlées, étaient frappées du sphacèle; les intestins étaient enduits, à leur intérieur, d'une matière brune, pareille à celle qui existait dans l'estomac. Le reste du canal intestinal partageait, à un degré moindre, l'état de ce viscère et des deux premiers intestins grêles; il contenait beaucoup de matières fécales très-endurcies. L'intérieur de la poitrine n'offrait rien de remarquable (1).

Observation V. — Le 5 avril 1825, à dix heures du matin, un enfant de deux ans, fort et bien constitué, avala plusieurs gorgées de *bleu de composition*, On lui administra, peu de temps après, une certaine quantité de magnésie calcinée délayée dans du lait, et 15 centigrammes d'émétique, qui déterminèrent des vomissements de matières d'abord d'un bleu foncé, puis noires, et dont le contact altérait à l'instant la pierre, les meubles et les vêtements, comme l'aurait fait l'acide sulfurique pur. Ramené chez lui, ce jeune garçon ne prit plus que quelques doses de carbonate de magnésie. M. Deslandes, auteur de cette observation, le vit pour la première fois à cinq heures du soir : l'enfant était à l'agonie. Sa face était pâle, son pouls faible et fréquent, sa respiration entrecoupée, son ventre extrêmement

---

(1) Tartra, *Essai sur l'empoisonnement par l'acide nitrique*, p. 231; 1802.

ballonné; à peine donnait-il quelques signes de connaissance. Il avait des évacuations alvines fréquentes, qui d'abord avaient été *bleues*, mais qui alors étaient d'un gris verdâtre, et devinrent bientôt rousses et sanguinolentes; l'*urine était évidemment teinte en bleu*, ce qui annonçait le passage de l'indigo dans la vessie. On chercha à faire avaler un verre de lait chargé de magnésie, mais cette tentative faillit amener la suffocation, et provoqua quelques mouvements convulsifs. Une demi-heure après, le malade n'existait plus.

Examen du cadavre. A la lèvre inférieure, sur le trajet d'une goutte d'acide sulfurique, qui, au moment de l'empoisonnement, s'y était écoulée, la peau était rougeâtre et desséchée; on remarquait la même altération sur la pommette gauche, où un peu de caustique avait séjourné pendant la vie. La langue était corrodée près de sa pointe : du reste elle ne présentait rien de bien remarquable; ses papilles étaient d'un gris bleuâtre, et les granulations glanduleuses qui existent à sa base, en avant de l'épiglotte, étaient très-développées. Depuis l'isthme du gosier jusqu'au cardia, la membrane muqueuse était recouverte d'une eschare, ou plutôt d'une couche superficielle, blanchâtre et bleuâtre, que les frottements du scalpel détachaient avec assez de facilité, et au-dessous de laquelle la membrane était d'un rouge uniforme et intense : cette altération ne dépassait pas le cardia; le reste du tube digestif n'en présentait aucune trace. L'estomac, très-distendu par des gaz, ne contenait que peu de liquide, qui paraissait un mélange de mucosités et de lait chargé de magnésie; leur couleur indiquait assez qu'ils ne renfermaient pas d'indigo; la portion de la membrane qui avoisine la petite courbure était noire et comme charbonnée, surtout à la partie la plus saillante de ses rides; dans un point même, elle paraissait avoir été détruite, et l'estomac, aminci, semblait réduit à ses deux membranes externes : du reste, cet organe ne présentait ni rougeur ni ramollissement dans le reste de son étendue. Les intestins étaient dans l'état naturel : on voyait de l'indigo dans les gros intestins, et particulièrement dans le colon; les matières que ce dernier contenait étaient colorées par cette substance; elles paraissaient même avoir transsudé, car dans plusieurs endroits, et surtout dans la fosse iliaque gauche, le péritoine et le tissu cellulaire ambiant en étaient vivement colorés. Le rectum ne présentait plus cette couleur, mais il renfermait quelques matières d'un gris légèrement rougeâtre, semblables à celles que l'enfant avait rendues dans ses derniers moments. La vessie était vide d'urine et resserrée; on n'y voyait que quelques mucosités épaisses et non colorées. Les autres organes abdominaux paraissaient dans l'état sain. La membrane interne des voies aériennes présentait une rougeur intense, et avait été évidemment enflammée. Le cœur et les poumons étaient dans l'état naturel. Les sinus de la dure-mère et les vaisseaux qui rampent à la surface du cerveau étaient gorgés de sang; du reste, point d'opacité à l'arachnoïde, point d'infiltration à la pie-mère. La substance cérébrale n'était ni ramollie ni injectée; peut-être était-elle cependant un peu tuméfiée, car le cerveau nous parut avoir plus de tendance que de coutume à s'échapper par les incisions faites à ses membranes; ses ventricules contenaient à peine de la sérosité. Le cerveau était sain. (*Nouvelle bibliothèque médicale*, mai 1825.)

Observation VI. — Une blanchisseuse âgée de dix-huit ans prit, le 23 avril, à onze heures du matin, à peu près un verre à eau-de-vie de *bleu en liqueur*. Aussitôt après l'avoir avalé, elle sentit une douleur excessivement aiguë dans l'arrière-gorge et dans l'estomac; elle se traîna par terre, et poussa des cris qui attirèrent les voisins; on la trouva vomissant des matières bleues qui faisaient effervescence sur le carreau. On lui fit boire de l'huile et une notable quantité de lait; aussitôt que le lait fut avalé, il fut rejeté caillebotté et coloré en bleu; les dernières gorgées furent rendues avec leur couleur naturelle.

La malade, apportée à l'hôpital à deux heures après midi, était dans l'état suivant: intelligence nette, réponses justes et précises, face pâle, traits altérés; yeux cernés, excavés; lèvres un peu violettes; la supérieure présentait près de chacune des commissures une eschare jaune, de 3 lignes d'étendue; langue colorée en bleu et d'une chaleur naturelle, pas d'eschare ni de rougeur dans la cavité buccale ni à l'arrière-gorge, douleur vive au cou avec sentiment de constriction; épigastre douloureux; la douleur est moins vive au cou, elle s'exaspère par la pression.

Ventre souple et indolore, pas de selles, respiration gênée, anxiété vive, refroidissement notable des extrémités supérieures; pouls petit, dépressible, extrêmement fréquent. On administre 16 grammes de magnésie calcinée suspendue dans un litre d'eau environ. A peine quelques gorgées sont-elles avalées, qu'elles sont aussitôt rendues avec une couleur chocolat au lait et mêlées de quelques flocons bleuâtres. A cinq heures, la malade était assez calme, la douleur de gorge était très-intense; il n'y avait pas eu de vomissements depuis l'administration de la magnésie. Les extrémités supérieures étaient froides, le pouls imperceptible. L'*urine* était légèrement colorée en *bleu*. (Dix sangsues au cou, et trente à l'épigastre à dix heures du soir.) Les vomissements couleur de chocolat ont recommencé depuis deux heures, et ont duré une partie de la nuit. La malade succombe.

Ouverture du cadavre vingt-sept heures après la mort. La roideur cadavérique est assez prononcée. *Tête.* Vaisseaux sous-arachnoïdiens médiocrement injectés; arachnoïde parfaitement transparente, libre de toute adhérence avec la dure-mère ou la pie-mère. Il y a deux cuillerées à café de sérosité limpide dans les fosses occipitales. La substance corticale est d'un gris rosé; la substance médullaire blanche, légèrement pointillée de rouge; une petite cuillerée à café de sérosité dans chacun des ventricules. *Bouche.* Les deux eschares sus-mentionnées à la lèvre supérieure; langue légèrement bleuâtre, nulle trace de cautérisation dans la cavité buccale. *Cou.* Au pharynx et à l'œsophage, la membrane muqueuse est rose claire; l'*épithélium* s'enlève en pellicules blanchâtres, friables, minces, transparentes, d'un centimètre d'étendue. *Poitrine.* Le cœur, d'un médiocre volume, renferme près de 96 grammes de caillots de sang; l'aorte est remplie par 64 grammes de caillots bruns à demi liquides; la membrane interne de ce vaisseau est vivement colorée en rouge. Les bronches sont saines, les poumons crépitants, et presque pas gorgés de sang à leur partie postérieure.

Abdomen. Estomac distendu, renfermant 64 grammes d'un liquide brun; la membrane muqueuse est charbonnée, couleur de suie dans toute son étendue, excepté à partir de 3 centimètres près du pylore, où elle est rose; l'espace qui est coloré en noir présente quelques marbrures roses en certains points; cette membrane fournit des lambeaux de 1 centimètre d'étendue, et ne présente pas d'ulcération. La portion pylorique donne des lambeaux de 3 centimètres. Le *duodénum* est rose panaché; les premières valvules du côté du pylore sont ulcérées et cautérisées en noir. On voit des cryptes isolés, de la grosseur d'une tête d'épingle, dans les deux premiers tiers de l'intestin grêle; la membrane muqueuse est tapissée par un mucus jaunâtre; elle est transparente, d'un gris pâle; elle fournit des lambeaux de 2 centimètres; depuis le dernier tiers, la tunique muqueuse est enduite d'un mucus couleur de suie; il y a quelques plaques rouges près de la valvule; les lambeaux ne sont plus que de 3 à 4 lignes; les cryptes isolés sont de plus en plus rapprochés, à mesure qu'on avance près de la fin de l'intestin grêle, où ils ne sont plus séparés que par des intervalles de 1 centimètre. Les plaques elliptiques sont à l'état normal. On trouve dans le *gros intestin* des plaques bleues; elles sont plus nombreuses vers le cœcum et l'S du colon; la membrane muqueuse est de bonne consistance, le rectum est sain. L'aponévrose iliaque est colorée en bleu.

Les reins, la rate, le foie, présentent leur couleur et leur consistance normales, la bile est d'un brun verdâtre; il n'y a pas d'urine dans la vessie. Les artères fémorales sont, pour ainsi dire, remplies d'un sang noir, de la consistance de gelée de groseilles. Il existe dans l'artère fémorale gauche un caillot qui obstrue entièrement le canal de cette artère. (*Annales d'hygiène,* Bouchardat et Couriard.)

Observation VII. — Le 17 octobre 1827, vers minuit, Campbell se sentit tout à coup inondé par de l'acide sulfurique que l'on jetait sur lui, et qui occasionna une douleur brûlante. Deux heures après, il fut confié aux soins du Dr Hunter. Voici quel était son état: la peau du côté gauche de la face était enlevée en partie, et présentait d'abord une couleur blanche due à une désorganisation; les paupières des deux yeux étaient très-enflammées et très-gonflées; l'œil gauche paraissait fortement attaqué, le droit était sain. Les téguments de l'intérieur des lèvres étaient aussi tuméfiés et de couleur blanche; enfin, sur le dos de la main gauche et jusque dans l'intervalle des doigts, on voyait des excoriations blanchâtres et de forme allongée. Dans l'espace de seize heures, toutes les taches blanches devinrent brunes. La douleur que le malade ressentait à la figure et aux yeux, qui d'abord était des plus violentes, se calma peu à peu sous l'influence d'applications appropriées, qui furent faites. Cependant, comme au moment de la visite, environ douze heures après, la douleur de l'œil gauche s'étendait à toute la tête, et faisait craindre une violente ophthalmie, on pratiqua une saignée du bras qui fut répétée le lendemain, et qui produisit un soulagement très-marqué. Toutefois l'inflammation et la désorganisation de l'œil continuèrent à marcher, et se terminèrent au bout de peu de temps par la rupture de la cornée et la sortie de l'humeur aqueuse et du cristallin. Vers la fin du cinquième jour, c'est-à-dire le 22 octobre, le malade paraissait aller très-bien, lorsqu'il fut pris tout à coup d'un frisson violent. Le lendemain matin, il se plaignit d'une douleur très-vive au pli du bras droit, dans le point où l'on avait pratiqué la saignée. L'inflammation s'étendit rapidement autour de la petite plaie ; le gonflement s'empara de tout le bras, et augmenta progressivement pendant les trois jours suivants. Une fièvre très-forte, puis une difficulté de respirer, avec quelques autres symptômes d'inflammation des organes pulmonaires, vinrent encore aggraver l'état du malade, qui déclina graduellement, et mourut enfin le 30 octobre au matin.

Ouverture du cadavre faite le lendemain. Le bras droit ayant été examiné et disséqué avec soin, nous avons trouvé que la veine ouverte par l'opération de la saignée était violemment enflammée dans le point où elle avait été divisée par la lancette; que de ce point l'inflammation s'étendait en haut jusqu'aux grosses veines du bras et de l'épaule, et en bas jusqu'aux petites veines de l'avant-bras; que ces vaisseaux étaient presque entièrement remplis de matière purulente qui les oblitérait en grande partie, et qu'enfin les grosses veines de la partie supérieure de la poitrine étaient dans l'état normal.

Il y avait une petite quantité de sérosité dans la cavité du péricarde; mais le cœur était parfaitement sain. Les plèvres costale et pulmonaire étaient enflammées, et recouvertes en arrière d'une production pseudomembraneuse. Les deux cavités du thorax contenaient un liquide séro-purulent. Les deux poumons, surtout dans les lobes supérieur et inférieur, étaient fortement enflammés; ils présentaient une hépatisation rouge et une grande quantité de tubercules disséminés en masses irrégulières, dont quelques-uns avaient le volume d'un œuf de pigeon, et dont la totalité pouvait égaler à peu près le tiers du volume total des poumons.

Toute la partie antérieure de l'œil gauche était détruite; l'humeur aqueuse et le cristallin s'étaient échappés; enfin l'organe entier était complétement désorganisé, et le désordre qu'il avait subi était absolument incurable.

Dans le crâne, on trouva de la sérosité en grande quantité tant à la surface du cerveau que dans les cavités de cet organe, qui d'ailleurs ne paraissait offrir aucune altération.

D'où il résulte que Campbell a succombé à une inflammation des veines du bras et des poumons, cette dernière résultant, autant qu'on peut en juger, de la blessure de la veine par l'opération de la saignée. (Procès-verbal rédigé par MM. Hunter et Nesbitt.)

MM. Christison et Turner firent l'analyse d'un morceau du chapeau et d'une portion du col noir de Campbell, etc., qui avaient été fortement attaqués par l'acide; ils y constatèrent la présence de l'acide sulfurique libre, tandis qu'ils ne trouvèrent pas cet acide dans les portions des mêmes vêtements qui n'avaient pas été altérées. Euphemia Lawson, reconnue coupable, fut condamnée à mort; mais la peine fut commuée en un bannissement perpétuel. (Extrait du mémoire du Dr Christison.)

Symptômes et lésions de tissu produits par l'acide sulfurique.

Quoique ces symptômes présentent des différences notables suivant le degré de concentration de l'acide, la dose à laquelle il a été pris, etc., il est permis d'établir qu'ils offrent en général beaucoup de gravité, et que nul autre acide caustique n'occasionne aussi souvent la mort (voy. p. 116). S'il est vrai que cet acide, lorsqu'il est concentré, détermine souvent au pourtour de la bouche, des lèvres, et même des mains, des taches grisâtres et quelquefois noires, d'autres acides concentrés, tels que les acides azotique, chlorhydrique, acétique, phosphorique, peuvent également les produire, parce que cet effet résulte de la désorganisation du tissu, de la formation de l'eau aux dépens de l'oxygène et de l'hydrogène de ce tissu, et que dès lors on ne concevrait pas pourquoi tout autre acide concentré et avide d'eau que l'acide sulfurique ne se comporterait pas de même. Cela explique aussi pourquoi l'on observe plus rarement ces taches à la face interne des joues, sur la langue, dans le pharynx et dans l'œsophage, parties humectées par la salive et par le mucus, qui peuvent affaiblir l'acide concentré au point de le rendre incapable de déterminer ces taches.

Quant aux *lésions* de tissu, elles sont également fort graves. Pour peu que l'acide avalé fût concentré, on trouve, indépendamment d'une vive rougeur inflammatoire de certaines parties du canal digestif, des ulcérations, des perforations, des épanchements dans la cavité du péritoine, et la coloration noire des tissus, qui ont été réduits en une sorte de bouillie (voy. p. 118).

Il résulte de ce qui précède, que l'acide sulfurique agit comme les acides les plus caustiques (voy. p. 119).

Traitement de l'empoisonnement.

Voyez *Acides en général*, p. 120.

Recherches médico-légales.

L'acide sulfurique *pur* et *concentré* est sous forme d'un liquide incolore et inodore, d'une consistance oléagineuse; il est doué d'une saveur acide très-forte; son poids spécifique est plus grand que celui de l'eau; le plus concentré pèse environ 1,842. Il suffit d'une seule goutte pour colorer en rouge une grande quantité d'*infusum* de tournesol. Lorsqu'on fait bouillir, dans une petite fiole, de l'acide sulfurique et du charbon finement pulvérisé, on ne tarde pas à remarquer qu'il se dégage une odeur piquante, analogue à celle du soufre qui brûle, et qui caractérise le gaz acide sulfureux; il se forme en même temps du gaz acide carbonique. Le mercure, le cuivre, etc., que l'on fait bouillir avec cet acide, lui enlèvent une portion de son oxygène, en dégagent du gaz acide sulfureux, s'oxydent et s'unissent à la portion d'acide non décomposé, pour donner naissance à des sulfates de mercure, de cuivre, etc. Lorsqu'on mêle parties égales d'acide sulfurique concentré et d'eau, la température s'élève subitement à 84° c. La paille, le bois, et toutes les substances végétales, mis à froid dans l'acide sulfurique, sont désorganisés, ramollis, noircis, et il s'en sépare une certaine quantité de charbon. Versé dans de l'eau de baryte, l'acide sulfurique y occasionne sur-le-champ un précipité blanc très-abondant de *sulfate de baryte*, insoluble dans l'acide azotique; le même phénomène a lieu si, au lieu de baryte, on prend une solution de chlorure ou d'azotate de baryum: ce sulfate est composé de 500 d'acide et de 958 d'oxyde de baryum (BaO, SO^3); lavé, desséché, et calciné au rouge, dans un creuset, avec du charbon, ce précipité se trouve décomposé au bout d'une heure, et il fournit du sulfure de baryum, facile à reconnaître à l'odeur d'œufs pourris ou de gaz acide sulfhydrique qu'il exhale lorsqu'on le met dans l'eau aiguisée d'une petite quantité d'acide chlorhydrique, et à la précipitation d'une partie de soufre qui se dépose en rendant le liquide laiteux et d'une couleur blanche jaunâtre; il y a en même temps formation de chlorure de baryum.

Acide concentré du commerce. Il partage les propriétés qui viennent d'être décrites, si ce n'est qu'il peut être coloré en jaune, en brun ou en noir: ce changement de couleur est dû à ce que l'acide a charbonné les matières organiques contenues dans l'air ou ailleurs; il offre aussi souvent l'odeur d'acide sulfureux, dont il n'a pas été entièrement privé.

Acide sulfurique pur étendu d'eau. Il agira, comme le précédent, sur le tournesol (avec moins d'énergie), sur les sels de baryte, sur le cuivre, et sur le charbon; seulement il faudra le concentrer par une ébullition prolongée, et évaporer même jusqu'à siccité, s'il est excessivement étendu, pour qu'il fournisse de l'acide sulfureux avec le charbon et avec le cuivre; mais il n'aura plus la consistance oléagineuse, il ne s'échauffera pas avec l'eau, et ne noircira pas les matières organiques. On décèlera les plus petites traces d'acide sulfureux dégagé, en plaçant au-dessus de la fiole qui renferme le cuivre et l'acide une languette de papier trempé dans un *solutum* d'amidon et d'acide iodique; ce papier deviendra d'un bleu violacé dès qu'il se volatilisera de l'acide sulfureux. A l'aide de ces caractères, on peut distinguer l'acide sulfurique étendu de tous les corps connus, *excepté des sulfates acides ;* mais on s'assurera que ce n'est pas un sulfate acide, en *concentrant la liqueur* et en versant du carbonate de soude, qui précipite tous ces sulfates, sauf ceux de potasse, d'ammoniaque et de soude ; ceux-ci seront précipités, savoir : les deux premiers en jaune-serin, par le chlorure de platine, et le dernier en blanc, par l'acide hydrofluosilicique : or l'acide sulfurique étendu ne précipite par aucun de ces réactifs.

Ce procédé est plus sûr et beaucoup plus simple que celui qui a été donné par M. Devergie ; à quoi bon, par exemple, employer l'acide sulfhydrique, après avoir conseillé l'usage de la potasse, quand on sait que celle-ci précipite tous les sels que précipite l'acide sulfhydrique ? Pourquoi se servir de potasse, qui redissout certains oxydes métalliques précipités, au lieu de carbonate de soude, qui n'en dissout aucun ? Quelle nécessité y a-t-il de recourir à la distillation ? Je me garderai bien d'admettre, avec ce médecin, qu'il faille donner la préférence à l'azotate de baryte sur le cuivre, pour démontrer l'existence de *très-petites quantités* d'acide sulfurique ; sans doute cet azotate est un réactif excessivement sensible ; mais il n'est pas ici, à beaucoup près, aussi *probant* que le cuivre, lorsque la proportion de sulfate de baryte produit est trop faible pour fournir avec du charbon, à une température élevée, du sulfure de baryum, reconnaissable aux caractères indiqués à la page 140. Que l'on verse *une goutte* d'acide sulfurique concentré dans 32 grammes d'eau, que l'on traite la moitié de la liqueur par l'azotate de baryte, et que l'on cherche à retirer le soufre du sulfate de baryte, on n'y parviendra pas, ou l'on n'y parviendra qu'avec la plus grande peine ; au contraire, que l'on fasse bouillir dans une fiole à médecine, avec du cuivre métallique, l'autre moitié de la liqueur acide : quand la matière sera presque sèche, il se dégagera de l'acide sulfureux, *reconnaissable à son odeur* et à son action sur une languette de papier trempé dans une dissolution d'*amidon* et d'*acide iodique.* Il n'y a rien à répondre à ce fait.

Il suffira de citer le passage suivant d'un rapport de MM. A. D. et Chevallier, pour montrer combien ces chimistes ont mal conclu, lorsqu'ils cherchaient à déterminer si un liquide suspect contenait de l'acide sulfurique libre ou un sulfate acide : « Nous avons essayé le liquide acide, disent-ils, 1° par le chlorure de baryum, qui a donné lieu à un abondant précipité insoluble dans l'eau et dans l'acide azotique ; 2° par l'ammoniaque, qui n'a donné lieu à la formation d'aucun trouble ni précipité ; 3° par l'oxalate d'ammoniaque, qui n'a pas non plus donné de précipité. Ces réactions démontrent déjà que l'acidité du liquide est due à de l'acide sulfurique, et *non à un sulfate acide.* » (*Journ. de chim. méd.,* août 1850, p. 459.) Comment ces messieurs n'ont-ils pas vu que, si le liquide dont il s'agit eût contenu du sulfate acide de potasse ou de soude, il se serait comporté de même avec les réactifs précités?

Bleu de composition (*acide sulfurique concentré et indigo*). Cette liqueur est d'un bleu foncé, plus épaisse que l'acide sulfurique, et d'une consistance très-oléagineuse. Elle rougit le tournesol, et élève la température de l'eau, lorsqu'on l'unit à une petite quantité de ce liquide évaporée jusqu'à siccité, elle dégage des vapeurs d'acide sulfurique lourdes et d'une odeur piquante; chauffée avec du mercure ou du cuivre, elle fournit du gaz acide sulfureux, facile à reconnaître à son odeur. Le chlore liquide concentré et *pur* ne contenant par conséquent ni de l'acide sulfurique ni des sulfates, celui qui a été préparé, en un mot, en faisant arriver dans l'eau distillée du chlore gazeux parfaitement lavé, lui fait perdre la couleur bleue et lui communique une teinte jaunâtre; en filtrant la liqueur, on voit qu'elle fournit avec un sel soluble de baryte un précipité de sulfate de baryte blanc, insoluble dans l'eau et dans l'acide azotique.

Les matières tachées avec du bleu de composition ne se comportent pas, avec l'eau distillée et le feu, autrement que celles qui ont été simplement tachées avec de l'acide sulfurique, et la présence de celui-ci doit être décelée par les mêmes moyens (voy. p. 154). La peau ou le linges tachés avec cette liqueur seraient bleus ou noirâtres, et deviendraient couleur d'acajou, s'ils étaient mis en contact avec une dissolution de potasse ou de soude.

Acide sulfurique mêlé au vinaigre. Sur 120 échantillons de vinaigre acheté chez divers épiciers de Paris, M. Chevallier en a trouvé 17 qui contenaient de l'acide sulfurique. Pour reconnaître la présence de cet acide dans le vinaigre, on évapore celui-ci jusqu'au vingtième de son volume, pour volatiliser l'acide acétique; on laisse refroidir la liqueur on la filtre pour séparer les sels déposés pendant l'évaporation, et on l'agite pendant une demi-minute avec trois ou quatre parties d'éther sulfurique pur (1), qui dissout une petite quantité d'acide sulfurique sans agir sur les sulfates neutres ni sur les *sulfates acides* qui pourraient exister dans le liquide concentré par l'évaporation; on filtre, et l'on expose pendant une heure ou deux le *solutum* à l'air libre, dans une capsule de porcelaine: l'éther se vaporise, et l'acide sulfurique peut être reconnu, comme il a été dit à la page 139, à l'aide d'un sel de baryte et du cuivre. Il ne faudrait pas traiter *directement* le vinaigre sophistiqué par un sel de baryum, car alors ce réactif précipiterait les sulfates solubles contenus dans le vinaigre, et l'expert pourrait être

(1) Depuis longtemps M. Chevallier avait conseillé de traiter cette liqueur par l'alcool.

enté de croire, à tort, que le vinaigre renferme de l'acide sulfurique libre. M. Guibourt s'est donc trompé lorsqu'il a prétendu qu'il fallait rejeter l'emploi de l'éther dans cette circonstance, parce que l'éther ne dissout point l'acide sulfurique (voy. *Journ. de pharm.*, numéro de décembre 1846); j'ai prouvé en effet, dans le numéro de janvier 1847 du même journal, en répondant à M. Guibourt, que l'éther à 0,723 de densité dissout une quantité sensible d'acide sulfurique, dans les conditions que j'ai indiquées à la page 142.

M. Guibourt, ayant pris connaissance des observations que j'ai publiées dans ce journal, s'est livré à de nouvelles expériences, et il a reconnu que l'éther enlève une petite quantité d'acide sulfurique au vinaigre, lorsque celui-ci en contient au moins un trentième de son volume; s'il en renferme moins, l'éther ne le séparerait plus. En admettant que ces résultats soient exacts, il est évident que l'éther enlèverait encore de l'acide sulfurique libre à 300 parties de vinaigre ne renfermant qu'un $1/_{300}$ de cet acide, si, comme je le conseille, on réduisait par l'évaporation le volume du liquide à un vingtième; alors en effet on opérerait sur 15 parties de vinaigre contenant $1/_{15}$ d'acide sulfurique. Et pourquoi n'irait-on pas encore plus loin en réduisant le liquide suspect au trentième, au cinquantième, etc., de son volume?

On peut aussi déceler la présence de l'acide sulfurique dans le vinaigre, à l'aide du chlorure de calcium. Que l'on mêle à 8 grammes environ de vinaigre la millième partie d'acide sulfurique libre, puis que l'on ajoute un fragment de chlorure de calcium cristallisé de la grosseur d'une aveline, et que l'on chauffe le vinaigre jusqu'à l'ébullition, on verra, aussitôt qu'il sera complétement refroidi, se former un trouble considérable, et peu de temps après un précipité abondant de sulfate de chaux. Le vinaigre ordinaire, non falsifié par l'acide sulfurique, ne produit rien de semblable. Ce procédé est fondé sur ce que la quantité totale des sulfates qui se trouvent dans le vinaigre ordinaire est si faible, qu'elle ne décompose pas le chlorure de calcium ni à la chaleur de l'ébullition, ni à une température moyenne. (*Journ. de chim. méd.*, t. II, 2e série, p. 675.)

Acide sulfurique mêlé à divers liquides alimentaires (lait, thé, café, eau sucrée, etc.), *à la bile, au sang, à la matière des vomissements, et aux liquides contenus dans le canal digestif.* La gélatine, le thé, le café et l'eau sucrée, ne sont point troublés par cet acide; l'albumine, le lait et la bile, sont au contraire précipités : cette dernière est précipitée en jaune, puis, et par l'addition d'une plus grande quantité d'acide, en jaune orangé, et il se dépose, au bout de quelques minutes, des flocons d'un vert foncé, phénomène dont je tirerai parti pour expliquer certaines colorations jaunes ou verdâtres que l'on voit souvent dans le commencement de l'intestin grêle, quand il y a eu ingestion d'acid sulfurique. Le sang est coagulé et noirci par l'acide sulfurique concen tré, à moins que celui-ci n'ait été employé en grand excès, car alo le *coagulum* est dissous, et la liqueur acquiert une couleur noire.

Expérience Ire. — J'ai empoisonné un chien avec 3 grammes d'acide su furique concentré dissous dans 260 grammes d'eau; l'œsophage et la verg ont été liés. L'animal est mort au bout de sept heures et demie. L'estom contenait beaucoup d'aliments et environ 200 grammes d'un liquide no râtre très-acide. J'ai chauffé le mélange alimentaire jusqu'à l'ébullition après y avoir ajouté 150 grammes d'eau distillée avec laquelle j'avais la l'estomac à plusieurs reprises; il s'est formé un *coagulum;* j'ai filtré; liqueur limpide et jaunâtre a été évaporée jusqu'au 6e de son volume, après l'avoir laissé refroidir, je l'ai filtrée de nouveau, puis je l'ai trait par l'éther sulfurique, comme il vient d'être dit à l'occasion du vinaigre le liquide éthéré, privé de l'éther par l'évaporation spontanée, rougissait papier de tournesol, et se comportait avec un sel soluble de baryte et av du cuivre comme l'acide sulfurique; la partie non dissoute par l'éther ret nait encore une portion de cet acide.

L'estomac, lavé à plusieurs reprises avec de l'eau distillée jusqu'à ce qu ce liquide ne rougît plus le papier de tournesol, a été desséché, décompo et carbonisé dans une cornue; le liquide condensé dans le récipient, trai par l'eau régale bouillante, renfermait du *sulfate d'ammoniaque,* et chlorure de baryum fournissait avec lui un précipité blanc de *sulfate d baryte* insoluble dans l'eau et dans l'acide azotique, et décomposable pa le charbon en sulfure de baryum.

Foie et rate. Ces deux viscères, séparés du corps immédiatement apr la mort, ont été coupés par petits morceaux, et mis en contact avec l'eau distillée bouillante; après une heure d'action, j'ai vu que la *liqueu n'était pas acide;* je l'ai fait évaporer jusqu'à ce qu'elle fût réduite au de son volume, et, en la traitant par l'éther sulfurique, il m'a été impos sible de déceler la présence de l'acide sulfurique libre.

Urine. J'ai précipité 6 grammes de ce liquide filtré par du chlorure d baryum; le dépôt, traité par un excès d'acide azotique concentré et pur, s'e en partie dissous; la portion insoluble, parfaitement lavée et desséchée 100 c. sur un filtre, pesait *seize* centigrammes.

Cette expérience répétée sur trois portions de la même urine m'a four les mêmes résultats.

Expérience II. — J'ai empoisonné un chien avec 6 grammes d'acide sul furique concentré dissous dans 200 grammes d'un mélange de lait, d bouillon et de café. L'œsophage et la verge ont été liés. L'animal est mo deux heures quarante minutes après. L'estomac était perforé, et il y ava dans l'abdomen une grande quantité d'un liquide noirâtre épanché; j'a ramassé autant que j'ai pu les matières encore contenues dans ce viscère ainsi que celles qui avaient été épanchées dans l'abdomen; j'ai lavé l'estoma avec de l'eau distillée, et après avoir réuni ces diverses liqueurs, je les a fait bouillir pendant quelques minutes dans une capsule de porcelaine pour coaguler une partie de la matière animale; j'ai filtré; le liquide était transparent, jaunâtre et fortement acide. Évaporé jusqu'au 6e de son volume et filtré, il a été agité avec de l'éther sulfurique; ce liquide a à peine dissous de l'acide sulfurique, et a laissé déposer une forte proportion de matière grasse, solide, d'un blanc jaunâtre, dans laquelle la majeure partie de l'acide était retenue; l'éther ne s'élevait que difficilement au-dessus de la masse graisseuse molle, en sorte que l'on n'obtenait pas une couche supérieure éthérée. Alors j'ai filtré le mélange à la fois éthéré et graisseux, et j'ai versé de l'eau distillée froide sur la graisse figée qui était restée sur le filtre; après plusieurs heures de contact, j'ai réuni les deux liqueurs filtrées, et je les ai *agitées lentement* dans un tube de verre avec de l'éther, de manière à mettre plusieurs fois en contact l'éther et la matière huileuse. J'ai obtenu deux couches; la supérieure éthérée fournissait de l'acide sulfurique, facile à reconnaître, après avoir fait évaporer l'éther.

Il importe de remarquer qu'en agitant *fortement* et *brusquement*, l'éther s'unissait de nouveau avec la matière grasse, et l'on n'obtenait plus les deux couches.

Dans une autre expérience, j'ai vu que le liquide éthéré, alors même qu'il avait été agité avec précaution, ne contenait pas de l'acide sulfurique ou qu'il en renfermait à peine; alors j'ai chauffé légèrement la couche graisseuse pour la liquéfier, et je l'ai étendue d'eau distillée. Le liquide rougissait le tournesol, précipitait abondamment par les sels de baryte solubles, et fournissait du gaz acide sulfureux, lorsque je le faisais bouillir pendant un temps suffisant avec du cuivre; il ne précipitait ni par le carbonate de soude, ni par l'acide fluorhydrique silicé, ni par le chlorure de platine; ces caractères prouvaient jusqu'à l'évidence qu'il contenait de l'acide sulfurique et non un sulfate acide. Il pourrait arriver que le chlorure de platine donnât un précipité jaune-serin, formé surtout par de la matière organique; on s'assurerait facilement que ce précipité ne renferme pas de potasse, et que par conséquent il n'y avait pas de sulfate acide de potasse dans la liqueur suspecte, parce qu'il ne serait *ni grenu ni adhérent* au verre dans lequel il serait agité. Rien n'est aisé comme de distinguer ce précipité de matière organique de celui que fourniraient les composés de potasse avec le chlorure de platine.

Foie et rate. J'ai traité ces viscères par l'eau et par l'éther, comme il a été dit à l'expérience 1re, et il m'a été impossible de constater la présence de l'acide sulfurique libre.

Urine. Six grammes de ce liquide m'ont fourni par le chlorure de baryum 15 centigrammes de *sulfate de baryte*.

Expérience III. — J'ai fait avaler à *quatre* chiens à jeun depuis 200 jusqu'à 400 grammes d'un mélange alimentaire composé de lait, de bouillon et de café, et je leur ai lié l'œsophage et la verge. Six heures après j'ai tué ces animaux, et je les ai ouverts. Les liquides contenus dans l'estomac de chacun de ces animaux, en quantité variable, ont été chauffés jusqu'à l'ébullition dans des capsules de porcelaine et filtrés; les liqueurs limpides et jaunâtres, évaporées jusqu'au 6e de leur volume, ont été filtrées de nouveau, refroidies et traitées par l'éther sulfurique ; la couche éthérée, évaporée à froid dans une petite capsule de porcelaine, n'a laissé ni de l'*acide sulfurique libre* ni aucun *sulfate acide :* en effet, le résidu ne rougissait pas le tournesol, et ne précipitait point par le chlorure de baryum.

Les quatre estomacs, ayant été parfaitement lavés avec de l'eau distillée, ont été introduits séparément dans des appareils distillatoires, et décomposés à une assez forte chaleur pour les réduire en charbon; les liquides recueillis dans les ballons, traités par l'eau régale bouillante, renfermaient tous une petite proportion de *sulfate d'ammoniaque.*

Foie et rate. Ces viscères se sont comportés comme ceux de l'expérience 1re (voy. p. 144).

Urine. Six grammes de ce liquide ont fourni par le chlorure de baryum deux fois *cinq* centigrammes de *sulfate de baryte,* une fois *six* centigrammes, et une autre fois *six* centigrammes *deux* milligrammes.

Expérience IV. — Désirant savoir si la présence du sulfate d'ammoniaque dans les liquides distillés et traités par l'eau régale, dépendait d'une certaine quantité de soufre qui existerait dans l'estomac à l'état normal, et qui, par la distillation à feu nu, se transformerait en sulfhydrate d'ammoniaque, ou bien des sulfates naturellement contenus dans l'estomac, j'ai tenté l'expérience suivante. J'ai décomposé à feu nu dans une cornue un estomac et un canal intestinal d'un chien, après les avoir parfaitement lavés avec de l'eau distillée ; j'ai versé de l'azotate d'argent dans le liquide huileux et empyreumatique recueilli dans le récipient, et j'ai obtenu un précipité assez abondant d'un gris foncé, dans lequel il devait y avoir, si l'on admettait l'existenec du soufre dans l'estomac, du carbonate, du cyanure et du sulfure d'argent. Ce précipité, bien lavé, a été traité par l'acide azotique pur et froid, qui a dissous du carbonate d'argent; le dépôt est devenu *noir;* je l'ai convenablement lavé et mis en contact avec de l'acide azotique bouillant pour transformer, s'il y avait lieu, le cyanure d'argent en acide cyanhydrique *volatil* et en azotate d'argent, et le *sulfure d'argent* en acide sulfurique et en azotate d'argent; la liqueur, étendue avec de l'eau distillée, a été filtrée et précipitée par un excès d'acide chlorhydrique pur. Le liquide filtré de nouveau donnait par le *chlorure de baryum* un précipité de sulfate de baryte. Ces résultats, qui ont été confirmés par deux nouvelles expériences faites avec l'estomac et les intestins de deux hommes adultes, s'expliquent à merveille en admettant que les liquides distillés et recueillis dans le récipient renfermaient du sulfhydrate d'ammoniaque.

Expérience V. — J'ai voulu savoir si le chlore gazeux pourrait être employé avec succès pour déceler la présence de l'acide sulfurique combiné avec nos tissus. Pour cela, j'ai coupé en petits fragments l'estomac d'un adulte à *l'état normal* et je l'ai introduit dans un flacon avec 600 grammes d'eau distillée. Du chlore gazeux, parfaitement lavé, ayant traversé le liquide jusqu'à ce que les tissus fussent parfaitement désorganisés et transformés en flocons d'un blanc jaunâtre et comme caillebottés, j'ai filtré la liqueur et je l'ai chauffée dans une capsule de porcelaine à la température de l'ébullition. De nouveaux flocons se sont formés, et j'ai été obligé de filtrer encore la liqueur; j'ai évaporé et réduit au 6e de son volume le liquide filtré, et dès qu'il a été refroidi, je l'ai agité pendant deux minutes avec de l'éther sulfurique pur, ne se troublant pas par le chlorure de baryum; j'ai filtré la liqueur éthérée, et j'ai vu qu'elle fournissait avec le *chlorure de baryum* un précipité blanc de *sulfate de baryte* : donc elle renfermait de l'acide sulfurique libre, car le précipité n'était pas dû aux sulfates qui existent dans l'estomac, attendu que, dans les conditions où j'étais placé, l'éther *n'aurait point dissous* le plus léger atome de ces sulfates.

Cette expérience répétée deux fois m'a fourni les mêmes résultats.

En agissant de même avec de l'albumine des œufs, qui contient une quantité notable de soufre, j'ai également obtenu de l'acide sulfurique, mais dans une proportion plus forte que lorsque j'expérimentais avec un poids égal des tissus de l'estomac.

Expérience VI. — J'ai introduit dans l'estomac d'un chien qui n'avait ni mangé ni bu depuis vingt-quatre heures 2 grammes d'acide sulfurique concentré, et j'ai lié l'œsophage et la verge. L'animal est mort au bout de dix-sept heures et a été ouvert aussitôt. Le *foie* et la *rate*, séparés immédiatement, ont été coupés en petits morceaux et traités par l'eau distillée bouillante pendant une heure; le liquide a été évaporé jusqu'au 6e de son volume et filtré; je l'ai alors agité avec de l'éther sulfurique (voy. p. 145). L'éther a été évaporé et a laissé un résidu qui, après avoir été dissous dans l'eau distillée, a donné avec le chlorure de baryum un très-léger précipité insoluble dans l'acide azotique. La vessie contenait 120 grammes d'urine; 6 grammes de ce liquide, traités par le chlorure de baryum et par l'acide azotique, ont fourni *vingt-trois centigrammes* de sulfate de baryte.

Il résulte de ce qui précède : 1° que l'on décèle facilement la présence de l'acide sulfurique libre, en traitant par l'éther sulfurique les matières suspectes vomies ou trouvées dans le canal digestif, après les avoir coagulées par la chaleur et avoir réduit au sixième de leur volume les liquides filtrés; 2° qu'il est aisé de s'assurer que cet acide ne provient pas d'un sulfate acide, parce que l'éther ne dissout aucun de ces sulfates dissous dans l'eau, lorsqu'on l'agite avec eux pendant une ou deux minutes; tandis qu'il suffit de ce temps pour dissoudre l'acide sulfurique libre, et qu'alors même que l'on aurait dissous une petite proportion d'un de ces sulfates, on reconnaîtrait celui-ci aux caractères indiqués en parlant de l'acide sulfurique pur étendu d'eau (voy. p. 140); 3° *qu'il n'arrive presque jamais*, dans un cas d'empoisonnement par l'acide sulfurique, si cet acide n'a pas été entièrement neutralisé par la magnésie ou par tout autre alcali, *qu'on n'en trouve pas assez à l'état de liberté* pour le reconnaître à l'aide de l'éther, soit dans les liquides vomis ou dans ceux que l'on a retirés du canal digestif, soit dans les eaux de lavage des matières solides suspectes ou des tissus du canal digestif: quiconque a essayé de laver l'estomac d'un individu empoisonné par l'acide sulfurique aura pu s'assurer que les eaux de lavage sont longtemps acides et renferment une certaine proportion de cet acide, alors même qu'elles proviennent d'un troisième et d'un quatrième lavages (1); 4° qu'une petite partie de l'acide sulfurique ingéré se combine avec les tissus du canal digestif, sans qu'on puisse le dissoudre dans l'eau distillée même bouillante; mais on ne peut pas en démontrer l'existence *en se bornant* à décomposer ces tissus par le feu, comme on l'avait cru jusqu'à présent, ou bien en les détruisant par un courant de chlore gazeux, parce que l'estomac et les intestins, à l'*état normal*, soumis à l'influence d'une chaleur capable de les réduire en charbon ou à celle du chlore, fournissent également une certaine quantité d'acide sulfurique, à raison du soufre qu'ils renferment; 5° qu'il faut, pour parvenir à démontrer la présence de l'acide *combiné*, faire des expériences *comparatives* avec des poids égaux d'estomacs à l'état normal, et d'autres appartenant à des individus empoisonnés: en effet, on obtient alors évidemment plus d'acide sulfurique des derniers que des premiers; mais qu'il serait dangereux, en médecine légale, d'accorder à ce sortes d'expériences comparatives plus de valeur qu'elles n'en ont en réalité, parce qu'il pourrait se faire que, dans un cas d'empoisonnement, la proportion d'acide sulfurique combiné avec les tissus fût tellement faible, qu'elle différât à peine de celle que l'on obtiendrait avec les tissus non empoisonnés. L'expert ne serait donc autorisé à émettre *un doute* à cet égard, que dans les cas où la quantité d'acide sulfurique extraite des tissus suspects serait beaucoup plus forte que celle qu'il aurait retirée des mêmes tissus à l'*état normal*, en expérimentant comparativement, et de la même manière, trois ou quatre fois, sur la même proportion de tissus appartenant à des individus différents; 6° qu'il est difficile, pour ne pas dire impossible, de constater la présence de l'acide sulfurique *libre* dans le *foie* et la *rate* des ani-

(1) Le fait rapporté par M. Blondlot, dans le numéro de janvier 1846 du *Journal de chimie médicale*, en opposition avec cette assertion, n'est pas de nature à me faire changer d'opinion. Il s'agit d'un enfant empoisonné par l'acide sulfurique, et dont l'estomac, macéré dans l'eau distillée tiède, au lieu de fournir un liquide acide, a donné une liqueur alcaline. MM. Devergie, Lesueur et Barse, chargés par le tribunal de vérifier si l'expertise faite en premier lieu par MM. Braconnot et Blondlot était exacte, sont arrivés à la même conclusion qu'eux, *savoir que l'estomac ne renfermait aucune trace d'acide sulfurique libre.* Qu'importe? Le fait énoncé par moi est tellement positif et si facile à constater, que je ne balance pas à affirmer qu'il y a eu là une cause d'erreur qui a échappé aux experts.

maux empoisonnés par cet acide, même lorsqu'il a été donné très-étendu, probablement parce qu'il sature promptement les alcalis qu'il trouve dans le sang et dans ces organes, et qu'il donne naissance à des sulfates solubles qui séjournent à peine dans ces viscères; 7° qu'on ne saurait néanmoins contester qu'il soit absorbé, puisqu'il existe dans l'urine des chiens empoisonnés en proportion beaucoup plus forte que dans celle de ces animaux à l'état normal; 8° qu'il peut être dès lors *utile*, dans un cas présumé d'empoisonnement par l'acide sulfurique, si les recherches tentées sur le canal digestif ont été infructueuses pour le découvrir, d'examiner quelle est la proportion de sulfate de baryte fournie par l'urine, comparativement à celle que donneraient les urines de plusieurs individus à l'état normal, parce que la différence pourrait être telle que l'expert serait autorisé à élever, d'après ce fait, *quelques* soupçons d'empoisonnement, tout en étant excessivement réservé dans ses conclusions.

Procédé. On placera dans une capsule de porcelaine les liquides vomis, ainsi que les matières extraites du canal digestif, et on les fera bouillir pendant quelques instants avec de l'eau distillée; on filtrera, et l'on agira sur le liquide filtré comme il a été dit aux expériences 1 et 2 (p. 144), en ayant soin toutefois de réduire par l'évaporation au *trentième* de son volume au moins, la liqueur qui doit être traitée par l'éther. Si l'on n'a pas obtenu de l'acide sulfurique, on coupera le canal digestif par petits morceaux, et on le malaxera pendant une heure dans une capsule de porcelaine, avec un litre d'eau distillée froide; le *solutum* filtré sera traité de la même manière que les matières dont je viens de parler. Si, après cette opération, on n'a pas encore obtenu de l'acide sulfurique *libre*, on desséchera les lambeaux du canal digestif, et on les décomposera à feu nu, dans une cornue, jusqu'à ce que la matière soit carbonisée; on traitera le liquide condensé dans le récipient par l'eau régale bouillante, afin de savoir *combien* il fournira de *sulfate de baryte*, lorsqu'on le décomposera par le chlorure de baryum. Quelle que soit la proportion de ce sulfate, on cherchera, par des expériences comparatives, combien on obtient de ce sulfate d'un poids égal de tissus du canal digestif de quatre ou cinq individus à l'*état normal*, et à peu près du même âge que celui de la personne que l'on soupçonne avoir été empoisonnée. Si l'estomac avait été perforé, ce qui arrivera souvent, on recueillerait attentivement, à l'aide d'une petite capsule de porcelaine, les liquides épanchés dans la cavité abdominale, pour être joints à ceux qui auraient pu être retirés de l'estomac et des intestins; il faudrait encore malaxer pendant une heure, avec de l'eau distillée froide, le foie, le pancréas, la rate, les reins, la vessie, et l'utérus, afin de dissoudre dans l'eau les portions d'acide sulfurique qui, par suite de l'épanchement, pourraient se trouver à la surface de ces organes; le liquide provenant de ce lavage serait réuni à celui qui aurait été épanché: on évite l'emploi de l'eau distillée bouillante, pour ne pas s'exposer à dissoudre une quantité notable des sulfates qui font naturellement partie de nos tissus. M. Devergie, supposant que les liquides de l'estomac peuvent contenir de l'alcool, de l'acide acétique ou de l'acide chlorhydrique, et que leur acidité peut dépendre de ces deux acides et non de l'acide sulfurique, dit, qu'il faut, pour agir rigoureusement, distiller en vaisseaux clos à une température un peu au-dessus de 100° centig., pour volatiliser d'abord l'alcool et ces deux acides, et laisser l'acide sulfurique dans la cornue. A quoi bon? En agissant ainsi, on complique l'opération sans aucun avantage; en effet, on veut savoir s'il y a de l'acide sulfurique, et non, s'il existe d'autres substances dans les liquides: si l'on devait se préoccuper de tout ce qu'ils peuvent contenir, il n'y aurait pas de raison pour ne pas supposer qu'ils renferment trente ou quarante matières autres que l'acide sulfurique. Le seul fait dont il faille tenir compte est celui-ci: les liquides dans lesquels on a constaté la présence de l'acide sulfurique, à l'aide du tournesol, du sel de baryte et du cuivre, renferment-ils de l'acide sulfurique libre, ou un *sulfate acide?* On conçoit en effet que, s'il existait un de ces sels, ceux-ci se comporteraient avec les trois réactifs indiqués comme s'il y avait de l'acide sulfurique libre. Pour résoudre ce problème il faut savoir que, si l'éther dissout à froid une petite portion de certains sulfates acides *pulvérulents,* quand on l'agite *pendant longtemps,* il n'en dissout aucun, comme je l'ai déjà dit, lorsqu'on l'agite avec ces mêmes *sulfates acides dissous dans l'eau,* pendant une ou deux minutes.

Si, après avoir traité les liqueurs suspectes par l'éther, on voit que celui-ci ne contient pas d'acide sulfurique, on devra déterminer si le résidu qui n'a pas été dissous par l'éther ne renferme pas un sulfate acide. Pour atteindre ce but, on dissoudra dans l'eau ce résidu, ainsi que la matière qui s'était déposée pendant la réduction du liquide au trentième de son volume, et qui était restée sur le filtre; cette dissolution contiendra un sulfate acide, si elle se comporte comme il a été dit à la page 140, en parlant de l'acide sulfurique étendu.

Il est évident que les sulfates neutres de magnésie, de potasse, de soude, de chaux, etc., résultant de l'action de l'acide sulfurique sur ces bases, que l'on aurait pu administrer au malade comme *contre-poisons,* et qui pourraient se trouver dans le liquide dont je parle, n'altèrent en rien les résultats des expériences qui ont pour but de démontrer s'il existe ou non de l'acide sulfurique *libre,* puisque tous ces sulfates sont insolubles dans l'éther.

Acide sulfurique dans un cas où la magnésie ou toute autre base alca-

line aurait été administrée comme contre-poison. L'expérience prouve qu'alors même que l'on a fait prendre des doses assez considérables de magnésie, les liquides de l'estomac renferment encore souvent de l'acide sulfurique *libre,* que l'on reconnaîtra comme il a été dit précédemment. S'il n'en était pas ainsi, il faudrait s'attacher à constater dans les liqueurs suspectes la présence du sulfate de magnésie ou de *tout autre sulfate* qui se serait produit par l'action de l'acide sulfurique sur la base alcaline que l'on aurait administrée comme contre-poison. Ici l'expert sera avantageusement guidé par les indications fournies par le médecin chargé de donner des soins au malade. Je n'entrerai pas dans des détails à cet égard, parce qu'on trouve dans tous les ouvrages de chimie les caractères des sulfates que l'on peut être intéressé à reconnaître; je dirai toutefois qu'il faudrait, dans ces cas, évaporer les matières jusqu'à siccité et laisser le produit dans l'eau distillée froide pendant plusieurs heures; on dissoudrait ainsi le sulfate formé et une portion de matière organique; le liquide filtré serait évaporé, desséché et légèrement carbonisé dans une capsule de porcelaine; il suffirait de traiter le charbon par l'eau distillée pour dissoudre le sulfate.

Acide sulfurique dans un cas d'exhumation juridique. Le 12 mars 1826, on introduisit dans un bocal à large ouverture, exposé à l'air, 320 grammes d'acide sulfurique *concentré,* le quart d'un foie humain coupé en morceaux, et une portion d'un canal intestinal. Le 15 du même mois, la matière, d'un brun noirâtre, était réduite en une sorte de bouillie d'une odeur aigre, nauséabonde; elle rougissait fortement le papier de tournesol, et donnait par le chlorure de baryum un précipité abondant de sulfate de baryte blanc, insoluble dans l'eau et dans l'acide azotique : chauffée dans une fiole avec du cuivre métallique, elle tardait beaucoup à dégager du gaz acide sulfureux, apparemment parce que l'acide avait été affaibli par l'eau contenue dans les matières animales : cependant, en continuant à chauffer, on obtenait une quantité notable de ce gaz, et il se formait du sulfate de cuivre. Le 26 mai 1827, c'est-à-dire vingt-deux mois et demi après le commencement de l'expérience, la masse était sous forme d'une bouillie noire, jouissant de tous les caractères ci-dessus indiqués; le mercure, qui fut substitué au cuivre pour dégager de l'acide sulfureux, se trouva transformé en sulfate de protoxyde. Dans l'intervalle de ces deux époques, la matière fut examinée au moins vingt fois, et fournit constamment les mêmes résultats.

Acide sulfurique faible. Le 18 juillet 1826, on mêla dans un bocal à large ouverture, exposé à l'air, un gramme d'acide sulfurique concentré, un litre d'eau, et environ le tiers d'un canal intestinal humain. Le 12 août suivant, le liquide était d'un blanc jaunâtre, *rougissait fortement* l'eau de tournesol, et donnait par les sels solubles de baryte un précipité blanc insoluble dans l'eau et dans l'acide azotique. On voulut savoir si, en le concentrant et en le faisant bouillir avec du mercure, on obtiendrait du gaz acide sulfureux ; mais le liquide qui contenait beaucoup de matière animale se boursoufla, et se répandit avant qu'on eût pu sentir ce gaz. Le 21 mai 1827, c'est-à-dire neuf mois et trois jours après le commencement de l'expérience, le mélange exhalait une odeur insupportable : on l'étendit d'eau distillée et on filtra ; le liquide filtré *rougissait à peine* le papier de tournesol, parce que la majeure partie de l'acide sulfurique avait été saturée par l'ammoniaque provenant de la putréfaction ; aussi lorsqu'on le faisait bouillir avec de la chaux vive, ce sulfate d'ammoniaque se décomposait-il, et obtenait-on un grand dégagement d'ammoniaque. Ce même liquide fournissait, avec les sels de baryte, un précipité blanc abondant de sulfate de baryte insoluble dans l'eau et dans l'acide azotique; concentré par l'évaporation et bouilli avec du mercure, il ne laissait point dégager de gaz acide sulfureux, quoiqu'il eût été réduit presque jusqu'à siccité. Voyant qu'il était impossible par ce moyen de prouver que l'acide libre de la liqueur fût de l'acide sulfurique, on eut recours au procédé suivant. Une portion de cette liqueur fut traitée à froid par du carbonate de chaux *pur* que l'on avait fait préalablement bouillir dans de l'eau distillée, et qui ne contenait pas un atome de sulfate ; il n'y eut point d'effervescence ; après dix minutes d'agitation, on filtra. La masse blanche qui était sur le filtre, lavée avec de l'eau distillée, pour lui enlever tout l'acide sulfurique et le sulfate d'ammoniaque qu'elle pouvait contenir, fut desséchée et traitée dans une fiole par de l'eau distillée bouillante ; la dissolution filtrée ne contenait point de sulfate de chaux, car elle ne se troublait ni par le chlorure de baryum ni par l'oxalate d'ammoniaque. Il est donc évident que la quantité d'acide sulfurique libre qui existait dans cette liqueur était tellement faible, qu'il se forma à peine du sulfate de chaux, et que le peu qui s'en produisit trouva assez d'eau pour se dissoudre dans le liquide employé pour laver le précipité.

Quatre grammes d'*acide sulfurique concentré* furent placés le 10 novembre 1826, avec une portion d'un canal intestinal, dans un vase de porcelaine ; celui-ci fut à son tour enfermé dans une boîte de sapin que l'on enterra à 82 centimètres de profondeur. L'exhumation de cette boîte eut lieu le 30 avril 1828, dix-sept mois vingt jours après l'inhumation. L'intestin était à peine jaune, et semblait nager dans un liquide grisâtre, légèrement trouble ; ce liquide rougissait le papier de tournesol, faisait effervescence sur le carreau, fournissait, avec les sels de baryte, un précipité blanc, insoluble dans l'eau et dans l'acide azotique, et donnait, lorsqu'on le faisait bouillir avec du mercure, du gaz acide sulfureux ; donc il contenait de l'acide sulfurique libre : toutefois il fallait, pour constater ce dernier caractère, prolonger l'ébullition presque jusqu'à siccité, probablement parce que l'acide avait été singulièrement affaibli par l'humidité des intestins.

J'établirai donc : 1° qu'il est possible de constater la présence de l'acide sulfurique *concentré*, plusieurs mois et même plusieurs années après son mélange avec des matières animales ; 2° que si cet acide a été *très-affaibli*, et mêlé avec des substances qui, en se pourrissant, ont dégagé beaucoup d'ammoniaque, il est saturé par cet alcali au point qu'il n'y en a plus ou presque plus de libre au bout de quelques mois ; 3° que dans ce cas il ne serait plus permis de conclure qu'il y a eu empoisonnement par l'acide sulfurique ; que tout au plus on pourrait, d'après la présence du sulfate d'ammoniaque, que je suppose avoir été obtenu cristallisé et bien caractérisé, établir quelques probabilités d'empoisonnement, ce sulfate ne faisant ordinairement partie ni des matières alimentaires, ni de celles qui composent le canal digestif.

Acide sulfurique introduit dans le canal digestif après la mort. — Expérience Ire. — Un petit chien a été pendu à midi ; cinq minutes après, on a injecté dans le rectum environ 24 grammes d'acide sulfurique marquant 66 degrés. L'ouverture du cadavre a été faite le lendemain à deux heures. La surface extérieure des gros intestins, depuis l'anus jusqu'à douze travers de doigt au-dessus, était épaissie, d'une couleur blanche, et parsemée d'une multitude de vaisseaux injectés en noir et durs, comme si le sang eût été décomposé par l'acide sulfurique. La membrane muqueuse correspondante à toute cette portion était jaunâtre et se détachait facilement sous forme de flocons lorsqu'on la frottait légèrement avec le scalpel ; la tunique musculeuse était blanche ; il n'y avait aucune *trace de rougeur ;* l'acide sulfurique n'avait point noirci et charbonné les tissus avec lesquels il avait été mis en contact ; on voyait près de l'anus quelques matières fécales que l'acide avait attaquées ; la portion des intestins placée au-dessus de la partie altérée était saine et comme dans l'état naturel.

Expérience II. — La même quantité d'acide sulfurique concentré fut injectée dans le rectum d'un gros chien très-bien portant. Il ne tarda pas à éprouver des douleurs cruelles, et périt pendant la nuit.

Ouverture du cadavre. L'intestin rectum et la moitié inférieure du colon était tellement amincis par la destruction de leurs tuniques muqueuse et musculeuse, qu'au moindre contact ils se déchiraient et ne pouvaient être séparés que par fragments. Ces lambeaux, d'une couleur grise cendrée, étaient parsemés à l'extérieur d'une multitude de petits vaisseaux injectés en noir et durcis ; on voyait à leur surface interne des matières fécales altérées, que l'on pouvait enlever facilement : alors on trouvait un enduit épais, brun grisâtre, reste des deux tuniques muqueuse et musculeuse qui avaient été gangrenées : cet enduit pouvait être séparé à l'aide du couteau. La moitié supérieure du colon offrait à l'intérieur une couche jaune floconneuse, produite probablement par la matière jaune de la bile qui avait été mise à nu par l'acide sulfurique; la membrane musculeuse correspondante à cette portion paraissait grise à sa face muqueuse, et d'un rouge foncé à sa face séreuse; elle était aussi parsemée de vaisseaux injectés en noir; enfin la tunique séreuse était d'une couleur cendrée; le cœcum et l'iléum offraient une altération analogue, mais moins intense; les autres portions du canal digestif étaient saines.

EXPÉRIENCE III. — Un gros chien caniche a été pendu; vingt-quatre heures après, on a introduit dans le rectum environ 24 grammes d'acide sulfurique concentré, qui a porté son action principale sur des matières fécales qui existaient en assez grande quantité dans l'intestin : aussi celles-ci se trouvaient-elles noircies, tandis que les tissus n'étaient que légèrement grisâtres (voy. p. 153).

Taches produites par l'acide sulfurique. Les draps bleus et noirs et les chapeaux sont colorés en rouge par cet acide; mais la couleur passe souvent au brun au bout d'un certain temps. Le cuir ne se colore pas; sa substance est détachée là où l'acide a été placé. En général, si l'acide sulfurique employé était concentré, la tache reste humide pendant longtemps, parce que l'acide attire la vapeur d'eau contenue dans l'air.

Faudra-t-il, comme le prescrit M. Devergie, recourir à la décomposition par le feu des parties tachées pour reconnaître qu'elles ont été mouillées par de l'acide sulfurique? « Dans tous les cas, dit notre confrère, c'est encore le procédé que nous avons conseillé pour l'acide sulfurique étendu d'eau qu'il faut suivre (décomposition par le feu), car on n'a qu'à éviter un seul écueil, celui qui pourrait résulter de l'erreur commise en prenant pour de l'acide sulfurique ce qui serait seulement le résultat de l'action d'un sulfate acide. » Et plus bas : « Ici, et principalement lorsqu'il s'agit de l'analyse des taches, on n'obtient que des quantités très-petites d'acide sulfurique par suite de la décomposition des matières végétales dans la petite cornue. Il est donc nécessaire d'employer dans l'examen de la liqueur ammoniacale des réactifs plus délicats et dont les effets sont plus appréciables. » (Page 215 de l'ouvrage cité.)

Il est facile de démontrer qu'il est urgent de renoncer au procédé que propose M. Devergie; en effet, *en décomposant par le feu du cuir, du drap bleu ou noir, un morceau de chapeau noir,* non tachés par l'acide sulfurique, *on obtient dans le récipient* un liquide contenant une quantité notable de sulfite acide d'ammoniaque, et qui fournira du *sulfate de baryte* après avoir été traité par l'eau régale et par le chlorure de baryum. Ce résultat aurait été facilement prévu, si l'on avait eu égard aux considérations suivantes.

1° Pour teindre le coton et le fil en bleu, on procède à l'alunage, puis on plonge les tissus dans la cuve d'indigo à froid, ou à la couperose (*sulfate de protoxyde de fer*). Si l'on veut obtenir la même couleur avec le bleu de Prusse, on emploie tantôt $^1/_{60}$ d'acide *sulfurique*, tantôt du *sulfate* de fer et $^1/_{160}$ du même acide.

2° Pour teindre les draps en bleu à l'aide de l'indigo, on se sert de la cuve à la chaux et au vitriol (*sulfate de fer*), ou bien on dissout l'indigo dans l'acide *sulfurique* concentré. Dans la teinture en bleu par le campêche, on *alune* d'abord l'étoffe.

3° Pour teindre en noir, on commence par teindre la laine, le coton et le fil en *bleu*, puis on les plonge dans une dissolution de *sulfate de fer*, etc.

4° Dans la teinture des chapeaux on emploie aussi le *sulfate de fer*, et pour les chapeaux de feutre on fait usage d'acide *sulfurique*.

5° L'acide *sulfurique* est devenu d'un usage journalier dans les *tanneries* de tous les pays où l'on fait des *cuirs* forts, pour le gonflement des peaux, et même dans quelques-unes pour la dépilation de ces peaux.

6° On sait enfin que la matière du *cirage* se compose d'acide *sulfurique*, d'huile d'olives, de gomme, de sucre candi et de noir d'ivoire.

Est-il étonnant, après ces faits, que les étoffes ainsi teintes, le feutre et le cuir décomposés par le feu, fournissent de l'acide sulfureux qui provient de l'acide sulfurique ou des sulfates contenus dans ces matières ?

J'ai voulu savoir jusqu'à quel point l'eau distillée froide pourrait découvrir l'acide sulfurique qui aurait produit les taches dont je m'occupe. Constamment j'ai obtenu cet acide, en laissant macérer dans l'eau froide pendant une heure les parties de drap, de chapeau ou de cuir tachés de *très-petites portions* d'acide sulfurique concentré ou *affaibli*, même lorsque j'opérais sur des taches anciennes. Les liquides rougissaient le papier de tournesol, et donnaient avec le chlorure de baryum du sulfate de baryte blanc, insoluble dans l'eau et dans l'acide azotique, et susceptible d'être transformé en sulfure de baryum par le charbon. Mais constamment aussi *j'ai obtenu les mêmes résultats* en agissant sur le même drap, sur le même chapeau, sur le même cuir, *non tachés par l'acide sulfurique ;* à la vérité, le papier de tournesol était à peine rougi et le sel soluble de baryum très-légèrement troublé. (Voy. mon mémoire dans le *Journal de chimie médicale* de septembre 1841.)

La *Lancette anglaise* du 2 octobre de la même année rapporte une expertise confiée au Dr Robert Dundas Thomson, qu'il ne sera pas sans intérêt de consigner ici. Une femme, dans un accès de colère, jeta à la figure d'un homme une grande quantité d'acide sulfurique, qui fut en partie répandu sur son chapeau. Les parties tachées en rouge furent traitées par l'eau distillée bouillante, et il fut aisé de reconnaître dans le liquide la présence de l'acide sulfurique ; mais aussi, en traitant les portions de chapeau *non tachées* de la même manière, la liqueur obtenue fournit de l'acide sulfurique. Ces résultats, conformes à ceux que j'avais décrits dans mon mémoire, engagèrent M. Thomson à déterminer la proportion d'acide sulfurique qu'il était possible de recueillir, en soumettant aux mêmes opérations une *égale* quantité de chapeau taché et *non taché*, et il vit que la partie *tachée* donnait 10 centigrammes de sulfate de baryte, tandis que la partie non tachée n'en fournissait que 2 centigrammes 5 milligrammes.

D'après ce qui précède, l'expert chargé de résoudre la question que j'agite devra laisser les parties tachées dans l'eau distillée *froide* pendant deux heures. Si le liquide filtré rougit le tournesol, qu'il précipite un sel soluble de baryum, et qu'étant évaporé jusqu'à siccité avec du cuivre métallique, il fournisse du gaz acide sulfureux, on déterminera si ces effets sont dus à la présence d'un sulfate acide, d'après les moyens indiqués à la page 140; s'il reconnaît que la tache n'est point produite par l'un de ces sels, il pèsera le sulfate de baryte obtenu, et il en comparera le poids à celui qui aura été donné par une *égale* proportion du *même* drap, du *même* chapeau ou du *même* cuir *non tachés* et traités de la même manière.

Si par hasard, ce qui n'arrive que très-rarement, l'acide sulfurique qui a produit les taches n'était pas dissous par l'eau, il faudrait procéder à la décomposition par le feu des parties *tachées*, en ayant soin toutefois de soumettre aussi à la distillation à feu nu une *égale* quantité de drap, de cuir, etc., *non tachés*. La proportion *différente* de sulfate de baryte obtenue en dernier ressort par l'un ou l'autre de ces procédés pourrait permettre à l'expert de se prononcer d'une manière certaine, si la différence était appréciable. (Mémoire cité; voyez *Journal de chimie médicale*, p. 484, numéro de septembre 1841.)

Taches produites par l'acide sulfurique mélangé de poudre à canon et d'encre de Chine. «Le 31 mai 1849, la dame Deladvignière, accompagnée de sa mère et de sa tante, arrivaient à l'extrémité du Pont-Royal, se dirigeant vers le quai des Tuileries, lorsqu'un homme en blouse, qui la suivait depuis quelque temps, lui lança à la figure une liqueur corrosive. Cette malheureuse jeune femme sentit aussitôt, ce sont ses expressions, sa peau se crisper et brûler. Elle fléchit sur elle-même, en poussant des cris de douleur et d'effroi : c'est du vitriol ! dit-elle.

«On lui porta sur les lieux mêmes les premiers secours; sa mère et sa tante, atteintes comme elle, mais moins dangereusement, oublièrent leurs propres souffrances pour ne s'occuper que des siennes. Toutes trois furent ensuite conduites en voiture chez leur médecin. La dame Deladvignière était presque sans connaissance, dans un état affreux, ayant au visage de larges taches de brûlure. L'acide avait atteint le cou, la poitrine, les joues, et surtout les yeux.

«L'auteur du crime fut immédiatement arrêté. Il tenait une fiole d'une main, un verre de l'autre; ce verre, qu'il jeta, fut ramassé; quant à la fiole, il l'avait encore en arrivant au poste de l'Orangerie; elle renfermait un reste de liquide noir.

«Cet homme en blouse était Deladvignière, le mari de la victime. Il s'était ainsi déguisé, dit-il, pour ne pas être reconnu de sa femme et de sa belle-mère, qui auraient pu se sauver de lui. Son but, en commettant cet odieux attentat, qu'il ne chercha et ne pouvait chercher à nier, était, suivant lui, d'aller devant la Cour d'assises, parce que, deux fois déjà, il ne lui avait pas été permis de s'expliquer en justice. Il avoua qu'il avait eu d'abord la pensée de brûler la cervelle à sa femme et à sa belle-mère; mais il y avait renoncé à cause de son enfant. «On trouvera, dit-il, dans ma malle, deux pistolets chargés par moi dans cette intention.» Ces pistolets ont en effet été saisis.

«Dans l'instruction, l'accusé a déclaré qu'il avait mêlé au vitriol dont il s'était servi de l'encre de Chine et de la poudre pour en diminuer l'action. Ce mélange, en rendant le liquide plus adhérent, devait, ce semble, en assurer les effets toujours si redoutables. Ce qui est au moins certain, c'est que, d'après l'analyse chimique faite par l'expert Chevallier, le liquide contenu dans la fiole saisie sur Deladvignière est de l'acide sulfurique, plus connu sous le nom d'huile de vitriol, acide qui jouit d'une action énergique et destructive. Sa coloration est due au contact d'une matière organique susceptible de se carboniser. Enfin, l'événement n'a que trop prouvé combien était désastreuse l'action de ce liquide, et quels ravages il pouvait exercer.

«L'œil gauche de la dame Deladvignière est complétement perdu; les paupières ont été rongées par l'acide et font corps avec le globe, affaissé et déformé. L'œil droit avait donné des craintes sérieuses. L'ulcération qui existait à la partie inférieure externe de la cornée s'est heureusement cicatrisée sous l'influence d'un traitement très-énergique; mais on prévoit que le renversement partiel de la paupière déterminera un larmoiement très-incommode; le côté gauche de la figure portait des cicatrices profondes. Le docteur commis par la justice évalue à plus de deux mois la durée de l'incapacité de travail.

«Ce médecin a constaté en outre l'existence d'ulcérations à l'angle droit de l'œil gauche et au cou de la dame veuve Veyssié, mère de la dame Deladvignière. Ces ulcérations ont nécessité un traitement de moins de vingt jours.

«Enfin, à la même époque, l'inflammation de l'œil droit de la demoiselle Anna Veyssié, tante de la victime, et les plaies du front étaient peu graves; elles ont entraîné une incapacité de travail pendant quinze jours seulement.

«Quel pouvait être le motif réel de ce crime? Deladvignière a épousé la demoiselle Veyssié le 20 juin 1846. Un mois après le mariage, il disait à sa femme que, si elle le quittait pour un motif ou pour un autre, il la défigurerait et la tuerait.

«Celle-ci, pour échapper à ses menaces et à ses mauvais traitements, lui demanda sa séparation de corps, qui fut prononcée par le tribunal de Civray (Vienne), et, sur l'appel du mari, par la cour royale de Poitiers.

«Deladvignière eut alors l'idée de déposer contre sa belle-mère une plainte en faux témoignage et en subornation de témoins. Cette plainte n'eut aucun succès. De là, son profond ressentiment.

«C'est à cette époque, il l'avoue, qu'il prit la résolution, si cruellement et si fatalement exécutée le 31 mai dernier. L'idée lui en était venue auparavant; on l'a vu par les menaces faites à sa femme.

«Pendant l'instance en séparation de corps, il avait dit aussi, devant un témoin, que sa femme ne jouirait pas de sa belle figure, parce qu'il la défigurerait.

«On conçoit difficilement que la pensée puisse s'arrêter longtemps sur un acte de cette nature; et pourtant Deladvignière poussait l'exécution de son projet avec une coupable persévérance. Un mois avant le crime, il se met en rapport avec le porteur d'eau de la dame Veyssié, pour savoir si sa femme et sa belle-mère sont à Paris, et il lui recommande bien de ne rien dire «s'il arrive quelque chose.» Le 31 mai, quand il quitte son hôtel, il paraît aussi calme qu'à l'ordinaire. Il suit à Saint-Thomas-d'Aquin ces dames qui vont assister à une messe de mariage, et là, dans cette église, il reste deux heures à les épier : l'idée de son crime ne le quitte pas.

«Deladvignière persiste à alléguer pour sa défense qu'il n'a eu d'autre motif que le désir de paraître en justice, pour s'expliquer sur sa conduite passée et sur les jugements qui le frappent. Il voulait, dit-il, «simuler un acte criminel.» Il a essayé sur lui-même, s'il faut l'en croire, les effets de l'acide dont il a fait usage contre sa femme, et au bout de quatre ou cinq jours, la plaie s'était cicatrisée sans laisser aucune trace. Quant à sa belle-mère et à la demoiselle Veyssié, si elles ont été blessées, ce n'est, dit-il, qu'accidentellement.

«Mis en demeure de fournir les explications qu'il se promettait de donner à la justice, il a d'abord demandé le temps de la réflexion, et, après avoir pris cinq jours pour mettre en ordre ses différents griefs, il a annoncé l'intention de déposer contre sa belle-mère et sa femme une plainte en faux témoignage, subornation de témoins et de juges, en escroquerie et en diffamation.

«Dans ces récriminations il n'a pas épargné les juges qui ont prononcé la séparation. Le véritable motif de son crime, c'est précisément la séparation de corps. Il a réalisé la terrible menace qu'il faisait à sa femme un mois après son mariage. Quant à l'innocuité de l'acide, c'est une dérision cruelle, en présence des ravages constatés sur sa victime. On ne saurait admettre enfin que sa belle-mère et la demoiselle Veyssié aient été accidentellement blessées; la dame Deladvignière a remarqué un double mouvement, la direction du liquide a été telle, en effet, que, pour elle, la projection a dû se faire de bas en haut; pour sa mère et sa tante, de haut en bas.

«Ainsi, quand le commissaire de police disait à l'accusé: «Vous êtes inculpé d'avoir lancé à la figure de votre femme et de votre belle-mère un liquide qui leur a fait des blessures? — Oui», a-t-il répondu, et en même temps il avouait sa première idée de brûler la cervelle à sa femme et à sa belle-mère. Comme il les confondait dans son ressentiment, il les a enveloppées dans la même vengeance.

«En conséquence, Joseph-Achille Deladvignière-Gorderoy est accusé:

«1° D'avoir, le 31 mai 1849, volontairement et avec préméditation, fait des blessures à Éléonore-Marie Veyssié, son épouse, desquelles blessures il est résulté une incapacité de travail personnel, pendant plus de vingt jours;

2° D'avoir, le même jour, volontairement et avec préméditation, fait des blessures à la dame veuve Veyssié et à Anna Veyssié;

«Crimes et délits prévus par les articles 309, 310 et 311 du Code pénal.»

Deladvignière, reconnu coupable par le jury, avec circonstances atténuantes, est condamné à dix ans de réclusion et 10,000 francs de dommages-intérêts.

Taches produites par un mélange d'acide sulfurique et de poudre. Si l'on verse *peu à peu*, et par petites parties, 2 grammes de poudre de chasse dans 8 grammes d'acide sulfurique concentré, on aperçoit, au bout de quelques minutes, une légère effervescence, et bientôt après, il se dégage d'abondantes vapeurs blanches d'acide azotique, par suite de la décomposition de l'azotate de potasse par l'acide sulfurique. *Le mélange ne s'enflamme pas*, et l'on n'obtient pas des vapeurs orangées d'acide hypoazotique. Si, au contraire, on jette *tout à coup* sur 8 grammes du même acide sulfurique concentré, 2 grammes de la même poudre, il y a une vive effervescence, *déflagration* presque instantanée et dégagement de vapeurs blanches et orangées; la température est notablement élevée. Si au lieu de 2 grammes de poudre, on n'en jette tout au plus que 1 gramme dans 8 grammes d'acide, il n'y a point de déflagration; la réaction s'opère avec effervescence, sans dégagement de vapeurs orangées, et avec une légère élévation de température. Dans une de mes expériences, 1 gramme de poudre, mélangé tout à coup avec deux ou trois gouttes d'acide sulfurique, s'est *enflammé* presque subitement; il y a eu effervescence et dégagement de vapeurs orangées. Je dirai, à cet égard, que toutes les poudres de chasse ne se comportent pas de même avec l'acide sulfurique, et que, pour certaines d'entr'elles, on n'obtient la déflagration qu'en les employant à des doses plus élevées; leur degré de sécheresse rend peut-être raison de cette différence. Quoiqu'il en soit, il n'en est pas moins établi, par ce qui précède, qu'on ne peut se procurer des mélanges d'acide sulfurique, et d'une quantité notable de poudre, qu'en prenant la précaution d'ajouter celle-ci peu à peu et par petites parties.

Les moyens chimiques propres à faire connaître la nature du mélange dont je parle, doivent tendre à prouver qu'il contient de l'acide sulfurique et de l'acide azotique libres, de l'azotate et du sulfate de potasse, du soufre et du charbon, puisque la poudre est composée d'azotate de potasse, de soufre et de charbon, et qu'une partie de cet azotate a dû être décomposée par l'acide sulfurique.

Procédé. On ajoute deux parties d'eau distillée au mélange, la température s'élève et il se dégage des vapeurs orangées; au bout de vingt-quatre heures, il s'est déposé une poudre noire composée de charbon et de soufre; le liquide surnageant contient de l'acide sulfurique et de l'acide azotique libres, de l'azotate et du sulfate de potasse. Le dépôt, lavé jusqu'à ce qu'il ne rougisse plus le papier de tournesol, est desséché et chauffé dans un tube de verre; le *soufre* se sublime, et le *charbon* reste au fond du tube; il se dégage un peu d'acide sulfureux.

Quant au liquide séparé par décantation et réuni aux eaux de lavage du dépôt noir, s'il est introduit dans une cornue et chauffé à 100° environ, il fournit dans le récipient une petite proportion d'acide azotique rougissant le tournesol, et colorant en rouge de sang la narcotine jaunie par un excès d'acide sulfurique; si on sature ce liquide par du carbonate de potasse, et qu'après on l'évapore jusqu'à siccité, on obtient de l'azotate de potasse solide, facilement reconnaissable. La matière qui reste dans la cornue, quand elle a été refroidie, contient du sulfate de potasse, lequel est même souvent cristallisé ; dans ce cas, on peut s'assurer que le liquide qui surnage ces cristaux renferme une petite proportion d'azotate de potasse qui a échappé à la décomposition. Qu'il y ait, en outre, dans ce liquide, de l'acide sulfurique libre, cela n'est pas douteux, puisqu'après l'avoir décanté et séparé des cristaux de sulfate de potasse, il donne, avec du carbonate de baryte, du sulfate de baryte.

Taches produites par un mélange d'acide sulfurique et d'encre de Chine. On sait que l'on prépare l'encre de Chine en précipitant une décoction de gélatine par le tannin, en dissolvant le précipité dans un excès d'ammoniaque, en ajoutant du noir de fumée, en évaporant le tout jusqu'à siccité et en aromatisant avec du musc ou du castoréum. Cette encre est donc une matière charbonneuse fortement azotée et très-sensiblement *musquée*. L'encre de Chine est complétement soluble dans l'eau chaude; le liquide filtré est noir, d'une odeur *musquée* et sans action sur les papiers colorés; le chlore ne le décolore pas, mais il le précipite en gris noirâtre; le liquide surnageant est légèrement gris; le tannin précipite la dissolution aqueuse d'encre de Chine en gris ardoise.

Le mélange de 2 grammes d'*encre de Chine* et de 8 grammes d'*acide sulfurique* concentré est très-épais et d'une odeur *musquée;* additionné de 200 grammes d'eau, il laisse déposer, au bout de vingt-quatre heures, une matière noire pulvérulente; le liquide qui le surnage est légèrement ambré et d'une odeur un peu *musquée;* on y décèle facilement la présence de l'acide sulfurique. La matière noire, lavée sur un filtre jusqu'à ce que l'eau de lavage ne rougisse plus le tournesol, conserve encore l'odeur musquée; il en est de même après qu'elle a été desséchée; chauffée dans un petit tube de verre, elle fournit des vapeurs ammoniacales bleuissant le papier de tournesol rougi. Laissée dans l'eau pendant vingt-quatre heures, elle donne un liquide noir; si on décante celui-ci, et qu'on lave à l'eau froide jusqu'à ce que le liquide sorte incolore, la matière noire ne colore plus l'eau même bouillante; dans cet état elle conserve encore une légère odeur *musquée.* Le liquide, après avoir été réuni à l'eau de lavage, s'il est filtré et évaporé jusqu'à réduction à 60 grammes environ, se trouble et laisse déposer sur les parois de la capsule, *un produit blanchâtre,* soluble dans l'eau distillée; cette dissolution précipite abondamment par le tannin et par l'alcool. Le liquide, qui surnage ce produit blanchâtre, est limpide; évaporé jusqu'à siccité, il laisse un résidu jaunâtre, légèrement gluant, adhérant assez fortement à la capsule.

Taches produites par un mélange de 8 grammes d'acide sulfurique, de 1 gramme de poudre et de 5 décigrammes d'encre de Chine. Si l'on étend ce mélange d'eau distillée, on obtient un liquide à peu près incolore, et un dépôt noir; en continuant à laver, jusqu'à ce que la presque totalité de l'acide ait été dissoute, le liquide est encore incolore; je le désignerai par *A*. A dater de ce moment, si on opère de nouveaux lavages, une portion du dépôt noir se dissout (matière noire de l'encre de Chine). Les eaux de lavage *B* sont noires, même après avoir été filtrées; le dépôt noir restant et non dissous, sera désigné par *C*. *A* renferme de l'acide sulfurique, de l'acide azotique, du sulfate et de l'azotate de potasse; il sera reconnu comme il a été dit à la p. 160.

B contient encore de l'acide sulfurique, un peu d'acide azotique et la matière noire de l'encre de Chine. Si on le sature par du carbonate de baryte, il se précipite du sulfate de baryte; si on filtre pour séparer ce sel, et que l'on chauffe lentement dans une cornue le liquide filtré de couleur noire, on obtient un produit solide, lequel fournit, par l'action ultérieure du feu, des vapeurs acides, et laisse du charbon provenant de l'encre de Chine.

C. Le dépôt *C* est principalement formé de soufre et de charbon; on sépare ces deux corps en sublimant le soufre, comme il a été dit à la p. 160.

Je ferai observer en terminant, que l'odeur *musquée* du mélange d'acide sulfurique, de poudre et d'encre de Chine, est beaucoup moins sensible que celle que l'on sent, lorsqu'on a mêlé cette encre avec de l'acide sulfurique, sans addition de poudre.

DE L'ACIDE SULFUREUX.

Cet acide est limpide et incolore; son odeur est piquante et semblable à celle du soufre qui brûle; sa saveur est très-marquée. Exposé à l'action du calorique dans des vaisseaux fermés, il fournit une très grande quantité de gaz acide sulfureux, incolore, ayant la même odeur que celle de l'acide liquide. Le proto-chlorure d'étain le décompose, et il se précipite du soufre. Combiné avec la potasse, la soude, etc., il donne naissance à des sulfites qui peuvent être obtenus à l'état solide par l'évaporation; l'acide sulfurique concentré, versé sur ces sels réduits en poudre, les décompose avec effervescence, et en dégage du gaz acide sulfureux, facile à reconnaître à son odeur. A l'état *gazeux*, il est incolore, odorant et sapide, comme le précédent; son poids spécifique est de 2,247; l'eau peut en dissoudre cinquante fois son volume environ.

D'après Hallé, le gaz acide sulfureux fait périr les cabiais qui le respirent, en moins d'une minute un quart: ses effets dépendent de l'irritation qu'il exerce sur l'arrière-bouche, le larynx, la trachée artère, les bronches et les poumons. On lit dans Desbois de Rochefort, que des ouvriers, habituellement exposés à l'action de ce gaz, éprouvent de la céphalalgie, des ophthalmies, des tremblements, des mouvements spasmodiques du larynx, et une sorte d'asthme sec et convulsif.

Le traitement de l'empoisonnement par cet acide, introduit dans l'estomac, ne diffère pas de celui que j'ai indiqué en parlant des acides en général (voy. p. 120). S'il s'agissait d'une intoxication produite par cet acide gazeux, il faudrait employer les moyens que j'ai conseillés à l'occasion du chlore gazeux (voy. p. 115).

DE L'ACIDE AZOTIQUE.

Action sur l'économie animale.

EXPÉRIENCE Ire. — On a injecté dans la veine jugulaire d'un chien robuste et au-dessus de la moyenne taille, 1 gramme 40 centigrammes d'acide azotique du commerce, mêlé à 50 centigrammes d'eau distillée; immédiatement après, l'animal a éprouvé une grande agitation dans les membres; il a poussé des cris plaintifs, et il est mort au bout de deux minutes. On l'a ouvert sur-le-champ: les chairs étaient palpitantes; les battements du cœur étaient peu sensibles; le sang contenu dans le ventricule gauche offrait deux grands caillots d'un aspect gélatineux, d'une couleur rouge noirâtre, nageant dans une petite quantité de sang fluide de la même couleur; les vaisseaux artériels du thorax renfermaient aussi du sang non coagulé. Les poumons étaient roses et peu crépitants.

Expérience II. — On a introduit de l'acide azotique dans l'estomac de plusieurs chiens dont l'œsophage a été lié afin d'empêcher le vomissement: ils sont morts au bout de deux, trois ou quatre heures, après avoir présenté les mêmes symptômes que ceux dont j'ai parlé, en faisant l'histoire de l'acide sulfurique. L'estomac était corrodé, désorganisé dans quelques points, sans qu'on ait jamais pu apercevoir aucune nuance jaune. Le duodénum était recouvert d'un enduit de *matière jaune*.

Expérience III. — J'ai empoisonné un chien avec 8 grammes d'acide azotique concentré, dissous dans 200 grammes d'eau ; j'ai lié l'œsophage et la verge. L'animal est mort six heures après. L'estomac contenait quelques aliments et environ 150 grammes d'un liquide épais, brunâtre, très-acide. J'ai saturé ce mélange par du bicarbonate de soude, et j'ai chauffé jusqu'à l'ébullition, pour coaguler une certaine quantité de matière animale; j'ai filtré; la liqueur a été soumise pendant une heure à l'action d'un courant de *chlore* gazeux, qui a fait naître un précipité blanc floconneux; j'ai filtré de nouveau; la liqueur a été chauffée jusqu'à l'ébullition pendant quelques minutes pour chasser l'excès de chlore, puis je l'ai évaporée jusqu'à siccité. Le produit mis sur les charbons ardents *fusait* à la manière des azotates; traité dans un petit tube de verre avec du cuivre et de l'acide sulfurique étendu du tiers de son poids d'eau, il fournissait du gaz bioxyde d'azote, devenant rouge orangé à l'air, et qui brunissait le sulfate de protoxyde de fer dissous, dans lequel on le faisait arriver; cette couleur brune passait au violet par l'addition de l'acide sulfurique.

L'estomac, lavé à plusieurs reprises avec de l'eau distillée, m'a fourni des eaux de lavage de moins en moins acides, que j'ai réunies et saturées par du bicarbonate de soude; l'azotate formé, ayant été traité par le chlore, etc., comme il vient d'être dit, a laissé un produit dans lequel on démontrait aisément la présence de l'acide azotique par les moyens ci-dessus indiqués.

L'estomac, *épuisé par l'eau froide* jusqu'au point où ce liquide ne rougissait plus le tournesol, a été coupé en petits morceaux et soumis à l'ébullition pendant une heure avec 400 grammes d'eau et 18 grammes de bicarbonate de soude; le liquide étant refroidi a été traité par le chlore, puis par la chaleur, et ensuite évaporé jusqu'à siccité; le produit, d'un jaune rougeâtre, se décomposait sur des charbons ardents à la manière des substances animales *sans fuser;* chauffé avec du cuivre et de l'acide sulfurique concentré dans l'appareil décrit à la page 178, *il ne fournissait point de vapeurs orangées;* mais en faisant arriver le gaz dans une dissolution de sulfate de protoxyde de fer, celui-ci passait d'abord au jaune, puis au *brun*, puis au vert foncé; ainsi saturé de gaz, le sulfate de protoxyde de fer devenait *violet* par l'addition d'une assez forte proportion d'acide sulfurique concentré.

Foie et rate. J'ai enlevé ces organes immédiatement après la mort, et après les avoir coupés en petits morceaux, je les ai fait bouillir pendant une heure avec de l'eau distillée et 10 centigrammes de potasse à l'alcool; le liquide séparé par décantation a été introduit dans une cornue, et chauffé avec 8 grammes d'acide sulfurique concentré et *pur;* j'ai distillé jusqu'à ce qu'il ne restât à peu près qu'un tiers du liquide dans la cornue; le produit recueilli dans le récipient était incolore, transparent et acide; il ne colorait ni le sulfate acide de narcotine, ni le sulfate de protoxyde de fer; je l'ai saturé par la potasse à l'alcool, et je l'ai évaporé jusqu'à siccité; le résidu ne *fusait* pas sur les charbons ardents, et ne donnait aucun des *caractères des azotates.*

La vessie contenait environ 80 grammes d'*urine*, rougissant assez fortement le papier bleu de tournesol. Chauffé dans une cornue avec 6 grammes d'acide sulfurique concentré, *parfaitement* pur, ce liquide a fourni de l'*acide azotique;* en effet, le produit recueilli dans le récipient était acide, limpide et incolore; saturé par la potasse à l'alcool et évaporé jusqu'à siccité, il a laissé un sel qui colorait en *rouge* le sulfate jaune de narcotine, en *brun* le sulfate de protoxyde de fer, et si l'on ajoutait une suffisante quantité d'acide sulfurique, en *violet;* ce sel *fusait* sur les charbons ardents; décomposé par le cuivre et l'acide sulfurique, il laissait dégager du gaz bioxyde d'azote, lequel brunissait le sulfate de protoxyde de fer, etc.

Expérience IV. — J'ai répété l'expérience avec 4 grammes d'acide azotique concentré, dissous dans 200 grammes d'un mélange de lait, de café et de bouillon; l'animal avait mangé deux heures auparavant, et n'est mort qu'au bout de vingt-huit heures, et après avoir eu plusieurs selles. Le traitement du *foie*, de la *rate* et de l'*urine* a fourni les mêmes résultats. Les matières contenues dans l'estomac, après avoir été saturées par le bicarbonate de soude et soumises à l'action du chlore, ont fini par laisser un produit rougeâtre qui ne *fusait* pas sur les charbons ardents, parce que l'azotate de soude s'y trouvait en trop petite proportion, comparativement à la matière organique, et qui ne donnait point de gaz acide hypoazotique *visible;* cependant, en faisant arriver ce gaz dans un *solutum* de sulfate de protoxyde de fer, celui-ci brunissait, puis passait au *violet* par l'addition de l'acide sulfurique concentré. Les tissus du canal digestif, bien lavés et traités de la même manière, se comportaient comme s'ils n'avaient pas contenu la moindre trace d'acide azotique.

Observation Ire. — Aubry, femme âgée d'environ trente-cinq ans, avala, pour se suicider, 64 grammes d'eau forte. On ne lui donna d'abord aucun secours, et ce fut seulement quelques heures après qu'on la transporta à l'hôpital, dans la soirée. Une figure portant l'empreinte d'une morosité sombre, un état d'anxiété continuelle, un frissonnement général, un pouls petit et presque imperceptible, des douleurs sourdes à la gorge et surtout à l'estomac, très-intenses au moindre contact sur la région épigastrique, des nausées répétées, des vomissements de temps à autre: tels étaient les principaux symptômes. (*Looch blanc, dissolution de gomme arabique coupée avec du lait.*) La surface du corps, et surtout les membres, ne tardèrent pas à devenir froids ; une sueur grasse et glacée se ramassa en grosses gouttelettes sur la face et la poitrine. La malade succomba, environ vingt-quatre heures après son entrée à l'hospice.

L'intérieur de la bouche était remarquable par l'altération de la membrane muqueuse, devenue épaisse, blanche, légèrement citrine en quelques places, s'enlevant avec facilité et par petits lambeaux. L'épiderme se détachait de même sur le bord libre des lèvres, dans un espace semi-lunaire teint en jaune, et dont le contour indiquait les limites du verre avec lequel cette malheureuse avait bu. La langue, la voûte et le voile du palais eussent été facilement dépouillés de la totalité de leur membrane muqueuse, déjà détachée en plusieurs parties; on ne voyait au-dessous d'elle aucune altération, sinon un état de sécheresse assez marqué. A la gorge, même altération qu'à la bouche, mais portée à un plus haut degré.

L'œsophage présenta à l'intérieur de son canal un enduit grenu, en apparence crétacé. ou plutôt graisseux, d'une belle couleur orangée, ayant une surface sèche et absolument dépourvue de mucosités. Cette croûte de la cavité de l'œsophage, sur laquelle se dessinaient des sortes de plis ou sillons verticaux, et qui formait une espèce d'étui enchâssé dans le canal œsophagien, peu adhérente, excepté dans quelques endroits, n'était autre chose que la membrane muqueuse altérée d'une manière spéciale par l'acide azotique. Ce cylindre, de nature en apparence albumineuse, ayant été enlevé, les autres parties des parois de l'œsophage semblèrent être à peu près dans leur état ordinaire : elles avaient seulement une légère teinte brune.

Le péritoine, le canal intestinal, et les autres parties, offrirent une couleur rouge sale. L'estomac était fort distendu et couvert de taches noires ; il contenait une grande quantité de gaz non fétides et un liquide bourbeux jaune, floconneux et gras, dont une partie plus dense semblait attachée à la surface interne des parois de l'estomac, et y formait une couche grenue, diversement épaisse et d'un jaune verdâtre. On remarquait dans le grand cul-de-sac, à l'endroit qui se trouve vis-à-vis de l'orifice cardiaque, plusieurs taches noires, irrégulières, avec un tel boursouflement morbifique du tissu de l'organe, que cela ressemblait à une substance animale fortement cautérisée et brûlée. De pareilles taches, plus petites cependant, avoisinaient le pylore. L'intérieur du duodénum et du jéjunum contenait un enduit très-épais, jaunâtre, comme graisseux, et en tout semblable à celui de l'estomac.

Observation II. — Motet, peintre, âgé de trente-deux ans, célibataire, conçoit le projet de s'empoisonner ; il achète chez un épicier-droguiste 64 grammes d'acide azotique très-concentré, qu'il avale d'un seul trait, le 26 germinal an VIII, à deux heures de l'après-midi ; il n'avait bu ni mangé de la journée. Des douleurs inexprimables annoncent aussitôt l'action forte et rapide de l'acide azotique. Ce malheureux s'agite tout d'un coup, se roule sur le plancher de sa chambre, ne peut se tenir sur son lit. Les vomissements surviennent et sont accompagnés d'un sentiment général de froid plus marqué aux membres. Chaque fois les matières vomies bouillonnent et crépitent sur le carreau. Un médecin appelé lui fait prendre de l'eau de savon et de l'huile. A quatre heures, ce malade est transporté au grand hospice d'Humanité (salle des blessés, n° 133). Il vomit souvent en chemin, et de temps à autre on l'arrête pour le faire boire. A son arrivée, le premier mouvement est aussi de lui donner des boissons adoucissantes en très-grande abondance; et surtout de la décoction de graines de lin.

Il était alors dans un état d'agitation continuelle, ayant la physionomie très-altérée; il vomissait à chaque instant un liquide noirâtre, glaireux; il ouvrait assez facilement la bouche; la langue était blanche, tirant un peu sur le jaune; des douleurs vives se faisaient sentir à la gorge, le long de l'œsophage et dans l'estomac; le ventre légèrement tendu, ne pouvait supporter aucun contact sans une augmentation excessive des douleurs; froid plus grand à l'extérieur du corps; pouls petit, concentré, fréquent; hoquet; respiration gênée. La marche rapide des accidents, loin de se ralentir, prend à chaque instant une intensité nouvelle. Ce malheureux ne peut déguiser les regrets qu'il éprouve d'avoir attenté à sa vie. Dans son agitation extrême, il pousse souvent des plaintes, des soupirs étouffés. Ses membres deviennent glacés, une sueur froide couvre tout son corps; le pouls est presque imperceptible; les douleurs ne cessent pas un seul moment : tous les phénomènes sont du plus mauvais présage; ils annoncent une mort prochaine. Le malade fait à chaque instant des efforts inutiles pour satisfaire son besoin pressant d'aller à la selle et d'uriner; il réclame des secours de toutes les personnes qu'il aperçoit et de tout ce qui l'entoure. Cet affreux état dure toute la nuit; les matières des vomissements deviennent plus claires et de couleur citrine; il s'échappe enfin quelques gouttes d'urine. L'aspect hideux du corps de cet infortuné ressemble déjà à celui d'un cadavre, et la présence d'esprit est conservée tout entière; l'imagination paraît exaltée. On administre dans les derniers instants quelques cuillerées d'une potion calmante. Il parlait encore le lendemain matin, à l'instant où il expira, dix-neuf heures après son empoisonnement, et seize après son entrée à l'hospice.

A l'ouverture du cadavre, on s'assura que l'action de l'acide s'était bornée aux organes des premières voies. Les parois du pharynx, de l'œsophage, de l'estomac, du duodénum, de la moitié supérieure du jéjunum, avaient augmenté d'épaisseur et de consistance, et offraient une couleur d'un rouge très-foncé à leur surface externe. La face interne était généralement enduite d'une couche plus ou moins sèche, plus ou moins grenue, de 5 millimètres d'épaisseur, d'un jaune verdâtre fort beau et très-éclatant, qui s'est terni par le contact de la lumière. Les valvules conniventes du duodénum étaient très-développées et bouchaient le calibre de cet intestin.

Observation III. — Marie Roger, âgée de trente-cinq ans, diffamée par sa mauvaise conduite et son libertinage, fut amenée au grand hospice d'Humanité par des gens de garde, le 23 pluviôse an IX, à une heure du matin. On apprit très-vaguement qu'elle avait pris du poison; elle présentait peu de signes d'empoisonnement. Interrogée avec soin sur ce qui lui était arrivé, on sut que la veille, vers trois heures de l'après-midi, se trouvant dans une orgie avec son beau-frère, celui-ci lui avait fait avaler pour 40 centimes d'eau-forte dans du vin blanc et lui avait fait boire encore après beaucoup de vin blanc et d'autres liqueurs spiritueuses. Elle ne fut transportée que dix heures après son accident et sans avoir reçu aucun secours. Selon son rapport, les douleurs à la gorge et à l'estomac avaient été très-vives, et les vomissements répétés dans les premiers instants. Lorsque cette femme fut amenée, elle ne paraissait pas très-malade. Elle s'assit elle-même sur un banc tandis qu'on faisait son lit, monta ensuite et se coucha toute seule. Quelques vomissements eurent encore lieu jusqu'à cinq heures du matin. Le chirurgien de garde la trouva si peu souffrante et jugea les phénomènes si légers, qu'il regarda comme très-peu fondé le soupçon d'empoisonnement. Il fit administrer une potion antispasmodique, dans laquelle entraient 30 gouttes d'éther sulfurique et environ 8 grammes de sirop diacode, et pour boisson, de l'eau d'orge coupée avec du lait.

A huit heures du matin, inspection très-attentive de l'état de la malade: lèvres blanches ainsi que la langue et l'intérieur de la gorge; point de vomissements, douleurs sourdes et presque nulles, abattement général, lassitude dans les membres. Bientôt langue sèche, pouls imperceptible, horripilations répétées, sentiment de froid à l'extérieur du corps, et surtout aux membres; envie pressante d'aller à la selle, et constipation rebelle; anxiétés, empreinte de mélancolie. Le médecin qui la soignait douta qu'elle fût empoisonnée, et particulièrement avec l'acide azotique; il crut reconnaître dans son état les caractères d'une fièvre adynamique; il lui donna une potion antispasmodique et des boissons délayantes, telles que la dissolution de gomme arabique et le lait coupé avec l'eau d'orge. Le défaut d'altération très-considérable à l'intérieur de la bouche, l'absence des douleurs, les lassitudes dans les membres, la prostration des forces motivaient jusqu'à un certain point cette opinion. Rien ne changea jusqu'au jour suivant. A une heure après midi, cette femme sortit seule de son lit pour aller à la selle sur un bassin; une heure après, elle expira pour ainsi dire subitement, en serrant avec force les bras d'une personne qui lui donnait des soins, et en s'écriant: Je me meurs!

A l'*examen cadavérique*, on remarqua d'abord la fermeté générale des chairs, leur fraicheur, signes de la violence de la mort. Le tissu cellulaire était chargé d'une graisse très-compacte; l'épiderme du milieu du bord libre des lèvres paraissait épaissi, jaune, et se détachait en partie. A l'ouverture de l'abdomen il s'écoula un litre environ d'un liquide jaune de la consistance d'une purée contenant des flocons plus ou moins solides, de la couleur qui était généralement répandue dans l'intérieur du ventre, et ayant une odeur très-pénétrante, semblable à celle de l'éther. Le péritoine, devenu plus épais, était fort altéré en plusieurs points, enflammé, sali par des lames d'albumine concrète, d'une couleur très-jaune; il présentait des points d'adhérence multipliés avec la grande courbure de l'estomac, et de l'un à l'autre il y avait des brides résultant sans doute de l'inflammation de l'intérieur de l'abdomen. Le lobe gauche du foie, fortement teint en jaune à l'extérieur, offrait une surface grasse et onctueuse au toucher : du reste, le tissu de cet organe paraissait dans l'état naturel. La vésicule du fiel, allongée et cylindrique, d'une étendue de quatre ou cinq travers de doigt, et très-pleine, avait une couleur brune tirant sur le noir. L'estomac présentait un changement de forme remarquable ; il affectait, surtout à sa droite, une disposition triangulaire ; sa direction semblait presque verticale par l'abaissement de sa grande courbure ; le pylore, supérieur d'environ 6 ou 8 centimètres, restait en contact avec la vésicule du fiel. Cet organe, racorni et ferme dans certains endroits, avait, presque dans toute son étendue, une couleur brune ; ses vaisseaux, très-injectés, étaient gorgés d'un sang coagulé. Tous les viscères abdominaux ne formaient qu'une masse, au moyen des adhérences produites entre eux par l'inflammation du péritoine et l'interposition des couches albumineuses. Au premier aspect, les intestins paraissaient à peu près sains, excepté le jéjunum, qui était noirâtre, affaissé, d'une grande mollesse ; le péritoine, dont il était recouvert, profondément altéré, se détachait aisément. L'arc transversal du colon était intact, mais il contenait des matières fécales très-dures. On trouva l'intestin duodénum frappé de gangrène à ses deux courbures et dans toute l'épaisseur de ses parois.

Dans la poitrine, il n'y avait rien de remarquable, à l'exception du lobe inférieur du poumon gauche, qui était gorgé de sang, enflammé à sa surface, adhérent au diaphragme, pareillement enflammé. Un épanchement d'environ 120 grammes de sérosité lactescente, remplie de concrétions albumineuses pareilles à celles du ventre, avait lieu dans cet endroit. Sans doute cette affection inflammatoire locale dépendait du voisinage de l'estomac, siége de l'altération principale.

La membrane interne de la bouche, épaissie, légèrement tachée en jaune, s'enlevait partout avec facilité. La langue était fort sèche, les amygdales rouges et tuméfiées, l'arrière-bouche généralement enflammée, l'œsophage enduit d'une matière jaune, sèche, en apparence graisseuse ou crétacée ; sa membrane interne, confondue dans l'épaisseur de cet enduit, se détachait aisément et était sillonnée par des plis verticaux.

L'estomac présentait, dans le fond de son grand cul-de-sac, trois ouvertures voisines les unes des autres, de la grandeur d'un écu de trois francs, à bords fort amincis, usés, ou plutôt dissous. Il était fort épais et très-rétréci dans le reste de son étendue. On trouva dans sa cavité quatre corps solides de 4 centimètres environ d'étendue en surface carrée, et de 1 centimètre d'épaisseur, de nature graisseuse, et ressemblant à des morceaux informes de suif. Cette substance, exposée à la chaleur fondit comme de la graisse, et mise en contact avec la lumière d'une chandelle, donna une belle flamme très-blanche.

Un enduit ou espèce de pâte jaunâtre et graisseuse, plus épais vers le petit cul-de-sac et l'orifice pylorique, couvrait la face interne de l'estomac et en cachait de larges taches gangréneuses, s'avoisinant les unes des autres depuis le fond du grand cul-de-sac jusqu'au petit. Tous ses vaisseaux étaient extrêmement distendus et remplis de sang noir et coagulé.

A l'intérieur du duodénum, on trouvait un état parfaitement analogue à celui de l'estomac, un enduit jaune, etc. Lorsqu'on découvrait les valvules conniventes, elles paraissaient toutes brûlées. Le commencement du jéjunum était fort altéré, et cette altération allait toujours en décroissant. Du milieu de l'iléon à l'anus, le canal intestinal, parfaitement intact, ne contenait plus de matière jaunâtre comme la portion supérieure du tube alimentaire.

Le liquide épanché dans le ventre, et qui sans doute avait passé à travers les trous de l'estomac, fut recueilli et conservé; il paraissait être le résultat du mélange d'une portion de l'acide azotique avalé avec les boissons, le lait, etc.; son odeur éthérée, très-pénétrante, dépendait probablement de l'éther pris dans les potions antispasmodiques. Ce liquide resta longtemps sans s'altérer; et ensuite la putréfaction la plus complète s'en empara. (Cette observation, ainsi que la première et la seconde, sont tirées de la *monographie* de Tartra.).

Observation IV. — Victoire Pillet, âgée de vingt-quatre ans, d'une forte constitution, désespérée de voir son amant livré à la débauche la plus scandaleuse, cherchait depuis longtemps les moyens de se détruire. Persuadée qu'elle pouvait se donner la mort en avalant de l'émétique, elle en avait pris 2 grammes 20 centigrammes, en 1812, qui n'avaient occasionné que des vomissements abondants et des selles copieuses. Accablée de malheurs, cette infortunée eut recours à l'eau-forte, dont elle connaissait les propriétés corrosives. Le 6 juin 1812, à quatre heures du matin, quinze jours après la première tentative d'empoisonnement, elle avala tout d'un trait 32 grammes d'acide azotique concentré, avec lequel elle avait mêlé environ 8 grammes d'acide sulfurique (huile de vitriol), *afin que le poison la traitât avec sévérité:* telles étaient ses propres expressions. Aussitôt après l'ingestion de ce puissant caustique, Victoire fut en proie aux plus horribles symptômes, tels que des douleurs déchirantes à la gorge et dans l'abdomen, une ardeur brûlante le long de l'œsophage et dans la région de l'estomac, des vomissements continuels de matières d'un vert noirâtre et glaireuses, des coliques violentes, des angoisses continuelles, un état de malaise inexprimable, une sensation très-marquée de froid à l'extérieur du corps, etc. On la transporta à l'Hôtel-Dieu, à sept heures du matin, et on lui fit prendre sur-le-champ 4 grammes de magnésie calcinée, délayée dans un verre de tisane émolliente. A peine ce médicament était-il ingéré, que la malade entra dans une fureur extrême et annonça qu'elle ne prendrait plus de médicaments qui la soulageraient; qu'elle n'avait rien avalé depuis le moment de l'empoisonnement, dans l'intention de mourir plus tôt. On la força cependant à boire de nouvelles doses de magnésie, et on lui donna une très-grande quantité de boissons mucilagineuses. Je l'observai, pour la première fois, à huit heures du matin, quatre heures après l'accident; voici quel était son état: face pâle, conjonctive injectée, yeux animés et hagards, taches jaunes sur le bord de la lèvre supérieure, membrane muqueuse de la bouche d'une couleur blanche citrine; langue jaune, croûteuse et sillonnée; douleurs vives à la gorge; vomissements, de temps à autre, de matières jaunes et noires entremêlées; épigastralgie des plus violentes; douleurs atroces dans tout l'abdomen, constipation; pouls petit, fréquent et serré; frissonnements, froid extrêmement sensible aux membres; respiration un peu accélérée, anxiété très-marquée, nulle altération dans les facultés intellectuelles; libre exercice des sens externes et des mouvements. (Quinze sangsues à l'épigastre, eau de gomme édulcorée, trois lavements émollients et narcotiques.) A dix heures, continuation des vomissements, qui étaient provoqués surtout par l'ingestion des liquides; délire furieux, agitation extrême de tout le corps, souffrances horribles, figure rouge. A midi, difficulté de parler, déglutition impossible, mouvements convulsifs des muscles de la face; pouls extraordinairement fréquent et petit. Mort à une heure.

Ouverture du cadavre. Roideur extrême des membres, surtout des abdominaux; couleur citrine de toutes les parties de la bouche; pharynx d'un rouge vif; œsophage peu altéré; estomac énormément distendu, n'offrant aucune lésion remarquable à l'extérieur, rempli d'un liquide jaune, floconneux; sa surface interne était d'un rouge-cerise dans toute son étendue, excepté vers le pylore, où l'on remarquait deux petites taches noires formées par du sang veineux extravasé; les vaisseaux de ce viscère étaient très-dilatés, comme injectés; duodénum et jéjunum recouverts par une couche épaisse d'une matière *jaune-serin*, se détachant facilement; nulle perforation dans le canal digestif, nul épanchement dans le bas-ventre; péritoine très-légèrement injecté. Les autres organes paraissaient dans leur état naturel; le cerveau et les membranes qui le recouvrent n'offraient aucune altération sensible.

Observation V. — Marie Coteret, polisseuse, âgée de cinquante ans, prit, le 8 janvier 1814, un verre à liqueur plein d'acide azotique : dans l'instant même, elle éprouva une douleur et une ardeur excessives dans la bouche, la gorge, l'œsophage et l'estomac. Environ une heure après, elle eut deux ou trois vomissements de matières liquides, jaunâtres et muqueuses, fort peu abondantes. Au bout de dix-huit heures, elle fut transportée à l'Hôtel-Dieu, sans avoir reçu aucun secours depuis l'accident. On lui fit boire une très-grande quantité d'infusion tiède de graines de lin, qu'elle ne tarda pas à rejeter avec de nouvelles matières analogues à celles qu'elle avait déjà rendues, et qui contenaient des flocons muqueux, roussâtres et épais.

Le lendemain, à l'heure de la visite, la figure était pâle; la langue, couleur de safran, offrait des croûtes, des sillons; elle était tuméfiée, tremblante, et il était impossible à la malade de la faire sortir hors de la bouche; le palais et les autres parties de la cavité buccale, d'une couleur blanche, étaient traversés de stries rouges; les commissures des lèvres et le pourtour du menton, sur lesquels la matière ingérée et expulsée paraissait avoir coulé, offraient la même couleur jaune que la langue; la respiration était bruyante, la voix extrêmement sourde, confuse et nasale; la déglutition était presque impossible; la tête, l'estomac, les lombes et l'abdomen étaient très-douloureux; la plus légère pression augmentait les douleurs des différentes régions du bas-ventre; le pouls, peu fréquent, était un peu dur et un peu concentré. (Douze sangsues sur l'abdomen, suivies de fomentations émollientes, douze sangsues à l'anus, un julep gommeux, eau d'orge édulcorée et gommée, trois pots.) Le soir, la malade eut une selle avec beaucoup d'épreintes; point de sommeil pendant la nuit; continuation des douleurs, sans que la malade se plaignît beaucoup.

Le lendemain (troisième jour de la maladie), le pouls paraissait un peu moins dur; la langue était un peu moins jaune à sa base et sur ses parties latérales; le centre offrait une couleur brune; des pellicules blanchâtres semblaient vouloir se détacher des parties latérales de cet organe; douleurs dans toutes les parties du corps. (Julep gommeux, eau de gomme édulcorée, trois pots.) Pendant la nuit, la malade a eu deux selles, et n'a point dormi.

Le jour suivant (quatrième jour de la maladie), coucher en supination, le tronc élevé et les jambes étendues; yeux éteints, figure pâle et cadavérique, excepté les pommettes, qui étaient injectées et livides; langue de couleur naturelle, humide et nette, si ce n'est vers sa pointe; respiration beaucoup plus fréquente que la veille, laborieuse et râlante; pouls mou et très-accéléré; chaleur de la peau naturelle, quoique la malade eut un tremblement de tout le corps. (Julep, orange.) Les boissons étaient rejetées par les narines, quelles que fussent leur nature et leur quantité. Elle a succombé ce même jour, à une heure après-midi. Vingt heures après la mort, les membres étaient extrêmement roides; les viscères, ainsi que toute la surface du corps, étaient encore chauds, quoique la température fût à 5° au-dessous de zéro, et que le cadavre eût été placé sur la pierre, depuis le moment où la malade avait expiré. Les deux mâchoires étaient tellement serrées l'une contre l'autre, qu'on ne parvint à les séparer qu'en faisant les plus grands efforts et en coupant tous les organes destinés à leur rapprochement. L'intérieur de la bouche, la langue et le palais étaient très-pâles; une mucosité séreuse assez abondante recouvrait l'arrière-gorge; le tiers supérieur de l'œsophage ne présentait rien de remarquable, il était desséché et teint en vert dans tout le reste de son étendue. L'estomac, noirâtre à l'extérieur, était si contracté qu'on pouvait à peine y introduire le doigt: en l'ouvrant, on voyait qu'il était vide; ses parois étaient phlogosées, épaissies, durcies, comme boursouflées, surtout vers le grand cul-de-sac; leur couleur était rouge-brune foncée tirant sur le noir; les points les plus enflammés offraient la couleur du charbon; les membranes muqueuse et musculeuse étaient détruites dans certains endroits, et la tunique séreuse, restée seule, se laissait traverser avec une extrême facilité. Le pylore était oblitéré. Nulle altération dans le duodénum. Tous les autres organes paraissaient être dans l'état naturel. (Observation communiquée par Rozier la Cardonière.)

Observation VI. — Un artiste, âgé de trente-six ans, avala, dans un moment de désespoir, plus d'un demi-verre d'eau forte. Bientôt il éprouva une chaleur et une irritation très-grandes au gosier et jusqu'à l'estomac. L'agacement de ce viscère détermina le vomissement de la plus grande partie de ce fluide meurtrier, ou du moins de toute sa portion surabondante et non employée à la corrosion des parties en contact. Desgranges, averti de suite, trouva le malade vomissant avec des efforts presque convulsifs; l'eau qu'on lui donnait, sortait de l'estomac chargée d'acide qui lui agaçait les dents d'une manière pénible. Les douleurs intérieures étaient aiguës; elles tenaient du déchirement et de l'érosion. On administra aussitôt 4 grammes de magnésie pure, délayée dans un demi-verre d'eau sucrée, et sur-le-champ le malade se sentit soulagé. Cependant le vomissement reparut peu après, mais avec moins de fatigue, avec moins d'expression des parties souffrantes : 2 grammes du remède le firent disparaître entièrement. On en fit prendre ensuite 1 gramme 3 décigr. de demi-heure en demi-heure, et en moins de trois heures, le malade ne souffrait plus; il conservait de la sensibilité dans la région de l'estomac, mais rien d'aigu ni de déchirant; il assurait qu'à chaque *breuvage blanchi* par la magnésie, il sentait comme un mucus, *un enduit de velours* (c'était son expression) qui garnissait, à son grand soulagement, toutes les parties corrodées, en affaiblissant l'extrême sensibilité, et faisait fuir la douleur.

Le lendemain, on observa un gonflement et une tension considérables au-dedans de la gorge; le dehors était également tuméfié, la respiration gênée, la déglutition douloureuse et presque impossible; il y avait des eschares nombreuses au fond de la bouche. On fit faire deux saignées en moins de douze heures : l'une d'elles fut pratiquée au pied; on rendit les lavements plus purgatifs, les premiers étant restés sans effet; on donna en même temps une assez haute dose d'huile douce de ricin dans un looch blanc. Les évacuations qui s'en suivirent décidèrent un amendement dans les souffrances, qui rassura le malade. Vers le sixième jour, il se plaignit d'une augmentation de chaleur et d'agitation, et il parut à la peau, vers le soir, une éruption comme miliaire, accompagnée d'une grande démangeaison : les diaphorétiques doux et miellés, bus tièdes et en abondance, suffirent pour la faire disparaître (1).

Observation VII. — Catherine O'Neil, âgée de quarante ans, d'une bonne constitution, mais se livrant de temps en temps à l'ivrognerie, reçut une certaine quantité d'acide azotique dans l'oreille droite, dans un moment où elle était plongée dans l'ivresse. Je la vis huit jours après. Elle me dit que, le 6 juin 1833, elle avait été réveillée par une douleur brûlante, très-vive, ayant son siége dans l'oreille droite; cette douleur avait continué, bien qu'avec moins d'intensité, pendant deux ou trois jours, et avait ensuite disparu entièrement. Depuis ce moment, la malade était restée extrêmement faible, incapable de se tenir debout sans aide, et avait gardé le lit; mais elle n'avait eu ni soif, ni douleur de tête, ni chaleur à la peau.

La fille de cette femme raconta que son père, rentrant chez lui, et trouvant sa femme ivre dans son lit, sortit et revint au bout de quelques minutes; qu'il versa dans l'oreille de cette dernière une grande partie du

(1) *Recueil périodique de la Société de médecine*, rédigé par Sédillot, t. VI, p. 14.

liquide contenu dans une fiole qu'il avait dans sa poche; que la partie latérale de la face et du cou de sa mère prit immédiatement une couleur jaune que l'on ne put enlever par le lavage. Au bout de six jours, une eschare membraneuse, épaisse, cornée, se détacha du conduit auditif; cette élimination fut suivie, le lendemain, d'une hémorrhagie très-abondante qui donna environ 600 grammes de sang. Le jour suivant, la malade perdit complétement l'usage de son bras droit, et devint tellement faible, que sa famille désespéra d'elle, et que son mari, prévoyant le sort qui lui était réservé, tenta de se suicider en se coupant la gorge.

Au moment de ma visite, huit jours après l'accident, il y avait plusieurs ulcérations à la surface de l'oreille, surtout dans la conque; le lobule semblait avoir entièrement perdu sa vitalité. Une partie de la face et du cou était également ulcérée; un écoulement ichoreux, peu abondant, sortait du méat externe; l'ouïe était complétement abolie. Il n'y avait ni céphalalgie, ni aucun appareil fébrile. Le pouls était à 88 petit, faible et intermittent. La température de la peau était plus basse qu'à l'état normal. Il n'y avait ni stupeur, ni respiration stertoreuse, ni vertiges. L'affaiblissement seul paraissait devoir attirer l'attention.

Malgré le tamponnement de l'oreille et l'emploi des lotions astringentes, combinées avec l'usage interne des toniques, des bouillons de viande, etc., l'hémorrhagie se reproduisit chaque jour, pendant environ un mois, avec assez d'abondance. Au bout de ce temps, elle cessa; mais la débilité avait fait des progrès.

Quinze jours après le début de la maladie, toute la moitié droite du corps, dont la paralysie s'était établie peu à peu, était complétement soustraite à l'empire de la volonté, et agitée de tremblements fréquents qui se manifestaient même quand la malade était dans son lit. Cette paralysie avec tremblements persista pendant environ cinq semaines, au bout desquelles il se manifesta une amélioration marquée, tant sous ce rapport que sous celui de l'état général. Les muscles du côté droit étaient revenus un peu sous l'influence de la volonté, et les tremblements avaient presque cessé. Alors la malade résolut d'aller voir son mari à l'hôpital, où elle se rendit en s'appuyant sur deux personnes. A son retour chez elle, elle se trouva épuisée, et tomba dans un état de prostration générale, d'où elle ne se releva point. Le côté qui avait été paralysé fut libre de tremblements, et soumis à la volonté pendant plusieurs semaines avant la mort, excepté le bras, qui était toujours resté complétement paralysé. L'articulation des mots resta distincte, les facultés intellectuelles furent intactes. Il y eut un peu de toux, avec expectoration muco-purulente et des sueurs nocturnes. La mort eut lieu six semaines après l'entrée de la malade à l'hôpital.

Autopsie cadavérique. L'émaciation était considérable. La partie inférieure de l'oreille droite était détruite. Une cicatrice recouvrait la portion restante. Le conduit auditif externe était beaucoup plus large qu'à l'état naturel. La dure-mère ne présentait rien d'anormal, excepté en un point de l'étendue d'une pièce de dix-centimes, correspondant au trou auditif interne, qui semblait avoir une coloration un peu plus foncée qu'à l'ordinaire, mais n'offrait ni épaississement ni adhérences. Il n'y avait aucun épanchement de sérosité, ni de lymphe, ni de pus; mais un caillot sanguin, du volume d'un pois, bouchait exactement l'entrée du conduit auditif interne. Aucune partie du cerveau ne parut altérée, à l'exception de la portion qui correspondait au rocher du temporal droit, et qui était le siége d'un léger ramollissement, état sur lequel on pouvait élever des doutes. Le rocher du temporal droit était entièrement carié. Le nerf de la septième paire du côté droit, comparé avec celui du côté opposé, semblait atrophié. La tête n'offrit rien autre chose à noter. Les poumons parurent sains.

Cette observation est intéressante à plusieurs titres: 1° à cause du moyen nouveau et bizarre auquel on eut recours pour donner la mort; 2° à cause de l'existence simultanée de la paralysie complète du bras et de la paralysie avec tremblement de la moitié du corps du même côté, symptômes survenant après la lésion décrite, se manifestant après d'abondantes hémorrhagies, et dont l'un, la paralysie avec tremblement, disparut après que les hémorrhagies eurent été suspendues; 3° à cause du développement d'une carie étendue à toute la portion pierreuse du temporal, sans douleur et sans aucun signe qui pût, soit avant, soit après la mort, indiquer certainement un état inflammatoire du cerveau ou de ses membranes. (*Archives gén. de méd.*, t. XI, p. 104.)

Symptômes de l'empoisonnement par l'acide azotique.

Indépendamment des symptômes qui ont été décrits en parlant des acides en général (voy. p. 117), on voit que l'intérieur de la bouche et de l'arrière-bouche est d'un blanc mat, que la membrane muqueuse est épaissie et comme brûlée, que la surface de la langue est très-blanche, et dans quelques cas d'une couleur orangée, que les dents sont quelquefois vacillantes et leurs couronnes jaunes. Chaque bord libre des lèvres est presque toujours marqué d'une ligne courbe qui offre dès les premiers instants une couleur blanche ou légèrement citrine; il existe assez souvent des taches jaunes sur le menton, les doigts, etc.

Lésions de tissu produites par l'acide azotique.

Lorsque les individus succombent peu de temps après l'ingestion de cet acide, on observe les altérations suivantes: couleur plus ou moins orangée de l'épiderme du bord libre des lèvres, qui paraît brûlé et qui se détache très-aisément; membrane interne de la bouche d'une couleur blanche, souvent citrine; dents fréquemment vacillantes, offrant à leur couronne une teinte jaune très-marquée; inflammation de la membrane muqueuse de l'arrière-bouche et du pharynx; à la surface 'e l'œsophage, un enduit de matière jaune, grasse au toucher, qui ›araît formé à la fois par de l'albumine concrète et par la membrane nuqueuse altérée d'une manière particulière; inflammation plus ou noins violente de l'estomac, principalement vers le pylore et le commencement du duodénum; quelquefois des taches gangréneuses dans es parois de ces organes, qui présentent aussi des réseaux de vaisseaux anguins multipliés, dilatés, remplis d'un sang noir et coagulé; ils ont amincis, comme dissous, et prêts à se déchirer au plus léger conact; un enduit épais, grenu, en forme de pâte, de couleur jaune verâtre, tapisse l'intérieur de ces viscères, qui renferment une grande uantité d'une matière de couleur jaune, de la consistance d'une bouilie, dans laquelle sont des flocons semblables à du suif; rides de l'estomac très-brunes, et réduites en mucilage; pylore très-rétréci; parois u duodénum et du jéjunum tachées en jaune tirant quelquefois sur e vert; diminution de ces altérations, à mesure que les parties où on es observe sont plus éloignées de l'estomac; gros intestins ordinairement remplis de matières fécales très-dures et moulées; péritoine paissi, dur, d'un rouge sale, recouvert de couches albumineuses, qui éunissent, par des adhérences très-multipliées, tous les viscères; distension très-grande de l'estomac dans quelques circonstances, dans 'autres, réduction de ce viscère à un très-petit volume, ce qui a principalement lieu dans les cas nombreux où il a été percé : alors, épanhement énorme dans le ventre d'un liquide épais, jaune et floconeux; inflammation plus ou moins considérable, plus ou moins générale, e tous les autres viscères abdominaux et de la poitrine; quelquefois es taches jaunes sur les mains ou sur d'autres parties qui ont été roduites par une petite quantité d'acide azotique échappé du vase dans equel on a bu ce poison.

Je renvoie à l'histoire de l'empoisonnement lent tout ce qui est reatif aux lésions de tissu développées par l'acide azotique, chez les indiidus qui n'ont succombé que longtemps après avoir pris cette substance énéneuse.

Tartra, dans son beau travail sur l'acide azotique, a fait un grand ombre d'expériences sur le cadavre, dont les résultats méritent d'être xposés comme complétant la solution du problème qui m'occupe.

1° On a introduit 64 grammes d'acide azotique dans un estomac vide, solé du cadavre, et encore continu à l'œsophage; on l'a laissé séjourner endant douze heures : il s'est dégagé beaucoup de gaz bioxyde d'azote, uis du gaz azote et de l'acide carbonique; le grand cul-de-sac et la ongue courbure de l'estomac offraient des taches très-larges qui, à 'instant même, ont paru blanches à l'extérieur de l'organe, et sont ientôt devenues jaunes. Au bout de quelques heures, l'étendue de ces taches était très-augmentée; les parois de l'estomac, devenues très-jaunes en dedans et en dehors, avaient un aspect graisseux. On a trouvé dans ce viscère 60 grammes environ d'un liquide épais, d'un beau jaune, presque entièrement formé par de l'acide azotique affaibli. Lorsqu'on laissait séjourner l'acide dans l'estomac pendant quatre jours, ce viscère était en quelque sorte dissous, il s'en allait en pièces au moindre contact; on pouvait aisément le réduire en une espèce de pâte grasse d'un très-beau jaune, susceptible d'oxyder promptement le fer et le cuivre par son contact.

2° On a versé dans l'estomac une plus ou moins grande quantité d'eau pure, de vin, d'eau-de-vie, de lait, de bouillon, etc ; puis on y a introduit 64 grammes d'acide azotique ; ce corrosif, singulièrement affaibli, a exercé une action beaucoup moins forte : comme il était disséminé sur un plus grand nombre de points, presque toute la membrane interne a paru affectée; elle avait une teinte jaune, semblait légèrement épaissie, onctueuse sous les doigts, et se séparait aisément des membranes plus extérieures.

3° Avant de faire arriver l'acide azotique dans l'estomac, on l'a rempli de substances solides représentant des aliments : l'action de l'acide a été partagée entre les matières solides alimentaires et la paroi de cet organe; quelquefois même elle s'est portée en plus grande partie sur les substances étrangères, et souvent n'a produit sur l'organe qu'une tache jaune assez légère, et quelquefois bornée à la membrane muqueuse.

D'autres essais, tentés sur les animaux vivants, ont porté Tartra à conclure : 1° que l'acide azotique, introduit en petite quantité dans le tube alimentaire, se combine aussitôt et entièrement avec le tissu animal; 2° qu'à plus forte dose, il agit de même à l'instant du premier contact, mais reste en grande partie dans l'estomac, où il est alors libre et affaibli; 3° que, dans ce dernier cas, il continue d'agir jusqu'à sa disparition complète, insensiblement opérée dans l'espace de quelques heures, et constamment avec plus de rapidité que sur le cadavre, à cause de l'influence très-marquée de l'état vivant des organes gastriques, et surtout de la propriété accélératrice de la chaleur animale.

Il résulte des faits qui précèdent, que l'acide azotique produit la mort des animaux, par une action en tout semblable à celle de l'acide sulfurique.

Traitement de l'empoisonnement par l'acide azotique.

Voyez page 121.

Recherches médico-légales.

L'acide azotique monohydraté et *pur* est sous forme d'un liquide incolore, odorant, doué d'une saveur acide si âcre et si caustique, qu'il brûle et détruit les matières organiques; son poids spécifique est de 1,512 à 1,521 à 15°+0°. Une seule goutte de cet acide rougit une grande quantité d'*infusum* de tournesol; il colore constamment la peau et les autres tissus animaux, en leur donnant une teinte plus ou moins jaune. Chauffé dans une petite fiole avec du charbon, du soufre ou du phosphore, il est décomposé au bout de quelques minutes d'ébullition, et fournit du gaz acide hypoazotique *jaune orangé*. Versé sur de la limaille de cuivre, il produit une vive effervescence, répand des vapeurs jaunes orangées (gaz acide hypoazotique), et se transforme en *azotate de cuivre* d'une couleur verte qui ne tarde pas à devenir bleue. La potasse, la soude, le baryte, la strontiane, etc., combinées avec l'acide azotique, forment des sels qui, étant évaporés, desséchés, et mis sur des charbons rouges, avivent leur combustion, et produisent une inflammation si rapide, qu'il y a un dégagement considérable de lumière et de calorique, et une dilatation qui occasionne plus ou moins de bruit et de mouvement de projection.

Acide azotique étendu d'eau. S'il n'est pas trop affaibli, il se comportera comme il vient d'être dit avec les réactifs précités. S'il est assez étendu d'eau, pour ne plus agir sur le cuivre ni à froid ni à chaud, alors même qu'il serait excessivement affaibli; 1° il rougira le papier de tournesol; il changera la couleur jaune de la narcotine, délayée ou dissoute dans l'acide sulfurique concentré, en une couleur rouge de sang: ce réactif est infiniment plus sensible que la morphine, conseillée par M. O'Shaugnessey et par M. Devergie, et que le sulfate de protoxyde de fer; 2° saturé par de la potasse ou de la soude pures, et évaporé jusqu'à siccité, il fournira un azotate solide, qui fusera sur les charbons ardents, c'est-à-dire qui accélérera la combustion de ces charbons, et qui, étant chauffé dans un petit tube de verre avec de la limaille de cuivre, quelques gouttes d'eau et un peu d'acide sulfurique concentré, répandra des vapeurs jaunes orangées d'acide hypoazotique. La brucine, délayée ou dissoute dans l'acide sulfurique, devient aussi *rouge de sang*, par son mélange avec un atome d'acide azotique: cet alcaloïde, plus sensible encore que le sulfate de narcotine, ne me paraît pas devoir être préféré à la narcotine dans la grande généralité des cas, précisément à cause de son excessive sensibilité; en effet, nous savons combien il est difficile de trouver aujourd'hui de l'acide sulfurique qui ne contienne pas d'acide azotique: il arrivera donc souvent qu'en versant sur de la brucine de l'acide sulfurique réputé *pur*, et qui aura été convenablement distillé, l'alcali organique sera rougi, alors même que la matière suspecte ne renfermera pas un atome d'acide azotique; on peut néanmoins recourir à la brucine, pourvu que l'on s'assure d'*avance* que l'acide sulfurique dont on voudra faire usage, *employé seul*, ne rougit pas cette base.

Si la quantité d'azotate dont on peut disposer est excessivement minime et insuffisante, pour que l'on aperçoive les vapeurs orangées, on constatera son action sur les charbons ardents, en en mettant un atome sur ces charbons, et le restant sera employé à faire l'expérience suivante : après avoir mêlé le sel avec de la limaille de cuivre, on l'introduira dans un tube de verre *A* avec deux ou trois gouttes d'eau, et cinq à six gouttes d'acide sulfurique concentré et pur ; on chauffera ce tube, afin de faire arriver le gaz bioxyde d'azote qui se dégagera dans une dissolution de trois ou quatre gouttes de sulfate de narcotine, placée d'avance dans un tube *t* d'un très-petit diamètre ; à peine le gaz bioxyde d'azote sera-t-il parvenu jusqu'à la narcotine, que celle-ci se colorera en rouge de sang.

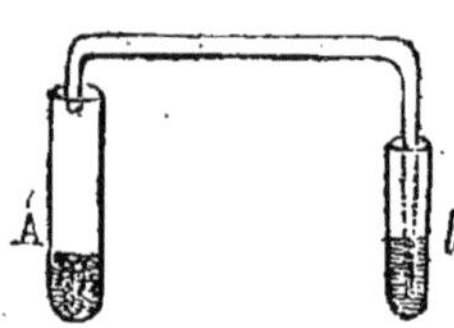

On peut, au lieu de sulfate de narcotine, se servir de quelques gouttes d'une dissolution de sulfate de protoxyde de fer, qui, à la vérité, est moins sensible que le sulfate de narcotine ; ce sulfate de fer se colorera instantanément en *brun noirâtre* (couleur de café) et si, après l'expérience, on le mêle avec cinq, sept ou dix fois son volume d'acide sulfurique concentré, il acquerra une couleur violette ou rose. Parmi les acides faibles connus, les acides azotique, hypoazotique et azoteux, *sont les seuls* qui, étant saturés par la potasse pure, *se comportent ainsi avec les sulfates de narcotine et de fer*. Priestley et Davy ont prouvé les premiers que les sels de protoxyde de fer absorbent le gaz bioxyde d'azote. M. Desbassyns de Richemont a fait connaître, en 1832, la série des couleurs que l'on obtient avec ce gaz, le sulfate de protoxyde de fer et l'acide sulfurique concentré. M. Péligot a annoncé, en 1833, qu'il suffit de faire passer quelques bulles de gaz bioxyde d'azote à travers un *solutum* de sulfate de protoxyde de fer, pour obtenir un liquide brun foncé presque noir, et qu'en versant une goutte de cette liqueur brune dans une assez forte proportion d'acide sulfurique concentré, celui-ci acquiert une belle couleur violette (*Journ. de pharm.*, déc. 1833). Depuis douze ans, dans mes leçons à la Faculté de médecine de Paris, j'ai appliqué ce fait à l'histoire de l'empoisonnement par l'acide azotique.

La morphine est colorée en jaune orangé par l'acide azotique, et si, dans cet état, on la touche avec une goutte de potasse pure, elle devient rouge amarante; mais cette réaction est beaucoup moins sensible que les précédentes, et ne doit par conséquent pas être tentée.

Liebig avait proposé, pour constater la présence de très-petites proportions d'acide azotique très-étendu d'eau, de chauffer ce corps avec du sulfate d'indigo et de l'acide sulfurique; la décoloration de l'indigo devait être une preuve de l'existence de l'acide azotique. Mais j'ai fait voir en 1828, bien avant M. O'Schaugnessey, quoi qu'en dise M. Devergie, que les acides chlorique, iodique, etc., affaiblis, agissent exactement de même sur le sulfate d'indigo, et qu'il faut par conséquent renoncer à ce mode d'expérimentation (voy. *Journ. de chim. méd.*, t. IV, p. 409, année 1842).

Acide azotique mêlé au vinaigre. On sature le vinaigre par le carbonate de potasse; on fait évaporer jusqu'à siccité, et l'on constate que le produit renferme de l'azotate de potasse (voy. p. 177).

Acide azotique mêlé à divers liquides alimentaires (lait, thé, café, sucre, vin), *à la bile, au sang, à la matière des vomissements, et aux liquides contenus dans le canal digestif.* L'eau sucrée, le thé, le vin et la gélatine, ne sont pas troublés par cet acide; le lait est coagulé, ainsi que l'albumine; les grumeaux ne tardent pas à jaunir; la bile précipite en jaune, et le dépôt verdit d'abord, puis rougit par une plus forte proportion d'acide. Le sang est noirci et coagulé.

Expérience Ire. — J'ai mélangé *trois gouttes d'acide azotique concentré* avec 100 grammes d'un mélange de lait, de bouillon, de café et de sang, et je l'ai traité, par du bicarbonate de soude, du chlore, etc., comme il a été dit à la page 163; le produit de l'évaporation était d'un rouge brun, et se comportait avec le cuivre, l'acide sulfurique et le sulfate de protoxyde de fer comme dans l'expérience 4 (voy. p. 164), mais il ne *fusait* pas sur les charbons ardents.

Expérience II. — J'ai voulu savoir s'il ne serait pas préférable dans un cas d'empoisonnement par l'acide azotique de traiter les matières *vomies*, celles que l'on trouve *dans le canal digestif* et dans *les tissus* de ce canal, par l'acide sulfurique plutôt que par le bicarbonate de soude et le chlore; à cet effet, j'ai distillé 100 grammes d'un mélange de lait, de bouillon, de café, de sang et de *deux gouttes* d'acide azotique concentré avec 6 grammes d'acide sulfurique pur à 66 degrés; les premières portions du liquide recueilli dans le récipient ne renfermaient pas sensiblement d'acide azotique; mais vers la fin de l'opération, j'obtenais un produit incolore qui agissait sur les sulfates de narcotine et de fer comme l'acide azotique très-faible, et qui étant saturé par de la potasse pure et évaporé jusqu'à siccité, laissait un résidu qui ne *fusait* pas sur les charbons ardents et qui se comportait avec le cuivre et l'acide sulfurique comme un mélange d'une petite quantité d'azotate de potasse et de matière organique; en effet le gaz qui se dégageait par l'action d'une chaleur douce brunissait le sulfate de protoxyde de fer dissous, et, en ajoutant un excès d'acide sulfurique, la couleur brune passait instantanément au violet.

En répétant cette expérience avec *quatre gouttes* du même acide azotique, j'ai obtenu les mêmes résultats; en saturant par la potasse le liquide recueilli dans le récipient, et en l'évaporant jusqu'à siccité, le produit desséché ne *fusait* pas sur les charbons ardents à cause de la matière organique qu'il contenait et qui se charbonnait en répandant l'odeur de corne qui brûle.

Expérience III. — J'ai souvent décomposé dans une cornue avec de l'acide sulfurique concentré des liquides que j'avais retirés de l'estomac d'animaux empoisonnés par de *faibles* doses d'acide azotique concentré, ou par des doses un peu plus fortes du même acide étendu de beaucoup d'eau; ces liquides contenaient *à peine* de cet acide, car ils ne *rougissaient* pas sensiblement le papier bleu de tournesol; j'ai pourtant obtenu constamment dans les ballons des produits incolores, dans lesquels il était aisé de démontrer la présence d'une faible quantité d'acide azotique, surtout lorsque j'agissais sur les portions qui avaient distillé dans la dernière période de l'opération.

Expérience IV. — J'ai dissous dans quelques grammes de potasse pure les estomacs des animaux dont j'ai parlé à l'expérience 3, et après avoir saturé l'alcali par l'acide sulfurique pur, j'ai distillé le mélange avec 6 grammes de ce même acide; les estomacs n'offraient *aucune trace de nuance jaune;* ils étaient au contraire d'un *rouge foncé* à l'intérieur comme à l'extérieur, et fortement enflammés; je les avais tellement lavés à l'eau distillée que le papier bleu de tournesol n'était pas affecté, soit qu'on le mît dans la dernière eau de lavage, soit qu'on le maintînt pendant quelques minutes à la surface interne des viscères. Les liquides recueillis dans les récipients contenaient à peine des traces d'acide azotique; des personnes peu habituées à ces sortes de recherches n'auraient certes pas vu dans la faible réaction de ces liquides, sur le sulfate de protoxyde de fer rendu acide, des preuves suffisantes de l'existence de cet acide.

Expérience V. — En agissant de même sur des portions d'estomac *jaunies* par l'acide azotique, avec lequel les animaux avaient été empoisonnés, lambeaux qui avaient été aussi bien lavés que les précédents, j'ai obtenu à la fin de l'opération un liquide acide qui *rougissait* le sulfate jaune de narcotine, et qui *brunissait* promptement le sulfate acide de protoxyde de fer; cette couleur passait de suite au *violet* par un excès d'acide sulfurique; saturé par la potasse et évaporé jusqu'à siccité, ce liquide a laissé un résidu jaune rougeâtre qui *fusait* sur les charbons ardents, quoiqu'il contînt de la matière organique, et qui, décomposé par l'acide sulfurique et le cuivre, founissait un gaz colorant le sulfate acide de protoxyde de fer, comme le fait le gaz bioxyde d'azote.

Il importait de savoir comment se comporteraient des matières alimentaires et les tissus des chiens *à l'état normal,* quand on les soumettrait à l'action du bicarbonate de soude et du chlore, ou qu'on les distillerait avec de l'acide sulfurique concentré.

Expérience VI. — J'ai introduit dans l'estomac d'un chien à jeun un mélange de 300 grammes de lait, de bouillon, de café et de 50 grammes de sérum du sang, provenant d'une saignée faite à un adulte six heures auparavant; j'ai lié l'œsophage et la verge. Au bout de trois heures, j'ai tué cet animal. Les liquides de l'estomac et les tissus de ce viscère lui-même, saturés par le bicarbonate de soude et décomposés par le chlore, comme il a été dit plus haut (voy. expérience 3, p. 163), ont donné un produit rougeâtre qui ne *fusait* pas sur les charbons ardents, et qui, étant décomposé par l'acide sulfurique et le cuivre, fournissait un gaz *incolore, ne répandant pas de vapeurs orangées à l'air,* mais qui *brunissait* le sulfate de protoxyde de fer, absolument comme le bioxyde azote, *sans pourtant* que la couleur brune *devînt violette* par un excès d'acide sulfurique. Le *foie* et la *rate,* soumis à l'action de l'eau bouillante et de l'acide sulfurique (voy. p. 164), ne donnaient aucune trace d'acide azotique. L'*urine rougissait* le sulfate jaune de narcotine, et *brunissait* le sulfate acide de protoxyde de fer; cette couleur passait au violet, en ajoutant de l'acide sulfurique; cependant, en distillant cette urine avec de l'acide sulfurique, on obtenait un liquide incolore ne contenant pas *un atome* d'acide azotique; en effet, en le saturant par la potasse et en l'évaporant jusqu'à siccité, ce produit ne *fusait* pas sur les charbons ardents, et lorsqu'on le décomposait par le cuivre et l'acide sulfurique, il donnait un gaz qui n'altérait pas la couleur brune du sulfate acide de protoxyde de fer.

Expérience VII. — J'ai répété cette expérience sans ajouter de sérum du sang au mélange alimentaire; les résultats ont été les mêmes, si ce n'est que le produit fourni en dernier ressort par les liquides de l'estomac, et par ce viscère lui-même, n'offrait aucune des réactions de l'acide azotique, pas même celle qui avait été remarquée dans l'expérience 6, sur le sulfate de fer.

Expérience VIII. — En distillant avec de l'acide sulfurique concentré et pur soit des mélanges alimentaires, soit des liquides extraits de l'estomac d'animaux *à l'état normal,* soit enfin les tissus du canal digestif de ces animaux ou de l'homme, les produits recueillis dans les récipients, à quelque époque de l'opération qu'ils fussent essayés, *n'ont jamais changé* la couleur du sulfate jaune de narcotine, ni celle du sulfate acide de protoxyde de fer; saturés par la potasse et desséchés, ils n'ont jamais fourni des produits fusant sur des charbons ardents, ni donnant avec le cuivre et l'acide sulfurique un gaz susceptible de colorer le sulfate de fer en brun.

Expérience IX. — J'ai plusieurs fois mis en contact l'urine des chiens et de l'homme *à l'état normal* soit avec du sulfate acide de narcotine, soit avec du sulfate acide de protoxyde de fer, et j'ai constamment vu qu'elle *rougissait* avec le premier de ces sels, et qu'elle *brunissait* avec l'autre; cette dernière couleur devenait *violette* par l'addition de l'acide sulfurique pur. En distillant cette urine avec de l'acide sulfurique pur, on n'obtenait point d'acide azotique. L'*urée* la plus blanche et la mieux purifiée se comportait de même. Le *sérum* jaune du sang, obtenu par la coagulation spontanée du sang extrait quelques heures auparavant de la veine d'un adulte atteint de pleurésie, ne changeait pas la couleur du sulfate jaune de narcotine, mais *brunissait*, et finissait par acquérir une nuance *violette*, en agissant sur du sulfate acide de protoxyde de fer avec un grand excès d'acide.

EXPÉRIENCE X. — J'ai fait dissoudre dans l'eau un mélange d'une partie d'azotate de potasse et de 200 parties de chlorure de sodium solides ; la liqueur a été partagée en deux parties égales : l'une d'elles a été évaporée jusqu'à siccité, et traitée par le cuivre et l'acide sulfurique ; le gaz, en traversant le sulfate de protoxyde de fer, l'a jauni avant de le *brunir;* ce liquide brun *ne passait pas au violet* par l'addition de l'acide sulfurique concentré ; en continuant à faire arriver du gaz, la liqueur devenait d'un vert de plus en plus foncé ; dans cet état, elle dégageait du chlore et de l'acide chlorhydrique par l'acide sulfurique, sans passer au *violet*. L'autre portion de la liqueur, mélangée avec un peu de lait et de gélatine dissoute, a été évaporée jusqu'à siccité ; le produit, décomposé à froid et à chaud, pendant vingt-cinq minutes, par du cuivre et de l'acide sulfurique, a donné un gaz qui a rendu le sulfate de protoxyde de fer jaune verdâtre assez foncé, *sans le brunir*, et ce liquide ne se colorait pas en *violet* en ajoutant une forte proportion d'acide sulfurique concentré. *La matière contenait pourtant de l'azotate de potasse.* Cette expérience, souvent répétée, m'a constamment fourni les mêmes résultats.

Il suit de ce qui précède : 1° que l'on peut démontrer la présence de l'acide azotique mêlé à des liquides alimentaires, ou de celui qui existe en très-petite proportion dans les tissus du canal digestif qui ont été touchés par lui, en traitant ces diverses matières par le bicarbonate de soude, le chlore, etc. (voy. expér. 3, p. 163) ; mais qu'il ne suffit pas, pour *affirmer* que cet acide s'y trouve, d'avoir obtenu en dernier ressort un produit qui colore le sulfate de narcotine en rouge, et le sulfate de protoxyde de fer en brun, ou qui, étant traité par l'acide sulfurique et le cuivre, donne un gaz pouvant colorer le sel de fer en brun, parce que l'on obtient les mêmes résultats avec des mélanges alimentaires, à l'état normal qui auraient été traités de même (voy. expér. 6, p. 181) ; qu'il faut nécessairement avoir obtenu un résidu qui fuse sur les charbons ardents, et qui, étant décomposé par du cuivre et de l'acide sulfurique, fournisse un *gaz jaune orangé*, lequel colore le sulfate acide de protoxyde de fer en brun, puis en violet par l'addition de l'acide sulfurique.

2° Que ces derniers caractères ne peuvent être constatés, en suivant un pareil procédé, que dans les cas d'empoisonnement où la quantité d'acide azotique restant est assez considérable ; car, si elle était faible, l'azotate produit se trouverait mélangé d'une trop forte proportion de matière organique, de chlorures ou d'autres sels, pour qu'ils se manifestent (voy. expér. 10, p. 182).

3° Qu'en distillant, au contraire, les matières suspectes, liquides ou solides, avec de l'acide sulfurique concentré, on décèle des quantités au moins aussi faibles d'acide azotique; que l'opération est d'une exécution plus facile et qu'elle fournit l'acide libre, sans exposer à la moindre chance d'erreur; en effet, le liquide distillé est acide, rougit le sulfate jaune de narcotine, brunit le sulfate acide de protoxyde de fer, et le rend violet, si l'on ajoute de l'acide sulfurique; saturé par la potasse et évaporé jusqu'à siccité, il laisse un résidu qui fuse sur les charbons ardents, à moins que la proportion d'acide azotique distillé ne soit par trop minime par rapport à la quantité de matière organique qu'il a entraînée pendant la distillation, mais qui, même dans ces cas, donne, lorsqu'on le décompose dans un tube avec du cuivre et de l'acide sulfurique, un gaz coloré ou non en jaune-orangé, susceptible de brunir le sulfate acide de protoxyde de fer à travers lequel on le fait passer, et il suffit d'étendre cette liqueur brune dans de l'acide sulfurique concentré pour la rendre violette. Les mélanges alimentaires, les matières contenues dans l'estomac, les selles, et les tissus du canal digestif à l'*état normal*, distillés avec l'acide sulfurique, fournissent des liquides qui peuvent être acides, mais qui ne présentent jamais l'ensemble des caractères précités (expér. 6, 7, 8 et 9, p. 181).

Procédé. On recueille les matières contenues dans le canal digestif, ou celles qui ont été vomies; on lave les tissus de ce canal à plusieurs reprises, et pendant plusieurs heures, avec de l'eau distillée froide; on réunit le tout dans une capsule de porcelaine, et on élève la température jusqu'au degré de l'ébullition, afin de coaguler un certain nombre de matières; on filtre, on sature la liqueur par la potasse pure, et on la rapproche jusqu'au quart de son volume, puis on la distille dans une cornue avec 7, 8, 10 ou 12 grammes d'acide sulfurique concentré, pur, et surtout exempt d'acide azotique (1). On obtient l'acide azotique dans le ballon, surtout vers la fin de la distillation, en sorte qu'il faut pousser celle-ci jusqu'au point où la matière de la cornue commence à devenir épaisse.

Les matières solides restées sur le filtre, ainsi que les portions des tissus du canal digestif qui seraient jaunes ou enflammées, sont soumises à l'action de la potasse pure et de l'eau distillée, dans une capsule de porcelaine; on fait bouillir pendant une heure, afin d'enlever et de neutraliser les plus minimes proportions d'acide azotique qu'elles auraient pu retenir; on filtre, on sature l'alcali par l'acide sul-

(1) On prive aisément l'acide sulfurique de l'acide azotique qu'il contient si habituellement aujourd'hui, en le chauffant à 150° avec un peu de soufre, et en le faisant ensuite bouillir avec quelques grammes d'eau chlorée.

furique concentré et pur, on rapproche la matière par l'évaporation, puis on la distille avec de l'acide sulfurique, comme il vient d'être dit. On n'obtient, en général, que fort peu d'acide azotique de cette opération, parce que la majeure partie de l'acide se trouve dans les liquides contenus dans l'estomac qui ont distillé en premier lieu, et l'on peut se dispenser d'y avoir recours, si déjà ces liquides ont fourni assez d'acide azotique pour porter la conviction dans l'esprit des experts.

Si les recherches précédentes ont été infructueuses, on agira sur le foie, la rate, les reins et l'urine, etc., comme il a été dit à l'expérience 3, p. 180.

Conclusions. 1° Si, à la suite de ces recherches, on a obtenu dans les récipients des liquides incolores, acides, rougissant le sulfate de narcotine, brunissant le sulfate acide de protoxyde de fer, nuance qui passera au violet par un excès d'acide sulfurique, et qui, étant saturés par la potasse et évaporés jusqu'à siccité, aient laissé des produits jaunâtres, d'un jaune rougeâtre ou d'un rouge brunâtre, lesquels *fusent* sur les charbons ardents, et donnent par le cuivre et l'acide sulfurique du gaz acide hypoazotique *jaune orangé*, qui colore le sulfate de fer en brun, puis en violet (voy. p. 181); on affirmera que les matières suspectes contenaient de l'acide azotique ou de l'acide hypoazotique, un azotate ou un azotite.

2° Il en sera de même dans les cas où le produit solide, provenant de la saturation des liquides distillés par la potasse, ne fuserait pas sur les charbons ardents, et ne donnerait pas un gaz coloré en *jaune orangé*, pourvu que les autres caractères puissent être tous constatés, puisque ces caractères ne sont jamais fournis par des matières à l'*état normal*, soumises au procédé de la distillation par l'acide sulfurique.

3° Si les caractères indiqués à la conclusion précédente manquent en partie, ou ne sont pas assez tranchés pour qu'il ne reste aucun doute sur leur existence, on se gardera bien de dire que les matières suspectes ne contenaient aucun des composés azotiques dont je parle, car les choses se passent ainsi toutes les fois que les proportions d'acides azotique, hypoazotique ou azoteux sont excessivement minimes. Ce serait alors le cas de combiner avec les éléments fournis par la chimie, ceux que donneraient les symptômes, les lésions de tissu, etc.

Acide azotique dans un cas où la magnésie, ou toute autre base alcaline ont été administrées comme contre-poisons. Si l'acide n'a pas été complétement saturé par la base alcaline, comme celà a presque toujours lieu, on découvrira la portion, qui est encore libre, par les procédés indiqués. Si la saturation a été complète, on devra chercher dans les liqueurs suspectes l'azotate de magnésie, de chaux, etc., qu'elles renfermeront à coup sûr, puisque tous les azotates sont solubles dans l'eau. Pour cela on desséchera les matières à une douce chaleur, et on laissera le produit en contact, pendant plusieurs heures, avec de l'eau distillée froide qui dissoudra l'azotate ainsi qu'une partie de la matière organique ; le *solutum* filtré et desséché dans une capsule de porcelaine, fusera sur les charbons ardents, et donnera du gaz bioxyde d'azote, étant chauffé avec du cuivre et de l'acide sulfurique (voy. p. 178). Si, à raison d'une trop forte proportion de matière organique, ces caractères manquaient, on redissoudrait dans l'eau le produit desséché, et on ferait chauffer la dissolution dans une cornue avec le vingtième de son volume d'acide sulfurique *pur* et *concentré ;* à coup sûr, en continuant l'opération jusqu'à ce que ce liquide fût réduit au tiers de son poids environ, on obtiendrait dans le ballon un liquide à peu près incolore et *acide*, contenant une quantité notable d'*acide azotique* facile à reconnaître.

Acide azotique contenu dans l'urine. Il résulte de mes expériences que l'urine des animaux empoisonnés par l'acide azotique étendu d'eau, renferme une certaine quantité de cet acide, *à certaines époques de la maladie ;* j'ai prouvé ce fait en distillant l'urine avec de l'acide sulfurique pur, et en saturant par la potasse le liquide acide recueilli dans le ballon. Il suffit de faire évaporer la liqueur ainsi saturée pour obtenir de l'azotate de potasse qui fuse sur les charbons ardents, et qui se comporte avec le cuivre et l'acide sulfurique, avec le sulfate de narcotine et le sulfate de protoxyde de fer, comme l'azotate de potasse. L'expert ne saurait désormais négliger la recherche de l'acide azotique dans l'urine, si les expériences faites avec les autres matières suspectes avaient été infructueuses ; car la présence de cet acide dans ce liquide excrémentitiel lui permettrait d'*affirmer* qu'il y a eu ingestion d'acide azotique pendant la vie ; toutefois l'*absence* de cet acide ne l'autoriserait pas à conclure qu'il n'a pas été ingéré, l'urine pouvant n'en renfermer qu'à certaines époques de l'empoisonnement.

Acide azotique dans un cas d'exhumation juridique. Il résulte des expériences consignées dans notre *Traité des exhumations juridiques*, 1° que l'on peut démontrer la présence de l'acide azotique *concentré*, plusieurs mois après qu'il a été mêlé avec des matières animales, et lorsque déjà la putréfaction est à son comble, pourvu qu'au moment de la mort il se soit trouvé en assez forte proportion dans le canal digestif ; en effet, après avoir enterré à la profondeur de 1 mètre environ, une portion d'un canal intestinal arrosé par 4 grammes d'acide azotique concentré et placé dans un vase de porcelaine, enfermé lui-même dans une boîte de sapin, nous exhumâmes cette boîte, dix-sept mois vingt jours après : le vase contenait environ 12 grammes d'un liquide grisâtre, trouble, qui *rougissait* le tournesol, qui faisait effervescence avec les carbonates, qui n'agissait point sur le cuivre à froid, et qui, ayant été saturé par la potasse pure, et évaporé jusqu'à siccité, fournit une masse qui *fusait* sur les charbons ardents, et donnait des vapeurs *nitreuses*, quand on la chauffait avec du cuivre et de l'acide sulfurique concentré.

2° Il devient plus difficile de constater la présence de l'acide azotique au bout de plusieurs mois d'inhumation, quand cet acide a été *considérablement affaibli* par de l'eau et *employé en petite quantité*, parce qu'à la longue il se forme, par la putréfaction des tissus, une assez grande proportion d'ammoniaque pour saturer tout l'acide. Le 18 juillet 1826, nous avons mis dans un bocal à large ouverture, contenant 2 litres d'eau environ, 1 gramme 10 centigrammes d'acide azotique, et à peu près le tiers du canal intestinal d'un adulte. Le 12 août suivant, le liquide *rougissait* le tournesol, et l'on aurait pu facilement déceler la présence de l'acide azotique, à l'aide du bicarbonate de soude, du chlore, du cuivre, de l'acide sulfurique concentré et du sulfate de protoxyde de fer. Le 23 mai 1837, dix mois quatre jours après le commencement de l'expérience, la liqueur, au lieu de rougir le tournesol, *ramenait au bleu* la couleur du papier rouge; cependant, lorsqu'on la faisait bouillir avec de la potasse pure, et qu'on évaporait jusqu'à siccité, on obtenait un produit qui, mis en contact avec l'eau distillée froide pendant quelques minutes, fournissait un liquide contenant de l'azotate de potasse; car la masse solide provenant de l'évaporation de cette liqueur *fusait* sur les charbons ardents, et donnait des vapeurs nitreuses, quand on la chauffait avec du cuivre et de l'acide sulfurique concentré. Ces faits suffisent sans doute pour affirmer qu'il existe de l'acide azotique dans le liquide pourri; la difficulté n'est pas là, surtout dans l'espèce, où nous savons que cet acide avait été mis dans le bocal, à la dose de 1 gramme 10 centigrammes; mais, s'il s'agissait d'une expertise médico-légale, alors que tout serait inconnu, et que la dose d'acide azotique renfermé dans les matières, pourrait encore être moindre que celle dont je parle, comment s'assurer que cet acide aurait réellement été ingéré; ne savons-nous pas, en effet, que pendant la putréfaction des matières organiques, dans des circonstances qui ne sont pas encore complétement connues, il peut se développer de l'acide azotique, et par conséquent de l'azotate d'ammoniaque, et n'y aurait-il pas témérité à établir que dans *aucun* cas d'inhumation prolongée, l'acide azotique ne saurait être le résultat de cette décomposition putride? En pareille occurrence, le médecin devrait être fort circonspect et puiser ses motifs de doute, de possibilité ou de probabilité d'un empoisonnement, surtout dans l'histoire des symptômes éprouvés par le malade, et des lésions constatées après la mort, si l'ouverture du cadavre avait été faite peu de temps après le décès.

Acide azotique introduit dans le canal digestif après la mort. — Expérience Ire. — A midi, on a introduit dans le rectum d'un chien bien portant, 20 grammes d'acide azotique du commerce (eau-forte) : immédiatement après, l'animal s'est agité, le ventre s'est tuméfié, et il souffrait considérablement. Il a expiré huit heures après. L'ouverture du cadavre a été faite le lendemain matin : la moitié inférieure du rectum offrait intérieurement plusieurs points rouges placés sur un fond jaune ; la membrane musculeuse était d'une couleur cramoisie, et la tunique séreuse d'un très-beau jaune. La moitié supérieure de cet intestin était d'un rouge foncé, et présentait quelques points ulcérés ; la portion du colon, placée immédiatement au-dessus du rectum, était dans l'état naturel dans l'étendue d'environ 9 centimètres ; le reste du canal intestinal, jusqu'au pylore, était d'une couleur rouge foncée intérieurement, et on y voyait plusieurs plaques noirâtres formées par du sang noir extravasé.

Expérience II. — Un petit carlin a été pendu à midi ; six minutes après, on a introduit dans le rectum 20 grammes d'acide azotique du commerce, et on a fait l'ouverture du cadavre le lendemain à onze heures. Le rectum, et environ la quatrième partie du colon, présentaient l'aspect d'un tuyau solide, d'une belle nuance jaune, excepté près de l'anus, où sa couleur était blanche ; en le fendant, on voyait que la membrane muqueuse correspondante à cette portion, avait été détruite et transformée en flocons d'un jaune-serin, que l'on pouvait détacher avec la plus grande facilité ; les deux autres tuniques étaient jaunes, excepté dans la partie la plus voisine de l'anus ; immédiatement au-dessus de ce tuyau, le colon, moins altéré, offrait intérieurement, dans l'étendue d'environ 6 centimètres, une espèce de cylindre jaunâtre formé par la membrane muqueuse, et assez épaissi pour que l'on pût le détacher et l'enlever tout d'une pièce. La portion de cet intestin, voisine du cœcum, était aussi un peu jaune ; du reste, il n'y avait aucune trace de rougeur ni d'inflammation dans le canal digestif.

Expériences III, IV et V. — Tartra avait déjà fait des expériences analogues que j'ai rapportées (voy. p. 175).

Taches produites par l'acide azotique. J'ai souvent examiné de ces taches faites dix, douze et quinze jours auparavant sur du feutre, du drap, du gros cuir, de la peau de chamois et de la peau humaine, et j'ai constamment reconnu qu'en appliquant sur elles un papier de tournesol humecté, celui-ci était promptement rougi, et qu'en laissant pendant quelques heures les parties tachées dans une dissolution aqueuse, affaiblie et froide de bicarbonate de soude, on obtenait un liquide qui, étant filtré et évaporé jusqu'à siccité, donnait un résidu jaunâtre ou d'un jaune rougeâtre dans lequel on constatait aisément la présence d'un azotate ; en effet, ce produit *fusait* sur les charbons ardents, dégageait des vapeurs *orangées* par l'addition du cuivre et de l'acide sulfurique concentré, brunissait le sulfate acide de protoxyde de fer, qui devenait ensuite violet par un excès d'acide sulfurique, et colorait en rouge de sang le sulfate jaune de narcotine. Les taches sur du feutre étaient orangées au centre et rouges à la circonférence; le drap marron était couleur de rouille; le gros cuir, couleur de gris de fer avait acquis une teinte noire, et la peau de chamois jaunâtre offrait une coloration brune comme le café. Les taches sur la peau humaines sont jaunes, et prennent une couleur d'acajou quand on les touche avec une dissolution de potasse ou de soude.

DE L'ACIDE HYPOAZOTIQUE.

Cet acide, à l'état liquide, est bleu, vert, jaune orangé clair, ou jaune orangé foncé, suivant qu'il est plus ou moins chargé de gaz bioxyde d'azote; il rougit fortement le tournesol, et agit sur nos tissus avec une force extrême; son odeur et sa saveur sont très-marquées. Il fournit beaucoup de vapeurs d'un jaune orangé lorsqu'on le chauffe. Versé dans l'acide sulfhydrique, il le décompose sur le champ, et y fait naître un dépôt de soufre d'un blanc jaunâtre. Le cuivre, le mercure, le zinc et le fer sont attaqués et dissous par lui avec la plus grande énergie; la dissolution s'opère avec effervescence et dégagement d'une très-grande quantité de vapeurs d'un jaune orangé. A l'état gazeux, il est orangé ou rouge, suivant sa température; il a une odeur piquante nauséabonde, rougit le tournesol et se dissout rapidement dans l'eau. Il brunit instantanément le sulfate acide de protoxyde de fer, et la couleur brune devient bientôt violette par l'addition d'une assez grande quantité d'acide sulfurique concentré et pur.

Action sur l'économie animale.

Observation Ire. — Un homme de quarante-cinq ans environ, d'une constitution assez forte, mais sujet à une oppression habituelle, faisait, depuis plusieurs années, le commerce d'*eau-forte*. Au mois de mai 1804, la chaleur était considérable, et le thermomètre était monté jusqu'à 26°. Il fut réveillé un jour, à quatre heures du matin, par les hurlements d'un gros chien de garde qu'il avait enfermé dans son magasin. Il y descend aussitôt accompagné d'un voisin, ouvre la porte, et est frappé à l'instant de l'odeur du gaz acide hypoazotique qui se fait sentir. Le chien sort avec précipitation, ayant les pattes brûlées, court au premier ruisseau pour s'y désaltérer, joue avec quelques autres chiens sur la place voisine, et revient deux heures après périr à la porte de son maître, en vomissant des matières épaisses et de diverses couleurs. Celui-ci néanmoins pénètre dans son magasin pour en ouvrir les fenêtres; mais à peine y est-il resté cinq minutes que, menacé d'être suffoqué, il est obligé d'en sortir; il y rentre cependant un peu après, et en retire la caisse qui contenait ses cantines brisées. Vers six heures, il va prendre du lait dans un café, puis il boit une demi-bouteille de vin; et ayant fait une course dans la ville, il rentre chez lui avant huit heures, se plaignant d'une grande faiblesse, d'une chaleur sèche et âcre au gosier, d'une irritation dans l'estomac et la poitrine, et d'un sentiment de constriction à l'épigastre; sa gêne habituelle de respirer n'avait pas augmenté proportionnellement. On lui conseilla de boire abondamment du lait. Son médecin, qui arriva peu après, approuva cette boisson, et prescrivit en outre des fomentations sur le ventre et de la moutarde au bras : ces deux moyens parurent être très-fatiguants pour le malade et augmenter ses angoisses; il continua seulement le lait, et vers une heure après-midi il dit qu'il souffrait moins. Il eut alors spontanément une selle jaunâtre, et deux autres encore dans l'espace d'une heure, toutes d'une couleur citrine; l'urine était rare, et, sur le soir, le malade fut tourmenté d'envies fréquentes et vaines d'uriner. A quatre heures, il commença à expectorer une matière jaunâtre et qui ranima l'espérance; il reprit l'usage du lait, qu'il avait discontinué depuis quelques heures, et il le fit alterner avec de l'orgeat; il eut ensuite un peu de toux, quelques nausées et un léger vomissement. On lui donna des lavements qu'il rendait sur-le-champ, et qui cependant étaient teints en jaune. A neuf heures du soir, la figure du malade devint bleuâtre, la poitrine s'embarrassa, il y eut un peu de râlement, on entendit quelques hoquets; de grandes douleurs se faisaient sentir à la région du diaphragme; il y eut aussi quelques mouvements convulsifs et un léger délire. Vers le matin, l'anxiété augmenta, les angoisses devinrent inexprimables : cependant le malade but encore du lait à cinq et à six heures, ayant toute sa connaissance. A sept heures il n'existait plus. Peu après la mort, son ventre se gonfla et s'étendit d'une manière fort remarquable; son visage devint pourpre, ses lèvrès noires; il s'écoula quelques gouttes de sang par le nez et par la bouche. L'ouverture dn corps n'a pas été faite (1).

Observation II. — Le 29 juillet 1822, je fus appelé pour le nommé Carnot, âgé de vingt-deux ans. Un épicier avait déposé dans la boutique du père de ce jeune homme une dame-jeanne contenant quarante litres d'acide azotique étendu d'eau, et le matin, vers dix heures, en laissant tomber un corps pesant sur ce vase, on l'avait fêlé. Le liquide qui s'échappait par cette fêlure répandait une fumée épaisse et faisait craindre que le feu ne prît dans l'atelier. Carnot transvasa dans un vieux chaudron de fer battu l'eau-forte qui restait dans la cruche; mais l'action de l'acide azotique perfora de suite le chaudron, et le dégagement du gaz acide hypoazotique était tellement considérable dans la pièce où cela avait lieu qu'on pouvait à peine y respirer. Carnot saisit à deux mains le chaudron dont il vient d'être parlé, et le porta en criant à plusieurs reprises de lui ouvrir la porte. Arrivé dans la cour, il s'en débarrassa, et remonta de suite pour éponger

(1) *Dictionnaire des sciences médicales*, t. II, p. 388.

l'acide qui était répandu dans l'atelier. Un moineau qui s'y trouvait placé à environ 2 mètres de hauteur, suspendu dans une cage, mourut quelques instants après que l'acide se trouva en contact avec le fer.

Quoique pris d'une toux violente qui ne cessait de le tourmenter, Carnot continua son travail et mangea aux heures accoutumées. Vers six heures du soir, espérant que l'exercice pourrait diminuer l'oppression, qui déjà était considérable, il se rendit à pied de la rue Saint-Martin à la rue Montmartre; mais l'état de souffrance où il se trouvait le força de se faire ramener chez lui en voiture. A son arrivée, il se mit au lit. On lui fit prendre d'abord de l'eau sucrée dans laquelle on ajoutait une cuillerée d'eau de Cologne, puis on changea cette dernière pour de l'eau de mélisse à pareille dose. La respiration devenant plus pénible et le mal faisant des progrès, on vint m'avertir.

Il était onze heures du soir lorsque j'arrivai auprès du malade. Je le trouvai assis dans son lit et soutenu par des oreillers; le visage était décoloré, le pouls élevé; la peau n'avait pas sensiblement augmenté de chaleur; la respiration était très-difficile, et, pour l'effectuer, Carnot était obligé de se tenir sur son séant; on entendait continuellement un bruit semblable à celui que produirait un liquide qui descendrait et remonterait dans la poitrine; il y avait une toux sèche et fréquente, et c'était seulement après des efforts multipliés que le malade pouvait expectorer une mousse colorée en jaune orangé. Je fis de suite supprimer les moyens irritants dont on n'avait déjà que trop fait d'abus; j'ordonnai une émulsion simple prise par quarts de verre de cinq en six minutes; je fis appliquer des sinapismes aux pieds et administrer un lavement émollient, qui produisit une selle de couleur ordinaire assez abondante, laquelle soulagea beaucoup.

Le mieux ayant cessé à quatre heures du matin, je fus appelé de nouveau. Voyant que la suffocation continuait et que le pouls était dur et plein, je pratiquai au bras une saignée de deux palettes : le sang que je tirai était d'un noir foncé et se colla aux parois du vase (six heures après, il n'avait pas laissé séparer le sérum).

A dix heures du matin, le Dr Collineau et moi fûmes d'avis de pratiquer une nouvelle saignée, et de couvrir la poitrine et le ventre avec des flanelles trempées dans une décoction émolliente : le malade ne put supporter ce dernier moyen. La première saignée ayant produit une amélioration sensible, nous espérions qu'une seconde ramènerait un peu de calme : on la fit de cinq palettes (le sang, qui était beaucoup moins foncé en couleur, quoique cependant il fût encore très-noir, donna une quantité de sérum assez considérable). A six heures du soir, une nouvelle saignée de cinq palettes fut encore pratiquée. Un quart d'heure après, les crachats perdirent leur couleur jaune : cependant ils étaient toujours écumeux; la respiration, loin de devenir plus facile, devint de moment en moment plus pénible : deux vésicatoires camphrés furent appliqués à la partie interne des cuisses. A onze heures, le malade, qui conservait toute sa connaissance, ne pouvait plus articuler une seule parole. Je fis appliquer aux genoux de la moutarde délayée dans parties égales de vinaigre radical et d'acide chlohydrique; mais ce moyen, malgré sa violence, ne produisit même pas de rougeur à la peau.

A six heures du matin, le malheureux Carnot entendait et voyait encore ce qui se passait autour de lui, mais il n'était plus maître de ses mouvements. Une heure après, il avait cessé d'exister.

Nécropsie, faite trente heures après la mort. La partie postérieure des oreilles était vergetée; il y avait un emphysème du côté gauche de la poitrine et du côté droit du cou; l'abdomen, dont le ballonnement était considérable, offrait une teinte verdâtre, produite par un commencement de putréfaction; la verge et les testicules étaient injectés et avaient un aspect livide; les ongles des doigts des mains et des pieds étaient violets (ce phénomène se fit remarqueur quelques instants avant la mort); et au premier mouvement que l'on fit éprouver au cadavre, il sortit par la bouche et par le nez au moins 180 grammes d'un sang noir et liquide.

A l'ouverture de la poitrine, nous remarquâmes, du côté droit, que le poumon remplissait entièrement la cavité de ce côté; il y avait une adhérence si intime entre les deux plèvres, entre lesquelles aucun liquide n'était épanché, que le jeu de l'organe était évidemment supprimé. Après avoir détaché ce viscère, nous trouvâmes son tissu entièrement désorganisé, n'offrant de crépitation dans aucun de ses points; il était gorgé dans toutes ses parties d'une grande quantité d'un sang noir et liquide, et paraissait avoir été comme macéré dans ce fluide.

Le poumon gauche, fortement comprimé par le cœur, adhérait à la cloison du médiastin et au diaphragme, avec son lobe gauche assez sain et nageant dans environ 240 grammes de liquide sanguinolent: la désorganisation de ce viscère était beaucoup moins avancée que celle du poumon opposé; il crépitait dans quelques points, et il est évident que seul il a fourni à la respiration dans les derniers moments de la vie.

Le cœur, dont le volume était considérable, se trouva rempli d'un sang noir et liquide qui avait imprimé sa teinte foncée à toutes les parois de cet organe: ses cavités droites étaient surtout gorgées de sang; l'oreillette de ce même côté avait ses parois très-sensiblement amincies, et vers sa partie moyenne, cet amincissement était plus prononcé: on y voyait comme une tumeur de la grosseur d'une noix. Le trou ovale existait assez pour permettre l'introduction facile du manche du scalpel.

La trachée-artère et les bronches étaient de couleur livide; la luette et toute la membrane muqueuse de l'arrière-bouche étaient frappées de gangrène.

L'estomac était énormément distendu par des gaz dont l'acidité était telle, que la virole en argent du scalpel que l'on y introduisit acquit de suite une couleur noire foncée; toute la membrane muqueuse, principalement vers le grand cul-de-sac, avait acquis un épaississement très-marqué: vers le cardia, elle était détruite; en descendant vers le pylore, elle prenait la couleur du phlegmon et offrait quelques points ulcérés; les vaisseaux étaient gorgés de sang.

Les intestins, distendus par des gaz, étaient d'une couleur rosée, sans ulcération ni invagination. L'arc du colon était rempli de matières fécales La rate était du volume ordinaire. Les reins n'offraient rien de particulier ainsi que la vessie; mais tout le système des vaisseaux était rempl outre mesure d'un sang noir coagulé. (Observation de M. Cherrier, *Bulletin de la Société médicale d'émulation*, n° d'octobre 1823.)

L'acide hypoazotique en vapeur agit : 1° en irritant fortement les bronches et les petits vaisseaux pulmonaires; 2° en altérant le sang, qu'il brunit. L'acide liquide exerce sur nos tissus la même action que l'acide azotique.

Traitement de l'empoisonnement.

Il est le même que pour l'acide sulfureux (voy. p. 162).

DE L'ACIDE CHLORHYDRIQUE.

Action sur l'économie animale.

Expérience Ire. — Lorsqu'on fait avaler à des chiens de moyenne taille 6 ou 8 grammes d'acide chlorhydrique fumant, on remarque qu'ils éprouvent subitement un grand malaise; ils exhalent, par la bouche et par les narines, des vapeurs épaisses d'acide chlorhydrique; ils vomissent, au bout de quelques minutes, des matières brunes, verdâtres, filantes, comme bilieuses; ils poussent des cris plaintifs, et meurent quatre, six ou huit heures après l'ingestion du poison. La mort est presque toujours précédée de mouvements convulsifs très-violents, surtout dans les muscles du cou et de l'épine. Dans certains cas, ces organes sont si fortement contractés que la tête est renversée en arrière, et forme avec l'épine une courbure dont la concavité est très-marquée. A l'ouverture des cadavres, on observe une altération profonde des tissus qui composent l'estomac : tantôt la membrane muqueuse est enflammée et d'un rouge cerise dans toute son étendue; tantôt la partie de cette membrane qui avoisine le pylore offre des taches noires ou d'un rouge excessivement foncé, qui sont de véritables eschares, et qu'on pourrait prendre, au premier abord, pour des amas de sang noir extravasé sur la membrane musculeuse; tantôt enfin on remarque des trous dans les endroits correspondants à ces eschares, et alors il y a épanchement dans le ventre de matières liquides acides et noirâtres. Les autres viscères ne présentent aucune altération remarquable.

Expérience II. — J'ai empoisonné trois chiens avec 16 grammes d'acide chlorhydrique *concentré*, dissous dans 300 grammes d'un mélange alimentaire composé de parties égales de lait, de bouillon et de café. L'œsophage et la verge ont été liés. Les animaux sont morts au bout de cinq ou six heures, et ils ont été ouverts aussitôt. Les *foies* et les *rates*, coupés en petits morceaux, ont été introduits dans trois cornues avec de l'eau distillée que j'ai fait bouillir pendant deux heures; les liquides distillés ne renfermaient pas un atome d'acide chlorhydrique; les *décoctums* retirés de la cornue, après avoir été filtrés, ont été précipités par un excès de dissolution aqueuse de *tannin*, et filtrés de nouveau; les liqueurs, distillées avec précaution jusqu'à ce qu'elles fussent parfaitement desséchées, ont fourni dans les récipients des liquides incolores, transparents, *non acides*, ne se troublant ni à froid, ni à la température de l'ébullition, par l'azotate d'argent et par l'acide azotique.

La vessie de ces animaux contenait depuis 75 jusqu'à 108 grammes d'*urine*, que j'ai distillée dans trois cornues, à la température de l'ébullition. Les 20 premiers grammes de liquide recueilli dans le récipient ne *contenaient* point d'acide chlorhydrique. J'ai alors introduit dans chaque cornue un gramme d'acide sulfurique concentré et pur. Le produit recueilli d'abord dans le ballon n'a point fourni d'acide chlorhydrique; ce n'est guère qu'après vingt minutes d'ébullition qu'il commençait à précipiter du chlorure d'argent avec l'azotate de ce métal. Il m'était dès lors impossible de décider si la formation de ce chlorure tenait à une certaine quantité d'acide chlorhydrique *absorbé* qui aurait été porté dans l'urine, ou si elle provenait de la décomposition des chlorures et du chlorhydrate d'ammoniaque *naturellement* contenus dans l'urine.

Expérience III. — J'ai précipité directement par l'azotate d'argent l'*urine* recueillie dans la vessie de *neuf* chiens à l'*état normal*, à jeun depuis plusieurs heures, ou ayant mangé et bu peu de temps auparavant. Le précipité, lavé et traité à plusieurs reprises par l'acide azotique bouillant et pur, a été lavé de nouveau, jusqu'à ce que les eaux de lavage ne continssent plus d'acide; le chlorure d'argent restant a été desséché à 100° c. et pesé avec soin. *Trois grammes* de l'urine dont il s'agit m'ont fourni deux fois *un centigramme* de chlorure d'argent, trois fois *un centigramme quatre milligrammes*, et quatre fois *huit milligrammes* seulement. Au contraire, *trois grammes* d'urine de *deux* chiens que j'avais empoisonnés avec 12 grammes d'acide chlorhydrique concentré, *dissous dans* 200 *grammes d'eau*, traitée de la même manière, m'ont donné *huit centigrammes* de chlorure d'argent, et la même quantité prise chez trois autres chiens, qui n'avaient avalé que 8 grammes d'acide concentré *dissous* dans 250 grammes d'eau, a fourni *six centigrammes* de ce chlorure. On voit donc que j'ai obtenu au moins six fois autant de chlorure d'argent de l'urine des animaux tués par l'acide chlorhydrique *étendu*, que de celle des animaux auxquels on n'avait pas administré cet acide. J'ai souvent reconnu que l'urine humaine, à l'état normal, ne donnait guère que 2 centigrammes de chlorure d'argent par gramme d'urine.

Expérience IV. — J'ai empoisonné un chien *à jeun* depuis vingt-quatre heures avec 2 gram. d'acide chlorhydrique *concentré* et pur, que j'ai fait arriver dans l'estomac sans qu'il touchât l'œsophage; ce conduit ainsi que la verge ont été liés. Le lendemain, l'animal n'étant pas mort, je l'ai pendu et ouvert aussitôt. L'estomac n'était point perforé, et contenait à peine *une cuillerée* à café d'un liquide épais et brunâtre; il était fortement enflammé par places, et quoique dans plusieurs points la membrane muqueuse eût conservé sa teinte ordinaire, on voyait çà et là des ecchymoses noires, semblables au premier abord à des eschares. Le *foie* et la *rate*, traités comme il a été dit à l'expérience 2, ne fournissaient point d'acide chlorhydrique. La vessie contenait 102 grammes d'*urine* jaune et acide. *Trois grammes* de ce liquide, décomposés par l'azotate d'argent et l'acide azotique, avec toutes les précautions indiquées à l'expérience 3, ont fourni *dix centigrammes* de chlorure d'argent. *Trois autres grammes* ne m'ont donné que *neuf centigrammes neuf milligrammes* de ce chlorure.

Expérience V. — J'ai recommencé l'expérience en faisant avaler 3 grammes d'acide chlorhydrique *concentré* à un chien de moyenne taille, qui n'avait ni mangé ni bu depuis la veille. L'animal a vécu dix-huit heures, et a été ouvert immédiatement après la mort. L'estomac offrait une légère perforation à sa petite courbure, près du cardia; il contenait à peine 2 cuillerées d'un liquide brunâtre, et sa surface interne était fortement enflammée. La vessie était distendue par 190 grammes d'*urine* légèrement trouble. *Trois grammes* de ce liquide, traités par l'azotate d'argent et par de l'acide azotique pur concentré et bouillant, ont laissé, après avoir été épuisés par ce dernier acide, *huit* centigrammes de chlorure d'argent parfaitement lavé et desséché à 100° c.

Expérience VI. — J'ai donné de la même manière *quatre* grammes d'acide chlorhydrique *concentré* à un chien, à jeun depuis vingt-quatre heures. L'animal est mort au bout de sept heures. L'estomac était perforé, et la vessie baignait dans un liquide acide, qui contenait probablement de l'acide chlorhydrique. Après avoir lavé l'extérieur de cette vessie avec de l'eau distillée, et recueilli 48 grammes d'*urine* qu'elle renfermait, j'ai agi avec l'azotate d'argent sur *trois grammes* de ce liquide, et j'ai obtenu *quinze centigrammes* de chlorure d'argent: en répétant l'expérience avec *trois autres grammes* de la même urine, la quantité de chlorure d'argent a été la même.

Expérience VII. — La même dose d'acide concentré ayant été donnée à un autre chien, qui avait mangé six heures auparavant, la mort n'est survenue qu'au bout de neuf heures. L'œsophage était perforé vers sa partie moyenne, tandis que l'estomac était entier; on trouvait dans ce viscère, qui était fortement enflammé, environ 80 grammes d'un liquide épais, lie de vin. *Trois grammes* d'*urine* de ce chien ont fourni par l'azotate d'argent *seize centigrammes* de chlorure d'argent.

Expérience VIII. — J'ai incisé la peau de la partie interne de la cuisse d'un chien, et j'ai lié la verge; après avoir déchiré le tissu cellulaire sous-cutané avec le manche d'un scalpel, j'ai introduit *six grammes* d'acide chlorhydrique *concentré* dans le fond de la plaie, et j'ai réuni ses bords, à l'aide de plusieurs points de suture. Quatre heures après, l'acide avait déjà tellement agi sur la peau, que la suture commençait à se défaire, et, au bout d'un quart d'heure, la plaie était ouverte et beaucoup plus étendue qu'au moment où l'incision venait d'être faite. Sept heures et demie après l'empoisonnement, l'action corrosive de l'acide avait fait de tels progrès, que la peau de la partie inférieure de l'abdomen était déjà ramollie dans beaucoup de points, et détruite dans d'autres. L'animal a été pendu et ouvert aussitôt. La peau et les muscles de l'abdomen qui correspondent à la région de la vessie étaient entiers, quoique imprégnés d'acide chlorhydrique dans toute leur épaisseur; en effet ils offraient une couleur grise, et lorsqu'on plaçait un papier bleu de tournesol sur le péritoine, qui recouvre dans cet endroit les muscles dont je parle, ce papier était fortement rougi; cependant la vessie était entière, et contenait environ 15 grammes d'*urine*. *Trois grammes* de ce liquide, décomposés par l'azotate d'argent et l'acide azotique (voy. expér. 3, p. 193), ont fourni *dix centigrammes* de chlorure d'argent.

Expérience IX. — J'ai répété cette expérience en appliquant 5 grammes d'acide chlorhydrique *concentré* sur le tissu cellulaire sous-cutané des parties latérales du cou d'un chien de moyenne taille. La verge a été liée, et l'animal a été pendu sept heures après le commencement de l'expérience, alors que les points de suture étaient encore intacts, et qu'il ne s'était rien échappé de la plaie. Je me suis assuré que l'action locale de l'acide ne s'était étendue en tous sens qu'à 11 centimètres au delà de la plaie. La vessie contenait 38 grammes d'*urine*, jaune, transparente et acide. *Trois grammes* de ce liquide, traités par l'azotate d'argent et par l'acide azotique bouillant, ont fourni *trois centigrammes huit milligrammes* de chlorure d'argent.

Observation. — Louis Grenier, scieur de pierres, âgé de trente-sept ans, fit une chute sur la tête le 7 juillet 1805, à la suite de laquelle il éprouva des étourdissements; deux jours après, il resta exposé nu-tête au soleil pendant plusieurs heures, et ressentit une violente cephalalgie. Le soir, il eut du délire avec une grande agitation. Le 10, l'agitation était plus considérable, le délire furieux. Il entra le 12 à l'Hôtel-Dieu : la face était animée, les yeux rouges, étincelants, le délire très-agité; le pouls était fréquent, développé et tendu. On pratiqua une saignée du pied qui ne soulagea presque pas le malade. Le 13, délire plus violent, pouls moins fort et moins fréquent (saignée de la jugulaire, eau de veau); continuation du délire après la saignée. Le 14, même état; (sangsues au cou, bains de pieds irritants avec l'acide chlorhydrique). Le soir, agitation plus grande, peau brûlante et aride, pouls petit et concentré, langue d'un rouge de feu, lèvres noirâtres, hoquets, efforts pour vomir, épigastralgie des plus vives. En recherchant la cause de l'état effrayant où se trouvait ce malade, j'appris des infirmiers qu'on lui avait fait avaler environ 45 grammes d'acide chlorhydrique, croyant lui donner du petit-lait (magnésie en poudre, gomme arabique édulcorée). La nuit, vomissement de matières jaunes. Le 15, peau froide et gluante, épigastralgie violente, pouls extrêmement fréquent, délire continuel. Mort à trois heures de l'après-midi.

Ouverture du cadavre. Lèvres noires, langue brune, épaissie, dure et sèche; pharynx et œsophage d'un rouge pourpre, excoriés en deux ou trois endroits; estomac épaissi et enflammé à l'extérieur; à l'intérieur, la membrane muqueuse se détachant en lambeaux avec la plus grande facilité dans presque toute son étendue, et offrant, dans son cul-de-sac, des taches gangréneuses; le duodénum également un peu épaissi; l'intestin jéjunum perforé par un ver lombric qui se trouvait dans la cavité de l'abdomen. L'arachnoïde était épaissie et opaque; la pie-mère était très-injectée; il y avait entre les circonvolutions du cerveau une sérosité très-abondante; cet organe était très-injecté et ses ventricules distendus (Dr Serres).

Symptômes et lésions de tissu produits par l'acide chlorhydrique.

Voyez page 117.

Il suit de ce qui précède que l'acide chlorhydrique agit à la manière des acides les plus énergiques (voyez page 120).

Traitement de l'empoisonnement.

Voyez page 121.

Recherches médico-légales.

Acide chlorhydrique concentré. Il est incolore, d'une odeur piquante et d'une saveur acide très-caustique; son poids spécifique est de 2,474 lorsqu'il est dans son plus grand état de concentration. Il rougit fortement la teinture de tournesol et se volatilise à toutes les températures. Mis en contact avec l'air, il y répand tout à coup des vapeurs épaisses et piquantes, pour peu que l'air soit humide. Il précipite la dissolution d'azotate d'argent en blanc; le précipité (chlorure d'argent) caillebotté, lourd, se dissout dans l'ammoniaque, et n'est point soluble dans l'acide azotique même bouillant, ce qui le distingue du cyanure d'argent obtenu en versant de l'acide cyanhydrique dans de l'azotate d'argent; celui-ci, en effet, se dissout et se décompose quand on le fait bouillir avec de l'acide azotique concentré.

Il ne trouble point l'eau de chaux, et sa vapeur ne corrode point le verre, caractères qui servent à le distinguer de l'acide fluorhydrique, avec lequel il pourrait être confondu jusqu'à un certain point.

On distinguera aisément cet acide d'un chlorure acide dissous qui précipite de la même manière l'azotate d'argent, parce qu'en le distillant en vaisseaux clos, il ne laisse point de résidu, tandis que les chlorures acides en fournissent toujours un.

Acide chlorhydrique concentré du commerce. Il est jaune rougeâtre ou jaune verdâtre, parce qu'il contient du chlorure de fer, ou de l'acide hypoazotique, ou du chlore, ou une matière huileuse, et quelquefois plusieurs de ces corps; du reste, il se comporte comme le précédent, avec les agents précités. S'il s'agissait de le distinguer d'un chlorure acide, on le distillerait en vaisseaux clos à une douce chaleur, et l'on verrait que s'il laissait un résidu, celui-ci serait toujours formé de chlorure de fer.

Acide chlorhydrique très-étendu d'eau. Il rougit le tournesol et se comporte comme les précédents avec l'azotate d'argent ; mais il ne dégage point de chlore lorsqu'on le chauffe avec du bioxyde de manganèse, tandis qu'il en donne s'il est concentré : pour obtenir facilement ce gaz, on sature la liqueur par la potasse, on évapore jusqu'à siccité, on mêle le produit solide avec du bioxyde de manganèse et de l'acide sulfurique étendu du tiers de son poids d'eau, et l'on chauffe. On le distinguerait d'un chlorure acide, en le distillant en vaisseaux clos, comme il vient d'être dit.

Acide chlorhydrique mêlé au vinaigre. On distille 500 grammes de ce vinaigre ; le produit, recueilli dans un récipient refroidi, donnera du chlorure d'argent avec l'azotate d'argent (voy. ses caractères à la p. 196), si le vinaigre contenait de l'acide chlorhydrique.

Acide chlorhydrique mêlé à des liquides végétaux et animaux, aux matières vomies ou à celles qui se trouvent dans le canal digestif. Le vin, le cidre, la bière, le vinaigre, le thé et la gélatine, ne sont point troublés par cet acide, qui avive la couleur du premier de ces liquides ; l'albumine est précipitée en flocons blancs solubles dans un excès d'acide, avec coloration bleue ; le lait est coagulé en grumeaux épais par une petite proportion d'acide chlorhydrique, surtout à chaud ; un excès d'acide dissout le *coagulum*. Il précipite la matière jaune de la bile d'abord, puis la matière verte ; enfin il coagule et noircit le sang. Avant d'indiquer le procédé qu'il convient de suivre pour démontrer la présence de l'acide chlorhydrique libre dans ces matières, je crois devoir faire connaître un certain nombre d'expériences que j'ai tentées dans le dessein d'éclairer cette question, l'une des plus épineuses que l'on puisse avoir à résoudre.

Expérience Ire. — J'ai mêlé 1 gramme d'acide chlorhydrique du commerce, et 1 kilogramme d'un liquide alimentaire *végétal* composé de parties égales de vin, de bière, de thé et de café, et j'ai distillé le mélange à la température de l'ébullition, ou au bain-marie, dans une cornue ; le liquide, recueilli dans un récipient refroidi, rougissait fortement le papier de tournesol, et fournissait avec l'azotate d'argent, un précipité blanc de *chlorure d'argent* insoluble dans l'acide azotique bouillant.

Il m'a été impossible de décéler la présence de *deux gouttes* d'acide chlorhydrique dans 1 kilogramme du même mélange, en procédant de la même manière ou en distillant au bain de chlorure de calcium, à la température de 170° ; aussi n'obtenais-je point dans le récipient un liquide fournissant du chlorure d'argent avec l'azotate, lorsque je distillais du vin, de la bière, du thé et du café sans addition d'acide chlorhydrique. Les chlorures solubles, naturellement contenus dans ces liquides alimentaires, ne se volatilisent donc pas à cette température.

Si je me fusse borné à verser l'azotate d'argent dans le mélange alimentaire contenant de l'acide chlorhydrique, avant de le distiller, il se serait formé un précipité abondant de chlorure, de tartrate d'argent, etc., dont j'aurais aisément séparé le chlorure par l'acide azotique; mais ce résultat n'eût pas été probant, attendu qu'il existe dans ce mélange *non additionné* d'acide chlorhydrique, des chlorures qui eussent précipité l'azotate d'argent.

Expérience II. — J'ai recommencé l'expérience avec 1 gramme d'acide chlorhydrique, en distillant à la température de l'ébullition, un mélange dans lequel j'avais mis l'acide, *quatre jours* auparavant : la liqueur, condensée dans le récipient, rougissait le papier bleu et donnait avec l'azotate d'argent un précipité de chlorure d'argent.

Expérience III. — J'ai distillé au bain-marie 1 gramme d'acide chlorhydrique du commerce, mélangé avec 40 grammes de *lait*, autant de *bouillon* et de *bile* humaine. En poussant l'opération jusqu'à ce que la matière fût en consistance sirupeuse, j'ai obtenu dans le récipient un liquide *acide*, qui donnait avec l'azotate d'argent, du chlorure d'argent insoluble dans l'acide azotique bouillant.

Avec 10 centigrammes d'acide chlorhydrique, il se volatilisait un liquide ne contenant que des traces d'acide chlorhydrique, même lorsque j'opérais, à la température de 170°, dans un bain de chlorure de calcium.

Expérience IV.—J'ai fait tremper pendant dix minutes dans 16 grammes d'acide chlorhydrique du commerce, environ le tiers d'un estomac humain coupé par petits morceaux, puis j'ai distillé le tout au bain-marie. Le liquide recueilli dans le récipient contenait une quantité notable d'acide chlorhydrique *libre*. En agissant seulement avec 10 ou 12 centigrammes de cet acide, que j'avais laissé pendant une heure ou deux en contact avec les fragments d'estomac, je n'obtenais plus d'acide chlorhydrique dans le ballon.

Expérience V. — J'ai empoisonné un chien avec 12 grammes d'acide chlorhydrique du commerce, étendu de 60 grammes d'eau; l'œsophage a été lié, et l'animal est mort au bout de quatre heures. La membrane muqueuse de l'estomac était enduite d'un mucus noirâtre; elle était rouge, fortement enflammée, ecchymosée; il n'y avait point de perforation. J'ai recueilli dans ce viscère 66 grammes d'un liquide noir, épais, rougissant fortement le tournesol; je l'ai étendu de 200 grammes d'eau, et après avoir coupé l'estomac en petits morceaux, j'ai introduit le tout dans une grande cornue, à laquelle j'ai adapté un récipient entouré d'eau très-froide. J'ai distillé à un feu doux et en fractionnant les produits par tiers. L'opération n'a été arrêtée que lorsque la matière contenue dans la cornue avait acquis une consistance sirupeuse. Les trois portions du liquide distillé, examinées séparément, *ne rougissaient pas* le papier de tournesol, et ne donnaient point de chlorure d'argent avec l'azotate de ce métal, alors même qu'on les faisait bouillir avec ce sel et avec une forte proportion d'acide azotique; *elles ne contenaient donc point d'acide chlorhydrique.* A la vérité, le dernier tiers obtenu par la distillation, noircissait l'azotate d'argent, parce que ce sel était réduit par l'action des matières organiques qui étaient passées dans le ballon.

Le liquide épais restant dans la cornue était excessivement acide; on l'étendit de 150 grammes d'eau distillée, et après l'avoir agité pendant quelques minutes à une douce chaleur, on décanta et on filtra pour séparer la liqueur du dépôt *B*. La portion filtrée contenait beaucoup d'acide chlorhydrique, car elle précipitait abondamment par l'azotate d'argent, et le précipité offrait tous les caractères du chlorure d'argent; pourtant en distillant cette portion filtrée on obtenait un liquide dans lequel il n'y avait point de traces d'acide chlorhydrique.

Le dépôt *B*, chauffé dans une cornue à la température de 60° c. jusqu'à ce qu'il fut desséché, fournit une vapeur qui ne troublait pas le *solutum* d'azotate d'argent dans lequel on le faisait arriver. Je me décidai alors à verser sur 20 grammes de la matière desséchée, 8 grammes d'acide sulfurique pur étendu de 4 grammes d'eau; à peine avais-je chauffé la cornue, que j'obtins une vapeur qui précipitait abondamment l'azotate d'argent dissous, qu'elle traversait; le précipité, en grande partie soluble dans l'acide azotique, *renfermait* pourtant du chlorure d'argent insoluble dans l'acide azotique bouillant.

Ces résultats, conformes à ceux qu'avaient obtenus MM. Christison, Devergie et Bergounhioux (de Reims), prouvaient évidemment que l'acide chlorhydrique avait contracté avec les matières organiques une combinaison qui empêchait l'acide de se volatiliser à la température à laquelle j'agissais, tant qu'on n'évaporait la liqueur que jusqu'en consistance sirupeuse. Je répétai l'expérience, en plaçant la cornue dans un bain chargé de chlorure de calcium, et en chauffant jusqu'à 170° c.; je n'obtins pas plus d'acide chlorhydrique dans le liquide distillé que dans le premier cas. Ce liquide ne rougissait pas le tournesol; il précipitait abondamment l'azotate d'argent en blanc; mais le précipité était rapidement dissous dans l'acide azotique froid; ici la distillation avait été arrêtée lorsque la matière avait acquis la consistance sirupeuse.

EXPÉRIENCE VI. — Je distillai à la température de 360° c. le liquide *très-acide* contenu dans l'estomac d'un chien que j'avais pendu deux heures après l'avoir empoisonné avec 18 grammes d'acide chlorhydrique du commerce ajoutés à 180 grammes d'un mélange alimentaire, composé de lait, de bouillon et de café. La cornue était placée dans un bain d'huile de graines, que j'avais préalablement fait bouillir pendant six heures, jusqu'à ce qu'elle ne répandît plus d'odeur. Le liquide distillé obtenu dans le récipient jusqu'au moment où la matière de la cornue avait acquis la consistance sirupeuse, était incolore, presque transparent et *sans action* sur le papier bleu de tournesol; l'azotate d'argent *ne le troublait point.* En continuant la distillation de la matière sirupeuse jusqu'à ce qu'elle fût desséchée sans cependant avoir éprouvé la moindre décomposition, je recueillis dans le ballon environ 12 grammes d'un liquide également incolore *et acide* qui *précipitait* l'azotate d'argent en blanc. En faisant bouillir ce liquide ainsi troublé avec de l'acide azotique pur, on voyait le trouble augmenter à mesure que l'acide azotique détruisait la petite quantité de matière organique qui avait distillé; le chlorure d'argent déposé pesait 2 centigrammes 9 milligrammes.

En chauffant à feu nu la matière desséchée qui se trouvait dans la cornue, jusqu'a ce qu'elle fût réduite en charbon, j'obtins un produit rougeâtre, empyreumatique et alcalin, qui, étant traité par l'azotate d'argent bouillant, laissa 5 centigrammes 1 milligramme de *chlorure d'argent.*

Expérience VII. — J'ai souvent distillé 300 grammes de mélanges de lait, de bouillon, de café, etc., *non additionnés d'acide chlorhydrique* à un feu doux ou au bain d'huile à la température de 200° à 360° c. Tant que l'opération n'avait pas été poussée au delà du moment où la matière contenue dans la cornue était desséchée, j'obtenais un liquide incolore, *acide* ou *non acide, qui ne troublait pas l'azotate d'argent;* quand je chauffais assez pour carboniser toute la masse, je recueillais un liquide ammoniacal coloré et empyreumatique, dans lequel l'azotate d'argent et l'acide azotique bouillants faisaient naître *un léger précipité de chlorure d'argent.*

Toutefois, en distillant ces mêmes mélanges, préalablement additionnés *d'un gramme de chlorhydrate d'ammoniaque*, j'obtenais dans le ballon, presqu'à toutes les époques de l'opération, et alors même que j'agissais au bain-marie, un liquide transparent, *acide* ou *non acide,* qui *précipitait* instantanément en blanc par l'azotate d'argent; ce précipité se dissolvait d'abord dans l'acide azotique; mais bientôt après il reparaissait, quoique moins abondant. En faisant bouillir cette liqueur trouble avec de l'acide azotique concentré, on ne tardait pas à réunir au fond du matras une certaine quantité *de chlorure d'argent.*

Expérience VIII. — J'empoisonnai un chien avec 30 grammes d'acide chlorhydrique du commerce étendu de 150 grammes d'un mélange de lait, de bouillon et de café; l'œsophage fut lié: l'animal mourut au bout de deux heures. L'estomac était perforé; je recueillis dans l'abdomen 200 grammes d'un liquide noirâtre très-acide, et je le chauffai dans une cornue, à la température de l'ébullition. Le tube qui amenait le gaz et la vapeur traversait une colonne d'azotate d'argent dissous, d'environ 1 mètre de longueur. Voyant, au bout d'une demi-heure, que ce sel n'était point troublé, je versai dans la cornue 10 grammes *d'acide sulfurique* concentré et pur, et je continuai à chauffer; l'azotate d'argent fut aussitôt précipité. Je cessai l'expérience au bout d'une heure, lorsque la matière contenue dans la cornue était presque sèche. Le précipité se composait de deux parties bien distinctes: l'une, très-insoluble et lourde, occupait le fond du tube; l'autre, blanche, excessivement volumineuse et comme floconneuse, nageait dans toute la longueur de la colonne du liquide, ne se décomposait pas aisément, et ne renfermait point de chlorure d'argent. En décantant attentivement, et en lavant le précipité qui était au fond, je pus m'assurer, après l'avoir traité par l'acide azotique bouillant, que j'avais obtenu 23 *centigrammes* de chlorure d'argent.

Il était important de savoir combien je retirerais de chlorure d'argent d'un mélange alimentaire semblable au précédent, non additionné d'acide chlorhydrique.

EXPÉRIENCE IX. — Je fis avaler à un chien, qui était à jeun depuis vingt-quatre heures, 300 grammes de lait, de bouillon et de café, et je le pendis une heure après. L'estomac contenait 250 grammes du liquide alimentaire; je chauffai ce liquide dans une cornue, en ayant soin de faire passer le produit de la distillation à travers une longue colonne d'azotate d'argent. Au bout de quarante minutes, ce sel était légèrement troublé. Alors je versai dans la cornue 13 grammes d'acide sulfurique pur et concentré, et je conduisis l'opération comme dans l'expérience 8; l'azotate d'argent fournit bientôt un précipité *noir*, très-abondant, d'argent métallique, d'un peu de chlorure d'argent, etc. Lorsque ce précipité fut ramassé, je décantai la liqueur, et après avoir bien lavé le dépôt, je le traitai par l'acide azotique bouillant, étendu du tiers de son poids d'eau distillée, qui le dissolvit presqu'en totalité, avec dégagement de gaz de bioxyde d'azote. La portion indissoute, qui était du chlorure d'argent, *ne pesait que* 2 *centigrammes* 3 *milligrammes*. On voit donc que les chlorures solubles, naturellement contenus dans les 250 grammes du mélange alimentaire, n'avaient guère fourni que la *onzième* partie de l'acide chlorhydrique qu'avaient donné les 200 grammes du liquide recueilli dans l'estomac du chien empoisonné par cet acide. (Voy. expérience 8, p. 200.)

Je voulais savoir si je ne parviendrais pas, en opérant sur les liquides contenus dans le canal digestif, à obtenir de l'acide chlorhydrique, dans un cas d'empoisonnement, par un procédé qui n'en fournirait pas, lorsque j'agirais sur des aliments à l'état normal. Les détails dans lesquels je vais entrer prouveront que j'ai atteint ce but.

EXPÉRIENCE X. — J'ai empoisonné plusieurs chiens avec 20 grammes d'acide chlorhydrique, dissous dans 200 grammes d'un mélange de lait, de bouillon et de café; l'œsophage a été constamment lié : les animaux sont morts au bout de dix, douze ou quinze heures, et souvent j'ai trouvé l'estomac perforé. Après avoir recueilli les liquides noirâtres contenus dans l'estomac ou épanchés dans la cavité abdominale, j'ai constaté qu'ils étaient acides, et je les ai chauffés dans une cornue à laquelle j'avais adapté un récipient; nous savons déjà que le produit distillé ne contient point d'acide chlorhydrique. Lorsque le liquide de la cornue était réduit à peu près au tiers de son volume, je l'ai laissé refroidir, puis je l'ai mélangé avec deux parties *d'alcool* concentré marquant 44 degrés, et j'ai filtré pour séparer la matière coagulée *A*. Le liquide alcoolique a été distillé dans une autre cornue, et le produit reçu dans un ballon entouré de glace; ce produit a été fractionné en trois parties, pour savoir lequel des trois tiers contiendrait plus d'acide chlorhydrique, si l'on parvenait à en obtenir par ce procédé. Le premier tiers *ne rougissait pas le papier de tournesol et ne troublait pas l'azotate d'argent à froid;* mais, en l'évaporant jusqu'au quart de son volume, après l'avoir mélangé avec ce sel, et en ajoutant de l'acide azotique pur et concentré, il se formait un précipité blanc à mesure qu'on le faisait bouillir; pendant que l'évaporation continuait, et que la quantité de liquide diminuait, il se dégageait du gaz bioxyde d'azote; la matière desséchée était noirâtre et contenait de l'argent réduit, de l'azotate d'argent non décomposé, et *un peu de chlorure d'argent;* car en la faisant bouillir avec l'acide azotique concentré, on dissolvait l'argent avec dégagement de gaz bioxyde d'azote, et si, après cette dissolution, on ajoutait de l'eau distillée, il restait une petite quantité *de chlorure d'argent*, insoluble dans l'acide azotique bouillant. Le *deuxième* tiers de la liqueur distillée *rougissait* le papier de tournesol et ne troublait pas l'azotate d'argent; mais en le traitant par cet azotate et par l'acide azotique, comme il vient d'être dit, on obtenait *un peu plus de chlorure d'argent* qu'avec le premier tiers. Le *dernier* produit de la distillation, encore plus acide que le deuxième tiers, ne troublait pas l'azotate d'argent; quand on le chauffait avec ce sel et l'acide azotique, comme on l'avait fait pour le premier tiers, on obtenait une proportion *plus forte encore de chlorure d'argent*. La matière restant dans la cornue était presque sèche et très-acide; si on l'agitait avec de l'eau distillée tiède, pendant quelques minutes, et qu'on distillât jusqu'à siccité, on recueillait dans le ballon un liquide *alcalin* contenant du carbonate d'ammoniaque; ce liquide fournissait avec l'azotate d'argent un précipité violet foncé très-abondant; en lavant ce précipité et en le faisant bouillir avec de l'acide azotique pur et concentré, on dissolvait l'argent métallique, le carbonate d'argent, etc., qu'il renfermait, et il restait une *proportion plus considérable de chlorure d'argent* qu'aucune de celles qui avaient été fournies par chacun des liquides alcooliques indiqués plus haut.

Le dépôt *A*, obtenu avec l'alcool (voy. p. 201) réuni à la matière solide presque charbonneuse restant dans la cornue après le traitement aqueux dont je viens de parler, donnait une quantité notable d'acide chlorhydrique, lorsqu'on le décomposait par l'acide sulfurique, en suivant le procédé décrit dans l'expérience 8. (Voy. p. 200.)

Expérience XI. — J'ai pendu un chien qui n'avait pas mangé depuis trois jours, et j'ai fait tremper, pendant deux heures, son estomac coupé par morceaux, dans 100 grammes d'eau distillée. Le liquide, rapproché en vaisseaux clos, n'a point fourni d'acide chlorhydrique; lorsqu'il était réduit au quart de son volume, je l'ai laissé refroidir, puis je l'ai mélangé avec le double de son poids d'*alcool* concentré marquant 44 degrés; la liqueur filtrée, soumise à la distillation, a donné dans le récipient un liquide *légèrement acide* dans lequel il m'a été impossible de déceler la moindre trace d'acide chlorhydrique, même en le faisant bouillir avec de l'azotate d'argent et de l'acide azotique concentré.

Expérience XII. — J'ai souvent fait avaler à des chiens à jeun 300 grammes d'un mélange alimentaire composé de parties égales de lait, de bouillon et de café; les animaux ont été pendus une heure après. Les liquides recueillis dans l'estomac, dont le poids variait de 200 à 260 grammes, rapprochés jusqu'au quart de leur volume, puis coagulés par l'alcool marquant 44 degrés, m'ont fourni des dissolutions alcooliques, qui étant filtrées et distillées dans des vaisseaux clos, comme il a été dit à l'expérience 10 (voy. p. 201), jusqu'à ce que la matière restant dans la cornue fût à peu près sèche, ont donné des produits non acides ou peu acides, que l'azotate d'argent troublait quelquefois, mais *qui ne contenaient point d'acide chlorhydrique;* en effet, il suffisait de faire bouillir et même de traiter à froid par l'acide azotique les précipités diversement colorés qui s'étaient déposés, pour les dissoudre à l'instant même.

Expérience XIII. — J'ai empoisonné un chien à jeun avec 18 grammes d'acide chlorhydrique du commerce, dissous dans 180 grammes d'un mélange alimentaire de lait, de bouillon et de café; l'œsophage a été lié; l'animal est mort au bout de douze heures. L'estomac était largement perforé. J'ai recueilli dans la cavité abdominale, à la surface des organes contenus dans cette cavité et dans l'estomac lui-même, 260 grammes d'un liquide noirâtre, grumeleux, à *peine acide,* que j'ai étendu du double de son poids d'eau distillée, et précipité par une *dissolution de tannin,* afin de séparer une proportion considérable de matière organique. La liqueur a filtré avec la plus grande facilité, et offrait une couleur jaune pâle; elle était presque transparente. J'en ai introduit la moitié dans une grande cornue que j'ai chauffée; l'ébullition a été entretenue pendant deux heures, et les produits de la distillation ont été fractionnés en cinq parties que j'ai successivement examinées; les quatre premières n'*étaient pas acides* et *ne troublaient point l'azotate d'argent,* même en les faisant bouillir avec ce sel et avec de l'acide azotique concentré; la dernière, celle qui avait été obtenue lorsqu'il restait à peine du liquide dans la cornue, et que déjà une petite portion de la matière était desséchée et commençait à se carboniser, *rougissait faiblement* le papier *bleu,* et donnait avec l'azotate d'argent un précipité *assez abondant de chlorure d'argent.* L'action du feu ayant été continuée jusqu'à ce que la matière fût entièrement carbonisée, il s'est dégagé de l'huile empyreumatique et des vapeurs épaisses de carbonate d'ammoniaque; le liquide recueilli dans le ballon, dans lequel j'avais mis 12 grammes d'eau distillée, bleuissait le papier rouge de tournesol; sa couleur était bleuâtre; je l'ai fait bouillir avec de l'azotate d'argent et de l'acide azotique concentré, et j'ai fini par obtenir 8 décigrammes de chlorure d'argent.

Expérience XIV. — J'ai distillé comparativement dans deux cornues 150 grammes de lait, de bouillon et de café, *additionnés* de 30 centigrammes d'acide chlorhydrique, et 150 autres grammes *sans addition* d'acide : ces mélanges avaient été préalablement précipités par le tannin et filtrés. Le mélange contenant l'acide, ayant été distillé jusqu'à ce qu'il fût sec, sans cependant se carboniser ni répandre de vapeurs de carbonate d'ammoniaque, m'a fourni un liquide incolore, rougissant faiblement le papier bleu, se troublant par l'azotate d'argent; le précipité de *chlorure d'argent* augmentait visiblement à mesure que l'on faisait bouillir le liquide trouble avec de l'acide azotique concentré. Le mélange non acide, distillé jusqu'à ce qu'il fût *carbonisé*, m'a donné un liquide faiblement acide qui *ne s'est point troublé* par l'azotate d'argent, même après l'avoir fait bouillir avec l'acide azotique.

Expérience XV. — J'ai distillé à une douce chaleur, avec 100 grammes d'eau distillée, 5 grammes de tannin, 4 grammes de gélatine, et 3 grammes d'albumine réduits en poudre fine : le liquide recueilli dans le récipient, jusqu'au moment où la matière de la cornue a été desséchée, était légèrement opalin et *nullement acide ;* l'azotate d'argent le troublait à peine, et le précipité *disparaissait rapidement* par l'addition de quelques gouttes d'acide azotique pur. J'ai alors décomposé la matière par le feu, et j'ai chauffé jusqu'à ce qu'il ne se dégageât plus de carbonate d'ammoniaque, et que toute la masse fût charbonnée. Le liquide contenu dans le ballon était rougeâtre, empyreumatique, huileux et *alcalin;* l'azotate d'argent y a fait naître un précipité noir, abondant, formé en grande partie par l'argent métallique qui avait été réduit. En faisant bouillir ce précipité avec de l'acide azotique pur, la liqueur s'est éclaircie et est devenue d'un jaune clair; néanmoins il restait au fond un peu de *chlorure d'argent* (1 centigramme 4 milligrammes).

Expérience XVI. — J'ai empoisonné un chien à jeun avec 18 grammes d'acide chlorhydrique du commerce dissous dans 180 grammes d'un mélange alimentaire de lait, de bouillon et de café; l'œsophage a été lié. Quatre heures après, j'ai pendu l'animal, afin de recueillir le contenu de l'estomac : ce viscère renfermait 310 grammes d'un liquide épais, visqueux et noir ; j'ai lavé ses parois internes avec 100 grammes d'eau distillée, de manière à enlever la presque totalité de l'acide qui les tapissait. Les liqueurs réunies rougissaient le papier de tournesol ; je les ai divisées en trois parties, *A*, *B*, *C*. La portion *A*, distillée dans une cornue, à la température de 190° à 200° c., placée dans un bain d'huile de graines que l'on avait préalablement fait bouillir pendant six heures, jusqu'à ce qu'elle ne dégageât plus d'odeur, m'a donné un liquide que j'ai fractionné en cinq parties : les quatre premières portions étaient incolores, transparentes, ne rougissaient pas le papier de tournesol, et ne fournissaient point de chlorure d'argent avec l'azotate de ce métal. La dernière fraction était incolore, légèrement trouble, et à peine acide; l'azotate d'argent y a fait naître un précipité qui a augmenté lorsque je l'ai fait bouillir avec de l'acide azotique pur et concentré; le chlorure d'argent déposé *pesait* 1 *centigramme* 1 *milligramme.* Il ne restait plus de liquide dans la cornue; la matière était sèche, mais non charbonnée. En chauffant cette matière jusqu'à ce qu'elle fut carbonisée, et qu'il ne se dégageât plus de vapeurs empyreumatiques, j'ai obtenu dans le ballon un produit rougeâtre qui, étant traité par l'azotate d'argent et l'acide azotique bouillant, m'a laissé *quatre centigrammes de chlorure d'argent.*

B a été réduit au tiers par l'évaporation en vaisseaux clos; dès qu'il a été refroidi, je l'ai mélangé avec trois fois son volume d'alcool à 44 degrés, qui a coagulé une assez grande quantité de matière organique; j'ai filtré et obtenu un liquide transparent jaune rougeâtre, acide, que j'ai distillé à un feu doux. Les cinq premiers sixièmes du produit recueilli dans le récipient ne contenaient point d'acide chlorhydrique; mais le dernier sixième rougissait faiblement le papier bleu, précipitait par l'azotate d'argent, et le précipité de chlorure d'argent augmentait lorsqu'on le faisait bouillir avec l'acide azotique concentré : son poids s'élevait à 1 *centigramme* 6 *milligrammes*. La matière restant dans la cornue était sèche, mais non carbonisée.

C a été traité par une *dissolution de tannin* jusqu'à ce qu'il ne précipitât plus par ce réactif; on a été obligé pour cela d'employer une assez grande quantité de ce *decoctum*. La liqueur filtrée, de couleur rouge claire, a été introduite dans une grande cornue et chauffée à un feu doux. Le produit distillé, examiné à diverses époques de la distillation, n'a commencé à rougir le papier bleu et à se troubler par l'azotate d'argent que vers la fin de l'opération, c'est-à-dire quand il ne restait qu'un huitième environ de la liqueur dans la cornue; du reste, il était incolore et transparent. Lorsque la matière a été réduite à siccité, sans avoir éprouvé la moindre décomposition, j'ai pris le produit du dernier huitième distillé, qui était assez fortement acide, et je l'ai précipité par l'azotate d'argent; le chlorure d'argent, noirci par une portion d'argent métallique qui avait été mis à nu, a été lavé et traité pendant vingt minutes par l'acide azotique bouillant : *j'ai obtenu sept centigrammes deux milligrammes de chlorure d'argent blanc.* Alors j'ai poussé plus loin la distillation de la matière sèche contenue dans la cornue, et je n'ai arrêté l'opération qu'au moment où il ne se condensait plus de cristaux de carbonate d'ammoniaque dans le col de la cornue. Le liquide recueilli dans le ballon *était acide*, et précipitait abondamment par l'azotate d'argent; en faisant bouillir ce précipité avec l'acide azotique, pendant un quart d'heure, j'ai encore recueilli *cinq centigrammes* de chlorure d'argent.

Le précipité qu'avait fait naître le tannin dans la matière noire retirée de l'estomac du chien ayant été lavé, séché et décomposé à une douce chaleur dans une cornue, a fourni un produit que j'ai examiné à deux époques différentes : le premier avait été recueilli avant l'apparition des vapeurs ammoniacales, et m'a fourni *un centigramme cinq milligrammes* de chlorure d'argent; l'autre avait été obtenu en poussant l'opération jusqu'à ce que la matière contenue dans la cornue fût carbonisée : il a donné *un centigramme neuf milligrammes de chlorure d'argent.*

L'estomac se combine-t-il avec une portion d'acide chlorhydrique, pendant l'empoisonnement, et, s'il en est ainsi, peut-on parvenir à constater la présence de l'acide ainsi combiné? Telle est la question importante que j'ai cru devoir étudier. «Nous avons acquis la preuve, dit M. Devergie, que l'eau enlevait aux parois stomacales la presque totalité de l'acide qui pouvait être combiné avec elles; car, ayant pris les parties solides épuisées par l'eau, nous les avons fait bouillir avec du bicarbonate de potasse pur, puis nous les avons saturées par l'acide nitrique, et nous n'avons obtenu qu'un léger trouble par le nitrate d'argent» (t. III, p. 286). Voici les expériences que j'ai tentées pour résoudre ce problème.

Expérience XVII. — J'ai empoisonné deux chiens à jeun avec 16 grammes d'acide chlorydrique du commerce dissous dans 100 grammes d'eau; l'œsophage a été lié; les animaux sont morts au bout de douze et de quinze heures. Les deux estomacs ont été lavés *séparément* avec de l'eau distillée froide, et à plusieurs reprises, jusqu'à ce que les eaux de lavage, ni la membrane muqueuse elle-même *ne rougissent plus le papier bleu de tournesol;* alors on les a pressés entre des feuilles de papier, de manière à enlever autant d'humidité qu'il était possible d'en séparer par ce moyen; dans cet état, l'un d'eux pesait 88 grammes, et l'autre 66. Après les avoir coupés en morceaux, je les ai introduits dans deux cornues avec de l'acide sulfurique concentré et pur; la quantité d'acide était de 40 grammes pour celui qui pesait 88 grammes, et de 25 grammes pour l'autre. J'avais adapté au col des cornues deux tubes recourbés, dont les longues branches plongeaient presque jusqu'au fond de deux tubes-éprouvettes de la longueur de 1 mètre et demi, remplis jusqu'aux trois quarts de leur hauteur d'une dissolution aqueuse d'azotate d'argent; en sorte que les gaz qui pouvaient se dégager, pendant la réaction de l'acide sulfurique sur la matière organique, devaient nécessairement traverser une colonne d'azotate longue au moins de 1 mètre et 1 décimètre. Les choses étant dans cet état, j'ai chauffé graduellement les cornues jusqu'à ce que les liquides fussent en ébullition; il s'est bientôt dégagé des gaz qui ont troublé l'azotate d'argent; des caillots de chlorure d'argent se déposaient au fond des tubes-éprouvettes. Vers la fin de l'opération, qui a duré à peu près une heure, il s'est produit d'abondantes vapeurs d'acide sulfureux, et alors l'azotate d'argent était tellement troublé, qu'il était presque impossible d'apercevoir les tubes qui amenaient les gaz; je n'ai cessé l'action de la chaleur qu'au moment où la matière contenue dans les cornues était desséchée. Les précipités qui s'étaient formés dans les tubes-éprouvettes étaient évidemment composés d'une portion très-lourde et peu considérable qui occupait le fond, et d'une partie, en apparence beaucoup plus abondante, qui restait comme suspendue dans presque toute la longueur de la colonne des liquides. Le lendemain, la totalité des précipités était rassemblée au fond des tubes-éprouvettes, et les liquides surnageants étaient limpides. J'ai décanté ces liquides, et lavé à plusieurs reprises les précipités avec de l'eau distillée, jusqu'à ce que les eaux de lavage ne continssent plus d'azotate d'argent. Alors j'ai fait bouillir ces précipités, pendant un quart d'heure, avec de l'acide azotique concentré et pur, qui les a dissous en grande partie, avec dégagement de gaz bioxyde d'azote; le chlorure d'argent formé s'est bientôt déposé. J'ai décanté les quides, et après avoir bien lavé avec de l'eau distillée le chlorure d'ar-ent, j'ai placé celui-ci sur un petit filtre dont je connaissais le poids, que ai ensuite desséché à la température de 100°. J'ai desséché en même temps, la même température, un filtre de même grandeur et du même poids, ait avec le même papier; j'ai pesé de nouveau les deux filtres ainsi dessé-chés, et retranchant du poids de celui qui contenait le chlorure d'argent le oids de celui qui ne renfermait aucune matière, j'ai eu pour produit le oids du chlorure d'argent. Le chien dont l'estomac pesait 88 grammes vant l'expérience m'a fourni 50 centigrammes de chlorure d'argent; l'au-re m'en a donné 32 centigrammes.

Expérience XVIII. — Un autre chien, empoisonné avec 20 grammes d'a-ide chlorhydrique mêlé à 200 grammes de lait, de bouillon et de café, est nort au bout de quatorze heures. L'estomac offrait une assez large perfora-ion; lavé avec de l'eau froide jusqu'à ce qu'il ne présentât plus de traces d'a-idité, et pressé entre plusieurs feuilles de papier joseph, il pesait 72 gram-mes. Décomposé par 25 grammes d'acide sulfurique pur et concentré, jus-u'à carbonisation et pendant une heure, comme dans l'expérience 17, il fourni 26 centigrammes de chlorure d'argent.

Expérience XIX. — On a empoisonné un chien avec 12 grammes d'acide hlorhydrique concentré; l'animal est mort au bout d'une heure et demie. L'estomac, débarrassé de tout l'acide libre par des lavages réitérés à l'eau roide, a été *desséché* à la température de 100° c.; il pesait, dans cet état, 40 grammes; je l'ai décomposé comme le précédent dans une cornue, avec 20 grammes d'acide sulfurique étendu de son poids d'eau; le poids du hlorure d'argent obtenu a été de 50 centigrammes.

Expérience XX. — On a pendu un chien qui n'avait pas mangé depuis a veille; on a lavé son estomac à froid, jusqu'à ce que les eaux de lavage ne fussent plus acides, puis on l'a pressé entre des feuilles de papier joseph; dans cet état, il pesait 62 grammes. Après l'avoir coupé par morceaux, on 'a carbonisé, avec 20 grammes d'acide sulfurique pur et concentré (voyez expér. 17, 18 et 19). La quantité de chlorure d'argent obtenu ne s'élevait qu'à *dix-sept centigrammes.*

Expérience XXI. — Un chien, à l'état normal, et à jeun est pendu; après avoir lavé convenablement son estomac à froid, *on le dessèche* à 100° c.; dans cet état, il pèse 20 grammes. On le décompose avec 15 grammes d'a-cide sulfurique étendu de son poids d'eau, et l'on n'obtient que *onze cen-tigrammes* de chlorure d'argent.

Expérience XXII. — Vingt grammes d'un estomac humain bien lavé à froid, et *desséché* à 100° c., décomposés de même par 15 grammes d'acide sul-furique pur étendu de son poids d'eau, ont fourni 18 centigrammes de chlorure d'argent.

Expérience XXIII. — J'ai empoisonné un chien avec 16 grammes d'a-cide chlorhydrique du commerce dissous dans 100 grammes d'eau; l'œso-phage a été lié; l'animal est mort au bout de dix heures. J'ai lavé l'estomac à grande eau froide. Lorsque le papier bleu de tournesol *n'était plus rougi* ni par le liquide ni par la membrane muqueuse, j'ai fait bouillir le viscère, coupé par morceaux, dans de l'eau distillée, pendant deux heures ; le *décoctum rougissait* le papier bleu ; j'ai décanté la liqueur, et soumis l'organe à l'action de nouvelles quantités d'eau distillée bouillante, jusqu'à ce que le papier bleu *ne fût plus rougi ;* dans cet état, j'ai pressé les fragments du viscère entre plusieurs feuilles de papier joseph, et je me suis assuré qu'ils pesaient 36 grammes. Alors je les ai traités dans une cornue par 12 grammes d'acide sulfurique concentré, comme dans les expériences précédentes, et je n'ai obtenu qne 2 centigrammes de chlorure d'argent.

Expérience XXIV. — La même expérience a été répétée avec l'estomac d'un chien, empoisonné avec 12 grammes d'acide chlorhydrique étendu de 200 grammes d'un mélange alimentaire liquide ; l'estomac, coupé par morceaux, a été laissé, dans l'eau distillée froide, pendant *quarante-huit heures*, puis lavé à plusieurs reprises avec le même liquide, à la température ordinaire, et jusqu'à ce que le papier bleu le plus sensible ne fût plus altéré. Alors je l'ai fait bouillir, à quatre reprises différentes, pendant deux heures chaque fois, dans diverses portions d'eau distillée, et jusqu'à ce que les dissolutions ne précipitassent plus de chlorure d'argent par l'azotate de ce métal ; le poids du chlorure retiré de ces liqueurs, rapprochées et traitées par l'acide azotique bouillant, ne s'élevait qu'à *deux centigrammes* apparemment que par les nombreux lavages à l'eau froide, on avait dissous la majeure partie des chlorures solubles. Les fragments d'estomac qui avaient bouilli dans l'eau, pressés entre plusieurs feuilles de papier pesaient 32 grammes ; décomposés par l'acide sulfurique concentré, ils n'ont pas fourni *la moindre trace de chlorure d'argent.*

Expérience XXV. — Après avoir traité à plusieurs reprises, par l'eau distillée bouillante, l'estomac d'un chien à l'état normal, et jusqu'à ce que les eaux de lavage ne fournissent plus de précipité de chlorure d'argent par l'azotate de ce métal, je me suis assuré que les liqueurs provenant de l'ébullition, donnaient 12 centigrammes de ce chlorure, et que l'estomac du poids de 29 grammes, après avoir été pressé entre des feuilles de papier joseph, et décomposé par l'acide sulfurique, ne fournissait plus de traces d'acide chlorhydrique.

Expérience XXVI. — J'ai fait bouillir, pendant plusieurs heures, l'estomac d'un homme adulte avec de l'eau distillée, en ayant soin de renouveler le liquide à mesure qu'il s'en évaporait ; la liqueur filtrée, traitée par l'azotate d'argent, a fourni *huit centigrammes* de chlorure. La portion solide restante, pressée entre plusieurs feuilles de papier joseph, pesait 34 grammes. Décomposée par 15 grammes d'acide sulfurique concentré, elle n'a donné aucune trace de chlorure d'argent.

Expériences XXVII et XXVIII (voy. à la page 192, les expériences 2 et 3).

Il résulte de ce qui précède : 1° que l'on obtient facilement une partie de l'acide chlorhydrique mélangé avec des liquides alimentaires végétaux, en distillant ceux-ci à un feu doux, à moins que l'acide ne se rouve dans ces mélanges en quantité par trop minime (expér. 1 et 2,). 197);

2° Que la même chose a lieu dans les mêmes conditions, quoique plus lifficilement, lorsqu'on distille des mélanges d'acide chlorhydrique et le liquides alimentaires animaux, ou un estomac préalablement trempé pendant quelques minutes dans le même acide concentré (expér. 3 et 4, p. 198);

3° Que l'on ne recueille pas d'acide chlorhydrique dans le récipient, quand on distille au bain-marie, à feu nu, ou au bain de chlorure de calcium ou d'huile, les matières trouvées dans l'estomac des animaux qui ont succombé à l'empoisonnement par l'acide chlorhydrique, *quoiqu'elles en contiennent*, si la distillation n'a été poussée que jusqu'au moment où la matière renfermée dans la cornue a acquis une consistance *presque sirupeuse*, parce que l'acide est retenu par la matière organique; et s'il est dissous dans une trop grande quantité de liquide, parcequ'il passe difficilement à la distillation lorsqu'il est très-hydraté (expér. 5, p. 198);

4° Que l'on en obtient, au contraire, même en agissant à un feu doux, si l'on continue la distillation jusqu'à ce que la matière de la cornue soit desséchée, et *non décomposée;* à la vérité on n'en recueille que fort peu. M. Devergie a donc commis une erreur grave en attaquant ce que j'avais établi à cet égard, dès l'année 1812 (expér. 6 et 16, p. 199 et 204);

5° Que l'on en obtient davantage quand on pousse l'action de la chaleur assez loin pour carboniser la matière contenue dans la cornue (*ib.*)

6° Qu'il ne se condense dans le ballon ni de l'acide chlorhydrique, ni du chlorhydrate d'ammoniaque, ni aucun chlorure, lorsqu'on chauffe jusqu'à *siccité seulement* des liquides ou des matières solides alimentaires *non additionnées d'acide chlorhydrique ni de chlorhydrate d'ammoniaque;* mais qu'il n'en est pas de même si ces liquides contiennent de ce chlorhydrate, ou bien lorsqu'on pousse l'opération jusqu'à ce que la matière soit carbonisée; qu'il est dès lors indispensable, dans une recherche médico-légale relative à l'empoisonnement par l'acide chlorhydrique, d'arrêter la distillation au moment où la masse est presque desséchée (expér. 7, p. 200);

7° Que s'il est vrai qu'en traitant par l'acide sulfurique concentré un mélange alimentaire trouvé dans l'estomac d'un chien empoisonné par l'acide chlorhydrique, on dégage beaucoup plus d'acide chlorhydrique que du même mélange à l'*état normal*, il est également certain que l'on s'exposerait à commettre des erreurs graves si l'on attachait à ce mode d'expérimentation une importance qu'il ne saurait avoir: il pourrait arriver, en effet, que certaines matières alimentaires, à l'*état normal*, contînssent assez de chlorure de sodium pour fournir, par l'acide sulfurique, une quantité d'acide chlorhydrique égale au moins à celle que l'on obtiendrait dans quelques cas d'empoisonnement où la proportion d'acide chlorhydrique *restant* dans l'estomac serait très-faible (expér. 8 et 9, p. 200);

8° Qu'en traitant les matières suspectes par l'alcool très-concentré, après les avoir concentrées par l'évaporation, en filtrant la liqueur et en la distillant *jusqu'à siccité*, on obtient, dans *les dernières portions* du liquide distillé, une plus grande quantité d'acide chlorhydrique que celle qu'aurait fournie la même proportion de matière suspecte, si elle eût été distillée seule; et que, dans aucun cas, un mélange alimentaire, à l'*état normal*, et sans addition d'acide chlorhydrique ou de chlorhydrate d'ammoniaque, *ne donne*, étant traité par l'alcool concentré, puis distillé *juiqu'à siccité*, un produit fournissant du chlorure d'argent avec l'azotate de ce métal (expér. 10, 11, 12 et 16, p. 201 et 204);

9° Que l'on recueille encore plus d'acide chlorhydrique dans les *dernières portions* distillées, si l'on chauffe jusqu'à siccité *seulement* le liquide filtré provenant de la décomposition des matières suspectes, par un excès de tannin; les mélanges alimentaires non additionnés d'acide chlorhydrique ou de chlorhydrate d'ammoniaque, traités de la même manière, fournissent au contraire un produit distillé qui ne donne aucune trace de chlorure d'argent par l'azotate de ce métal (expér. 13, 14, 15 et 16, p. 203);

10° Qu'en décomposant comparativement par l'acide sulfurique concentré, comme l'a proposé le premier M. Bergounhioux (de Reims), dans un rapport inédit, des estomacs de chiens, à l'*état normal*, et des estomacs des mêmes animaux empoisonnés par l'acide chlorhydrique, on dégage une quantité de cet acide beaucoup plus considérable avec les derniers qu'avec les premiers, soit que les viscères, *préalablement lavés avec de l'eau froide seulement*, jusqu'à ce que les eaux de lavage ne rougissent plus le papier de tournesol, aient été fortement pressés entre des feuilles de papier joseph, soit qu'ils aient été desséchés à la température de 100° c. (expér. 17, 18, 19, 20 et 21, p. 206). Dans ces cas, l'eau *froide* n'agit pas pendant assez longtemps pour enlever la totalité de l'acide chlorhydrique qui pouvait être uni aux tissus, et ne dissout pas la totalité des chlorures solubles naturellement contenus dans l'estomac: aussi, lorsqu'on traite par l'acide sulfurique ces estomacs normaux, lavés à l'eau froide, décompose-t-on ces chlorures naturels et obtient-on de l'acide chlorhydrique, en quantité moindre, à la vérité, que lorsque les estomacs empoisonnés avaient retenu une portion de l'acide chlorhydrique ingéré.

11° Qu'en faisant *bouillir* avec de l'eau distillée à plusieurs reprises, et pendant plusieurs heures, des estomacs de chiens empoisonnés ou à l'état normal, ou bien un estomac d'un homme non empoisonné, on dissout la totalité des chlorures solubles qu'ils peuvent renfermer : aussi les dissolutions aqueuses fournissent-elles du chlorure d'argent par l'azotate de ce métal, tandis que les estomacs, eux-mêmes épuisés par l'eau bouillante n'en donnent pas de traces. Tout porte même à croire qu'il suffit de laisser pendant deux ou trois jours dans l'eau distillée *froide* des estomacs d'individus empoisonnés ou non par l'acide chlorhydrique, et de les laver ensuite à plusieurs reprises dans le même liquide, à la température *ordinaire*, pour obtenir les mêmes résultats (expér. 24, 25 et 26, p. 208);

12° Que l'urine des chiens empoisonnés par l'acide chlorhydrique concentré ou affaibli fournit, avec l'azotate d'argent, une quantité de chlorure d'argent six fois au moins aussi considérable qu'à l'état normal, fait dont les experts pourront quelquefois tirer parti (expér. 3, 4, 5, 6, 7, 8 et 9, p. 193).

13° Que si je n'ai pas décelé l'acide chlorhydrique dans le *foie*, la *rate*, etc., des chiens qui avaient été empoisonnés par cet acide étendu d'eau, cela peut tenir à ce que cet acide séjourne peu de temps dans ces organes, ou à ce qu'il se combine avec les alcalis libres qu'il trouve dans les voies circulatoires (expér. 2, p. 192).

Procédé. On recueille attentivement les liquides contenus dans le canal digestif et dans la cavité abdominale, s'il y a eu perforation, ou bien les matières liquides vomies; on les met à part, après avoir constaté si elles sont acides à l'aide du papier de tournesol. On introduit dans une grande cornue, à laquelle on a adapté un récipient, toutes les portions solides trouvées dans le canal digestif et dans les matières vomies, ainsi que l'œsophage, l'estomac et les intestins, coupés en petits morceaux; on ajoute de l'eau distillée, et on fait bouillir pendant cinq à six heures, en ayant soin d'ajouter de l'eau au fur et à mesure qu'il s'en évapore. On examine si le liquide recueilli dans le ballon contient ou non de l'acide chlorhydrique libre : dans la plupart des cas il n'en renferme pas, parce que cet acide ne distille pas facilement lorsqu'il est très-hydraté et retenu par la matière organique; mais comme il pourrait arriver qu'il en contînt, on ne devra pas négliger de procéder, en vaisseaux clos, à l'ébullition dont je parle. On réunit alors le *décoctum* restant dans la cornue aux liquides trouvés dans le canal digestif, dans la cavité abdominale ou dans les matières vomies, et on les précipite par un excès de dissolution concentrée de tannin; à mesure que le précipité se dépose, on ajoute de nouvelles quantités de tannin, jusqu'à ce que le mélange suspect ne se trouble plus; on laisse ramasser le précipité, et on filtre; la liqueur passe assez claire, et offre une couleur jaune rougeâtre. On l'introduit dans une grande cornue à laquelle est adapté un récipient entouré d'eau très-froide ou de glace; on distille à un feu doux (environ 100°); en général, les $^{19}/_{20}$ du liquide qui passent d'abord ne contiennent pas un atome d'acide chlorhydrique libre, *quoiqu'ils soient quelquefois acides;* lorsqu'il ne reste guère que $^{1}/_{20}$ de la liqueur dans la cornue, on met à part le liquide distillé, et on continue l'opération jusqu'à ce que la matière *soit à peu près sèche,* en ayant soin d'agir de plus en plus à un feu doux; il ne faut, sous aucun prétexte, pousser la distillation plus loin. Le dernier 20e du liquide obtenu dans le récipient contiendra de l'acide chlorhydrique libre: il sera incolore ou légèrement opalin, il rougira le papier bleu de tournesol, et il fournira un précipité de chlorure d'argent lorsqu'on le traitera par l'azotate de ce métal; presque toujours le précipité dont il s'agit augmentera, quand on fera bouillir avec de l'acide azotique pur et concentré, pendant vingt ou vingt-cinq minutes, le liquide mélangé d'azotate d'argent, parce qu'alors l'acide azotique détruira une certaine quantité de matière organique qui s'opposait à la formation et à la précipitation du chlorure d'argent. Il pourrait arriver aussi qu'une partie de l'azotate d'argent fût réduite par la matière organique, et que le précipité fût mélangé d'argent métallique noir; peu importe, l'acide azotique dissoudrait ce métal, et l'on ne tarderait pas à obtenir du *chlorure d'argent* blanc, caillebotté, insoluble dans l'eau et dans l'acide azotique bouillant, soluble dans l'ammoniaque et se colorant promptement en violet: en lavant ce précipité, en le séchant et en le fondant, on en connaîtra le poids, et l'on saura par conséquent combien il représente d'acide chlorhydrique.

Admettons que l'on ait obtenu dans le ballon un liquide rougissant le tournesol, et donnant avec l'azotate d'argent un précipité de chlorure d'argent; devra-t-on conclure que ce liquide contient *nécessairement* de l'acide chlorhydrique *libre?* Non certes, car l'acidité peut dépendre d'un autre acide, et le précipité de chlorure d'argent peut devoir son origine à du chlorhydrate d'ammoniaque (expér. 7, p. 200). Je sais qu'il n'est pas ordinaire de trouver dans le canal digestif des cadavres humains *non pourris* du chlorhydrate d'ammoniaque; je ne sache même pas que la présence de ce sel y ait jamais été démontrée; mais il suffit qu'on ait constaté son existence dans la chair musculaire, dans la salive expectorée, dans le suc gastrique des ruminants, dans le lait des brebis, dans la laite de carpe, etc., et, d'après M. Chevallier, dans diverses matières animales pourries, pour que l'on doive être circonspect. Sans doute, le plus souvent une acidité bien prononcée et une précipitation notable de chlorure d'argent annonceront la présence de l'acide chlorhydrique *libre,* parce que, hors les cas de putréfaction avancée, le chlorhydrate d'ammoniaque dont je parle ne se trouvera dans les liqueurs suspectes qu'en très-petite proportion; qu'importe? Dès qu'il peut arriver une fois sur mille qu'il en soit autrement, on doit se tenir sur ses gardes; on ne saurait surtout être trop réservé dans le cas où le liquide distillé *ne rougirait pas* le papier bleu de tournesol, et donnerait cependant avec l'azotate d'argent un précipité de chlorure de ce métal.

Mais, alors même que l'expert serait disposé à penser que l'acidité du produit de la distillation est due à de l'acide chlorhydrique libre, il ne faudrait pas pour cela conclure qu'il y a eu empoisonnement par cet acide, parce qu'il est parfaitement établi qu'il existe quelquefois de l'acide chlorhydrique dans l'estomac des individus bien portants, en petite quantité, il est vrai, et qu'il peut s'en produire une proportion beaucoup plus considérable dans certains états pathologiques, tels que la dyspepsie, le pyrosis, etc.; ces faits prouvent jusqu'à l'évidence qu'il est impossible, dans un cas présumé d'intoxication par l'acide chlorhydrique, d'asseoir son jugement *uniquement* sur la présence ou l'absence de cet acide dans les matières suspectes. Alors même que l'on mettrait hors de doute l'existence de cet acide *libre*, ce qui sera souvent fort difficile, il faudrait encore établir qu'il ne provient pas de la portion qui peut se trouver *naturellement* dans le canal digestif. Mais si l'élément chimique *seul* est loin de pouvoir trancher la question, il n'en est pas de même lorsqu'on le combine avec les données importantes que fournit la pathologie; le commémoratif d'une part, les symptômes graves et en quelque sorte si caractéristiques de l'empoisonnement par les acides concentrés, la marche en général si rapide de la maladie, et surtout un ensemble d'altérations cadavériques tel, qu'on ne l'observe presque jamais que dans les empoisonnements par les acides ou par les alcalis concentrés, viendront à l'appui des résultats de l'analyse chimique, et mettront l'expert à même de résoudre le problème.

Je ne mentionnerai que pour les réfuter quelques difficultés d'un autre genre soulevées par M. Devergie. Partant de ce point erroné, que l'on sera presque toujours obligé de traiter les matières suspectes par l'eau bouillante, afin d'obtenir du *chlorhydrate d'ammoniaque*, ou de les calciner en vases clos, et d'incinérer le charbon, pour savoir combien il existe de chlorures dans les cendres, ainsi que dans le liquide qui aura distillé pendant la carbonisation, M. Devergie est arrivé à une complication telle, que le médecin légiste le plus habile aurait de la peine à donner une solution satisfaisante du problème, d'après ce qu'il en a dit. Au reste, je vais mettre le lecteur à même d'en juger. *Premier écueil.* « Les acides libres qui peuvent faire naturellement partie des liqueurs animales qui se trouvent dans l'estomac. » Qu'importe? Alors même que ces liqueurs contiendraient tous les acides connus, rien n'est plus facile que de constater dans le récipient la présence de l'acide chlorhydrique, parce qu'il a des caractères distincts de ceux de tous les acides volatils. *Deuxième écueil.* «Les chlorures qui font naturellement partie de la liqueur animale, ceux qui pourraient y être ajoutés, ou enfin celui qui serait le résultat de l'administration d'un contre-poison alcalin.» Aucun de ces chlorures, excepté le chlorhydrate d'ammoniaque, ne passe à la distillation limitée au point que j'ai indiqué, aucun d'eux ne rougit le papier de tournesol; en sorte que, si l'on obtient dans le récipient un liquide non acide se comportant avec l'azotate d'argent comme l'acide chlorhydrique, on peut être certain que la formation du chlorure d'argent est due à du chlorhydrate d'ammoniaque; et non à de l'acide chlorhydrique libre. *Troisième écueil.* «Le chlorhydrate d'ammoniaque qui se forme pendant la décomposition des parois stomacales par le feu.» Dans une note lue à l'Académie royale de médecine, en novembre 1838, M. Devergie prétendait en effet qu'il *se produit* du chlorhydrate d'ammoniaque lorsque les parois stomacales sont décomposées par le feu, et que déjà l'estomac était pourri. M. Caventou, dans un rapport remarquable qui a été adopté par l'Académie en 1839, a fait justice de cette assertion, en prouvant que M. Devergie avait pris pour du chlorhydrate d'ammoniaque l'un des chlorures naturellement contenus dans l'estomac, qui s'était volatilisé à une température rouge, à la faveur des gaz qui se produisent pendant l'opération. Quoi qu'il en soit, la présence, dans le liquide distillé, d'un de ces chlorures n'infirme en rien l'exactitude de mon procédé, puisqu'on ne les obtient qu'en décomposant la matière organique et en la réduisant en charbon; tandis que je prescris d'arrêter l'opération, bien avant que cette décomposition ait eu lieu, et même avant que la matière de la cornue soit complétement desséchée.

Acide chlorhydrique dans un cas d'exhumation juridique. Si l'exhumation a lieu peu de jours après la mort, tout porte à croire que l'acide chlorhydrique n'aura pas encore été entièrement saturé par l'ammoniaque, qui se développe pendant la putréfaction, en sorte qu'on pourra en obtenir *à l'état de liberté,* en procédant comme je l'ai dit à la page 212. Si, au contraire, il s'est déjà écoulé un temps considérable depuis la mort, et que tout l'acide ait été transformé en chlorhydrate d'ammoniaque, on ne recueillera pas un atome d'acide *libre* dans le récipient, en suivant la méthode que j'ai indiquée. Il faut en convenir, ce cas est excessivement épineux, et le médecin ne saurait agir avec assez de circonspection. Si, à l'aide de l'évaporation et de la cristallisation, il retire du chlorhydrate d'ammoniaque des liquides trouvés dans le canal digestif, et de ce canal lui-même, soumis à une ébullition prolongée avec de l'eau distillée, on objectera que ce chlorhydrate a u se développer pendant la putréfaction. Si, au moyen de l'azotate l'argent, il constate, dans ces matières, la présence d'une quantité *assez considérable* d'un ou de plusieurs chlorures, on fera observer que es chlorures existaient *naturellement* dans les liquides de l'estomac et lans ce viscère lui-même; qu'il est impossible d'assigner d'avance, et u juste, la proportion de chlorures que contiennent *habituellement* es matières et l'estomac lui-même; enfin que le malade pouvait avoir ris, peu de temps avant sa mort, des aliments liquides ou solides forement salés. S'il chauffe les matières suspectes en vases clos, qu'il inère le charbon, pour déterminer combien les cendres fournissent de hlorures, et que, d'un autre côté, il cherche à apprécier la proportion le chlorure contenue dans le liquide qui aura été recueilli dans le balon, comme le veut M. Devergie, on objectera encore que toutes les natières animales, *à l'état normal,* décomposées ainsi, et même lorsqu'elles ne sont pas pourries, donnent un produit liquide contenant un u plusieurs chlorures, et qu'à plus forte raison cela a lieu quand la utréfaction a fait des progrès rapides et qu'il a dû se volatiliser une quantité plus ou moins notable de chlorhydrate d'ammoniaque; et l'on outiendra, pour ce qui concerne les chlorures trouvés dans les cendres, qu'ils existaient *naturellement* dans les liquides de l'estomac et dans le anal digestif lui-même. Et qu'on ne vienne pas dire qu'il sera possible le décider la question, en ayant égard à *la proportion* de chlorure d'argent obtenue, parce que cette proportion sera plus forte s'il y a eu empoisonnement, que dans le cas contraire; quand on a expérimenté, et que l'on sait combien *est faible* la quantité d'acide chlorhydrique qui eut rester dans le canal digestif après la mort, même lorsqu'on opère eu d'heures après le décès, on sent le vide de pareilles assertions; j'ai ouvent empoisonné des chiens avec 16, 20 ou 24 grammes d'acide hlorhydrique *concentré* ou étendu d'eau; les animaux ont eu des vonissements fréquents et des selles réitérées, les matières expulsées renermaient beaucoup d'acide chlorhydrique; aussi, lorsqu'après la mort e cherchais à extraire l'acide chlorhydrique qui pouvait rester dans le anal digestif à l'*état libre* ou combiné avec les tissus, n'obtenais-je dans e récipient que *quelques centigrammes* de cet acide. On conçoit qu'il loive en être ainsi pour tous les poisons dissous dans l'eau, qui sont acilement rejetés par les vomissements et par les selles.

Ces faits établissent suffisamment l'immense difficulté, je dirai presque 'impossibilité, de faire servir les données fournies par la chimie à la olution du problème dont je m'occupe. L'expert ne pourra tout au plus uiser dans les documents fournis par l'analyse chimique que des reneignements vagues, et dès lors insuffisants pour motiver autre chose que de *légers soupçons;* c'est au commémoratif, à la pathologie, et à l'anatomie pathologique, à répandre, dans ces cas, la lumière qui permettra aux experts d'exprimer des doutes ou des probabilités sur l'existence d'un empoisonnement.

Acide chlorhydrique après l'administration de contre-poisons alcalins. Si, pour neutraliser les effets funestes de cet acide, on avait fait prendre au malade de la magnésie, du carbonate de cette base, du carbonate de chaux, etc., l'acide aurait pu être complétement saturé, et l'expert ne découvrirait plus un atome d'acide libre, en procédant comme je l'ai dit à la p. 211; d'où il suit, qu'il faudrait bien se garder de conclure, dans ce cas, que l'empoisonnement n'a pas eu lieu, par cela seul qu'on n'obtiendrait pas dans le ballon de l'acide chlorhydrique *libre.* Si, comme cela arrive souvent, au contraire, la totalité de l'acide n'avait pas été saturée, le liquide distillé en renfermerait une faible proportion. Dans le cas de saturation complète, il y aurait à rechercher quel serait le contre-poison administré, et à constater, dans les matières suspectes la présence d'un chlorure de magnésium, de calcium, de potassium ou de sodium. L'existence de ces deux derniers, à moins qu'ils ne fussent excessivement abondants, n'avancerait guère la question, parce qu'ils peuvent se trouver *naturellement* dans les aliments ou dans les liquides du canal digestif; il n'en serait pas de même des chlorures de magnésium et de calcium, qui n'existent jamais dans ces matières qu'en proportions excessivement minimes, ou qui n'y existent pas du tout. La solution de ce problème, comme on le voit, peut présenter de grandes difficultés, et exiger de la part des experts autant de réserve au moins que celui qui a pour objet la recherche de l'acide chlorhydrique, dans un cas d'exhumation juridique faite longtemps après la mort (voy. p. 214).

Affaires d'empoisonnement par l'acide chlorhydrique jugées par les tribunaux.

Affaire Quenardel, *jugée à Reims, le 23 décembre* 1839. — Cinq jours d'audience d'une session extraordinaire ont été consacrés au jugement de cette affaire, l'une des plus hideuses qui jamais aient occupé la justice criminelle.

Voici l'exposé des faits d'après l'instruction :

Le samedi 18 mai dernier, sur les quatre heures du matin, Marie-Caroline Charpentier, femme Quenardel, devint mère pour la septième fois.

Son enfant, du sexe féminin, était bien constitué, plein de force et de santé, et *respirait* la vie, suivant l'expression d'une sage-femme qui l'avait reçue. Le même jour cependant, vers une heure après midi, ce n'était plus qu'un corps inanimé.

Antérieurement déjà, quatre enfants des époux Quenardel, quoique doués des meilleures conditions d'existence, à peine venus au monde, avaient subitement cessé de vivre le jour même, le lendemain ou le surlendemain de leur naissance; les deux premiers seuls avaient conservé la vie.

A la nouvelle de la mort du dernier, on se rappelle que les quatre précédents, comme lui à peine venus au monde, ont disparu presque aussitôt.

Des symptômes extraordinaires, les lèvres, la langue, le palais de l'enfant, si tendres, si roses, quelques heures avant, colorés en noir et durcis; une très-forte odeur, exhalée par la bouche, lors de son baptême, à huit heures, et remarquée ensuite à son lit de mort; tout excite les soupçons; et bientôt la clameur publique se prononce contre Pierre-Henri Quenardel, contre sa femme, et contre Marie-Barbe Ravez, veuve Quenardel, sa mère, tous trois restés longtemps seuls avec l'enfant, après la retraite de la sage-femme.

Avertis par cette clameur, les magistrats procèdent à des informations, invoquent les secours des hommes de l'art pour en vérifier la cause.

Ils arrivent promptement à reconnaître, à constater une affreuse vérité: c'est une mort violente, c'est l'introduction d'une substance délétère dans les frêles organes de l'enfant; et cette substance, éminemment corrosive, est de l'acide *chlorhydrique*, vulgairement appelé esprit de sel. Lorsque la liqueur mortelle a touché les lèvres, pénétré dans la bouche et jusqu'à l'estomac de l'enfant, nul autre que sa mère, son père, son aïeule, n'était dans la maison, ne s'occupait de lui, ne l'approchait, ne le touchait.

Une instruction fut commencée contre les époux Quenardel et contre leur mère. La femme Quenardel a d'abord commencé par prendre sur elle toute la responsabilité de l'événement, protestant alors que son mari et sa belle-mère y étaient complétement étrangers.

Le mardi 21 mai, le juge de paix achevait le premier interrogatoire de Quenardel, lorsqu'il vit accourir, se présenter à lui, la mère de cet homme, et l'entendit s'écrier: « Ah! la malheureuse, elle vient d'avouer son crime. »

Interrogée immédiatement, la femme Quenardel n'a point démenti, elle a pleinement confirmé la déclaration de sa belle-mère; suivant le récit qu'elle faisait alors, trois heures environ après la naissance de son enfant, se trouvant avec lui, et la veuve Quenardel étant avec son fils dans la cour, elle en aurait profité pour se lever sur son lit, atteindre le dessus d'une armoire à sa portée, y prendre une petite bouteille, oubliée depuis un an par des couvreurs dans la maison, et contenant un liquide dont ils se servaient pour faire des soudures en zinc; elle aurait mis de ce liquide dans la bouche de son enfant, à l'aide d'un mouchoir, sur lequel d'abord elle en aurait versé; ensuite elle aurait répandu le reste du liquide dans la paille de son lit et y aurait également caché la bouteille.

Depuis, elle a brisé le vase sur la mardelle d'un puits où elle cherchait à le jeter. Depuis aussi, une autre bouteille, un demi-rouleau contenant de l'acide chlorhydrique a été trouvé dans la paille retirée de son lit.

Le jour même de son premier interrogatoire, livrée à la force publique et conduite à Reims avec son mari, cette femme changea de langage, rétracta ses aveux, protesta de son innocence, accusa Quenardel et sa mère, expliquant sa première version par des menaces de mort qui l'avaient terrifiée : son mari lui montrant une hache au pied de son lit, lui aurait déclaré qu'il s'en servirait pour lui fendre la tête, et qu'il se tuerait lui-même ensuite, si elle ne se disait pas seule coupable.

Deux fois dans le trajet de Verzenay à Reims, elle a donné cette explication; deux jours après, elle l'a répétée devant le juge d'instruction, et depuis, elle y a toujours persisté, même en présence de ses coaccusés.

Elle ajoutait que le 18 mai, deux heures après le départ de la sage-femme, la veuve Quenardel a pris l'enfant, l'a emporté danns une pièce voisine, que son fils l'y a suivi; qu'elle n'a rapporté et remis l'enfant à sa place qu'au bout d'un quart d'heure à peu près, en disant : « Il n'a pas si bien bu qu'avec la sage-femme, il en a rejeté. »

C'est, dit-elle encore, le 21 mai, après l'autopsie, la retraite des médecins, celle du juge de paix, et l'injonction de ce dernier à Quenardel de se rendre dans une demi-heure chez le maire, qu'a eu lieu la scène des menaces.

Enfin, la première version lui avait été entièrement dictée par son mari, qui, en même temps, lui avait révélé son crime et la coopération de sa mère.

La veuve Quenardel et son fils repoussent obstinément ces imputations; suivant eux, la vérité ne se trouve que dans les premiers aveux de leur coaccusée. Parmi de telles contradictions, et au milieu des autres circonstances que l'instruction a fait connaître, domine cette pensée que dans chaque version de la femme Quenardel, il y a un mélange, combinaison de mensonge et de vérité. Son mari, sa belle-mère, sont coupables; mais ils n'ont agi que de concert avec elle. Le silence qu'ils ont tous trois antérieurement gardé sur les causes de la mort des quatre enfants nés après les deux premiers, l'insensibilité, l'indifférence que tous trois ils ont montrée sur d'aussi déplorables événements, lors desquels ils étaient toujours réunis sans aucun étranger avec eux; ce changement de sage-femme pour ce dernier accouchement, lorsque la première sage-femme avait manifesté des soupçons à la mort du quatrième enfant; ce que l'on voit, dans l'information, de l'intérêt que mettaient le père, la mère et l'aïeule, à n'être pas chargés d'un trop grand nombre d'enfants : tous ces faits révèlent un criminel accord entre eux pour l'attentat du 18 mai.

Pendant le premier récit, où, s'accusant, elle disculpait son mari et sa belle-mère, la femme Quenardel, d'une humeur habituellement égale et douce, qui même paraissait timide, était en proie à une violente exaltation. « Elle avait l'air d'extravaguer, dit un témoin, et sa figure était toute décomposée. » Suivant un autre, « elle paraissait folle et abrutie; sa déclaration fut faite sans suite, et l'impression qu'elle produisit sur moi, ajoute le dernier témoin, fut telle, que, quoiqu'elle s'accusât seule du crime, il me sembla que des motifs que je ne pouvais deviner la contraignaient à parler ainsi. »

Il y a en effet dans cette déclaration une invraisemblance manifeste et de nature à faire pressentir la rétractation qui l'a suivie de si près, dans un état de calme et d'abattement formant un contraste surprenant avec l'agitation et le désordre d'idées dont la description précède.

On est également frappé, dans les protestations en faveur de Quenardel et de sa mère, d'une affectation toute singulière qui donne une juste idée du besoin qu'avaient les deux accusés de faire entendre de semblables protestations.

Ce que la femme Quenardel a dit ensuite du moyen employé pour les obtenir d'elle est donc très-vraisemblable. Immédiatement après cette scène de menaces, on a vu Quenardel pâle et défait; puis, au bout de quelques instants, on l'a revu complétement remis.

A peine l'enfant eut-il rendu le dernier soupir, que son père alla demander qu'on l'inhumât promptement le même jour, et il y mit une grande mais vaine insistance. Sa conduite envers sa femme, nonobstant la première déclaration par elle faite, les reproches, les outrages qu'il ne cessait de lui prodiguer, les invraisemblances, les tergiversations, les contradictions qui se trouvent dans ses explications, et une tentative d'évasion dans le trajet de Verzenay à Reims, complètent les charges qui pèsent sur cet homme.

La veuve Quenardel, suivant un témoignage, aurait eu, comme sa belle-fille, des enfants qui auraient cessé de vivre presque aussitôt après avoir vu le jour; elle en aurait perdu quatre ainsi, avec les mêmes symptômes que ceux observés sur ses petits-enfants. Le 18 mai, elle disait à son fils : « Tu ne vas pas aller aux vignes ce matin, car, quoique ton enfant ait bonne mine, ce n'est pas une raison pour qu'il vive longtemps. » Le même jour, vers dix heures du matin, elle allait chercher de la sauge pour faire passer le lait de sa belle-fille.

Après la première déclaration de celle-ci, les actions, les paroles de la veuve Quenardel tendent à en augmenter le poids, à rendre plus grave la position de cette femme, qui vient d'assumer sur elle seule toutes les conséquences d'un crime odieux. Malgré tous ses efforts, on n'aperçoit aucune sensibilité réelle sous les exclamations par lesquelles on l'entend déplorer ce qui est arrivé, ni dans toutes ses explications postérieures.

Pendant le premier interrogatoire de la femme Quenardel, cette accusée, dans son exaltation, conçut des pensées de désespoir, de suicide ; elle sortit pour aller se précipiter dans un puits. On l'observait, on parvint à la retenir; on la fit rentrer. Plusieurs couteaux en évidence furent mis hors de sa portée; il en restait un près de la veuve Quenardel ; au lieu de l'éloigner, elle cherchait à le rapprocher de sa belle-fille; et celle-ci allait le saisir, lorsqu'on s'empressa de l'enlever avant qu'elle eût pu l'atteindre.

Ce désespoir, ces tentatives de suicide, et ces protestations en faveur de son mari, de sa belle-mère, ne peuvent s'expliquer par la seule terreur des menaces du premier; un profond sentiment de culpabilité devait s'y joindre;

autrement, *périr pour périr*, ainsi que le disait la femme Quenardel, il n'y avait pas à hésiter entre les deux perspectives, terribles sans doute l'une et l'autre, mais dont l'une au moins n'était pas infamante.

Au surplus, cette conscience de sa culpabilité, qui rendait si puissante la terreur des menaces, se décèle encore par le silence et l'impassibilité de la femme Quenardel, lorsque d'effrayants symptômes annoncent une mort violente; pas de larmes, nulle émotion, pas la moindre surprise, pas une seule question sur la cause d'un malheur qui se reproduisait pour la cinquième fois, lorsque des personnes étrangères à la famille s'en montraient douloureusement affectées.

Telles sont les charges sous le poids desquelles les époux Quenardel et la veuve Quenardel ont comparu devant le jury.

M. de Royer, substitut de M. le procureur du roi, a soutenu l'accusation. Les accusés ont été défendus, savoir : Quenardel, par Me Rittier; la femme Quenardel, par Me Chaix-d'Est-Ange, et la veuve Quenardel, par Me Bouché de Sorbon.

Après cinq jours de débats, au milieu d'une affluence extraordinaire qui se pressait de toute part, le jury a fait connaître son verdict.

La femme Quenardel a été acquittée.

Quenardel et la veuve Quenardel, déclarés coupables, ont été condamnés à la peine de mort.

Rapport de M. Bergounhioux, professeur de chimie à Reims. — Ce chimiste fut chargé, par le ministère public, d'examiner 1° le canal digestif de l'enfant; 2° un mouchoir étiqueté, mouchoir imprégné d'un liquide *corrosif* saisi chez Quenardel, charpentier; 3° quelques fragments de verre d'une bouteille présumée avoir contenu un liquide corrosif.

M. Bergounhioux, en ce qui concerne le canal digestif de l'enfant, s'est posé les questions suivantes : *A*. Le tube digestif renferme-t-il de l'esprit de sel libre? La réponse a été négative. *B*. Le même tube distillé avec de l'eau, donne-t-il de l'esprit de sel à la distillation? Non. *C*. Le résidu de la distillation est-il acide? Non. *D*. Les produits de la distillation précipitent-ils par l'azotate d'argent? Non. *E*. Le résidu contenu dans le vase distillatoire précipite-t-il de même par l'azotate d'argent? Non. Les conclusions du rapport sur ce premier chef, sont : *il m'est impossible d'affirmer que la cause de la mort de l'enfant Quenardel est le résultat d'un crime.* En lisant avec soin le travail du professeur de Reims, et les expériences tentées par lui, on voit aisément que plusieurs d'entr'elles ont été exécutées d'après des principes erronés et nullement conformes aux résultats incontestables que j'ai posés à la page 209 et suivantes. Afin de répondre à une question que lui avait adressée M. Dumas, et qui avait pour objet de faire une analyse *quantitative*, M. Bergounhioux a cherché à reconnaître quelles seraient les proportions de chlore fournies par l'estomac, par la matière de la bouche, etc.; ces recherches ne pouvaient conduire à rien de concluant : quiconque a un tant soit peu manié les questions d'empoisonnement sait, à n'en pas douter, qu'il est non-seulement inutile, mais même dangereux, de s'en rapporter à la proportion de toxique obtenu pour déterminer s'il y a eu ou non intoxication (voy. l'article *Quantité,* à la fin du tome II).

Quant au mouchoir et aux fragments de verre, M. Bergounhioux dit: «Quelques-uns des fragments de *verre* sont mouillés par des quantités infiniment faibles de *chlore,* mais mes expériences n'établissent pas que le chlore soit à l'état d'acide chlorhydrique libre; elles établissent seulement que ces fragments de verre sont mouillés par un chlorure. Je fais exactement la même réponse pour le *mouchoir,* et cependant ici, il me semble que mes réactifs ne sont pas assez sensibles: je trouve des *quantités* très-considérables de chlorure, et il m'est impossible d'établir, par des expériences directes, que l'acide chlorhydrique est libre; il s'en dégage cependant à la distillation, mais c'est en *quantités* microscopiques, et que l'on peut supposer qu'elles sont la suite d'une erreur.»

Cette partie du rapport est encore plus insuffisante que la première.

Affaire Denisty en Belgique. — Auguste Denisty est accusé d'avoir remis à sa maîtresse, et dans l'intention de déterminer son avortement, deux fioles contenant l'une de l'acide *chlorhydrique* concentré, l'autre un vernis gras. Dans la nuit du 23 juin 1846, Désirée Darveng fut atteinte de symptômes graves qui, selon l'acte d'accusation, devaient être attribués à l'ingestion d'un poison irritant et caustique. Voici comment le Dr Henri Dejean de Châtelet rend compte de ces symptômes: «Le mardi 23 juin 1846, Désirée Darveng est rentrée chez sa mère vers neuf à dix heures du soir; *elle était bien portante.* Le lendemain de grand matin, elle commença à se plaindre de vives douleurs intestinales; elle fut prise de vomissements. Je fus demandé dès le premier jour, et je remarquai chez la malade une inflammation du tube digestif, une rougeur et un gonflement à la muqueuse de la gorge, *un gonflement des amygdales,* des exsudations d'un blanc grisâtre sur la membrane muqueuse, suivies, après leur chute, d'ulcérations. Il y avait de la gêne dans la déglutition, des douleurs à la partie inférieure du pharynx, à l'épigastre et au ventre, et des vomissements.»

Le Dr Dejean ne vit, dans l'affection morbide pour laquelle on réclamait ses soins, qu'une inflammation aiguë très-intense, contre laquelle il déploya toute l'énergie du traitement antiphlogistique. Malgré cette médication, les accidents continuèrent, et l'état de chronicité s'établit. *Six semaines* après environ, c'est-à-dire le 2 août 1846, le Dr Charles Boué, de Châtelet, fut appelé et remarqua, chez Désirée, les symptômes suivants: «Amaigrissement de tout le corps, vomissements de matières noirâtres (couleur marc de café), qui se répétaient après chaque prise soit d'aliments, soit de boissons; douleurs aiguës à l'œsophage, qui rendaient la déglutition difficile; douleurs de ventre, soif très-intense, perte d'appétit, insomnie, fièvre lente, hoquet.» M. Boué attribuait ces accidents à une *désorgani-*

sation qui pouvait être le résultat d'un *cancer*, d'un *empoisonnement* ou d'une *inflammation*.

Désirée Darveng mourut le 18 août, et dès le lendemain, il fut procédé à l'autopsie du cadavre. Voici le rapport de MM. Piérard et Boué, concernant la nécropsie, et celui de MM. Binard, Lottin et Piérard, relatif à l'analyse des matières suspectes :

Procès-verbal d'autopsie. « L'an 1846, le 19 du mois d'août, à la réquisition de M. Smets, juge d'instruction près le tribunal de première instance séant à Charleroy, nous soussignés, H. Piérard et Ch. Boué, tous deux docteurs en médecine et en chirurgie, le premier domicilié à Charleroy, et le second à Châtelet, nous sommes transportés avec ce magistrat en la commune de Châtelineau, au domicile de la veuve Darveng, à l'effet de procéder à l'autopsie du cadavre de la fille Désirée, d'examiner si cette jeune fille était enceinte et depuis quand; de rechercher et de constater quelles pourraient être les causes de la mort; à quelle époque ces causes auraient agi, leur nature et les lésions organiques qu'elles auraient produites, et de recueillir au besoin les liquides et les organes qui pourraient contenir une substance vénéneuse, et de lui faire, sur le résultat de nos opérations, un rapport détaillé, fidèle et exact.

Où étant arrivés vers les sept heures du matin, et après avoir prêté serment entre les mains du magistrat susdit, en ajoutant la formule : *Ainsi Dieu me soit en aide*, nous nous sommes transportés en la maison commune, où le cadavre venait d'être porté pour faciliter nos opérations, et nous avons procédé à son examen, qui nous a fait remarquer ce qui suit : 1° marasme des plus marqués, état de putréfaction déjà commencé; 2° la poitrine et le ventre ayant été ouverts par un seul et vaste lambeau, un liquide brunâtre, fétide et abondant s'est échappé de ces cavités; 3° le tube digestif, examiné dans toute son étendue, nous a montré d'abord, à la partie supérieure, la muqueuse tapissant l'arrière-bouche et les environs du voile du palais ramollie, injectée, et offrant à la pression un liquide purulent; 4° l'œsophage épaissi dans toute son étendue et consistant, offrant sur sa muqueuse, principalement vers la partie moyenne, un état de suppuration; 5° l'estomac entièrement désorganisé, ramolli, présentant à sa partie postérieure plusieurs perforations, usure de presque toute l'étendue de ces membranes; le pourtour des perforations offrait un état de phlogose avec épaississement des parois, résultat du travail inflammatoire qui a précédé la chute des *eschares*; ces perforations étaient de forme ronde, de diamètre différent, comme si elles eussent été faites par un emporte-pièces; de légères adhérences albumineuses existaient entre la paroi externe et les organes voisins; l'orifice pylorique était épaissi et rétréci; 6° l'intestin grêle présentait sa membrane muqueuse épaissie dans toute son étendue, offrant des plaques d'injection et d'arborisation très-marquées; 7° le gros intestin était sain; il contenait des matières fétides, liquides et brunâtres; 8° tous les vaisseaux de l'abdomen étaient congestionnés; 9° l'épiploon était très-mince et fortement injecté; 10° la matrice occupant l'excavation du bassin présentait une forme globuleuse, du volume du poing; l'ayant extirpée, nous l'avons ouverte dans toute son étendue, et nous y avons trouvé un fœtus enveloppé de ses membranes et nageant au milieu du liquide amniotique; il nous a paru être du sexe masculin; sa longueur, mesurée de l'occiput aux talons, *était de 14 centimètres;* le cordon ombilical, un peu plus long que le fœtus lui-même, s'insérait à la partie inférieure de l'abdomen, un peu au-dessus du pubis; pesé, il a *présenté un poids de 5 décagrammes; il nous a paru être mort depuis quelque temps; l'arrière-faix était déjà très-développé et adhérent encore aux parois de la matrice, qui, du reste, était saine.* Nous avons déposé dans un vase le liquide retiré de l'estomac et du ventre, ainsi que l'estomac et d'autres organes.

Nous avons borné là nos investigations, ayant acquis suffisamment d'éléments, pour établir nos conclusions qui sont comme suit: 1° il est constant que Désirée Darveng, objet de notre examen, était enceinte, et que le fœtus qu'elle portait avait *environ trois mois et demi de conception;* 2° *nous pensons qu'il est mort depuis quelque temps, douze à quinze jours peut-être;* ce faible être ayant dû nécessairement être victime lui-même des lésions profondes que portait la mère; 3° il est évident que les causes de la mort consistent dans les altérations graves et étendues que nous avons remarquées dans le tube digestif, et que ces lésions *ont dû être produites par l'ingestion d'un agent corrosif, qui pourrait bien être celui qui nous a été représenté, et dont on a dit* qu'avait fait usage la victime; l'analyse en fera connaître la nature. Aucune autre cause ne nous *paraissant de nature à pouvoir produire des désordres aussi étendus et aussi multipliés que ceux que nous avons remarqués, nous pensons aussi que l'ingestion de cet agent se reporte à une époque déjà éloignée; cette opinion est basée sur le temps depuis lequel on nous a dit que la malheureuse était en proie à ses douleurs,* sur le travail phlegmasique que nous avons remarqué au pourtour des perforations de l'estomac, sur l'épaississement et le rétrécissement de l'œsophage, ainsi que sur celui de l'orifice pylorique, comme aussi sur les adhérences albumineuses que nous avons remarquées dans le pourtour de l'estomac.

De tout quoi nous avons rédigé le présent rapport comme sincère et véritable.

Châtelineau, les jour, mois et an que dessus,

H. Piérard, C. Boué.

Rapport de MM. Binard, Lottin et Piérard, docteurs et chimistes de Charleroy. Les experts, après avoir analysé le foie, l'estomac, les intestins, etc., par des procédés défectueux et nullement conformes aux préceptes que j'ai donnés à la page 211, conclurent que la mort leur paraissait être le résultat de l'ingestion de l'acide chlorhydrique dans les voies digestives.

Sur ces entrefaites, M. Vandenbroeck, docteur en médecine et professeur de chimie à Mons, rédigea un mémoire dans l'intérêt de la défense, et prouva, en suivant rigoureusement la marche que j'avais tracée (voy. p. 211), que les experts de Charleroy étaient loin d'avoir établi que Desirée Darveng fût morte empoisonnée par l'acide chlorhydrique, et qu'ils ne s'étaient pas suffisamment préoccupés de l'existence naturelle des chlorures dans les liquides de l'estomac et des intestins, et dans ces viscères eux-mêmes.

La cour ordonna une contre expertise, et décida que le mémoire de M. Vandenbroeck serait communiqué aux nouveaux experts. MM. Stas, Pasquier et Joly, commis par la cour pour procéder à ce travail, commencèrent par démontrer, 1° que l'estomac, les intestins grêles et le foie d'une jeune fille *non empoisonnée*, et qui était morte de phthisie pulmonaire, présentaient absolument tous les phénomènes chimiques décrits dans le rapport des experts de Charleroy, et obtenus par eux avec l'estomac de la fille Darveng; 2° qu'il en était de même, en agissant sur l'estomac d'une autre fille âgée de vingt ans, *non empoisonnée*, ayant également succombé à la phthisie pulmonaire. Les conclusions des nouveaux experts, qui se livrèrent aussi à de nombreuses recherches, vinrent appuyer celles de M. Vandenbroeck.

Par jugement rendu dans la session de novembre 1847, et sur la déclaration du jury, Denisty fut reconnu coupable de *tentative* d'avortement, et condamné à cinq ans de réclusion et à l'exposition. Appel ayant été interjeté par l'accusé, la cour suprême cassa l'arrêt de la cour d'assises du Hainault, *sans renvoi* devant une autre cour, et ordonna la mise en liberté immédiate de Denisty (voy. mon mémoire dans les *Annales d'hygiène*, numéro de juillet 1848).

AFFAIRE POINDRON, *jugée par la cour d'assises du département de l'Aisne, le* 13 *décembre* 1847. — Le sieur Poindron, serrurier à Chavignon, se présentait dans la matinée du 31 juillet 1847, à la mairie de cette commune, et déclarait que le plus jeune de ses enfants du premier lit, Théodore Poindron, âgé de trois ans et demi, était mort subitement pendant la nuit précédente, et que sa femme ne s'en était aperçue qu'à sept heures et demie du matin, au moment où elle entrait dans la mansarde pour l'habiller.

La mort subite de cet enfant, dont à la vérité la santé paraissait faible, mais qui n'était pas réellement malade, et qui pendant tout le jour précédent avait été vu jouant dans la rue, éveilla l'attention du maire; il envoya chercher M. Allart, officier de santé à Chavignon, et ils se rendirent ensemble, à une heure et demie de l'aprés-midi, au domicile des époux Poindron. L'enfant fut trouvé couché sur le dos et recouvert jusqu'à la partie inférieure du cou; sa chemise et les draps de son lit étaient blancs et non chiffonnés; au pied du lit, à environ 30 centimètres, sur la terre qui forme plancher, se trouvait une tache de sang large comme la main; au chevet du lit, et près de la porte, était une chaise trouée par le milieu, dont la paille était couverte de larges gouttes d'un sang liquide et vermeil.

En présence de ces premiers indices du crime, le maire crut devoir en référer au procureur du roi. Les magistrats se transportèrent sur les lieux, et deux médecins furent chargés de procéder à l'autopsie du cadavre. Ils signalèrent de graves désordres : la langue était desséchée et comme corrodée dans l'épaisseur d'un millimètre environ; l'estomac contenait 60 grammes d'un liquide noir et fétide; les membranes muqueuse et musculeuse étaient altérées, et des perforations existaient non loin du pylore. Ils n'hésitèrent pas à conclure que la mort du jeune Poindron était due à l'ingestion d'une substance corrosive. Un pharmacien leur fut adjoint pour faire l'analyse de cette substance, et ils constatèrent dans un nouveau rapport : 1° que les altérations profondes que présentait la surface interne de l'estomac indiquaient l'action d'un acide concentré; 2° que l'acide dont l'analyse leur avait démontré la présence était l'acide *chlorhydrique*, appelé dans le commerce esprit de sel.

Dans cet état de choses, et le corps du délit étant prouvé, l'information avait à rechercher comment l'ingestion de cet acide avait eu lieu. Tous les éléments de la procédure tendent à faire croire qu'elle est le résultat d'un crime, et que ce crime ne peut être imputé qu'à la femme Poindron.

Que s'était-il passé chez les époux Poindron dans la journée qui a précédé le crime? Ils habitent seuls, et n'ont chez eux ni ouvriers, ni domestiques. Le mari est sorti de bonne heure et n'est rentré que dans la nuit. D'après ses propres déclarations, la femme est restée seule avec ses enfants jusqu'à huit heures et demie du soir, heure où elle les a couchés, et elle déclare qu'elle ne les a pas perdus de vue. Ce n'est donc point par mégarde que le jeune Théodore aurait bu de l'acide dans l'atelier de son père. La femme Poindron affirme, et cela paraît prouvé, qu'il y a deux ans, cet enfant aurait trempé son pain dans cette substance, l'aurait mis dans sa bouche, et aurait failli être empoisonné; tous ses efforts pour donner quelque valeur à cette insinuation échouent devant les termes suivants du rapport des médecins : «L'action corrosive du liquide et la quantité contenue dans l'estomac, nous font penser que si, par mégarde, l'enfant avait voulu en boire, il se serait arrêté et n'en aurait pas avalé une gorgée.» Il est certain d'ailleurs, en présence des faits révélés par l'autopsie, que ce poison a dû être introduit dans la bouche de l'enfant, avec précaution et à l'aide d'un flacon à long col; en effet, les dents et le palais avaient presque conservé leur état ordinaire, tandis que le pharynx et l'œsophage étaient d'un rouge très-prononcé.

Le liquide dont la présence a été constatée dans l'estomac se trouve en grande quantité dans l'atelier du sieur Poindron; la femme a pu facilement s'en procurer, et, profitant du sommeil de ses deux enfants, monter dans la mansarde et commettre son crime. La présence du frère de la victime ne pouvait être un obstacle sérieux à son exécution, et puisque, d'après l'avis des médecins, l'enfant a pu ne pas crier, et qu'à raison de l'énorme quantité de poison introduite dans son estomac, il n'a pu que se débattre, vomir et mourir.

Il avait été constaté que ni la chemise de l'enfant, ni les draps de son lit n'étaient chiffonnés; or, il est impossible qu'un enfant meure empoisonné par l'acide chlorhydrique, sans se débattre et s'agiter; évidemment il a dû vomir, et si, comme le prétend l'accusée, le linge de l'enfant a été changé le 30 juillet au soir, le linge trouvé le lendemain sur l'enfant devait être sali et tout chiffonné par suite des accidents qui ont accompagné la mort. La justice acquit bientôt la certitude que la femme Poindron avait fait un mensonge qui devenait contre elle une charge accablante; le linge n'avait été changé qu'après le crime, et pour en dissimuler les traces. Une chemise et une courte-pointe, salies toutes deux par des déjections, furent saisies, et l'analyse démontra, dans ces déjections, la présence du même acide chlorhydrique trouvé dans l'estomac.

Si l'enfant était resté dans son lit, comment d'ailleurs expliquer ces taches de sang qui inondaient le plancher et couvraient la chaise? Tout démontre que la femme Poindron a dû transporter sa victime sur cette chaise, après les vomissements, et ne l'a replacée dans son lit qu'après avoir changé le linge.

Il reste à rechercher les motifs qui ont pu déterminer cette femme à commettre un crime aussi odieux: c'était une belle-mère, et elle était enceinte; les deux époux vivaient dans la gêne, et les charges allaient augmenter puisque la femme Poindron allait devenir mère.

Elle ne maltraitait pas les enfants de son mari, mais elle les négligeait, et parfois il lui arrivait de quitter son domicile, sans leur donner les aliments nécessaires, les obligeant ainsi de recourir à la pitié des voisins. Le jeune Théodore était maladif et vomissait souvent. M. Allart, appelé à lui donner ses soins, l'avait traité comme atteint d'une angine couenneuse. Interrogé, depuis la mort, sur la cause de ces vomissements fréquents, il déclare qu'ils peuvent être attribués à l'introduction, dans l'estomac, d'une substance corrosive. Il serait donc permis de penser que le crime, consommé dans la nuit du 30 au 31 juillet, a été la réalisation d'un projet déjà tenté par la femme Poindron (acte d'accusation).

Après l'interrogatoire subi par la prévenue, et l'audition des témoins, M. Pihan-Delaforest, substitut, soutient l'accusation. Me Gervais présente la défense. La femme Poindron est condamnée aux *travaux forcés à perpétuité* et à l'exposition.

M. Pihan-Delaforest a eu l'obligeance de m'écrire, le 21 décembre dernier, que la femme *Poindron a avoué son crime depuis sa condamnation.*

Voici maintenant les trois rapports des experts, commis par la justice, soit pour procéder à la nécropsie, soit pour analyser les diverses matières suspectes.

Premier rapport. Le 1er août 1847, nous Alexandre-Albert-Joseph Fleurquin, docteur en médecine, domicilié à Soissons, avons été requis, par

M. le procureur du roi, de nous transporter, le lendemain 2 août, dans la commune de Chavignon, pour visiter le cadavre du jeune Théodore Poindron. Le 2 août, à sept heures et demie du matin, nous étions à Chavignon. M. Boujot, juge suppléant près le tribunal civil de Soissons, commis spécialement pour remplir les fonctions de juge d'instruction de l'arrondissement, par empêchement de M. Gondallier de Tugny, juge délégué, pour remplir les fonctions temporairement, nous a adjoint M. Allart, officier de santé, demeurant à Chavignon, et nous a commis l'un et l'autre pour procéder immédiatement à l'autopsie du cadavre du nommé Théodore Poindron, âgé de trois ans et demi, décédé dans la nuit du 30 au 31 juillet dernier, et de lui dire, après avoir examiné attentivement toutes les parties intérieures et extérieures du corps, si la mort du jeune Poindron doit être attribuée à un crime, et, dans le cas de l'affirmative, nous a requis d'extraire du cadavre dudit enfant toutes les parties dans lesquelles pourraient se trouver des substances corrosives ou autres, ayant pu déterminer la mort.

La chambre dans laquelle était le corps du jeune Poindron était trop petite et trop mal aérée pour que nous ayons pu y procéder à notre opération. Le cadavre a été transporté dans la cour de la mairie, où, après avoir prêté le serment de remplir en honneur et conscience la mission à nous confiée, nous avons immédiatement commencé notre expertise.

État extérieur. Le cadavre est étendu sur une table et sur le dos; c'est celui d'un enfant paraissant à peine âgé de trois ans et demi, d'une constitution débile, ayant les parties musculaires peu développées. La putréfaction est déjà assez avancée, surtout à la poitrine et à la tête. Le cuir chevelu et la face sont livides; les globes oculaires font saillie hors des orbites; les fosses nasales contiennent un peu de mousse blanche, légèrement rosée; le bord des lèvres est brun noirâtre et desséché; les mâchoires sont serrées; on peut à peine apercevoir l'extrémité de la langue. L'épiderme se détache facilement au col et à la partie supérieure de la poitrine; le ventre est distendu, ballonné; il résonne comme un tambour. Nous ne trouvâmes à la surface du corps aucune trace de violence extérieure; nous n'y remarquâmes pas de taches déterminées par un acide.

Autopsie. La bouche étant très-largement ouverte, à l'aide de deux incisions prolongeant les commissures des lèvres, nous observons que la partie antérieure de la face supérieure de la langue est brune, desséchée, et comme corrodée dans l'épaisseur d'un millimètre environ; la base est rouge; les dents et le voile du palais sont peu altérés; le pharynx et l'œsophage sont d'un rouge très-prononcé, sans excoriations; l'estomac renferme environ 60 grammes d'un liquide noir, épais comme de la bouillie, et très-fétide. Ce viscère est rouge près de l'ouverture cardiaque, la membrane muqueuse est comme boursouflée, elle se détache avec facilité quand on la gratte. Dans certains endroits, les membranes muqueuse et musculeuse sont détruites; vers le grand cul-de-sac, à trois travers de doigt environ du pylore, il existe trois petites perforations dont les bords sont très-minces et arrondis. C'est cette portion la plus déclive de l'estomac qui est la plus altérée. La membrane muqueuse du duodénum est un peu épaissie et rougeâtre, le jéjunum et l'iléum conservent peu de traces d'inflammation : cette dernière portion et le gros intestin contiennent des matières fécales n'offrant rien de particulier. Le larynx et la trachée-artère sont à l'état normal ; les poumons sont gorgés de sang dans la partie la plus déclive ; ils contiennent aussi quelques gaz développés par la putréfaction. Le cœur est petit et ramolli, il ne renferme pas de sang. Le foie et les autres organes de l'abdomen sont sains ; la vessie ne contient pas d'urine. Il y a dans l'abdomen un épanchement notable d'un liquide brun et légèrement sanguinolent. Le cerveau est fortement ramolli, il présente l'aspect d'une bouillie très-épaisse, il n'offre rien d'anormal ; il en est de même du cervelet.

Après avoir terminé cet examen cadavérique, nous avons mis dans un bocal l'estomac et les matières qu'il contenait ; nous l'avons bouché, cacheté et remis à M. le juge d'instruction, qui a signé la bande avec nous.

Des faits ci-dessus relatés nous concluons :

1° Que la mort du jeune Poindron est due à l'ingestion d'une substance corrosive, que nous ne pouvons déterminer sans en avoir fait l'analyse chimique ;

2° Qu'il ne nous est pas possible de nous prononcer sur la question de savoir, si le liquide a été introduit violemment dans la bouche, ou si l'enfant l'a pris bénévolement ; cependant l'action corrosive du liquide et la quantité contenue dans l'estomac nous font penser que si par mégarde l'enfant avait voulu en boire, il se serait arrêté et n'en aurait pas avalé une gorgée.

Fait à Soissons, le 15 août 1847.

Signé : FLEURQUIN et ALLART.

Deuxième rapport. Nous soussignés, docteurs en médecine et pharmacien, domiciliés à Soissons, commis par M. le juge d'instruction, le 4 août 1847, à l'effet de rechercher par l'analyse chimique si la mort du jeune Poindron, enfant de trois ans et demi, décédé à Chavignon, dans la nuit du 30 au 31 juillet dernier, n'aurait pas été la conséquence d'un empoisonnement, avons ledit jour prêté serment entre les mains de ce magistrat, qui nous a fait remettre, dûment enveloppés avec cachet et étiquettes, les objets suivants :

1° Une calotte d'enfant et une chemise portant de nombreuses taches de déjections ; plus une courte-pointe à laquelle nous n'avons point trouvé de traces significatives.

2° Un estomac renfermé dans un bocal et baignant dans un liquide fétide, visqueux et noirâtre ; le tout provenant de l'autopsie faite à Chavignon par M. Fleurquin, l'un de nous.

Nous avons attentivement examiné d'abord la calotte en velours commun ; elle présentait des traces rougeâtres, sans altération profonde de l'étoffe. Nous avons lavé un côté avec de l'eau distillée et nous avons filtré le produit. D'autre part, nous avons divisé la chemise en deux portions dont nous avons lavé une seule ; nous avons filtré également. Les liquides provenant de ces deux lavages rougissaient le papier de tournesol et étaient manifestement acides.

Ensuite nous avons extrait l'estomac du vase qui le contenait; nous l'avons déplié avec précaution, et nous avons observé, à la surface interne, les désordres suivants: 1° rougeur très-foncée dans la portion supérieure du viscère, quelques érosions assez étendues, mais n'intéressant que la membrane muqueuse; 2° dans la portion inférieure, notamment au voisinage du pylore, signes d'une profonde désorganisation des tissus. Tout velouté avait disparu; en plusieurs points, les deux membranes internes complétement détruites; et à trois travers de doigts de la valvule pylorique, au point le plus déclive de la grande courbure, trois perforations rondes, de 3 millimètres environ. En ce point, la membrane séreuse, qui persistait seule, était tellement amincie, que les interstices de ces perforations ont fini par se déchirer, et il en résulte un seul trou irrégulier. La surface de l'estomac était couverte d'une sorte de bouillie noirâtre, charbonnée, facile à enlever par le grattage, et sous laquelle nous avons trouvé de larges eschares. Cette matière, ainsi que le liquide visqueux, dans lequel baignait l'estomac, rougissaient fortement le papier de tournesol.

En présence de ces désordres, nous avons tout d'abord pensé qu'ils étaient dus à l'action d'un acide concentré, et nos premières recherches eurent pour objet de découvrir si nous avions affaire à l'acide sulfurique. Nous expérimentâmes sur des fractions des trois liquides; nous soumîmes l'eau de macération de l'estomac, étendue d'eau distillée, à une ébullition préalable pour coaguler les matières albumineuses dont la présence pouvait gêner notre analyse; puis nous filtrâmes après refroidissement. Le produit filtré fut ensuite traité par l'éther, suivant le procédé usité en médecine légale. Nous indiquons sommairement notre opération, parce qu'elle nous donna un résultat négatif. Le chlorure de baryum ne détermina, dans aucun de ces liquides, le précipité qui indique la présence de l'acide sulfurique.

Comme les tissus altérés ne présentaient en aucun point la coloration jaune due à l'action de l'acide nitrique, nous dûmes cette fois porter notre attention sur l'acide hydrochlorique (esprit de sel du commerce). Nous expérimentâmes encore sur des fractions des trois liquides précités: 1° eau de lavage de la calotte; 2° eau de lavage de la chemise; 3° liquide et matières provenant de l'estomac.

Nous traitâmes par le nitrate d'argent les deux eaux de lavage, et nous obtînmes immédiatement en abondance un précipité blanc caillebotté, insoluble dans l'eau distillée et dans l'acide nitrique même à chaud, soluble dans l'ammoniaque; ce précipité offre tous les caractères du chlorure d'argent de la manière la plus évidente; son abondance exclut l'idée que la formation de ce sel soit due à la faible quantité d'acide hydrochlorique contenue dans les sucs naturels de l'estomac. La corrosion de ce viscère suffit du reste pour établir qu'il y a eu ingestion d'une certaine quantité d'acide concentré.

D'autre part, nous étendîmes d'eau distillée le liquide et le détritus charbonné provenant de l'estomac. Nous ajoutâmes environ parties égales d'alcool bien pur, pour coaguler à froid les matières albumineuses. Nous filtrâmes, puis nous soumîmes le produit clarifié à une distillation prolongée au bain-marie. La portion alcoolique recueillie, traitée par le nitrate d'argent, devint un peu louche, mais sans précipité sensible. Le liquide resté dans la cornue présenta au contraire d'abord des signes très-marqués de réaction acide, puis donna par le nitrate d'argent le même précipité bien caractérisé de chlorure d'argent.

Des faits ci-dessus énoncés, nous concluons :

1° Les traces de corrosion profonde que présente la surface interne de l'estomac du jeune Poindron, indiquent l'action d'un acide concentré sur ces tissus ;

2° L'acide dont l'analyse chimique nous a démontré la présence, est l'acide hydrochlorique.

Du reste, nous remettons à M. le juge d'instruction, en même temps que ce rapport :

1° Les effets dont nous n'avons lavé que des portions ;

2° L'estomac tout entier en macération dans de l'alcool pur, pour s'opposer à la décomposition putride ;

3° Une petite bouteille contenant de l'eau de lavage de la calotte ;

4° Dans une autre bouteille, une certaine quantité de l'eau dans laquelle l'estomac baignait primitivement et de la bouillie noirâtre recueillie à la surface de ce viscère avant qu'il ait été mis en contact avec l'alcool.

Fait à Soissons, le 14 août 1847.

Troisième rapport. Nous soussignés docteur-médecin et pharmaciens domiciliés à Soissons, commis par M. le juge d'instruction à l'effet de déterminer par l'analyse chimique :

1° La nature de l'acide contenu dans une bouteille en verre blanc cachetée qui nous a été présentée ;

3° De dire si cet acide est capable de donner la mort ;

3° Comme aussi s'il est bien identique avec celui trouvé (dans une expertise antérieure) dans l'estomac du jeune Poindron, et les liquides provenant dudit estomac.

Avons, après avoir prêté serment, reçu de M. le juge d'instruction une bouteille ci-dessus énoncée, et avons examiné le liquide qu'elle contenait ainsi qu'il suit :

Le flacon a été débouché ; il contenait un liquide d'une couleur jaune verdâtre, assez fluide, d'une odeur forte et pénétrante ; caractères physiques qui nous ont prouvé que nous avions affaire à l'acide chlorhydrique du commerce (esprit de sel).

Nous aurions pu nous en tenir à ces caractères, mais nous avons préféré y joindre les caractères chimiques :

Une partie du liquide mise en contact avec une dissolution de nitrate d'argent, nous a donné immédiatement un précipité abondant, blanc, lourd, caillebotté, insoluble dans l'eau, insoluble dans l'acide azotique froid ou bouillant, et soluble dans l'ammoniaque.

De ces expériences, nous tirons les conclusions suivantes :

1° Le liquide contenu dans le flacon est bien de l'acide chlorhydrique du commerce (esprit de sel) ;

2° Ce liquide ingéré dans l'économie peut occasionner la mort ;

3° Il est parfaitement identique avec celui dont nous avons découvert la présence dans l'estomac et les liquides provenant dudit estomac.

Fait à Soissons, le 12 septembre 1847.

Signé : VAUDIN, CAFFEY et FLEURQUIN.

Réflexions sur les rapports de MM. Vaudin, Caffey et Fleurquin.

Rapport n° 2, du 14 août 1847. — Il suffit de jeter les yeux sur ce rapport pour être convaincu que les experts qui l'ont rédigé étaient bien autrement au courant des travaux récemment publiés sur l'empoisonnement par l'acide chlorhydrique, que les médecins et les chimistes de Charleroy. Je ne ferai à ce travail qu'un seul reproche : comment se fait-il qu'après avoir coagulé par l'alcool une certaine quantité de matière organique, on n'ait pas poussé la distillation du liquide alcoolique filtré jusqu'à la dessication? On eût certainement obtenu dans le récipient un liquide qui aurait fourni un précipité abondant de chlorure d'argent par l'azotate de ce métal, tandis qu'en agissant comme l'ont fait les experts, le liquide recueilli louchissait à peine, sans précipiter sensiblement par cet azotate ; en procédant ainsi, les résultats eussent été beaucoup plus concluants qu'ils ne l'ont été par la méthode qui a été suivie. Que pouvait-on inférer, en effet, de ce que le liquide alcoolique *restant dans la cornue* était fortement acide et précipitait abondamment par l'azotate d'argent ; n'est-il pas évident qu'un liquide, qui ne contiendrait pas d'acide chlorhydrique *libre*, mais qui renfermerait un acide autre que celui-ci, et un chlorure quelconque soluble se comporterait de même, avec l'azotate d'argent, que celui qui faisait l'objet de l'expertise? Je me suis assez étendu sur ce point, en parlant du procès de Denisty, pour me croire dispensé d'y revenir.

Rapport n° 3, du 12 septembre 1847. — Je me bornerai à relever une seule phrase de ce rapport : « Nous aurions pu, disent les experts, nous en tenir, pour reconnaître l'acide chlorhydrique, aux caractères physiques tirés de la couleur, de la consistance, et de l'odeur de cet acide ; mais nous avons préféré y joindre les caractères chimiques. » Je comprends que, pour des hommes habitués à manier des acides, il suffise de quelques caractères physiques pour reconnaître certains corps, lorsqu'aucun intérêt majeur n'est engagé ; mais en justice, quand il s'agit d'apporter au jury et aux magistrats un élément qui peut influer sur l'honneur et même sur la vie d'un accusé, on ne saurait s'entourer de trop de lumières ; il faut surtout qu'aucun doute ne puisse s'élever sur la nature de la substance que l'on soupçonne avoir occasionné l'empoisonnement.

DE L'EAU RÉGALE.

L'eau régale est composée de gaz chloro-azotique, de chlore, d'eau, d'acide azotique et d'acide chlorhydrique; elle est le résultat d'un mélange de ces deux derniers acides. On la reconnaîtra aux *propriétés physiques* et *chimiques* suivantes. Elle est liquide, jaune rougeâtre ou rouge, d'une odeur désagréable et d'une saveur excessivement caustique; elle rougit fortement l'eau de tournesol. Elle agit sur l'azotate d'argent dissous comme l'acide chlorhydrique. Le cuivre, le zinc et le fer, se comportent avec elle comme avec l'acide azotique; le gaz bioxyde d'azote, provenant de la décomposition de l'acide azotique, reste d'abord dissous dans la liqueur, et lui communique une couleur verdâtre; bientôt après la température s'élève, le gaz se dégage avec effervescence, et répand des vapeurs d'un jaune orangé. L'eau régale dissout avec rapidité l'or divisé.

L'action de l'eau régale sur l'économie animale est analogue à celle des acides azotique et chlorhydrique.

DE L'ACIDE PHOSPHORIQUE.

Action sur l'économie animale.

Expérience Ire. — Lorsqu'on injecte dans les veines quelques centigrammes d'acide phosphorique dissous dans une très-petite quantité d'eau, le sang est coagulé, et l'animal meurt au bout d'une ou deux minutes : si l'acide est affaibli, il n'éprouve aucune incommodité. Introduit dans l'estomac, l'acide phosphorique détruit la vie au bout d'un temps variable, suivant sa concentration et la dose à laquelle on l'emploie.

Expérience II. — On a fait avaler à un petit chien âgé de deux ans 1 gramme 60 centigrammes d'acide phosphorique dissous dans 2 grammes d'eau : au bout de deux minutes, l'animal a vomi une petite quantité de matières filantes et roussâtres; ces vomissements se sont renouvelés quatre fois dans les cinquante premières minutes qui ont suivi l'ingestion du poison. Deux heures après, il a paru éprouver des douleurs à la gorge, et il a fait beaucoup d'efforts infructueux pour vomir. Le lendemain matin, il était abattu, triste, et se tenait couché sur le ventre. On l'a mis sur ses pattes pour le faire marcher; mais il éprouvait des vertiges tels, qu'il lui était impossible de faire deux pas sans tomber. Il est mort à midi (vingt-trois heures après l'empoisonnement). La membrane muqueuse de l'estomac était d'un rouge foncé, principalement dans la portion qui avoisine le pylore; l'intérieur du duodénum offrait la même altération. Les poumons étaient sains.

Expérience III. — 1 gramme 35 centigrammes de cet acide furent donnés à un lapin adulte. Pendant une heure, l'animal parut un peu agité, et refusa de manger; mais peu de temps après, il se rétablit complétement. Au bout de vingt-quatre heures, on lui administra 4 grammes de la même substance dissoute dans un peu d'eau; presque aussitôt la respiration devint difficile, et, au bout de quinze à trente minutes, l'animal parut agité et dans un état d'anxiété, et cependant il semblait redouter de se remuer. Dix ou douze heures après, il y eut un vomissement d'un liquide sanguinolent, et l'animal mourut avec de faibles mouvements convulsifs. La membrane muqueuse de l'estomac était d'un rouge brun, du côté du cardia seulement; cet organe ne contenait qu'une très-petite quantité d'acide phosphorique; cependant les matières qu'il renfermait avaient une action acide très-prononcée, qui dépendait de la présence de l'acide chlorhydrique. Les organes de l'abdomen étaient sains, et ne contenaient aucune trace du poison. Les poumons et le cœur étaient gorgés de sang; le cerveau était sain, ainsi que les reins, qui ne donnaient aucun signe d'acidité. Nulle part on ne put découvrir l'odeur du phosphore. L'urine était fortement imprégnée d'acide phosphorique, comme on s'en assura à l'aide de l'ammoniaque et du sulfate de magnésie. L'utérus était très-rouge, et dans le vagin on trouva un liquide sanguinolent. (*Horn's Archiv für medizinische Erfahrung*, septembre et octobre 1830.)

L'analogie qui existe entre le mode d'action de l'acide phosphorique et de ceux dont j'ai fait l'histoire doit me dispenser de donner à cet article une plus grande étendue.

Symptômes, lésions de tissu et traitement.

Voyez page 117.

Recherches médico-légales.

Acide phosphorique concentré. Il est solide, inodore, incolore, et d'une saveur aigre; le plus ordinairement il existe dans les laboratoires sous forme d'un liquide épais, presque visqueux, rougissant fortement le tournesol. Chauffé, il fond et donne un verre blanc et transparent. Si, après avoir été pulvérisé avec trois parties de charbon dans un mortier de porcelaine, on le chauffe fortement dans un creuset, il se décompose bientôt et fournit du phosphore, qui ne tarde pas à s'enflammer. L'eau et l'alcool le dissolvent facilement. La dissolution aqueuse, versée dans les eaux de baryte, de strontiane et de chaux, y occasionne des précipités blancs, facilement solubles dans un excès d'acide phosphorique ou dans l'acide azotique pur: ce dernier caractère ne permet point de confondre l'acide phosphorique avec l'acide sulfurique, qui fournit, avec l'eau de baryte, un précipité insoluble dans l'acide azotique. Elle ne trouble point la dissolution d'azotate d'argent, à moins qu'on ne la sature par de la potasse, de la soude ou de l'ammoniaque; alors il se dépose du phosphate d'argent *jaune* si la dissolution a été faite avec de l'acide non vitrifié, et du pyro-phosphate d'argent *blanc* si l'acide avait été récemment vitrifié avant d'être dissous.

Dissolution affaiblie d'acide phosphorique. Elle agit sur le tournesol, sur les eaux de chaux et de baryte, et sur l'azotate d'argent, comme la dissolution concentrée; mais pour en obtenir du phosphore à l'aide du charbon, il faut préalablement l'évaporer jusqu'à siccité.

Mélange d'acide phosphorique et de la matière des vomissements, ou de celle qui se trouve dans le canal digestif. Acide phosphorique appliqué sur la surface interne des membranes de l'estomac et des intestins. L'eau sucrée et le vin n'éprouvent aucun trouble de la part de cet acide. La dissolution de gélatine devient plus transparente par son mélange avec lui; il ne précipite pas l'albumine; il sépare de la bile de l'homme une matière jaune, qui passe au vert par une plus grande quantité d'acide.

EXPÉRIENCE Ire. — J'ai évaporé jusqu'à siccité un mélange de 10 centigrammes d'acide phosphorique solide et de 200 grammes de bouillon, de lait et de café. Le produit refroidi a été agité pendant dix minutes avec de l'alcool concentré marquant 44 degrés, et la dissolution a été filtrée. Le liquide, jaunâtre et transparent, rougissait fortement le tournesol, précipitait en blanc l'eau de chaux, et fournissait avec l'azotate d'argent et la potasse un précipité jaune de phosphate d'argent. Évaporé jusqu'à siccité, mêlé avec trois fois son poids de charbon, et calciné dans un petit creuset de Hesse, dont le couvercle, percé d'un trou à sa partie moyenne, était luté avec le creuset au moyen de l'argile, il a fourni, au bout de dix minutes d'une chaleur rouge, du phosphore, qui brûlait au-dessus de l'ouverture pratiquée au milieu du couvercle, avec une flamme blanche, et répandait une odeur d'ail et une fumée d'acide phosphorique.

EXPÉRIENCE II. — J'ai recueilli les matières contenues dans l'estomac d'un chien, que j'avais pendu, trente heures après l'avoir empoisonné avec un mélange de 4 grammes d'acide phosphorique vitrifié, dissous dans 200 grammes d'un mélange de lait, de bouillon et de café. J'ai fait tremper l'estomac pendant deux heures dans de l'eau distillée froide, et, après avoir réuni l'eau de lavage aux autres matières, j'ai évaporé le tout, jusqu'à siccité, dans une capsule de porcelaine; le produit a été agité pendant dix minutes avec de l'alcool froid marquant 44 degrés; la liqueur filtrée, parfaitement transparente et d'un jaune foncé, rougissait le papier bleu de tournesol, précipitait du phosphate d'argent jaune par l'azotate d'argent et la potasse, et donnait un précipité blanc avec de l'eau de chaux. Mélangée avec du charbon et évaporée jusqu'à siccité, elle a laissé un résidu que j'ai chauffé jusqu'au rouge dans un petit creuset, semblable à celui dont je m'étais servi dans l'expérience précédente, et qui, au bout de quelques minutes, a donné du phosphore brûlant avec une flamme d'un blanc jaunâtre.

Procédé. On agira sur les matières suspectes comme il vient d'être dit, et si l'on ne découvre pas l'acide phosphorique, on fera bouillir le canal digestif avec de l'eau distillée, pendant une heure environ, dans une capsule de porcelaine; le *solutum,* filtré et évaporé jusqu'à siccité, sera traité par l'alcool concentré à 44 degrés (voyez expérience 2). Si le malade avait pris de la magnésie ou tout autre contre-poison alcalin, on pourrait ne pas trouver de l'acide phosphorique *libre,* mais bien du phosphate de magnésie, du phosphate de chaux, etc., sels qu'il faudrait chercher à reconnaître par les caractères qui leur sont propres.

DE L'ACIDE HYPOPHOSPHORIQUE.

L'acide hypophosphorique est liquide, incolore, visqueux, et doué d'une forte saveur; il rougit l'eau de tournesol. Lorsqu'on le chauffe dans une petite fiole, il *s'enflamme, répand une odeur alliacée,* et se transforme en acide *phosphorique.* Versé dans de l'azotate d'argent dissous, il y occasionne un précipité blanc qui passe par diverses nuances et finit par noircir.

L'acide hypophosphorique détermine des symptômes et des altérations de tissu semblables à ceux que produit l'acide phosphorique, seulement il agit avec moins d'énergie.

DE L'ACIDE OXALIQUE.

Action sur l'économie animale. — Symptômes de l'empoisonnment par l'acide oxalique concentré.

Observation Ire. — Une fille de vingt-deux ans, d'une bonne santé habituelle, avala, dans un accès de jalousie, une forte dose d'acide oxalique. Le lendemain matin, elle fut trouvée morte dans sa chambre. La surface interne de l'estomac était généralement blanche; mais ses membranes étaient si ramollies qu'on pouvait à peine les manier sans les déchirer. Vers le côté gauche du viscère, les tissus avaient une consistance pulpeuse; on voyait plusieurs perforations. Le liquide renfermé dans l'estomac pesait 180 grammes; il était noir, fortement acide et contenait 12 grammes d'acide oxalique.

Le Dr Leterby, qui a publié cette observation, s'exprime ainsi : «On avait douté de l'action corrosive de l'acide oxalique sur l'estomac; M. Christison ne mentionne, je crois, qu'un seul cas dans lequel ce viscère ait été perforé, et M. Taylor affirme que, dans ses expériences sur les animaux ainsi que dans les autopsies qu'il a pratiquées chez l'homme, il n'a jamais vu se produire la perforation de l'estomac. L'observation précédente montre que la perforation peut avoir lieu.»

Resterait à savoir maintenant si le ramollissement et la destruction des membranes gastriques ne se seraient pas produits, en grande partie du moins, après la mort, par suite de cette dissolution chimique si bien décrite par M. Carswell (*Gazette des hôpitaux*, année 1845, p. 267).

Observation II, *par M. Lemple d'Islington*. — Une bonne, âgée de vingt-trois ans, se procura, dans un moment de désespoir amoureux, 15 grammes d'acide oxalique dont elle prit la moitié le 2 avril à cinq heures du matin; elle rejeta l'autre moitié avec le papier dans lequel elle était renfermée.

Immédiatement après l'ingestion de ce poison, elle fut prise d'accidents tellement intenses, que sa maîtresse crut devoir faire appeler sans retard M. Lemple. Ce praticien, arrivé à six heures et demie, trouva la malade dans l'état suivant : des vomissements de bile mêlée de caillots de sang avaient déjà eu lieu; la face était inanimée et abattue, les yeux fermés, le pouls petit et fréquent; la malade n'accusait pas de grandes douleurs.

M. Lemple envoya chercher aussitôt une solution gélatineuse et du carbonate de magnésie; en attendant ces médicaments, il fit prendre une pâte liquide formée d'eau et de craie; il mélangea ensuite l'eau gélatineuse et le carbonate de magnésie, puis il l'administra dans les moments surtout où la malade éprouvait des douleurs brûlantes dans la bouche et le gosier. Elle vomit de suite une grande quantité de sang, presque noir, et mêlé à un peu de bile. On réitéra le médicament; les vomissements cessèrent, et l'amélioration commença à se manifester.

Le soir, sur les sept heures et demie, la malade paraissait un peu somnolente, et se plaignait de ressentir à l'épigastre de fortes douleurs pongitives, qui reparaissaient par paroxysmes, et qui la forçaient à pousser de grands cris. La douleur était augmentée par la pression; la langue était nette et humide; le pouls, modérément plein, n'avait que trente-deux pulsations par minute; la soif était ardente; il n'y avait plus de vomissements, et il n'y avait pas eu d'évacuation alvine de toute la journée; la respiration s'exécutait librement.

M. Lemple prescrivit une application de douze sangsues à la région épigastrique; à l'intérieur il conseilla l'usage des préparations suivantes :

Pr.	Calomélas préparé à la vapeur.	25 centigr.
	Opium................	25 milligr.

F. s. a.

A prendre de suite dans une cuillerée d'eau sucrée.

Pr.	Sulfate de magnésie........	24 grammes.
	Infusion de séné...........	180
	Sirop de gingembre........	15

F. s. a.

A prendre toutes les quatre heures, deux cuillerées à bouche.

Le soir même, la malade fut transportée chez son père, qui résidait à 5 kilomètres environ de distance, et le 12 avril on apprit que la santé de la malade était entièrement rétablie.

A cette occasion, l'auteur fait observer que l'antidote de l'acide oxalique, recommandé par les anciens médecins, savoir : l'ingestion de beaucoup de lait, d'eau, etc. est nuisible, parce que l'acide oxalique délayé est absorbé plus aisément. (*The Lancet.*)

MM. Christison et Coindet établissent, dans un mémoire intéressant, que, lorsque l'acide oxalique est administré de manière à ne faire périr les chiens qu'au bout d'une heure, on observe les symptômes suivants : efforts violents de vomissement, légère roideur permanente des pattes postérieures, tête pendante, aspect triste et abattu, pouls faible et fréquent ; à peu près en même temps, l'animal éprouve des paroxysmes d'une gêne dans la respiration, qui paraît dépendre d'une contraction des muscles respiratoires et qui survient avant que la dilatation de la poitrine soit complète ; la roideur des membres postérieurs augmente ; ils deviennent insensibles et quelquefois paralysés. De temps en temps l'animal rejette sa tête en arrière, sa démarche semble roide, il ne paraît pas être maître de ses mouvements. A mesure que l'action du poison devient plus intense, le spasme des muscles respiratoires augmente tellement, qu'à la fin de chaque paroxysme, la respiration est suspendue pendant un certain temps : ordinairement alors la tête, la queue et les extrémités, sont plus ou moins renversés en arrière, jusqu'à simuler quelquefois une attaque violente d'opisthotonos. Pendant les intervalles des paroxysmes, la respiration est fréquente, et les contractions du cœur sont faibles et accélérées : dans un seul cas seulement, elles étaient tellement fortes, qu'elles se faisaient entendre assez loin de l'animal. L'insensibilité, jusqu'alors bornée au train de derrière, s'étend au tronc, aux pattes antérieures, et finit par gagner la tête. A mesure qu'elle s'avance, la respiration devient moins fréquente, les accès spasmodiques sont moins marqués, et finissent par cesser entièrement. Pendant un certain temps, on peut les faire reparaître en frappant l'animal sur le dos ou les pattes ; mais enfin il tombe dans un état de coma profond, accompagné d'un relâchement complet de tous les muscles du corps. Les mouvements du cœur sont alors à peine sensibles ; la respiration est lente, régulière et courte, et s'affaiblit de plus en plus, jusqu'à ce que la vie de l'animal s'éteigne presque insensiblement. La dose du poison apporte quelques modifications dans les symptômes : si on l'augmente, les effets se rapprochent beaucoup de ceux que produisent la strychnine et la brucine ; ils en diffèrent par l'action que l'acide oxalique exerce sur le cœur. Lorsque, au contraire, la dose est moins forte, l'animal éprouve de la roideur dans les pattes postérieures, une espèce de somnolence, mais ni insensibilité ni même paroxysmes spasmodiques, et ordinairement il se rétablit plus ou moins promptement. Les différents degrés de concentration de cet acide produisent des modifications semblables dans les symptômes : *plus il est étendu, plus il agit avec force.*

Le premier symptôme qui se manifeste chez l'homme est toujours une douleur brûlante dans l'estomac, et quelquefois aussi dans la gorge (1); elle se déclare immédiatement après l'ingestion du poison, et elle est en général suivie de vomissements violents qui se continuent jusqu'aux approches de la mort : quelquefois cependant ces vomissements ont été faibles, et n'ont même pas eu lieu; les matières vomies sont en général d'une couleur foncée, et même sanguinolentes. Les signes de l'affaiblissement de la circulation sont toujours très-marqués; le pouls devient imperceptible et peut rester plusieurs heures dans cet état. Cette faiblesse extrême du pouls est accompagnée d'un froid glacial, de sueur gluante, et quelquefois de la lividité des ongles et des doigts. Presque tous les malades présentent des symptômes d'une affection du système nerveux : les uns se plaignent d'engourdissement et d'un sentiment de fourmillement des extrémités, longtemps après la disparition des symptômes violents; d'autres deviennent insensibles quelque temps avant la mort; il en est enfin qui offrent des convulsions. En général, les malades périssent en moins d'une heure, et quelquefois même ils ne survivent que peu de minutes.

Lésions de tissu produites par l'acide oxalique.

Si l'acide est concentré, il corrode l'estomac et dissout la gélatine de ses membranes. Dans un empoisonnement de ce genre, l'estomac contenait environ 400 grammes d'un fluide foncé; sa membrane muqueuse, injectée, rouge dans toute son étendue, offrait un épaississement considérable, avec des plaques; la membrane musculeuse, contractée, était exactement partagée en deux portions, l'une cardiaque, l'autre pylorique; la tunique séreuse était injectée aussi. L'iléum était fortement enflammé à quelques pouces du colon; cet intestin était rétréci dans toute son étendue, mais sans aucune apparence d'inflammation. Il y avait un épanchement considérable d'un fluide limpide entre l'arachnoïde et la pie-mère, qui formait entre ces deux membranes un écartement de près de 1 centimètre. La substance médullaire du cerveau était plus blanche qu'à l'ordinaire, et le plexus choroïde plus pâle qu'il ne l'est ordinairement dans des congestions cérébrales (2).

Si l'acide oxalique est étendu d'une grande quantité d'eau, il ne déter-

---

(1) Ce genre d'empoisonnement est devenu très-fréquent en Angleterre depuis quelques années, ce qui tient à ce que l'acide oxalique a été confondu avec le sel d'Epsom.

(2) *Bibliothèque médicale*, t. XLIV, p. 121, octobre 1814.

mine aucune altération remarquable du cerveau ni des viscères abdominaux; mais les poumons offrent des taches d'un rouge vif, sans aucune trace d'épanchement. Deux ou trois minutes après la mort, le cœur ne présente plus de pulsations et ne jouit plus de la faculté de se contracter; si l'animal a péri avant l'époque de l'insensibilité, le sang des cavités droites est noir, celui des cavités gauches est vermeil. Au contraire, le cœur continue de battre pendant quelques instants après que la respiration a cessé, si la mort a été précédée de l'état comateux. Alors le sang est d'une couleur noire dans les deux systèmes vasculaires.

Après avoir fait connaître les altérations de tissu produites le plus ordinairement par l'acide oxalique, MM. Christison et Coindet établissent : 1° que l'estomac est quelquefois parfaitement sain, ou ne présente qu'une légère teinte rougeâtre; 2° que l'érosion plus ou moins complète de l'épiderme de la membrane muqueuse de ce viscère, et l'état gélatineux et transparent du chorion et de ses autres tissus, sont des effets qui n'appartiennent qu'à l'acide oxalique; mais qu'il faudrait néanmoins, dans un cas médico-légal, retrouver cet acide en nature pour se prononcer sur son existence.

Ces diverses observations ont porté les auteurs du mémoire à conclure : 1° que l'acide oxalique très-concentré, introduit à haute dose dans l'estomac, irrite ou corrode cet organe, et détermine la mort par l'affection sympathique du système nerveux; 2° que, lorsqu'il est étendu d'eau, il est absorbé et porte son influence sur les organes éloignés : il n'agit alors ni en irritant l'estomac ni sympathiquement : toutes choses égales d'ailleurs, son action est plus rapide lorsqu'il est étendu d'eau que lorsqu'il est concentré; 3° qu'on ne peut le retrouver dans aucun des liquides de l'animal, quoiqu'il soit absorbé, probablement parce qu'il est décomposé en passant par les poumons, et que ses éléments se combinent avec le sang; 4° qu'il agit directement comme sédatif. Les organes sur lesquels il porte son influence sont d'abord la moelle épinière et le cerveau, ensuite et secondairement les poumons et le cœur. Enfin, la cause immédiate de la mort est quelquefois une paralysie du cœur, d'autres fois une asphyxie, ou enfin ces deux affections réunies.

Traitement de l'empoisonnement par l'acide oxalique.

On agit comme il a été dit à l'occasion des acides (voyez p. 121).

Recherches médico-légales.

Acide oxalique solide ($C^2O^3,3HO$). Il est sous forme de prismes incolores, transparents et quadrilatères, terminés par des sommets dièdres, ou de petits cristaux aiguillés et lamelleux, ressemblant beaucoup à ceux du sulfate de magnésie, d'une saveur acide très-prononcée, inodore, et rougissant fortement le tournesol. Chauffé à 100°, il perd 2 équivalents d'eau. A 180°, il se partage en deux parties : l'une, très-abondante, se sublime à la partie supérieure du vase ; l'autre se décompose et laisse à peine un résidu charbonneux. Projeté sur des charbons ardents, il fond aussitôt et répand une fumée blanche, acide, irritante, qui provoque la toux, sans laisser de résidu charbonneux. Cent parties d'eau froide dissolvent 11 parties $1/2$ de cet acide ; l'eau bouillante en dissout à peu près son poids ; il est moins soluble dans l'alcool.

Dissolution aqueuse concentrée. Liquide incolore, transparent, rougissant énergiquement le papier bleu de tournesol, formant avec la potasse un oxalate soluble, s'il est *neutre ;* quand on ajoute assez d'acide pour transformer ce sel en oxalate *acide,* il se dépose des petits cristaux d'oxalate acide moins soluble que l'oxalate neutre. L'acide oxalique précipite l'eau de chaux et tous les sels calcaires, sans en excepter le sulfate ; l'oxalate de chaux précipité, *insoluble dans un grand excès d'acide oxalique,* ne se dissout pas non plus dans l'*acide acétique* concentré ; l'acide azotique au contraire le dissout à merveille ; desséché et calciné dans une cuiller de platine, il se charbonne et laisse de la chaux vive. Versé dans une dissolution d'azotate d'argent, il fournit de l'oxalate d'argent blanc, caillebotté, soluble dans l'acide azotique, et qui, étant desséché et chauffé dans un verre à montre ou sur une lame métallique, brunit sur les bords, *détone légèrement* en répandant *tout à coup* une grande quantité de vapeur épaisse blanche, et laisse de l'argent métallique. Le *tartrate d'argent* chauffé de même se charbonne, répand une *légère* fumée d'une odeur de caramel, devient *incandescent,* et laisse de l'argent sans *détoner.* L'acétate d'argent noircit et laisse aussi de l'argent métallique, sans *détoner* ni *répandre* sensiblement de vapeurs. On ne saurait non plus confondre l'oxalate d'argent avec les précipités que fournissent la noix de galle et l'acide formique versés dans l'azotate d'argent, car ces précipités de couleur noire ne sont autre chose que de l'argent métallique réduit. L'acide formique n'opère la réduction de l'azotate d'argent à froid qu'au bout d'un certain temps.

La dissolution concentrée d'acide oxalique laisse déposer une partie de l'acide quand on la mêle avec de l'alcool concentré marquant 44 degrés ; il s'en dépose moins si l'alcool ne marque que 36 degrés ; dans l'un et l'autre cas, mais surtout dans le dernier, il reste encore beaucoup d'acide oxalique dans la dissolution filtrée.

Dissolution aqueuse étendue. Elle est incolore, transparente, et rougit le tournesol ; l'eau de chaux, les sels calcaires et l'azotate d'argent, agissent sur elle comme sur la dissolution concentrée ; ce dernier réactif peut déceler l'acide oxalique dans un *solutum* fait avec 1 centigramme d'acide et 3,200 parties d'eau ; la chaux précipiterait même une dissolution qui ne contiendrait qu'un quarante-millième de son poids d'acide. Quand on la chauffe avec du chlorure d'or jusqu'à l'ébullition, il y a formation d'acide chlorhydrique, dégagement d'acide carbonique et révivification de l'or; on peut reconnaître par ce moyen la présence d'un dix-millième environ d'acide oxalique. L'alcool le plus concentré ne trouble point la dissolution étendue d'acide oxalique.

Acide oxalique mêlé au vinaigre. On sature le vinaigre par de l'ammoniaque; un sel soluble de chaux, versé dans la dissolution, donne de l'oxalate de chaux insoluble, facilement reconnaissable (voyez p. 240). On peut encore évaporer le vinaigre jusqu'aux $^3/_4$, et verser dans la liqueur ainsi concentrée et filtrée une dissolution saturée de chlorure de potassium; on obtiendra des cristaux de bioxalate de potasse si le vinaigre renferme de l'acide oxalique.

Acide oxalique mêlé à des liquides végétaux et animaux, aux matières vomies ou à celles qui se trouvent dans le canal digestif. Il n'exerce aucune action sur les fluides végétaux et animaux, si ce n'est sur la gélatine, qu'il dissout sans lui faire subir ni subir lui-même de changement dans sa composition.

Expérience Ire. — J'ai laissé pendant six heures, dans une dissolution aqueuse d'acide oxalique *froide*, quelques lambeaux d'un estomac humain non putréfié et parfaitement lavé. La liqueur filtrée a été partagée en deux parties: l'une d'elles, évaporée à une douce chaleur, m'a fourni des cristaux d'acide oxalique; l'autre, traitée par le *décoctum* aqueux de tannin, a donné un précipité de matière organique. J'ai filtré, et j'ai également obtenu de l'acide cristallisé.

Expérience II. — Après avoir dissous 50 centigrammes d'acide oxalique dans l'eau, je les ai mêlés avec 200 grammes de lait, de bouillon et de café; puis j'ai partagé la liqueur en deux parties égales *A* et *B*. La portion *A*, évaporée à une douce chaleur, presque jusqu'à siccité, a été agitée, pendant quelques minutes, avec de l'alcool froid marquant 36 degrés; j'ai filtré. Le *solutum*, transparent et jaunâtre, évaporé avec soin, m'a fourni des cristaux d'acide oxalique incolores et parfaitement reconnaissables.

La portion *B* a été précipitée par une dissolution de *tannin;* le liquide, filtré et évaporé jusqu'en consistance épaisse, était jaunâtre, et ne donnait point de cristaux par le refroidissement; je l'ai étendu d'eau, et précipité par un excès d'azotate d'argent. Le dépôt, après avoir été parfaitement lavé, a été desséché et chauffé sur un verre à montre placé au-dessus de la flamme d'une lampe à alcool: il n'a présenté *aucun* des caractères de l'oxalate d'argent.

Expérience III. — J'ai empoisonné un chien à jeun avec 8 grammes d'acide oxalique dissous dans 200 grammes de lait, de bouillon et de café; l'œsophage a été lié, et l'animal est mort deux heures et demie après. Les liquides de l'estomac offraient une couleur de café au lait, et étaient très-acides; j'en ai pris le tiers, et je l'ai précipité par un excès de dissolution aqueuse de *tannin*. La dissolution filtrée, d'un blanc légèrement jaunâtre, évaporée jusqu'en consistance presque sirupeuse, n'a point cristallisé par le refroidissement; je l'ai traitée par l'alcool froid, marquant 44 degrés, qui a coagulé encore une assez grande quantité de matière animale. Après quinze heures de réaction, j'ai filtré la liqueur alcoolique, et je l'ai fait évaporer à une douce chaleur dans une capsule de porcelaine; l'acide n'a point cristallisé; alors j'ai fait dissoudre dans l'eau distillée la masse en consistance d'extrait. Le *solutum* précipitait par l'eau de chaux en blanc, qui passait bientôt au *violet*, à cause de la présence du tannin; les sels de cuivre y faisaient naître, par l'addition d'un peu de potasse, un dépôt *brun foncé*.

Expérience IV. — J'ai administré, à un chien de moyenne taille, 12 grammes d'acide oxalique dissous dans 70 grammes d'eau; l'œsophage a été lié, et l'animal est mort au bout de trois heures. Je l'ai ouvert deux jours après. L'estomac, à peine enflammé, contenait beaucoup d'aliments; sa membrane muqueuse, en partie détruite, était grandement ramollie et se déchirait facilement. J'ai fait bouillir pendant un quart d'heure les matières alimentaires avec un litre d'eau distillée, et j'ai filtré: le *solutum* était jaunâtre, transparent et très-acide; je l'ai divisé en deux parties égales *A* et *B*. La portion *A*, rapprochée par l'évaporation à un feu doux, a laissé, après son refroidissement, une masse gélatineuse tellement abondante, qu'il était impossible d'apercevoir la plus légère trace de cristaux d'acide oxalique; j'ai agité cette masse avec de l'alcool froid à 36 degrés, et au bout de dix minutes j'ai filtré. La dissolution a été en partie précipitée par l'azotate d'argent. J'ai lavé à plusieurs reprises l'oxalate d'argent déposé, puis je l'ai laissé sécher sur un filtre; mais il retenait encore assez de matière organique pour ne pouvoir pas être détaché du filtre. Celui-ci, chauffé, *n'a point brûlé*, comme le fait un papier contenant de l'*oxalate d'argent sans mélange;* il s'est charbonné sans la moindre apparence de détonation. La portion de la dissolution alcoolique, qui n'avait point été précipitée par l'azotate d'argent, a été évaporée à une douce chaleur, et a fourni de petits cristaux d'acide oxalique, qui sont devenus incolores, dès qu'ils ont été légèrement pressés entre deux feuilles de papier brouillard, et qui se comportaient *avec tous les réactifs,* y compris l'azotate d'argent, comme l'acide oxalique.

B, rapproché par l'évaporation jusqu'à la moitié de son volume, après avoir été refroidi, a été traité par l'alcool à 44 degrés, qui a précipité beaucoup de matière organique; j'ai filtré; la liqueur, jaunâtre et transparente, a été chauffée à un feu doux, dans une capsule de porcelaine, et m'a fourni des cristaux bien caractérisés d'acide oxalique.

Les matières alimentaires non dissoutes par l'eau ont été de nouveau traitées à plusieurs reprises par l'eau distillée froide et bouillante; ces diverses dissolutions ont présenté longtemps des traces d'acidité, et j'ai pu m'assurer qu'elles renfermaient *toutes* de l'acide *oxalique*. Lorsque les eaux de lavage ne rougissaient plus le papier de tournesol, j'ai fait bouillir les matières ainsi lavées avec du bicarbonate de potasse pur et de l'eau distillée, dans une capsule de porcelaine; après une heure d'ébullition, j'ai filtré et versé dans le liquide filtré un excès d'acétate de plomb, qui a donné un précipité blanc abondant. J'ai lavé ce précipité pendant quinze jours, pour enlever autant que possible la matière organique précipitée; il s'agissait de savoir si le dépôt restant contenait de l'*oxalate de plomb;* je l'ai soumis à un courant d'acide sulfhydrique gazeux, après l'avoir délayé dans l'eau distillée; j'ai séparé par le filtre le sulfure de plomb, et j'ai fait évaporer la liqueur à une douce chaleur pour chasser l'excès d'acide sulfhydrique et pour la faire cristalliser: je n'ai point obtenu de cristaux. Après avoir étendu d'eau le liquide, je l'ai mêlé avec de l'azotate d'argent, qui a donné un *léger précipité* que j'ai lavé, desséché et chauffé sur un verre à montre, mais qui ne s'est pas comporté comme l'oxalate d'argent.

EXPÉRIENCE V. — J'ai administré à un fort chien à jeun 7 grammes d'acide oxalique dissous dans 250 grammes d'eau; l'œsophage et la verge ont été liés. L'animal est mort au bout de deux heures, et a été aussitôt ouvert. Le foie, la rate et les reins ont été immédiatement séparés et mis à part. La vessie a été vidée; elle contenait 80 grammes d'urine. L'estomac renfermait 202 grammes d'un liquide brunâtre, sanguinolent, qui a été étendu d'eau et mis sur un filtre.

Liquide de l'estomac filtré. Il est transparent, brun café clair, et rougit le papier bleu de tournesol. On le divise en trois parties égales *A, B, C.* La portion *A*, saturée par la potasse pure, qui lui communique une teinte légèrement rosée, précipite abondamment par l'azotate d'argent en blanc tirant un peu sur le gris; le précipité ramassé, *bien lavé* et desséché, est d'un brun noirâtre; chauffé dans un verre à montre, il se *charbonne, sans répandre de fumée et sans détoner,* en sorte qu'il est impossible de reconnaître là l'oxalate d'argent. Le chlorure de calcium la précipite en blanc; le dépôt, assez difficile à laver, lorsqu'il est épuisé de toutes les parties solubles qui l'enveloppent, est desséché et calciné dans une cuiller de platine; il se charbonne, puis blanchit, et laisse de la *chaux vive.* Le sulfate de bioxyde de cuivre la précipite en *vert bleuâtre,* au lieu de donner un précipité blanc bleuâtre; quand le dépôt est bien lavé, il est d'un *vert* assez foncé, et ne ressemble guère à l'oxalate de cuivre blanc bleuâtre.

B. est évaporé à une douce chaleur jusqu'en consistance épaisse, puis refroidi et traité par l'alcool concentré marquant 44 degrés, et froid; le *solutum* filtré est d'un jaune clair; réduit par la chaleur, jusqu'au point où il pourra cristalliser, il fournit des cristaux d'acide oxalique parfaitement reconnaissables, donnant avec l'azotate d'argent de l'oxalate d'argent, que l'on peut faire détoner en le soumettant à l'action du feu.

C a été précipité par le *décoctum* aqueux de tannin, et filtré; le liquide, de couleur rougeâtre, contenait un excès de tannin. On l'a évaporé à un feu doux, et l'on a obtenu une masse noirâtre, au milieu de laquelle il était impossible d'apercevoir des cristaux d'acide oxalique.

Foie et rate. Après avoir coupé ces deux organes en petits morceaux, on les a laissés pendant vingt-quatre heures dans de l'eau distillée froide, puis on a filtré; le liquide, rouge, sanguinolent, a été chauffé jusqu'en consistance épaisse, refroidi et agité, pendant dix minutes, avec de l'alcool concentré marquant 44 degrés, et froid: le *solutum* alcoolique filtré était d'un jaune clair, et parfaitement transparent; évaporé jusqu'au point où il pouvait cristalliser, il n'a point fourni de cristaux; alors on a dissous le produit sirupeux dans de l'eau distillée. La liqueur était acide, et ne troublait point l'eau de chaux; on l'a précipitée par l'azotate d'argent; le dépôt, très-animalisé, parfaitement lavé, desséché et chauffé dans un verre à montre, n'a donné aucun des caractères de l'oxalate d'argent.

Reins. Ces organes, coupés par petits morceaux et traités successivement par l'eau distillée et par l'alcool, comme le foie et la rate, ont fourni un liquide presque incolore, transparent, qui a été rapproché par l'évaporation, et n'a point cristallisé. On a ajouté de l'eau distillée; la liqueur était acide, et ne précipitait pas par l'eau de chaux; l'azotate d'argent y faisait naître un dépôt blanc, que j'ai bien lavé, puis desséché et chauffé dans un verre à montre; il n'a donné aucun des caractères de l'oxalate d'argent.

Urine. Elle était d'un jaune-citron, et surnageait un précipité blanc, du poids de 3 centigrammes environ; ce précipité, lavé et traité à la température de l'ébullition, par 2 grammes de dissolution de bicarbonate de potasse pur et de l'eau distillée, a fourni une liqueur que j'ai filtrée et saturée par quelques gouttes d'acide azotique; dans cet état, je l'ai précipitée par du chlorure de calcium. Le précipité, qui pouvait contenir de l'oxalate et du phosphate de chaux, après avoir été suffisamment lavé, a été mis en contact avec de l'acide acétique concentré, dans le but de dissoudre le phosphate de chaux, s'il en renfermait; le lendemain, il s'était déposé 1 centigramme environ d'un précipité blanc que j'ai lavé, desséché et calciné dans une cuiller de platine. Pendant l'action de la chaleur rouge, ce précipité s'est *charbonné d'abord,* puis a blanchi; en versant quelques gouttes d'eau distillée sur le résidu *blanc,* j'ai obtenu une liqueur *alcaline,* qui bleuissait fortement le papier rouge de tournesol, et qui se comportait avec les acides carbonique et oxalique, *comme l'eau de chaux.*

J'ai alors examiné les 80 grammes d'urine que j'avais filtrée. Le liquide était jaune, transparent et acide; je l'ai précipité par du chlorure de calcium; le dépôt blanc, *bien lavé,* a été traité par l'acide acétique concentré qui l'a dissous *en partie;* la portion non dissoute a été parfaitement lavée, desséchée et calcinée dans une cuiller de platine; elle a laissé de la chaux vive.

Dans une autre expérience, après avoir bien lavé le précipité blanc, qui s'était déposé de l'urine d'un chien empoisonné par 7 grammes d'acide oxalique dissous dans 300 grammes d'eau, j'ai reconnu que ce dépôt calciné dans une cuiller de platine, laissait de la chaux vive parfaitement caractérisée (1).

Expérience VI. — J'ai ajouté à une soupe à l'oseille *un gramme d'acide oxalique*, et j'ai évaporé presque jusqu'à siccité. Le produit refroidi a été agité, pendant une demi-heure environ, avec de l'alcool concentré mar-

(1) M. Donné a constamment vu une multitude de cristaux d'oxalate de chaux se former dans l'urine des personnes qui avaient *mangé de l'oseille* (lettre à l'Institut du 6 mai 1839).

quant 44 degrés; j'ai filtré; le *solutum*, évaporé à une douce chaleur, m'a fourni des cristaux qui me paraissaient devoir être formés d'acide oxalique et de quelques parcelles de bioxalate de potasse. Après avoir pressé ces cristaux entre deux feuilles de papier joseph, je les ai réduits en poudre et mis en contact avec de l'alcool concentré marquant 44 degrés; j'ai agité le mélange pendant quelques minutes, et j'ai filtré au bout d'une demi-heure. L'alcool avait dissous l'acide oxalique; le bioxalate de potasse restait au fond du tube, et pouvait facilement être reconnu à l'aide de l'eau de chaux, des sels de cuivre, et du chlorure de platine.

Expérience VII. — J'ai fait prendre de la magnésie à un chien que j'avais empoisonné, quarante minutes auparavant, avec 7 grammes d'acide oxalique dissous dans 200 grammes d'eau distillée. L'animal est mort deux heures après l'empoisonnement. Les liquides de l'estomac, évaporés et traités par l'alcool, comme dans l'expérience 4 (p. 242) m'ont fourni quelques cristaux d'acide oxalique; d'où j'ai conclu que la magnésie, n'ayant pas saturé la totalité de l'acide oxalique, une partie de cet acide devait se trouver à l'état d'oxalate de magnésie dans la masse qui était restée après le traitement alcoolique. Sachant combien il est difficile de dissoudre dans l'eau distillée l'oxalate de magnésie, lorsque sa cohésion a été augmentée par le rapprochement de ses molécules, je n'ai pas traité la masse dont il s'agit par l'eau seule, mais bien par l'acide chlorhydrique faible. Après une heure de contact à froid, j'ai filtré la liqueur, et j'ai saturé avec soin l'acide chlorhydrique par la potasse pure; l'oxalate de magnésie s'est précipité; je l'ai lavé à l'eau froide pour séparer le chlorure de potassium et quelques autres matières étrangères solubles, puis j'en ai fait dissoudre une partie dans l'eau distillée, à la température de 30° c., en le laissant pendant vingt-quatre heures dans ce liquide, avec lequel je l'agitais de temps à autre. La dissolution filtrée offrait tous les caractères de l'oxalate de magnésie; elle était neutre, et donnait, par les sels calcaires solubles, un précipité blanc d'oxalate de chaux insoluble dans les acides oxalique et acétique, soluble dans l'acide azotique, et décomposable à une chaleur rouge en laissant de la chaux vive; elle fournissait un précipité blanc bleuâtre avec les sels de cuivre, et un précipité blanc de magnésie avec la potasse; évaporée jusqu'à siccité et calcinée dans une cuiller de platine, elle laissait de la magnésie sans se charbonner.

Il résulte de ce qui précède: 1° que l'on obtient facilement de l'acide oxalique *cristallisé* et parfaitement reconnaissable en traitant par l'alcool les matières suspectes évaporées jusqu'à siccité; 2° que l'on peut, à l'aide de cet agent, séparer, sinon complétement, du moins en grande partie, le bioxalate de potasse qui se trouverait mélangé à de l'acide oxalique; 3° qu'en lavant à plusieurs reprises avec de l'eau distillée le canal digestif des animaux empoisonnés par l'acide oxalique, on dissout la totalité de l'acide contenu dans ce canal, et qu'il est dès lors inutile de traiter les tissus eux-mêmes; 4° que l'on s'exposerait à commettre des erreurs graves si l'on cherchait à reconnaître l'acide oxalique dans les matières suspectes, à l'aide des réactifs, ceux-ci se comportant autrement lorsqu'ils sont versés dans ces liqueurs que dans les cas où l'acide n'est pas mélangé de matière organique; je citerai pour exemple l'azotate d'argent, qui fournit un précipité, *ne répandant pas de fumée et ne détonant pas quand on le chauffe dans un verre à montre* (voy. p. 243); 5° que cet acide est absorbé et peut être retrouvé dans l'*urine*, tandis qu'il m'a été impossible de l'extraire du *foie* et de la *rate*, soit parce qu'il ne reste pas longtemps dans ces organes, soit parce qu'il se transforme en oxalate de chaux ou en une autre matière insoluble.

Procédé. Avant de faire connaître le procédé qui me paraît devoir être employé dans un cas d'empoisonnement par l'acide oxalique, il importe de montrer l'insuffisance de la méthode que les auteurs de médecine légale ont conseillé de suivre. «Les liquides seront séparés des solides et essayés par le papier bleu de tournesol; l'acidité étant reconnue, on saturera par du carbonate de potasse; l'existence de l'oxalate de potasse sera facilement démontrée par les réactifs» (Christison et Coindet). J'admettrai pour un instant, ce qui n'est pourtant pas (voyez expérience 5, p. 243), que l'eau de chaux, l'azotate d'argent, le sulfate de bioxyde de cuivre, etc., se comportent avec la liqueur suspecte comme avec l'oxalate de potasse *sans mélange de matières organiques;* n'est-il pas évident que l'on obtiendrait exactement les mêmes résultats si l'empoisonnement avait eu lieu par le sel d'oseille (bioxalate de potasse), ou, ce qui est beaucoup plus grave, si l'individu qui est l'objet des recherches n'avait pas été empoisonné et qu'il eût tout simplement avalé une assez grande quantité de *soupe à l'oseille* ou de tout autre mets préparé avec cette plante? J'ai souvent agi, comme le prescrivent ces auteurs, avec des bouillons de soupe à l'oseille préparés par la méthode ordinaire; il suffisait de filtrer ces bouillons et de les mettre en contact avec les réactifs précités, soit avant, soit après les avoir saturés par du carbonate de potasse, pour obtenir des précipités semblables à ceux que donne l'oxalate de potasse; et comment pourrait-il en être autrement, quand on sait qu'un kilogramme d'oseille fournit 2 grammes ½ environ de bioxalate de potasse? Ces mêmes motifs doivent aussi engager les experts à ne jamais chercher l'acide oxalique, dans une liqueur suspecte, par l'acétate de plomb, car ce sel précipite aussi bien l'acide dont il s'agit que le bioxalate de potasse et le sel naturellement contenu dans l'oseille. On dira peut-être que l'on saura toujours d'avance si l'individu avait mangé ou non un potage à l'oseille, et que dans le cas où cela aurait eu lieu, on suivrait un autre procédé; mais il peut se présenter des circonstances où l'on ignorera complétement ce qui s'est passé, et, en supposant que l'on apprenne que de l'oseille a été mangée, quel procédé emploierat-on ? D'ailleurs l'objection en ce qui concerne le bioxalate de potasse subsiste tout entière. J'ajouterai que personne n'a encore prévu le cas, assez épineux, où l'on imaginerait, pour mieux faire prendre le change, d'empoisonner avec une soupe à l'oseille, à laquelle on aurait préalablement ajouté de l'acide oxalique; comment l'expert pourrait-il alors arriver à une solution tant soit peu satisfaisante, s'il n'avait pour se tirer d'embarras que le procédé vicieux adopté jusqu'à présent par tous les auteurs, sans exception ?

Voici comment je propose d'agir. On recueille les matières contenues dans le canal digestif; on coupe celui-ci en petits morceaux que l'on place dans une grande capsule de porcelaine, avec un litre d'eau distillée; on fait bouillir pendant quelques minutes, afin de coaguler une portion de matière animale; on décante, et l'on traite de nouveau les parties solides par de l'eau distillée bouillante; on filtre les deux liquides réunis, et on les fait évaporer, presque jusqu'à siccité, à une douce chaleur. On agit de même sur les matières vomies, que l'on traite à part. On agite les produits presque desséchés de l'évaporation et déjà refroidis avec un demi-litre d'alcool concentré marquant 44 degrés, et froid; après plusieurs heures de contact, on décante la dissolution alcoolique, et l'on fait encore agir une égale quantité d'alcool à 44 degrés sur la portion solide restante; on décante la liqueur après quelques heures de contact, et on la réunit à la première; on filtre les deux dissolutions alcooliques, dans lesquelles se trouve sinon la totalité, du moins la majeure partie de l'acide oxalique *libre* qui aurait pu être administré; ces liqueurs ne renferment pas ou presque pas de *bioxalate de potasse*, en admettant qu'il y en eût dans les matières suspectes, et à coup sûr elles ne contiennent pas un atome de l'oxalate de magnésie ni de l'oxalate de chaux, qui auraient pu se former par suite de l'administration de la magnésie ou du carbonate de chaux comme contre-poisons. On évapore jusqu'à pellicule la dissolution alcoolique, et l'on obtient des cristaux d'acide oxalique. Dans la crainte que ces cristaux ne soient mélangés d'un peu de bioxalate de potasse, on les réduit en poudre, et on fait agir sur celle-ci de l'alcool froid et concentré, qui ne dissout que l'acide oxalique; on évapore alors le *solutum* alcoolique, pour avoir l'acide oxalique cristallisé. Si la dissolution alcoolique provenant de l'action d'un demi-litre d'alcool sur la matière presque desséchée n'avait point fourni des cristaux d'acide oxalique, on traiterait de nouveau par de l'alcool froid marquant 44 degrés cette dissolution alcoolique évaporée jusqu'à pellicule, afin de la débarrasser d'une nouvelle quantité de matière animale; on filtrerait au bout d'une heure de contact, et à coup sûr, la nouvelle dissolution alcoolique évaporée donnerait des cristaux d'acide oxalique, pour peu que celui-ci se trouvât dans cette dissolution à la dose de quelques centigrammes. Si l'on n'obtenait point de cristaux, parce que l'acide n'y existerait qu'en très-petite proportion, il suffirait de traiter par l'eau distillée le liquide épaissi, et de faire agir sur lui les réactifs indiqués à la page 240, pour s'assurer de la présence de l'acide oxalique.

Les matières suspectes, après avoir été épuisées par l'alcool froid et concentré, sont traitées par l'eau distillée froide, afin de dissoudre la portion d'acide oxalique que l'alcool n'aurait point enlevée, ainsi que le bioxalate de potasse qu'elles pourraient contenir; après une heure de contact, on filtre la dissolution, dans laquelle il n'existe certainement pas de l'oxalate de chaux, et qui ne peut renfermer tout au plus que des atomes d'oxalate de magnésie, ce sel étant fort peu soluble dans l'eau froide. La liqueur aqueuse filtrée est évaporée jusqu'à siccité; le produit, contenant de la matière organique, que je supposerai renfermer aussi de l'acide oxalique, du bioxalate de potasse et une trace d'oxalate de magnésie, est agité avec de l'alcool concentré et froid; le *solutum* ne contient que de l'acide oxalique, et il suffit, pour l'obtenir cristallisé, de le filtrer et de le faire évaporer. La portion non attaquée par l'alcool concentré est dissoute dans quatre fois son volume d'eau distillée mélangée avec de l'alcool à 30 degrés, qui dissout le bioxalate de potasse et précipite une portion de la matière organique ainsi que la minime quantité d'oxalate de magnésie que l'eau aurait pu dissoudre. La dissolution alcoolique affaiblie de bioxalate de potasse est évaporée jusqu'à pellicule pour obtenir le sel cristallisé; s'il ne se forme point de cristaux, on traite le liquide presque sirupeux par de l'alcool à 33 degrés; on filtre, et on procède à une nouvelle évaporation, à la suite de laquelle on obtient du bioxalate de potasse cristallisé, ou du moins une liqueur dans laquelle il est aisé de démontrer la présence de ce sel, à l'aide des réactifs.

Les matières suspectes déjà traitées par l'alcool concentré et par l'eau froide sont mises de nouveau en contact, avec de l'eau distillée à la température ordinaire, qui dissout la majeure partie de la matière organique, et laisse déposer les oxalates de magnésie ou de chaux que ces matières pourraient contenir; on décante la liqueur au bout d'une heure ou deux, et l'on recueille le dépôt, sur lequel on fait agir de l'acide chlorhydrique froid, étendu de trois fois son poids d'eau distillée, afin de dissoudre l'oxalate de magnésie; évidemment on ne doit recourir à cette opération que dans les cas où l'on saura que l'individu soupçonné empoisonné avait pris de son vivant de la magnésie comme contre-poison. Il suffira de filtrer la liqueur et de la saturer par un excès de carbonate de potasse pur, pour obtenir un *solutum* composé d'oxalate de potasse, de chlorure de potassium et de l'excès de carbonate de potasse et un précipité de carbonate de magnésie ; on traitera la liqueur filtrée par l'acétate de plomb, qui donnera de l'oxalate de plomb insoluble, mélangé de matière organique ; on lavera ce dépôt avec de l'eau distillée, à plusieurs reprises, pour débarrasser l'oxalate de plomb qu'il renferme de la majeure partie de la matière organique, puis on décomposera cet oxalate suspendu dans l'eau distillée, par un courant de gaz acide sulfhydrique qui le transformera en sulfure de plomb noir et en acide oxalique ; on chauffera jusqu'à l'ébullition pour chasser l'excès d'acide sulfhydrique, et on filtrera ; l'acide oxalique se trouvera seul dans la liqueur, et on l'obtiendra en évaporant celle-ci à une douce chaleur. S'il s'agissait de démontrer la présence de l'oxalate de chaux formé par suite de l'action de l'acide oxalique sur du carbonate de chaux, qui aurait été administré comme contre-poison, après avoir ramassé le précipité, on le ferait bouillir, pendant vingt-cinq ou trente minutes avec de l'eau distillée et du bicarbonate de potasse pour obtenir de l'oxalate de potasse soluble et du carbonate de chaux insoluble ; la liqueur filtrée contiendrait de l'oxalate de potasse et de la matière organique, et devrait être traitée par l'acétate de plomb et l'acide sulfhydrique comme il vient d'être dit. Ici il n'y aurait aucun avantage à dissoudre l'oxalate de chaux dans l'acide chlorhydrique, parce qu'en saturant ensuite la liqueur chlorhydrique, par le carbonate de potasse, l'oxalate de chaux serait précipité de nouveau, sans que cette liqueur contînt la moindre trace d'oxalate de potasse.

DU BIOXALATE DE POTASSE.

Bioxalate de potasse (sel d'oseille). Il cristallise en parallélipipèdes blancs, opaques, d'une saveur très-acide, presque mordicante, inaltérables à l'air, et moins solubles dans l'eau que l'oxalate neutre. Mis sur les charbons ardents, il répand une fumée acide et piquante, mais ne se charbonne pas, bien différent en cela de la crème de tartre (bitartrate de potasse). Calciné au rouge dans une cuiller de platine, il laisse du carbonate de potasse, facile à reconnaître. Il se dissout à peine dans l'alcool concentré.

Dissolution aqueuse concentrée. Liquide incolore, transparent, rougissant assez fortement le tournesol, précipitant en blanc par l'eau de chaux (oxalate de chaux), et formant avec l'azotate d'argent de l'oxalate d'argent insoluble et facile à reconnaître (voy. *Acide oxalique*). Les sels de cuivre le précipitent en blanc bleuâtre, et le chlorure de platine en jaune-serin ; ce dernier précipité est grenu et adhérent au verre ; l'alcool concentré, marquant 44 degrés, le précipite *en partie*, tandis qu'il ne le trouble pas, s'il ne marque que 36 degrés à l'aréomètre. Les sels solubles de plomb y font naître un dépôt d'oxalate de plomb blanc, facile à décomposer par le gaz acide sulfhydrique, en sulfure de plomb insoluble, et en *acide oxalique*.

Dissolution aqueuse étendue. Elle agit sur le tournesol, sur l'eau de chaux, sur l'azotate d'argent, sur les sels de cuivre et de plomb, et sur l'alcool à 36 degrés, comme la dissolution concentrée; l'alcool marquant 44 degrés, et le chlorure de platine ne la troublent pas; il faut, pour que ces deux réactifs agissent sur elle comme sur la dissolution concentrée, la rapprocher par l'évaporation.

Dissolution d'acide oxalique et de bioxalate de potasse. Liquide offrant tous les caractères des dissolutions concentrées ou étendues de bioxalate de potasse, à l'exception toutefois de celui que donnent les sels de cuivre, qui ne se montrerait pas si l'acide oxalique en excès n'était pas saturé par une suffisante quantité de potasse, de soude, ou d'ammoniaque. Si l'on évapore jusqu'à siccité un mélange d'acide oxalique et de bioxalate de potasse, n'importe dans quelle proportion de l'un ou de l'autre de ces corps, qu'on réduise en poudre fine le produit de l'évaporation, et qu'on l'agite dans un tube de verre pendant quelques minutes avec de l'alcool marquant 44 degrés, l'acide sera complétement dissous au bout d'une demi-heure, tandis que le bioxalate restera en entier, ou presque en entier à l'état solide au fond du tube; en effet, si l'on filtre la dissolution, que l'on chasse l'alcool par l'évaporation à une douce chaleur, et que l'on dissolve, dans l'eau distillée, le produit desséché, on verra que le *solutum* concentré présente tous les caractères de l'acide oxalique dissous, et qu'il ne se trouble pas ou qu'il se trouble à peine par le chlorure de platine; tandis que la portion non dissoute par l'alcool, offrira toutes les propriétés du bioxalate de potasse, et qu'elle laissera de la potasse carbonatée quand on la calcinera au rouge dans une cuiller de platine.

Observation Ire. — Une femme, âgée de vingt ans, ouvrière en chapeaux de paille, avala environ 30 grammes de sel d'oseille, dissous dans une certaine quantité d'eau chaude; bientôt après elle éprouva un très-grand malaise; et au bout d'une heure et demie environ, on la trouva étendue sur le carreau, et privée complétement de connaissance. Aussitôt M. le Dr Jackson fit administrer 120 grammes de mixture de craie pour neutraliser l'acide. La malade, qui avait repris connaissance, était extrêmement accablée; son pouls était excessivement faible, sa peau froide et mouillée d'une sueur visqueuse, avec des frissons continus; elle accusait une sensation de brûlure dans le gosier et à l'épigastre; elle se plaignait d'une douleur dans le dos et d'un obscurcissement de la vue; les pupilles étaient dilatées, et les conjonctives fort injectées. Le corps fut enveloppé de couvertures bien chauffées, et les pieds furent appuyés sur des bouteilles remplies d'eau chaude. On prescrivit aussi l'emploi d'une mixture camphrée avec addition d'un peu d'éther et d'alcoolé d'opium. Une heure s'était à peine écoulée que déjà la réaction s'était opérée; la peau s'était réchauffée, et le pouls était devenu vif et plein; mais la douleur du gosier s'était en même temps étendue jusqu'à l'abdomen, qui se montrait alors douloureux à la pression. En conséquence, des sangsues furent appliquées, puis des fomentations chaudes furent faites sur le ventre; le traitement antiphlogistique fut continué, et, dès le lendemain, l'amélioration qui résulta de cette médication fut évidente. Le sel d'Epsom fut prescrit pour s'opposer à la constipation, et au bout de quelques jours, la malade eut pleinement recouvré la santé. (*The London med. gaz.*, voy. *Gazette des hôpitaux* du 19 fév. 1842.)

Observation II. — Madame Spitzer allaitait son enfant âgé de trois ou quatre mois, quand un engorgement douloureux survint aux seins, et la contraignit de prendre une nourrice. Elle devait se purger en prenant deux jours de suite 16 grammes de bitartrate de potasse soluble chaque fois; mais au lieu de crème de tartre, on lui donna du sel d'oseille. Aussitôt après avoir avalé un de ces paquets, elle fut prise des plus violentes douleurs, et s'écria : «Je suis empoisonnée ! » On lui fit boire une grande quantité d'eau chaude pour provoquer des vomissements, mais elle ne vomit point, et sa position s'aggrava si rapidement, qu'elle expira au milieu d'horribles convulsions, moins de quinze minutes après l'ingestion du poison.

Ouverture du cadavre. Odeur cadavérique prononcée, rigidité des membres; pâleur et décoloration de tout le corps, et principalement du visage; ballonnement de l'abdomen; putréfaction commençante aux parties déclives et antérieures du ventre; le facies conserve l'expression d'une vive souffrance; la bouche et ses dépendances, ainsi que l'œsophage, sont dans l'état normal.

Les orifices de l'estomac sont fortement contractés et tordus sur eux-mêmes. La membrane muqueuse est vivement enflammée sur toute sa surface; elle l'est d'avantage vers le grand cul-de-sac et la grande courbure; çà et là sont disséminées des marbrures noirâtres; cette membrane ne présente d'ailleurs ni érosion, ni épaississement indiquant qu'il y aurait eu antérieurement un travail pathologique de l'estomac. 240 grammes environ d'un liquide épais et brun sont retirés de ce viscère; ce liquide et la membrane muqueuse sont soigneusement examinés à la loupe, et ne révèlent aucun débris de substances soit alimentaires, soit minérales. Les surfaces baignées par le liquide vénéneux parurent plus rudes au toucher que dans l'état naturel; les tissus avaient contracté une telle union avec la matière *acide*, que plusieurs lavages et des macérations prolongées dans l'eau distillée, ne peuvent les en débarrasser; c'était une sorte de combinaison.

Inflammation de l'intestin grêle et du duodénum. La rate est gorgée de sang; les vaisseaux qu'elle reçoit et qu'elle émet ont acquis par l'accumulation du sang, trois fois au moins leur volume ordinaire. Les cavités droites du cœur sont remplies de sang. Rien de particulier dans les autres organes, si ce ne sont les traces d'un accouchement récent. Le crâne ne fut point ouvert. Pendant l'examen nécropsique, il ne s'est pas dégagé du cadavre d'odeurs étrangères, telles que, par exemple, odeur d'alcool, d'œufs pourris ou d'amandes amères. Le sang était d'une liquéfaction extraordinaire, que je serais disposé à attribuer à l'altération, à une désorganisation du sang par le sel d'oseille.

L'expertise chimique, faite le 28 novembre 1841, par MM. Tripier et Simonet, pharmaciens, permit de constater la présence d'une grande quantité d'acide oxalique, de la potasse et de l'acide borique; ce dernier faisait partie du borax qui avait été ajouté, pour rendre soluble la *prétendue* crème de tartre; on s'assura aussi par la proportion d'acide oxalique obtenu, que le sel était du *bioxalate*, et non de l'oxalate de potasse. Les membranes internes et externes de l'estomac et des intestins grêles, étaient tellement imprégnées d'acide, qu'elles rougissaient par leur contact le papier de tournesol, malgré plusieurs lavages et macérations à l'eau distillée.

Madame Spitzer était à jeun, et le bioxalate avait été entièrement dissous dans l'eau; ces deux conditions rendirent l'absorption plus rapide. (Bodichon, docteur-médecin à Alger; voy. *Gazette des hôpitaux*, p. 155, année 1844.)

Observation III. — M. Magonti rapporte qu'une jeune femme prit 50 gr. de sel d'oseille, dans l'espace de quarante-huit heures, qu'elle éprouva des vomissements, et que le troisième jour, elle devint presque folle, et succomba (*Journ. de chim. méd.*, année 1839, p. 564).

Observation IV. — T. prit le 16 juillet 1848, *une première dose* d'un purgatif qu'il croyait être du sulfate de potasse, et qui, par suite d'une erreur du pharmacien, contenait 60 grammes de bioxalate de potasse; il fut pris aussitôt de vomissements, et dix minutes après il rendit le dernier soupir. Le Dr L., chargé de l'ouverture du cadavre, dit dans les conclusions de son rapport: «L'état intérieur de l'estomac et de l'intestin, indique que T. a succombé à une inflammation rapide et violente de ces organes, déterminée par une cause que l'analyse chimique des matières contenues dans leur cavité pourra seule déterminer.» Les résultats de cette analyse furent que T. avait pris du bioxalate de potasse. Le tribunal déclara D. coupable du délit qui lui était imputé, et le condamna. (*Annales d'hygiène*, janvier 1850.)

Il est aisé de voir que T. n'a pas succombé en quelques minutes à une inflammation du canal digestif, mais bien à l'action de la partie du bioxalate absorbé.

Observation V. — Le 8 juillet 1850, Lelièvre prend un purgatif composé de 15 grammes de séné et d'autant de sel d'oseille, qui lui avait été délivré par la dame Accart, épicière, vendant illégalement des drogues. Bientôt après, Lelièvre est en proie aux accidents suivants: vomissements répétés de matières bilieuses abondantes; trois selles, pendant lesquelles il éprouve des défaillances; sueurs froides et visqueuses; anéantissement de plus en plus profond; enfin, ce malheureux expire, environ quarante minutes après avoir pris le breuvage, sans avoir éprouvé ni sentiment de brûlure à l'estomac, ni constriction à la gorge, ni grande soif.

Nécropsie faite trente-deux heures après. Le canal intestinal est distendu par des gaz; sa couleur extérieure est normale; 60 grammes environ de sérosité sanguinolente dans le péritoine; rate hypertrophiée (18 centimètres de longueur sur 12 de largeur), gorgée de sang noir; son tissu est mou et friable; le foie est volumineux, de couleur jaune rougeâtre; son tissu est granulé et résistant; la vésicule biliaire renferme dix petits calculs et ne contient point de bile; les reins sont à l'état normal; la vessie est vide; l'estomac renferme un liquide muqueux et brunâtre; sa membrane interne, sans solution de continuité, est d'un rouge foncé uniforme, à l'exception de cinq petites taches ardoisées; la rougeur continue en diminuant d'intensité, jusqu'à la fin du duodénum, où elle cesse complétement pour ne plus reparaître. L'œsophage est injecté dans toute son étendue. Le lavage et le frottement ne font subir aucune altération à la membrane muqueuse gastrique.

Le péricarde renferme une cuillerée à bouche de sérosité sanguinolente; le ventricule gauche du cœur, ainsi que l'aorte, sont flasques et presque vides; le sang que l'on y voit est noir et fluide; l'oreillette et le ventricule droits, les veines caves, et l'artère pulmonaire contiennent une assez grande quantité de sang fluide, très-noir; les deux poumons, libres d'adhérence, sont pesants et gorgés de sang noir dans les $^{7}/_{8}$ de leur volume, surtout à leur partie postérieure et externe; leur surface antérieure seule a conservé de la crépitation et une coloration moitié rosée, moitié tachetée de plaques brunâtres; incisés, on voit que leur surface est compacte, et il ruisselle un sang noir, sans dégagement de bulles d'air à la pression; leur tissu résiste à la pression et ne se laisse guère déchirer.

Les veines superficielles du cerveau sont injectées de sang noir et fluide; la substance cérébrale est piquetée.

Quelle est la cause de la mort de Lelièvre? Ce n'est pas évidemment l'inflammation de l'estomac qui a pu occasionner une mort aussi rapide; ce n'est pas une fièvre intermittente pernicieuse, maladie bien rare dans nos contrées. Les phénomènes de l'asphyxie sont certainement bien caractérisés; mais c'est à leur cause qu'il serait important de remonter, et c'est pour atteindre ce but qu'il importe de faire l'analyse des diverses matières suspectes. (Communiquée à l'Académie de médecine par le Dr Delpouve, médecin de Saint-Omer.)

Analyses faites par M. Derheims, pharmacien de Saint-Omer. 1° Le vase qui avait servi à la préparation du purgatif contient du bioxalate de potasse et de l'oxalate de plomb; celui-ci est le résultat de l'action du bioxalate sur la *plombure* du vase. Pour bien démontrer que telle était l'origine de l'oxalate de plomb, M. Derheims a fait infuser à chaud, pendant un quart d'heure, dans un poêlon en terre cuite, dit *couet plombé*, 8 grammes de séné provenant de chez la femme Accard, 7 grammes de sel d'oseille et 80 grammes d'eau; en chauffant à 80 degrés, il s'était déjà formé de l'oxalate de plomb qui s'était déposé en grande partie sur les feuilles de séné, sous forme micacée, tandis qu'une petite partie de ce sel restait dans la liqueur avec le bioxalate de potasse. Le liquide extrait de l'estomac de Lelièvre, renfermait aussi le mélange des deux sels dont je viens de parler. (*Ibid.*)

DE L'ACIDE TARTRIQUE.

L'acide tartrique cristallise en aiguilles fines, ou en prismes hexaèdres irréguliers, ou en lames carrées un peu rhomboïdales, à bords obliques; sa saveur est très-acide et piquante; il rougit fortement l'*infusum* de tournesol. Exposé à l'action du calorique dans une petite fiole, loin de se volatiliser comme l'acide oxalique, il se décompose à la manière des substances végétales, noircit, se boursoufle, exhale une vapeur aigre, piquante, brûle avec une flamme bleue, et laisse une grande quantité de charbon spongieux. Il se dissout très-facilement dans l'eau; sa dissolution précipite l'eau de chaux et ne trouble point celle du sulfate calcaire; le précipité, composé de tartrate de chaux, se dissout aisément dans l'acide azotique et dans un excès d'acide tartrique, caractère qui ne permet point de confondre ce dernier acide avec l'acide oxalique. Uni à la potasse, la soude et l'ammoniaque, il se comporte comme l'acide oxalique, et forme des tartrates neutres solubles, ou des surtartrates moins solubles (tartrates acides), suivant la quantité d'acide employée.

Acide tartrique mêlé au vinaigre. On évapore le vinaigre jusqu'au $^3/_4$, et l'on agit comme pour l'acide oxalique (voy. p. 241); si le vinaigre contient de l'acide tartrique, on obtiendra des cristaux de bitartrate de potasse.

Observation. — Wats avala, par suite d'une erreur, le 7 février 1845, plusieurs grammes d'acide tartrique dissous dans l'eau. Quelque temps après cette ingestion, sa figure devint rouge; il s'écria qu'il était empoisonné, puis il cessa de parler. Les accidents qui se développèrent à la suite occasionnèrent la mort de Wats, qui, après être resté au lit jusqu'au 16, succomba. Il fut reconnu, par M. Brood, qu'une partie du produit qui se trouvait dans le verre, dans lequel Wats avait bu, contenait de l'acide tartrique. Comment MM. Christison et Coindet ont-ils pu mettre en doute les propriétés toxiques de l'acide tartrique? (*Journ. de chim. méd.*, p. 320, année 1845.)

Crème de tartre.—Observation.—Hudson, âgé de trente-sept ans, avala étant ivre, en une seule fois, 125 grammes de crème de tartre; puis ne cessant pas de faire usage de ce sel, il continua pendant la journée à en mettre des fragments dans sa bouche, afin, disait-il, de se rafraîchir l'estomac. Il rentra le soir extrêmement fatigué et pouvant à peine se traîner; le surlendemain, vers midi, on apprit qu'il avait eu de nombreuses garde-robes pendant la nuit, et qu'il avait éprouvé des vomissements répétés et presque continuels. Il se plaignit de douleurs dans la région ombilicale, et d'une soif très-vive. La langue était brune et sèche, et le pouls faible; il avait de vives douleurs dans la région des reins; les cuisses et les jambes étaient paralysées; les matières des vomissements étaient d'un vert foncé, et les matières fécales avaient la couleur du marc de café. L'administration d'un opiat lui procura d'abord un léger soulagement; mais les accidents reparurent, et le malade succomba le quatrième jour.

A l'ouverture du cadavre on reconnut que le corps n'offrait ni taches ni ecchymoses. L'estomac, distendu par des gaz, contenait environ 100 grammes d'un liquide brun qui paraissait devoir cette couleur à la bile. Il existait près du pylore plusieurs taches rouges; l'extrémité cardiaque était très-enflammée; la membrane muqueuse offrait plusieurs taches d'un rouge très-foncé, qu'on aurait pu croire produites par la rupture de quelque ramuscule sanguin. La tunique muqueuse du duodénum était rouge, mais moins que celle du cardia; la même coloration s'apercevait dans les petits intestins et dans le colon. La membrane muqueuse du rectum présentait de nombreuses petites taches sur un fond blanc. Les intestins contenaient un mucus épais et brunâtre; mais on ne voyait pas de traces de matières fécales. (*Journal de chimie médicale*, année 1838, p. 72.)

DE L'ACIDE CITRIQUE.

L'acide citrique est composé d'oxygène, d'hydrogène et de carbone. Il est solide, cristallisé ou pulvérulent, blanc, inodore, rougissant l'eau de tournesol, et doué d'une saveur très-acide. Il est décomposé par le feu, comme l'acide tartrique. Il se dissout dans l'eau: la dissolution ne présente pas avec la potasse, la soude et l'ammoniaque, les mêmes caractères que les acides oxalique et tartrique: versée dans l'eau de chaux, elle ne produit aucun précipité; mais si on fait bouillir le mélange, le citrate de chaux se dépose.

DE L'ACIDE ACÉTIQUE.

Action sur l'économie animale.

Expérience Ire. — Lorsqu'on introduit dans l'estomac de chiens robustes, de moyenne taille et à jeun, 30 grammes d'acide acétique concentré (vinaigre de bois), et que, par la ligature de l'œsophage, on s'oppose au vomissement, ces animaux ne tardent pas à souffrir; des nausées et des efforts de vomissements se manifestent. Bientôt après, survient un abattement accompagné des symptômes que développent ordinairement les poisons irritants: les animaux meurent cinq, sept ou neuf heures après le commencement de l'expérience.

Ouverture des cadavres. L'estomac renferme une certaine quantité d'un fluide de couleur bistre, quand il est appliqué en couches minces sur la main, et qui paraît noir lorsqu'il est vu en masse; la membrane muqueuse est couverte d'une couche semblable et conserve une coloration noirâtre même après avoir été raclée ; elle est peu amincie, adhérente à la membrane musculeuse. Le tissu cellulaire sous-muqueux est légèrement infiltré d'un liquide rougeâtre. La tunique musculeuse est un peu plus rouge qu'à l'état normal, tandis que la membrane séreuse ne diffère pas de l'état naturel. Le sang contenu dans les veines est coagulé et noir. On voit quelquefois vers le pylore un plus ou moins grand nombre de petites corrosions superficielles, n'intéressant que la membrane muqueuse, qui n'est même pas détruite entièrement dans ces endroits. Plusieurs parties du canal intestinal sont le siége d'altérations analogues à celles dont j'ai parlé à l'occasion de l'estomac.

Expérience II. — Si, au lieu de vinaigre de bois, on administre de l'acide acétique préparé avec l'acétate de cuivre ou du vinaigre radical, l'empoisonnement est encore plus grave. Un jeune chien de moyenne taille avala environ 12 grammes de vinaigre radical concentré, dont une petite partie pénétra dans les voies aériennes. Bientôt après il survint de l'abattement, des nausées, des vomissements, de la toux ; au bout d'une heure, l'abattement était moindre ; mais l'animal paraissait souffrir davantage, et il refusa les aliments. Le lendemain, la toux et les douleurs abdominales persistent ainsi que l'inappétence; la respiration est difficile, l'abattement est plus considérable que la veille. On fait avaler 30 *grammes* du même acide, qui ne détermine pas de vomissements, mais qui augmente l'intensité des autres symptômes de l'empoisonnement et produit la mort au bout de cinq quarts d'heure.

Ouverture du cadavre. Il existe une perforation ulcéreuse au cardia ; on remarque à la petite courbure de l'estomac deux autres perforations, l'une ronde, d'environ 1 centimètre de diamètre, l'autre allongée, ayant à peu près 2 centimètres de longueur; leurs bords sont mollasses et irréguliers; la membrane muqueuse de ce viscère est presque entièrement détruite et réduite, dans beaucoup de points, à un état gélatiniforme; la tunique musculeuse est enduite d'une couche brunâtre peu foncée, couleur de bistre clair, excepté vers le pylore, où la couleur est normale et l'enduit gluant et filant; du reste, cette tunique est blanchâtre comme le sont les lèvres des personnes qui ont mangé des mets fortement vinaigrés. Cette décoloration est surtout remarquable dans la région pylorique; la consistance de cette membrane et de la tunique séreuse n'est pas diminuée : cette dernière est blanche. Les vaisseaux sanguins de l'estomac ont acquis un volume considérable et renferment du sang coagulé. Les intestins sont le siége d'altérations analogues à celles qui ont été observées dans l'expérience première.

Expérience III. — Lorsqu'on fait avaler à des chiens de moyenne taille, à jeun, 130 grammes de vinaigre ordinaire, et qu'on empêche le vomissement, au moyen de la ligature de l'œsophage, on remarque des symptômes analogues à ceux qui ont déjà été décrits, et les animaux succombent au bout de dix, douze ou quinze heures.

A l'ouverture des cadavres, on voit que la membrane muqueuse de l'estomac est recouverte d'une couche ordinairement peu épaisse d'un fluide noirâtre, vu en masse, et couleur de bistre lorsqu'il est étendu sur la main; du reste, cette membrane offre les altérations décrites dans l'expérience première; toutefois elle est moins brune dans sa portion pylorique que dans l'œsophagienne : la tunique musculeuse paraît à l'état normal, quoique recouverte d'une infiltration sanguinolente. Il y a dans les premières parties de l'intestin grêle un peu de sang noirâtre épanché. L'un des animaux soumis à cette expérience a présenté, non loin du cardia, dans la petite courbure, une tumeur de la grosseur d'une noix, formée par du sang infiltré dans le tissu cellulaire sous muqueux; la portion de la face externe de l'estomac correspondante à cette tumeur, offrait un enfoncement entouré d'un bourrelet mollasse.

Observation Ire. — A. C., âgée de dix-neuf ans, mourut le 8 mai, à quatre heures et demie du matin, dans une des rues du Petit-Gentilly, près Paris; et il résulte des recherches anatomiques et chimiques que la mort avait été déterminée par *l'acide acétique*. Les renseignements recueillis par le juge d'instruction apprennent que le 7 mai, à onze heures du soir, on entendit une jeune personne qui était sur la voie publique, qui se plaignait et qui paraissait ivre; cependant elle partit après avoir demandé quelle route elle devait suivre. Le 8, à trois heures et demie, elle fut trouvée couchée et souffrante contre le mur d'un marchand de vin du Petit-Gentilly. A quatre heures, on lui fit prendre du vin et du lait sucrés chauds; elle eut de fortes convulsions, et se plaignit de l'estomac; les accidents devinrent tellement graves qu'elle mourut peu de temps après.

L'ouverture du cadavre fut faite par MM. Lemis et Murat, chirurgiens de Bicêtre, qui dressèrent le rapport suivant:

Nous soussignés, docteurs en médecine et en chirurgie, certifions avoir trouvé sur le cadavre de A. C. les lésions suivantes:

Apparence extérieure. Embonpoint médiocre. Pas de roideur cadavérique; teinte verdâtre très-légère de la peau, aux aines et sur la ligne blanche de l'abdomen; léger météorisme du ventre; le cou, les épaules, la partie postérieure du tronc, et les membres, offrent une teinte violette, due à l'infiltration du sang dans le tissu de la peau.

Appareil digestif. La partie moyenne de la face, le pourtour de la bouche et des ailes du nez, sont couverts d'un liquide écumeux, en partie desséché, légèrement brunâtre, qui n'a point altéré le tissu de la peau. Un liquide semblable s'écoule de la bouche; il exhale une légère odeur d'alcool; la quantité s'élève à 90 grammes environ.

Les mâchoires sont très-fortement serrées l'une contre l'autre; les dents sont blanches et ne sont point altérées.

La membrane muqueuse de la face interne des joues et du palais est à l'état normal; celle de la langue, surtout vers le milieu de la face supérieure, est coriace, revenue sur elle-même, brunâtre; ses glandes sont très-apparentes; celle de l'œsophage offre les mêmes caractères, mais à un degré encore plus élevé: elle est d'un brun noirâtre Elle n'est tapissée, non plus que la membrane muqueuse buccale, par aucun liquide, par aucune fausse membrane.

L'estomac, considéré à *l'extérieur*, est distendu, saillant, et paraît rempli par un liquide; il offre une couleur violette qui, vers le pylore, dégénère en une teinte presque noire; cette coloration, qui se retrouve dans toute l'étendue de la surface extérieure, est nuancée de plaques plus ou moins foncées. Les vaisseaux de l'estomac se dessinent sur ce fond, sous forme d'arborescences, d'une couleur plus intense.

L'estomac examiné à *l'intérieur* contient dans sa cavité un liquide d'un brun noirâtre et d'une odeur légèrement fétide qui fait effervescence sur la dalle. La quantité est de 240 grammes à peu près. Les parois de ce viscère sont en outre tapissées par une matière brune, extrêmement adhérente, assez semblable à la suie humide, dont la couche est d'autant plus épaisse, d'autant plus tenace, d'autant plus continue, qu'on s'approche davantage du pylore.

La membrane muqueuse de l'estomac n'offre de destruction nulle part. Près du cardia sa teinte est d'un blanc légèrement grisâtre, et en certains endroits roussâtre; à mesure qu'on descend vers le pylore, cette couleur passe au brun et même au noir. Dans le petit cul-de-sac, toutes les tuniques de l'estomac participent à cette coloration, qui est celle de la gangrène; cependant toutes ces membranes, y compris même la muqueuse, sont partout très-résistantes. On voit au-dessous de cette dernière tunique, et près du pylore, ramper les vaisseaux de la membrane cellulleuse, remplis d'un sang noir et coagulé. Les glandes muqueuses du petit cul-de-sac sont très-nombreuses, très-saillantes, et offrent une dureté insolite.

L'estomac et le liquide qu'il contenait sont placés et scellés chacun dans un vase séparé pour être soumis à un examen chimique. Le reste du tube digestif, qui ne présente à l'extérieur aucune lésion appréciable, n'est pas ouvert; il est placé, avec les matières qu'il renferme, dans un vase clos.

Le cœur et les poumons sont dans l'état naturel.

Nous n'avons pas cru nécessaire d'ouvrir la tête et d'examiner le cerveau.

Appareil génital. L'utérus a à peu près le volume du poing du sujet; il s'élève à peine au niveau du pubis; il contient un fœtus qui paraît avoir deux mois et demi de conception. Le développement de cet organe, l'aspect des membranes fœtales, les proportions de l'embryon, tout se rapporte à l'âge que nous venons d'assigner.

Les renseignements recueillis sur la femme qui fait le sujet de ce rapport, et le caractère des lésions trouvées dans son estomac, *nous portent à penser que la mort a été le résultat d'un empoisonnement.*

Nous laissons à l'analyse chimique le soin de déterminer la nature de la substance vénéneuse. (*Signé :* Lemis, Murat.)

Observation II. — Un homme âgé de trente-six ans était en voie d'amélioration d'une pleuro-pneumonie, lorsque, au lieu de prendre une cuillerée à café d'hydrolat de laurier cerise, il prit du *vinaigre radical* qu'il avait près de lui pour le flairer au besoin. Immédiatement après l'ingestion de ce liquide, il sauta du lit comme un furieux et se traîna par terre en poussant des hurlements arrachés par la douleur. Faute de mieux, il se hâta d'avaler une grande quantité d'eau. A son arrivée le Dr Mélion trouva la membrane muqueuse buccale tout à fait blanche; le malade se plaignait d'éprouver une violente douleur, un sentiment de brûlure dans les régions de la poitrine et de l'estomac, une anxiété très-forte, des angoisses, des nausées; il pouvait à peine s'exprimer, et il était baigné de sueur. Le pouls était très-accéléré, petit et serré. On administra du lait, du carbonate de magnésie, et une potion huileuse. Après avoir eu des vomissements fréquents et des selles diarrhéiques, les douleurs diminuèrent, et le malade ne tarda pas à recouvrer la santé. (*Gazette des hôpitaux*, année 1845, p. 388.)

Les faits qui précèdent nous permettent de conclure :

1° Que l'acide acétique concentré est un poison irritant, énergique, susceptible d'occasionner une mort prompte chez l'homme et chez les chiens, lorsqu'il est introduit dans l'estomac;

2° Qu'il détermine une exsudation sanguine, puis le ramollissement et l'inflammation des membranes du canal digestif, et quelquefois même leur perforation;

3° Que, dans la plupart des cas, il produit une coloration noire, sinon générale, du moins partielle, de la membrane muqueuse de l'estomac et des intestins : cette coloration, que l'on serait tenté de confondre au premier abord avec celle que développe l'acide sulfurique, est le résultat de l'action chimique exercée par l'acide acétique sur le sang ; en effet, par son mélange avec cet acide concentré, le sang refroidi et placé dans une capsule, ne tarde pas à acquérir cette même teinte;

4° Que le vinaigre ordinaire, à la dose de 120 grammes, détermine les mêmes accidents et la mort des chiens de moyenne taille dans l'espace de douze à quinze heures, à moins qu'il n'ait été vomi peu de temps après son ingestion. Il agit probablement de même chez l'homme à une dose un peu plus forte; et si l'on cite des individus qui ont pu avaler un verre de vinaigre sans périr, cela dépend sans doute de ce que, chez ces personnes, l'estomac étant rempli d'aliments, le vomissement n'a pas tardé à survenir; peut-être aussi le vinaigre ordinaire était-il étendu d'eau et pris en quantité insuffisante.

Traitement de l'empoisonnement.

Voyez page 121.

Recherches médico-légales.

Acide acétique pur et concentré. Il est liquide, incolore, d'une odeur pénétrante caractéristique, d'une saveur acide très-forte; il rougit le tournesol avec énergie, et entre en ébullition à 120 degrés c. Il peut être distillé en entier sans laisser de résidu charbonneux. On peut aussi l'obtenir en lames ou en tables transparentes d'un grand éclat, si la température est au-dessous de 15 degrés c. Si on le chauffe légèrement dans une petite capsule de porcelaine, et qu'on le mette en contact avec un corps en combustion, il brûle avec une flamme bleue pâle. Il fournit, avec la potasse, un sel blanc *déliquescent,* d'une saveur très-piquante, qui, étant chauffé, se boursoufle, éprouve la fusion ignée, se décompose et finit par se charbonner en répandant une fumée ayant l'odeur de gomme brûlée ; le charbon obtenu contient du carbonate de potasse. Il suffit de verser quelques gouttes d'acide sulfurique concentré, sur de l'acétate de potasse solide, pour le décomposer avec bruit et une légère effervescence, et pour dégager des vapeurs abondantes d'acide acétique, d'une odeur bien connue, que l'on ne peut confondre qu'avec celle qu'exhalent les formiates placés dans les mêmes conditions. L'acétate de potasse ne réduit pas l'azotate d'argent à une douce chaleur, tandis que le formiate de la même base en sépare promptement de l'argent métallique à cette température; il produit même ce phénomène à froid au bout d'un certain temps. En mêlant deux dissolutions concentrées d'azotate d'argent et d'acétate de potasse, il se précipite de l'acétate d'argent en lames nacrées, flexibles, blanches, qui, étant desséché et chauffé dans un verre à montre, noircit tout aussitôt, et laisse de l'argent métallique en répandant de très-légères vapeurs et *sans détoner* comme le fait l'oxalate d'argent.

Acide acétique pur étendu d'eau. Il est constamment liquide, incolore, d'une odeur faible, mais caractéristique, d'une saveur aigrelette; il rougit le tournesol; si on le chauffe en vases clos, il se concentre de plus en plus. En le saturant par la potasse, et en évaporant la liqueur jusqu'à siccité, on obtient de l'acétate de potasse, facile à reconnaître aux caractères précédemment indiqués.

Vinaigres. Les diverses variétés connues dans le commerce sous les noms de *vinaigre radical, vinaigre concentré, vinaigre de bois ou acide pyroligneux, vinaigre ordinaire distillé on non*, contiennent toutes de l'acide acétique et de l'eau, et se rapprochent par conséquent, pour leurs propriétés, de l'acide acétique concentré ou étendu; le vinaigre ordinaire, souvent coloré, renferme en outre des matières organiques, des sels de différente nature et très-souvent de l'ammoniaque. Quoiqu'il en soit, il sera toujours facile de constater dans ces vinaigres la présence de l'acide acétique, en ayant égard aux caractères dont j'ai fait mention plus haut.

Mélanges d'acide acétique ou de vinaigre et de liquides alimentaires, ou *de la matière des vomissements,* ou *de celles que l'on trouve dans le canal digestif.* Le vin, le cidre, la bière, le café et le bouillon, ne sont pas altérés par cet acide; la couleur du premier de ces liquides est seulement avivée; le lait est instantanément coagulé; le sang et les tissus de l'estomac sont brunis ou noircis, et peuvent être réduits en bouillie si l'acide est très-concentré.

Expérience Ire. — J'ai introduit dans une cornue 10 centigrammes d'acide acétique concentré, préalablement mélangé avec 200 grammes de lait, de bouillon et de café, et j'ai porté le liquide à l'ébullition; le produit recueilli dans le récipient, examiné à diverses époques de l'opération, était incolore, transparent, et d'autant plus acide que l'on approchait davantage du moment où la matière de la cornue allait se dessécher; il offrait l'odeur de l'acide acétique, et en le saturant par la potasse on obtenait de l'acétate de cette base facilement reconnaissable.

Expérience II. — J'ai fait un mélange de 10 centigrammes d'acide acétique concentré et de 180 grammes de lait, de bouillon et de café; j'ai précipité ce mélange par un excès de *décoctum* aqueux de tannin, et j'ai filtré lorsque le dépôt a été bien ramassé; la liqueur, chauffée jusqu'à l'ébullition dans une cornue, a été presque desséchée et a fourni, dans le récipient, un liquide incolore offrant l'odeur de l'acide acétique, et donnant avec la potasse de l'acétate de cette base.

Expérience III. — J'ai administré à un chien 16 grammes d'acide acétique concentré dissous dans 280 grammes d'un mélange fait avec parties égales de lait, de bouillon et de café; l'œsophage et la verge ont été liés. L'animal a éprouvé tous les symptômes de l'empoisonnement par l'acide acétique affaibli et est mort cinq heures et demie après l'ingestion du poison. Il a été ouvert immédiatement après: le foie, les reins, et l'estomac, ont été placés séparémennt dans trois capsules de porcelaine; un papier bleu de tournesol, mis en contact avec la portion centrale de la substance du foie que j'avais incisée, a été sensiblement rougi au bout de quelques secondes. L'*estomac* renfermait environ 200 grammes d'un liquide noirâtre, bourbeux, acide, répandant une odeur de vinaigre. Ce viscère, dont la surface interne était fortement enflammée et parsemée de larges taches noirâtres, a été agité pendant deux heures avec de l'eau distillée froide; alors je l'ai coupé en petits fragments et je l'ai fait bouillir en vases clos, pendant une heure et demie, avec 500 grammes d'eau distillée; j'ai réuni au liquide trouvé dans l'estomac ceux qui provenaient du traitement de ce viscère par l'eau froide et bouillante, ainsi que la portion qui avait été recueillie dans le ballon à la suite de la distillation de l'estomac. Le liquide a été filtré; il était acide, de couleur jaune rougeâtre, et pesait 1100 grammes; je l'ai partagé en deux parties égales, *A* et *B*. La portion *A* a été distillée à feu nu, mais à une chaleur modérée, jusqu'à ce qu'elle ait été presque desséchée. A chaque demi-heure je changeais de récipient, afin de reconnaître si le liquide distillé était acide à toutes les périodes de l'opération, et j'ai vu qu'il l'était en effet. J'ai saturé *avec soin* ce liquide par de la potasse pure dissoute, et j'ai obtenu *cinquante-trois centigrammes* d'acétate de potasse sec et parfaitement caractérisé.

La portion *B* a été précipitée par un excès de *décoctum* aqueux de tannin; le précipité, fort abondant, a été séparé par le filtre, et le liquide, parfaitement transparent, a été mis dans la cornue pour être distillé comme l'avait été la portion *A*. Le produit recueilli dans le récipient était incolore, limpide, acide, et d'une odeur à la fois vinaigrée et légèrement empyreumatique. Saturé par de la potasse pure, il m'a fourni *un gramme dix centigrammes* d'acétate sec; mais celui-ci était d'un brun foncé et évidemment altéré par une matière organique: lorsqu'on le traitait par l'acide sulfurique, on en dégageait de l'acide acétique, reconnaissable à son odeur, quoique celle ci ne fût pas aussi caractérisée que celle de l'acide acétique pur.

Le *foie*, coupé en petits morceaux, a été introduit dans une cornue avec un litre d'eau distillée et chauffé jusqu'à l'ébullition pendant deux heures; le liquide contenu dans le ballon ne rougissait pas le papier bleu; je l'ai réuni au décoctum aqueux restant dans la cornue; j'ai filtré et soumis la liqueur à une nouvelle distillation jusqu'à ce qu'elle fût presque desséchée; le liquide recueilli dans le récipient était incolore, transparent, sans action sur le papier bleu et rouge de tournesol, et ne répandait point d'odeur d'acide acétique; saturé par la potasse, il ne donnait pas *un atome d'acétate de potasse.* Les *reins*, coupés par petits morceaux et traités comme le foie, se sont comportés de même; le liquide distillé ne contenait ni de l'acide acétique, ni de l'acétate acide d'ammoniaque.

La vessie renfermait 62 grammes d'*urine* jaune et assez limpide. J'ai introduit ce liquide dans une cornue, avec 4 grammes d'acide sulfurique concentré et pur, et j'ai chauffé à un feu doux. Le produit de la distillation, limpide, incolore et acide, répandait l'odeur d'urine de chien, sans qu'il fût possible de reconnaître celle de l'acide acétique; je l'ai saturé par la potasse et évaporé jusqu'à siccité. Le résidu distillé avec un gramme d'acide sulfurique concentré, a fourni un liquide légèrement acide, d'une odeur analogue à celle du précédent, mais moins forte, et au milieu de laquelle on démêlait déjà quelque chose de piquant. J'ai saturé de nouveau ce liquide par la potasse, et j'ai fait évaporer jusqu'à siccité; le produit sec, très-peu abondant, décomposé par l'acide sulfurique concentré dans la capsule où il se trouvait, a répandu une très-faible odeur d'urine de chien et une odeur plus vive, assez piquante, que je ne pourrais pas affirmer être celle de l'acide acétique.

Expérience IV. — Dans le dessein de savoir quelle influence pourrait exercer la présence de l'*acétate d'ammoniaque* sur la recherche de l'acide acétique dans un cas présumé d'empoisonnement, j'ai distillé, *au bain-marie*, pendant trois heures, un mélange de 30 grammes d'eau et d'autant d'acétate d'ammoniaque liquide que je venais de préparer, et qui était aussi neutre que possible, puisqu'il n'altérait aucunement les couleurs bleue et rouge du papier de tournesol. Les 10 grammes qui ont passé d'abord bleuissaient fortement le papier rouge, renfermaient par conséquent de l'ammoniaque, et ne paraissaient pas contenir d'acide. Il en était de même des 10 grammes qui avaient distillé en second lieu. Les 10 grammes qui étaient passés en troisième lieu bleuissaient le papier rouge et répandaient une odeur ammoniacale; mais en les agitant avec de l'acide sulfurique concentré, il se dégageait une légère odeur d'acide acétique. J'ai alors continué la distillation à feu nu, à la température de l'ébullition, exactement comme cela avait eu lieu dans l'expérience 3, et j'ai également fractionné les produits; les 10 premiers grammes qui ont passé bleuissaient le papier, exhalaient une odeur ammoniacale, et l'on en dégageait de l'acide acétique par l'acide sulfurique. A dater de ce moment, le liquide obtenu dans le récipient offrait à la fois une réaction alcaline et acide, car le papier bleu était rougi, et le papier rouge bleui; toutefois l'odeur était encore ammoniacale, excepté vers la fin, où elle devenait *très-sensiblement acétique*. J'ai saturé par la potasse pure, les 10 derniers grammes obtenus, et j'ai aussitôt développé une odeur ammoniacale qui ne se faisait pas sentir avant l'addition de la potasse; la liqueur ainsi saturée m'a fourni de l'acétate de potasse solide, lorque je l'ai fait évaporer. On voyait dans le fond de la cornue, à la fin de la distillation, un résidu solide gris, léger, tandis que le col était tapissé de cristaux d'acétate acide d'ammoniaque parfaitement transparents.

Expérience V.— J'ai répété cette expérience en substituant aux 30 grammes d'eau la même quantité d'un mélange de lait, de bouillon et de café, et en chauffant de suite à la température de l'ébullition, mais à un feu doux. Les résultats ont été les mêmes, si ce n'est qu'à aucune époque de la distillation, je n'ai pu développer l'odeur acétique en traitant par l'acide sulfurique le produit condensé dans le ballon, et que je n'ai pas obtenu d'acétate acide d'ammoniaque cristallisé; au reste, comme dans l'expérience précédente, les dernières portions du liquide distillé étaient acides, et en les saturant par la potasse, quoiqu'elles ne répandissent pas d'odeur acétique, elles fournissaient de l'acétate de cette base qui, par l'action de l'acide sulfurique, donnait de l'acide acétique parfaitement reconnaissable à son odeur, etc.

Expérience VI. — J'ai laissé pendant un mois un canal digestif en contact avec un litre d'eau distillée; la liqueur, *excessivement fétide*, ayant été filtrée, a été partagée en deux parties égales *A* et *B*. La portion *A* bleuissait à peine le papier rouge de tournesol; distillée seule à un feu doux, mais à la température de l'ébullition, elle m'a fourni un produit que j'ai fractionné et recueilli dans quatre récipients distincts. Le premier *bleuissait fortement le papier rouge*, et n'altérait pas le papier bleu: l'acide sulfurique ne développait pas d'odeur acétique. Le deuxième était dans le même cas, quoique un peu moins alcalin. Le troisième, à peine alcalin, ne rougissait pas encore le papier bleu, et ne dégageait point d'odeur acétique par l'acide sulfurique. Enfin le quatrième était *acide*, et ne bleuissait pas le papier rouge, mais il ne répandait point d'odeur acétique, alors même qu'on le traitait par l'acide sulfurique; je l'ai saturé par la potasse pure, et j'ai évaporé la liqueur jusqu'à siccité. Le produit obtenu, de couleur noirâtre, mis en contact avec de l'acide sulfurique concentré froid, a dégagé des vapeurs blanches ayant l'*odeur d'acide acétique.*

J'ai mêlé la portion *B* avec 60 centigrammes d'acide acétique, et j'ai distillé à un feu doux, en fractionnant les produits comme dans les expériences précédentes. La première portion distillée exhalait une odeur fétide, ni acétique ni ammoniacale; elle rougissait assez *fortement* le papier bleu; la potasse en dégageait de l'ammoniaque et fournissait de l'acétate de potasse qui, étant desséché, donnait par l'acide sulfurique concentré des vapeurs d'acide acétique parfaitement reconnaissables à leur odeur. Le liquide, distillé en second et en dernier lieu, offrait exactement les mêmes caractères.

Il résulte de ces expériences : 1° qu'il suffit de distiller à la température de 100° à 130° c. un liquide organique contenant de l'acide acétique libre, pour recueillir, dans le récipient, une partie notable de cet acide (expér. Ire, p. 261); 2° qu'on en obtient beaucoup plus si, avant la distillation, on a précipité par un excès de tannin, toute la matière animale que cet agent est susceptible de séparer, mais que, dans ce cas, l'acide volatilisé est légèrement altéré par un produit organique qui masque en partie son odeur, et communique aux sels résultant de son action sur les bases, une couleur brune noirâtre; en décomposant ces sels par l'acide sulfurique, il s'exhale une odeur mixte d'acide acétique et d'une autre matière, en sorte qu'il est assez difficile de bien caractériser par ce moyen l'acide acétique (expér. 2 et 3, p. 261); 3° qu'en distillant des matières organiques contenant de l'*acétate d'ammoniaque,* sans renfermer un atome d'acide acétique *libre,* on obtient d'abord des produits *non acides,* dans lesquels il existe, au contraire, de l'ammoniaque *libre,* tandis qu'on retrouve dans les dernières portions distillées de l'*acide acétique,* rougissant le papier de tournesol, et formant avec la potasse un sel d'où l'on dégage par l'acide sulfurique de l'*acide acétique* avec tous ses caractères, et parfaitement reconnaissable à son odeur (exp. 4 et 5, p. 262); 4° qu'en laissant dans l'eau distillée, pendant un mois, le canal digestif d'un homme *non empoisonné par l'acide acétique,* et à l'état normal, le liquide pourri *contient* de l'acétate d'ammoniaque qui, étant chauffé, se comporte comme il vient d'être dit, et fournit en dernier lieu, lorsqu'on le traite par la potasse et par l'acide sulfurique, de l'acide acétique avec l'odeur qui le caractérise (expér. 6, p. 263); 5° que ce même liquide pourri, s'il est distillé après avoir été préalablement mélangé avec une suffisante quantité d'acide acétique pour le rendre légèrement acide, donne pour premier produit de la distillation un liquide transparent, qui, au lieu d'être *alcalin,* rougit le papier de tournesol, et contient de l'*acide acétique,* quoiqu'il n'exhale pas l'odeur du vinaigre; en effet, il suffit de le traiter par la potasse et par l'acide sulfurique, pour obtenir de l'acide acétique parfaitement reconnaissable.

Procédé. — La matière suspecte est acide et rougit le papier bleu de tournesol. On introduit dans une cornue les matières vomies, ou celles qui ont été trouvées dans le canal digestif, ainsi que les eaux de lavage provenant de l'action de l'eau distillée froide sur la surface interne de l'estomac et des intestins. On adapte un récipient; on place la cornue dans un bain-marie, et l'on chauffe jusqu'à l'ébullition, afin de coaguler une certaine quantité de matière animale, et de rendre la filtration plus facile; on filtre, en ajoutant au *décoctum* la portion du liquide qui a passé dans le récipient. On obtient, par ce moyen, une liqueur *A* et une masse solide *B*.

La liqueur *A*, ordinairement colorée, rougit le papier bleu de tournesol, pour peu qu'elle renferme de l'acide acétique libre; on la distille dans une cornue préalablement disposée dans un bain d'huile ou de chlorure de calcium, de manière que la température ne dépasse pas 120° à 130° c. L'opération est continuée jusqu'à ce que la matière soit presque desséchée; le récipient, qui doit recevoir le produit de la distillation, contient 25 ou 30 grammes d'eau distillée, et plonge dans un liquide froid. Le liquide distillé est incolore et transparent; s'il contient de l'acide acétique, il rougit le tournesol et exhale une odeur de vinaigre facile à reconnaître. On le sature par du carbonate de potasse pur, de manière que le papier bleu ne soit plus rougi, et que le papier rouge ne soit pas bleui; on évapore la liqueur jusqu'à siccité au bain-marie, puis on décompose l'acétate obtenu en le chauffant dans une cornue tubulée avec son poids d'acide sulfurique concentré, en distillant et en recueillant le produit dans un ballon qui plonge dans l'eau froide. L'acide obtenu doit offrir toutes les propriétés de l'acide acétique concentré (voy. p. 259). Si l'on était appelé à déterminer la quantité de cet acide qui s'est condensé dans le ballon, on y parviendrait aisément en partant de ce point, que 114,64 de carbonate de potasse solide saturent 100 parties d'acide acétique pur, contenant un équivalent d'eau. Il suffirait donc de savoir combien il a fallu de carbonate de potasse pour saturer l'acide *très-affaibli* qui aurait été recueilli dans la première distillation : ainsi, admettons que cet acide ait exigé pour sa saturation 4 grammes 50 centigrammes de carbonate de potasse *sec*, on établira la proportion suivante :

$$114,64 : 100 :: 4,50 : x. \quad x = \frac{100 \times 4,50}{114,64} = 3,92$$

Le nombre 3 grammes 92 centigrammes représentera la quantité d'acide acétique concentré à un équivalent d'eau contenu dans le liquide acétique *affaibli* du récipient.

La matière desséchée qui reste dans la cornue, après avoir recueilli l'acide acétique qui a distillé, peut être négligée sans inconvénient, si l'on a obtenu dans le ballon une suffisante quantité d'acide pour constater les propriétés qui le caractérisent. Dans le cas contraire, on devra chercher si elle ne renferme pas de l'acétate de magnésie, résultant de l'action de l'acide acétique ingéré sur de la magnésie que l'on aurait administrée comme contre-poison. Pour cela, il faudrait, comme l'a conseillé M. H., d'après M. le professeur Bérard, de Montpellier (voyez *Journal de pharmacie du Midi*, t. 8), traiter cette matière par l'eau froide, filtrer et ajouter à la liqueur un excès de potasse pure dissoute ; la magnésie sera précipitée à l'état d'hydrate, et il se sera formé de l'acétate de potasse ; on filtrera de nouveau, on évaporera jusqu'à siccité, et on chauffera le produit dans un creuset ; dès que l'acétate de potasse sera fondu, on le retirera du creuset, et on le décomposera dans une cornue par l'acide sulfurique concentré, comme il a été dit.

B. Les matières solides restées sur le filtre seront placées dans une cornue avec un litre d'eau distillée, et soumises à l'ébullition pendant une heure environ, afin de dissoudre l'acide acétique qu'elles pourraient retenir. Le liquide filtré sera réuni à celui qui se trouvera dans le récipient, et distillé en prenant les précautions indiquées plus haut ; on agira sur le produit de la distillation et sur le résidu desséché de la cornue comme il a été dit (voy. *A*, p. 265).

Canal digestif. Après avoir ainsi examiné les matières vomies, et celles qui ont été extraites du canal digestif, on coupera l'estomac et les intestins en petits fragments, et on les fera bouillir dans une cornue pendant deux heures avec de l'eau distillée : on aurait tort de négliger cette opération, car presque toujours on obtient, en la pratiquant, une proportion sensible d'acide acétique ; on agira ensuite sur le *décoctum* et sur le liquide distillé, comme je viens de le dire à l'occasion des matières solides (voy. *B*).

La matière suspecte, loin d'être acide, est neutre ou alcaline. On conçoit qu'un empoisonnement par l'acide acétique puisse avoir eu lieu, et que pourtant les matières vomies ou autres, ne rougissent pas le papier bleu, soit parce que l'acide aura été *complétement* saturé par de la magnésie préalablement administrée comme contre-poison, soit parce qu'il se sera développé de l'ammoniaque par suite de la putréfaction, ou bien, comme je l'ai vu dans certains cas, parce que la proportion d'acide restant dans l'estomac est très-faible et combinée avec la matière organique. Dans ce cas, on étendra d'eau distillée toutes les matières suspectes liquides et solides, ainsi que les tissus du canal digestif coupés par petits morceaux, et on maintiendra le tout pendant douze heures environ à la température de 30° c., en ayant soin d'agiter de temps en temps; par ce moyen, les acétates et le composé d'acide acétique et de matière organique seront dissous, tandis que la majeure partie de la matière animale restera indissoute. On filtrera la liqueur et on la distillera en prenant les précautions que j'ai déjà indiquées. Il se pourrait qu'en procédant ainsi on obtînt dans les premières portions distillées, de l'acide acétique libre, provenant d'une partie de celui qui était uni à la matière organique; j'en ai recueilli deux fois en expérimentant sur des liquides *neutres qui ne contenaient point d'acétate d'ammoniaque.* Supposons que cela n'ait pas lieu, et qu'au contraire les premières portions du liquide condensé dans le ballon soient *alcalines* et renferment de l'ammoniaque, qu'il en soit de même de celles qui passeraient après, il faudra condenser attentivement, dans un autre récipient, le dernier produit de la distillation; si ce produit rougit le papier bleu de tournesol, alors même qu'il n'exhalerait point l'odeur d'acide acétique, on devra le saturer par la potasse pure, évaporer le sel jusqu'à siccité, et voir si, en le distillant avec de l'acide sulfurique concentré, on n'obtient pas de l'acide acétique parfaitement reconnaissable; en cas d'affirmative, on sera porté à croire que le liquide *non acide, neutre* ou *alcalin,* sur lequel on opère, contient de l'*acétate d'ammoniaque;* il serait même difficile d'expliquer ces faits sans admettre l'existence de ce sel dans la matière soumise à l'expérience.

Quel que soit le résultat de la distillation des matières dont je parle, on devra examiner le résidu presque desséché de la cornue; on le traitera par l'eau froide, comme il a été dit à la page 266, pour savoir s'il ne renferme pas de l'acétate de magnésie.

Conclusions. 1° Si la liqueur suspecte est *acide,* qu'elle fournisse par la distillation un liquide *acide* rougissant le papier de tournesol à quelque époque de l'opération qu'on l'examine, si cet acide offre les caractères de l'acide acétique, et qu'il soit en quantité *notable,* on pourra fortement *soupçonner* qu'il y a eu empoisonnement par cet acide, parce que s'il est vrai que plusieurs substances végétales ou animales, ainsi que les liquides de l'estomac, contiennent naturellement de l'acide acétique, il est également certain qu'en général ces matières ne renferment qu'une petite proportion de cet acide. On *affirmera* qu'il y a eu intoxication, si, dans l'espèce, le commémoratif, les symptômes, la marche de la maladie et les lésions cadavériques annoncent qu'il y a eu ingestion d'un poison irritant énergique.

2° Si la liqueur suspecte est *acide,* qu'elle fournisse par la distillation un liquide *acide* rougissant le papier de tournesol, soit au commencement, soit au milieu, soit à la fin de l'opération, que cet acide offre les caractères de l'acide acétique, mais qu'il n'existe qu'en *très-petite proportion* et à peu près en quantité égale à celle qui serait fournie par un mélange de diverses matières alimentaires *naturelles* distillées, dont le poids serait à peu près équivalent à celui des liquides suspects, on ne devra *soupçonner* un empoisonnement par l'acide acétique que dans le cas où le commémoratif, les symptômes, la marche de la maladie et les lésions cadavériques seraient de nature à faire croire qu'un poison irritant énergique a été pris; dans l'espèce, les accidents pathologiques seront quelquefois tels, que l'expert pourra même être autorisé à déclarer que l'empoisonnement lui paraît *probable*.

3° Si la liqueur suspecte est *acide*, qu'elle fournisse par la distillation des premières portions un liquide à la fois *acide* et *alcalin*, c'est-à-dire rougissant le papier bleu de tournesol et bleuissant le papier rouge, tandis que le dernier produit de la distillation serait seulement acide, que cet acide offre les caractères de l'acide acétique, surtout après avoir été saturé par la potasse, évaporé jusqu'à siccité, et décomposé par l'acide sulfurique, on tirera les mêmes conclusions que dans les deux cas précédents, suivant la proportion plus ou moins forte d'acide recueilli.

4° Si le liquide *n'est pas acide*, qu'il fournisse par la distillation un premier et un second produit *alcalins* évidemment ammoniacaux, et que les dernières portions seulement rougissent le papier bleu et donnent de l'acide acétique après avoir été saturées par la potasse pure et traitées par l'acide sulfurique, on soupçonnera fortement que le liquide suspect contient de l'acétate d'ammoniaque. Mais, comme cet acétate peut devoir son origine à diverses causes, il sera nécessaire, avant de se prononcer, d'examiner si l'individu que l'on croit être mort empoisonné n'avait pas pris de ce sel à assez forte dose dans une potion médicamenteuse ou autrement, si le cadavre ne serait pas putréfié, et si l'acétate ammoniacal ne se serait point *formé* pendant la décomposition putride. (Voyez expérience 6, p. 263.) Si le cadavre est pourri, et qu'il n'y ait pas eu ingestion d'acétate d'ammoniaque ou d'un autre acétate soluble, on pourra *admettre* que l'acétate ammoniacal est le résultat de l'action de l'ammoniaque provenant de la putréfaction sur de l'acide acétique *ingéré* pendant la vie comme poison ou comme aliment, ou bien sur celui qui s'est *produit pendant la putréfaction*, ou bien encore à la fois sur l'un et l'autre de ces acides. Comment démêler la vérité au milieu de ce chaos, et quel parti pourrait-on tirer dans ce cas épineux de l'évaluation de la quantité d'acide obtenu, alors que personne ne saurait indiquer, pas même approximativement, combien les corps fournissent d'acétate d'ammoniaque en se putréfiant? L'expert ne pourra guère, dans ces circonstances, invoquer l'appui de la chimie autrement que pour corroborer les soupçons plus ou moins fondés d'empoisonnement que peuvent faire naître dans son esprit le commémoratif, les symptômes, la marche de la maladie et les lésions cadavériques ; et encore il arrivera souvent, quant à ces dernières, qu'elles seront difficiles à apprécier, vu l'état avancé de putréfaction du cadavre.

5° Si le liquide *n'est pas acide* et qu'il ne fournisse de l'acide acétique à aucune époque de la distillation, il faudra bien se garder de conclure que l'individu n'est pas mort empoisonné, si les accidents pathologiques sont de nature à faire soupçonner une intoxication ; car il pourrait se faire que la totalité de l'acide acétique eût été rejetée par le vomissement et par les selles, ou que, par suite de l'administration d'un contre-poison, tel que la magnésie, les carbonates de magnésie, de chaux, etc., il eût été transformé en acétates de magnésie, de chaux, etc., solubles. S'il était prouvé, par un examen attentif des résidus de la distillation, ou des matières solides non distillées et traitées par l'eau froide, que ces matières renferment des quantités *notables* d'acétates de magnésie, de chaux, etc., cet élément ne serait pas sans valeur pour établir des *probabilités* d'empoisonnement par l'acide acétique, alors qu'il coïnciderait avec des symptômes et des lésions de tissu analogues à ceux que déterminent toujours les acides concentrés pris à une dose même faible.

DE LA POTASSE ET DU CARBONATE DE POTASSE.

Action sur l'économie animale.

EXPÉRIENCE Ire. — On a injecté dans la veine jugulaire d'un petit chien âgé de six mois, 25 centigrammes de pierre à cautère dissoute dans 4 gr. d'eau distillée : l'animal a éprouvé sur-le-champ un léger tremblement des muscles du tronc, et il est mort au bout de deux minutes, sans avoir donné le moindre signe de douleur ni de convulsions. On l'a ouvert immédiatement après. Le cœur était volumineux ; les deux ventricules étaient pleins de gros caillots de sang noirâtre ; les poumons étaient crépitants et ne paraissaient point altérés ; les muscles étaient palpitants. La même expérience, répétée sur un chien plus fort, a fourni des résultats analogues.

EXPÉRIENCE II. — On a fait avaler à un chien de moyenne taille 1 gramme 7 décigrammes de pierre à cautère solide : l'animal a paru brûlé pendant la déglutition de ce caustique ; au bout de cinq minutes, il a vomi des matières blanches mêlées de jaune et de vert, après avoir fait les plus violents efforts. Ces matières verdissaient fortement le sirop de violettes, et précipitaient en jaune-serin le chlorure de platine. Les vomissements se sont renouvelés trois minutes après; l'animal poussait des cris plaintifs, et il était en proie aux douleurs les plus atroces; sa bouche était pleine d'écume, sa respiration difficile. Environ un quart d'heure après l'ingestion du poison, il a vomi trois fois, dans l'espace de cinq minutes, des matières sanguinolentes peu abondantes, verdissant également le sirop de violettes : il a continué à se plaindre pendant deux heures. Le lendemain il était dans un très-grand état d'abattement. Le troisième jour, il exerçait ses fonctions avec beaucoup de langueur; il était presque mourant : il a expiré dans la nuit. La membrane muqueuse de l'œsophage était généralement rouge, et offrait çà et là des portions noires. L'estomac était vide ; sa tunique interne était très-rouge dans toute son étendue; il y avait auprès du pylore un trou circulaire d'environ huit lignes de diamètre; qui était entouré d'un rebord saillant, livide, dur, formé par une matière lardacée, et par un peu de sang noir coagulé. La membrane muqueuse du duodénum et du jéjunum présentait également une couleur rouge très-intense. Les poumons étaient sains.

Expérience III. — J'ai administré à un chien à jeun 4 grammes de potasse à la chaux dissoute dans 130 grammes d'eau, et j'ai lié l'œsophage. L'animal est mort six heures après et a été aussitôt ouvert. Le *foie*, la *rate*, les *reins*, détachés à l'instant même sans que le canal digestif fût percé, ont été coupés en morceaux et placés dans une capsule de porcelaine avec de l'eau distillée; on a fait bouillir le liquide pendant une heure, puis on l'a filtré; la dissolution ne paraissait pas avoir d'action sur le papier rougi de tournesol; on l'a fait évaporer jusqu'à siccité; dès qu'elle a été passablement concentrée, elle a légèrement ramené au bleu le papier réactif. Le produit solide obtenu, agité pendant dix minutes environ avec de l'alcool froid marquant 44 degrés, a été chauffé jusqu'à la température de l'ébullition pendant six ou sept minutes; on a filtré la liqueur bouillante et on l'a fait évaporer dans une capsule de porcelaine, jusqu'à ce qu'elle fût carbonisée et qu'elle ne répandît aucune vapeur; le charbon touché par un papier rougi et légèrement mouillé rendait à celui-ci sa couleur bleue ; on l'a détaché de la capsule pour l'introduire dans un creuset d'argent, dans lequel il a été chauffé jusqu'à ce qu'il fût réduit en cendres ; celles-ci, traitées par l'eau bouillante, ont fourni un *solutum*, qui, étant filtré et concentré par l'évaporation, *bleuissait* fortement le papier rougi et *précipitait* par le chlorure de platine et l'acide perchlorique comme le *carbonate de potasse.*

Le *foie*, la *rate* et les *reins* d'un chien à l'*état normal*, traités par l'eau bouillante, par l'alcool, etc., comme il vient d'être dit dans la troisième expérience, ont donné une cendre alcaline dans laquelle *il a été impossible de déceler* la moindre trace de potasse par le chlorure de platine et par l'acide perchlorique.

Expérience IV. — On a fait avaler à un chien de moyenne taille et à jeun 8 grammes de carbonate de potasse du commerce : immédiatement après, l'animal a éprouvé des souffrances horribles; il s'est roulé par terre dans un état de grande agitation. Au bout de cinq minutes, il a vomi avec effort des matières blanchâtres, un peu épaisses, verdissant le sirop de violettes, et faisant effervescence avec l'acide sulfurique ; il poussait continuellement des cris plaintifs; sa respiration était difficile. Ces symptômes ont augmenté jusqu'au moment de la mort de l'animal qui a eu lieu vingt-cinq minutes après l'ingestion du poison. La membrane muqueuse de l'estomac était d'un rouge très-foncé dans toute son étendue; plusieurs des vaisseaux qui la parcourent étaient injectés; il n'y avait aucune altération sensible dans les intestins ni dans les poumons.

EXPÉRIENCE V. — Nous devons à M. Bretonneau, médecin fort distingué de Tours, des observations curieuses sur les effets de la potasse, qu'il a bien voulu me communiquer. «A la dose de 2 grammes et au delà, cet alcali, introduit dans l'estomac, a constamment déterminé sur les chiens des vomissements, le marasme et la mort. Une lésion grave ulcéreuse de l'œsophage et la destruction de sa tunique épidermoïde ayant paru la cause principale du vomissement, la substance alcaline a été déposée dans l'estomac, près de son orifice pylorique, au moyen d'un porte-caustique qui a borné son action aux parois de ce viscère: dès lors 2 et même 8 grammes de potasse caustique ont pu être injectés successivement, et à de plus ou moins longs intervalles, sans causer la mort. Une affection idiopathique plus ou moins grave de l'estomac a été développée, et s'est manifestée par des vomissements spumeux, muqueux, savonneux, fauves, ensanglantés, et même de sang presque pur. Mais après deux jours de repos, pendant lesquels l'animal montrait peu d'avidité pour les aliments, *sans qu'on vît se développer aucun trouble sympathique des fonctions de la vie animale et organique,* il ne tardait pas à être rendu à ses dispositions habituelles. Les lésions qu'on découvrait après plusieurs semaines dans l'estomac de ceux de ces animaux qu'on faisait périr par strangulation, n'auraient pu être soupçonnées en voyant leur voracité, leur pétulance et leur gaieté. Chez plusieurs, la membrane muqueuse a été trouvée détruite dans la plus grande partie de son étendue; dans quelques points, les tuniques musculaire et péritonéale avaient été intéressées, et formaient des cicatrices épaisses, rugueuses, enfoncées, qui étaient très-apparentes même à la surface extérieure de l'estomac.

Les résultats obtenus par l'injection de l'eau bouillante, portée dans l'estomac *sans intéresser l'œsophage,* ont été analogues à ceux de la potasse.

EXPÉRIENCE VI. — Deux fois j'ai introduit dans l'estomac de deux chiens robustes et de moyenne taille 2 grammes 5 décigrammes de potasse à la chaux *solide* coupée en douze petits fragments. Les animaux étaient à jeun, et chaque morceau d'alcali arrivait dans l'estomac sans avoir touché l'œsophage, puisqu'il était poussé par une tige métallique dans une large sonde de gomme élastique qui descendait jusqu'au pylore; je m'assurais, à la fin de l'opération, que la sonde n'avait pas été percée. Dans une troisième expérience, j'injectai dans l'estomac d'un troisième chien à jeun la même quantité de potasse à la chaux dissoute dans 80 grammes d'eau; je me servis pour cela d'une seringue et d'une large sonde, en sorte qu'ici, comme dans le premier mode d'expérimentation, l'œsophage n'était point en contact avec l'alcali. Ces trois animaux ont vomi à plusieurs reprises, surtout dans la première heure qui a suivi l'empoisonnement, des matières spumeuses, ensanglantées, et même du sang pur contenant beaucoup de potasse; ils ont éprouvé tous les symptômes que développe cet alcali, et *sont morts*, l'un au bout de vingt-quatre heures, l'autre trente heures après l'empoisonnement, et le dernier au bout de quarante-six heures. L'estomac était fortement enflammé, ecchymosé, ulcéré, escharifié par places; la membrane muqueuse était détruite dans quelques points; mais il n'y avait aucune trace de perforation. Les deux tiers de l'œsophage n'étaient le siége d'aucune alération, tandis que dans son tiers inférieur, ce conduit offrait à peu près les mêmes lésions anatomiques que l'estomac.

La différence entre mes résultats et ceux qu'avaient obtenus M. Bretonneau tient, sans aucun doute, à ce que ce médecin n'a pas introduit *à la fois* dans l'estomac la quantité d'alcali indiquée, et qu'il l'a au contraire injectée *en plusieurs doses* et à des intervalles plus ou moins longs. Si à chaque prise les animaux ont vomi et rejeté une portion notable du poison, comme cela paraît certain d'après l'indication donnée par M. Bretonneau, on conçoit qu'ils n'aient point péri. Quoi qu'il en soit, le fait annoncé par le savant médecin de Tours n'en est pas moins remarquable, parce qu'il prouve que les animaux dont je parle peuvent manger avec voracité et vivre, alors même que leur estomac est le siége d'altérations excessivement intenses.

Observation Ire. — Plenck rapporte qu'un malade, d'une forte constitution, avala 32 grammes de sel de tartre (carbonate de potasse): il fut pris aussitôt d'un violent vomissement qui dura pendant quarante-huit heures, et d'une inflammation de l'estomac à laquelle il ne succomba point.

Observation II. — Une jeune blanchisseuse, nommée Théodore Fourneaux, demeurant au Bourget, d'une très-forte constitution, avala, sur les six heures du matin, et par mégarde, environ une cuillerée de potasse d'Amérique tombée en *deliquium:* immédiatement après l'accident, la malade éprouva la sensation d'une brûlure depuis la bouche jusqu'à l'estomac, avec un resserrement considérable dans les mêmes parties; l'épiderme des lèvres, de la langue, des joues, du palais, se détacha et tomba en lambeaux; des nausées, des vomissements accompagnés de douleurs atroces dans l'estomac, se montrèrent bientôt après. La malade était dans une anxiété continuelle; l'abdomen était très-sensible au toucher; des sueurs froides inondaient tout son corps; ses membres étaient agités de tremblements et de mouvements convulsifs. Les hoquets, la faiblesse, se succédaient rapidement. Quatre minutes après l'accident, on lui fit boire une grande quantité de lait et d'huile; elle en éprouva un peu de soulagement: cependant les hoquets et les vomissements persistèrent toute la journée, et furent remplacés par de violentes coliques et des déjections alvines très-abondantes, dans lesquelles on voyait flotter des lambeaux membraneux noirâtres et des stries de sang. La malade eut de 36 à 40 selles en vingt-quatre heures. Le surlendemain, les accidents persistèrent avec moins d'intensité: cependant la fièvre se déclara; des frissons généraux, un froid des plus vifs dans les extrémités, se montrèrent également; les vomissements et les hoquets reparurent. La malade, amenée à Paris le 4 octobre 1817 (six semaines après l'accident), était pâle, décolorée, et dans le marasme le plus complet; ses yeux étaient caves et cernés; elle ne prenait que très-difficilement des aliments liquides, qui lui occasionnaient toujours des douleurs fort vives, et qui sortaient souvent par régurgitation; les vomissements n'étaient pas continuels; ils n'avaient lieu qu'après l'introduction des aliments et des boissons dans l'estomac. La malade dormait peu, et éprouvait continuellement dans tout le ventre, et spécialement dans l'épigastre, des douleurs brûlantes qui augmentaient par la pression; les selles étaient liquides, purulentes, et parfois sanguinolentes, les urines rares et très-colorées; les membres étaient habituellement froids, et ce n'était qu'avec la plus grande peine qu'on parvenait à les réchauffer; l'épiderme de la langue et des autres parties de la bouche était régénéré, et la sensation des saveurs, qui avait été abolie, pendant assez longtemps, était rétablie. Le praticien auquel cette jeune malade fut amenée introduisit une sonde de gomme élastique dans le pharynx et jusque dans l'estomac; mais son contact excita de si violentes douleurs et des vomissements si fatigants, qu'on fut obligé de la retirer : elle sortit couverte de pus et de sang, ce qui fit connaître l'état d'ulcération de l'œsophage. On prescrivit à la malade de boire de l'eau d'orge sucrée, du bouillon, et de prendre en lavement du bouillon et du lait. Nous n'avons pas eu de ses nouvelles depuis cette époque. (Observation de M. J. Cloquet.)

Observation III. — Deux jeunes personnes, âgées l'une de seize ans, l'autre de douze, se rendirent en juin sur les côtes pour prendre des bains de mer. Avant de commencer l'usage de ces bains, on leur ordonna de se purger, et au lieu de leur administrer les sels prescrits, on leur donna à chacune, par erreur, 16 grammes de carbonate de potasse. La plus jeune languit pendant quelques temps, et succomba en septembre, quatre mois après; la plus âgée en août, trois mois après. (*Bibliothèque médicale*, mars 1818.)

Observation IV. — 30 centigrammes de carbonate de potasse, donnés à un enfant atteint de vomissement qui était occasionné probablement par une gastrite, ont donné lieu à un empoisonnement qui a failli être mortel (Guyot, *Journal gén. de méd.*, 87, p. 313).

Observation V. — La fille Huret, âgée de trois ans, croyant trouver de la bière au fond d'un vase qui était sous sa main, le porta immédiatement à sa bouche, et but une certaine quantité de carbonate de potasse qui était devenu liquide par déliquescence. Une heure après, les lèvres, la langue et la gorge étaient gonflés; la respiration était laborieuse et accompagnée de râles très-forts; le pouls était petit et fréquent, la peau froide; un vomitif lui fut aussitôt ordonné, et ensuite on lui fit prendre autant de suc de citron étendu d'eau qu'il fut possible; puis un vésicatoire fut appliqué sur l'épigastre. Il n'y eut point de vomissements. L'enfant alla continuellement en s'affaiblissant; elle eut des convulsions, et mourut au bout de vingt-quatre heures.

La membrane muqueuse des lèvres, de la langue et de la gorge, était gangrenée, et le tissu cellulaire de ces régions très-ramolli. A l'ouverture du larynx, on trouva la glotte rétrécie par une injection vasculaire et une forte extravasation de sang dans le tissu sous-muqueux; la trachée et les poumons paraissaient sains; l'œsophage présenta dans toute sa longueur, des taches couleur de chocolat, que l'on retrouva également dans l'estomac, et il semblait qu'il manquât la membrane muqueuse, qui tout autour faisait une saillie en bourrelet assez prononcée; mais en examinant avec plus de soin, on reconnut que cette membrane n'était pas détruite : cette saillie était produite par une injection vasculaire. Tous les autres organes étaient à l'état normal. (Cox, *Journal de chimie médicale*, année 1836, p. 274.)

Symptômes de l'empoisonnement par la potasse.

Une saveur âcre, urineuse et caustique, une chaleur vive à la gorge, des nausées, des vomissements de matières souvent sanguinolentes, alcalines, rétablissant la couleur bleue du papier de tournesol rougi par un acide, et faisant pour l'ordinaire effervescence avec les acides; des déjections alvines abondantes, une épigastralgie des plus vives, des coliques atroces, des convulsions, l'altération des facultés intellectuelles, etc. : tels sont les symptômes alarmants développés par cet alcali. Si la potasse a été avalée à une dose un peu forte, la mort ne tarde pas à survenir.

Lésions de tissu produites par la potasse.

Je suis porté à croire, d'après un très-grand nombre de faits, que cet alcali est de tous les poisons irritants celui qui perfore le plus souvent l'estomac; il produit aussi l'inflammation des diverses membranes de ce viscère et de celles qui composent les intestins, et un ramollissement considérable des tissus.

Conclusions. 1° La potasse pure, injectée dans les veines, détermine la mort en coagulant le sang; 2° lorsqu'elle est introduite dans l'estomac, elle enflamme, corrode ou perfore le canal digestif, en sorte que l'animal succombe à une inflammation dont la terminaison a quelquefois lieu par gangrène; 3° si elle est dissoute dans une assez grande quantité d'eau et ingérée, elle est absorbée et portée dans tous les organes, d'où elle peut être retirée, et où les experts devront la chercher, s'ils n'ont pas constaté sa présence dans les matières vomies ou dans celles qui existaient dans le canal digestif.

Traitement de l'empoisonnement par la potasse.

Existe-t-il quelque contre-poison de la potasse? Il résulte des expériences que j'ai tentées sur les chiens, que le vinaigre étendu d'eau est le médicament qui peut être administré avec le plus de succès. Tous les animaux auxquels on fait prendre de la potasse caustique, et que l'on abreuve immédiatement après d'eau vinaigrée, souffrent moins que ceux qui ne boivent que de l'eau. Si, après avoir introduit dans l'estomac d'un chien une certaine quantité de dissolution de potasse caustique, on lui fait avaler dans le même instant une forte dose de vinaigre concentré, et qu'on lie l'œsophage, après l'avoir percé, afin d'empêcher le vomissement, l'animal fait de légers efforts pour vomir, et ne présente que très-peu de symptômes d'empoisonnement. Après la mort, qui a lieu au bout de quatre ou cinq jours, on ne trouve point les tissus altérés, corrodés et perforés, à moins que la quantité de vinaigre ingérée n'ait été trop faible pour saturer toutes les parties alcalines.

Le fait suivant vient à l'appui de ce que j'avance. Barruel, ancien préparateur de chimie à la Faculté de médecine de Paris, eut le malheur, il y a quelques années, d'introduire dans sa bouche une dissolution alcoolique de potasse pure, qu'il transvasait au moyen d'une pipette : aussitôt après il éprouva une ardeur et une douleur très-vives dans les divers points de la membrane muqueuse qui tapisse la bouche ; il eut recours au vinaigre, qui ne tarda point à saturer tout l'alcali libre : par ce moyen, les symptômes, loin d'acquérir un nouveau degré d'intensité, diminuèrent sensiblement, en sorte que le corrosif ne détermina qu'une légère inflammation de la membrane muqueuse.

Le médecin appelé pour secourir des individus empoisonnés par la potasse caustique ou carbonatée aura donc recours à l'eau très-légèrement vinaigrée, prise en grande quantité, ce médicament jouissant du double avantage de neutraliser l'alcali libre et de favoriser le vomissement. Dès les premiers instants de l'accident, on se hâtera aussi de gorger les malades d'eau froide ou tiède albumineuse, ou de toute autre boisson mucilagineuse et adoucissante. Lorsque les premiers accidents seront calmés, il faudra employer tous les moyens capables de prévenir ou d'arrêter l'inflammation des organes contenus dans le bas-ventre et dans les parties supérieures du canal digestif.

Recherches médico-légales.

Potasse pure. Elle est blanche, inodore, d'une saveur excessivement caustique, très-soluble dans l'eau et déliquescente. Sa dissolution aqueuse, *moyennement concentrée* ou *très-concentrée*, verdit le sirop de violettes et ramène au bleu le papier de tournesol rougi par un acide ; l'acide carbonique ne la précipite point. Elle décompose l'azotate d'argent et en sépare l'oxyde de couleur olive claire, soluble en entier dans l'acide azotique pur. Le chlorure de platine y fait naître un précipité *jaune-serin, grenu, pulvérulent, qui occupe le fond du vase et qui adhère aux parois du verre,* tandis que la soude n'est précipitée par ce réactif que lorsqu'elle est en dissolution *concentrée,* et alors le précipité est jaune rougeâtre et moins adhérent au verre que le précédent. L'acide perchlorique précipite la potasse en blanc, tandis qu'il ne trouble pas la dissolution aqueuse de soude moyennement concentrée.

Dissolution aqueuse de potasse pure affaiblie. Elle verdit le sirop de violettes et ramène au bleu le papier de tournesol rougi par un acide; l'acide carbonique et l'azotate d'argent agissent sur elle comme sur la dissolution concentrée, à moins toutefois, en ce qui concerne l'azotate d'argent, qu'elle ne soit pas trop étendue. Le chlorure de platine et l'acide perchlorique ne la troublent pas, même au bout de plusieurs heures; et comme il est indispensable de pouvoir constater ces deux propriétés pour conclure à l'existence de la potasse dans la liqueur, il faut évaporer celle-ci et l'amener au degré de concentration convenable, pour que ces deux réactifs la précipitent. Ces caractères suffisent et au delà pour s'assurer de la présence de la potasse, et il est inutile de recourir à l'acide carbazotique proposé par quelques auteurs; on ne conçoit pas non plus la nécessité de pousser l'évaporation jusqu'à siccité et de calciner le produit dans un creuset d'argent, comme le conseille M. Devergie, dans le but, dit-il, de volatiliser l'ammoniaque ou ses composés, *s'ils existaient;* évidemment si la potasse est pure, et il la suppose telle, elle ne renfermera aucun composé ammoniacal.

Potasse à la chaux (pierre à cautère). Elle contient, si elle n'a pas été préparée avec beaucoup de soin (voyez la 8e édit. de mon *Traité de chimie,* année 1851), outre la potasse pure, une certaine quantité de chaux, de sulfate de potasse, de chlorure de potassium, d'acide silicique, d'alumine, d'oxydes de fer et de manganèse. Elle diffère de la potasse pure : 1° parce qu'elle fournit avec l'azotate d'argent un précipité d'oxyde d'argent olive, mêlé de chlorure d'argent blanc; en effet, si l'on ajoute quelques gouttes d'acide azotique pur, l'oxyde est dissous, et le chlorure reste sous forme de grumeaux blancs et lourds; 2° parce que l'azotate de baryte y fait naître un précipité blanc de sulfate de baryte insoluble dans l'eau et dans l'acide azotique froid ou bouillant; 3° parce qu'elle donne avec l'oxalate d'ammoniaque un précipité blanc d'oxalate de chaux. J'ajouterai qu'il n'est pas rare de voir la potasse à la chaux colorée en brun, en jaune ou en rougeâtre.

Potasses du commerce. Elles renferment des quantités de carbonate de potasse qui varient depuis 40 jusqu'à 65 pour cent, et en outre les diverses matières indiquées à l'occasion de la pierre à cautère, à l'exception de la chaux. La potasse d'Allemagne ne contient guère que 40 à 45 pour cent de carbonate, tandis qu'on en trouve 65 dans la potasse perlasse d'Amérique, et 55 à 60 dans celle de Russie. Elles se comportent avec les réactifs comme la potasse à la chaux, si ce n'est qu'elles font effervescence avec les acides faibles, qui en dégagent l'acide carbonique à l'état de gaz, et qu'elles ne précipitent pas par l'oxalate d'ammoniaque.

Potasse pure, mêlée au vin rouge. Il suffit de quelques gouttes de cet alcali pour communiquer au vin rouge une teinte verte foncée ; il est donc impossible qu'un pareil mélange soit donné pour du vin ; mais il se pourrait qu'on fût obligé de rechercher de la potasse pure dans un liquide vomi ou trouvé dans le canal digestif, alors que le malade aurait pris du vin. Il importe donc d'examiner si les procédés proposés pour faire découvrir la potasse dans ces cas ne devraient pas subir quelques modifications. Si l'on fait dissoudre 10 centigrammes de potasse pure dans 125 grammes de vin rouge, préalablement neutralisé par 15 centigrammes du même alcali, et que l'on filtre la liqueur, on voit que celle-ci est d'un vert bleuâtre, qu'elle bleuit le papier de tournesol rougi, et que le chlorure de platine et l'acide perchlorique rétablissent la couleur rouge du vin *sans occasionner de précipité ;* ce n'est qu'au bout de plusieurs heures que le dernier de ces réactifs trouble la liqueur et y fait naître un dépôt noirâtre.

Ces caractères, comme on le voit, sont insuffisants pour démontrer la présence de la potasse pure dans ce mélange. On y parvient en évaporant la liqueur jusqu'à siccité, et en agitant, pendant quelques minutes, le produit sec et refroidi dans de l'alcool concentré marquant 44 degrés à l'aréomètre ; on filtre ; après avoir évaporé le liquide alcoolique jusqu'à siccité, on continue à chauffer jusqu'à ce que le produit soit légèrement carbonisé : on traite par l'eau distillée bouillante ; la liqueur filtrée, de couleur jaune brunâtre, rétablit la couleur bleue du papier de tournesol rougi, et précipite en jaune-serin et en blanc, comme la potasse, par le chlorure de platine et l'acide perchlorique. Si, au lieu de traiter par l'eau, on versait le chlorure de platine dans la dissolution alcoolique, on courrait risque de se tromper, parce que l'alcool concentré *seul* donne avec ce chlorure un précipité jaune-serin, qui pourrait faire croire, au premier abord, à l'existence de la potasse ; à la vérité, ce précipité n'est ni grenu ni adhérent au verre.

On pourra s'assurer, par une expérience comparative, en traitant, comme il vient d'être dit, 250 grammes du même vin, *sans addition de potasse* pure, c'est-à-dire une quantité double de la précédente, que l'on n'obtient pas un atome de potasse dans la dernière liqueur aqueuse. Ce résultat négatif est parfaitement d'accord avec la théorie, puisque nous savons que le bitartrate de potasse contenu dans le vin et le sulfate de potasse qu'il pourrait renfermer ne sont pas solubles à froid dans l'alcool marquant 44 degrés.

Mais, dira-t-on, en suivant ce procédé, la potasse transforme le bitartrate de potasse du vin en tartrate neutre, soluble dans l'alcool à 44 degrés, en sorte qu'après l'incinération de la dissolution alcoolique, on obtient non-seulement la potasse qui rendait le vin alcalin, mais encore celle qui faisait partie du bitartrate et celle qui a été ajoutée pour transformer celui-ci en tartrate neutre. Qu'importe, puisqu'il ne s'agit pas de déterminer la *quantité* de potasse mêlée au vin, mais bien de reconnaître qu'il en a été ajouté; sous ce rapport, le procédé que je conseille est irréprochable.

Mélanges de potasse pure et de liquides alimentaires, de la matière des vomissements ou de celle que l'on trouve dans le canal digestif. Potasse ayant attaqué les tissus de ce canal. On sait que l'eau sucrée, le thé, le café, l'albumine, la gélatine, le bouillon, la bile et le sang, ne sont pas troublés par cet alcali, qui les rend au contraire plus fluides; les tissus du canal digestif sont promptement ramollis et transformés en bouillie liquide.

Il importe, avant de décrire le procédé qui me paraît le plus propre à faire découvrir la potasse dans ces mélanges, d'indiquer un certain nombre d'expériences tentées dans le but d'apprécier sa valeur.

EXPÉRIENCE Ire. — J'ai mélangé parties égales de potasse pure, de tartrate neutre de potasse, de sulfate de potasse et de chlorure de potassium; la masse totale pesait 60 centigrammes. Je l'ai fait dissoudre dans l'eau et je l'ai évaporée jusqu'à siccité. Le produit a été partagé en deux parties égales; l'une d'elles a été agitée pendant dix minutes avec de l'alcool froid marquant 44 degrés; l'autre a été traitée pendant quelques minutes par le même menstrue bouillant. Les deux dissolutions, évaporées séparément jusqu'à siccité ont fourni des produits que j'ai dissous dans une petite quantité d'eau distillée bouillante; les dissolutions ramenaient au bleu la couleur du papier de tournesol rougi, et contenaient de la potasse libre, ainsi qu'on pouvait s'en assurer par l'acide perchlorique et par le chlorure de platine; elles ne se troublaient ni par les *sels de baryte* ni par les *sels d'argent*; donc elles ne renfermaient pas un atome de tartrate, ni de sulfate, ni de chlorure de potassium. Ces sels étaient restés en entier dans le résidu du traitement par l'alcool.

J'ai fait agir de l'acide acétique pur étendu de trois fois son poids d'eau et *froid*, sur un mélange de parties égales de tartrate, de sulfate et de chlorure de potassium préalablement dissous dans l'eau distillée et évaporés jusqu'à siccité; au bout d'une demi-heure de contact, j'ai filtré la liqueur acétique, et je me suis assuré par l'eau de chaux, le chlorure de baryum et l'azotate d'argent, qu'elle contenait du tartrate, du sulfate et du chlorure de potassium en dissolution.

EXPÉRIENCE II. — Après avoir saturé par de la potasse pure, 100 grammes de lait, autant de bouillon, de bile humaine et de *décoctum* de café, j'ai ajouté *cinq centigrammes* du même alcali. La liqueur évaporée à siccité a donné un produit brunâtre que j'ai fait bouillir pendant deux ou trois minutes avec de l'alcool marquant 44 degrés; la dissolution alcoolique filtrée et évaporée jusqu'aux trois quarts était brune et rétablissait la couleur bleue du papier rougi. Filtrée de nouveau et mise en contact avec le chlorure de platine et l'acide perchlorique, elle a fourni des précipités de potasse tellement colorés et mêlés de matière organique, qu'il était impossible de décider s'il y avait ou non de la potasse libre dans la liqueur que l'on examinait.

Expérience III. — On a répété la même expérience, si ce n'est que l'on a traité par l'alcool à 44 degrés *froid*. La liqueur alcoolique brune, évaporée jusqu'à siccité, a donné un produit que l'on a carbonisé et incinéré dans un creuset d'argent; la cendre, traitée par l'alcool froid marquant 44 degrés, a fourni un *solutum* qui, étant filtré et concentré par la chaleur, ramenait au bleu la couleur du papier rougi. On a évaporé jusqu'à siccité; le produit, dissous dans un peu d'eau, a précipité en *blanc* par l'acide perchlorique, et en *jaune-serin* par le chlorure de platine. Ce dernier dépôt était *dur, grenu* et *adhérent au verre.*

Expérience IV. — Les matières alimentaires épuisées par l'alcool, comme il vient d'être dit, ont été mises en contact à froid, pendant douze heures, avec de l'acide acétique pur, étendu de trois parties d'eau, afin d'attaquer la portion de potasse qui aurait pu passer à l'état de carbonate ou de savon, et que l'alcool n'aurait point dissoute. J'ai ensuite fait bouillir le mélange, pendant quatre ou cinq minutes, et j'ai filtré; le *solutum,* de couleur brune, évaporé à siccité, a été incinéré dans un creuset d'argent. La cendre, traitée pendant quelques minutes par de l'eau distillée bouillante, m'a donné une dissolution contenant de la potasse ou du carbonate de potasse (celui-ci s'était formé par l'incinération), et quelques autres sels. En concentrant la liqueur filtrée, je me suis assuré qu'elle était *alcaline;* alors je l'ai fait bouillir, pendant un quart d'heure, avec quelques centigrammes d'un lait de chaux pure fait avec de l'eau distillée, dans le but de ramener à l'état de potasse le carbonate de potasse qui pouvait se trouver dans la liqueur. J'ai filtré celle-ci, et je l'ai fait évaporer jusqu'à siccité; le produit de l'évaporation, agité pendant douze ou quinze minutes avec de l'alcool à 44 degrés froid, m'a fourni une dissolution que j'ai filtrée, et dont j'ai chassé l'alcool par l'évaporation; il m'a suffi de verser quelques gouttes d'eau sur le produit sec pour dissoudre la potasse *pure:* aussi la liqueur rétablissait-elle la couleur bleue du papier rougi, et donnait, avec le chlorure de platine et l'acide perchlorique, toutes les fois qu'elle était suffisamment concentrée, les précipités *nets et parfaitement caractérisés* que l'on obtient avec la potasse pure.

Cette expérience, répétée avec la même quantité de matières alimentaires épuisées par l'alcool, *sans addition de potasse pure,* a laissé en dernier lieu un produit *alcalin* contenant de la *soude* et non de la potasse; en effet, la dissolution aqueuse du dernier résidu ramenait au bleu la couleur du papier rougi, mais ne se troublait ni par le chlorure de platine, ni par l'acide perchlorique.

Expérience V. — J'ai souvent desséché un mélange d'un litre de bouillon, d'un demi-litre de lait, d'autant de café, et de toute la bile contenue dans une vésicule; le produit, *sans addition de potasse,* après avoir macéré, pendant un quart d'heure dans de l'alcool froid marquant 44 degrés, a été agité dans la liqueur et porté à la température de l'ébullition; au bout de quelques minutes, j'ai filtré et j'ai aussitôt fait évaporer la dissolution alcoolique dans une capsule de porcelaine, jusqu'à ce qu'elle fût carbonisée et qu'il ne se dégageât plus de fumée; alors j'ai détaché facilement le charbon à l'aide d'un couteau propre; ce charbon mis en contact avec un papier de tournesol rougi et légèrement humecté, ne le bleuissait pas; je l'ai inciné dans un creuset d'argent, et j'ai fait bouillir la cendre pendant quelques minutes avec de l'alcool concentré; le *solutum* filtré n'agissait pas sur le papier rougi; je l'ai évaporé jusqu'à siccité, et j'ai traité le résidu par quelques gouttes d'eau distillée; la dissolution *ne bleuissait* pas le papier rouge; mise en contact avec du chlorure de platine, après avoir été concentrée, elle *ne le troublait pas.* La matière restant dans le creuset, et non dissoute par l'alcool, a été traitée par un peu d'eau distillée bouillante; j'ai vu que la liqueur ramenait *lentement* au bleu le papier rougi; mais elle ne précipitait ni par le chlorure de platine, ni par l'acide perchlorique.

La masse alimentaire desséchée et déjà traitée par l'alcool a été laissée pendant douze heures dans l'acide acétique pur étendu de trois à quatre parties d'eau distillée, puis j'ai fait bouillir pendant quelques minutes; la liqueur filtrée, de couleur rouge brune, a été évaporée dans une capsule de porcelaine jusqu'à ce qu'elle fût carbonisée et qu'il ne se dégageât plus de fumée; le charbon mis en contact avec un papier de tournesol rougi et légèrement humecté le bleuissait fortement; je l'ai détaché et inciné dans un creuset d'argent; la cendre traitée par l'alcool concentré bouillant a fourni un *solutum* que j'ai filtré et qui n'était pas alcalin au papier; le résidu obtenu par l'évaporation jusqu'à siccité de cette dissolution, a été soumis à l'action de l'eau distillée bouillante; la liqueur ne ramenait pas au bleu le papier rougi, et *ne précipitait* ni par le chlorure de platine ni par l'acide perchlorique. La portion de la cendre non dissoute par l'alcool a été traitée par l'eau distillée bouillante et la liqueur filtrée; celle-ci a fortement *bleui* le papier rougi et a précipité par le chlorure de platine et par l'acide perchlorique, comme le ferait une dissolution de *carbonate de potasse.* Cette cendre contenait-elle, indépendamment de la potasse, une certaine quantité de soude? Tout porte à le croire.

Expérience VI. — Après avoir saturé, avec de la potasse pure, un mélange alimentaire pesant 1 kilogramme et demi et composé de lait, de bouillon, de café, de bile, et de 300 grammes de *vin rouge,* j'ai ajouté *dix* centigrammes de potasse pure. Ce mélange a été évaporé jusqu'à siccité et traité pendant deux ou trois minutes par l'alcool bouillant marquant 44 degrés; le résidu non dissous par l'alcool a été soumis à l'action de l'acide acétique affaibli; les deux liqueurs évaporées, carbonisées et incinérées séparément, ont laissé des cendres qui, étant soumises à l'action de l'alcool concentré, comme il a été dit aux expériences troisième et cinquième, ont fourni de la *potasse* pure, tandis qu'un même mélange, *sans addition de potasse*, traité de la même manière, n'en a point donné

Expérience VII. — Le mélange précité, saturé par de la potasse *pure* et additionné de 5 centigrammes de cet alcali, a été évaporé; le produit sec a été traité par l'alcool concentré bouillant; on a filtré et fait évaporer la liqueur alcoolique jusqu'à siccité; le résidu a été dissous dans l'eau distillée, et le solutum a été soumis à l'action d'un courant de chlore gazeux, comme l'a conseillé M. Devergie; lorsque la liqueur a été décolorée, on l'a filtrée pour la séparer des flocons blancs nombreux qui s'étaient formés pendant l'action du chlore. puis on l'a concentrée par l'évaporation : elle *rougissait* fortement le papier de tournesol, au lieu de ramener au bleu celui qui était rougi, et donnait avec le chlorure de platine un précipité jaune-serin, semblable à celui que font naître les sels à base de potasse.

M. Devergie a considéré comme une difficulté inhérente à ce mode d'opération la présence naturelle des sels à base de potasse dans certains liquides végétaux et animaux ; je ne saurais partager ces craintes, en ce qui concerne les sels qui font le plus ordinairement partie de ces liquides, parce qu'alors même qu'ils s'y trouveraient en proportion notable, ils ne seraient point dissous par l'alcool marquant 44 degrés; j'excepterai toutefois l'acétate de potasse, qui pourrait, à la rigueur, exister dans le liquide suspect et qui est soluble dans l'alcool. Je discuterai plus loin les inconvénients de la présence de ce sel, me bornant à dire pour le moment que si je n'adopte pas l'emploi du chlore, c'est qu'il ne fournit la potasse qu'à l'état de sel, et qu'il est possiblle, en suivant une autre voie, de l'obtenir à l'état d'alcali caustique *pur*.

Expérience VIII. — J'ai souvent fait prendre 2 grammes 5 décigrammes ou 3 grammes de potasse pure dissoute dans 80 ou 100 grammes d'eau à des chiens à jeun, et à d'autres qui avaient copieusement mangé, une ou deux heures auparavant, et j'ai lié l'œsophage pour les empêcher de vomir. Ces animaux sont morts au bout de vingt ou de vingt-quatre heures. J'ai ramassé toutes les matières contenues dans l'estomac; j'ai lavé celui-ci avec de l'eau distillée, et après avoir mélangé les eaux de lavage aux substances alimentaires en partie digérées, je me suis assuré qu'un papier de tournesol rougi était promptement ramené au bleu, dès qu'il était touché par la liqueur; j'ai fait chauffer le mélange pendant vingt minutes, puis j'ai filtré. Je désignerai la liqueur par la lettre *A*, et la portion solide par la lettre *B*. La liqueur *A*, évaporée jusqu'à siccité dans une capsule de porcelaine, puis traitée par l'alcool bouillant marquant 44 degrés, a donné une dissolution qui, étant filtrée bouillante, ramenait au bleu le papier de tournesol rougi par un acide; je l'ai évaporée jusqu'à ce qu'elle fut carbonisée, et qu'il ne se dégageât plus de fumée; le charbon, mis en contact avec un papier rougi, légèrement humecté, le *bleuissait;* une portion de potasse avait été évidemment dissoute à la faveur de la matière organique; j'ai incinéré ce charbon dans un creuset d'argent; la cendre, traitée par l'alcool concentré bouillant, a donné un liquide qui ne *bleuissait* pas le papier rougi, parce que, pendant l'incinération, la potasse avait passé à l'état de carbonate *insoluble* dans l'alcool; le résidu, non dissous par ce menstrue, était fortement alcalin; dissous dans l'eau, il a fourni un liquide *bleuissant* fortement le papier rougi, et donnant, avec le chlorure de platine et l'acide perchlorique, des précipités *abondants* semblables à ceux qu'on obtient avec le carbonate de potasse; d'ailleurs ce résidu faisait effervescence avec les acides.

La portion *A* non dissoute par l'alcool bouillant, laissée pendant une heure dans l'acide acétique pur, étendu de trois fois son poids d'eau, a été ensuite chauffée jusqu'à l'ébullition; la liqueur filtrée, de couleur rouge brune, a été évaporée dans une capsule de porcelaine jusqu'à ce qu'elle fût carbonisée, et qu'elle ne répandît plus de fumée; le charbon était très-*alcalin* au papier; je l'ai facilement détaché avec la lame d'un couteau pour l'incinérer dans un creuset d'argent. La cendre, traitée par l'alcool concentré bouillant, a fourni un *solutum* qui ne bleuissait pas le papier rougi; la cendre restant après l'action de l'alcool a été épuisée par l'eau distillée bouillante, et la liqueur filtrée; la dissolution ramenait fortement au bleu le papier rougi; le chlorure de platine et l'acide perchlorique ont donné de très-légers précipités, semblables à ceux que fournirait une faible dissolution de carbonate de potasse.

B, c'est-à-dire le résidu solide obtenu après avoir fait bouillir, pendant vingt minutes, les matières extraites de l'estomac, a été traité par l'alcool concentré bouillant; la liqueur filtrée était alcaline au papier; on l'a évaporée dans une capsule de porcelaine jusqu'à ce qu'elle fût carbonisée, et qu'il ne se dégageât plus de fumée; le charbon *bleuissait* fortement le papier rougi; je l'ai incinéré dans un creuset d'argent; la cendre, traitée par l'alcool bouillant, a fourni un liquide qui ne ramenait pas au bleu le papier rougi, alors même qu'il avait été concentré par l'évaporation; en traitant, au contraire, par l'eau distillée bouillante, le résidu cendré sur lequel l'alcool avait agi, on obtenait une dissolution qui, après avoir été concentrée, *bleuissait* fortement le papier, et donnait, avec le chlorure de platine et l'acide perchlorique, des précipités abondants semblables à ceux que fournit le carbonate de potasse.

B épuisé par l'alcool, après avoir macéré, pendant une heure, dans de l'acide acétique pur, étendu de trois fois son poids d'eau, a été porté jusqu'à la température de l'ébullition; la liqueur filtrée, de couleur brune, a été chauffée dans une capsule de porcelaine, jusqu'à ce qu'elle fût sèche et carbonisée; le charbon *bleuissait* fortement le papier rougi et humecté; je l'ai incinéré dans un creuset d'argent; la cendre, traitée par l'alcool bouillant, n'a rien fourni à ce menstrue, tandis que l'eau distillée bouillante a dissous tout le sel alcalin qu'elle renfermait : cette dissolution bleuissait fortement le papier rougi; concentrée et mise en contact avec le chlorure de platine et avec l'acide perchlorique, *elle ne précipitait pas*.

EXPÉRIENCE IX. — J'ai répété toutes les expériences qui précèdent en substituant à la potasse pure la *potasse à la chaux* (pierre à cautère), et j'ai constamment obtenu les mêmes résustats.

EXPÉRIENCE X. — Désirant connaître si l'alcool et l'acide acétique agiraient sur le *carbonate de potasse* comme sur la potasse caustique, j'ai tenté une autre série d'expériences. J'ai mélangé 10 centigrammes de carbonate de potasse solide avec autant de tartrate neutre de potasse, de sulfate et de chlorure de potassium; ce mélange ayant été dissous dans l'eau et évaporé jusqu'à siccité, j'ai versé sur le produit solide de l'acide acétique étendu d'eau, jusqu'à ce qu'il n'y eût plus d'effervescence; j'ai filtré, et j'ai évaporé la liqueur jusqu'à siccité; l'acétate de potasse obtenu a été dissous dans l'alcool froid à 44 degrés; au bout d'une demi-heure de contact, j'ai filtré de nouveau, et j'ai fait évaporer jusqu'à siccité : le produit a été chauffé dans un creuset d'argent pendant quelques minutes jusqu'à ce qu'il fût bien carbonisé; j'ai traité ce charbon à plusieurs reprises par l'alcool concentré froid; j'ai filtré et évaporé jusqu'à siccité; le résidu contenait de la *potasse pure et caustique;* le charbon, épuisé par l'alcool et soumis à l'action de l'eau froide, a donné un liquide *alcalin* et incolore dans lequel le chlorure de platine et l'acide perchlorique faisaient naître des précipités semblables à ceux que l'on obtient avec le carbonate de potasse; ce sel s'était évidemment produit pendant la carbonisation de l'acétate.

EXPÉRIENCE XI. — J'ai mélangé 20 centigrammes de carbonate de potasse solide avec 1 kilogramme de lait, de bouillon, de bile et de café, préalablement saturés par le même sel. Après avoir évaporé jusqu'à siccité, j'ai agité le produit solide pendant un quart d'heure avec de l'alcool à 44 degrés froid, puis j'ai fait bouillir pendant deux ou trois minutes; la liqueur, filtrée et traitée comme il a été dit à l'expérience 3, p. 279, m'a fourni de la *potasse caustique;* le carbonate de potasse avait donc été en partie dissous. La portion non dissoute par l'alcool bouillant a été laissée en contact pendant douze heures avec de l'acide acétique étendu d'eau, qui a donné lieu à une légère effervescence; on a filtré; la liqueur brune a été soumise aux opérations indiquées à l'expérience 5, p. 280, et a fourni un produit contenant une quantité notable de *potasse pure* qui n'a point précipité par le chlorure de baryum, mais qui a donné par l'azotate d'argent un *léger* précipité blanc de chlorure d'argent.

Un mélange semblable au précédent, mais sans addition de carbonate de potasse, n'a point fourni de potasse à la suite du traitement alcoolique, et a donné par l'acide acétique un résidu alcalin de potasse et probablement de soude, analogue à celui que j'avais obtenu dans l'expérience 5, à la suite du traitement acétique.

Il résulte des faits qui précèdent :

1° Que l'alcool très-concentré bouillant dissout une portion notable de la potasse pure ou à la chaux qui pourrait se trouver dans un mélange organique solide, soit à l'état caustique, soit à l'état de savon, soit dans tout autre état de combinaison avec la matière végéto-animale, et qu'il ne dissout pas sensiblement les sels de potasse naturellement contenus dans ce mélange, ni ceux que l'on aurait accidentellement introduits dans l'estomac comme médicaments, à l'exception toutefois de l'acétate de potasse.

2° Qu'il dissout également une certaine quantité de carbonate de potasse qui aurait été ajouté à ce mélange, dans le dessein d'empoisonner, ou qui se serait formé, par suite de l'action de l'acide carbonique de l'air sur la potasse caustique ou de la décomposition des matières organiques par cet alcali (voy. expér. 11, p. 283). Pourtant le carbonate de potasse est complétement insoluble dans l'alcool concentré ; d'où il faut conclure que la dissolution dont il s'agit n'a lieu qu'à la faveur d'une portion de graisse ou de matière organique avec lesquelles ce sel s'est probablement combiné.

3° Que les mélanges organiques solides auxquels *on n'a pas ajouté* de potasse ni de carbonate de potasse, alors même qu'ils sont abondants et qu'ils contiennent *naturellement* des sels potassiques, tels que du lactate, de l'acétate, du tartrate, du sulfate, du phosphate ou du chlorure de potassium, traités par l'alcool concentré bouillant, ne cèdent pas à ce menstrue des proportions assez sensibles de ces sels pour qu'on puisse en démontrer la présence, dans la dissolution alcoolique, par le chlorure de platine et par l'acide perchlorique, réactifs qui décèlent parfaitement des traces de potasse libre ou carbonatée dans le *solutum* alcoolique, toutes les fois que cet alcali a été mélangé avec la masse alimentaire. Que si les liqueurs alcooliques *normales* dont il s'agit, traitées comme il a été dit à l'expérience 5 (p. 280), finissent par donner un résidu légèrement alcalin, qui ramène, au bout d'un certain temps, au bleu le papier rougi par un acide, cela dépend sans doute de ce qu'elles contiennent un peu de soude, ou bien une proportion tellement minime de potasse, qu'elle n'est pas sensible à l'action du chlorure de platine ni à celle de l'acide perchlorique.

4° Que si l'acide acétique pur, étendu de trois parties d'eau, chauffé avec un mélange organique solide auquel on a ajouté de la potasse ou du carbonate de potasse, et qui a déjà été épuisé par l'alcool concentré bouillant, peut dissoudre, *dans certains cas,* une portion de potasse ou de carbonate que l'alcool n'aurait pas attaquée, il dissout également plusieurs sels potassiques *naturellement* contenus dans ce mélange organique ; en sorte qu'il devient difficile, pour ne pas dire impossible, de décider, lorsque les opérations sont terminées, si l'alcali obtenu avait été ajouté, ou s'il provient de quelques-uns des sels potassiques qui se trouvent dans les matières organiques à l'état normal, et que l'acide acétique aurait dissous ou décomposés (voy. expér. 11, p. 283).

5° Qu'il y a lieu de rejeter l'emploi du chlore, proposé par M. Devergie pour détruire la matière animale qui masquerait la potasse, parce que si l'on fait arriver ce gaz dans une dissolution alcoolique provenant d'un *liquide* organique, additionné de potasse, évaporé jusqu'à siccité et traité par l'alcool concentré, ou dans la matière solide épuisée par l'alcool, comme le propose M. Devergie, on n'obtient jamais la potasse à l'état caustique, mais bien à l'état de sel, et au milieu d'une dissolution qui, loin d'être alcaline, est fortement acide, et que d'ailleurs, quand on traite par le chlore la matière *solide,* on dissout nécessairement, à la faveur de ce chlore et de l'acide chlorhydrique qui s'est formé, une quantité notable de quelques-uns des sels potassiques *naturellement* contenus dans la masse solide dont il s'agit; dans ce dernier cas, l'objection faite à l'emploi de l'acide acétique (voy. 4°) se trouve tout entière. M. Devergie n'a pas accordé, il est vrai, une confiance illimitée à ce procédé, car il dit, à la page 310 du tome III de sa *Médecine légale :* «Toutefois on ne doit pas se dissimuler plusieurs difficultés inhérentes à cette analyse et aux conclusions qu'il faut en tirer : 1° Certains liquides végétaux et animaux renferment des sels à base de potasse; mais alors, ces sels étant neutres, la liqueur ne donne pas de réaction alcaline. 2° La potasse ajoutée a pu passer à l'état de carbonate de potasse; il est alors impossible de dire par l'analyse si la potasse a été mêlée au liquide à l'état libre ou à l'état de carbonate. Quelques liquides animaux sont naturellement alcalins; mais comme ils doivent leur alcalinité à la soude, ils ne précipiteraient pas par le chlorure de platine, hors le cas où ils contiendraient en outre du sulfate de potasse, et alors il ne reste à l'expert, pour décider la question, que la quantité et l'abondance des précipités qu'il obtient avec les réactifs.» Les motifs allégués par mon confrère, pour faire ressortir les difficultés inhérentes à l'analyse qu'il propose, me paraissent devoir être examinés avec soin, afin de mettre la vérité dans tout son jour. M. Devergie redoute les sels à base de potasse que peuvent naturellement contenir certains liquides végétaux et animaux; c'est à tort, car il a conseillé, comme je l'avais fait bien avant lui, de traiter ces liquides *évaporés* jusqu'à siccité par l'alcool. Or nous savons par l'expérience 5 (voyez p. 280) que, si cet agent est concentré et qu'il marque 44 degrés, il n'aura pas dissous une assez grande quantité de sels de potasse pour être précipité par le chlorure de platine et par l'acide perchlorique. Toutefois, pour éviter la confusion, il ajoute : *mais, ces sels étant neutres, la liqueur ne donne pas de réac-*

tion alcaline. Pour montrer à M. Devergie combien il se trompe, j'admettrai que l'on ait ajouté quelques atomes de *soude* à des liquides végétaux et animaux contenant des sels potassiques, comme il le suppose; j'admettrai aussi avec lui, quoique cela ne soit pas exact, que ces liquides, évaporés à siccité et traités par l'alcool concentré d'abord, puis par le chlore, renferment une assez forte proportion de sels potassiques pour précipiter par le chlorure de platine et par l'acide perchlorique; évidemment la liqueur aura une réaction alcaline, et donnera, avec le sel de platine et l'acide perchlorique les précipités que fournit la potasse. Dans le système de l'auteur, on devra conclure à l'existence de la potasse libre, et pourtant il n'y aura dans la liqueur suspecte qu'un peu de soude et de sels potassiques. M. Devergie dit aussi, contre l'emploi du chlore, que la potasse a pu passer à l'état de carbonate, et qu'il devient alors impossible de décider, par l'analyse, si cette potasse a été mêlée au liquide, à l'état libre ou à l'état de carbonate. Quelque exacte que soit cette observation, elle n'a que peu de portée, comme je le dirai plus bas, en examinant s'il est réellement possible de déterminer, dans une analyse de ce genre, sous quel état la potasse a été ingérée. Pour ce qui concerne l'existence *naturelle* d'un alcali dans certains liquides animaux alléguée par M. Devergie, je n'adopterai pas qu'il y ait une difficulté sérieuse quand ces liquides contiennent, outre la soude libre, du *sulfate de potasse,* ni qu'il faille, dans ce cas, décider la question, d'après l'*abondance* des précipités que l'on obtient avec les réactifs. En médecine légale, il faut éviter, autant que possible, de faire servir à la solution d'un problème d'empoisonnement l'abondance ou les traces d'un précipité, parce que ce qui paraîtra abondant à tel expert pourra sembler peu de chose à un autre expert; il faut arriver à ce résultat incontestable : on retire d'une manière donnée une substance vénéneuse par un procédé déterminé qui n'en fournit pas lorsque la même matière n'a pas été mêlée avec cette substance; donc le poison trouvé a été ajouté. D'ailleurs, je le répéterai : dans l'espèce, le sulfate de potasse ne saurait être un embarras, puisqu'il est insoluble dans l'alcool concentré, et qu'il s'agit de *liquides* évaporés jusqu'à siccité et traités par l'alcool à 44 degrés avant d'être soumis à l'action du chlore.

6° Que la potasse dissoute dans l'eau et introduite dans l'estomac est absorbée et portée dans les divers organes où elle peut être retrouvée.

Procédé d'analyse. Nous pouvons maintenant nous occuper du procédé qu'il faut mettre en usage pour découvrir la potasse, dans un cas d'empoisonnement par cette substance. On constatera d'abord si la matière suspecte rétablit la couleur bleue du papier de tournesol rougi par un acide, et si elle répand une odeur ammoniacale; ce caractère est des plus importants, car, si la liqueur est fortement alcaline et qu'elle ne contienne ni de l'ammoniaque ni du carbonate d'ammoniaque libres, on pourra déjà présumer qu'elle a été mêlée de potasse, de soude, de baryte, de strontiane ou de chaux. On introduira la masse à la fois liquide et solide, ou les tissus du canal digestif, dans une cornue de verre, après les avoir étendus d'une certaine quantité d'eau distillée; on adaptera à la cornue un récipient, dans lequel on aura mis préalablement un peu d'eau, et qui sera entouré de linges froids; on chauffera la cornue jusqu'à ce que le liquide qu'elle renferme soit réduit à peu près au tiers de son volume; on essayera si la matière ainsi concentrée continue à ramener au bleu le papier rougi; il se pourrait, en effet, qu'après la distillation, cette matière ne fût plus alcaline, si son alcalinité dépendait d'une certaine quantité d'ammoniaque ou de carbonate d'ammoniaque, qui se seraient volatilisés pour se rendre dans le récipient: on s'assurera si le liquide distillé est alcalin, et en cas d'affirmative, on le gardera pour déterminer s'il contient ou non de l'ammoniaque libre ou carbonatée. Le tiers de la matière restant dans la cornue, et que je supposerai alcalin, sera évaporé jusqu'à siccité, et à une douce chaleur, dans une capsule de porcelaine; lorsque le produit sera froid, on l'agitera, pendant huit ou dix minutes, avec de l'alcool pur et concentré marquant 44 degrés, et on fera bouillir pendant cinq à six minutes, en ajoutant de l'alcool à mesure qu'il s'en évaporera; on décantera et on filtrera la liqueur bouillante, que l'on versera dans une autre capsule de porcelaine. La masse sera de nouveau traitée par de l'alcool bouillant, afin de l'épuiser et de dissoudre tout ce que ce menstrue peut enlever; les dissolutions alcooliques filtrées et réunies seront évaporées jusqu'à siccité dans la capsule. L'alcool, dans cette opération, dissout la potasse caustique libre, celle qui a été transformée en savon, une partie de celle qui s'est combinée avec des matières organiques autres que la graisse, et enfin une portion notable du carbonate de potasse que la masse pourrait contenir, soit parce que ce sel aurait été mélangé avec cette masse, soit parce que la potasse caustique aurait passé à l'état de carbonate, par suite de son action sur l'acide carbonique de l'air, ou sur celui qui aurait pu se former pendant l'acte de l'évaporation. La solubilité du carbonate de potasse dans l'alcool concentré, *à la faveur de la matière organique*, ne saurait être contestée (voyez l'expérience 11, p. 283). Si l'on attendait pour filtrer les liqueurs alcooliques qu'elles fussent refroidies, ou bien qu'on les reçût dans un verre à expérience dans lequel on les laisserait refroidir, il se déposerait constamment sur les parois de la capsule ou du verre une matière grasse, comme savonneuse, contenant une portion de potasse, et il faudrait alors, pour ne pas perdre celle-ci, détacher avec soin cette matière grasse pour la réunir au liquide. Il vaut donc mieux agir comme je l'ai indiqué; il est également utile de chauffer l'entonnoir dans lequel les liquides doivent filtrer. La dissolution alcoolique, évaporée jusqu'à siccité, continuera à être chauffée dans la capsule de porcelaine, jusqu'à ce qu'elle soit carbonisée et qu'il ne se dégage plus de fumée; dans cet état, elle sera facile à détacher de la capsule, à l'aide de la lame d'un couteau propre, ce qui n'aurait pas lieu, si l'on n'avait pas poussé l'action de la chaleur jusqu'à la carbonisation. Le produit charbonneux sera incinéré dans un creuset d'argent fermé par son couvercle, afin d'éviter que des parcelles de cendre ne s'introduisent dans le creuset; il suffira en général d'une demi-heure à trois quarts d'heure d'une chaleur rouge pour opérer cette incinération. On évitera l'emploi de creusets de platine ou de terre, parce qu'ils pourraient être attaqués par la potasse. Le creuset étant refroidi, on mettra la cendre en contact avec de l'alcool froid à 44 degrés, on agitera avec une baguette de verre, pendant quelques minutes, puis on portera la liqueur jusqu'à l'ébullition dans le creuset même; cette liqueur refroidie sera décantée, filtrée et évaporée jusqu'à siccité à une douce chaleur; pendant l'évaporation, on l'essayera par le papier rougi. Assez ordinairement cette dissolution n'est pas alcaline, parce que la potasse a été transformée en carbonate, par l'acte de l'incinération : aussi n'obtient-on pas alors de résidu sensible. Il est toutefois des circonstances où la proportion de potasse dissoute par l'alcool est considérable par rapport à celle de la matière organique qui se trouve dans la dissolution alcoolique; alors une portion de potasse *seulement* est passée à l'état de carbonate pendant l'incinération, et l'alcool dissout facilement la partie de cet alcali qui serait restée à l'état caustique. Admettons qu'il en soit ainsi, et que l'on ait obtenu un résidu en faisant évaporer la dissolution alcoolique, on le fera dissoudre dans un peu d'eau distillée, on constatera l'alcalinité de la liqueur, à l'aide du papier rouge, on concentrera la dissolution par la chaleur, et l'on s'assurera, en la versant par parties égales dans de petits tubes étroits, qu'elle fournit, avec le chlorure de platine et l'acide perchlorique, des précipités semblables à ceux que donne la potasse. Quoi qu'il arrive, la matière cendrée restant dans le creuset après le traitement alcoolique sera chauffée jusqu'à l'ébullition avec une petite quantité d'eau distillée, afin de dissoudre le carbonate de potasse formé par l'incinération; la liqueur sera filtrée et évaporée, jusqu'à ce qu'elle soit suffisamment concentrée; dans cet état, elle ramènera promptement au bleu la couleur du papier rouge, et fournira, avec le chlorure de platine et l'acide perchlorique, des précipités abondants, comme le ferait une dissolution concentrée de carbonate de potasse. L'emploi de ces réactifs sera même accompagné d'une effervescence bien prononcée.

Je ne conseillerai pas de pousser plus loin les opérations, et de traiter, par exemple, par l'eau ou par l'acide acétique, la masse déjà épuisée par l'alcool, parce que, tout en reconnaissant que l'on pourrait dissoudre, à l'aide de ces agents, une certaine proportion de la *potasse* qui proviendrait d'un empoisonnement, il est certain que l'on dissoudrait aussi une assez grande quantité de sels potassiques *naturellement* contenus dans les liquides animaux et dans les matières alimentaires, en sorte que l'on serait exposé à commettre des erreurs graves en attribuant à de la potasse ingérée comme poison des réactions qui appartiendraient aux sels potassiques dont je parle ; mieux vaut cent fois ne pas chercher à séparer la *totalité* de la potasse qui a empoisonné.

Conclusions. Si une *liqueur* vomie ou trouvée dans le canal digestif est alcaline avant et après avoir été soumise à une ébullition prolongée, et qu'étant évaporée jusqu'à siccité et traitée par l'alcool bouillant marquant 44 degrés, comme il a été dit à la page 287, elle finisse par laisser dans le creuset d'argent avec lequel on a opéré une matière soluble dans l'eau, qui ramène au bleu le papier rougi, et qui, ayant été filtrée, ne se trouble pas par le gaz acide carbonique, et précipite par le chlorure de platine et par l'acide perchlorique, comme la potasse, on peut *sinon affirmer* qu'il y a eu ingestion de potasse pure, de potasse à la chaux ou de carbonate de potasse dans l'estomac de l'individu que l'on soupçonne avoir été empoisonné, établir du moins *de grandes probabilités* en faveur du fait. Il importe de se tenir sur la réserve à cet égard, parce qu'il ne serait pas à la rigueur impossible, quoique cela soit peu vraisemblable, que l'individu dont il s'agit eût pris *une grande quantité* de certaines substances alimentaires contenant naturellement une plus forte proportion de *sels de potasse* solubles dans l'alcool que celles sur lesquelles j'ai opéré, et que la potasse obtenue en dernier ressort provînt de ces sels.

On *affirmerait* au contraire qu'il y a eu ingestion de potasse pure, de potasse à la chaux ou de carbonate de potasse, et par conséquent empoisonnement, si, après avoir trouvé l'alcali libre ou carbonaté par les moyens qui viennent d'être indiqués, on apprenait que l'individu a éprouvé, peu de temps après avoir mangé ou bu, des vomissements de matières sanguinolentes ou noires, ne faisant pas effervescence sur le carreau, et ramenant au bleu le papier de tournesol rougi, des douleurs vives dans l'abdomen, des selles, ainsi que plusieurs autres symptômes analogues à ceux que déterminent les poisons caustiques.

On conclurait encore *affirmativement*, dans le cas où, la présence de l'alcali ayant été constatée, comme il vient d'être dit, plusieurs des symptômes précités ne se seraient point manifestés, et qu'à l'ouverture du cadavre on trouvât les tissus du canal digestif, et de l'estomac en particulier, ramollis, enflammés, ecchymosés, ulcérés, escharifiés ou perforés dans certains points.

2° Si une matière *solide* vomie ou trouvée dans le canal digestif ramène au bleu le papier rougi, qu'elle conserve son alcalinité après avoir bouilli dans l'alcool concentré, et que la dissolution alcoolique, traitée comme il a été prescrit à la page 287, se comporte avec l'acide carbonique, le chlorure de platine et l'acide perchlorique, comme la potasse, on tirera les mêmes conséquences que celles qui ont trait à la portion liquide dont il vient d'être parlé.

Il serait difficile, pour ne pas dire impossible, de préciser, dans beaucoup de cas de ce genre, si l'alcali ingéré et dissous par l'alcool était *pur* et *caustique* ou *carbonaté*, parce que le carbonate de potasse, qui est insoluble dans l'alcool quand il n'est pas mélangé de matière organique, peut se dissoudre dans ce menstrue à la faveur de quelques liquides alimentaires avec lesquels il aura été mêlé (voy. expérience 11, p. 283); et que si, pour résoudre ce problème, on avait recours à un acide dans le dessein de constater s'il y a ou non effervescence, on pourrait encore être induit en erreur; en effet, la potasse caustique passe aisément à l'état de carbonate quand on la chauffe avec des matières organiques, en sorte qu'il pourrait y avoir effervescence, alors même que la potasse aurait été prise à l'état caustique. D'un autre côté, le défaut d'effervescence ne prouverait pas non plus que l'alcali eût été pris à l'état caustique, parce qu'il arrive souvent qu'au milieu de ces mélanges organiques une *très-faible proportion* de carbonate de potasse est décomposée par les acides sans que l'on aperçoive distinctement la légère effervescence qui a lieu. Qu'importe, au reste, qu'il ne soit pas possible, dans beaucoup de cas de ce genre, d'arriver à donner la solution du problème qui m'occupe? Le point essentiel est d'établir qu'il existe, dans les matières suspectes, de la potasse sous l'un ou l'autre des trois états que j'ai signalés.

3° Si les recherches faites sur les matières liquides ou solides vomies et sur celles qui pourraient exister dans le canal digestif étaient infructueuses, et qu'en traitant le foie, la rate et les reins par l'eau bouillante, par l'alcool, etc. (voy. expér. 3, p. 279), on obtint de la potasse, on pourrait conclure que cet alcali avait été introduit dans l'économie animale par voie d'absorption. Ce document, réuni à ceux que fourniraient les symptômes et les lésions de tissu, permettrait d'affirmer qu'il y a eu empoisonnement par la potasse.

4° On se gardera bien de dire qu'un individu n'a pas été empoisonné par la potasse ou par le carbonate de potasse, par cela seul qu'il aura été impossible, en suivant le procédé indiqué, d'extraire des matières vomies, ou de celles que l'on trouverait dans le canal digestif, de la potasse caustique ou du carbonate de potasse; en effet, il pourrait arriver qu'une dose de potasse capable de déterminer des accidents graves eût été introduite dans un estomac contenant une proportion considérable d'acide ou une quantité notable de substances alimentaires acides, qu'elle eût exercé une action irritante énergique, et qu'elle eût été ultérieurement transformée en un ou plusieurs sels que l'alcool ne dissoudrait point. Ce serait alors le cas d'étudier attentivement la marche et la nature de la maladie, les lésions anatomiques, etc.; peut-être parviendrait-on, en rassemblant ces divers éléments, à faire naître des *présomptions* ou des *probabilités* d'empoisonnement.

DE LA SOUDE.

Action sur l'économie animale.

La soude détermine les mêmes symptômes et les mêmes altérations cadavériques que la potasse; elle exerce aussi le même mode d'action sur nos organes.

Traitement de l'empoisonnement.

On combat cet empoisonnement par les moyens qui ont été indiqués en parlant de la potasse (voy. p. 274).

Recherches médico-légales.

Soude pure. Les propriétés physiques de la soude pure, son action sur les couleurs bleues, sur l'acide carbonique et sur l'azotate d'argent, sont les mêmes que celles de la potasse pure. Le chlorure de platine ne trouble les dissolutions de soude que lorsqu'elles sont excessivement concentrées; alors il y fait naître un *précipité jaune-serin,* moins grenu et moins adhérent au verre que celui que donne la potasse; l'acide perchlorique ne les précipite pas quand elles sont moyennement concentrées, tandis que l'on obtient avec l'acide fluorhydrique silicé un précipité gélatineux et transparent.

La dissolution aqueuse de soude pure affaiblie ramène au bleu le papier de tournesol rougi par un acide, et ne précipite ni par les acides carbonique, perchlorique et fluorhydrique silicé, ni par le chlorure de platine. L'azotate d'argent agit sur elle comme sur la potasse étendue d'eau, à moins que la dissolution ne soit trop affaiblie. On devrait donc, dans ce cas, évaporer la liqueur jusqu'à ce qu'elle fût suffisamment concentrée pour donner, avec les agents indiqués au paragraphe précédent, les réactions qui appartiennent à une dissolution concentrée de soude.

Soude à la chaux et carbonate de soude. Sous ces deux états la soude sera distinguée de la soude pure, en suivant la marche qui a été tracée pour reconnaître la potasse pure, à la chaux, ou carbonatée (voy. p. 276).

Mélanges de soude pure et de liquides alimentaires, de la matière des vomissements ou de celle que l'on trouve dans le canal digestif ; soude ayant attaqué les tissus de ce canal. L'action de cet alcali sur l'eau sucrée, le thé, le café, l'albumine, la gélatine, le bouillon, la bile, le sang et les tissus organiques, étant la même que celle de la potasse, on devra suivre pour le découvrir le même procédé (voy. expérience 5, p. 280, et procédé, p. 286).

Conclusions. Les conclusions à tirer des expériences qui auront été tentées relativement à l'existence d'un empoisonnement par la soude, ne diffèrent pas de celles qui ont été indiquées à l'occasion de la potasse (voy. p. 284). Toutefois il importe de se rappeler que la dissolution alcoolique de plusieurs substances alimentaires à l'*état normal*, évaporée jusqu'à siccité, incinérée comme il a été dit à l'expérience 5, p. 280, fournit une cendre alcaline qui, étant traitée par l'eau, donne une liqueur contenant du *carbonate de soude ;* il serait donc possible de se tromper, et de considérer ce carbonate comme étant la preuve de la présence d'une certaine quantité de soude ou de carbonate de soude ingérés comme *poisons,* tandis qu'il devrait son origine à la soude qui existe naturellement dans plusieurs aliments. Voici le résultat de quelques expériences propres à éclairer et à résoudre cette question importante : 1° Les matières extraites du canal digestif d'un animal empoisonné par la soude, ainsi que celles qui ont été vomies, si elles contiennent encore des traces de cet alcali, lorsqu'on les a desséchées à une douce chaleur, fournissent avec l'alcool concentré bouillant un *solutum* qui ramène fortement au bleu le papier de tournesol rougi par un acide ; les substances alimentaires dont je parle et qui sont à l'état *normal*, traitées de même, *ne donnent point* un liquide *alcalin ;* 2° la cendre obtenue en décomposant à une chaleur rouge dans un creuset d'argent la dissolution alcoolique de soude provenant d'un empoisonnement, étant traitée par l'eau bouillante, fournira un *solutum* qui ramènera fortement au bleu le papier rougi, et qui étant concentré par l'évaporation, donnera par l'acide fluorhydrique silicé un précipité gélatineux et transparent, et par le chlorure de platine, *s'il est très-concentré,* un précipité jaune-serin légèrement grenu ; l'acide perchlorique ne le troublera pas, s'il est tant soit peu étendu. La cendre provenant d'un mélange de deux ou trois litres de liquides animaux (vin, bouillon, café et bile) traitée de la même manière, ne m'a jamais fourni une dissolution aqueuse susceptible d'être précipitée par l'acide fluorhydrique et par le chlorure de platine, quoiqu'elle ramenât au bleu le papier de tournesol rougi. Si je pouvais affirmer à l'égard de ces deux caractères qu'il n'en sera jamais autrement, c'est-à-dire que dans aucun cas la cendre obtenue avec un mélange *normal* ne fournira une dissolution aqueuse précipitable par l'acide fluorhydrique silicé et par le chlorure de platine, je n'hésiterais pas à conclure, après avoir obtenu ces précipités avec une cendre provenant d'une dissolution alcoolique *alcaline*, que la soude avait été ingérée à l'état de poison; mais il y aurait témérité à procéder ainsi, parce qu'il n'est pas à la rigueur impossible que certaines matières alimentaires, prises en très-grande quantité et traitées comme je conseille de le faire, donnent une cendre qui, étant dissoute dans l'eau, fournira, avec les réactifs précités, des précipités analogues à ceux que ferait naître une petite portion de soude ingérée à l'état libre. On doit donc être fort circonspect en pareil cas, et tout en établissant que l'alcali trouvé est de la soude, ne se prononcer sur son origine qu'avec une grande réserve, à moins toutefois que les symptômes éprouvés par le malade et les lésions cadavériques ne soient de nature à lever la difficulté. J'attacherai peu d'importance dans l'espèce à l'*abondance des précipités* obtenus par l'acide fluorhydrique silicé et par le chlorure de platine en cas d'empoisonnement, à moins qu'il ne fussent tellement abondants qu'il fût impossible de les attribuer à la *soude normale;* dans tout autre cas, il serait bien difficile, pour ne pas dire impossible, de juger si une quantité un peu plus ou moins forte de précipité, annonce qu'il y a eu ingestion de soude comme poison, ou bien s'il ne s'agit que de la *soude normale.*

Je ne terminerai pas cet article sans réfuter une assertion de M. Gaultier de Claubry, consignée dans la *Médecine légale* de Briand, p. 653, 4e édition. «C'est à tort, dit-il, que M. Orfila, dans un mémoire récent, a indiqué le chlorure de platine comme réactif de la soude.» Comment, c'est un tort d'avoir dit, pour la première fois, aux chimistes et aux experts, qui l'ignoraient, que le chlorure de platine précipite les dissolutions concentrées de soude en jaune-serin, à peu près comme il précipite les dissolutions de potasse? Mais, dit le critique, «il est extrêmement facile de distinguer ces deux précipités; celui de soude se dissolvant dans un mélange d'alcool et d'éther, tandis que celui de potasse ne se dissout pas dans ce liquide.» Et depuis quand s'abstient-on en chimie de tirer parti de certains caractères, par cela seul qu'il n'ont pas tout d'abord une valeur absolue, et ne dit-on pas tous les jours que les sels de plomb, de bismuth, d'argent, de mercure, etc., précipitent en *noir* par l'acide sulfhydrique (sulfures), que les deux premiers précipitent en *blanc* par les alcalis (oxydes), sauf à indiquer ultérieurement à l'aide de quels caractères on parvient à distinguer les uns des autres les divers sulfures noirs et les deux oxydes blancs ? On est vraiment étonné de la faiblesse d'une pareille critique.

DE L'EAU DE JAVELLE (CHLORURE DE POTASSE OU DE SOUDE).

Action sur l'économie animale.

EXPÉRIENCE Ire. — J'ai administré à un chien de moyenne taille et à jeun 225 grammes d'eau de Javelle à base de soude, et j'ai lié l'œsophage et la verge; l'animal a fait des efforts considérables pour vomir et a eu plusieurs selles liquides très-abondantes; bientôt après il était en proie à une vive agitation sans mouvements convulsifs; une demi-heure après l'ingestion, il est tombé dans un grand abattement, et il est mort au bout de dix minutes. A l'ouverture du cadavre on a trouvé l'estomac et les intestins enflammés, comme cela avait eu lieu dans l'empoisonnement par la soude.

EXPÉRIENCE II. — J'ai donné 125 grammes de la même liqueur à un chien robuste et à jeun; des vomissements abondants et des selles réitérées ont eu lieu bientôt après; au bout d'une heure l'animal paraissait dans l'état naturel.

OBSERVATION Ire. — Anaïs, âgée de dix-sept ans, sur la nouvelle de la mort de son amant, avala tout d'un trait un plein verre à bière d'eau de Javelle. Pendant un quart d'heure elle n'éprouva aucun accident; mais s'étant placée sur son lit, elle eut immédiatement des convulsions qui durèrent pendant une demi-heure. La connaissance était encore intacte; mais après ce délai elle la perdit complétement, et resta dans cet état jusqu'à deux heures du soir; elle fut alors portée à l'hôpital. C'est le 22 octobre, à neuf heures du matin, qu'elle prit le poison. Elle éprouve une douleur très-vive et une sensation de chaleur intense dans le pharynx et dans toute l'étendue de l'œsophage; le larynx est douloureux à la pression, ainsi que toute la région cervicale antérieure; les lèvres sont un peu pâles; la muqueuse buccale est pâle; il n'y a pas d'ecchymoses apparentes; les amygdales ne présentent rien de particulier; la déglutition est difficile, douloureuse; la parole assez libre; la langue est un peu sèche et blanchâtre; céphalalgie légère; peau chaude, un peu moite; pouls régulier à 76-78; la région épigastrique est douloureuse à une pression modérée; cette douleur commence au niveau de l'appendice xiphoïde et s'irradie dans toute la partie sus-ombilicale et un peu aussi dans la partie sous-ombilicale; pas de selles depuis vingt-quatre heures; la malade urine facilement. (Un émétique, vingt sangsues à l'abdomen, de l'eau albumineuse et un lavement.)

La malade a eu plusieurs vomissements abondants de matières, dans lesquelles se trouve une grande quantité de *flocons d'albumine coagulée;* pas de selles; nuit calme, mais sans sommeil; pouls parfaitement normal; il y a un peu de moiteur à la peau; le larynx n'est plus douloureux à la pression; le ventre présente encore une sensibilité assez grande, surtout dans la direction du colon transverse: du reste il a son volume normal;

langue pâle, un peu sèche; pas de soif; pas de céphalalgie; l'appétit revient. (Vingt sangsues sur le ventre, lavements soir et matin, solution de sirop de gomme, julep; diète.)

Le 24, la malade a eu beaucoup d'agitation pendant la nuit; il y a de la céphalalgie, de la moiteur à la peau; pouls à 70-72; deux selles après les lavements; il n'y a plus de sensibilité au ventre; la langue est toujours un peu sèche. (Orge, sirop de guimauve, lavements; cinq bouillons.) Le 25, la malade va très-bien. (A. Devergie, *Médecine légale,* 2e édition, t. III, p. 322.)

Observation II. — MM. les docteurs Barbet et Brulatour furent appelés en toute hâte près d'une malade qui venait de s'empoisonner; ils furent frappés en entrant dans la chambre de la malade, par l'odeur du chlore qui s'y trouvait répandue; on leur présenta une bouteille de la contenance de 750 grammes, étiquetée *eau de Javelle*, et renfermant environ de 40 à 50 grammes d'un liquide qu'ils reconnurent être du chlorure d'oxyde de potassium; on leur dit que la malade avait bu tout ce qui manquait dans la bouteille; elle-même en fit l'aveu formel.

La malade, âgée de vingt-cinq ans, d'une forte constitution, était étendue sur son lit, en proie à une extrême agitation. La figure était légèrement injectée, les yeux étaient larmoyants, les mâchoires faiblement contractées, la bouche exhalait une odeur de chlore; une salive écumeuse, blanchâtre, entourait les lèvres; elle manifestait un sentiment d'astriction dans le gosier et dans tout le trajet de l'œsophage; elle accusait dans la région épigastrique des douleurs intolérables. En plaçant la main sur cette partie, on ressentait l'estomac violemment convulsé. Le pouls était plein et fréquent, la chaleur développée, mais également répartie; le front était couvert de sueur; du reste, la malade semblait repousser tous les secours qu'on voulait lui prodiguer; elle répondait aux questions des médecins d'une manière brève, ses paroles étaient saccadées.

La magnésie fut proposée comme pouvant, par son alcalinité, diminuer l'action irritante du chlore libre, et atténuer l'état d'astriction de l'orifice œsophagien qui empêchait le vomissement de s'effectuer. 20 grammes de cette préparation furent délayés dans 200 grammes d'eau sucrée, et on obtint de la malade qu'elle prît, à plusieurs reprises, la moitié environ du mélange. Un quart d'heure s'était à peine écoulé, qu'un abondant vomissement survint et expulsa environ deux verres d'un liquide ayant une forte odeur de chlore, liquide dans lequel on reconnaissait la magnésie sous forme de flocons coagulés; de nouvelles doses du mélange magnésien amenèrent de nouveaux vomissements, et furent continués jusqu'à ce que la matière vomie n'eût plus l'odeur du chlore. Dès cette époque, l'administration de l'eau chargée de magnésie fut supprimée et remplacée par des boissons mucilagineuses; les accidents se calmèrent, la douleur de l'estomac s'affaiblit, et vingt-quatre heures après, la malade put reprendre ses occupations habituelles, ne conservant que de la sensibilité à l'épigastre, sensibilité qui céda au bout de quelque temps, par suite d'un régime doux.

Observation III. — Une jeune personne de vingt ans chercha à attenter à ses jours en avalant un verre d'eau de Javelle; dix minutes après l'ingestion du poison, M. Barbet, qui avait été averti, conseilla la magnésie calcinée. 8 grammes délayés dans de l'eau furent pris, les vomissements se déclarèrent comme dans l'observation précédente, et tout se termina sans le moindre accident, ce qui fut attribué au peu de séjour du poison dans l'estomac. (*Journ. de chim. méd.*, année 1844, p. 249.)

Il résulte de ces faits que ces chlorures agissent à la manière des irritants énergiques, et qu'ils déterminent la mort en peu de temps s'ils ne sont pas vomis; nous verrons bientôt qu'ils sont absorbés, et qu'on peut constater leur présence dans le foie, la rate, etc.

Traitement de l'empoisonnement.

On favorise les vomissements à l'aide de boissons mucilagineuses et albumineuses, et l'on combat l'irritation gastro-intestinale, suivant son intensité, par des saignées générales ou locales, et par tous les moyens antiphlogistiques employés en pareil cas.

Recherches médico-légales.

On débite plusieurs sortes d'eau de Javelle, qui sont toutes formées de chlore, de potasse ou de soude, et d'une quantité variable d'eau. L'eau de Javelle *concentrée* à base de potasse ou de soude est préparée en faisant arriver du chlore gazeux dans un litre d'eau tenant en dissolution 125 grammes de carbonate de l'une de ces bases. Si l'on a employé une plus grande quantité d'eau, on a obtenu l'eau de Javelle *étendue* dont on fait un si grand usage dans le commerce.

Eau de Javelle à base de soude concentrée. Elle est liquide, le plus souvent colorée en *rose* par un sel de manganèse, transparente, d'une odeur de chlore, alcaline, bleuissant d'abord le papier de tournesol rougi, puis le décolorant. Si on la chauffe, il se volatilise du chlore facilement reconnaissable à son odeur, et l'on obtient un produit solide *rosé* alcalin, qui bleuit le papier rougi, mais qui ne le décolore plus; pendant l'évaporation il s'est formé du chlorure de potassium ; aussi le produit est-il composé de chlorure de potasse et de ce sel, et dégage-t-il, quand on le traite par l'acide sulfurique, du chlore gazeux jaune verdâtre et du gaz acide chlorhydrique.

Quand on plonge dans cette eau de Javelle liquide une lame d'argent, ce métal est aussitôt coloré en noir par suite de la formation d'une légère couche de chlorure d'argent qui devrait être blanc s'il n'eût pas été noirci par la lumière; il suffit de faire bouillir, pendant quelques minutes, avec de l'ammoniaque liquide concentrée, la partie de la lame noircie, pour dissoudre une grande partie du chlorure qui la tapisse. La dissolution ammoniacale, saturée par l'acide azotique, laisse déposer du chlorure d'argent blanc, caillebotté, lourd, se colorant par l'action de la lumière, etc.

Un papier imprégné d'iodure de potassium dissous et d'amidon est *noirci* à l'instant même par cette eau de Javelle, et il y a de l'iode mis à nu. L'azotate d'argent et l'acide fluorhydrique silicé en précipitent, le premier du chlorure d'argent, et l'autre du fluorure de sodium silicé. Le chlorure de platine ne la trouble point. Si l'on chauffe dans une cornue, à laquelle on a adapté un récipient, de l'eau de Javelle avec quelques gouttes d'acide sulfurique concentré, il se dégage du chlore, lequel colore immédiatement en bleu un papier blanc, préalablement disposé dans le récipient, et mouillé par une dissolution d'iodure de potassium et d'amidon.

Eau de Javelle à base de soude étendue d'eau. Elle est liquide, transparente, à peine odorante, *sans action* sur les papiers rouge et bleu de tournesol. Chauffée, elle ne dégage point de chlore, et elle peut être évaporée jusqu'à siccité, sans que le produit bleuisse le papier rougi par un acide. L'acide sulfurique la jaunit et en dégage du chlore; elle ne colore pas la lame d'argent, même après plusieurs heures de contact, si elle est grandement étendue. Un papier imprégné d'une dissolution d'iodure de potassium et d'amidon est *bleui* par elle. L'azotate d'argent en précipite du chlorure d'argent, tandis que le chlorure de platine et l'acide fluorhydrique silicé, ne la troublent point; pour que ce dernier la précipite, il faut la concentrer préalablement en l'évaporant.

Eau de Javelle à base de potasse concentrée. Elle présente les propriétés de l'eau de Javelle à base de soude *concentrée,* si ce n'est qu'elle fournit avec le chlorure de platine un précipité jaune-serin, grenu et adhérent au verre, et avec l'acide fluorhydrique silicé, un précipité diaphane et comme gélatineux.

Eau de Javelle à base de potasse étendue d'eau. Elle ne diffère de l'eau de Javelle à base de soude étendue d'eau que parce qu'elle précipite en jaune-serin par le chlorure de platine, surtout lorsqu'elle a été concentrée par l'évaporation; on débite souvent cette variété d'eau de Javelle dans le commerce.

On vend aussi dans le commerce une *eau de Javelle à base de potasse,* contenant beaucoup moins de chlore et de potasse que les précédentes, et ne présentant pas les mêmes caractères; elle est liquide, à peine odorante, incolore, *sans action* sur les papiers rouge et bleu de tournesol. Quand on l'évapore, elle *ne dégage point* de chlore, et l'on peut l'amener jusqu'à siccité sans qu'elle bleuisse le papier rouge. La lame d'argent plongée dans cette liqueur ne perd ni son brillant ni sa couleur, même au bout de plusieurs heures ; toutefois l'acide sulfurique la jaunit et en dégage du chlore ; le papier imprégné d'iodure de potassium et d'amidon est bleui par elle ; le chlorure de platine et l'azotate d'argent la précipitent, le premier en jaune-serin, et l'autre en blanc.

Mélanges d'eau de Javelle, de lait, de bouillon, de café, de la matière des vomissements, etc. — EXPÉRIENCE Ire. — J'ai administré à un chien de moyenne taille 150 grammes d'eau de Javelle rose à base de soude, mélangée avec autant de lait, de bouillon et de café ; l'œsophage et la verge ont été liés ; l'animal est mort six heures après, et a été ouvert aussitôt. L'*estomac* contenait quelques aliments et une partie de la liqueur ingérée. Après avoir été filtrée, celle-ci était jaune, tirant un peu sur le rose, et exhalait une légère odeur de chlore ; elle bleuissait le papier rouge de tournesol. J'en ai traité une portion dans une cornue avec de l'acide sulfurique concentré à une très-douce chaleur ; il s'est aussitôt dégagé du chlore qui a bleui un papier imprégné d'iodure de potassium et d'amidon, que j'avais placé dans le récipient. Une autre portion de la liqueur a été évaporée jusqu'à siccité ; le produit bleuissait le papier rouge de tournesol ; je l'ai agité pendant dix minutes avec de l'alcool froid marquant 44 degrés ; puis j'ai filtré et j'ai fait évaporer la liqueur jusqu'à ce que la matière fût charbonnée : le charbon était alcalin ; je l'ai incinéré dans un creuset d'argent, et j'ai traité la cendre par l'eau bouillante ; la liqueur filtrée était fortement *alcaline, ne précipitait pas* par le chlorure de platine, et se *troublait* fortement par l'acide fluorhydrique silicé.

Foie et rate. Ces organes, extraits du cadavre immédiatement après la mort, ont été coupés en morceaux et laissés pendant plusieurs heures dans l'eau distillée froide ; le liquide filtré a été distillé avec de l'acide acétique, et la vapeur a été recueillie dans un récipient où j'avais mis un papier imprégné d'iodure de potassium et d'amidon, et quelques centigrammes de ce même iodure dissous dans l'eau. A peine la liqueur de la cornue était-elle chaude *que le papier et la liqueur étaient déjà bleuis.* Voulant savoir si cette coloration dépendait d'une portion de chlore qui se serait dégagée, ou de l'acide acétique, j'ai précipité la liqueur du ballon par l'azotate d'argent, et j'ai fait bouillir le précipité avec de l'acide azotique pur et concentré ; il est resté du chlorure d'argent que j'ai fait dissoudre dans l'ammoniaque, après l'avoir bien lavé ; en saturant l'ammoniaque par l'acide azotique, j'ai obtenu du chlorure d'argent parfaitement reconnaissable. *Il était donc passé du chlore dans le ballon.* La dissolution acétique qui restait dans la cornue a été évaporée presque jusqu'à siccité, refroidie et agitée avec de l'alcool concentré à 44 degrés ; j'ai filtré, après un contact de quinze heures, pour séparer une grande quantité de matière coagulée. La liqueur filtrée, évaporée et carbonisée dans une capsule de porcelaine, a laissé un charbon qui était fortement alcalin. En incinérant ce charbon dans un creuset d'argent, j'ai obtenu des cendres que j'ai fait bouillir avec de l'eau distillée ; le *solutum* bleuissait fortement le papier rouge de tournesol, ne précipitait pas par le chlorure de platine et donnait un précipité blanc avec l'acide fluorhydrique silicé: *donc il contenait de la soude libre.*

Le *foie* et la *rate* d'un chien à l'état normal, traités de la même manière, n'ont point fourni de chlore, et l'acide fluorhydrique silicé n'a point précipité de soude.

Urine. Trois grammes d'urine de ce chien, traitée par l'azotate d'argent, ont donné *onze centigrammes* de chlorure d'argent, c'est-à-dire au moins huit fois autant qu'on en obtient de la même proportion d'urine à l'état normal.

Expérience II. — Dans une autre expérience faite dans les mêmes conditions, j'ai traité le *foie* et la *rate* par l'eau froide; le *solutum* évaporé jusqu'à siccité et refroidi, a été agité pendant un quart d'heure avec de l'alcool concentré marquant 44 degrés, et la liqueur a été filtrée et évaporée dans une capsule de porcelaine jusqu'à ce qu'elle fût carbonisée; le charbon *bleuissait* le papier rouge de tournesol; incinéré dans un creuset d'argent, il a laissé un résidu *alcalin* qui, étant traité par l'eau bouillante, a fourni un *solutum* fortement *alcalin*, ne précipitant pas par le chlorure de platine, et donnant avec l'acide fluorhydrique silicé un précipité blanc semblable à celui que l'on obtient avec la soude.

Je me suis assuré, en expérimentant de même sur un *foie* et une *rate* d'un chien à l'état normal, que la liqueur aqueuse provenant des cendres, quoique alcaline, ne se troublait pas par l'acide fluorhydrique silicé.

Procédé. — On filtrera les matières suspectes, et on les mettra en contact pendant plusieurs heures avec une lame d'argent pur, dans un flacon bouché; on retirera la lame, et si après l'avoir lavée avec de l'eau distillée, on voit qu'elle n'est pas colorée en brun, on l'exposera à la lumière solaire; si elle se colore, on s'assurera par l'ammoniaque et par l'acide azotique qu'elle doit cette couleur à du chlorure d'argent; la présence de ce sel sur la lame permettra d'affirmer qu'il existait du chlore libre dans la liqueur filtrée. Si la lame ne s'est point colorée, on se gardera bien de conclure que les matières suspectes ne contenaient point d'eau de Javelle, car le défaut d'action sur la lame pourrait tenir à ce qu'il n'existait dans le mélange qu'une très-faible proportion d'eau de Javelle, ou bien à ce que celle-ci renfermait originairement très-peu de chlore, ou bien enfin à ce que le chlore qui en faisait partie s'est combiné avec la matière organique, de manière à ne plus pouvoir être décelé par l'argent. Alors on introduira dans une cornue environ la moitié de la liqueur suspecte avec une lame d'argent et quelques grammes d'acide sulfurique concentré, et on chauffera jusqu'à l'ébullition; si la lame est noircie par du chlorure d'argent, et que la vapeur qui distillera *bleuisse* un papier blanc imprégné d'iodure de potassium et d'amidon, préalablement placé dans le récipient, on sera certain qu'il y avait du *chlore* dans la liqueur ; ce dernier caractère seul serait insuffisant pour prononcer, parce que certains acides qui auraient pu se volatiliser pendant la distillation, et notamment l'acide sulfurique, jouissent de la propriété de bleuir le papier imprégné d'amidon et d'iodure de potassium. Il n'en est pas ainsi de l'autre caractère ; en effet, l'application d'une couche de chlorure d'argent sur la lame de métal, dans les circonstances précitées, suppose nécessairement l'existence du chlore dans la liqueur.

On s'attachera ensuite à démontrer dans le mélange suspect la présence de la potasse ou de la soude, qui pouvaient faire partie de l'eau de Javelle. Pour cela on agira sur la totalité de la liqueur, si, à l'aide de la lame d'argent *seule* et sans addition d'acide sulfurique, on est parvenu à reconnaître qu'elle contient du chlore ; s'il n'en était pas ainsi, on n'opérerait que sur la moitié de la liqueur, sur celle qui n'aurait pas été décomposée par l'acide sulfurique. On évaporerait celle-ci jusqu'à siccité, pour la traiter ensuite par l'alcool à 44 degrés, et lui faire subir les opérations qui ont été décrites à l'occasion de la potasse, p. 286. La présence de la potasse ou de la soude, à la fin de ces recherches, permettrait d'établir l'existence d'un empoisonnement par l'eau de Javelle à base de potasse ou de soude, en apportant toutefois dans les conclusions la réserve que j'ai conseillé de mettre lorsque j'ai parlé de l'empoisonnement par la potasse et par la soude (voy. page 289 et suiv.).

Il pourrait toutefois arriver que la quantité d'eau de Javelle renfermée dans les matières soumises à l'expertise, fût tellement faible qu'il fût impossible de prouver que celles-ci continssent du chlore, et même de la potasse ou de la soude ; en effet, lorsqu'il existe peu d'eau de Javelle, et que celle-ci ne renferme pas la quantité de chlore voulue, il se forme, pendant l'évaporation des matières, du chlorure de potassium et de l'hypochlorate de potasse, et il n'y a pas un excès d'alcali ; en sorte que l'alcool concentré ne dissout ni de la potasse ni de la soude quand on le fait agir sur le produit de l'évaporation : alors l'embarras est extrême, et les experts se trouvent réduits à établir des conjectures d'après le commémoratif, les symptômes et les lésions de tissu. On se méprendrait étrangement en croyant que, dans ces cas, on pourrait décider la question d'après l'abondance des précipités que feraient naître le chlorure de platine ou l'acide fluorhydrique silicé dans le traitement aqueux de la matière desséchée et épuisée par l'alcool : l'expérience prouve qu'une pareille marche entraînerait souvent les experts dans des erreurs funestes.

Ce procédé est infiniment préférable à celui qui a été proposé par M. Devergie, et que l'on ne saurait adopter sans s'exposer à commettre es erreurs les plus graves. Voici comment M. Devergie conseillait d'o-érer pour reconnaître l'eau de Javelle mélangée avec du lait. «Prendre ne portion de lait, l'introduire dans un verre à expérience, y ajouter le l'eau distillée, s'il paraît contenir une grande quantité de matière nimale; agir directement sur lui, s'il est très-liquide; y plonger une etite rondelle ou une lame d'argent bien décapée, et y *verser de l'acide ulfurique,* de manière à y faire naître une *vive effervescence* dépendant le la décomposition du chlorure par cet acide; ne cesser l'addition d'a-ide qu'au moment où il ne se produit plus d'effervescence; apprécier 'odeur de chlore qui se manifeste immédiatement, et qui est *extrême-nent forte;* constater la *coloration en noir* de la lame d'argent, effet nstantané. On peut remplacer la pièce d'argent par un papier de tour-esol, qui sera non-seulement rougi par l'acide ajouté, *mais encore lécoloré,* ou traiter le lait par du bleu de composition étendu d'eau; au ur et à mesure que l'on ajoutera cette liqueur, elle sera décolorée; fil-rer la liqueur, la traiter par quelques bulles de chlore gazeux, afin de 'assurer si elle ne se trouble pas par cet agent (dans le cas où elle se roublerait, il faudrait y faire passer un courant de chlore jusqu'à ce u'elle conservât sa limpidité); la traiter ensuite par le chlorure de latine, *pour constater la présence de la potasse.*

«Ce procédé me paraît offrir les avantages suivants : 1° il met instan-anément à nu toute la quantité de chlore que renferme l'eau de Ja-elle, et dès-lors l'*odeur de chlore devient très-sensible;* 2° le chlore légagé agit immédiatement sur la lame d'argent et la colore en noir, ffet que l'on n'obtient qu'au bout d'un temps *plus ou moins long par le rocédé* de M. Orfila; 3° le chlore dégagé *solidifie toute la matière ani-nale* en suspension ou en dissolution dans le mélange d'eau de Javelle t de lait : en sorte que l'on obtient immédiatement un liquide privé de natière animale, ou au moins dont la quantité est tellement faible u'elle ne peut plus être précipitée par le chlorure de platine; 4° dans e cas où la quantité de chlorure serait trop faible pour que le chlore légagé enlevât toute la matière animale, on obvie à cet inconvénient ar un courant de chlore gazeux; 5° si le liquide est coloré par une ma-ière végétale, comme dans le café, le vin, la décoloration s'en effectue mmédiatement; 6° *on obtient, avec le chlorure de platine, un préci-ité jaune-serin,* pulvérulent, grenu, se rassemblant facilement au ond du vase, et tout-à-fait *isolé de matière animale;* en sorte qu'il peut ervir à faire connaître la *quantité de potasse* contenue dans le mélange, t qu'il ne peut plus induire en erreur ; en effet, l'*alcool qui a macéré ur le lait*, et dans lequel on a fait passer un courant de chlore, ne *récipite pas par le chlorure de platine.* Nous pensons qu'il est important l'appeler l'attention sur les propriétés physiques de ce précipité, qui seules permettent d'établir qu'il ne renferme pas sensiblement de matière animale.

«Il est bien entendu que, dans les cas où l'on n'obtiendrait pas de précipité avec le chorure de platine, il serait nécessaire, pour acquérir la preuve qu'il n'existe pas d'eau de Javelle dans le lait, de rapprocher la liqueur par évaporation, et de l'essayer de nouveau par ce réactif. Je dois ajouter qu'il est nécessaire de se servir d'acide sulfurique pour décomposer l'eau de Javelle, attendu que les acides *chlorhydrique* et *azotique noircissent immédiatement une lame d'argent.*» (Article *Chlore* du *Dictionnaire de médecine et de chirurgie.*)

Il suffira de signaler les erreurs nombreuses commises par l'auteur de ce procédé, pour le faire rejeter.

1° *On versera de l'acide sulfurique jusqu'à ce qu'il ne se produise plus une vive effervescence.* Or, il n'y a point d'effervescence quand le liquide contient une quantité peu considérable d'eau de Javelle.

2° *Le chlore mis à nu dégagera une odeur* extrêmement forte, *qui le fera reconnaître*- Sans doute; mais comme il suffit d'une petite quantité de chlore pour apprécier son odeur, il est inutile d'en dégager beaucoup : d'ailleurs, il est évident que plus il en exhalera, moins il en restera pour agir sur la lame d'argent et former du chlorure.

3° *On constatera la coloration en noir de la lame d'argent.* Cet énoncé est d'autant plus insuffisant pour établir que la couleur noire est due à du chlorure d'argent, que M. Devergie *affirme,* quoique cela ne soit pas vrai, que les acides azotique et chlorhydrique noircissent immédiatement une lame d'argent.

4° *Un papier de tournesol sera rougi, puis décoloré.* Cette erreur est des plus graves. Dans le cas où il n'y aura que peu d'eau de Javelle dans la liqueur, le papier sera fortement et incessamment rougi par la grande quantité d'acide sulfurique que l'auteur conseille d'employer, et ne pourra pas être décoloré par la petite quantité de chlore exhalé.

5° *On traite ensuite par le chlorure de platine, pour constater la présence de la potasse.* Mais l'acide sulfurique en excès dont on a fait usage, a saturé la potasse du chlorure, en sorte que le chlorure de platine ne pourrait pas indiquer si la potasse était primitivement combinée avec du chlore, comme dans l'eau de Javelle, ou bien si elle provient d'un sel de potasse que l'on aurait ajouté au lait.

6° *En employant la lame d'argent et l'acide sulfurique, la coloration noire paraît sur-le-champ ; tandis qu'elle tarde longtemps à avoir lieu, si on suit le procédé conseillé par M. Orfila.* Oui ; mais on vient de prouver que l'emploi de l'acide sulfurique offre des inconvénients réels, quand on n'a pas réservé une portion de la matière suspecte pour y démontrer la présence de l'alcali, et que l'on cherche à la fois celui-ci et e chlore avec la même quantité de liquide, comme l'avait conseillé I. Devergie; il vaut encore mieux attendre et obtenir un résultat satisfaisant, que de se presser et de ne pas atteindre le but.

7° *Le chlore, dégagé par l'acide sulfurique, solidifie toute la matière nimale en suspension.* Cette proposition n'est pas exacte dans tous les as où il y a beaucoup de matière animale et peu d'eau de Javelle; mais ors même que les choses se passeraient ainsi, ce serait un inconvénient que la solidification de la matière animale par le chlore, puisque e chlore qui agirait ainsi n'exercerait aucune action sur la lame d'argent; et pourtant la coloration en noir de ce métal est un caractère les plus importants.

8° Suivant M. Devergie, on obtient par le chlorure de platine, après voir fait passer un excès de chlore, un *précipité jaune-serin de potasse et de chlorure de platine tout à fait isolé de matière animale,* s'il y avait de l'eau de Javelle; tandis que *l'alcool qui a macéré sur le lait,* et dans lequel on a fait passer un courant de chlore, *ne précipite pas par le chlorure de platine,* s'il ne contient pas de chlorure de potasse. Rien n'est moins exact qu'une pareille assertion. En voici la preuve: coagulez du lait par l'acide sulfurique, à l'aide d'une légère chaleur; filtrez; faites passer *un excès* de chlore gazeux à travers la liqueur, pour précipiter *tout autant* de matière animale que le chlore pourra en précipiter; filtrez de nouveau, puis partagez 30 grammes de cette liqueur en trois parties égales: dans l'une d'elles, versez trois gouttes de chlorure de platine; dans une autre, ajoutez, outre les trois gouttes de sel de platine, quatre ou cinq gouttes d'eau de Javelle; enfin laissez la troisième portion sans y rien ajouter: le lendemain, ces trois liquides auront conservé leur transparence, ou tout au plus les deux premiers seront légèrement troubles; évaporez-les séparément afin de les concentrer, et vous remarquerez qu'il se formera dans tous les trois, à une certaine époque de l'évaporation, *un dépôt de matière animale et de phosphate de chaux* offrant le même aspect: seulement il sera jaune là ou l'on avait mis du chlorure de platine, et blanc ailleurs; *mais il sera difficile, pour ne pas dire impossible, de distinguer le dépôt* formé dans la portion qui contenait les quatre gouttes de chlorure de potasse, de celui qui s'est produit dans le verre où l'on avait mis le chlorure de platine *sans addition* de chlorure de potasse. Si l'on traite par un peu d'eau froide le dépôt formé dans la portion de la liqueur où l'on n'avait mis ni chlorure de platine, ni chlorure de potasse, l'eau dissoudra la matière animale et les *sels de potasse* contenus dans le lait, tandis que le phosphate de chaux restera indissous: or, cette dissolution aqueuse, si elle est un peu concentrée, *précipitera en jaune-serin* par le chlorure de platine, comme les sels de potasse, quoiqu'elle ne contienne point d'eau de Javelle, ce qui est contraire à l'assertion de M. Devergie. La même expérience, répétée en substituant au lait un mélange de lait, de café, de thé et de miel, ou bien en coagulant le lait par l'alcool, et en faisant passer *un excès de chlore* dans la liqueur filtrée, fournit les mêmes résultats. Donc, la plupart des faits établis par M. Devergie dans ce paragraphe, sont erronés, et l'application qu'il en a faite à la recherche de la potasse, sans valeur aucune.

9° *Les acides chlorhydrique et azotique noircissent immédiatement une lame d'argent.* Ici l'erreur est des plus marquées. L'acide azotique concentré *jaunit* l'argent *pur;* mais s'il est affaibli, il ne le colore pas plus que l'acide chlorhydrique faible ou concentré. Si M. Devergie eût expérimenté avec de l'argent exempt de cuivre, il n'eût point commis cette faute.

DE LA CHAUX VIVE.

Action sur l'économie animale.

Expérience. — On a fait avaler à un petit chien 6 grammes de chaux vive réduite en poudre. Au bout de dix minutes, l'animal a vomi une assez grande quantité de matières alimentaires; sa bouche était remplie d'écume, et il paraissait souffrir un peu. Le lendemain, il semblait rétabli, et il a mangé avec appétit. Les deux jours suivants (3e et 4e), il continuait à se bien porter. Le cinquième jour, on lui a fait prendre 12 grammes de chaux vive pulvérisée; il a vomi deux minutes après, et il est tombé dans l'abattement, il s'est plaint de temps en temps, et il est mort trois jours après, sans avoir eu ni vertiges, ni mouvements convulsifs, ni paralysie. La bouche, l'arrière-bouche et l'œsophage étaient un peu enflammés; la membrane muqueuse de l'estomac offrait, dans toute son étendue, une couleur rouge assez foncée; elle était évidemment phlogosée; les tuniques qu'elle recouvre ne paraissaient point altérées; le pylore, le duodénum et les autres parties du canal digestif étaient dans l'état naturel. Les poumons, d'une belle couleur rose, contenaient de l'air, et n'offraient aucune trace d'engorgement ni d'hépatisation.

Observation. — Un petit garçon âgé de trois ans, qui jouait dans une cour où des maçons étaient occupés à travailler, goûta de la chaux éteinte, et, l'ayant trouvée d'une saveur douceâtre, il en avala une asssez forte quantité.

Les parents, s'en étant aperçus de suite, retirèrent avec soin la chaux qui se trouvait encore dans la bouche et dans les cavités nasales, et firent aussitôt appeler M. le Dr Lion.

Ce médecin administra d'abord un vomitif composé de poudre d'ipécacuanha et d'oxymel scillitique, mais il dut en faire prendre plusieurs doses assez considérables pour pouvoir provoquer le vomissement. Les matières rendues consistaient en une masse grise, ressemblant à du mortier.

Le petit malade fut mis ensuite à l'usage d'une émulsion artificielle préparée avec l'huile d'amandes douces.

La nuit fut agitée; l'enfant eut de la fièvre et but beaucoup. Il se développa des phlyctènes sur la membrane muqueuse buccale; les lèvres prirent une couleur blanche crétacée; l'abdomen devint brûlant et douloureux au toucher, et les garde-robes sanguinolentes.

M. Lion prescrivit la continuation de l'émulsion, et fit appliquer quelques sangsues sur l'abdomen, suivies de cataplasmes émolliens. La bouche fut lotionnée de temps en temps avec de l'huile.

Sous l'influence de ce traitement, les accidents cédèrent rapidement, et, au bout de huit jours, l'enfant était parfaitement rétabli. (*Casper's Wochenschrift*, 1844, n° 33.)

Symptômes de l'empoisonnement et lésions de tissu produits par la chaux

Symptômes. Les nausées, les vomissements, l'épigastralgie, les coliques, les déjections alvines, et tous les symptômes qui caractérisent ou qui compliquent les inflammations de l'estomac et des intestins, peuvent être la suite de l'ingestion imprudente de cet alcali caustique.

Lésions de tissu. Lorsqu'on examine les tissus après la mort occasionnée par la chaux, on ne remarque qu'une phlogose plus ou moins intense de ceux qui ont été en contact avec elle.

1° La chaux introduite dans l'estomac n'est pas un poison très-énergique; 2° elle agit à l'instar de la potasse et de la soude, mais avec moins d'énergie (voy. p. 274).

Triatement de l'empoisonnement par la chaux.

Il est le même que pour la potasse et la soude (voy. p. 274).

Recherches médico-légales.

La chaux est solide, blanche ou d'un blanc grisâtre, d'une saveur caustique et légèrement soluble dans l'eau.

Dissolution aqueuse concentrée ou étendue. Elle ramène au bleu le papier rougi et précipite en blanc par les acides carbonique et oxalique; le carbonate se dissout facilement dans un excès d'acide carbonique, tandis que l'oxalate est insoluble dans un excès d'acide oxalique et soluble dans l'acide azotique; l'acide sulfurique pur ne précipite point l'eau de chaux.

Chaux mêlée à des liquides organiques, à la matière des vomissements et à celle qui se trouve dans le canal digestif. L'albumine, la gélatine, le bouillon et le lait n'occasionnent aucun changement dans l'eau de chaux. Le vin rouge est précipité en violet, le thé en rouge d'ocre, et la bile de l'homme en brun.

Expérience Ire. — J'ai mélangé un demi-litre de bouillon, autant de lait et de café, et 40 grammes de bile; j'ai saturé le liquide par l'eau de chaux, puis j'ai ajouté *dix centigrammes* de ce même alcali hydraté; après avoir constaté l'alcalinité de la liqueur, à l'aide du papier de tournesol rougi, j'ai desséché la masse dans une capsule de porcelaine, et j'ai traité le produit pendant vingt à vingt-cinq minutes par l'eau distillée bouillante qui a dissous la chaux libre, ainsi que de la matière organique. J'ai filtré et évaporé la dissolution, d'un brun rougeâtre, jusqu'à ce qu'elle fût carbonisée, et qu'elle ne répandît plus de fumée; alors j'ai détaché le charbon de la capsule de porcelaine, à l'aide de la lame d'un couteau, et je l'ai incinéré dans un creuset de platine que j'ai maintenu à une chaleur rouge, pendant une heure environ, afin de transformer en chaux vive le carbonate de chaux qui s'était formé; en traitant la cendre par l'eau bouillante, j'ai obtenu un *solutum* qui, après avoir été filtré, se comportait comme l'eau de chaux avec le papier rougi, et avec les acides carbonique, oxalique et sulfurique pur. Si l'on ne chauffait pas assez fortement la cendre dans le creuset, la chaux serait à l'état de carbonate insoluble dans l'eau, et il faudrait, pour la découvrir, traiter cette cendre par de l'acide azotique faible, et constater la présence d'un sel de chaux dans l'azotate filtré.

La masse desséchée dans la capsule de porcelaine, et déjà traitée par l'eau bouillante, a été chauffée pendant quelques minutes avec de l'acide azotique pur étendu de cinq à six fois son poids d'eau, dans le but d'enlever une portion de chaux qui aurait pu être transformée en carbonate ou en oxalate de chaux, à la faveur des acides ou des sels contenus dans le mélange alimentaire; on a filtré la liqueur azotique dans laquelle pouvait se trouver un sel de chaux et de la matière organique; en évaporant celle-ci, en la carbonisant dans une capsule de porcelaine, et en incinérant le charbon dans un creuset de platine, j'ai encore obtenu de la chaux vive.

Expérience II. — Il était nécessaire de savoir si en agissant de la même manière sur une quantité assez considérable de matières organiques à l'*état normal*, on obtiendrait aussi de la chaux vive. J'ai évaporé jusqu'à siccité, dans une capsule de porcelaine, 1 litre de bouillon, un demi-litre de lait, autant de café et de vin rouge, et environ 40 grammes de bile. Le résidu a été traité pendant un quart d'heure par l'eau distillée bouillante; la liqueur filtrée, évaporée, carbonisée et incinérée dans un creuset de platine, a laissé une cendre assez fortement *alcaline* dans laquelle il y avait *au moins autant de chaux vive que dans celle qui provenait du mélange alimentaire additionné de* 10 *centigrammes de chaux*. La présence de cet alcali tenait certainement aux sels de chaux solubles dans l'eau bouillante, qui se trouvaient dans ce mélange, et notamment au tartrate de chaux qui fait partie de la crème de tartre contenue dans le vin rouge. J'ai ensuite traité par l'acide azotique étendu d'eau la masse alimentaire *normale* que j'avais fait bouillir pendant un quart d'heure dans de l'eau distillée; la liqueur, filtrée, a été évaporée jusqu'à siccité; le produit carbonisé et incinéré dans un creuset de platine, a laissé une cendre alcaline qui contenait une quantité notable de carbonate de chaux, puisqu'en faisant agir sur elle de l'acide acétique, la liqueur filtrée précipitait abondamment de l'oxalate de chaux par l'oxalate d'ammoniaque.

EXPÉRIENCE III. — Convaincu, par les résultats des essais qui précèdent, qu'il fallait nécessairement recourir à une autre méthode pour déceler la chaux libre qui pourrait se trouver dans une liqueur, j'ai fait un mélange d'un litre de bouillon, de demi-litre de lait, d'autant de café et de vin rouge; j'ai saturé ce mélange par de l'eau de chaux, puis j'ai ajouté 12 grammes d'eau saturée de chaux, contenant par conséquent 2 *centigrammes* de chaux environ; j'ai chauffé, après avoir délayé dans la liqueur un blanc d'œuf dissous dans l'eau; l'addition de l'albumine avait pour objet de pouvoir obtenir, par la filtration, une liqueur limpide; j'ai fait bouillir pendant quelques secondes, et quand le mélange a été refroidi, je l'ai mis sur un filtre; la liqueur était d'un jaune rougeâtre, parfaitement *limpide* et sensiblement *alcaline;* je l'ai fait traverser par quelques bulles de gaz acide carbonique *qui ne l'a point précipitée.* Voyant alors que la liqueur était légèrement acide, je l'ai chauffée pour volatiliser le gaz acide carbonique en excès, espérant qu'elle se troublerait; la dissolution est restée transparente et acide. J'ai ajouté de l'oxalate d'ammoniaque : à l'instant même j'ai obtenu un précipité d'*oxalate de chaux,* qui, étant lavé, desséché, et calciné dans un creuset de platine, a fourni de la chaux vive.

La même expérience répétée, *sans addition de chaux,* a exactement offert les mêmes résultats, si ce n'est que la quantité d'oxalate de chaux obtenue était un peu plus faible.

EXPÉRIENCE IV. — J'ai mélangé un litre de bouillon, un demi-litre de lait, autant de café et de vin rouge, avec 1 *gramme* de chaux vive au lieu de 2 centigrammes. Tout portait à croire que si l'acide carbonique n'avait point précipité la chaux dans l'expérience 3, cela tenait à ce que les 2 centigrammes étaient étendus d'une trop grande quantité d'eau; il était d'ailleurs évident qu'il fallait renoncer à l'emploi de l'oxalate d'ammoniaque, puisque les liquides alimentaires que j'employais fournissaient de l'oxalate de chaux par ce réactif, alors même que l'on n'avait point ajouté de chaux. Le mélange a été évaporé jusqu'à siccité, et le produit traité par 60 grammes d'*eau distillée froide;* après avoir agité pendant un quart d'heure, j'ai filtré la liqueur, qui a passé claire et qui était fortement alcaline; je l'ai fait traverser par un courant de gaz acide carbonique lavé; *elle s'est troublée aussitôt,* et le précipité disparaissait à mesure que l'eau se saturait de gaz carbonique; j'ai fait bouillir la dissolution pendant quelques minutes pour dégager l'excès de gaz, et j'ai laissé ramasser le précipité; celui-ci bien lavé, desséché, et calciné au rouge dans un creuset de platine, m'a fourni de la chaux vive et du carbonate de chaux; toutefois la proportion de chaux obtenue ne représentait pas, ni à beaucoup près, le gramme de cet alcali qui avait été ajouté au mélange alimentaire.

Il suit de ce qui précède :

1° Que lorsqu'il s'agira de déceler la chaux vive dans un cas d'empoisonnement, on devra, après avoir constaté l'alcalinité de la matière suspecte, évaporer celle-ci jusqu'à siccité si elle n'est pas à l'état solide, traiter le produit par l'eau distillée froide, filtrer et faire passer un excès de gaz acide carbonique dans la liqueur; on fera ensuite bouillir pendant quelques minutes pour déterminer la précipitation du carbonate de chaux. Il n'existe en effet aucun liquide alimentaire ni aucun produit de vomissement qui fournisse un précipité de carbonate de chaux, lorsqu'on le traite par l'acide carbonique, à moins qu'il n'ait été mélangé de chaux ;

2° Que l'on s'exposerait à commettre des erreurs graves, si l'on suivait l'un ou l'autre des procédés indiqués dans les expériences 1 et 3 (voy. p. 306 et 307);

3° Que le gaz acide carbonique ne précipite pas la *totalité* de la chaux vive introduite dans l'estomac, parce qu'une portion de cet alcali s'est transformée en sel, en se combinant avec les acides libres contenus dans les liquides alimentaires ou dans le canal digestif, et probablement aussi parce qu'une autre portion est retenue par la matière organique avec laquelle elle forme un composé comme savonneux ;

4° Qu'il serait dès lors imprudent de déclarer qu'un individu n'aurait pas été empoisonné par de la chaux, par cela seul qu'on n'en décèlerait pas la moindre trace à l'aide de l'acide carbonique, l'empoisonnement ayant pu avoir lieu par une petite proportion de cet alcali, donné avant ou après l'ingestion dans l'estomac de liquides acides, tels que le vin, etc.; dans ce cas, la chaux se serait transformée en un sel calcaire insoluble ou soluble, que l'acide carbonique ne pourrait point décomposer; en pareille occurence l'expert devrait avoir surtout égard au commémoratif, aux symptômes, aux altérations cadavériques, etc.

Il faudrait bien se garder de substituer au procédé que j'adopte celui qui consisterait à traiter par l'eau bouillante les matières suspectes desséchées, puis à calciner jusqu'au rouge, pour avoir la chaux vive, le produit desséché de la dissolution aqueuse, l'expérience m'ayant démontré que certains mélanges alimentaires, *sans addition de chaux*, traités ainsi, fournissaient au moins autant de chaux *que d'autres mélanges dans lesquels j'avais fait entrer* 10 *centigrammes de cet alcali ;* c'est qu'en effet il existe un bon nombre de substances alimentaires qui contiennent naturellement des sels de chaux solubles dans l'eau bouillante; n'y aurait-il que le tartrate de chaux contenu dans la crème de tartre qui entre dans la composition du vin rouge, que mon assertion se troverait suffisamment justifiée.

DE LA BARYTE, DU CARBONATE DE BARYTE, DU CHLORURE DE BARYUM, ETC.

Action sur l'économie animale.

EXPÉRIENCE Ire. — A une heure cinq minutes, on a fait avaler à un petit carlin 2 grammes de baryte caustique réduite en poudre fine. Au bout de dix minutes, l'animal s'est couché sur le ventre, et a paru souffrir considérablement. A une heure trois quarts, il a vomi avec beaucoup d'efforts une petite quantité de matières muqueuses, d'une couleur verdâtre, mêlées de sang; il avait le hoquet, et poussait des cris plaintifs. A deux heures, il était dans un état d'insensibilité tel qu'on l'aurait cru mort; on pouvait le pincer sans qu'il donnât le moindre signe de douleur; ses membres, levés et abandonnés à leur propre poids, tombaient comme une masse inerte; ses pupilles étaient dilatées. A deux heures vingt-cinq minutes, il a rendu une petite quantité d'une matière jaune verdâtre, après avoir fait de violents efforts pour vomir; ses inspirations étaient excessivement profondes; il continuait à se plaindre. Il est mort à quatre heures, après avoir éprouvé quelques légers mouvements convulsifs dans les extrémités postérieures. La membrane muqueuse de l'estomac était d'un rouge foncé dans toute son étendue; elle offrait, dans la portion qui avoisine le pylore, deux taches noires formées par du sang veineux extravasé sur la membrane musculeuse. Le duodénum et les autres intestins étaient d'un rouge foncé vers le lobe postérieur; leur tissu était crépitant.

EXPÉRIENCE II. — On a détaché et percé d'un trou l'œsophage d'un chien de moyenne taille; on a introduit dans son estomac 4 grammes de baryte parfaitement pulvérisée et enveloppée dans un cornet de papier; on a lié l'œsophage au-dessous de l'ouverture afin d'empêcher le vomissement. L'animal est mort au bout d'une heure, après avoir éprouvé des douleurs atroces, des mouvements convulsifs, et l'insensibilité générale dont j'ai parlé dans l'expérience précédente. L'estomac contenait le cornet de papier dans lequel il y avait encore beaucoup de baryte; la membrane muqueuse était d'un rouge noir dans toute son étendue; les intestins et les poumons n'offraient aucune altération sensible.

EXPÉRIENCE III. — A onze heures, on a fait avaler à un petit chien 4 grammes de carbonate de baryte pulvérulent: à une heure et demie, l'animal a vomi une petite quantité de matières liquides, dans lesquelles on apercevait facilement une portion de la poudre ingérée. Il a commencé à se plaindre, il est tombé dans un grand abattement, et il est mort à cinq heures. La membrane muqueuse de l'estomac présentait la même altération que celle dont j'ai parlé dans les deux expériences précédentes.

EXPÉRIENCE IV. — J'ai injecté dans la veine jugulaire d'un chien robuste 25 centigrammes de chlorure de baryum dissous dans 4 grammes d'eau distillée : sur-le-champ l'animal a éprouvé une grande agitation; il s'est violemment débattu en roulant son corps par terre, il a eu des mouvements convulsifs dans les membres. Au bout de trois minutes, il est devenu calme; sa respiration n'était point gênée; il n'avait qu'un tremblement convulsif général. Il est mort dans cet état six minutes après l'injection. L'*autopsie* a été faite sur-le-champ. Les chairs étaient palpitantes; les ventricules du cœur étaient gonflés par une très-grande quantité de gros caillots gélatineux, formés par du sang d'un rouge un peu foncé; on voyait aussi quelques-uns de ces caillots dans les deux oreillettes. Le sang artériel et veineux des membres abdominaux n'était point coagulé. Les poumons avaient une belle couleur rose; ils étaient crépitants, et contenaient beaucoup d'air; leur tissu offrait dans quelques points un peu plus de densité que dans l'état naturel; l'estomac était sain.

Expérience V. — A midi douze minutes, on a détaché et percé d'un trou l'œsophage d'un chien fort, quoique de petite taille; on a introduit dans son estomac 6 grammes de chlorure de baryum dissous dans 24 grammes d'eau distillée; on a lié l'œsophage au-dessous de l'ouverture afin d'empêcher le vomissement; au bout de dix minutes, l'animal a fait de violents efforts pour vomir, et il a eu deux selles liquides. A midi quarante minutes, il a commencé à être agité de mouvements convulsifs; il s'est couché sur le ventre, et il a éprouvé des secousses si fortes, qu'il a été soulevé et renversé malgré lui, en faisant des sauts brusques, comparables à ceux des grenouilles soumises à l'action d'une forte pile galvanique. Ces phénomènes ont cessé pendant quelques secondes pour se reproduire ensuite avec plus d'intensité. Cinq minutes après, les mouvements convulsifs étaient très-marqués dans les muscles de la face; il était impossible à l'animal de se tenir sur ses pattes, il tombait aussitôt qu'on le relevait. A midi cinquante-cinq minutes, les battements du cœur étaient très-accélérés; on pouvait en compter cent trente par minute; les mouvements convulsifs étaient bornés à l'extrémité antérieure droite. Il est mort à une heure. On l'a ouvert sur-le-champ : le cœur battait avec force dans les premiers instants; mais les battements diminuaient sensiblement, au point qu'ils étaient excessivement rares et faibles au bout de trois minutes; le ventricule gauche renfermait du sang noir fluide. Les poumons étaient de couleur naturelle; leur tissu plus dense que dans l'état naturel, ne contenait presque point d'air, et n'était point crépitant (1). La membrane muqueuse de l'estomac était d'un rouge livide dans presque toute son étendue; on pouvait l'enlever facilement en la frottant légèrement avec un couteau; la tunique musculeuse offrait deux plaques larges chacune comme un écu de 6 francs, d'un rouge cerise. L'estomac renfermait une certaine quantité d'aliments.

Expérience VI. — M. Brodie fit avaler, à un gros chat, 48 grammes de

---

(1) Il arrive souvent, lorsque la mort est précédée de fortes convulsions, que les poumons ne renferment presque point d'air, et que leur tissu est durci; on conçoit, en effet, que dans cet état de convulsion, la respiration ne s'opérant que difficilement, l'asphyxie doive en être la suite. Il faut nécessairement avoir égard à cette circonstance avant de conclure que l'état pathologique des poumons dépend réellement de l'action direcle de la substance vénéneuse.

dissolution concentrée de chlorure de baryum ; au bout de quelques minutes, l'animal vomit ; il eut des vertiges, devint insensible, et se coucha ; ses pupilles étaient dilatées ; il était immobile, et il avait de temps en temps des convulsions. Au bout de soixante-cinq minutes, il paraissait mort ; mais en plaçant la main entre les côtes, on sentait que le cœur battait encore cent fois par minute. On introduisit un tube dans la trachée-artère, et on gonfla les poumons environ trente-six fois par minute : le pouls cessa cependant de battre, et au bout de sept minutes, la circulation était entièrement suspendue (1).

Expérience VII. — J'ai introduit dans l'estomac d'un chien de moyenne taille, 6 grammes de chlorure de baryum dissous dans 180 grammes d'eau, et j'ai lié l'œsophage. L'animal a vécu trois heures et demie, après avoir éprouvé la plupart des symptômes qu'avait présentés le chien qui fait le sujet de l'expérience 5. On l'a ouvert immédiatement après, avec précaution, et de manière à enlever les viscères de l'abdomen sans blesser le canal digestif. Le *foie*, la *rate* et les *reins*, coupés par petits morceaux et traités par l'eau distillée bouillante, dans une capsule de porcelaine pendant une heure, ont fourni un *décoctum* que j'ai filtré et évaporé jusqu'à siccité dans une capsule de porcelaine ; le produit chauffé jusqu'à ce qu'il fût carbonisé et qu'il ne répandît plus de fumée, a été détaché de la capsule à l'aide de la lame d'un couteau, et incinéré dans un creuset de platine : la cendre traitée par l'eau d'abord, puis par l'acide azotique, a donné deux dissolutions dans lesquelles il m'a été impossible de déceler la moindre trace de baryte, quoique le *solutum* aqueux fût alcalin. Pensant que si le chlorure de baryum avait été absorbé, il avait pu se transformer dans les organes en carbonate ou en sulfate insolubles, j'ai carbonisé par l'acide azotique le *foie*, la *rate* et les *reins*, que j'avais fait bouillir dans l'eau ; le charbon obtenu, après avoir été pulvérisé, a été chauffé au rouge intense pendant trois heures dans un creuset de platine ; j'ai alors versé sur ce charbon de l'acide azotique faible, qui a dégagé du *gaz acide sulfhydrique* ; la liqueur filtrée a été évaporée jusqu'à siccité, et le produit a été calciné dans un creuset de platine ; le résidu, *peu abondant*, était de la *baryte caustique*, mêlée d'un peu de bioxyde de baryum.

Expérience VIII. — A une heure, on a saupoudré avec 2 grammes 60 centigrammes de chlorure de baryum solide, et 1 gramme 3 décigrammes du même sel dissous dans 4 grammes d'eau distillée, une plaie faite sur le dos d'un petit chien ; on a réuni les lambeaux de la plaie par trois points de suture ; au bout de deux minutes, l'animal s'est mis à courir dans la salle ; il a cherché à s'échapper ; ses mouvements étaient brusques, et il ne pouvait pas rester un instant en repos : cet état a duré pendant dix minutes. Un quart d'heure après l'opération, il a eu une selle, et il a vomi deux fois une petite quantité de matières bilieuses. Au bout de six minutes, il a fait des efforts infructueux de vomissement. A une heure vingt-cinq mi-

(1) *Philosophical transactions*, 1812 ; *Further experiments*, etc., by M. Brodie.

nutes, il a éprouvé des secousses convulsives très-fortes; il était couché sur le ventre, et il agitait tantôt les pattes postérieures, tantôt les antérieures; les muscles de la partie postérieure de la tête, ceux de la face et du tronc, participaient à cet état général de convulsion. Il faisait des contorsions horribles et ne pouvait pas se tenir debout; il était insensible; sa respiration n'était point gênée; il avait beaucoup d'écume à la bouche, et ne poussait aucun cri plaintif. Cet état a continué jusqu'à quatre heures: dès ce moment l'animal est devenu comme immobile, et il a expiré vingt-cinq minutes après. On l'a ouvert sur-le-champ. Le sang contenu dans le ventricule gauche était fluide et d'un rouge assez intense; les battements du cœur étaient forts et fréquents. Les poumons, d'une belle couleur rose, étaient crépitants; leur tissu paraissait un peu plus dense que dans l'état naturel. La membrane muqueuse de l'estomac et des intestins n'offrait aucune altération.

Expérience IX. — M. Brodie a saupoudré, avec 5 décigrammes de chlorure de baryum finement pulvérisé et humecté avec deux gouttes d'eau, deux plaies faites sur le côté et sur la cuisse d'un lapin. Au bout de quatre minutes, l'animal a paru éprouver l'action du poison; il a eu des vertiges; les extrémités postérieures se sont paralysées, et il est tombé peu à peu dans un état d'insensibilité générale; ses pupilles étaient dilatées, il était couché et immobile; il avait de temps en temps des mouvements convulsifs; son pouls battait cent-cinquante fois par minute; les pulsations étaient faibles et offraient quelques intermittences. Vingt minutes après l'application du poison, l'animal paraissait mort; mais en ouvrant la poitrine, on voyait que le cœur battait encore, et ses mouvements n'ont cessé qu'environ trois minutes après la mort (1).

Expérience X. — A neuf heures et demie, j'ai fait avaler à un chien robuste et de moyenne taille, 4 grammes de *saccharate de baryte* parfaitement lavé et en poudre; cinq quarts d'heure après, l'animal, qui ne semblait pas malade, a mangé un morceau de vessie qu'il a vomi à midi; cinq minutes après, il a eu une selle jaunâtre. A midi un quart, on administre 14 grammes du même *saccharate*. Au bout de dix minutes, vomissement de la majeure partie de ce sel, mêlé de matières glaireuses et écumeuses. A midi quarante minutes, vomissements écumeux et bilieux; cinq minutes après, il vomit des matières verdâtres; il paraît souffrant. A midi cinquante minutes, les pattes antérieures sont écartées pour maintenir la partie antérieure du tronc; le train postérieur est affaibli. A deux heures, l'animal ne peut plus se tenir sur les pattes de derrière; si on le touche, il se relève, fait quelques pas, retombe et se traîne; les membres postérieurs sont déjà paralysés; nouveaux vomissements; bientôt après, les pattes antérieures ne peuvent plus le soutenir; il se couche et ne paraît pas souffrir; il est encore sensible aux caresses. A deux heures quarante minutes, les quatre membres sont presque complétement paralysés; on

(1) *Philosophical transactions*, vol. cité.

remarque des mouvements nerveux à la face, des horripilations dans les muscles du tronc; nouveaux vomissements glaireux et bilieux. A trois heures quinze minutes, il vomit de nouveau; prostration complète des forces; légers mouvements convulsifs, cris plaintifs. L'affaissement augmente de plus en plus, et la mort survient à dix heures du soir.

L'estomac est fortement enflammé, surtout vers le pylore; l'inflammation s'arrête au cardia par une bande rouge circulaire, et ne paraît pas intéresser l'œsophage. Le duodénum, le jéjunum et l'iléum sont également enflammés; mais la phlogose diminue à mesure que l'on se rapproche du gros intestin; celui-ci est enflammé, surtout vers sa partie inférieure. Les poumons, peu crépitants, sont rouges, excepté vers la partie postérieure, dont la coloration est violacée. Le cœur est rempli de sang noir coagulé. Les reins sont un peu violacés; incisés, ils donnent de grosses gouttes de sang noir; la vessie à l'état normal renferme une quantité notable d'urine.

Observation Ire. — Une jeune fille avala 32 grammes de chlorure de baryum, croyant prendre du sel de Glaubert (sulfate de soude); presque immédiatement après l'ingestion, la malade éprouva un sentiment de brûlure; les vomissements, les convulsions, la céphalalgie et la surdité ne tardèrent pas à se déclarer, et la mort eut lieu au bout d'une heure (*Journal of science and the arts*, ann. 1818, p. 382).

Observation II. — Une jeune femme qui n'avait pas mangé depuis vingt-quatre heures, et qui était probablement sous l'influence de quelque affection morale triste, remplit à moitié une tasse à thé avec du carbonate de baryte, ajouta de l'eau, et avala le tout, sans y trouver aucun goût particulier. Peu de temps après, on lui administra une médecine qui la fit vomir. En se rendant à l'hôpital de Middlesex, dans la soirée, deux heures après l'accident, elle éprouva, pour la première fois, une obscurité de la vue, suivie de diplopie, des tintements d'oreilles, de la céphalalgie, des battements dans les tempes, une sensation de distension et de pesanteur à l'épigastre; la malade se sentait comme gonflée par des gaz, et se plaignait de palpitations. Quand elle fut couchée, elle accusa d'abord de la douleur dans les jambes et dans les genoux, et des crampes dans les mollets; elle vomit à deux reprises une matière qui ressemblait à un mélange de chaux et d'eau, et qui déposa. La peau était chaude et sèche, le visage injecté, le pouls à quatre-vingt, plein et dur. On prescrit le sulfate de magnésie à doses répétées. Pendant la nuit, elle eut quinze selles, et fut privée de sommeil par la céphalalgie, la douleur de l'épigastre et le tintement d'oreilles. Le lendemain, la peau était chaude, couverte de sueur; le pharynx était le siége d'une légère douleur. La langue était humide et tapissée d'un enduit blanchâtre. Un ou deux jours plus tard, les crampes devinrent très-intenses dans tous les membres qui faisaient éprouver à la malade une sensation de pesanteur, et qui étaient douloureux au toucher. Ces symptômes persistèrent pendant longtemps, à quelques modifications près; ceux qui ont duré le plus longtemps sont, la céphalalgie, la douleur du côté gauche et de l'épigastre, des palpitations violentes et longtemps prolongées. La guérison fut très-lente.

M. Orfila admet que la baryte et son carbonate causent la mort en agissant sur le système nerveux, et qu'ils corrodent les parties avec lesquelles ils sont en contact. M. Brodie pense, d'après les expériences faites avec le chlorure de baryum, que la mort est causée par l'action du poison sur le cœur. Dans le cas qui précède, les symptômes nerveux et circulatoires étaient troublés; mais l'issue heureuse de la maladie s'est opposée à ce qu'on pût constater les lésions causées dans l'estomac, s'il en existait. (*Medico-chirurg. review*, octobre 1834.)

Symptômes de l'empoisonnement par la baryte et ses composés.

La baryte et tous ses sels solubles sont vénéneux à petite dose; le carbonate et le *saccharate* le sont également, parce qu'ils se transforment dans l'estomac en sels solubles à la faveur des acides contenus dans ce viscère. On peut résumer ainsi les symptômes que déterminent la baryte et ses composés vénéneux : nausées, vomissements pénibles et réitérés, vertiges, insensibilité, état d'affaissement, mouvements convulsifs partiels et généraux, quelquefois excessivement intenses, et qui cessent pendant quelques instants pour reparaître avec plus de force, battements de cœur fréquents, respiration momentanément suspendue, dilatation des pupilles; l'animal ne tarde pas à tomber dans un état d'immobilité et d'insensibilité; on voit quelquefois aussi des paralysies partielles; la mort arrive au bout d'une ou de quelques heures.

Lésions de tissu produites par la baryte et ses composés.

La baryte et le carbonate de baryte introduits dans l'estomac déterminent une vive inflammation de sa tunique interne; les autres membranes sont enflammées à un moindre degré. L'action locale du chlorure de baryum est moins intense.

Conclusions. 1° Les composés barytiques sont absorbés, soit qu'ils aient été introduits dans l'estomac, dans le rectum ou dans les cavités séreuses, soit qu'ils aient été appliqués sur le tissu cellulaire. Les accidents qu'ils déterminent sont évidemment le résultat de cette absorption et de leur action sur le système nerveux, et notamment sur la moelle épinière. Il est vrai qu'ils agisssent également en irritant les tissus avec lesquels on les met en contact; mais il est impossible d'attribuer à cette irritation la mort prompte qu'ils occasionnent; en effet, que l'on applique sur une plaie 80 centigrammes de baryte, de carbonate ou de chlorure de baryum délayés ou dissous dans l'eau, les animaux ne tardent pas à périr; tandis qu'une dose sextuple d'un acide concentré, de

otasse ou de soude caustique, ne produirait qu'une brûlure qui ne se-
ait pas suivie de la mort. Suivant M. Brodie, le chlorure de baryum
girait particulièrement sur le cerveau et sur le cœur; injecté dans les
eines, il tue promptement les chiens en coagulant le sang et en agis-
ant sur le système nerveux.; 2° il suffit de les employer à des doses
ssez faibles pour occasionner la mort des chiens; 3° on peut démontrer
eur présence dans les viscères éloignés des parties avec lesquelles ils
nt été mis en contact; d'où il suit que l'expert ne devra jamais négliger
e les chercher dans ces viscères, quand il n'aura pas pu les découvrir
ans le canal digestif.

Traitement de l'empoisonnement par la baryte et ses composés.

Les sulfates solubles sont des contre-poisons de la baryte et de ses com-
osés; leur administration est suivie de succès s'ils sont employés à
emps. Les expériences suivantes ne laissent aucun doute à cet égard :

1° On a fait avaler à un petit chien 16 grammes de sulfate de baryte
éduit en poudre fine : au bout de trois heures, l'animal a vomi une
etite quantité de matières blanchâtres; le lendemain il était parfaite-
nent rétabli. On a donné à un autre petit chien 24 grammes du même
el; il n'a point paru incommodé, et il n'a fait aucun effort pour vomir.

2° A onze heures, on a détaché et percé d'un trou l'œsophage d'un
etit chien; on a introduit dans son estomac 8 grammes de chlorure de
aryum dissous dans 32 grammes d'eau distillée; six minutes après, on
fait arriver dans ce viscère 40 grammes de sulfate de soude (sel de
lauber) dissous dans 128 grammes d'eau; l'œsophage a été lié au-des-
ous de l'ouverture afin d'empêcher le vomissement. Un quart d'heure
'était à peine écoulé que l'animal a fait de violents efforts pour vomir.
onze heures quarante minutes, il a eu une selle liquide très abon-
lante : la matière était blanche, lactescente, trouble comme si elle eût
enu une petite quantité de *sulfate de baryte* en suspension. A midi, il a
u une seconde selle de même nature, dans laquelle on pouvait distinguer de petits grumeaux terreux blancs, qui ont fourni à l'analyse du
ulfate de baryte. A une heure, il a encore évacué une nouvelle quantité
le ce liquide blanchâtre, grumeleux, et a fait de nouveaux efforts pour
vomir. A six heures du soir, il n'avait ni mouvements convulsifs ni pa-
alysie des membres; il marchait et cherchait à s'échapper. Le lendemain matin, à six heures, il n'offrait aucun symptôme remarquable;
l paraissait fatigué et abattu. Il est mort à dix heures du soir, trente-
cinq heures après l'introduction dans l'estomac de la substance vénéneuse. Les poumons étaient sains; la membrane muqueuse de l'estomac
et des intestins était presque dans l'état naturel; on remarquait seu-

lement, dans la portion qui avoisine le pylore, une petite tache foncée de la grosseur d'un pois, qui paraissait enflammée.

Que l'on compare les résultats de cette expérience avec ceux dont j'ai parlé à la page 310 (expér. 5) : l'animal qui en fait le sujet n'avait pris que 6 grammes de ce sel; il ne vécut que quarante-huit minutes; il fut agité de mouvements convulsifs horribles, et, après la mort, la membrane muqueuse de son estomac se trouva enflammée dans toute son étendue. Les *sulfates solubles* sont donc des contre-poisons du chlorure de baryum, pourvu qu'on les administre avant que ce sel ait été absorbé, en quantité suffisante pour agir d'une manière funeste sur le système nerveux.

L'observation faite par M. Devergie, et tendant à diminuer la valeur des sulfates solubles dans le cas dont il s'agit, n'a aucune portée : «Le carbonate de baryte, dit-il, est plus insoluble que le sulfate, et agit comme corps vénéneux; dès lors on ne peut considérer le sulfate de baryte formé comme n'exerçant aucune action délétère en vertu de son insolubilité» (*Méd. légale,* t. III, p. 348). Mais il suffit de la plus légère réflexion pour voir qu'il n'y a aucune parité à établir entre le mode d'action de ces deux sels. Le carbonate de baryte, en tant que sel insoluble, n'occasionnerait aucun désordre; il ne tue que parce que les acides contenus dans l'estomac le changent promptement en *un sel soluble,* ce qui n'arrive pas au sulfate de baryte.

Le médecin appelé pour secourir les individus qui auront avalé des composés de cette espèce, devra donc recourir sur-le-champ à de l'eau albumineuse et aux dissolutions légères de sulfate de soude ou de sulfate de magnésie (sel de Glauber, sel d'Epsom), et même à l'eau de puits, qui se trouve souvent contenir une assez grande quantité de sulfate de chaux. Si le vomissement ne se déclare point en peu de temps, il le favorisera en titillant la luette avec une plume, en chatouillant le gosier, et même en administrant un émétique : par ce moyen, le poison sera expulsé avant d'avoir été absorbé en assez grande quantité pour produire la mort. Le traitement consécutif de cet empoisonnement variera ensuite, selon la nature et l'intensité des symptômes auxquels le malade sera en proie; mais, en général, il faudra recourir aux antiphlogistiques et aux narcotiques.

Recherches médico-légales.

Baryte pure. Elle est solide, grise ou blanche suivant qu'elle est anhydre ou hydratée, et soluble dans l'eau. La dissolution aqueuse *concentrée* ramène au bleu le papier rougi, précipite en blanc par les acides carbonique, sulfurique et fluorhydrique silicé. Le carbonate de baryte, 'il n'a pas trop de cohésion, se dissout dans un excès d'acide carbonique; le sulfate est insoluble dans l'eau et dans l'acide azotique, et le fluosilicate est gélatineux. La dissolution *très-étendue de baryte* ramène aussi le papier rougi au bleu, et précipite par les acides carbonique et sulfurique, ce qui le distingue de la dissolution très-étendue de strontiane qui ne précipite pas par l'acide sulfurique.

Baryte mêlée à des liquides alimentaires, à des matières vomies et à celles qui sont contenues dans le canal digestif. Si la proportion de baryte contenue dans ces matières est faible, on ne la trouvera pas dans la dissolution, parce qu'elle aura été *transformée* en carbonate, en phosphate, et surtout en *sulfate* insoluble, par les carbonates, les phosphates et les sulfates solubles que contiennent les matières organiques; dans ce cas, les liquides *ne ramèneront pas au bleu* le papier de tournesol rougi par un acide. Si la dose de baryte, au contraire, dépasse ,10, 12 ou 20 centigrammes, la liqueur bleuit en général le papier rougi. Admettons qu'il en soit ainsi. Après avoir constaté l'alcalinité de cette liqueur, on l'évaporera jusqu'à siccité dans une capsule de porcelaine à une douce chaleur; la masse sera traitée par de l'acide azotique pur, étendue de cinq à six fois son poids d'eau distillée bouillante; on filtrera la liqueur après quelques minutes d'ébullition, et on la fera évaporer dans une capsule de porcelaine jusqu'à ce qu'elle soit carbonisée et qu'elle ne répande plus de fumée; alors on détachera le charbon avec la lame d'un couteau propre, et on l'incinérera dans un creuset de platine; la cendre contiendra de la baryte *caustique* ou carbonatée et un peu de bioxyde de baryum, suivant la proportion d'acide azotique et de matière organique contenue dans le charbon; il arrivera pourtant le plus ordinairement que la majeure partie de la baryte, sinon la totalité, se trouvera à l'état caustique; on fera bouillir cette cendre dans l'eau distillée; on filtrera, et le *solutum* offrira tous les caractères de l'eau de baryte. Dans la crainte qu'une portion de baryte n'ait été transformée en carbonate pendant l'incinération, on traitera par l'acide azotique affaibli la cendre épuisée par l'eau bouillante; le liquide, filtré, évaporé à siccité et calciné dans un creuset de platine, laissera de la baryte *caustique* et un peu de bioxyde de baryum.

On devra alors s'occuper de rechercher la portion de baryte décomposée par les carbonates et les sulfates solubles contenus dans la matière organique. Pour cela on desséchera dans une capsule de porcelaine la matière solide restée après le premier traitement par l'acide azotique affaibli; on la carbonisera par l'acide azotique pur et concentré, puis on incinérera le charbon dans un creuset de platine que l'on maintiendra à une chaleur rouge; il suffit de deux heures pour que le carbonate de baryte soit décomposé et pour que le sulfate soit changé en sulfure de baryum. On traitera la cendre par de l'acide azotique pur affaibli, qui dégagera du gaz acide sulfhydrique, reconnaissable à son odeur, précipitera du soufre et donnera de l'azotate de baryte soluble; on filtrera pour avoir celui-ci et le faire évaporer dans une petite capsule de porcelaine: l'azotate de baryte solide, calciné dans un creuset de platine, laissera la *baryte caustique* mêlée d'un peu de bioxyde de baryum.

Si le mélange organique dont il s'agit ne contenait pas de baryte libre et qu'il ne ramenât par conséquent pas au bleu le papier rougi, il faudrait, au lieu de le traiter d'abord par l'acide azotique affaibli, après l'avoir desséché, le carboniser par l'acide azotique dans une capsule de porcelaine, puis incinérer le charbon comme il vient d'être dit, dans le but de décomposer le carbonate et le sulfate de baryte qui se seraient formés.

S'il s'agissait de déceler la baryte qui pourrait se trouver dans les tissus du canal digestif ou dans les autres viscères, par suite de l'absorption ou d'une combinaison qui aurait eu lieu, on ferait bouillir ces organes coupés en petits fragments, avec de l'eau distillée pendant une heure; la dissolution filtrée serait traitée comme je l'ai dit en parlant de la baryte mêlée à des liquides alimentaires, etc. (voy. p. 317). Si la dissolution aqueuse ne fournissait point de baryte, on devrait chercher celle-ci dans les tissus qui auraient déjà subi l'action de l'eau bouillante, en les carbonisant par l'acide azotique concentré et pur, puis en maintenant à une chaleur rouge dans un creuset de platine le charbon, afin de décomposer le carbonate et surtout le sulfate de baryte que ces tissus pourraient renfermer, par suite de la transformation d'un composé de baryte soluble en carbonate ou en sulfate de baryte.

Carbonate de baryte. Ce sel est solide, blanc insipide, insoluble dans l'eau et soluble avec effervescence dans l'acide azotique affaibli; les acides sulfurique et fluorhydrique silicé agissent sur l'azotate obtenu comme sur la baryte. En évaporant cet azotate jusqu'à siccité et en calcinant le produit dans un creuset de platine, on obtient de la baryte mêlée d'un peu de bioxyde de baryum.

Si le carbonate de baryte était mélangé à des matières organiques, il faudrait commencer par examiner si la portion liquide de ces matières ne contiendrait pas un sel de baryte soluble; il se pourrait en effet qu'une portion et même la totalité de ce carbonate eût été transformée dans le canal digestif en acétate ou en chlorure de baryum, à la faveur des acides acétique et chlorhydrique que l'estomac contient. Pour cela on agirait comme je l'ai dit en parlant de la baryte mêlée à des liquides alimentaires. Si la transformation dont je parle n'avait pas lieu, on dessècherait les matières organiques dans une capsule de porcelaine, et on traiterait le produit par l'acide azotique étendu d'eau, comme il a été dit plus haut. On finirait par obtenir de la baryte caustique mêlée d'un peu de bioxyde de baryum.

Enfin, ici comme pour la baryte, on devrait pousser les opérations assez loin pour découvrir la portion de baryte qui aurait pu être absorbée ou passer à l'état de sulfate, et se trouver dans la masse solide ou dans les organes déjà traités par l'acide azotique faible; il s'agirait tout simplement de carboniser les parties solides restantes par l'acide azotique, puis de calciner le charbon pendant deux heures au moins à une chaleur rouge intense, afin d'obtenir du sulfure de baryum ou du carbonate de baryte, que l'on décomposerait par l'acide azotique affaibli; la liqueur filtrée, évaporée et calcinée, laisserait de la baryte caustique, mêlée d'un peu de bioxyde de baryum.

Chlorure de baryum. Il est solide, blanc, pulvérulent ou cristallisé en lames carrées, d'une saveur âcre très-piquante, sans action sur le papier rouge ou bleu de tournesol, soluble dans l'eau et insoluble dans l'alcool concentré.

Dissolution aqueuse concentrée ou étendue. Elle fournit avec les carbonates solubles un précipité blanc de carbonate de baryte soluble dans l'acide azotique; ce précipité chauffé avec du charbon dans un creuset de platine, laisse de la baryte caustique mêlée d'un peu de bioxyde de baryum; les sulfates solubles en précipitent du sulfate de baryte blanc insoluble dans l'eau et dans l'acide azotique pur; ce sulfate calciné avec du charbon donne du sulfure de baryum (voy. p. 317); l'azotate d'argent y fait naître un précipité de chlorure d'argent, insoluble dans l'eau et dans l'acide azotique froid ou bouillant, et soluble dans l'ammoniaque.

Chlorure de baryum mêlé à des liquides organiques, à la matière des vomissements et à celle qui se trouve dans le canal digestif. L'eau sucrée, le thé, l'albumine, la gélatine et le lait ne sont pas troublés par ce sel. Le bouillon et le vin ne sont précipités qu'à raison des sels qu'ils contiennent et qui peuvent former avec le chlorure de baryum des sels insolubles, comme du sulfate, du tartrate, du phosphate de baryte; etc.

Procédé. On évapore le mélange organique jusqu'à siccité dans une capsule de porcelaine, et on traite le produit par l'eau distillée bouillante, afin de dissoudre le chlorure de baryum qu'il peut renfermer; la dissolution filtrée est desséchée dans une capsule de porcelaine jusqu'à ce qu'elle soit carbonisée et ne répande plus de fumée; alors on incinère le charbon dans un creuset de platine, et l'on fait bouillir la cendre dans de l'acide azotique étendu d'eau; l'azotate dissous, filtré, évaporé jusqu'à siccité et décomposé par le feu dans un creuset de platine, laisse de la baryte. Si au lieu de soumettre la cendre à l'action de l'acide azotique, on la traitait par l'eau, on ne retirerait pas le plus ordinairement un atome de baryte, parce que, pendant l'incinération, le chlorure de baryum se trouve transformé en carbonate de baryte, par suite de l'action des carbonates de potasse et de soude qu'elle renferme sur ce chlorure.

La matière solide non dissoute par l'eau est desséchée dans une capsule de porcelaine et carbonisée par l'acide azotique, puis le charbon est incinéré dans un creuset de platine pour transformer le sulfate de baryte qu'elle peut contenir en sulfure de baryum (voyez p. 317). Il importe de savoir que le chlorure de baryum, à moins qu'il n'existe en assez forte proportion dans les matières dont je parle, passe constamment et presque en totalité à l'état de carbonate et de sulfate de baryte insolubles, en sorte que le traitement aqueux des matières suspectes évaporées jusqu'à siccité n'en contient pas ou en renferme à peine. C'est donc dans la portion insoluble dans l'eau qu'il faudra le chercher; j'ai souvent mélangé 12 à 15 centigrammes de chlorure de baryum avec 2 ou 300 grammes d'un mélange de bouillon, de lait et de café, sans en découvrir un atome dans le traitement aqueux dont il s'agit, tandis que j'obtenais facilement une proportion notable de baryte en incinérant, comme je l'ai dit, la masse que l'eau n'avait point dissoute.

S'il s'agissait de découvrir *dans les viscères* ou *dans les tissus* du canal digestif le chlorure de baryum qui aurait été *absorbé* ou qui se serait peut-être combiné avec les parois de l'estomac ou des intestins, on ferait bouillir avec de l'eau distillée pendant une heure tous ces organes dans une capsule de porcelaine, et l'on procéderait avec ce liquide et avec la matière solide restante, comme je l'ai prescrit en parlant de la baryte absorbée et contenue dans nos viscères (voy. p. 318). *C'est ainsi que j'ai décelé de la baryte dans le foie, la rate et les reins* d'un chien que j'avais empoisonné avec 6 grammes de chlorure de baryum disous dans 180 grammes d'eau distillée; l'animal avait vécu trois heures et demie, et avait été ouvert immédiatement après la mort. Le *décoctum* aqueux de ces organes ne m'a point fourni de baryte; mais la partie solide épuisée par l'eau, carbonisée par l'acide azotique, puis chauffée pendant deux heures dans un creuset de platine, a laissé du sulfure de baryum que j'ai décomposé par l'acide chlorhydrique; en filtrant, j'ai vu que la liqueur contenait du chlorure de baryum.

Je ne saurais assez insister sur la nécessité de chercher, dans la plupart des cas, dans les matières insolubles dans l'eau, la baryte et ses composés, parce qu'ils sont facilement transformés en carbonate et en sulfate insolubles; cette décomposition a constamment lieu lorsqu'on a administré aux malades des sulfates solubles.

DES SELS DE STRONTIANE.

Il résulte d'un travail intéressant fait par le Dr Gmelin, de Tubingue : 1° que le *chlorure de strontium* n'a point agi sur les lapins qui en avaient avalé 8 grammes dissous dans l'eau ; 2° qu'à la dose de 16 grammes dissous dans 48 grammes d'eau, ce sel a produit les effets suivants chez un lapin : ralentissement du mouvement du cœur, paralysie des extrémités au bout de cinq heures, mouvement involontaire de la tête ; mort le lendemain ; l'intérieur de l'estomac offrait une multitude d'ecchymoses, mais il y avait à peine de l'inflammation ; 3° qu'à la dose de 8 grammes, ce même sel n'a déterminé aucun accident fâcheux chez un chien : seulement l'animal a eu un vomissement ; 4° que 5 décigrammes injectés dans la veine jugulaire d'un vieux chien n'ont produit aucun effet ; 5° que 8 grammes de *carbonate de strontiane* n'ont exercé aucune action nuisible sur un lapin ; 6° que 4 grammes d'*azotate de strontiane* effleuris à l'air et dissous dans 32 grammes d'eau ont accéléré les battements du cœur des lapins et déterminé une forte diarrhée, ce qui permet de conclure que l'azotate est plus actif que les autres sels de strontiane, et qu'il agit sur le cœur et sur le canal intestinal. (*Journal de chimie médicale*, numéro d'avril 1825.)

DE L'AMMONIAQUE ET DU CARBONATE D'AMMONIAQUE.

Action sur l'économie animale.

Expérience Ire. — On a injecté dans la veine jugulaire d'un chien fort, quoique de petite taille, 8 grammes 30 centigrammes d'ammoniaque liquide, moyennement concentrée : sur-le-champ l'animal a éprouvé une roideur tétanique dans les quatre membres ; il a eu une excrétion d'urine involontaire, et ses muscles, principalement ceux des lèvres et des extrémités, ont été agités de mouvements convulsifs. Il a continué de vivre dans cet état jusqu'à la dixième minute après l'injection. On l'a ouvert sur-le-champ : la contractilité était éteinte dans les muscles ; les poumons étaient crépitants, d'une couleur rouge livide, et contenaient une petite quantité de sang ; il y avait dans l'oreillette gauche quelques caillots gélatineux formés par du sang d'un rouge foncé ; le ventricule gauche renfermait une assez grande quantité de ce même fluide non coagulé, et d'une couleur noirâtre.

Expérience II. — On a détaché et percé d'un trou l'œsophage d'un petit chien ; on a introduit dans son estomac, à l'aide d'une sonde de gomme élastique, 2 grammes d'ammoniaque liquide concentrée, et on a lié l'œsophage au-dessous de l'ouverture afin d'empêcher le vomissement. L'animal a paru d'abord brûlé ; au bout de cinq minutes, il était tellement insensible qu'on le croyait mort ; quelques instants après, on l'a mis sur ses pattes, et il a marché; il faisait des inspirations excessivement profondes; il n'avait point envie de vomir, et ses membres n'étaient ni paralysés, ni agités de mouvements convulsifs : on remarquait cependant un léger tremblement des extrémités postérieures. Cinq heures après l'introduction du poison, il conservait encore la faculté de marcher, et il continuait à trembler. Le lendemain matin, à sept heures (vingt heures après l'empoisonnement), il était couché sur le côté, insensible, et mourant. Il a expiré trois heures après. L'œsophage ne présentait aucune altération; la membrane muqueuse de l'estomac était d'un rouge peu intense dans une partie de son étendue, elle était blanche dans les autres points; il n'y avait ni ulcération ni perforation d'aucune des tuniques de ce viscère; les intestins et les poumons étaient dans l'état naturel.

Expérience III. — J'ai fait avaler à un chien, à jeun depuis vingt-quatre heures, 8 grammes d'ammoniaque dissous dans 300 grammes de lait, de bouillon et de café ; l'œsophage et la verge ont été liés. Voyant, au bout de vingt-quatre heures, que l'animal n'était pas mort, je l'ai tué, et j'ai procédé immédiatement à son ouverture. Les matières trouvées dans l'*estomac* ont été introduites dans une cornue, ainsi que 100 grammes d'eau distillée, avec laquelle je venais de laver, à plusieurs reprises, la surface interne de ce viscère; on a chauffé à une douce chaleur, et l'on a obtenu dans le récipient un liquide incolore, répandant à peine une odeur ammoniacale, mais rétablissant fortement la couleur bleue du papier de tournesol rougi, et donnant d'épaisses vapeurs de chlorhydrate d'ammoniaque, dès qu'on plaçait au-dessus de lui un papier trempé dans l'acide chlorhydrique.

L'*urine* (environ 80 grammes), distillée de même, a présenté les mêmes caractères.

Le *foie* et la *rate*, coupés en petits morceaux, ont été introduits dans une cornue avec 200 grammes d'eau distillée, et chauffés après six heures de contact; le liquide recueilli dans le récipient se comportait exactement comme ceux qui avaient été fournis par les matières contenues dans l'estomac et par l'urine.

Expérience IV. — On n'a rien obtenu de semblable en distillant les liquides extraits de l'estomac d'un chien non empoisonné, à qui on avait fait prendre, vingt-quatre heures auparavant, 300 grammes de lait, de bouillon et de café. Le *foie* et la *rate* de cet animal, distillés avec de l'eau, n'ont pas donné non plus un liquide ammoniacal analogue à celui que j'avais recueilli en distillant le foie et la rate du chien qui avait fait le sujet de l'expérience 3.

Expérience V. — A neuf heures, on a fait avaler à un chien de moyenne taille 10 grammes de carbonate d'ammoniaque réduit en poudre fine. Deux minutes après, l'animal a vomi une petite quantité de matières jaunâtres, molles, mêlées de sang rouge. A neuf heures six minutes, il a été agité de quelques mouvements convulsifs; bientôt les convulsions sont devenues générales et horribles : les muscles de la face, ceux du tronc et des extrémités, se contractaient avec violence, en sorte que l'animal était dans un grand état d'agitation, et faisait des contorsions effrayantes. Au bout de ux ou trois minutes, il a roidi et étendu ses membres; son corps est venu arqué, et la tête, fortement renversée en arrière, faisait aisément connaître l'état tétanique dans lequel il se trouvait. Il est mort à neuf ures douze minutes.

Autopsie faite immédiatement après la mort. Le cœur ne se contractait us; le ventricule gauche renfermait beaucoup de sang fluide, d'un rouge gèrement foncé; les poumons étaient crépitants dans plusieurs points, ais ils offraient quelques portions dont le tissu contenait peu d'air, et ne isait entendre aucun cri lorsqu'on le coupait. La membrane muqueuse l'estomac était d'un rouge foncé, et évidemment enflammée dans la oitié qui avoisine le cardia; l'autre portion était blanche et dans l'état turel.

La même expérience, répétée avec une égale dose de carbonate dissous ns 12 grammes d'eau, a fourni des résultats analogues. Lorsque ce sel t exposé à l'air pendant quelques jours, il perd en partie ses qualités vé- neuses, ce qui doit être attribué à la vaporisation de l'ammoniaque qu'il ntient en excès.

Expérience VI. — L'inspiration du gaz ammoniac est suivie d'effets fu- stes (voy. p. 336).

Observation Ire. — Un médecin, âgé de trente ans, d'une forte constitu- on, d'un tempérament sanguin, était sujet, depuis plusieurs années, à s accès d'épilepsie, pour lesquels il suivait, depuis neuf mois, un trai- ment empirique. Un matin, après avoir déjeuné avec du chocolat, il eut n accès en présence du portier de sa maison. Cet homme, apercevant r la cheminée un petit flacon qui contenait de l'ammoniaque, et présu- ant que c'était à ce liquide qu'on avait recours pour faire cesser les mou- ements convulsifs, en mouilla à plusieurs reprises le coin d'un mouchoir, u'il appliqua contre les narines du malade, et qu'il introduisit dans sa ouche. 8 grammes d'ammoniaque furent ainsi employés : on peut croire u'il s'en est perdu 4 grammes, et que 4 grammes, tout au plus, ont été ntroduits tant dans les narines que dans la bouche; mais il est permis aussi e soupçonner que le portier, qui pouvait avoir vu ce que l'on voit tous les urs dans les rues, des épileptiques avaler d'assez fortes doses de liqueur 'Hoffmann, aura cru pareillement pouvoir verser l'alcali de la même ma- ière dans la bouche de ce malheureux.

Quoi qu'il en soit, l'accès fut long. Dès que le malade eut repris con- aissance, il ressentit une douleur brûlante depuis la bouche jusqu'à la égion de l'estomac, et une gêne très-grande dans la respiration. Il avala e son propre mouvement un grain d'opium, et fit faire une potion avec e kermès, dont il ne put prendre qu'une très-petite partie. Chrestien, qui e visita d'abord en l'absence de Nysten, le trouva dans un état d'irritation t de souffrance extraordinaires, pouvant à peine avaler, respirant avec eaucoup de difficulté, faisant entendre une espèce de râle à chaque mou- ement inspiratoire. On appliqua des sangsues au cou, sans produire aucun oulagement. Une émulsion ordonnée pour boisson excitait de la toux avec expectoration de mucosités abondantes. Nysten ne le vit que le lendemai à sept heures du matin. La nuit avait été sans sommeil. La face était alté rée, la respiration fréquente, pénible, stertoreuse. Un liquide séreux cou lait par intervalles des cavités nasales, et l'air ne pouvait en acune ma nière les traverser. La soif était très-vive, et la déglutition fort difficil Le malade toussait, et expectorait beaucoup de matières muqueuses. La tou et l'expectoration étaient surtout provoquées par l'arrivée de la boisso dans l'arrière-bouche, il ne passait que très-peu de liquide dans l'œso phage. 500 grammes au moins de mucosités, mêlées d'émulsion, avaie été rendus pendant la nuit. La voix était basse, faible, la parole fatigan et entrecoupée, à cause de l'état de la respiration. On voyait une peti eschare noire à la partie moyenne de la lèvre inférieure, et une autre a sommet de la langue. La surface de cet organe était blanche; le voile d palais, ses piliers, les amygdales et la paroi postérieure du pharynx étaie d'un rouge foncé. La luette était rétractée, et recouverte d'une couch muqueuse blanche; les amygdales paraissaient à peine engorgées. I malade éprouvait une chaleur brûlante à la gorge, dans la poitrine, à l'estomac. Il avait rendu un peu d'urine rouge. Un dévoiement chroniqu qu'avait entretenu le remède empirique dont il faisait usage, était suppr mé; la peau était chaude et sèche, le pouls petit, fréquent et faible, l facultés intellectuelles dans leur état naturel.

Nysten fit appliquer un large vésicatoire sur le sternum, comme révu sif, conseilla les lavements émollients, et fit continuer la boisson ému sionnée, qu'on administrait avec un biberon. Le soir, l'état était le même, la faiblesse près, qui était augmentée. Le malade, à l'aide du biberon avala un peu de liquide, mais trop peu comparativement au besoin qu'il e avait. Nysten, de concert avec Chrestien, recommanda d'insister sur l lavements adoucissants avec le bouillon de veau; mais on ne put en donne aucun : le liquide ressortait avec force du rectum au moment de son intro duction. La nuit se passa dans les mêmes souffrances. Le malade, qui con naissait parfaitement son état, se livrait au désespoir.

Le lendemain, grand affaiblissement. Le vésicatoire avait détaché l'épi derme, mais n'avait pas provoqué d'excrétion séreuse. On en avait appli qué deux autres aux environs du premier, qui ne produisirent pas plu d'effet. L'oppression extrême, l'augmentation du râle, avec menace d suffocation, la petitesse et la dépression du pouls, qui était à peine sensi ble, tout annonçait une prochaine agonie : cependant ce malheureux con servait toute sa raison; il était tourmenté d'une soif dévorante, et l'on n pouvait faire parvenir que très-peu de liquide dans l'estomac. Pour le sou lager, Nysten introduisit une sonde de gomme élastique dans l'œsophage pa la narine gauche, et s'en servit pour injecter de l'émulsion dans l'estomac à l'aide d'une petite seringue. Il essaya inutilement d'administrer des lave ments au moyen d'une semblable canule introduite dans le rectum : l liquide était repoussé avec force, sans doute par la contraction spasmodi que des gros intestins. A dix heures, le pouls était insensible; à onze, l malade expira.

Examen cadavérique. Les membranes du cerveau étaient saines, et résentaient seulement quelques adhérences entre l'arachnoïde et les granulations cérébrales dites *glandes de Pacchioni*, que l'on trouve à l'exérieur du sinus longitudinal supérieur. La pulpe cérébrale était injectée, omme on l'observe dans la plupart des sujets sanguins. Il n'y avait que uelques gouttes de sérosité dans les ventricules latéraux. La *corne d'Amnon* du côté gauche était beaucoup plus consistante que celle du côté droit, et ue les autres parties du cerveau qui répondent aux ventricules; c'est surtout la partie de la corne d'Ammon qui aboutit à la cavité digitale que sa onsistance était remarquable. La protubérance annulaire était aussi plus onsistante que dans l'état ordinaire. La base du cerveau et le cervelet paaissaient parfaitement sains. La membrane muqueuse des fosses nasales était artout d'un rouge intense, et recouverte d'une couche albumineuse mem raniforme qui bouchait les narines. La langue ne présentait d'autre altération que la petite eschare dont il a été fait mention ; les papilles muqueuses e sa base étaient très-développées; le voile du palais, ses piliers, et toute membrane muqueuse de l'arrière-bouche, étaient d'un rouge intense; luette, comme racornie, était couverte d'une couche muqueuse. La face ntérieure de l'épiglotte était saine; mais la face postérieure et l'entrée de la lotte étaient très-rouges, et recouvertes d'une fausse membrane. Toute la nique muqueuse de la trachée-artère et des bronches était d'un rouge vif, tapissée par endroits d'une couche membraniforme; on en voyait des ortions jusque dans les ramifications bronchiques. Les poumons étaient épitants en avant; mais leurs parties postérieures étaient gorgées de ang, ce qui pouvait être survenu après la mort. Le péricarde contenait eu de sérosité; le cœur, assez volumineux, n'offrait rien d'extraordiaire.

La membrane muqueuse œsophagienne présentait quelques stries d'un ouge vif; on en voyait de semblables dans celle de l'estomac, suivant la rection des fibres musculaires; le duodénum était sain. Il existait une etite invagination vers le milieu du jéjunum. La membrane muqueuse de et intestin et celle de l'iléum présentaient diverses plaques rouges; les gros testins étaient sains. La vessie urinaire était très-rétractée; on remarquait ers le trigone vésical quelques traces de phlogose. Tous les autres viscères aient à l'état normal.

Suivant Nysten, le malade a succombé à une inflammation très-aiguë la membrane muqueuse du larynx et des bronches, causée par l'ammoiaque, et que l'on peut comparer à un *croup* aigu. C'est par la violence l'inflammation, et non par la suffocation ou l'asphyxie, que le malade péri. (*Gazette de santé*, 21 mai 1816.)

Observation II. — Martinet, Huxham, Haller, etc., rapportent des cas ans lesquels l'ammoniaque liquide a occasionné la mort dans l'espace de ielques minutes, après avoir brûlé les lèvres, la langue, le palais, etc., avoir déterminé des hémorrhagies des intestins, du nez, et la fièvre ectique.

Observation III. — Monnier (Auguste), âgé de trente-neuf ans, tailleur, adonné à l'ivrognerie et plongé dans la plus grande misère, cherche dans le suicide un remède contre ses chagrins. Trouvant en sa possession un flacon d'ammoniaque dont il se servait comme dégraisseur, il le boit à neuf heures du matin. On le transporte à l'Hôtel-Dieu, à onze heures, dans l'état suivant :

Décubitus dorsal, la tête est pendante et subit les mouvements qu'on lui imprime ; la face est pâle, sa couleur peut être comparée à celle de la cire ; les yeux à demi-fermés, le regard sans direction, la pupille contractile ; les lèvres sont également pâles, ne sont point cautérisées ; la langue, un peu rouge et sèche, n'a point perdu son épithélium : il y a eu des vomissements, mais nous n'avons point vu les matières vomies ; la soif est très-vive, le ventre rétracté est le siége d'une douleur brûlante, la pression augmente les souffrances du malade, les selles sont involontaires ; la chemise du malade est mouillée par un liquide jaunâtre, qui nous indique que les selles ont été purement séreuses. La respiration est fréquente sans être embarrassée ; pas d'expectoration ; le pouls, petit, misérable, fréquent, est à peine sensible, la voix est encore forte ; les membres sont dans la résolution, le malade les trouve lourds et engourdis ; l'intelligence est intacte ; les réponses sont claires, précises. Monnier se plaint d'un froid très-vif et cherche à se couvrir ; la peau est en effet glacée. (Limonade sulfurique, cruchons d'eau chaude à la plante des pieds ; sinapismes aux mollets, frictions sèches sur les cuisses, les bras.)

Quelques moments après son entrée à l'hôpital, le malade vomit une matière sanguinolente, en petite quantité, ayant l'odeur ammoniacale ; en même temps les selles sont devenues pareillement rouges, sanguinolentes, elles sont toujours involontaires et presque continuelles ; le malade se plaint alternativement de douleurs atroces dans le ventre, et du froid qu'il éprouve dans tous ses membres. Le pouls devient de plus en plus petit, et malgré les soins assidus pour lesquels on ne saurait donner trop d'éloges à M. Dallas, étudiant en médecine, le malade succombe à trois heures, c'est-à-dire six heures après l'ingestion de la substance toxique.

Autopsie, vingt-cinq heures après la mort. Rigidité cadavérique ; le dos et les épaules ont une couleur rose, provenant de l'infiltration sanguine déterminée par le décubitus dorsal ; le reste du corps est uniformément pâle ; il n'y a point de putréfaction.

L'abdomen ouvert, on trouve un peu de sérosité sanguinolente ; les intestins vers la région gastrique et dans l'hypochondre gauche ont une coloration rouge noirâtre ; cette couleur devient rosée, dans la région cœcale, le colon a conservé sa couleur blanche ordinaire, si ce n'est la portion qui avoisine l'estomac, laquelle est pareillement un peu rosée.

L'œsophage conserve sa couleur normale à la partie supérieure ; après 6 centimètres de trajet, la coloration rouge se montre, mais non point d'une manière uniforme ; on dirait que cet organe s'est plissé, que le sommet des plis, ayant supporté l'action continue de l'ammoniaque, est rouge noirâtre, couleur qui va en diminuant jusqu'aux points qui, par la plicature, auraient été soustraits à l'action toxique ; le boursouflement de la muqueuse suit la même progression; très-marquée dans les points rouges noirâtres, elle est à peine augmentée de volume dans les points qui ont conservé leur coloration normale. Cette sorte de cautérisation longitudinale existe, jusqu'à 5 centimètres du cardia; toutefois la coloration rouge noirâtre devient de plus en plus uniforme, jusqu'à ce qu'elle prenne les caractères qui lui sont communs avec la muqueuse gastrique.

L'estomac et l'intestin contiennent un liquide que je ne saurais mieux comparer, pour la consistance et la coloration, qu'à la rate diffluente, à ce que l'on a appelé la boue splénique; ce liquide a une odeur nauséeuse, qui n'est point celle de l'ammoniaque.

La muqueuse de l'estomac forme des circonvolutions semblables à celles du cerveau; quelques-unes ont une saillie de 6 millimètres. Ici, comme dans l'œsophage, ce sont les parties les plus saillantes qui sont aussi les plus enflammées: d'un rouge noir au sommet, les circonvolutions deviennent rouges, seulement dans les points où la muqueuse est adossée à elle-même. La muqueuse est considérablement augmentée d'épaisseur, elle est très-ramollie, on la déchire avec la plus grande facilité; les altérations sont d'autant plus marquées, que l'on se rapproche davantage de la grande courbure en bas. Dans le grand cul-de-sac, est une petite ulcération comme formée par un emporte-pièce ayant mis la musculeuse à nu. Vers la région pylorique, la muqueuse ressemble à une peau de chagrin, ce qui tient à ce que cette membrane dans ce point a été racornie et a formé de petites escharres noires.

L'intestin grêle est, comme l'estomac, d'un rouge noirâtre, la coloration étant toujours plus marquée au sommet des valvules conniventes. La coloration et les autres caractères inflammatoires de la muqueuse intestinale diminuent vers le milieu de l'intestin grêle, où la muqueuse a une coloration uniformément rosée, sans arborisations vasculaires. La muqueuse redevient rouge noirâtre, ramollie, hypertrophiée dans le cœcum. Cet état pathologique disparaît à mesure que l'on se rapproche du rectum. Le foie contient beaucoup de sang.

Les voies aériennes sont saines, les poumons sont crépitants; le ventricule gauche du cœur ne contient point de sang; celui que l'on trouve dans le ventricule droit et l'aorte est liquide, et ne contient aucun caillot.

Bien que l'existence de l'ammoniaque comme agent toxique ne fût point douteuse, je réclamai de la police la bouteille qui avait contenu la liqueur vénéneuse, et j'obtins la preuve matérielle que l'empoisonnement avait eu lieu par l'ammoniaque liquide.

Je n'ai trouvé, dans les ouvrages que j'ai pu consulter, aucun fait avec lequel je puisse comparer celui que je viens de rapporter. Les accidents que citent les auteurs sont une irritation plus ou moins vive des voies aériennes qui guérit après un temps qui varie selon l'étendue de l'action de l'irritant. Dans le fait cité par Nysten, la mort eut lieu, mais les voies respiratoires furent encore le siége des désordres. Plenck et d'autres auteurs ont cité, sans détails, des empoisonnements par l'ammoniaque, dans lesquels la mort survint quelques minutes après l'accident. Les expériences de M. Orfila sont les seuls jalons que l'on rencontre.

Si, d'après le fait précédent, j'étais appelé à donner les symptômes produits par l'ammoniaque à dose toxique, je trouverais, outre les symptômes de gastro-entérite, des caractères spéciaux dans les vomissements et les selles sanguinolentes. Ces symptômes trouvent-ils leur raison dans l'action corrosive de l'ammoniaque sur la muqueuse gastro-intestinal ? Je ne le crois point; car beaucoup d'agents plus corrosifs, en détruisant la muqueuse, ne produisent point l'hémorrhagie. Dans cette circonstance, l'ammoniaque a agi comme alcali, il a rendu le sang plus diffluent; aussi, après la mort, le sang a-t-il été trouvé partout liquide. Cette opinion se renforce des expériences de M. Orfila; dans presque tous les empoisonnements déterminés sur les chiens par l'ammoniaque, on a trouvé, à l'autopsie, des épanchements sanguins variables par leur siége et leur quantité.

M. Orfila a toujours vu survenir l'irritation du cerveau, soit que l'ammoniaque eût été injectée dans les veines, soit qu'elle eût été portée dans le canal intestinal; le fait précédent donne une exception à la règle générale. Monnier a conservé l'intégrité de ses facultés intellectuelles jusqu'à son dernier moment; ses réponses étaient justes, précises, ses plaintes bien définies. Je suis loin de dire que le système nerveux n'ait point subi une influence. La sensation si vive du froid n'a-t-elle eu sa source que dans la concentration du fluide sanguin vers le tube digestif, et l'hémorrhagie qui est survenue ? A quelle cause rapporter les selles involontaires ?

La durée de l'empoisonnement a été de six heures. J'ai déjà dit que les auteurs citaient des faits dans lesquels le malade a succombé après quelques minutes. La question de quantité aurait pu peut-être rendre compte de cette différence, mais je n'ai pu savoir la quantité de poison que Monnier a bu ; toutefois il est probable qu'il en a pris au moins une once; car comme il l'a dit, il a été acheter l'ammoniaque avec la ferme intention de se suicider. La bouteille dans laquelle elle était contenue peut recevoir 100 grammes de liquide, et dans une pareille circonstance on peut présumer qu'il a dû ne point se contenter d'une petite quantité. (J. Chapplain, chirurgien en chef interne de l'hôtel-Dieu de Marseille. *Archives du Midi*, novembre 1845, p. 84.)

Symptômes et lésions de tissu développés par l'ammoniaque et par le sesquicarbonate d'ammoniaque.

Ils ne diffèrent pas de ceux que déterminent les poisons irritants les plus énergiques; les parties touchées sont fortement enflammées, et il en résulte des accidents variés, suivant que l'action a porté sur le canal digestif, sur la membrane muqueuse de la bouche, du larynx, de la trachée, des bronches, etc. Toujours ces accidents inflammatoires sont suivis de phénomènes nerveux d'une grande intensité, comme on peut s'en assurer en lisant les expériences 2 et 5 (p. 322), ainsi que l'observation 1, p. 323.

Conclusions. 1° L'ammoniaque et le sesquicarbonate d'ammoniaque sont absorbés, et agissent en excitant le système nerveux et particulièrement la colonne vertébrale, indépendamment de l'action très-irritante qu'ils exercent sur les parties avec lesquelles ils ont été mis en contact; 2° ils agissent à peu près de même, quand on les injecte dans le système veineux. 3° Presque tous les chiens que j'ai empoisonnés par l'ammoniaque ont présenté des épanchements sanguins variables par leur siége et leur quantité. M. Chapplain a constaté depuis, chez l'homme, des faits analogues (voyez observation 3, p. 325).

Traitement de l'empoisonnement par l'ammoniaque et par le sesquicarbonate d'ammoniaque.

L'eau vinaigrée jouit ici des avantages dont j'ai parlé en faisant l'histoire de la potasse; nul doute que ce ne soit un médicament utile pour neutraliser l'ammoniaque qui se trouverait encore libre dans le canal digestif. Malheureusement cet alcali exerce son action avec une promptitude extrême, et on ne saurait trop faire sentir aux praticiens la nécessité d'agir sans le moindre retard, afin de s'opposer au développement des symptômes nerveux, et de ceux qui caractérisent les inflammations des organes contenus dans le bas-ventre.

Recherches médico-légales.

Ammoniaque liquide concentrée. Liquide incolore, d'une odeur vive, piquante, *sui generis,* d'une saveur très-caustique, verdissant le sirop de violettes, rétablissant la couleur bleue du papier de tournesol rougi, répandant des vapeurs blanches épaisses dès qu'on place au-dessus de lui un papier ou un tube imprégnés d'acide chlorhydrique, donnant avec le chlorure de platine un précipité jaune-serin, dur, grenu, et adhérent au verre.

Sesquicarbonate d'ammoniaque. Il est solide, blanc, d'une odeur ammoniacale, d'une saveur caustique, verdissant le sirop de violettes, se volatilisant un peu à l'air en perdant de l'ammoniaque, soluble dans l'eau, décomposable par les acides qui en dégagent du gaz acide carbonique avec effervescence et sans vapeurs, précipitant le chlorure de platine comme l'ammoniaque.

Mélanges d'ammoniaque ou de sesquicarbonate d'ammoniaque et de matières alimentaires ou des liquides vomis, ou de ceux que l'on trouve dans le canal digestif après la mort. L'eau sucrée, l'albumine, la gélatine, le lait et la bile, ne sont point troublés par ces corps. Quand on introduit quelques centigrammes d'ammoniaque ou de sesquicarbonate d'ammoniaque dans une cornue, avec 200 ou 250 grammes de lait, de bouillon, de café, etc., et qu'on distille à une douce chaleur, on ne tarde pas à recueillir dans le récipient un liquide incolore offrant *tous* les caractères de l'ammoniaque. La même chose a lieu si l'on agit sur les matières vomies par des chiens empoisonnés par l'un ou l'autre de ces corps, ou sur celles que l'on extrait du canal digestif après la mort (voy. expér. 3, p. 322). On voit donc qu'il suffira de procéder à la distillation pour obtenir la preuve de l'existence de ces poisons. Dans le cas où la matière suspecte serait épaisse, on devrait l'étendre d'eau avant de la chauffer.

Il peut arriver que l'on ne recueille pas ou presque pas d'ammoniaque dans le ballon, alors même que les matières sur lesquelles on opère en contiennent, et qu'il y a eu empoisonnement ; c'est que ces matières étaient acides, et qu'il s'est formé un ou plusieurs sels ammoniacaux qui peuvent n'être pas volatils; si le sel produit était de l'acétate d'ammoniaque, on le reconnaîtrait comme il a été dit à l'article *Acide acétique*, p. 264 ; dans tout autre cas, il faudrait, après avoir réduit la liqueur de la cornue à peu près au sixième de son volume, la coaguler par de l'alcool à 36 degrés, filtrer et distiller le liquide filtré au bain-marie. Après l'avoir mélangé avec quelques centigrammes de potasse pure, qui décomposerait les sels ammoniacaux et dégagerait l'ammoniaque, celle-ci se trouverait alors dans le récipient, et serait facile à reconnaître. On conçoit toute l'importance qu'acquiert dans ce cas l'appréciation du commémoratif, des symptômes, et des lésions de tissu, pour déterminer s'il y a eu ou non empoisonnement par l'ammoniaque ou par le sesquicarbonate d'ammoniaque.

Si les matières sur lesquelles on expérimente sont déjà *pourries*, soit parce que la mort date de plusieurs jours, soit par tout autre cause, on peut être fort embarrassé pour décider si l'ammoniaque recueillie dans le ballon est le résultat de la putréfaction, ou bien si elle provient d'un empoisonnement. Nous avons vu, en effet, à la page 263, en parlant de l'acide acétique, que l'on obtient de l'ammoniaque dans le récipient en distillant l'eau qui est restée en contact pendant un mois avec un canal digestif à l'*état normal*. L'analyse chimique ne sera jamais que d'un faible secours dans ces cas épineux, et l'expert devra surtout asseoir son jugement sur des considérations tirées du mode d'invasion de la maladie, des symptômes, des lésions de tissu, etc.

DU CHLORHYDRATE D'AMMONIAQUE (SEL AMMONIAC).

Action sur l'économie animale.

EXPÉRIENCE I. — 5 grammes de ce sel furent appliqués, à onze heures du matin, sur la cuisse d'un chien de 30 centimètres de haut; une heure et demie après, l'animal éprouva un malaise sensible, de la faiblesse, et il vomit des mucosités écumeuses; la faiblesse augmenta progressivement, au point que, deux heures après l'application du poison, l'animal paraissait ivre, et avait beaucoup de peine à se soutenir. A quatre heures, il se tenait un peu mieux sur ses pattes; mais bientôt après, la faiblesse alla toujours en croissant, et il mourut vers les onze heures du soir.

Ouverture du cadavre. On ne put découvrir aucun atome de sel ammoniac sur l'endroit où il avait été appliqué. L'intérieur de l'extrémité splénique de l'estomac offrait un très-grand nombre de petits ulcères gangréneux occupant toute l'épaisseur de la membrane muqueuse; l'extrémité pylorique de ce viscère était évidemment enflammée; l'estomac et les intestins grêles contenaient un fluide noirâtre très-fétide; le jéjunum et l'iléum présentaient, de distance en distance, des bosselures avec amincissement de leurs parois; on voyait à l'intérieur d'une de ces bosselures le commencement d'une ulcération miliaire. Il n'y avait dans le rectum qu'une tache rouge peu étendue. Le cœur avait sa consistance ordinaire; on remarquait dans le ventricule gauche trois petites taches rouges qui s'étendaient à 3 millimètres environ dans le tissu charnu. Les poumons présentaient aussi quelques taches rouges sur leur partie antérieure (Smith).

EXPÉRIENCE II. — 8 grammes du même sel furent appliqués sur la cuisse d'un autre chien : l'animal mourut au bout de trente-six heures.

Ouverture du cadavre. L'extrémité splénique de la membrane interne de l'estomac était réduite en putrilage et en fragments qui nageaient dans un fluide muqueux assez abondant; les intestins grêles et le rectum étaient comme dans l'expérience précédente. La graisse qui sépare extérieurement la base du ventricule droit du cœur de l'oreillette, contenait du sang épanché; l'épanchement se prolongeait même dans le tissu charnu (Smith).

EXPÉRIENCE III. — A onze heures, on a détaché et percé d'un trou l'œsophage d'un chien très-robuste et de petite taille; on a introduit dans son estomac 8 grammes de chlorhydrate d'ammoniaque dissous dans 60 grammes d'eau. Au bout de trois minutes, l'animal a fait de grands efforts pour vomir. A onze heures huit minutes, il a commencé à se plaindre, et paraissait faible; huit minutes après, il ne pouvait plus se tenir sur ses pattes : on l'a soulevé, il a d'abord fléchi les extrémités antérieures, puis les postérieures, et il est tombé sur le ventre; il est resté dans cet état jusqu'à onze heures vingt-cinq minutes. Alors il s'est relevé, a parcouru rapidement le laboratoire comme s'il eût été furieux, a poussé les cris les plus aigus, et n'a pas tardé à retomber : dès ce moment, il a été agité de mouvements convulsifs, légers d'abord, mais dont l'intensité a été en augmentant. A onze heures et demie, il a eu un accès tétanique très-fort; la tête s'est renversée sur le dos; le thorax était dans une immobilité parfaite, les pattes allongées et fortement roides, et les organes des sens peu ou point impressionnables. Ces accidents ont cessé au bout de deux minutes; l'animal a repris l'usage de ses sens; mais il a continué à avoir des mouvements convulsifs jusqu'au moment de la mort, qui a eu lieu à midi.

Ouverture du cadavre. L'estomac renfermait des aliments, et n'offrait aucune altération organique; le reste du canal digestif était sain; il en était de même du cœur, du foie, et de la rate. Les poumons contenaient un peu de sang noir fluide; les vaisseaux extérieurs du cerveau étaient un peu gorgés.

Expérience IV. — On a répété la même expérience sur un chien beaucoup plus faible, avec cette différence qu'on a introduit dans son estomac 6 grammes de sel ammoniac solide : l'animal a éprouvé les mêmes symptômes que le précédent, et il est mort au bout de cinq heures. A l'ouverture du cadavre, on a trouvé les organes dans le même état, excepté que la membrane muqueuse de l'estomac était un peu enflammée.

Expérience V. — J'ai introduit dans l'estomac d'un chien de moyenne taille 16 grammes de chlorhydrate d'ammoniaque dissous dans 200 grammes de lait, de bouillon et de café; l'œsophage et la verge ont été liés. L'animal n'est mort qu'au bout de sept heures, et a été ouvert aussitôt. La vessie ne contenait point d'urine. Le *foie* et la *rate*, coupés en petits morceaux, ont été laissés pendant quinze heures en contact avec de l'eau distillée froide : la liqueur filtrée a été évaporée jusqu'à siccité, et le produit refroidi a été agité, pendant une heure, avec de l'alcool marquant 44 degrés, on a filtré, et fait évaporer jusqu'à pellicule : il ne s'est point formé de cristaux. Une partie du liquide ainsi concentré a été mêlée avec 1 centigramme de potasse pure, *qui en a dégagé de l'ammoniaque* reconnaissable à son odeur et aux vapeurs épaisses qui se produisaient par l'approche d'une plume imprégnée d'acide chlorhydrique; le chlorure de platine, versé dans une autre portion de cette liqueur, a fourni un léger précipité jaune-serin, dur, grenu, adhérent au verre.

Les liquides extraits de l'estomac, réunis aux eaux de lavage de ce viscère, ont été évaporés à siccité, et le produit, après avoir été refroidi, a été agité avec de l'alcool marquant 44 degrés; au bout de douze heures de contact, on a filtré la liqueur, et on a fait évaporer jusqu'à pellicule; quelques heures après, il s'était formé de très-beaux cristaux de chlorhydrate d'ammoniaque.

Il résulte de ces expériences, 1° que le chlorhydrate d'ammoniaque, introduit dans l'estomac ou appliqué sur le tissu cellulaire, est un poison énergique pour les chiens; 2° qu'il est absorbé, transporté dans le torrent de la circulation, et qu'il porte son action meurtrière sur le système nerveux et sur l'estomac; la lésion de ce dernier organe paraît prouvée par l'inflammation dont il a été le siége toutes les fois que le poison a été appliqué sur le tissu cellulaire, et que la mort n'a eu lieu qu'au bout de plusieurs heures.

Traitement de l'empoisonnement par le chlorhydrate d'ammoniaque.

On favorise le vomissement, et l'on combat les symptômes inflammatoires et nerveux, par les antiphlogistiques et par les opiacés.

Recherches médico-légales.

Chlorhydrate d'ammoniaque solide ou dissous. Il est solide, blanc, doué d'une saveur âcre, piquante, urineuse; il est un peu élastique, ductile et inaltérable à l'air. Il se dissout dans un peu moins de 3 parties d'eau à 15°; l'eau bouillante en dissout beaucoup plus; soumis à l'action du calorique, il fond et se sublime. Trituré avec de la potasse, de la soude, de la chaux, de la baryte ou de la strontiane, il est décomposé, et laisse dégager de l'ammoniaque facile à reconnaître à son odeur. La dissolution de ce sel n'est point précipitée par les carbonates de potasse, de soude et d'ammoniaque; elle est, au contraire, précipitée en jaune-serin par le chlorure de platine; le précipité ne se formerait pourtant pas si les dissolutions étaient très-étendues; elle est décomposée à froid par l'azotate d'argent, qui en précipite du chlorure d'argent blanc caillebotté, insoluble dans l'eau et dans l'acide azotique, et soluble dans l'ammoniaque.

Chlorhydrate d'ammoniaque mélangé à des liquides végétaux et animaux, à la matière des vomissements, à celles qui se trouvent dans le canal digestif, dans le foie et dans les autres viscères. Ce sel ne trouble ni l'eau sucrée, ni le vin, ni le café, ni le bouillon, ni l'albumine, ni la gélatine.

Expérience Ire. — J'ai évaporé jusqu'à siccité un mélange de 100 grammes de lait, de bouillon et de café, et de 10 centigrammes de chlorhydrate d'ammoniaque; le produit, desséché et refroidi, a été traité par l'alcool marquant 44 degrés; après une heure d'agitation, on a filtré, et fait évaporer jusqu'à pellicule: il s'est formé des cristaux de chlorhydrate d'ammoniaque.

Expérience II (voy. p. 322, expérience 5).

On devra donc chercher le chlorhydrate d'ammoniaque en évaporant les matières suspectes jusqu'à siccité et en traitant le produit par l'alcool; toutefois, si l'on agit sur des matières *déjà putréfiées*, on n'oubliera pas qu'il peut se développer du chlorhydrate d'ammoniaque pendant l'acte de la putréfaction, d'après M. Chevallier, et que l'on s'exposerait à commettre des erreurs graves, si l'on affirmait qu'il y a eu ingestion de chlorhydrate d'ammoniaque, par cela seul que l'on aurait obtenu une portion quelconque de ce sel; il faudrait, dans ce cas, avant de se prononcer sur l'existence plus ou moins probable d'un empoisonnement, examiner attentivement tout ce qui se rapporte au commémoratif, aux symptômes, aux lésions de tissus, etc.

DE L'ÉTHYLAMINE ET DE L'AMYLAMINE.

On sait que M. Wurtz a découvert une classe de corps composés des éléments de l'*ammoniaque* et d'un carbure d'hydrogène, et possédant *la plupart* des propriétés de l'ammoniaque. Il était important de savoir si ces corps agissaient sur l'économie animale comme l'ammoniaque; mon neveu, le Dr I.-L. Orfila, a entrepris, à ce sujet, une série d'expériences intéressantes que je décrirai bientôt.

Éthylamine, H^3 Az (ammoniaque), H^4 C^4 (carbure d'hydrogène). Elle est liquide, incolore, très-légère, très-mobile, d'une odeur et d'une saveur semblables à celles de l'ammoniaque, bleuissant le papier de tournesol rougi par un acide, bouillant à 18°, 7 c., inflammable et brûlant avec une flamme bleuâtre lorsqu'on l'approche d'un corps en combustion, *ce que ne fait pas l'ammoniaque,* soluble dans l'eau en toutes proportions, et se comportant avec les sels de magnésie, d'alumine, de manganèse, de fer, de plomb, de mercure, de cuivre, etc., comme l'ammoniaque liquide. Quant aux sels de nickel, elle les précipite, mais l'oxyde déposé ne se dissout pas dans un excès d'éthylamine, *tandis que l'ammoniaque dissout parfaitement* l'oxyde qu'elle a séparé de ces sels. L'éthylamine forme avec les acides des sels cristallisables semblables aux sels ammoniacaux; en approchant une baguette mouillée d'acide chlorhydrique, on voit apparaître des vapeurs blanches extrêmement épaisses, comme avec l'ammoniaque.

Amylamine ou valéramine, H^3Az (ammoniaque), $H^{10}C^{10}$ (carbure d'hydrogène). Elle est liquide, incolore, d'une saveur et d'une odeur ammoniacales, très-soluble dans l'eau, se comportant avec les acides et les sels comme l'éthylamine, si ce n'est qu'il faut l'employer en plus forte proportion qu'elle pour dissoudre le chlorure d'argent et le bioxyde de cuivre hydraté bleu. Elle donne, avec l'acide chlorhydrique, un chlorhydrate neutre en écailles blanches, grasses, douces au toucher, non déliquescentes, assez solubles dans l'eau, et solubles dans l'alcool.

Action de l'éthylamine et de l'amylamine sur l'économie animale.

Expérience Ire. — A une heure on met sur la langue d'un chien de moyenne taille dix à quinze gouttes d'*amylamine;* au bout de sept minutes, l'animal crache, fait des efforts de vomissement et finit par rendre une matière spumeuse, filante, fortement alcaline et inodore; c'était probablement de la salive et des mucosités provenant de l'estomac. L'état est le même au bout de vingt-cinq minutes.

L'animal est couché depuis le commencement de l'expérience, et de temps à autre il ferme les yeux et remue la tête comme s'il éprouvait des vertiges. Cet état dure pendant trois quarts d'heure à peu près; alors il a quelques nausées, et il paraît beaucoup moins souffrir.

La membrane muqueuse de la langue a été brûlée dans les points que l'*amylamine* a touchés.

Expérience II. — Le lendemain, tout accident a cessé; on administre 0,30 de *valéramine* dans une capsule gélatineuse.

Cinq minutes après l'ingestion, l'animal éprouve des vertiges comme la veille; il se couche et bientôt il vomit quatre à six cuillerées d'une substance spumeuse, jaunâtre, fortement alcaline.

Trois quarts d'heure après, il ne donne plus signe du moindre malaise. Une heure après, on l'étrangle.

Autopsie faite immédiatement. L'estomac et le duodénum sont remplis d'un liquide analogue à la bile. La région pyloriqne de l'estomac présente de nombreuses ecchymoses du diamètre d'une pièce de 25 centimes : les autres organes sont sains.

Expérience III. — A midi et demi, on injecte par une ouverture faite à l'œsophage d'un chien de moyenne taille, 3 gr. 30 c. d'*éthylamine*, moyennement concentrée; l'œsophage est ensuite lié; cinq minutes après, hébètement. A midi quarante minutes, efforts de vomissement considérables; accablement. A midi quarante-quatre minutes, l'animal rend par l'anus des matières vertes spumeuses. Quatre minutes après, il se couche et paraît souffrir beaucoup. Pendant les deux heures suivantes, il est toujours comme accablé. La respiration est anxieuse, la sensibilité paraît obtuse, et les efforts de vomissement sont d'une violence extrême. Trente-six heures après l'empoisonnement, il meurt.

Autopsie. L'œsophage ne présente pas d'altération. On trouve dans l'estomac et les intestins, un liquide sanguinolent. L'estomac offre des tumeurs et des ulcérations, et une hypertrophie considérable des tuniques muqueuse et musculeuse. Quant aux tumeurs et à l'hypertrophie, il est incontestable qu'elles existaient avant l'empoisonnement.

Les ulcérations, d'ailleurs, présentent une tendance à la cicatrisation, à la réparation, de sorte que des anatomo-pathologiques à qui j'ai montré les pièces, les attribuent à la maladie préexistante. Leur analogie extrême avec celle que produit le contact de l'*éthylamine* sur une membrane muqueuse, peut cependant laisser quelque incertitude; l'animal a survécu trente-six heures à l'introduction du poison; n'est-ce pas assez pour qu'un travail de réparation ait pu commencer?

Les premières portions de l'intestin offrent des traces non équivoques d'inflammation.

Expérience IV. — J'ai mis dans une boîte en chêne, de la capacité de

26 litres, hermétiquement fermée et couverte par une glace, un petit chien. Chacune des deux parois opposées avait été percée d'une ouverture; à l'une de ces ouvertures, était adaptée une vessie de la capacité de 2 litres, fermant par un robinet et pleine de *gaz ammoniac*. En ouvrant le robinet et pressant la vessie, on fait passer le gaz de la vessie dans la boîte; pendant ce temps, l'ouverture opposée reste ouverte. Dès que tout l'ammoniac est chassé de la vessie, le robinet est fermé, ainsi que l'ouverture de la boîte.

L'animal avait d'abord la tête tournée vers l'orifice qui donnait passage à l'alcali; mais, dès que le robinet de la vessie a été ouvert, il s'est retourné; il y a eu excrétion involontaire d'urine et de fécès; du sang spumeux s'est échappé par les narines et la bouche; les yeux sont revenus rouges et larmoyants, et, cinq minutes après le commencement de l'expérience, le chien a éprouvé des convulsions d'abord légères, puis tétaniques. Les inspirations sont devenues très-larges et très-lentes.

La mort paraissait imminente. Pour replacer l'animal dans des conditions physiologiques, on le retire de la boîte, quinze minutes après le commencement de l'expérience; il reste couché comme s'il était mort; sa respiration est stertoreuse; le bruit que l'air fait en traversant les bronches et surtout la trachée-artère annonce un engouement complet de ces voies, probablement chargées de sang et de mucosités. La sensibilité est presque abolie.

Une demi-heure après être sorti de la boîte, il rend par la bouche un peu de sang.

Enfin, au bout de deux heures, on le lave; il se lève un moment, mais bientôt il est forcé de se recoucher.

Le lendemain, à six heures du matin, il était mort; les membres étaient à peine roides, ce qui semble annoncer qu'il était mort depuis peu.

Jaugeage, 6 litres.

L'atmosphère de la boîte était donc composée de 1 partie de gaz ammoniac et de 9 d'air.

Autopsie à midi.

La membrane muqueuse buccale est d'un rouge intense; la trachée-artère l'est beaucoup moins. Les bronches sont livides; la surface pulmonaire présente des taches rouges noires, dont les plus larges ont bien 5 ou 6 centimètres carrés d'étendue, et les plus petites 1 centimètre. Le tissu pulmonaire est engoué, violacé dans presque toute son étendue, crépitant, et moins pesant que l'eau; il se déchire facilement; en un mot il offre tous les caractères d'une pneumonie au premier degré. L'œsophage n'est pas enflammé. Les membranes du cerveau sont injectées et pleines de sang à gauche.

Expérience V. — Après avoir adapté à une des ouvertures de la même boîte un tube fermé à la lampe, contenant 6 grammes d'*éthylamine*, on a introduit un chien de même taille à peu près que celui qui avait servi à l'expérience du gaz ammoniac. A une heure quarante minutes, la boîte étant bien fermée, excepté à l'ouverture latérale restée libre, on a cassé l'extrémité effilée du tube contenant l'éthylamine. Dès que ce corps est dans la boîte, tout est fermé : aussitôt l'animal a eu des nausées, des vomissements, et des convulsions atroces; les inspirations sont devenues larges et lentes.

La tête était complétement renversée, et le chien plié en deux; le sang sort par la bouche et les narines. Un quart d'heure après le commencement de l'expérience, il a été retiré de la boîte. Les crachements de sang continuent pendant quelques heures; la respiration est stertoreuse, on entend bien que les voies aériennes sont obstruées; il meurt le lendemain vers six heures du matin. Jaugeage, 5 litres et demi: or, d'après la densité de la vapeur de l'éthylamine, indiquée par M. Wurtz, 6 grammes fourniraient à peu près 3 litres de vapeur; l'atmosphère de la boîte contenait donc environ 3 litres d'éthylamine pour 20 litres et demi d'air: c'était, à peu de chose près, la composition que nous avions pour l'atmosphère ammoniacale.

Autopsie à midi. La bouche, le larynx, sont rouges; la trachée est légèrement enflammée; les bronches sont violacées, et pleines de mucosités; les poumons offrent, dans toute leur étendue, les altérations de la pneumonie au premier degré; le cœur, l'œsophage, l'estomac, et l'intestin, sont sains; les membranes cérébrales sont légèrement injectées.

Il est impossible, en jetant un coup d'œil sur cette courte étude, de ne pas remarquer entre ces corps et l'ammoniaque, au point de vue de l'action physiologique, une analogie que leurs propriétés physiques et chimiques devaient faire prévoir.

J'aurais bien désiré, dit M. I.-L. Orfila, répéter les expériences et surtout les varier, injecter par exemple un de ces alcalis dans les veines d'un animal, et étudier l'action de chacune des substances découvertes par M. Wurtz; mais la difficulté de leur préparation, et surtout le peu d'importance d'une étude approfondie, m'ont paru suffisantes pour m'excuser de m'en être tenu à une comparaison superficielle, dont le résultat est toutefois bien concluant. (I.-L. Orfila, dissertation inaugurale soutenue à la Faculté de médecine de Paris, année 1851.)

DU FOIE DE SOUFRE.

Action sur l'économie animale.

Expérience Ire. — A midi, on a détaché et percé d'un trou l'œsophage d'un chien très-fort; on a introduit dans son estomac 26 grammes de foie de soufre du commerce dissous dans 128 grammes d'eau, et on a lié l'œsophage au-dessous de l'ouverture, afin d'empêcher le vomissement: sur-le-champ l'animal a paru suffoqué; il a éprouvé une anhélation extrême pendant deux minutes; immédiatement après, les membres sont devenus roides, et les muscles étaient dans un grand état de contraction; la tête s'est fortement renversée en arrière, et toutes les parties de son corps étaient agitées de mouvements convulsifs. Cinq minutes après l'opération, il était couché sur le côté, sans connaissance; les muscles moteurs de la mâchoire inférieure étaient dans un tel état de convulsion, que leurs mouvements déterminaient, plusieurs fois dans une minute, le rapprochement des deux mâchoires, en produisant un bruit très-fort par le choc de l'arcade dentaire inférieure contre la supérieure. Il a expiré à midi sept minutes. L'*autopsie* a été faite immédiatement après. Le cœur se contractait avec force; le ventricule gauche renfermait du sang noirâtre; les poumons, crépitants dans plusieurs points, offraient quelques portions durcies, contenant peu d'air. L'estomac était rempli de foie de soufre dissous, d'un jaune clair. La membrane muqueuse de ce viscère était très-rugueuse et parsemée d'une infinité de petits points d'un rouge vif; elle était enduite d'une couche jaune verdâtre, épaisse, et facile à détacher; on remarquait le même enduit sur toute la surface interne des intestins grêles.

Expérience II. — A huit heures vingt-cinq minutes, on a détaché et percé d'un trou l'œsophage d'un petit chien robuste; on a introduit dans son estomac 14 grammes de foie de soufre dissous dans 80 grammes d'eau, et on a lié l'œsophage au-dessous de l'ouverture, afin d'empêcher le vomissement. Au bout de dix minutes, l'animal a fait de violents efforts pour vomir; sa respiration est devenue haute et accélérée, et il était beaucoup moins agile qu'avant l'opération. Les efforts de vomissement se sont renouvelés cinq fois dans l'espace de la première demi-heure qui a suivi le moment de l'ingestion de la substance vénéneuse. A neuf heures dix minutes, les extrémités postérieures étaient faibles, écartées l'une de l'autre et un peu fléchies; la respiration était accélérée; il y a eu une selle dans laquelle il y avait une assez grande quantité d'excréments solides, d'une teinte jaunâtre. A onze heures, l'animal était agité de légers mouvements convulsifs, et il a succombé une demi-heure après. La mort a été précédée d'un accès de tétanos qui a duré deux minutes. Les poumons offraient deux lobes durcis, moins crépitants qu'ils ne le sont dans l'état naturel.

La membrane muqueuse de l'estomac était rugueuse et parsemée de taches d'un blanc jaunâtre, qui se détachaient sur un fond vert foncé; ces taches, par leur disposition, donnaient à cette tunique l'aspect de certains crapauds; lorsqu'on les examinait avec soin, on y apercevait une innombrable quantité de petits points noirâtres. En disséquant cette membrane, on remarquait sur toute la face qui adhère à la tunique musculeuse des taches d'un rouge brun très-foncé, formées par du sang extravasé, et répondant exactement aux taches blanches placées sur la surface libre. La membrane musculeuse était d'un rouge brun dans sa portion adhérente avec la tunique muqueuse; elle était verte dans sa face externe, et fortement injectée. L'estomac ne contenait point de fluide; il offrait seulement un enduit épais, jaune, semblable par sa couleur à du soufre. Le duodénum et le commencement du jéjunum étaient fortement enflammés.

Expérience III. — A midi, on a détaché et percé d'un trou l'œsophage d'un chien robuste et de moyenne taille; on a introduit dans son estomac 4 grammes de foie de soufre dissous dans 32 grammes d'eau, et on a lié l'œsophage au-dessous de l'ouverture, afin d'empêcher le vomissement. Un quart d'heure après, l'animal a fait, à plusieurs reprises, de violents efforts pour vomir. A une heure il a eu une selle liquide dans laquelle il y avait des excréments solides jaunâtres ; sa respiration était un peu accélérée, et il commençait à se plaindre. A sept heures du soir, il était couché sur le côté; il paraissait souffrir du bas-ventre et continuait à respirer avec difficulté; il conservait cependant la faculté de mouvoir ses membres, et il n'était agité d'aucun mouvement convulsif. Il a succombé dans la nuit. L'état du cadavre ne permettait point de douter que la mort n'eût été précédée d'un accès de tétanos: en effet, la tête était fortement renversée en arrière; les extrémités postérieures, écartées l'une de l'autre, étaient roides et considérablement allongées. La membrane muqueuse de l'estomac offrait plusieurs ulcérations circulaires de la grandeur d'une pièce d'un franc; les portions non ulcérées étaient parsemées de taches noires formées par du sang veineux extravasé. La membrane musculeuse était d'un rouge vif dans toute son étendue. Les poumons présentaient la même altération que dans l'expérience précédente.

Expérience IV. — On a injecté dans l'estomac d'un chien de moyenne taille, 10 grammes de foie de soufre dissous dans 64 grammes d'eau. Au bout de dix minutes, il a vomi, à trois reprises différentes, une grande quantité d'aliments mêlés d'une portion de la substance vénéneuse; sa respiration est devenue difficile, et il a été un peu abattu dans le courant de la journée. Le lendemain, il a mangé avec appétit et ne paraissait point malade.

Expérience V. — M. Magendie a observé que lorsqu'on mettait une goutte d'une forte dissolution de foie de soufre dans la bouche d'un chien très-jeune, l'animal ne tardait pas à expirer, et il a trouvé après la mort la trachée-artère remplie de mucosités.

Expérience VI. — J'ai administré à un chien de moyenne taille, à jeun, 12 grammes de foie de soufre dissous dans 80 grammes d'eau, et mélangé avec 70 grammes de lait, autant de bouillon et de café; l'œsophage a été lié. L'animal a succombé au bout d'une heure, après avoir éprouvé des accidents analogues à ceux dont j'ai parlé à l'expérience 2. Ouvert immédiatement après la mort, j'ai pu m'assurer que le sang de la veine porte et des veines jugulaires, ainsi que le foie, contenaient du foie de soufre, qui évidemment avait été absorbé; en effet, en soumettant séparément ces matières à une douce chaleur dans un matras, avec 2 ou 3 grammes d'acide acétique, j'ai obtenu du gaz acide sulfhydrique que j'ai fait arriver dans un *solutum* d'acétate de plomb, qui a été bientôt noirci ; il restait de l'acétate de potasse dans la liqueur, et il s'était déposé du soufre. L'estomac, dont la membrane muqueuse, fortement enflammée, était tapissée d'une couche de soufre, renfermait environ 300 grammes d'un liquide épais, grisâtre, qui, étant traité par l'acide acétique en vaisseaux clos, m'a donné aussitôt une énorme quantité d'acide sulfhydrique, de l'acétate de potasse et un abondant dépôt de soufre.

Expérience VII. — J'ai donné à un chien 8 grammes de foie de soufre dissous dans 200 grammes d'eau; l'œsophage et la verge ont été liés; l'animal est mort quinze heures après. La vessie contenait 75 grammes d'urine qui exhalait une faible odeur d'acide sulfhydrique. En chauffant cette urine jusqu'à l'ébullition en vases clos, et en faisant arriver le gaz dans une dissolution d'acétate de plomb, celui-ci brunissait légèrement ; mais en ajoutant de l'acide acétique à l'urine bouillante, il se dégageait une telle quantité de gaz sulfhydrique, que l'acétate de plomb était instantanément noirci et transformé en sulfure de plomb ; il se déposait aussi beaucoup de soufre au fond de l'urine.

Expérience VIII. — On a injecté dans la veine jugulaire d'un chien de moyenne taille 40 centigrammes de foie de soufre dissous dans 24 grammes d'eau distillée. Sur-le-champ l'animal a éprouvé les mouvements convulsifs les plus violents : la tête s'est renversée en arrière, et il s'est débattu. Ces phénomènes ont cessé au bout de trois minutes, et le lendemain l'animal était parfaitement rétabli. Alors on a injecté dans la veine jugulaire de l'autre côté 1 gramme 2 décigrammes du même sulfure dissous dans 32 grammes d'eau. A peine l'injection était-elle terminée, que l'animal a été en proie aux mêmes symptômes, et il a expiré au bout de deux minutes. On l'a ouvert sur-le-champ. Le sang contenu dans les ventricules du cœur était fluide ; celui qui remplissait le ventricule gauche était d'un rouge foncé. Les poumons étaient un peu ridés et contenaient une assez grande quantité d'air.

Expérience IX. — A une heure du matin, on appliqua sur le tissu cellulaire de la partie interne de la cuisse d'un chien robuste 6 grammes de foie de soufre en petits fragments; l'animal poussa quelques plaintes, fut plongé dans un grand état d'insensibilité, et mourut treize heures après.

Ouverture du cadavre. Le membre opéré était tuméfié, et le tissu cellulaire sous-cutané correspondant était fortement infiltré; l'inflammation de la plaie s'étendait, d'un côté, jusqu'au sternum, et de l'autre, jusqu'à l'extrémité inférieure du membre; sa couleur était aussi foncée que celle du chocolat. Le canal digestif, excepté vers la portion pylorique de l'estomac, qui était un peu rouge, n'offrait aucune altération sensible. Les reins étaient d'un rouge violet. Les autres organes paraissaient sains.

Observation Ire. — Mademoiselle B., âgée de vingt et un ans, depuis longtemps sujette à des irritations abdominales pendant lesquelles son ventre se tuméfiait beaucoup, avait, depuis quelques jours, de l'inappétence et la langue chargée. Pour faire cesser cet état, on lui prescrivit 45 grammes de sulfate de soude à prendre dans deux tasses de bouillon de chicorée. La personne chargée de porter cette ordonnance chez le pharmacien demanda de mémoire du sulfure de sodium, et on lui donna aussi étourdiment, sans même examiner la prescription, 48 grammes d'un poison si dangereux, tandis qu'on eût fait difficulté de lui livrer quelques centigrammes d'acétate de morphine.

Le sulfure fut délayé par parties égales dans deux tasses d'eau de chicorée, et malgré l'horrible puanteur qu'elle exhalait, malgré sa saveur plus repoussante encore, cette potion fut courageusement avalée par la malade.

Celle-ci, persuadée que la partie la plus efficace du médicament pouvait se précipiter au fond du vase, avait eu soin d'agiter le bouillon avant de le prendre; mais, malgré sa résolution, elle en laissa environ deux cuillerées que je trouvai encore dans le vase, en sorte qu'en comparant cette quantité avec ce qui avait dû être bu, nous estimâmes qu'il n'y avait pas eu moins de 16 grammes de sulfure avalés. Une saveur horrible et la sensation d'un liquide brûlant la bouche et toutes les parties qu'il traversait jusqu'à l'estomac, firent croire à mademoiselle B. qu'elle était empoisonnée. Bientôt elle fit de violents efforts pour vomir, et parvint heureusement à rejeter une partie de ce que contenait l'estomac.

Il s'écoula environ un quart d'heure avant que je visse la malade, et voici ce que je trouvai : l'appartement était rempli d'une assez forte exhalaison de gaz sulfhydrique, quoique les croisées eussent été ouvertes. Le carreau présentait des plaques blanches résultant de la matière des vomissements tombée par hasard; on voyait aisément qu'elles étaient formées par du soufre.

La malade était dans un grand abattement, pâle, et disait ressentir une grande chaleur dans la bouche, l'arrière-gorge, le long de l'œsophage, et à l'estomac. Une forte odeur de gaz sulfhydrique s'exhalait de sa bouche et de ses narines; elle se sentait suffoquer et ne pouvait dilater sa poitrine : pouls irrégulier, très-petit, et singulièrement embarrassé, plus lent que dans l'état naturel; froideur de la peau et de toute l'habitude du corps; douleur brûlante à l'épigastre, envies de vomir continuelles, mais efforts inutiles pour y parvenir. Je fis avaler sur-le-champ à mademoiselle B. tout ce que je pus trouver d'eau sous la main; et à mesure qu'elle en avait pris trois à quatre verrées, je provoquais les vomissements. Je parvins ainsi à faire rejeter à la malade tout ce que son estomac contenait de poison. Les premiers vomissements donnèrent une eau verdâtre, exhalant une forte odeur de gaz sulfhydrique, et contenant évidemment du sulfure de sodium dont une partie de soufre se précipitait. L'eau des suivants était claire et écumeuse, blanchâtre, et contenait aussi du soufre très-divisé en suspension, mais en quantité successivement décroissante. Quelques stries sanguinolentes, puis des caillots de sang, y étaient mêlés; mais je remarquai surtout une pellicule de 7 centimètres environ d'étendue, assez mince, demi-transparente, muqueuse, et paraissant avoir été détachée de la surface de l'estomac; à son centre, se trouvait un caillot de sang épais, noirâtre, avec quelques bulles d'air interposées. Dans cet intervalle, j'avais fait préparer des boissons mucilagineuses et gommeuses; j'ajoutai dans chaque verre une cuillerée à bouche d'une solution de chlorure de soude, et je fis boire largement de ce mélange à la malade. Mon but était de décomposer ce qui pouvait rester de sulfure de sodium dans l'estomac, et en même temps de garantir les parois de ce viscère de l'action du poison et même du chlorure. De plus, j'espérais que le chlore inspiré ou mis en contact avec la membrane muqueuse gastrique détruirait l'impression délétère du gaz sulfhydrique, et que par là je soulagerais la malade de l'odeur empoisonnée qui s'échappait de son estomac, en même temps que je favoriserais la dilatation de ses poumons en substituant l'action stimulante du chlore aux propriétés stupéfiantes du poison.

Mon espérance fut complétement remplie; mademoiselle B. n'exhala plus ce gaz, quoiqu'elle fût encore tourmentée du souvenir de son horrible puanteur; les liquides des vomissements n'en offraient pas davantage; le sentiment de brûlure et de tortillement à l'épigastre disparut, et fut remplacé par une sensation de chaleur incommode. Bientôt des coliques assez violentes marquèrent le passage d'une petite partie du poison dans les intestins, et après une heure ou deux, un lavement fit rendre à la malade plusieurs selles dans lesquelles on observait un liquide blanchâtre, comme laiteux, semblable à celui des premiers vomissements; enfin la respiration revint à peu près à son état naturel. J'avais ainsi paré heureusement aux premiers accidents; mais il devait s'en développer de consécutifs; une inflammation grave du tube digestif ne pouvait manquer de survenir.

En effet, l'arrière-bouche, le voile du palais et le pharynx, devinrent secs et d'un rouge brun; une ardeur brûlante s'empara successivement de toutes ces parties; l'œsophage était douloureux à la pression le long du cou, et la déglutition pénible; une vive chaleur à l'estomac, des douleurs aiguës à l'épigastre et dans la région ombilicale, annonçaient une phlogose imminente des organes correspondants. Enfin la soif, les envies de vomir, le resserrement spasmodique de la gorge, l'accélération, le développement, puis la concentration du pouls, la coloration momentanée, partielle, puis générale et permanente de la face, tels furent les phénomènes qui se développèrent successivement en quelques heures. Quinze sangsues furent alors appliquées à l'épigastre, et le ventre couvert d'émollients; la malade resta plusieurs heures, et à plusieurs reprises dans un grand bain tiède, où elle éprouvait un bien-être marqué; en même temps elle continuait l'usage des boissons adoucissantes sous toutes les formes, en ajoutant aux précédentes l'orgeat, le lait coupé, l'eau de poulet; et enfin, par ces moyens, par les saignées locales renouvelées autant que les accidents semblèrent le demander, mademoiselle B. était, au troisième jour de son empoisonnement, dans un état aussi satisfaisant que possible. Il restait alors une assez vive sensibilité à l'épigastre et à l'ombilic, une inappétence absolue, de fréquentes nausées, un reste de chaleur le long de l'œsophage, qui était un peu rénitent et douloureux; enfin de la rougeur et un peu de sécheresse au pharynx. Mais tous ces phénomènes disparurent par un traitement et un régime convenables; en sorte qu'un mois après l'accident, mademoiselle B. ne s'en ressentait aucunement. (Chantourelle, Académie royale de médecine, mai 1825.)

Observation II. — Madame D., âgée de quarante ans, était depuis longtemps tourmentée de pyrosis; elle faisait un usage habituel d'eau de Barèges, tantôt naturelle, d'autres fois artificielle, qu'elle obtenait en mêlant elle-même dans de l'eau quelques gouttes d'une solution concentrée de foie de soufre. Par une méprise bien funeste, on lui présenta un matin un verre de cette dernière préparation, au lieu d'eau de Barèges potable. L'obscurité qui régnait encore dans l'appartement fit que madame D., à peine éveillée, ne put s'apercevoir de l'erreur commise, et elle avala tout d'un trait environ 128 grammes de liqueur contenant en dissolution 12 à 16 grammes de foie de soufre, quantité égale à celle de l'observation précédente. Elle se plaignit en l'avalant d'une saveur âcre inaccoutumée ; quelques instants après la malade vomit une petite portion de ce qu'elle avait pris, et perdit aussitôt connaissance. On la trouva à demi penchée hors de son lit, la tête au-dessus d'un vase de nuit, dans lequel se trouvait la matière des vomissements, d'où se dégageait une grande quantité de gaz sulfhydrique. Il n'y avait pas un demi-quart d'heure que la malade avait pris le poison quand j'arrivai près d'elle.

Je fus presque suffoqué en entrant par la grande quantité de gaz sulfhydrique répandu dans l'appartement, et je crus d'abord qu'il ne s'agissait que d'une asphyxie produite par le gaz dégagé trop abondamment des eaux sulfureuses, ce que j'avais déjà eu occasion de voir; mais en examinant la malade, je ne pus douter qu'elle fût sans vie : la circulation avait entièrement cessé, un sang noir stagnait dans le système capillaire, ce qui imprimait une teinte violacée à toute la peau, particulièrement à la face, et surtout aux lèvres, aux paupières, aux extrémités des doigts et à tout le côté gauche du corps. Toute contractilité était abolie; la langue était prolongée entre les lèvres; la bouche, entr'ouverte, laissait sortir des flots de gaz méphitique et une salive visqueuse et brunâtre; les yeux étaient immobiles et ternes; nulle contraction spasmodique; les membres et le tronc obéissaient à toute impulsion. La respiration ne se faisait plus; à peine quelques légers hoquets et un frémissement presque inappréciable du cœur fournirent quelques indices d'un reste d'irritabilité. La déglutition était impossible, et je ne pus faire pénétrer dans le pharynx une boisson qu'on me présenta. En vain je cherchai à introduire de l'air respirable dans les poumons; en vain, par des frictions sur le thorax, j'essayai de rappeler quelques contractions du cœur; je n'obtins aucun résultat : la vie était éteinte.

L'*ouverture du cadavre* fut faite le lendemain, et présenta une stase générale du sang dans le système capillaire veineux, mais plus marquée encore dans certaines parties, comme les extrémités des doigts, les lèvres, le côté gauche du corps : toutes ces parties étaient d'une couleur violette. Nulle inflammation de la bouche ni de l'œsophage. L'estomac était d'une petite capacité, ce qui me parut être une conséquence de la gastrite chronique (pyrosis) qui affectait depuis longtemps la malade : néanmoins il contenait encore beaucoup plus de liquide que celle-ci n'avait dû en avaler. La membrane muqueuse parut très-saine : pourtant un commencement de sécheresse et un peu de rougeur l'altéraient dans plusieurs endroits où était déposé et adhérent un précipité de soufre assez abondant. Ceci peut faire présumer que si la malade eût survécu, il se serait développé une inflammation violente, à moins qu'on n'attribue cette légère altération à la gastrite chronique qui préexistait. J'adopte cette opinion d'autant plus volontiers que le peu de temps que vécut la malade après l'ingestion du poison ne peut avoir permis à aucune réaction de se développer. Une certaine quantité de liqueur avait passé dans le duodénum et dans le commencement du jéjunum, mais très-probablement après la mort; on y observait une rougeur peu marquée et nullement extraordinaire, surtout si on pense que la malade était sujette depuis longtemps à une inflammation chronique abdominale. Je supprime le reste de l'autopsie comme étranger à mon sujet. (Chantourelle, observation lue à l'Académie royale de médecine, en mai 1825.)

Observation III. — Le sieur Louis L., habitant de Sarreguemines, âgé de vingt-quatre ans, brun, d'une taille au-dessus de la moyenne, venait d'être traité d'une uréthrite pour laquelle il avait pris une grande quantité de baume de copahu, qui, suivant l'auteur de cette observation, lui avait occasionné une gastrite subaiguë. Pour terminer son traitement, il désirait être purgé et prendre un bain. Son médecin céda à ses sollicitations, et lui prescrivit un doux laxatif qu'il devait prendre le 23 décembre 1824 au matin. Le hasard voulut qu'une jeune personne de la maison eût le dessein de prendre la veille un bain sulfureux pour une affection psorique. Le garçon chargé de vider dans le bain la fiole qui contenait 60 *grammes* de foie de soufre, ayant mal compris, crut qu'il fallait porter la médecine au sieur L., et alla lui présenter par méprise le foie de soufre. Celui-ci goûta de la prétendue médecine le soir même, et en conserva un tel déboire qu'il ne put dormir de la nuit, éprouva de fortes nausées, et fut dans une agitation continuelle; néanmoins il avala le lendemain, à six heures du matin, 64 *grammes environ* de foie de soufre contenu dans la fiole. A peine le malheureux L. se fut-il introduit cette substance dans l'estomac, qu'il en rejeta la *moitié* par le vomissement, et sentit comme un feu ardent qui le brûlait. Bientôt il éprouva une fièvre aiguë, accompagnée de constriction à la gorge, de vomissements convulsifs, d'une sueur générale très-abondante avec chaleur brûlante à la peau, d'un pouls très-élevé, très-fort et très-fréquent, de hoquets, de mouvements continuels et de selles abondantes. Quelque temps après, anéantissement des facultés intellectuelles, état soporeux, pouls petit, très-concentré, inégal, parfois imperceptible; face grippée, offrant la pâleur de la mort. MM. Lafranque, Collart et Doffret, furent appelés cinq quarts d'heure après l'accident, et ne purent découvrir la méprise qui avait eu lieu que vers les huit heures. La peau et les extrémités étaient excessivement froides; le coma persistait toujours, et les envies d'évacuer par les deux voies se faisaient sentir sans interruption. Le malade fut gorgé de boissons mucilagineuses d'abord, puis de tisanes acidulées avec du jus de citron et toujours un peu tièdes. On provoqua le vomissement en titillant la luette avec les barbes d'une plume. Vingt pintes au moins de décoction de graine de lin et de gomme arabique, et une douzaine de lavements, furent administrés dans le courant de la journée. La majeure partie de ces liquides fut absorbée et rendue par les urines; le malade sortait un instant de sa léthargie, et se mettait à genoux sur son lit pour satisfaire ses besoins d'uriner. Cependant la peau se refroidissait de plus en plus; quatre sinapismes furent appliqués aux pieds et aux mollets, de fortes frictions à sec ou avec l'alcool camphré furent faites sur les différentes régions du corps; enfin une réaction eut lieu, et la fièvre se développa au bout de quelques heures. On continua de provoquer les vomissements, à l'aide des moyens indiqués plus haut. Le malade s'agitait beaucoup dans son lit, aucune position ne lui était commode; il présentait tous les signes d'une violente inflammation gastro-intestinale. Alors vingt-cinq sangsues lui furent appliquées sur l'épigastre, vers les deux ou trois heures de l'après-midi; leurs piqûres furent recouvertes de fomentations émollientes chaudes, et l'on administra de nouveaux lavements adoucissants. Après l'emploi de ces moyens, les symptômes graves se dissipèrent peu à peu, et bientôt on eut l'espérance de voir le malade échapper au danger. L'eau gommeuse acidulée fut administrée pendant la nuit, en petite quantité à la fois, et à minuit un sommeil paisible et naturel remplaça l'état soporeux. Le malade ne se réveilla que vers les six heures du matin; il témoigna de l'étonnement sur tout ce qui venait de se passer, et néanmoins il se rappela le moment où il avait pris la prétendue médecine, et dit qu'il sentait bien qu'elle lui aurait donné la mort si l'on ne l'eût promptement secouru.

La journée du 24 se passa assez bien; cependant il y eut quelques hoquets et quelques rapports d'une odeur d'acide sulfhydrique. Le 25, il se manifesta un peu de douleur au ventre, ce qui détermina à faire une nouvelle application de douze sangsues, et à insister sur les fomentations émollientes et les lavements de même nature. Ces derniers moyens achevèrent de dissiper les craintes, et depuis lors l'état du malade ne cessa de s'améliorer. L'irritation causée par les sinapismes fut la seule chose dont il eut encore à souffrir; et le 28, il commença à se lever, et mangea avec appétit. Le 31, il digérait sans aucune incommodité. (*Annales de la médecine physiologique*, février 1825.)

M. Lafranque, auteur de cette observation, paraît étonné de ce que le foie de soufre n'ait pas déterminé la mort du sieur L., parce que j'ai établi dans la première édition de cet ouvrage qu'il suffisait d'en administrer quelques grammes pour tuer dans l'espace de quelques heures. Je ferai d'abord observer que j'ai entendu parler des *chiens* empoisonnés par le foie de soufre, et *qui ne seraient pas secourus;* je dirai ensuite que rien ne prouve, dans le fait dont il s'agit, que le malade n'ait rejeté, par le vomissement, que la moitié de ce qu'il avait avalé: comment a-t-on pu savoir, en effet, que telle était la dose rendue? Enfin M. Lafranque ignore-t-il que souvent le foie de soufre des pharmacies est conservé dans des vases mal bouchés, et passe à l'état d'hyposulfite, en sorte qu'il serait possible, si le médicament était ancien, qu'il ne contînt que la moitié ou les deux tiers de son poids de foie de soufre?

Conclusions. Il résulte de ce qui précède: 1° que le foie de soufre introduit dans l'estomac de l'homme et des chiens est absorbé, et porté dans tous les organes et dans l'urine; 2° qu'il agit à la manière des poisons irritants, et qu'il peut déterminer la mort dans l'espace de quelques heures, s'il a été administré à la dose de plusieurs grammes, à l'état solide, ou en dissolution concentrée, et qu'il n'ait pas été rejeté par le vomissement peu de temps après son ingestion ; 3° qu'il est décomposé par les acides contenus dans l'estomac, avec dégagement de gaz acide sulfhydrique et dépôt de soufre qui tapisse la membrane muqueuse : si les acides libres de l'estomac sont abondants, la quantité d'acide sulfhydrique mise à nu peut être telle que la mort soit presque immédiate, parce que ce gaz, rendu au moyen des éructations, pénètre dans les poumons, et produit dans le sang et dans les divers organes de l'économie animale des altérations graves que je décrirai plus loin (voy. *Acide sulfhydrique,* t. II) ; 4° que si, au contraire, la quantité d'acide libre contenu dans ce viscère est peu considérable, ce qui arrive le plus souvent, les effets délétères de cette préparation ne peuvent pas être attribués au gaz acide sulfhydrique qui se dégage, la quantité de ce gaz étant au-dessous de celle que l'homme supporte tous les jours impunément : aussi la mort n'arrive-t-elle qu'au bout de vingt-quatre ou trente-six heures (si on a employé 4 ou 8 grammes de foie de soufre), et les altérations des organes et des liquides, loin d'être les mêmes que celles que détermine l'acide sufhydrique, ressemblent entièrement à celles que produisent les poisons irritants; 5° qu'on se tromperait si on croyait pouvoir conclure, toutes les fois que la mort arrive quelques minutes après l'ingestion d'une forte dose de foie de soufre, qu'elle est le résultat d'un empoisonnement produit par le gaz acide sulfhydrique ; car plusieurs des poisons de la classe des irritants, dans lesquels on ne trouve ni cet acide ni les éléments propres à le former, agissent de la même manière que le foie de soufre, lorsqu'ils sont administrés à forte dose ; 6° qu'étant injecté dans les veines, il produit la mort en stupéfiant le système nerveux ; 7° que la mort, qui est le résultat de son application extérieure, doit être surtout attribuée à l'action stupéfiante qu'il exerce sur le système nerveux, après avoir été absorbé.

Traitement de l'empoisonnement par le foie de soufre.

On provoque le vomissement par les moyens indiqués à la page 121, puis on administre des tisanes adoucissantes. Suivant l'intensité des accidents inflammatoires, on pratique une ou plusieurs saignées, ou l'on applique douze ou quinze sangsues sur les parties de l'abdomen les plus douloureuses ; on agit enfin comme je l'ai déjà dit en parlant des acides et des alcalis *concentrés.*

Recherches médico-légales.

Le foie de soufre est composé de quatre parties environ de polysulfure de potassium, et d'une partie de sulfate de potasse ; le polysulfure lui-même est formé d'un équivalent de potassium et de cinq équivalents de soufre (*quintisulfure*).

Foie de soufre solide. Il est en morceaux durs, d'un jaune verdâtre, brunâtre ou rougeâtre, inodore s'il est parfaitement sec, répandant une odeur d'œufs pourris quand il est humide, d'une saveur âcre, piquante et amère, et très-soluble dans l'eau; il attire promptement l'humidité et l'oxygène de l'air, et se transforme d'abord en hyposulfite, puis en sulfite et en sulfate de potasse; ainsi décomposé, il n'est plus vénéneux.

Dissolution aqueuse concentrée. Elle est transparente, jaune ou rougeâtre, et à peine odorante. Les acides sulfurique, chlorhydrique, acétique, etc., en dégagent instantanément du gaz acide sulfhydrique d'une odeur d'œufs pourris, et il se précipite beaucoup de soufre. Si on filtre la liqueur et qu'on la rapproche par l'évaporation, elle fournit avec le chlorure de platine un précipité jaune-serin, grenu, dur, et adhérent au verre, tandis que le chlorure de platine, avant l'addition de l'acide, aurait donné lieu à un précipité noir composé de sulfure de platine et de chlorure de platine et de potassium; le filtre, séché et allumé, brûle comme un papier imprégné de soufre. Les sels de plomb, de mercure, de bismuth et de cuivre, précipitent en noir et en rouge brun foncé la dissolution concentrée de foie de soufre, pourvu qu'on l'emploie en quantité suffisante. L'émétique dissous fournit un précipité jaune orangé.

Dissolution aqueuse étendue. A peine ce liquide est-il en contact avec l'air, qu'il se trouble, et il suffit d'ajouter la plus petite quantité d'acide sulfhydrique, acétique, etc., pour qu'il se comporte comme la dissolution concentrée, mais avec moins d'intensité; l'acétate de plomb le précipite en orangé clair; le sulfate de bioxyde de cuivre y fait naître, au bout de quelques minutes, un précipité rougeâtre.

Les *eaux de Barèges artificielles, pour boisson* ou *pour bains,* si elles sont préparées avec le foie de soufre, offrent les caractères de l'une ou l'autre des dissolutions précitées, suivant leur degré de concentration. Si, au contraire, elles ont été obtenues avec le monosulfure de sodium, elles ne fournissent point de précipité avec le chlorure de platine, après avoir été décomposées par un acide; du reste, elles agissent sur les autres réactifs indiqués, à peu près comme les dissolutions de foie de soufre. Le *sirop de Chaussier,* contenant du foie de soufre, se comporte avec les réactifs comme la dissolution aqueuse de ce corps, s'il est étendu d'eau.

Foie de soufre mélangé à des liquides alimentaires végétaux et animaux, à la matière des vomissements ou à celle que l'on trouve dans le canal digestif, ou appliqué sur la surface de l'estomac.— Expérience Ire. — J'ai mélangé 30 centigrammes de foie de soufre solide, avec 50 grammes de lait, 60 grammes de bouillon et 30 grammes de café; j'ai chauffé jusqu'à l'ébullition, et il s'est aussitôt dégagé du gaz acide sulfhydrique, car un papier imprégné d'acétate de plomb, placé au milieu de la vapeur, devenait noir; la matière exhalait une odeur d'œufs pourris. Après une demi-heure d'ébullition, *la liqueur ne contenait plus de foie de soufre,* puisque, en y trempant un papier imprégné d'acétate de plomb, celui-ci ne se colorait aucunement.

Expérience II. — J'ai fait dissoudre 10 centigrammes de foie de soufre dans le même mélange alimentaire *froid ;* j'ai introduit le tout dans un matras auquel j'ai adapté un tube recourbé, qui venait se rendre dans une éprouvette contenant de l'acétate de plomb dissous; j'ai alors versé dans le matras 2 grammes d'acide acétique concentré et pur, et j'ai élevé la température à 60° ou 70° c.; j'ai aussitôt obtenu du gaz acide sulfhydrique et du sulfure de plomb noir; celui-ci, lavé et décomposé par l'acide azotique très-faible, m'a donné du soufre. La liqueur contenue dans le matras devait renfermer de l'acétate de potasse; après l'avoir fait bouillir jusqu'à ce qu'il ne se dégageât plus de gaz acide sulfhydrique, je l'ai fait évaporer jusqu'à siccité dans une capsule de porcelaine, et dès que le produit a été refroidi, je l'ai agité pendant six ou sept minutes avec de l'alcool concentré marquant 44 degrés; la liqueur, filtrée et évaporée jusqu'à siccité, a laissé un résidu que j'ai carbonisé, incinéré et traité comme il a été dit à la page 286, et j'ai obtenu de la potasse parfaitement *reconnaissable* à son action sur le papier rougi, sur le chlorure de platine et sur l'acide perchlorique.

Expérience III. — Les résultats ont été les mêmes quand j'ai agi sur un mélange semblable, préparé depuis quarante-huit heures, et qui avait été constamment exposé à l'air. Un pareil mélange, ne contenant que 5 centigrammes de foie de soufre, examiné le cinquième jour de son exposition à l'air, m'a encore fourni une petite quantité de gaz acide sulfhydrique.

Expérience IV. — J'ai souvent empoisonné des chiens avec 10, 12 ou 14 grammes de foie de soufre, dissous dans 120 ou 160 grammes d'eau ou d'un liquide alimentaire composé de lait, de bouillon, de café et de vin; les animaux, dont l'œsophage avait été lié, périssaient au bout d'une ou de plusieurs heures, et étaient ouverts *immédiatement* après la mort, afin de recueillir du sang de la veine porte et des veines jugulaires, et de détacher le foie, la rate et les reins sans intéresser le canal digestif. En soumettant séparément le *sang,* le *foie,* la *rate* ou les reins, ainsi que l'urine, à l'action de l'acide acétique, comme dans l'expérience 2, j'obtenais constamment du gaz acide sulfhydrique, des dépôts de soufre et de l'acétate de potasse. Les matières trouvées dans le canal digestif, traitées de même, ne tardaient pas à fournir aussi des proportions considérables de ces trois corps. Toujours aussi la membrane muqueuse de l'estomac était tapissée d'une couche plus ou moins épaisse de soufre.

Expérience V. — Ces expériences répétées donnaient les mêmes résultats, lorsque, au lieu d'ouvrir les cadavres immédiatement après la mort, je ne procédais à l'autopsie qu'au bout de cinq ou six jours.

Expérience VI. — Désirant savoir si, par suite de la putréfaction des viscères *à l'état normal*, il ne se serait point formé du sulfhydrate d'ammoniaque, dont la présence viendrait compliquer les résultats et infirmer les conclusions qui peuvent être tirées des expériences précédentes, j'ai laissé pendant un mois, dans un baquet plein d'eau distillée, un chien récemment pendu, et dont l'abdomen et le thorax avaient été ouverts. Au bout de trente jours, j'ai filtré 3 litres de l'eau de macération, qui était trouble et d'une fétidité extrême. En traitant cette liqueur en vaisseaux clos par l'acide acétique (voy. expérience 2, p. 348), *je n'ai pas obtenu la plus légère trace d'acide sulfhydrique;* l'acétate de plomb a été transformé en carbonate de plomb blanc.

Expérience VII. — J'ai fait macérer, dans 2 litres d'eau distillée, pendant un mois, un canal digestif d'un adulte qui avait succombé la veille à une attaque d'apoplexie. Le liquide, excessivement fétide, filtré et traité en vases clos par l'acide acétique, *n'a point fourni d'acide sulfhydrique.* Le canal digestif, coupé par morceaux et mis dans un ballon avec 12 grammes d'acide acétique, a été chauffé jusqu'à l'ébullition; les gaz dégagés traversaient un *solutum* d'acétate de plomb, et m'ont bientôt fourni un précipité de sulfure de plomb noir.

Il résulte des faits qui précèdent, et de beaucoup d'autres qu'il est inutile d'exposer ici : 1° que l'on peut constater aisément, même plusieurs jours après la mort, la présence du foie de soufre dans le canal digestif des personnes empoisonnées, ou dans les matières des vomissements, à l'aide des réactifs énoncés à la page 347, et surtout en faisant usage d'acide acétique, et en agissant en vaisseaux clos, comme il a été dit à l'expérience 2, page 348; 2° qu'il est beaucoup plus difficile de déceler ce corps dans les cas où, la dose ingérée étant très-faible, le canal digestif contiendrait naturellement ou accidentellement une quantité assez notable d'acides qui auraient décomposé *la totalité* du poison; car alors l'expert pourrait se trouver dans l'impossibilité de dégager des matières suspectes, du gaz acide sulfhydrique; 3° que les acides *naturellement* contenus dans l'estomac ne sont jamais assez abondants pour décomposer en totalité plusieurs grammes de foie de soufre; en sorte que, dans la plupart des cas d'empoisonnement où l'on n'a pas fait prendre des boissons acides aux malades, l'expert devra trouver dans le canal digestif, ou dans les matières vomies, une assez grande quantité de poison indécomposé; 4° que, dans tous les cas de décomposition complète ou incomplète du foie de soufre par un acide, dans le canal digestif, la membrane muqueuse de l'estomac sera tapissée, sur une ou plusieurs de ses parties, d'une couche plus ou moins épaisse de soufre blanc ou d'un blanc jaunâtre, facile à reconnaître; qu'on pourra également trouver du soufre suspendu au milieu des liquides de l'estomac et des matières vomies, et que l'existence d'un pareil dépôt de soufre, si elle est insuffisante pour *prouver* qu'il y a eu ingestion d'un sulfure soluble, tend du moins à faire croire que cette ingestion a eu lieu, parce qu'il n'y a qu'un petit nombre de corps, après les sulfures, qui puissent donner naissance à un dépôt de soufre; on serait admis à supposer que c'est plutôt du foie de soufre qu'un tout autre sulfure qui aurait été avalé, si, indépendamment du soufre déposé, il existait dans les matières suspectes une quantité assez notable d'un sel soluble de potasse; 5° qu'alors même que la totalité du foie de soufre aurait été décomposée par les acides, les liquides suspects pourraient encore renfermer de l'acide sulfhydrique en dissolution, parce que ce gaz est soluble dans l'eau, et qu'il ne se dégage pas *immédiatement;* 6° qu'il faut éviter, dans la recherche médico-légale du foie de soufre, de faire bouillir les matières vomies ou autres avec le contact de l'air, parce qu'on décompose complétement le poison s'il se trouve en petite proportion et que les liqueurs soient tant soit peu acides; 7° que le foie de soufre étant absorbé, il est indispensable, dans le cas où sa présence n'aura pas été démontrée dans le canal digestif ni dans les matières vomies, de le chercher dans les viscères, dans le sang ou dans l'urine, en procédant comme il a été dit à l'expérience 4, page 348; 8° que si l'expertise médico-légale n'était faite que *longtemps après la mort, lorsque déjà les tissus seraient putréfiés,* il ne faudrait pas se hâter de conclure à l'existence du foie de soufre, par cela seul que l'on aurait obtenu de l'acide sulfhydrique en traitant les matières suspectes par l'acide acétique, et que les liqueurs se seraient comportées avec les acides et les sels métalliques comme le font les sulfures, attendu qu'il se produit pendant la putréfaction de certains organes, et notamment du canal digestif, du *sulfhydrate d'ammoniaque:* or les réactifs précités agissent sur ce sel comme les sulfures. Il faudrait, dans des cas aussi épineux, s'attacher à démontrer dans les matières suspectes la présence de la potasse, en les évaporant jusqu'à siccité et en traitant le produit par l'alcool concentré (voy. expér. 2, p. 348); on parviendrait souvent ainsi à lever toutes les difficultés, puisque, d'une part, le sulfhydrate d'ammoniaque ne fournit jamais de potasse, et que, d'un autre côté, le traitement alcoolique tel que je l'ai conseillé ne donne jamais cet alcali quand on agit sur des liquides à l'état normal (voy. *Potasse,* p. 284).

Procédé. Si la matière suspecte est *liquide,* quelle que soit sa consistance, on en mettra une goutte ou deux sur un papier préalablement trempé dans une dissolution d'acétate de plomb; *si celui-ci est bruni,* il y aura de fortes présomptions de croire qu'il existe du foie de soufre dans la matière que l'on examine. Quel que soit le résultat de cet essai, on filtrera la liqueur, après l'avoir étendue d'eau, si elle était *trop épaisse,* et l'on en prendra une petite proportion dans laquelle on versera les réactifs propres à faire connaître la dissolution aqueuse de foie de soufre (voy. p. 347), puis on verra si le dépôt qui est sur le filtre ne contient pas du soufre hydraté blanc ou d'un blanc jaunâtre, susceptible de brûler sur le feu avec une flamme bleue. Si la liqueur a présenté les caractères du toxique dont je parle, et que le dépôt resté sur le filtre soit du soufre, on *affirmera* que la matière suspecte contient du foie de soufre. A cette occasion, M. Devergie a commis une erreur grave en annonçant que, *dans la plupart des cas,* l'existence du soufre sur le filtre permettait d'établir que le foie de soufre avait été complétement décomposé, et que l'on ne devait plus en trouver dans la liqueur filtrée. Je dirai, au contraire, que, *dans la plupart des cas,* les choses se passent tout autrement, et que l'on constate à la fois la présence du soufre dans le dépôt, et celle du foie de soufre, *non décomposé,* dans la liqueur. Admettez qu'il faille 10 p. d'un acide quelconque pour décomposer 30 p. de foie de soufre; admettez qu'au lieu de 10 p. d'acide il ne s'en soit trouvé que 5, évidemment il restera encore dans la liqueur 15 p. de foie de soufre non décomposé : or cette hypothèse, loin d'être repoussée par la raison, est conforme aux résultats des expériences que j'ai tentées, et des observations recueillies chez l'homme, lesquelles établissent que, dans la *grande généralité* des cas d'empoisonnement par le foie de soufre, sinon *toujours,* les acides contenus dans l'estomac n'ont pas été assez abondants, à beaucoup près, pour décomposer la totalité du foie de soufre, en sorte que celui-ci a dû se trouver en grande partie dans la liqueur.

Si l'essai que je viens de conseiller de faire sur une faible portion de la liqueur suspecte *a été infructueux,* il faudra traiter celle-ci par l'acide acétique. On l'introduira en entier dans un matras auquel on adaptera un tube recourbé qui viendra se rendre dans une éprouvette contenant de l'acétate de plomb dissous; on versera dans le matras 2 ou 3 grammes d'acide acétique concentré et pur, et on élèvera la température à 60° ou 70° c.; si la liqueur contient du foie de soufre, il se dégagera aussitôt du gaz acide sulfhydrique qui produira, dans l'acétate de plomb, un précipité de sulfure de plomb noir qu'on lavera et que l'on décomposera par l'acide azotique faible, pour en retirer le soufre. On s'assurera ensuite que la liqueur contenue dans le matras renferme de l'acétate de potasse; pour cela, après l'avoir fait bouillir jusqu'à ce qu'elle ne fournisse plus de gaz acide sulfhydrique, on l'évaporera jusqu'à siccité dans une capsule de porcelaine, et lorsque le produit de cette évaporation sera refroidi, on l'agitera pendant 6 ou 7 minutes avec de l'alcool concentré marquant 44 degrés à l'aréomètre; si la liqueur filtrée contient de l'acétate de potasse, il suffira de la faire évaporer jusqu'à siccité, de carboniser et d'incinérer le produit de l'évaporation, comme je l'ai dit en parlant de la potasse (voy. p. 286), pour obtenir cet alcali que l'on reconnaîtra à l'aide du papier de tournesol rougi, du chlorure de platine et de l'acide perchlorique.

Si, en essayant la matière suspecte liquide, avec un papier imprégné d'acétate de plomb, on voyait que celui-ci *n'est pas bruni*, on aurait immédiatement recours au traitement par l'acide acétique, tel qu'il vient d'être décrit.

Si la matière suspecte *liquide n'avait point fourni* de foie de soufre, on soumettrait les *parties solides* à l'action de l'acide acétique, comme il a été dit plus haut.

Dans tous les cas où la mort aurait été la suite de l'empoisonnement, on étendrait l'estomac pour voir s'il n'existe pas à sa surface interne, et surtout dans ses replis, une couche plus ou moins étendue de soufre; on toucherait plusieurs points de la membrane muqueuse avec un papier imprégné d'acétate de plomb qui *brunirait* partout où il y aurait quelques traces de foie de soufre; enfin on laverait à plusieurs reprises cette membrane avec une même quantité d'eau distillée, afin d'enlever et de dissoudre les parcelles de foie de soufre qui pourraient se trouver appliquées sur elle. On agirait ensuite sur la dissolution, avec de l'acide acétique concentré et pur.

Foie de soufre absorbé et contenu dans le canal digestif et dans les autres viscères, dans le sang, etc. Après avoir coupé les viscères en petits morceaux, on les mettra dans un mortier d'agate, et on les délayera dans de l'eau distillée froide; le mélange, en partie solide, sera décomposé en vases clos par l'acide acétique (voy. expérience 2, p. 348), et l'on obtiendra du gaz acide sulfhydrique, un dépôt de soufre et de l'acétate de potasse. On agirait de même sur le sang et sur l'urine.

Dans tous les traitements par l'acide acétique, il est indispensable de pousser les opérations assez loin pour retirer la potasse qui faisait partie du foie de soufre, car il ne serait pas impossible, comme je l'ai déjà dit, que dans certaines circonstances, la putréfaction eût développé du sulfhydrate d'ammoniaque, qui fournirait du gaz acide sulfhydrique par l'acide acétique, tout comme le foie de soufre (voyez expérience 7, p. 349).

DE L'AZOTATE DE POTASSE (NITRE).

Action sur l'économie animale.

EXPÉRIENCE Ire. — On a fait avaler à un chien robuste 22 grammes de nitre pur et en poudre fine; au bout de cinq minutes, il a vomi deux fois des matières alimentaires mêlées d'un liquide muqueux et filant. Le lendemain il a refusé les aliments. Le jour suivant, à huit heures du matin, il a bien mangé, et il n'éprouvait aucun symptôme remarquable. A trois heures, on a introduit dans son estomac 48 grammes de nitre pur, dissous dans 140 grammes d'eau distillée, et on a lié l'œsophage. Deux minutes après, l'animal a fait des efforts pour vomir, qui se sont renouvelés plusieurs fois dans l'espace des dix premières minutes. A trois heures et demie, il offrait des vertiges; à quatre heures, il était couché sur le côté, et avait de légers mouvements convulsifs dans l'extrémité antérieure droite; ses pupilles étaient dilatées, sa respiration lente et profonde, les battements du cœur faibles et peu fréquents; la sensibilité et la mobilité étaient tellement diminuées, qu'il lui était impossible de se soutenir un instant sur ses pattes; cet état a augmenté, et l'animal est mort à quatre heures et demie. On l'a ouvert sur-le-champ. Le sang contenu dans le cœur était fluide, et d'un rouge vif dans le ventricule aortique. Les poumons paraissaient être comme dans l'état naturel. L'estomac, livide à l'extérieur, était distendu par un fluide limpide; la membrane muqueuse offrait, dans toute son étendue, une couleur rouge, noirâtre; elle était parsemée de vaisseaux fortement gorgés de sang noir; la tunique musculeuse était d'un rouge vif; l'inflammation s'étendait jusqu'à l'iléum.

Expérience II. — A onze heures, on a introduit dans l'estomac d'un petit chien robuste 8 grammes de nitre pur réduit en poudre fine, et on a lié l'œsophage. Au bout de cinq minutes, l'animal a commencé à faire des efforts pour vomir, qui ont duré pendant une demi-heure. A midi, il poussait des cris plaintifs. A une heure, il avait des vertiges. A deux heures et demie, les douleurs auxquelles il était en proie paraissaient cruelles; il était couché sur le ventre, ses pattes postérieures très-écartées, les antérieures fléchies; il ne pouvait plus se tenir un instant debout, et lorsqu'il cherchait à changer de position, il faisait un saut et retombait comme une masse inerte; la faiblesse des extrémités postérieures augmentait de plus en plus; il ne donnait aucun signe de sensibilité lorsqu'on le pinçait; les organes des sens jouissaient de toute leur intégrité; les paupières et les extrémités antérieures étaient agitées de temps en temps par de légers mouvements convulsifs; les inspirations étaient rares et profondes. Il est mort à trois heures dix minutes. L'estomac contenait une assez grande quantité d'un fluide épais, filant; la membrane muqueuse offrait, dans toute son étendue, une couleur rouge pourpre, parsemée, dans quelques endroits, de points noirs; la tunique sous-jacente était d'un rouge vif; les autres portions du canal digestif et les poumons ne paraissaient pas altérés.

Expérience III. — On a répété cette expérience avec 4 grammes de nitre pur: l'animal est mort au bout de vingt-neuf heures, après avoir offert des symptômes analogues à ceux qui viennent d'être décrits. A l'ouverture du cadavre, on a trouvé que la membrane muqueuse de l'estomac était enflammée.

Expérience IV. — On a fait une plaie sur le dos d'un chien robuste et de moyenne taille; on l'a saupoudrée avec 8 grammes de nitre en poudre, auxquels on a ajouté 48 grammes d'eau chargée de ce sel; on a réuni les lambeaux par quelques points de suture. Au bout de trois jours, l'animal ne paraissait pas affecté. On a appliqué sur une plaie faite à la partie interne de la cuisse d'un autre petit chien 8 grammes de nitre pur dissous dans 16 grammes d'eau à 40°. Au bout de cinq jours, l'animal mangeait avec beaucoup d'appétit, et n'avait éprouvé d'autre incommodité que celle qui tenait à la blessure. On a pratiqué une incision près de l'articulation fémoro-tibiale d'un petit chien maigre; on a introduit dans la plaie 12 grammes de nitre humectés avec 4 grammes d'eau. Cinq jours après, l'animal a mangé avec beaucoup d'appétit; mais la plaie était très-considérable; elle avait été gangrenée et s'étendait jusqu'à la région ombilicale. On a négligé de donner des soins à cet animal, et il est mort huit jours après l'opération. L'estomac n'offrait aucune altération sensible; il en était de même des autres organes. Dans une autre expérience, l'animal est mort deux jours après l'application de 12 grammes de nitre sur une plaie faite à la partie interne de la cuisse; et à l'ouverture du cadavre, on a trouvé deux petits ulcères dans l'estomac; plusieurs points de la membrane muqueuse étaient noirs, scarifiés, et il y avait du sang extravasé dans son propre tissu; mais je n'attache pas beaucoup d'importance à ce fait, parce qu'il est unique, et que je ne puis pas affirmer que l'animal n'ait pas avalé quelque autre substance vénéneuse.

Observation Ire (1).— Un homme atteint d'une fièvre périodique prit, par mégarde, 48 grammes de nitre. Peu de temps après, les angoisses les plus fortes, avec froid interne, se manifestèrent à l'estomac; il survint ensuite des défaillances, des syncopes, et en moins de dix heures le malade expira. (Comparetti.)

Observation II. — «Il y a six ans que feu MM. Froissard et Martin me prièrent d'assister à l'ouverture du cadavre d'une domestique que l'on soupçonnait de s'être empoisonnée volontairement. Ce qui appuyait cette opinion, c'est que depuis deux ou trois mois elle était devenue triste, rêveuse, à la suite d'obstructions dans le bas-ventre et de la suppression de ses règles. Cette fille, âgée de trente-six ans, était robuste, d'un tempérament bilieux et très-irritable; elle avait fait usage de différents remèdes populaires infusés tantôt dans du vin, tantôt dans de l'eau-de-vie. Deux jours avant sa mort, elle avait pris 48 grammes d'une substance saline qu'elle ne pouvait désigner que par le nom de *sel:* ce purgatif, pris en deux

---

(1) Les exemples d'empoisonnement par l'azotate de potasse à l'état solide ou en dissolution concentrée sont tellement bien constatés, qu'il est impossible d'élever le moindre doute sur les qualités délétères de ce sel; néanmoins on le voit employer *souvent* dans les rhumatismes aigus et dans quelques autres affections, à des doses très-fortes, sans qu'il occasionne les accidents dont j'ai parlé: ces résultats, en apparence contradictoires, peuvent s'expliquer en ayant égard aux conditions dans lesquelles se trouvent les individus qui en font usage, à l'état de concentration de la liqueur, etc. Le tartrate de potasse antimonié, le kermès minéral, l'oxyde d'antimoine, etc., se comportent à cet égard comme l'azotate de potasse.

verres et à la distance d'une demi-heure, lui procura, par le vomissement et par les selles, des évacuations très-abondantes de bile dégénérée, et lui fit éprouver de violentes douleurs d'entrailles. Le médecin appelé pour calmer ces vives irritations, produit d'une superpurgation, ordonna des décoctions mucilagineuses en boisson et en lavement; il fut même obligé, par l'intensité des douleurs, de donner de l'opium tant en substance qu'en teinture. Ces secours furent sans effet: la malade sentait un feu dévorant qu'elle rapportait à la poitrine et à l'estomac; ses extrémités étaient froides, son pouls était presque nul; enfin elle expira soixante heures après avoir pris le sel. L'ouverture du cadavre fut faite deux jours après la mort. Le ventricule était rouge, parsemé de taches noirâtres de la largeur d'une lentille; vers le bas-fond de l'estomac, une de ces taches était de la grandeur d'un liard; dans son centre, il y avait un petit trou qui perçait le viscère; le canal intestinal était intérieurement rougeâtre; le foie était obstrué, et la matrice dans la plus parfaite vacuité. Nous apprîmes que cette fille devant se purger, une de ses amies lui avait acheté, chez un droguiste, 48 grammes de sel de nitre» (1).

Observation III. — Laflize rapporte le fait suivant: Une dame qu'il venait de traiter d'une rougeur érysipélateuse à la jambe prit par son ordre, pour se purger, le 27 avril 1787, à six heures du matin, 32 grammes de nitre tel qu'il sort de la salpêtrière, dissous dans un verre d'eau, avec addition de 64 grammes de sirop de pommes (ce sel avait été vendu, par un droguiste, à la place du sel de Sedlitz, sulfate de magnésie, qui avait été prescrit). La malade éprouva, un quart d'heure après, les symptômes suivants: cardialgie, nausées, vomissements pénibles, évacuations par le bas, ensuite convulsions qui rendaient la bouche contournée; syncope, pouls très-faible, extrémités froides, successivement pouls nul, voix éteinte, feu dévorant dans l'estomac, douleurs cruelles dans le ventre, que rien ne put calmer; pressentiment d'une fin prochaine, respiration laborieuse; mort à neuf heures du matin, trois heures après la fatale boisson. A l'ouverture du cadavre, on trouva ce qui suit: estomac fortement distendu par un liquide; la membrane externe de ce viscère était d'un rouge foncé, on y remarquait quelques taches brunes; sa tunique veloutée était enflammée outre mesure, et se trouvait *détachée* dans plusieurs endroits; l'humeur sanguinolente qui s'était écoulée des vaisseaux déchirés avait coloré en rouge le liquide contenu, qui équivalait à la mesure d'un litre. Cette inflammation gangréneuse commençait à l'orifice cardiaque, et finissait au pylore; le reste du corps était dans l'état naturel. On s'assura que la cause de la mort était entièrement due à l'action hypersthénique du nitre, par l'examen de ce sel, qu'on envoya chercher immédiatement chez le même droguiste, et par l'analyse chimique du liquide contenu dans l'estomac,

(1) Souville, *Journ. de médecine, de chirurgie et de pharmacie*, t. LXXIII, année 1787.

lequel produisit, par l'évaporation des cristaux de véritable nitrate de potasse (1).

Observation IV. — La femme d'un épicier d'Édimbourg, enceinte de deux mois, avala par méprise une poignée de sel de nitre : aussitôt douleurs vives à l'estomac, nausées et vomissements de quelques gorgées qui avaient le goût du nitre. Au bout d'un demi-quart d'heure, tout le corps était enflé. On administra, dix minutes après, de l'ipécacuanha et une solution chargée de sel de Glauber. La femme avorta au bout d'une demi-heure, et rendit par les selles une grande quantité de sang mêlé à des débris de la membrane muqueuse des intestins; la gorge était excoriée, ce qui ne permettait pas à la malade d'avaler rien de piquant. Cinq jours après, les douleurs générales et les divers symptômes nerveux commencèrent à céder à l'emploi du lait, des mucilagineux et de l'opium. M. Alexandre, qui a rapporté cette observation, ne dit pas si la malade fut entièrement rétablie. (Ancien *Journal de médecine*, t. LXXI.)

Observation V. — Butler rapporte le fait suivant : Madame E..., femme d'un quartier-maître, avala par méprise, le 17 mars 1815, 64 grammes de nitre pour 32 grammes de sel d'Epsom. Le jour précédent, elle avait acheté 125 grammes de nitre et 64 grammes de sel d'Epsom; elle plaça les deux paquets sur sa cheminée à côté l'un de l'autre, en rentrant chez elle. Se sentant mal disposée, le lendemain matin, elle resta au lit, et voulut que son mari mêlât la moitié d'un des paquets placés sur la cheminée dans un peu d'eau chaude, et lui donnât cette dissolution; elle la prit en effet, croyant avaler environ 32 grammes de sel d'Epsom. Mais, au lieu du paquet contenant le sel d'Epsom, le mari avait pris celui qui renfermait le nitre, et en avait fait fondre à peu près la moitié dans un verre d'eau; et quoiqu'il éprouvât quelque difficulté à dissoudre les cristaux, il ne conçut aucun soupçon. Bientôt après que la solution eut été avalée, les vomissements survinrent : d'abord les matières contenues dans l'estomac furent rejetées, et ensuite

---

(1) Tourtelle, médecin à Besançon, doute que le nitre soit un poison capable de donner la mort : suivant lui, le nitre n'agit qu'à la manière des autres sels neutres; à forte dose, il occasionne cependant quelques accidents, tels qu'une sensation douloureuse à l'estomac, des vertiges, le froid des extrémités et quelquefois de tout le corps, des défaillances, etc.

Un homme, affecté d'une hydropisie ascite, prenait depuis trois semaines des tisanes apéritives avec le nitre à la dose de 4 grammes par litre. Comme il s'impatientait de ne pas guérir et qu'il avait entendu préconiser le nitre dans sa maladie, il en prit un jour environ 64 grammes dans deux verres d'eau. A la vérité il fut un peu tourmenté de coliques; mais il fut totalement guéri par d'abondantes évacuations par les selles et par les urines. Ce qu'il y a de remarquable, c'est qu'il n'éprouva aucun des accidents de l'empoisonnement, quoique son estomac fût si sensible qu'il ne pouvait pas garder une cuillerée de vin scillitique le plus faible. Tourtelle attribue les accidents décrits par Laflize au transport de l'humeur arthritique sur l'estomac de la malade qui fait le sujet de cette observation. (*Journal de médecine, chirurgie et pharmacie*, t. LXXIII; Réflexions par Tourtelle, p. 22 et suiv.)

les efforts n'amenèrent que du sang pur. On peut supposer que le nitre a eu son plus entier effet, parce qu'il avait été pris le matin avant déjeuner, où l'estomac est généralement vide. Le vomissement de sang ayant répandu l'alarme, je fus demandé par un voisin intelligent, et l'on n'attendit pas mon arrivée pour faire des questions sur la substance qui avait été avalée pour du sel d'Epsom. Quand je vis la malade, les vomissements continuaient depuis près d'une heure, et j'observai qu'une grande quantité de sang fluide et coagulé, d'une couleur purpurine, avait été rejetée. Ayant acquis la certitude que la substance prise était du nitre, il devint évident pour moi, quoique la nature ait pourvu l'estomac humain d'une couche de mucus pour défendre ses parois de l'acrimonie ordinaire de nos aliments, que ce mucus n'était pas assez abondant pour prévenir l'action corrosive d'une forte dose de nitre. Je remarquai aussi que quelques cristaux non dissous avaient été avalés par la malade. Je fis donner sur-le-champ une grande tasse d'eau tiède, et j'ordonnai que la même quantité fût administrée après chaque vomissement, pendant que je faisais préparer, dans le moins de délai possible, un demi-litre d'un mucilage très-épais de gomme arabique, dans lequel je fis ajouter un peu de laudanum. Durant mon absence, environ deux litres d'eau tiède furent administrés à la malade, et presque toujours rejetés avec une certaine quantité de sang purpurin. Je donnai la moitié de la mixture mucilagineuse (128 grammes), qui resta dans l'estomac vingt minutes; mais quand on administra quelques gouttes d'eau de gruau épaisse, le tout fut vomi aussitôt, mêlé avec un peu de sang coagulé. Je voulus qu'elle prît 500 grammes de gruau épais, qu'elle vomit immédiatement avec un peu plus de sang fluide. Je donnai alors le reste de la mixture mucilagineuse, qui de même fut expulsée. Une décoction épaisse de graine de lin fut rejetée, comme les boissons précédentes, en peu de minutes. Cependant je continuai de faire prendre alternativement à la malade du gruau épais et du thé mêlé à de la graine de lin, aussi longtemps que son estomac rejeta du sang; car tant que ce symptôme persista, je jugeai bien que la corrosion poursuivait sa marche. La malade à la fin tomba presque en défaillance; son pouls devint fort et fréquent; une sueur chaude, comme visqueuse, et accompagnée de frisson, se manifesta. La malade demanda un court repos. Je donnai une autre dose de mucilage de gomme arabique avec du laudanum; les accidents se calmèrent pendant quelque temps; mais dès qu'ils reparurent, je renouvelai la potion de gruau épais et de thé mêlé à de la graine de lin. Les vomissements continuèrent depuis huit heures du matin jusqu'à midi, et pendant ce temps, la malade dut boire et vomir environ huit litres de liquide. Je jugeai alors prudent d'en suspendre l'usage, car les forces s'épuisaient, et le nitre était probablement tout à fait dissous. Depuis midi jusqu'à six heures du soir, la malade ne prit rien; mais alors elle vomit jusqu'à neuf heures du sang grumeleux, en partie fluide et en partie coagulé. Un peu de gruau lui fut donné; puis elle resta sans rien prendre jusqu'à neuf heures du matin, mais sans vomir ni dormir.

Le 18 mars au matin, la malade paraît violemment tourmentée de douleurs d'estomac, qui ne sont pas continuelles, mais spasmodiques. Deux clystères avaient été administrés pendant la nuit, et un le matin : du gruau, du sel, et de l'huile de ricin, les composaient. Trois évacuations avaient eu lieu, la dernière avec perte de sang. Je fis prendre alors du thé suffisamment chaud avec du lait: cette boisson ne fut point vomie; j'ordonnai dans la journée l'administration d'une petite quantité de gruau. A sept heures du soir, le gruau et le thé n'avaient pas été vomis; les douleurs d'estomac étaient périodiques et brûlantes; il y avait eu deux selles, toutes deux mêlées de sang; la malade avait peu uriné; tout vomissement avait cessé. J'ordonnai toujours le gruau à doses petites, mais répétées ; la prescription suivante fut faite pour la nuit : teinture d'opium, 40 gouttes; mucilage d'acacia.

Le 19 mars, la malade était mieux; les douleurs sont par intervalles très-intenses, et diffuses sur tout l'abdomen. Thé et gruau *ad libitum*. Le 20, il n'y avait aucune modification remarquable. Le 24, l'abdomen est toujours douloureux. Pendant plusieurs jours de suite, on voit de petits caillots de sang dans les selles; mais, à l'exception de la faiblesse, il n'y a pas de symptômes graves, et quoique enceinte depuis deux mois, cette dame ne fit point de fausse couche. Le 1er avril, je fus de nouveau appelé pour voir madame E.... On avait observé depuis quelques jours des tressaillements et des mouvements involontaires. Lorsqu'elle s'asseyait sur une chaise, on la voyait tout à coup sauter brusquement; ses muscles agissaient contre sa volonté, et elle exécutait sans cesse des mouvements qu'elle voulait mais qu'elle ne pouvait pas empêcher. Si des personnes de l'art l'avaient vue dans cet état, elles l'eussent sans doute regardée comme affectée de la maladie connue sous le nom de *danse de Saint-Guy :* en effet, elle en avait tous les symptômes, tels qu'ils sont décrits dans la *Nosologie* de Cullen.

Cette dernière partie de l'histoire de la maladie de madame E... me semble surtout devoir intéresser les physiologistes et les nosologistes. On peut se demander si le trouble nerveux n'était qu'un accident symptomatique de l'irritation des viscères, ou si les particules irritantes du nitre, introduites dans le sang, allaient exciter les nerfs en circulant avec celui-ci, et produire ainsi les mouvements involontaires des muscles. La sécrétion de l'urine ne fut jamais notablement augmentée. Dix jours environ s'étaient écoulés depuis le moment où le nitre fut pris jusqu'à l'apparition des symptômes nerveux, qui durèrent à peu près deux mois. Tant que cette affection persista, le pouls resta petit, et marqua quatre-vingt-dix battements par minute; le bras et la jambe gauche étaient spécialement attaqués; le caractère de la malade, naturellement doux, était devenu éminemment irascible. Lorsque son estomac était vide, son état semblait empirer, et elle ressentait alors une douleur constante dans la région de l'épine. Le quinquina ne fut pris qu'en doses divisées, mêlé avec du lait. Les symptômes spasmodiques atteignirent un degré effrayant; ils se calmèrent graduellement; mais la malade n'obtint le complet rétablissement de ses forces qu'après son accouchement. Le 3 octobre 1815, je l'accouchai d'un enfant mâle : le travail de l'enfantement fut plus long qu'à l'ordinaire, sans doute à cause de la faiblesse. Le 29 octobre 1817, je l'accouchai d'un autre enfant : l'un et l'autre sont vivants et bien portants.

Remarques de M. Butler. Plusieurs raisons m'engagent à rendre public le cas que je viens de rapporter.

1° Pour montrer la quantité de nitre que peut supporter l'estomac humain sans que la mort en soit la suite, lorsqu'on met en usage le traitement que j'ai employé, et pour faire ressortir quelques-uns des effets de cette substance; 2° pour éclairer en quelque manière l'histoire d'une autre affection, dont la nature réelle n'est que peu connue, parce que nous sommes peu instruits dans la physiologie du système nerveux; 3° pour démontrer que les plus violents vomitifs ne déterminent pas constamment l'avortement. Je ne pense pas que l'on ait encore rapporté de cas où un malade ait pris une si grande quantité de nitre, et en soit revenu. (*Nouveau journal de médecine, de chirurgie et pharmacie,* février 1818.)

Observation VI. — Gmelin cite un cas d'empoisonnement mortel chez un enfant, par 24 grammes d'azotate de potasse mélangé à 8 grammes de crème de tartre (*Appar. medic.,* t. LXVIII).

Falconner parle d'un individu qui se rétablit après avoir pris 64 grammes de nitre (*Mem. of the med. London,* III, 1792, app. n° 9).

Ces faits nous permettent de conclure :

1° Que l'azotate de potasse introduit dans l'estomac des chiens et de l'homme est absorbé, et qu'il agit à la manière des poisons irritants qui exercent ultérieurement une action stupéfiante sur le système nerveux; 2° qu'il peut déterminer la mort lorsqu'il a été avalé à la dose de 8 à 12 grammes; 3° qu'il est possible de le retrouver dans les viscères, tels que le foie, la rate, etc., où il est passé par voie d'absorption.

Telles sont les conclusions publiées par moi en avril 1843; ces conclusions ne diffèrent de celles que j'avais consignées dans mon *Traité de toxicologie,* dès l'année 1814, qu'en ce que j'avais annoncé d'abord que l'azotate de potasse, appliqué sur le tissu cellulaire sous-cutané de la cuisse des chiens, n'est *pas absorbé;* mais, ainsi qu'on vient de le voir, j'avais rectifié cette erreur en avril 1843.

Le lundi 31 juillet de cette même année, MM. Rognetta et Mojon lurent à l'Académie des sciences une note ayant pour titre : *Expériences concernant l'action du nitrate de potasse sur les lapins,* et dans laquelle ils établirent : 1° « Que ce sel est absorbé, » ce qui n'avait pas besoin d'être prouvé, puisque je l'avais dit formellement. 2° « Que les lapins sont tués par l'azotate de potasse, soit que le sel ait été mis dans le tissu cellulaire sous-cutané, soit qu'il ait été introduit dans l'estomac, » ce qui ne surprendra personne, les effets toxiques de ce sel ayant été mis hors de doute par des observations nombreuses recueillies chez l'homme, et par les expériences que j'avais publiées dès l'année 1814. 3° « Qu'il faut au moins 2 grammes d'azotate de potasse pour tuer un lapin de taille moyenne, » ce qui ne conduit à rien pour déterminer le degré d'intensité de ce sel chez l'homme ; en effet, les lapins succombent avec une telle facilité, lorsqu'ils sont soumis à l'action de la plupart des toxiques, que des expérimentateurs sensés n'ont jamais songé à les faire servir à éclairer l'histoire de l'empoisonnement chez l'homme. 4° « Qu'il n'est pas exact de dire, comme je l'ai fait, que le nitre agit à la manière des poisons irritants, puisque chez les *lapins* empoisonnés par ces messieurs, tous les organes ont paru blancs et d'une flaccescence remarquable, et que nulle part on n'a pu découvrir la moindre trace d'inflammation. » Si, en énonçant cette conclusion, on a eu pour but de faire croire que le nitre n'enflamme pas les tissus du canal digestif de l'homme et des chiens, on a été absurde et peu véridique ; *absurde*, parce qu'on aurait dû savoir qu'il n'y a aucune conséquence raisonnable à tirer, pour ce qui concerne l'homme, d'expériences toxicologiques faites sur des lapins ; on a été *peu véridique*, parce qu'il résulte de mes expériences sur les chiens, dont on veut contester la valeur, que le nitre enflamme fortement l'estomac et les intestins de ceux de ces animaux qui en ont avalé une quantité suffisante pour périr, et surtout parce que, dans plusieurs cas d'empoisonnement, suivis de mort chez l'*homme*, l'*inflammation du canal digestif* a été portée aussi loin que possible ; ainsi Souville rapporte qu'une domestique mourut après avoir pris 48 grammes d'azotate de potasse ; *l'estomac était rouge, parsemé de taches noirâtres de la largeur d'une lentille ; vers le bas-fond de l'estomac, une de ces taches était de la grandeur d'un liard ; dans son centre, il y avait un petit trou qui perçait le viscère ; le canal intestinal était intérieurement rougeâtre* (*Journal de médecine*, t. LXXIII, année 1787). Laflize a vu une dame qui succomba pour avoir pris 32 grammes d'azotate de potasse. *La membrane externe de l'estomac était d'un rouge foncé ; on y remarquait quelques taches brunes ; sa tunique, veloutée, était enflammée* outre mesure, *et se trouvait détachée dans plusieurs endroits ; l'inflammation gangréneuse commençait à l'orifice cardiaque* et finissait au pylore (*ibid.*, t. LXXIII). Et c'est en présence de faits aussi imposants que l'on ose articuler en 1843 que le nitre ne développe pas la moindre trace d'inflammation !!! 5° « Que le phénomène le plus remarquable de l'empoisonnement par ce sel est la sécrétion extraordinaire de l'urine. » Il faut convenir que c'est une grande nouveauté que d'avoir découvert en 1843 que le nitre est un puissant diurétique. 6° Enfin que l'action du nitre est affaiblissante, et qu'il faut traiter l'empoisonnement qu'il détermine par une *médication stimulante*, telle que le vin. » Il en est de cette annonce comme de celle qui a été faite par M. Rognetta, avec un aplomb qu'on ne trouverait pas ailleurs, à l'occasion du traitement de l'empoisonnement par l'acide arsénieux ; à cette intoxication, il fallait également opposer le vin, l'eau-de-vie, le bouillon, et éviter les antiphlogistiques; qu'en est-il résulté ? C'est qu'en examinant la question de près, l'on a reconnu, à l'aide d'expériences faites sur des chiens et sur des chevaux, par Rognetta lui-même, qu'il n'y avait pas un mot de vrai dans les assertions énoncées, ce qui permet de supposer que l'auteur avait voulu mystifier le public.

Traitement de l'empoisonnement.

On provoque les vomissements et l'on combat l'irritation gastro-intestinale par les antiphlogistiques ; ultérieurement, s'il y a lieu, on fait usage de quelques antispasmodiques. On ne connaît aucun antidote de ce sel.

Recherches médico-légales.

Nitre solide. Il est en poudre blanche ou en longs prismes à six pans demi-transparents et terminés par des sommets dièdres; ces cristaux s'accolent souvent de manière à former des cannelures qui pourraient les faire confondre au premier abord avec ceux du sulfate de soude; la saveur du nitre est fraîche et piquante. Il se dissout dans quatre fois son poids d'eau à 15°; l'eau bouillante en dissout quatre fois son poids; il fuse sur les charbons ardents; mêlé au cuivre en limaille et traité par de l'acide sulfurique concentré et un peu d'eau, il répand des vapeurs orangées (acide hypoazotique) qui se comportent avec le sulfate acide de protoxyde de fer, comme il a été dit à la page 178. Il suffit d'un atome de ce sel pour colorer en rouge de sang la dissolution jaune de narcotine dans l'acide sulfurique concentré. Trituré avec de la chaux vive, il ne dégage point d'ammoniaque; enfin sa dissolution aqueuse concentrée donne, avec le chlorure de platine, un précipité jaune-serin, grenu, adhérent au verre. Le nitre du commerce contient ordinairement des chlorures, et surtout du chlorure de sodium, et fournit avec l'azotate d'argent un précipité de chlorure d'argent blanc, lourd, caillebotté, insoluble dans l'eau et dans l'acide azotique concentré froid et bouillant, et soluble dans l'ammoniaque.

On distinguera aisément l'azotate de potasse solide du sulfate de soude, avec lequel il a été quelquefois confondu aux caractères suivants: 1° le sulfate de soude fond et ne fuse pas sur les charbons ardents ; 2° il ne fournit point de vapeurs blanches par l'acide sulfurique ni de vapeurs orangées par l'addition du cuivre métallique; 3° il ne colore pas le sulfate jaune de narcotine en rouge de sang.

Dissolution aqueuse concentrée. Elle est incolore, transparente et sans action sur les couleurs végétales; le chlorure de platine y fait naître un précipité jaune-serin, grenu, dur et adhérent au verre; la chaux vive n'en dégage point d'ammoniaque; elle n'est point troublée par l'azotate d'argent, à moins que le nitre, avec lequel elle a été préparée, ne contienne, comme cela arrive souvent, du chlorure de sodium, dans lequel cas elle donnerait un précipité de chlorure d'argent blanc, caillebotté, insoluble dans l'eau et dans l'acide azotique froid ou bouillant, et soluble dans l'ammoniaque. L'alcool concentré précipite une portion notable du sel, quoiqu'il en reste encore dans le liquide alcoolique. En faisant évaporer la dissolution aqueuse jusqu'à siccité, on obtient de l'azotate de potasse solide. Cette dissolution *concentrée* agit sur le sulfate de protoxyde de fer et sur la narcotine mélangée avec de l'acide sulfurique, comme je le dirai en parlant de la dissolution aqueuse étendue d'eau.

On distinguera la dissolution concentrée de nitre de la dissolution concentrée de sulfate de soude, en ce que la première ne précipite pas par les sels solubles de baryte, et qu'elle précipite par le chlorure de platine, tandis que l'inverse a lieu pour le sulfate de soude.

Dissolution aqueuse d'azotate de potasse étendue d'eau. On peut la reconnaître facilement en la transformant en une dissolution *concentrée,* au moyen de l'évaporation. Toutefois on sera autorisé à soupçonner fortement son existence, si le liquide ne dégage point de vapeurs orangées lorsqu'on le traite par l'acide sulfurique et par le cuivre, s'il ne précipite ni par le chlorure de platine, ni par l'alcool concentré, s'il n'exhale point d'odeur ammoniacale, lorsqu'il est trituré avec de la chaux vive, qu'il communique une couleur *rouge* de sang au mélange d'acide sulfurique et de narcotine, quand il est *employé en très-petite proportion,* et qu'il colore en brun (café à l'eau) le sulfate de protoxyde de fer pulvérisé et délayé dans une assez grande quantité d'acide sulfufurique concentré; la coloration brune passera au violet, si on en étend une goutte ou deux dans huit à dix gouttes de ce même acide concentré.

Azotate de potasse mêlé à des liquides alimentaires, à la matière des vomissements ou à celles qui sont contenues dans le canal digestif. Le thé, le café, le vin, l'albumine et la gélatine ne sont point troublés par ce sel.

Expérience Ire— On dissout 4 grammes d'azotate de potasse cristallisé dans 100 grammes d'eau: la dissolution n'est point précipitée, même au bout de vingt-quatre heures, par de l'alcool concentré marquant 44 degrés.

Expérience II. — On mêle 1 gramme de nitre avec 100 grammes de lait, de café et de bouillon; on évapore jusqu'à siccité, et on traite le produit par 100 grammes d'eau distillée froide; le lendemain on filtre; le liquide est d'une couleur jaune rougeâtre. On l'évapore jusqu'à siccité; lorsque le résidu, de couleur rougeâtre, est froid, on l'agite pendant plusieurs minutes avec de l'alcool marquant 36 degrés, qui dissout du nitre et une petite quantité de matière animale, et laisse une substance brune et poisseuse; on filtre; la liqueur est d'un jaune-paille et fournit, en l'abandonnant à elle-même, au bout de deux jours, des cristaux d'azotate de potasse; au reste, il suffit d'une goutte de cette dissolution alcoolique pour produire, avec les sulfates très-acides de narcotine et de protoxyde de fer, les réactions rouge et brune précédemment indiquées. Si on fait évaporer le liquide qui surnage les cristaux, on obtient un produit solide coloré, qui fuse sur les charbons ardents.

Expérience III. — On administre à un chien de moyenne taille 16 grammes d'azotate de potasse dissous dans 140 grammes d'eau, et mélangé avec autant de lait, de café et de bouillon; l'œsophage est lié, et l'animal meurt au bout de douze heures; on l'ouvre *immédiatement* après la mort. L'estomac contient environ 200 grammes d'un liquide grisâtre, épais, que l'on étend d'eau et que l'on chauffe jusqu'à l'ébullition pour coaguler une portion de matière animale; on filtre; la liqueur jaune rougeâtre, qui passe, rougit le sulfate très-acide de narcotine, et se comporte, avec le sulfate de protoxyde de fer, comme une dissolution d'azotate de potasse. On la partage en deux parties égales *A*, *B*. On évapore la portion *A* jusqu'au point où elle pourra cristalliser, et l'on obtient une masse verdâtre un peu liquide, qui fuse sur les charbons ardents, et au milieu de laquelle il est difficile d'apercevoir des cristaux bien caractérisés; toutefois, une petite portion de la liqueur *A*, mise dans un verre de montre et évaporée au bain-marie, laisse des cristaux de nitre d'un blanc jaunâtre parfaitement reconnaissable. La portion *B* est évaporée jusqu'à siccité, et le produit refroidi est agité avec de l'alcool à 36 degrés, comme dans l'expérience 2. La liqueur filtrée, d'un jaune doré, agit encore mieux que la dissolution aqueuse sur les sulfates acides de narcotine et de fer; on l'abandonne à elle-même pendant plusieurs jours, et l'on finit par obtenir des cristaux de nitre, quoique la liqueur contienne encore beaucoup de matière organique.

Les *reins* et le *foie*, après avoir été coupés en petits morceaux, sont laissés séparément en contact avec de l'eau distillée froide pendant quatre heures; on filtre. La liqueur provenant du *foie*, d'un brun noirâtre, est chauffée jusqu'à l'ébullition et filtrée pour la séparer de nombreux caillots de sang qui se sont formés par l'action de la chaleur; dans cet état elle est d'un jaune clair; on la rapproche au bain-marie, et lorsqu'elle est assez concentrée pour pouvoir cristalliser par le refroidissement, on en met une goutte ou deux avec le sulfate très-acide de narcotine et avec le sulfate de protoxyde de fer; à l'instant même *on aperçoit les réactions de l'azotate de potasse*. Le lendemain, voyant qu'il ne s'est point formé de cristaux, on la traite par l'alcool à 36 degrés; on filtre et on fait évaporer la dissolution jusqu'à siccité; le produit, mêlé encore de beaucoup de matière animale, *fuse*, faiblement à la vérité, *sur les charbons ardents.*

La liqueur provenant de l'action *des reins* sur l'eau distillée froide, est rouge tirant sur le rose; on la chauffe jusqu'à l'ébullition, puis on filtre; le liquide qui passe est presque incolore; lorsqu'il est évaporé jusqu'au point où il pourra cristalliser, on voit *qu'il rougit le sulfate acide de narcotine*, qu'il *brunit* le sulfate acide de protoxyde de fer, et que ce dernier mélange devient violet par un excès d'acide sulfurique; le lendemain il n'a point cristallisé; on traite par l'alcool à 36 degrés, on filtre et on évapore la dissolution jusqu'à siccité; le produit, mis sur les charbons ardents, *fuse* assez distinctement, quoiqu'il contienne une proportion considérable de matière organique.

Il résulte des faits qui précèdent: 1° qu'il est aisé de démontrer la présence du nitre dans les matières suspectes dont je parle; 2° que si, contre toute attente, on n'en retirait pas des matières vomies ni de celles qui ont été trouvées dans le canal digestif après la mort, ni de ce canal lui-même soumis à une ébullition prolongée avec de l'eau distillée, on devrait le chercher dans le sang et dans les viscères, où il a passé par suite de son absorption.

Procédé. On fait bouillir pendant quelques minutes dans une capsule de porcelaine la totalité des matières vomies et de celles qui ont été trouvées dans le canal digestif, préalablement étendues d'eau distillée; on filtre. La matière coagulée et les autres matières solides, ainsi que le canal digestif, coupés par petits morceaux, sont laissés pendant vingt-quatre heures dans l'eau distillée froide; la liqueur est également filtrée; on réunit les deux liqueurs filtrées et on les fait évaporer au bain-marie; quand elles sont suffisamment concentrées pour pouvoir cristalliser par le refroidissement, on retire la capsule du feu. S'il se forme des cristaux de nitre d'un blanc jaunâtre parfaitement caractérisés, on ne pousse pas l'opération plus loin; si, au contraire, on n'obtient qu'une masse d'un rouge brun, on continue à la chauffer au bain-marie jusqu'à ce qu'elle soit desséchée, et on la laisse refroidir; dans cet état on la traite par 50 ou 60 grammes d'eau distillée froide, dans laquelle on l'agite pendant dix minutes environ. Après douze ou quinze heures de contact on filtre la liqueur, qui est alors le plus souvent d'un jaune clair, et qui contient du nitre et de la matière organique; on la fait évaporer au bain-marie pour obtenir des cristaux de nitre. Supposons qu'à la suite de ce second traitement par l'eau on n'ait pas obtenu de l'azotate de potasse bien cristallisé, parce que la proportion de ce sel contenue dans les liqueurs sera trop faible, ou bien parce que malgré la précaution prise de ne traiter les matières solides que par l'eau distillée froide, cet azotate sera encore mélangé d'une trop grande quantité de matière organique, alors on agitera la masse refroidie avec 50 ou 60 grammes d'alcool concentré à 44 degrés, et on filtrera la liqueur après un contact de quatre ou cinq heures en vaisseaux clos. L'alcool aura coagulé une assez grande quantité de matière animale; on le filtrera, et on fera évaporer le *solutum* au bain-marie afin d'obtenir des cristaux de nitre. Ces cristaux, qu'ils aient été obtenus à la suite du traitement aqueux seulement, comme cela arrivera le plus souvent, ou à l'aide de l'alcool, doivent se comporter avec les charbons ardents, l'acide sulfurique et le cuivre, et les sulfates acides de narcotine et de fer, comme il a été dit à la page 361. Si, contre toute attente, la dissolution alcoolique ne cristallisait pas, il faudrait l'évaporer jusqu'à siccité au bain-marie, et traiter le produit par l'eau froide; le *solutum* aqueux serait évaporé pour le faire cristalliser. La présence du nitre *cristallisé* permettra d'affirmer que ce sel avait été ingéré. On devra encore affirmer ce fait dans les cas où il aura été impossible d'obtenir des cristaux bien distincts, et où la masse solide obtenue à la suite des évaporations fusera sur les charbons ardents, et donnera avec les autres agents mentionnés les réactions que fournit le nitre. Il m'est souvent arrivé, dans ces sortes de recherches, de ne pouvoir pas obtenir des cristaux d'azotate de potasse, quoique la masse non cristalline et notablement animalisée sur laquelle j'agissais en contînt assez pour fuser sur les charbons ardents, pour donner du gaz bioxyde d'azote par l'acide sulfurique et le cuivre, et pour colorer en rouge de sang et en brun les sulfates acides de narcotine et de fer. On se bornerait, au contraire, à rendre probable l'existence du nitre dans les matières suspectes, si, n'ayant pas obtenu des cristaux, la masse desséchée ne fusait pas sur les charbons ardents, et ne fournissait point de bioxyde d'azote avec l'acide sulfurique et le cuivre, et qu'elle colorât en rouge de sang le sulfate acide de narcotine, et en brun-café le sulfate de protoxyde de fer additionné d'acide sulfurique. Quoi qu'il en soit, dans ces différents cas, le commémoratif, les symptômes et les lésions de tissu viendraient au secours de l'expert pour résoudre la question d'empoisonnement.

Si les recherches tentées sur les matières vomies, sur celles qui auront été trouvées dans le canal digestif et sur les tissus de ce canal lui-même ont été infructueuses, on agira sur le foie, la rate et les reins. Après avoir coupé ces organes en petits morceaux, on les laissera pendant plusieurs heures dans l'eau distillée froide; le liquide, d'un rouge brun et mêlé de beaucoup de sang, sera chauffé jusqu'à l'ébullition, afin de coaguler toute la matière animale qui est susceptible de l'être; on filtrera, et l'on agira sur la liqueur filtrée comme je viens de le dire à l'occasion des matières contenues dans le canal digestif.

DE L'ALUN.

Action sur l'économie animale.

EXPÉRIENCE Ire. — J'ai fait avaler à un petit chien du poids de 4 kilogrammes, à jeun, 28 grammes d'alun cristallisé à base de potasse, réduit en poudre fine. Au bout de vingt-cinq minutes, l'animal a vomi une assez grande quantité de matières liquides blanches, filantes, contenant de l'alun; trois quarts d'heure après il a eu une selle solide. Au bout d'une heure il a mangé et n'a donné aucun signe d'incommodité. Le lendemain il était très-bien portant, et dévorait les aliments qu'on lui donnait. Le jour suivant, à midi, il était encore à jeun lorsqu'on lui a fait prendre de nouveau 28 grammes du même alun : une demi-heure après il a vomi à deux reprises des matières semblables aux précédentes, et n'a pas paru plus incommodé que la veille. Le lendemain, il était à merveille.

EXPÉRIENCE II. — A midi, on a fait prendre à un petit chien, âgé de trois mois, du poids de 5 kilogrammes, et à jeun, 28 grammes d'alun calciné en poudre fine : demi-heure après, l'animal a vomi des matières filantes, blanchâtres, contenant évidemment de l'alun; il a eu une selle peu de temps après. Il a mangé vers la fin de la journée, ainsi que le lendemain, et il paraissait parfaitement rétabli.

Le jour suivant, à midi, étant à jeun, on lui a fait avaler 20 grammes du même alun calciné ; il a éprouvé les mêmes accidents que l'avant-veille, et n'a pas tardé à se rétablir.

Trois jours après, à midi, on a injecté dans son estomac, à l'aide d'une seringue et d'une sonde de gomme élastique, 18 grammes d'alun calciné délayé et en partie dissous dans 96 grammes d'eau. Il a vomi au bout de dix minutes : demi-heure après, il a eu deux selles solides à peu de distance l'une de l'autre, et n'a plus éprouvé d'incommodité.

Le lendemain, on a injecté, dans son estomac, 28 grammes d'alun calciné, en partie dissous, en partie délayé dans 125 grammes d'eau froide. L'animal, qui était à jeun, a vomi au bout de six minutes une partie de la matière ingérée ; huit minutes après, nouveau vomissement, et dans les dix minutes qui ont suivi, il a encore vomi deux fois. Le soir, il était dans l'état naturel et mangeait avec appétit. Le lendemain, il n'éprouvait aucune incommodité.

EXPÉRIENCE III. — A l'aide d'une seringue et d'une sonde de gomme élastique, on a introduit dans l'estomac d'un chien beaucoup plus fort que les précédents, du poids de 12 kilogrammes ½, 64 grammes d'alun calciné, en partie délayé, en partie dissous dans 125 grammes d'eau froide; dix minutes après, l'animal a vomi une quantité notable de matières alimentaires, blanchies par de la poudre d'alun ; ces vomissements se sont renouvelés deux fois dans la demi-heure qui a suivi, et le chien n'a pas tardé à être parfaitement rétabli.

Expérience IV. — A l'aide du même procédé, on a injecté, à midi, 64 grammes d'alun calciné, mêlé de 100 grammes d'eau, dans l'estomac d'un petit chien du poids de 5 kilogrammes, âgé d'environ trois mois, et à jeun. L'animal a vomi des matières filantes, blanches, au bout d'un quart d'heure; cinquante minutes après, il avait vomi cinq fois. A deux heures, il paraissait très-bien portant. Les jours suivants, il a mangé avec appétit, et n'a donné aucun signe d'incommodité.

Ces expériences viennent à l'appui de ce que j'avais publié sur l'alun dès l'année 1814. «J'ai fait prendre, disais-je, à un chien 24 grammes d'alun en poudre; une heure après, l'animal a vomi sans effort, et il ne paraissait pas très-incommodé. Le lendemain il a mangé comme à l'ordinaire, et il s'est trouvé parfaitement rétabli. Cette expérience tend à faire croire que l'alun mêlé aux vins pourrait, dans certaines circonstances, occasionner des accidents.» (Note de la page 274 de la 2e partie du tome 1er de ma *Toxicologie générale,* 1re édit., 1814.)

Désirant connaître les effets de l'alun sur des chiens que l'on empêcherait de vomir, j'ai tenté les expériences suivantes.

Expérience V. — Le chien qui fait le sujet de l'expérience 1re, que j'ai dit être parfaitement rétabli après avoir pris 56 grammes d'alun ordinaire, a avalé 26 grammes d'*alun calciné* en poudre; cinq minutes après on a lié l'œsophage. Au bout de quatre heures on a détaché la ligature, et on n'a pas remarqué que le chien fit des efforts pour vomir. Le lendemain, il était faible et tourmenté par la soif. Il est mort trois jours après sans avoir présenté d'autre symptôme qu'un état de faiblesse et d'abattement qui a toujours été croissant. A l'ouverture du cadavre on n'a rien découvert qui pût rendre raison de la mort.

Expérience VI. — Le chien qui fait le sujet de l'expérience 2, que j'ai dit être parfaitement rétabli après avoir avalé 94 *grammes d'alun calciné*, a pris 64 grammes d'*alun calciné* délayé et en partie dissous dans 96 grammes d'eau; on a lié l'œsophage aussitôt. Deux heures après, abattement marqué, grande difficulté de se tenir debout; peu de sensibilité, car on peut le pincer et le piquer sans qu'il fasse le moindre mouvement. Il est mort cinq heures après l'ingestion de l'alun.

Ouverture du cadavre. L'estomac contient une assez grande quantité de liquide; sa surface interne est couverte dans presque toute son étendue, d'une matière rougeâtre mêlée de portions verdâtres et comme bilieuses. La membrane muqueuse est enflammée dans toute son étendue, surtout près du grand cul-de-sac, où elle est d'un brun foncé; vers le pylore il existe un peu de sang épanché, et la membrane muqueuse y est d'un rouge assez foncé. Les parois de l'estomac sont extrêmement épaisses dans l'extrémité pylorique; elles sont durcies, comme tannées, et résistent à l'instrument tranchant. Les parois de l'intestin grêle sont légèrement épaissies; cet intestin est tapissé intérieurement par une substance comme grenue, d'un blanc légèrement jaunâtre. Les gros intestins renferment des matières liquides, jaunâtres, fétides. Du reste, il n'y a rien de remarquable dans cet intestin. Les autres organes ne sont le siége d'aucune altération appréciable.

EXPÉRIENCE VII. — A huit heures du matin, on a détaché et percé d'un trou l'œsophage d'un chien robuste, du poids de 12 kilogrammes; on a introduit dans son estomac, à l'aide d'un entonnoir, 64 *grammes d'alun calciné,* en partie délayé et en partie dissous dans 128 grammes d'eau; l'œsophage a été lié. Quatorze heures après, le chien était mort après avoir éprouvé les mêmes symptômes que le précédent. Le canal digestif offrait des altérations anologues à celles dont je viens de parler (voy. expérience 6).

EXPÉRIENCE VIII. — 32 *grammes d'alun calciné* finement pulvérisé ont été appliqués sur le tissu cellulaire de la cuisse d'un chien de moyenne taille; les lambeaux de la peau ont été réunis à l'aide de quelques points de suture, en sorte que l'alun a dû rester appliqué sur la surface dénudée.

Huit jours après, on voit que l'animal ne paraît pas avoir éprouvé d'incommodité notable; les points de suture de la plaie existent encore. En incisant la peau qui correspond aux parties mises en contact avec l'alun, on sent une résistance qui tient à ce que cette portion des téguments est desséchée en partie; l'intérieur de la plaie n'est pas enflammé; on n'observe aucune trace de réunion. Le tissu cellulaire sous-cutané est desséché, gris jaunâtre et évidemment gangrené. Il y a encore un peu d'alun dans la plaie. Quelques jours après, la suppuration s'établit, et ne tarde pas à être très-abondante; des lambeaux de tissu cellulaire et la peau se détachent, et l'animal meurt quinze jours après l'application extérieure de l'alun. L'examen du membre, après la mort, fait voir que la suppuration avait détruit tout le tissu cellulaire de la partie interne de la cuisse, et même le tissu cellulaire intermusculaire; des fusées de pus s'étaient faites jusque vers la jambe. Il n'est pas douteux, d'après la petite quantité d'alun trouvée dans la plaie, et d'après les désordres dont je viens de parler, que ce sel n'ait été transporté sur des parties du membre assez éloignées de celle sur laquelle il avait été mis.

Conclusions. 1° Les chiens, même les plus faibles et les plus petits, peuvent supporter de très-fortes doses d'alun calciné (60 grammes par exemple), sans éprouver d'autres accidents que des vomissements et des selles; en effet, ils sont parfaitement rétablis une ou deux heures après l'ingestion de l'alun, s'ils ont des évacuations abondantes. En combattant cette conclusion, M. Devergie ne s'est appuyé sur aucun fait probant, et s'est mis en opposition avec ce qu'il y a de mieux établi. La seule expérience qu'il puisse produire en faveur de son opinion, la quatrième, ne prouve rien, car le chien auquel il avait fait avaler 64 grammes d'alun calciné, et qui mourut huit heures après, n'avait *vomi qu'une petite quantité de matière verte écumeuse.* Les expériences 1, 2 et 3, faites par ce médecin, confirment au contraire cette première conclusion (voy. *Méd. légale,* t. III, p. 337).

2° Si par suite de la ligature de l'œsophage, *ou par toute autre cause,* cette forte dose d'alun calciné ou cristallisé *n'est pas vomie,* la mort arrive au bout de quelques heures, même chez les chiens robustes et d'une assez forte stature. Les cinq dernières expériences rapportées par M. Devergie ne font que confirmer ce que j'avais dit à cet égard douze ans avant lui.

3° Dans ce cas, la membrane muqueuse du canal digestif est fortement enflammée, comme je l'ai prouvé en 1829.

4° Appliqué à l'extérieur sur le tissu cellulaire sous-cutané de la cuisse des chiens, l'alun calciné, à la dose de 32 grammes, détermine une brûlure profonde qui donne lieu à une suppuration assez abondante pour tuer les animaux au bout de quinze à vingt jours.

5° L'homme adulte peut avaler dans une journée, et sans inconvénient, 4, 6, 8 et 10 grammes d'alun calciné dissous dans l'eau. Boerhaave en faisait prendre 4 grammes à la fois dans les fièvres intermittentes. Helvétius donnait toutes les quatre heures 2 grammes de pilules contenant 1 gramme 30 centigrammes d'alun calciné, ce qui porte la dose de l'alun à 7 grammes 8 décigrammes par vingt-quatre heures. M. Duméril a souvent administré 4 grammes de ce sel par jour, en dissolution dans une tisane. Marc faisait prendre, dans les vingt-quatre heures, 500 grammes de petit-lait, dans lequel on avait dissous 8 grammes d'alun. Le docteur Kapeler a donné sans inconvénient dans la colique des peintres, et dans la maladie épidémique connue sous le nom de *raphania,* jusqu'à 24 grammes d'alun dans les vingt-quatre heures, et quelquefois il en a administré 12 grammes d'un coup, en dissolution dans 200 grammes de véhicule; quelques-uns des individus soumis à cette médication étaient d'une *faible constitution.* Le médicament n'a que fort rarement déterminé des nausées ou des vomissements, jamais d'épigastralgie; mais il a souvent produit des selles abondantes.

6° Il n'est pas douteux, d'après ce que l'on observe chez les chiens, et d'après ce qui précède, qu'un homme adulte bien portant, qui avalerait 30, 40 ou 60 grammes d'alun *calciné* dissous dans l'eau, éprouverait des vomissements et des selles, et n'en serait pas plus incommodé que ces animaux; au contraire, il est certain qu'en raison de sa plus grande stature et de sa plus grande force, il faudrait, pour déterminer chez lui des accidents aussi intenses que chez les chiens, une dose beaucoup plus forte d'alun. M. Devergie pense, au contraire, que l'estomac de l'homme étant doué de beaucoup plus de sensibilité, et ses *sympathies* étant beaucoup plus actives que chez le chien, l'alun agirait avec beaucoup plus d'énergie. Cette opinion, purement hypothétique, est contredite par les seuls faits qui soient dans le domaine de la science (voy. 5°).

7° Il est également certain qu'une forte dose d'alun pourrait occasionner la mort de l'homme, si ce sel n'était pas expulsé par les vomissements et par les selles, ainsi que cela résulte des expériences 5, 6 et 7, que j'ai publiées en 1829 (voy. p. 367).

8° Si l'estomac de l'homme, au lieu d'être sain, comme je l'ai supposé jusqu'à présent, était affecté d'une phlegmasie chronique, l'alun agirait avec beaucoup plus d'énergie, sans jamais déterminer pourtant une dilatation du *ventricule gauche du cœur,* comme l'avait inconsidérément annoncé le docteur Fournier-Deschamps, dans une affaire médico-légale pour laquelle je fus consulté le 24 janvier 1829, et dont voici le sommaire. Madame B... fut atteinte, lorsqu'elle était encore en pension à l'Aigle (Orne), d'un vomissement presque continuel et tellement opiniâtre, qu'il résistait à tous les moyens indiqués : quelles que fussent les substances confiées à l'estomac, sans excepter l'eau, elles étaient aussitôt rejetées. Le docteur Emangard parvint, au bout de six semaines d'un traitement approprié, à faire supporter à la malade une eau légèrement lactée; l'alimentation fut progressivement augmentée, et la santé devint aussi bonne qu'on pouvait l'espérer chez une personne dont l'enfance et l'adolescence avaient été marquées par un état constamment valétudinaire. En 1827, madame B... fut assez souffrante pour garder le lit pendant une grande partie de l'hiver. En février 1828, elle fit appeler, pour la première fois, le docteur Fournier-Deschamps, qui lui donna des soins pendant près de deux mois. Dans le courant de l'été, il survint des irrégularités dans la menstruation qui obligèrent de recourir à des sinapismes, à une infusion de safran, etc. Le 10 septembre 1828, ainsi que le déclare le docteur Fournier, madame B... fut incommodée par un *embarras sanguin, avec prédisposition inflammatoire provenant de la diminution du flux menstruel.* Quels que soient le vague et l'insuffisance d'un pareil diagnostic, on prescrivit seize sangsues, et pour boisson de la *gomme arabique;* malheureusement le pharmacien délivra, par méprise, deux paquets contenant chacun 16 grammes d'*alun calciné.* L'un de ces paquets avait été dissous dans un litre environ d'eau tiède; *une tasse* de cette boisson fut présentée à madame B... A peine en avait-elle bu *deux ou trois cuillerées,* qu'elle la repoussa, accusant des douleurs très-vives dans la bouche, le pharynx, et l'estomac, disant qu'elle était empoisonnée et qu'elle avait la bouche brûlée. Au rapport du docteur Fournier, « elle se plaignit de nausées, de chaleur vive, de douleurs déchirantes dans tous les points qui avaient été en contact avec l'alun; le pouls était devenu fréquent et la figure animée, *les muscles avaient été agités de petits mouvements convulsifs;* les envies de vomir avaient pris de l'accroissement; la soif était devenue inextinguible. Madame B... commença à vomir un quart d'heure après avoir pris cette boisson; la malade n'eut pas un quart d'heure de relâche : les vomissements continuèrent toute la journée (1); ils se ralentirent le soir, et ils furent moins fréquents pendant la nuit; mais la malade éprouva de l'insomnie, ainsi que des douleurs aiguës. Le lendemain, il y avait de la fièvre; les vomissements étaient moins fréquents; mais les angoisses continuaient. La nuit fut encore très-agitée. Le jour suivant 24, il n'y avait plus de fièvre; la région épigastrique était devenue très-douloureuse à la pression, et était fortement tendue. Douze sangsues ayant été appliquées, la malade était mieux le 26.» Lors même que madame B. eût joui d'une santé parfaite, dit le docteur Fournier dans une de ses dépositions, l'usage d'une pareille boisson était de nature à l'incommoder fortement.

Appelé pour donner mon opinion dans cette affaire, je m'exprimai ainsi : l'alun *calciné* est un sel irritant qui peut cependant être pris à assez forte dose sans occasionner la moindre incommodité; une quantité quintuple de celle qui a été avalée par madame B... est journellement administrée à des malades sans qu'ils éprouvent même des envies de vomir. Toutefois je ne conteste pas que madame B... ait éprouvé de la part de l'alun des accidents fâcheux : depuis longtemps, elle paraît atteinte d'*une affection* de *l'estomac,* et nous savons qu'avec de pareilles dispositions, telle substance ne sera pas supportée, qui le serait à merveille si l'estomac n'était pas malade. Ainsi que l'avait fait le docteur Marc, je réduisis à sa juste valeur l'étrange assertion du docteur Fournier, savoir, que l'alun, à la dose de quelques centigrammes, aurait pu occasionner *un anévrisme au cœur.* L'amende infligée par le tribunal de police correctionnelle au pharmacien, fut réduite de moitié. (Voy. ma consultation dans le t. Ier des *Annales d'hygiène,* année 1829.)

Traitement de l'empoisonnement par l'alun.

On favorisera le vomissement par l'eau tiède et la titillation de la luette, puis on combattra la phlegmasie gastro-intestinale par les saignées générales ou locales, les tisanes adoucissantes, la diète, etc.

Recherches médico-légales.

Alun cristallisé à base d'alumine et de potasse (*sulfate d'alumine et de potasse*). Il est en octaèdres réguliers, d'une saveur acide astringente

(1) Le docteur Fournier ne dit pas qu'il avait fait prendre à madame B., dans la journée du 22, contre toutes les règles de l'art, 32 verres d'eau tiède.

légèrement sucrée, un peu efflorescent en été, soluble dans 14 à 15 parties d'eau froide, et dans un peu plus de son poids d'eau bouillante. Chauffé jusqu'au rouge dans un creuset, il fond, se boursoufle, devient d'un blanc mat, perd 45 p. 100 d'eau, et se décompose en acide sulfurique, en acide sulfureux et en oxygène qui se dégagent, et en sulfate de potasse mêlé d'alumine qui reste. Si, au lieu d'agir à une chaleur rouge, on calcine l'alun *à une douce chaleur dans un creuset*, jusqu'à ce que la matière ne se boursoufle plus, on dégage *presque toute l'eau* et une portion d'acide sulfurique, et l'on obtient l'*alun calciné* des pharmacies. 17 grammes et demi d'alun cristallisé, ainsi calciné, ne m'ont fourni que 10 grammes d'alun calciné; la perte avait donc été de 7 grammes et demi; d'où il suit que l'alun calciné retient un peu d'eau; en effet, on aurait dû obtenir 7 grammes 77 centièmes d'eau, en supposant que toute l'eau eût été expulsée, qu'il ne se fût point dégagé d'acide, et que l'alun à base de potasse cristallisé soit formé de 55,56 de sulfate d'alumine et de potasse, et de 44,44 d'eau.

Dissolution aqueuse concentrée d'alun cristallisé à base d'alumine et de potasse. Elle est incolore, transparente, et rougit le tournesol; les sels solubles de baryte y forment un précipité blanc de sulfate de baryte, insoluble dans l'eau et dans l'acide azotique; la potasse et la soude en précipitent de l'alumine en gelée soluble dans un excès de ces alcalis; l'ammoniaque précipite également l'alumine et ne la redissout pas sensiblement quand elle n'est pas employée en grand excès; le chlorure de platine y fait naître un précipité jaune-serin, dur, grenu, et adhérent au verre, de chlorure de potassium et de platine; l'acide sulfhydrique ne la trouble point; agitée avec de la potasse, de la soude ou de la chaux caustique, elle ne dégage point d'ammoniaque.

Dissolution aqueuse étendue. Elle se comporte, comme la précédente, avec le tournesol, le sel de baryte, l'ammoniaque, l'acide sulfhydrique, la potasse et la soude; ces deux alcalis n'en dégagent point d'ammoniaque; le chlorure de platine ne la précipite pas; on doit donc, pour y constater la présence de la potasse, la faire évaporer et l'amener au degré de concentration nécessaire pour qu'elle précipite par le chlorure de platine.

Alun à base de potasse calciné des pharmacies. Il est blanc pulvérulent, d'une saveur très-acerbe; chauffé, il fournit de l'acide sulfurique, de l'acide sulfureux et de l'oxygène, et laisse du sulfate de potasse et de l'alumine. L'eau distillée bouillante n'en dissout que les $^4/_5$; le *solutum* offre tous les caractères de la dissolution aqueuse concentrée de l'alun cristallisé (voy. plus haut). La poudre insoluble blanche, formée particulièrement de sous-sulfate d'alumine et de potasse, se dissout en entier dans l'acide chlorhydrique faible et pur, qui lui enlève une portion de potasse et d'alumine, et la ramène à l'état d'alun. Dix grammes d'alun *calciné* des pharmacies que javais préparé moi-même en calcinant dans un creuset de l'alun cristallisé, m'ont donné 7 grammes 9 décigrammes d'alun soluble dans l'eau, et 2 grammes 1 décigramme de poudre *insoluble* (un cinquième à peu près); en faisant cristalliser la partie dissoute, j'ai obtenu, au lieu de 7 grammes 9 décigrammes, 14 grammes 22 centigrammes de cristaux d'alun, parce que l'alun avait retenu 6 grammes 32 centigrammes d'eau. Si l'alun calciné avait été préparé dans un vase large et peu profond, tel qu'un têt, comme le font plusieurs pharmaciens, afin de chauffer plus également toute la masse, la portion insoluble dans l'eau pourrait n'être que d'un sixième au lieu d'un cinquième; dans ce cas les 10 grammes d'alun calciné donneraient 8 grammes 34 centigrammes d'alun soluble dans l'eau, et 1 gramme 66 centigrammes de poudre insoluble; dans ce cas aussi les 8 grammes 34 centigrammes représenteraient 15 grammes d'alun cristallisé, c'est-à-dire 78 centigrammes de plus que lorsque la calcination de l'alun aurait été faite dans un creuset. J'avoue qu'il m'est impossible de voir dans ce résultat, comme l'annonce M. Devergie, que la force de la dissolution de l'alun puisse être augmentée *de plus de deux cinquièmes* en calcinant ce sel dans un têt (*Médecine légale*, t. III, p. 334); ce serait tout au plus une augmentation *insignifiante* d'un *dix-septième*.

Alun cristallisé à base d'ammoniaque. Il cristallise en octaèdres; chauffé il est décomposé en alumine pure qui reste dans la cornue et en sulfite acide d'ammoniaque qui se volatilise; trituré avec de la potasse, de la soude ou de la chaux, il laisse dégager de l'ammoniaque; du reste, la dissolution aqueuse *concentrée* ou étendue se comporte avec les sels solubles de baryte, la potasse, la soude, l'ammoniaque, le chlorure de platine, l'acide sulfhydrique et le tournesol, comme la dissolution aqueuse *concentrée* ou *étendue* d'alun cristallisé à base de potasse.

Alun cristallisé à base de potasse et d'ammoniaque. Ses caractères se déduisent de ceux des deux variétés d'alun qui viennent d'être décrites.

Il résulte de ces faits : 1° que l'alun calciné des pharmacies, à base de potasse, contient toujours une certaine quantité de sous-sulfate d'alumine et de potasse insoluble dans l'eau bouillante, et un peu d'eau; 30 grammes de ce sel représentent à peu près 53 grammes du même alun cristallisé; 2° que si l'alun calciné des pharmacies est traité par l'eau bouillante, celle-ci tient en dissolution une proportion d'alun cristallisé qui s'élève aux $4/5$ environ du poids de l'alun calciné, et qui donne à celui-ci les propriétés irritantes dont il jouit; 3° que l'alun calciné des pharmacies, pour être inerte, devrait avoir été transformé, par suite d'une calcination exagérée, en alumine et en sulfate de potasse, ce qui n'a jamais lieu ; 4° que l'alun calciné des pharmacies traité par l'eau froide s'y dissout difficilement et exige beaucoup plus d'eau que s'il était soumis à l'action de ce liquide bouillant.

Mélanges d'alun à base de potasse et de liquides alimentaires, de la matière des vomissements ou de celles que l'on trouve dans le canal digestif. — EXPÉRIENCE Ire. — J'ai fait un mélange de 200 grammes de lait, de bouillon et de café, et de 30 centigrammes d'alun cristallisé. J'ai évaporé jusqu'à siccité, et partagé la masse solide en deux parties égales *A* et *B*. La portion *A*, traitée par l'eau distillée froide, a été filtrée au bout de quinze heures; la liqueur, de couleur rougeâtre, donnait par la potasse et par l'ammoniaque des précipités fortement colorés, *insolubles* dans le premier de ces alcalis. La portion *B* a été laissée pendant quinze heures en contact avec de l'eau distillée aiguisée d'acide sulfurique, puis filtrée. La liqueur, de couleur rouge, se comportait avec les alcalis comme celle qui provenait de *A*. Voyant qu'il était impossible de reconnaître par ce moyen si ces liquides contenaient ou non de l'alun, je les fis évaporer jusqu'à siccité et carboniser par l'acide sulfurique pur; les charbons bien secs furent traités par l'eau bouillante et fournirent deux liqueurs *incolores*, dans lesquelles il était aisé de constater la présence de l'alun.

EXPÉRIENCE II. — J'ai empoisonné un chien avec 33 grammes d'alun cristallisé dissous dans 160 grammes d'un mélange de bouillon et de café; l'œsophage et la verge ont été liés; l'animal est mort au bout de dix-huit heures et a été ouvert immédiatement après. L'estomac contenait environ 300 grammes de matières liquides et solides de couleur grisâtre, rougissant le papier de tournesol; j'ai placé le tout sur un linge propre que j'ai fortement exprimé, et j'ai évaporé jusqu'à siccité la liqueur trouble qui a passé : le produit a été chauffé dans une capsule de porcelaine et agité avec le tiers environ de son poids d'acide sulfurique concentré et pur, jusqu'à ce qu'il fût réduit en un charbon sec et friable; il s'est dégagé beaucoup de vapeurs pendant cette opération, qui a duré à peu près vingt minutes; le charbon a été pulvérisé et mis en contact avec de l'eau distillée bouillante; après un quart d'heure d'ébullition, j'ai filtré et j'ai obtenu une liqueur *incolore* et *parfaitement limpide*, qui, étant abandonnée à elle-même, a laissé déposer au bout d'une heure des cristaux octaédriques offrant tous les caractères de l'*alun* à base de potasse.

L'*estomac* a été lavé pendant toute une journée avec de l'eau distillée froide, puis on l'a fait bouillir dans le même liquide jusqu'à ce qu'il ne fournît plus d'alun à l'eau; les liqueurs réunies et évaporées jusqu'à siccité ont laissé un résidu qui, étant carbonisé par l'acide sulfurique concentré et traité par l'eau distillée, comme je viens de le dire, a donné de l'*alun*. Le viscère épuisé par tant de lavages a été coupé par petits morceaux et carbonisé lui-même par l'acide sulfurique; le charbon ayant bouilli avec de l'eau distillée pendant un quart d'heure a fourni un liquide que j'ai filtré et mis en contact avec l'ammoniaque, qui en a précipité de l'alumine; en évaporant ce liquide jusqu'à pellicule, j'ai obtenu 1 gramme 2 décigrammes d'*alun cristallisé en octaèdres*.

Foie et rate. J'ai séparé ces organes immédiatement après la mort; je les ai coupés en petits morceaux et je les ai fait bouillir pendant une heure avec de l'eau distillée aiguisée d'acide sulfurique; la liqueur, évaporée jusqu'à siccité, a laissé un produit brun noirâtre, que j'ai carbonisé par l'acide sulfurique concentré; le charbon traité par l'eau distillée bouillante a donné une liqueur qui, après avoir été filtrée, était *incolore* et *limpide;* l'ammoniaque en précipitait de l'alumine soluble dans la potasse.

Urine. La vessie contenait 120 grammes d'urine que j'ai fait évaporer jusqu'à siccité; j'ai carbonisé le produit par l'acide sulfurique; le charbon réduit en poudre a été traité par l'eau distillée bouillante et le *solutum* filtré; l'ammoniaque a fait naître dans cette dissolution un précipité blanc assez abondant, *soluble* presque en entier dans la *potasse* pure; la liqueur potassique, filtrée et saturée par l'acide azotique, a donné par l'ammoniaque un précipité d'*alumine;* l'alun avait donc passé dans l'urine.

EXPÉRIENCE III. — J'ai obtenu les mêmes résultats en agissant sur les organes d'un chien qui avait pris 36 grammes d'*alun calciné* à base de potasse.

Il résulte de ce qui précède: 1° que l'alun est absorbé, et qu'il peut être trouvé dans les divers viscères et dans l'urine; 2° qu'on peut facilement déceler sa présence dans nos organes, dans l'urine, dans les liquides vomis et dans les matières contenues dans le canal digestif, en carbonisant ces diverses parties à l'aide de l'acide sulfurique concentré et pur; 3° que l'estomac, parfaitement lavé dans l'eau distillée bouillante, en retient une quantité notable soit à l'état d'alun, soit à l'état de sous-sulfate d'alumine et de potasse.

Procédé. On découvrira l'alun en agissant comme il a été dit à l'expérience 2 (voy. page 374).

Des préparations arsenicales.

DE L'ARSENIC.

L'arsenic doit être décrit avec soin, parce que, en définitive, dans toutes les recherches médico-légales relatives à l'empoisonnement par les divers composés arsenicaux, il est indispensable d'obtenir ce corps, pour conclure que la matière suspecte sur laquelle on a opéré était vraiment arsenicale. Il doit être étudié sous trois états: en *masse*, sous forme d'*anneau* et de *taches*. Son aspect n'est pas le même dans ces différents cas, mais ses propriétés chimiques sont identiques; dire le contraire, comme on l'a fait, il y a quelques années, c'est prouver que l'on ignore les premiers éléments de la science: lorsqu'on a soutenu que les taches arsenicales n'étaient pas de l'arsenic, c'est comme si l'on eût dit que l'or qui est appliqué sur une assiette de porcelaine n'est pas de l'or, parce qu'il est étalé et grandement divisé.

Arsenic en masse. Il est solide, gris d'acier et brillant lorsqu'il est récemment préparé; sa texture est grenue et quelquefois écailleuse, sa dureté peu considérable, sa fragilité très-grande; son poids spécifique est de 5,75; il est insipide, et répand une légère odeur lorsqu'on le frotte. Si on le chauffe en vaisseaux clos, il se sublime et cristallise en tétraèdres. S'il est pulvérisé, sa poudre est brillante, à moins qu'elle n'ait été ternie par le contact de l'air. Mis sur des charbons ardents ou sur tout autre corps chauffé au rouge, il se *volatilise* en répandant une fumée noirâtre au moment où elle se forme, devenant blanche quand elle est disséminée dans l'air, et exhalant une odeur analogue à celle de l'ail. On le distinguera facilement de tous les corps connus à l'aide de l'acide azotique, alors même que l'on ne pourra disposer que de quelques atomes; c'est donc à tort que M. Devergie annonce que si la proportion d'arsenic est faible, il y aura lieu de se demander si c'est de l'arsenic, et qu'il proscrit l'emploi de l'acide azotique. Que l'on chauffe une parcelle de ce métal avec deux ou trois gouttes de cet acide pur et concentré, dans une petite capsule de porcelaine, il se dégagera du gaz bioxyde d'azote, et l'arsenic sera transformé en acide arsénique contenant à peine de l'acide arsénieux; une ou deux minutes suffiront pour obtenir un résidu blanc, à peine visible, composé des deux acides arsenicaux: qu'on laisse refroidir la capsule et qu'on touche ce résidu par une goutte d'azotate d'argent en dissolution très-*concentrée,* à l'instant même il se formera de l'arséniate d'argent *rouge-brique;* qu'une autre portion de ce résidu blanc soit dissoute dans l'eau bouillante, et qu'après avoir introduit la dissolution dans un petit tube de verre et l'avoir acidulée par une goutte d'acide chlorhydrique et autant d'acide *sulfureux* dissous dans l'eau, on la fasse traverser par un courant de gaz acide sulfhydrique *lavé,* il se précipitera sur-le-champ du *sulfure d'arsenic jaune-serin,* insoluble dans l'eau et soluble dans l'ammoniaque avec décoloration de la liqueur; cette dissolution ne serait pas toutefois complète si le sulfure d'arsenic était mêlé de soufre.

Il n'existe aucun corps volatil qui se comporte ainsi avec l'acide azotique, l'azotate d'argent, l'eau, l'acide sulfhydrique et l'ammoniaque.

Anneau et taches arsenicales. Si les propriétés physiques de l'arsenic, sous ces deux états, diffèrent un peu de celles de l'arsenic en masse, la chaleur, l'acide azotique, l'azotate d'argent, l'acide sulfhydrique, etc., agissent sur lui exactement comme il vient d'être dit; je décrirai cet anneau et ces taches à l'article *acide arsénieux.*

L'arsenic est-il vénéneux? Voici ce que je disais dans la première édition de cet ouvrage, en 1814.

« Bayen a donné à des chiens jusqu'à 4 grammes de ce corps récemment préparé, sans que leur santé ait été sensiblement altérée. Renault a fait prendre à ces animaux 8 grammes de mispickel (alliage formé d'arsenic et de fer): ils n'ont jamais eu de nausées ni de vomissements, et il n'est résulté aucun dérangement dans leurs fonctions. Ce fait semble confirmer les résultats obtenus par Bayen, mais il ne suffit pas pour mettre l'innocuité de l'arsenic hors de doute; car, dans plusieurs expériences, il est arrivé que l'administration de cette substance a causé la mort des animaux auxquels on l'avait fait prendre. Cet effet dépendait-il de la facilité avec laquelle l'arsenic se convertit en acide arsénieux dans l'estomac?»

Depuis cette époque j'ai été chargé, avec MM. Barruel et Chevallier, d'une expertise médico-légale dont les résultats établissent l'action vénéneuse de ce corps; en effet, nous avons constaté que la matière extraite de l'estomac du cadavre de J. L..., soupçonné mort empoisonné, était formée d'un mélange d'*arsenic,* d'oxyde de fer, de sable quartzeux et de paillettes de mica; l'arsenic formait la moitié du poids de ce mélange, qui se présentait sous forme d'écailles à éclat métallique, dont quelques-unes avaient la couleur gris d'acier, tandis que d'autres étaient irisées; ces dernières avaient la plus grande ressemblance avec le cobalt ou l'arsenic du commerce pulvérisé. Un gramme de cette matière administré à des chiens a déterminé les symptômes de l'empoisonnement par les préparations arsenicales, et les animaux sont morts au bout de dix heures; nous nous sommes assurés que les *liquides* contenus dans l'estomac et dans les intestins de J. L. ne contenaient aucune trace d'acide arsénieux, en sorte que l'empoisonnement avait été l'effet de l'*arsenic* à l'état pulvérulent. (Rapport par MM. Orfila, Chevallier et Barruel, *Journal de chimie médicale,* année 1839, p. 3.)

L'observation publiée par M. Batilliat, dans le *Journal de chimie médicale* (année 1840, p. 33), sous le titre d'*empoisonnement par l'arsenic métallique,* n'est pas, à beaucoup près, aussi probante que celle dont je viens de parler, car il est évident que les accidents éprouvés par MM. S..., père et fils, après avoir bu du vin contenu dans une bouteille au fond de laquelle il y avait de l'arsenic, dépendaient d'une certaine quantité d'acide arsénieux formé aux dépens de ce corps qui avait été pendant huit mois en contact avec le vin.

Vapeurs arsenicales. Takenius fut atteint d'une toux considérable, d'une grande difficulté de respirer, de vives coliques, de pissement de sang, de convulsions, etc., pour avoir été exposé pendant quelque temps aux vapeurs qui sortaient d'un appareil dans lequel on sublimait de l'arsenic. L'usage du lait et des huileux dissipa ces accidents ; mais il lui resta pendant longtemps une toux sèche et une espèce de fièvre hectique. L'emploi des boissons adoucissantes et des choux pour aliment fit cesser ces symptômes (1).

«Inspirées en grande quantité, dit Mahon, les vapeurs arsenicales rendent la bouche et la gorge sèches, arides et enflammées ; elles produisent d'abord l'éternument, puis la suffocation, l'asthme, une toux sèche, des anxiétés, des vomissements, des vertiges, des douleurs de tête et des membres, des tremblements ; et quand elles ne donnent pas la mort, elles conduisent à la phthisie pulmonaire» (2).

Lorsqu'on fait respirer les animaux dans de l'air contenant de l'arsenic en vapeur, l'effet du poison ne doit pas seulement être rapporté à la vapeur déposée sur la membrane muqueuse pulmonaire, mais aussi et surtout à l'arsenic, qui, après s'être arrêté à la surface de l'arrière-bouche, pénètre dans l'estomac par les mouvements de déglutition, circonstance qui explique bien pourquoi la plénitude de l'estomac a une influence presque égale, soit que l'arsenic soit pris dans l'air, sous forme de vapeur, soit qu'on le porte directement dans la cavité digestive. L'arsenic *respiré avec l'air* est absorbé par le système veineux, et non par les lymphatiques et les vaisseaux lactés ; aussi M. Chatin l'a-t-il trouvé dans le sang et *non dans le chyle du canal thoracique.* L'arsenic introduit sous forme de vapeur est éliminé surtout par l'urine, mais aussi par le tube intestinal et par la peau ; l'élimination est toujours complète au plus tard du douzième au quinzième jour (Chatin).

DE L'ACIDE ARSÉNIEUX (ARSENIC BLANC, OXYDE BLANC, ETC.).

Action sur l'économie animale *et sur les végétaux.*

L'acide arsénieux, administré à l'intérieur ou appliqué à l'extérieur à très-petite dose, agit avec beaucoup d'énergie, et détruit la vie dans un espace de temps ordinairement très-court. Quelle est l'action de ce poison, comment la mort survient-elle ?

Expériences *faites par Jœger* (3). — 1° Les animalcules connus sous le nom d'*infusoires*, et qui se trouvent dans les infusions végétales et

(1) Hippocrates, *Chymicus*, cap. 24.

(2) Mahon, *Médecine légale*, t. II, p. 329, ann. 1807.

(3) *Dissertatio inauguralis de effectibus arsenici in varios organismos, etc., auctor Geor. Frieder. Jœger;* Tubingæ, 1808.

animales, périssent dans l'espace de dix à trente minutes lorsqu'on verse une demi-goutte de dissolution d'acide arsénieux dans le liquide qui les contient.

2° Les *insectes,* tels que les araignées, les mouches, etc., meurent subitement lorsque la dissolution d'acide arsénieux est introduite dans les organes digestifs, ou appliquée sur les parties molles extérieures. La mort est précédée de mouvements désordonnés des parties irritables et de l'augmentation des excrétions. Les larves des mouches vivent un peu plus longtemps que les insectes ayant subi la métamorphose.

3° La mort des *crustacés,* déterminée par ce poison (1), est précédée d'une excrétion très-abondante, même dans les organes les plus éloignés du point où la substance vénéneuse a été appliquée. Les muscles sont violemment affectés et dans un état alternatif de contraction et de repos. L'irritabilité est éteinte dès que les mouvements spontanés ont cessé.

4° Les *vers,* les sangsues, etc., périssent également par l'action de l'acide arsénieux; la partie qui est immédiatement en contact avec le poison meurt la première, et la vie s'éteint successivement dans les autres. La mort est toujours précédée d'excrétions fréquentes et de mouvements suivis de l'anéantissement de l'irritabilité.

5° Parmi les *mollusques,* les limaçons périssent de la même manière, surtout lorsque la dissolution arsenicale est appliquée sur la plaie résultant de l'ablation de la tête ou des tentacules : cependant on aperçoit déjà dans cette classe d'animaux des effets différents, suivant la partie sur laquelle le poison a été appliquée; mais dans tous les cas, il y a constamment augmentation d'excrétion et de mouvement qui est suivie de langueur, de l'anéantissement de l'irritabilité et de la mort.

6° Parmi les *poissons,* le saumon et le goujon, plongés dans une dissolution d'acide arsénieux, périssent d'autant plus vite que celle-ci est plus concentrée : du reste on observe les phénomènes que nous avons déjà décrits.

7° Les *oiseaux* semblent résister davantage à l'action de ce poison. Plusieurs de ces animaux ont vécu après avoir pris une dose d'acide arsénieux suffisante pour tuer des amphibies d'un égal volume. Voici les phénomènes qu'ils ont présentés après l'introduction de cet acide dans le canal digestif, dans la cavité abdominale, ou après son application sur le tissu cellulaire et sur les muscles : calme général; clignotement des paupières; déjections alvines fluides, quelquefois sanguinolentes; mouvements spasmodiques du pharynx; contraction antipéristaltique de l'œsophage et de la poche, suivie de vomissements et d'un tremblement général; soif; érection des plumes et crispation des téguments. Si la dose du poison n'est pas assez forte pour les tuer, ils restent dans un état de langueur, perdent l'appétit, rendent une très-grande quantité de matières liquides semblables au vert-de-gris, et

(1) Jœger entend par crustacés la puce monocle, le cloporte, et l'écrevisse de mer.

finissent par se rétablir. Si, au contraire, la quantité d'acide arsénieux est assez forte pour les faire périr, ils éprouvent une grande faiblesse, et perdent l'usage des sens externes et des facultés intellectuelles : enfin la mort est précédée d'opisthotonos et de paralysie. Le cœur, la trachée-artère, l'œsophage et les muscles des membres, soumis à l'action de la pile voltaïque immédiatement après la cessation des mouvements spontanés, donnent encore quelquefois des signes d'irritabilité ; mais le plus souvent cette propriété s'éteint avec la vie, tandis qu'elle persiste pendant assez longtemps chez les mêmes espèces d'oiseaux que l'on a décapités.

8° L'acide arsénieux détermine constamment la mort de tous les *mammifères*. On observe d'abord que ces animaux sont tranquilles; quelques-uns cependant, tels que les chiens et les chats, poussent des cris, bâillent, éprouvent des mouvements spasmodiques dans les paupières, perdent l'appétit, sont dévorés par la soif, tremblent, vomissent des matières écumeuses, et évacuent par en bas des matières liquides abondantes; leur respiration est stertoreuse, leur marche vacillante, et il ne leur est guère possible de se soutenir sur les pattes; la respiration devient plus lente, et ils sont si peu irritables qu'il est impossible de déterminer la contraction de leurs paupières, même en les piquant avec une aiguille; la pupille est à peine dilatée; ils sont en proie à des mouvements convulsifs, principalement dans les muscles extenseurs; enfin l'opisthotonos se manifeste et ne tarde pas à être suivi de la mort. Les cadavres offrent les muscles dans un grand état de contraction; l'irritabilité des intestins, du cœur, des muscles volontaires, est entièrement ou presque entièrement éteinte.

Jœger, Seguin, Marcet, Macaire, etc., avaient déjà constaté l'action nuisible de l'acide arsénieux sur les *végétaux*, lorsqu'en 1845 mon honorable ami, le professeur Chatin, entreprit sur ce sujet un travail important, entièrement calqué sur celui que j'avais publié en 1839. Voici les principaux résultats qu'il obtint.

Une plante, étant arrosée avec plusieurs litres d'une dissolution saturée d'acide arsénieux, peut mourir au bout de quelques jours en se desséchant, si elle est placée dans un endroit sec, et en se putréfiant, si elle est entourée d'humidité. Il n'en est pas toujours ainsi; souvent elle résiste, et on observe alors des phénomènes bien remarquables. Après avoir absorbé l'acide arsénieux, la plante éprouve de graves symptômes d'empoisonnement, tels que l'arrêt de sa croissance, la coloration en jaune et le dessèchement de ses feuilles; on voit quelquefois, sous l'influence du poison, des plaques noires, d'apparence gangréneuse, se montrer sur différents points du parenchyme végétal, et surtout à la surface des tiges. L'été hâte la manifestation de ces phénomènes; l'hiver, au contraire, semble les retarder. L'acide arsénieux, étant absorbé par la plante, *n'est pas également réparti* entre les différents organes qui la composent : accumulé dans les feuilles et les réceptacles des fleurs, il est encore assez abondant dans les fruits, les graines et les tiges. Si le végétal ne succombe pas aux phénomènes d'empoisonnement, l'acide arsénieux *est peu à peu éliminé*, et son expulsion a lieu dans l'espace de quinze jours à trois mois. L'agent toxique se combinant avec les alcalis contenus dans la plante, donne naissance à des sels solubles qui sont excrétés par les racines, et qu'on trouve encore un certain temps après dans le sol.

M. Filhol a fait voir depuis que les plantes absorbent plus facilement l'acide arsénique que l'acide arsénieux, et que ce dernier est moins vénéneux que l'autre; que les fruits fournissent, à poids égal, une quantité beaucoup plus considérable d'arsenic lorsqu'ils sont encore loin de leur maturité, au moment où la plante avait été arrosée avec l'acide arsénieux, que dans le cas où l'arrosage avait porté sur des plantes dont les fruits étaient mûrs ou presque mûrs; enfin que l'élimination de l'arsenic a lieu par les racines.

Expérience IX. — J'ai souvent administré à des chiens de moyenne taille 15 à 20 centigrammes d'acide arsénieux dissous dans 150 à 200 grammes d'eau distillée, et j'ai lié l'œsophage pour empêcher le vomissement. Les animaux sont morts au bout de trois, quatre ou cinq heures, après avoir éprouvé des accidents semblables à ceux qui ont été indiqués à l'expér. 8 (p. 380). L'ouverture des cadavres a été faite *immédiatement après la mort*, et aussitôt j'ai soumis aux opérations chimiques qui permettent de déceler l'arsenic, le foie, la rate, les reins, les poumons, le cœur, le cerveau et les muscles, et j'ai constamment obtenu une plus ou moins grande quantité d'arsenic sous forme de *taches arsenicales* ou d'un *anneau* arsenical. Ces résultats étaient très-sensibles surtout lorsque j'opérais avec le *foie*. L'urine contenue dans la vessie de ces animaux m'a souvent donné aussi de l'arsenic.

Expérience X. — J'ai introduit dans l'estomac d'un chien de moyenne taille, à jeun, 1 gramme d'acide arsénieux dissous dans 96 grammes d'eau distillée; l'œsophage a été lié aussitôt. Une heure vingt-cinq minutes après, j'ai ouvert l'abdomen et incisé l'aorte, afin d'obtenir une grande quantité de sang. Pendant cette opération, le canal digestif n'a pas été atteint par l'instrument, en sorte qu'il ne s'est écoulé aucune trace du liquide qu'il renfermait.

Le sang obtenu, dont je pouvais évaluer la proportion à 240 grammes, a été desséché dans une capsule de porcelaine, et mélangé avec son poids d'azotate de potasse pulvérisé; le mélange a été enflammé dans une bassine de fonte et traité par l'acide sulfurique concentré, comme il sera dit en décrivant le procédé relatif au nitre.

Le produit liquide obtenu, mis dans l'appareil dit de Marsh, a *donné une quantité notable d'arsenic*.

Le foie, la rate, les reins, le cœur, les poumons, et le cerveau, *traités de la même manière*, et *séparément*, après avoir été parfaitement lavés avec de l'eau distillée, et débarrassés, autant que possible, du sang qui les mouillait, ont également fourni de l'arsenic; le cerveau en contenait à peine; il y en avait un peu plus dans les poumons; le cœur et les reins en renfermaient davantage, et à peu près autant l'un que l'autre; le foie et la rate en donnaient encore plus que les autres viscères.

Les muscles et les os du même cadavre, après avoir bouilli pendant six heures dans environ douze litres d'eau distillée, ont fourni une liqueur que l'on a passée à travers un linge, et que l'on a fait évaporer jusqu'en consistance de sirop épais; dans cet état, on l'a mélangée avec 250 grammes environ d'azotate de potasse solide, finement pulvérisé; la masse, enflammée dans une bassine de fonte, et traitée par l'acide sulfurique, a donné une *quantité notable d'arsenic* dans l'appareil dit de Marsh.

Expérience XI. — On appliqua 35 centigrammes d'acide arsénieux sur une plaie faite au dos d'un lapin. Peu de minutes après, l'animal était languissant; la respiration était courte et accélérée, le pouls faible et imperceptible, les extrémités postérieures paralysées; il devint insensible et immobile, mais il avait de temps en temps des mouvements convulsifs; il mourut cinquante-trois minutes après l'application de l'acide arsénieux. A son ouverture, on trouva le cœur se contractant encore, mais très-faiblement, et avec lenteur; son action ne put pas être prolongée par l'insufflation d'une portion d'air dans les poumons. La membrane interne de l'estomac était légèrement enflammée (1).

Expérience XII. — Si l'on applique 25 ou 30 centigrammes d'acide arsénieux à l'extérieur du corps d'un animal de moyenne grosseur, on détermine la mort en dix-huit ou vingt heures. Les symptômes sont analogues à ceux qui résultent de son administration intérieure: douleurs, anxiétés, nausées, vomissements répétés, déjections quelquefois sanguinolentes, convulsions dans quelques cas, abattement, syncopes plus ou moins répétées, insensibilité générale, et la mort. Quelquefois, lorsque la quantité d'acide appliqué est peu considérable, les symptômes dont je parle ne se manifestent pas, et l'on n'observe qu'un engourdissement et une insensibilité semblable à celle que produit le sublimé corrosif. Il en est de même quand l'acide est injecté dans les veines.

A l'ouverture des cadavres, on trouve, d'après M. Smith, l'estomac constamment enflammé, tantôt avec, tantôt sans ulcérations; le fond de ces ulcères est couvert de sang caillé qui leur donne l'apparence gangréneuse; les intestins grêles sont remplis de bile mêlée à une assez grande quantité de mucosités ayant une odeur fétide; le duodénum offre quelquefois des ulcérations analogues à celles de l'estomac; les rides du rectum sont ulcérées.

Le cœur, dont le tissu n'est pas lésé, paraît toujours plus flasque que dans l'état naturel; il est quelquefois plus rouge qu'à l'ordinaire, et offre des taches vermeilles ou noires, larges, dans le ventricule gauche, et dont quelques-unes se prolongent de 2 millimètres dans le tissu charnu; il en est aussi qui occupent la base des colonnes charnues les plus grosses. Les poumons semblent un peu gorgés de sang. Le cerveau n'offre aucune altération. (Smith, *Dissertation inaugurale sur l'usage et l'abus des caustiques*, soutenue à Paris en 1815.)

Expérience XIII. — A onze heures du matin, j'appliquai 15 centigrammes

(1) Brodie, *Philosophical transactions*, année 1812 (ouvrage déjà cité).

d'acide arsénieux solide sur le tissu cellulaire de la partie interne de la cuisse d'un petit carlin ; le lendemain matin, l'animal n'offrait de remarquable qu'une grande accélération dans les battements du cœur ; il mourut dans la nuit. Le cadavre était roide ; la membrane muqueuse de l'estomac, de couleur naturelle, ne présentait que deux petites taches noires, presque ulcérées, près du pylore ; les tuniques du canal intestinal paraissaient dans l'état naturel. Les colonnes charnues du cœur étaient parsemées de *taches d'un rouge foncé*, presque noires : on en voyait aussi quelques-unes sur les valvules mitrales et tricuspides. Les poumons, le foie, et le cerveau, ne semblaient pas altérés.

EXPÉRIENCE XIV. — La même expérience, répétée avec 1 décigramme d'acide arsénieux pulvérisé, a amené la mort au bout de vingt-quatre heures. On voyait sur les plis de la membrane muqueuse de l'estomac, près du pylore, plusieurs ecchymoses de la largeur d'une grosse lentille, et entre ces plis, un état pointillé qui paraît être le premier degré de l'ecchymose ; mais nulle part on ne découvrait de traces de ramollissement ni d'ulcération.

EXPÉRIENCE XV. — Un autre chien, empoisonné comme le précédent, mourut au bout de trente-quatre heures ; la membrane muqueuse de l'estomac, de couleur naturelle, n'était pas ramollie, et offrait au milieu de sa face postérieure une ulcération de la largeur d'une pièce de 50 centimes, et trois plus petites dans le voisinage du pylore, sans la moindre trace d'ecchymose.

EXPÉRIENCE XVI. — Un décigramme du même poison fut appliqué sur le tissu cellulaire de la partie interne de la cuisse d'un chien robuste. Six heures après, l'animal était dans un grand état d'abattement ; il mourut le lendemain. A l'ouverture du cadavre, on ne découvrit aucune trace de lésion organique.

EXPÉRIENCE XVII. — A onze heures du matin, j'appliquai sur le tissu cellulaire du dos d'un chien faible 20 centigr. d'acide arsénieux solide : l'animal vomit au bout d'une demi-heure, et mourut à quatre heures, sans avoir éprouvé d'autre symptôme que de l'abattement. A l'ouverture du cadavre, qui fut faite immédiatement après la mort, on ne découvrit qu'une rougeur marquée de la valvule mitrale du cœur. Le *foie*, la *rate*, les *reins*, les *poumons*, le *cœur*, le *cerveau*, le *canal digestif*, les *muscles*, *soumis séparément* aux opérations qui permettent de déceler la présence de l'arsenic, et qui seront décrites plus loin, donnèrent *des taches arsenicales plus ou moins nombreuses; on en obtint surtout du foie, de la rate et des reins*.

EXPÉRIENCE XVIII. — Le 30 juillet 1840, à dix heures du matin, j'appliquai sur la cuisse d'un chien robuste et de moyenne taille 12 centigrammes d'acide arsénieux finement pulvérisé ; à midi et demi, j'injectai dans l'estomac 500 grammes d'eau tenant en dissolution 10 grammes de nitre et 20 grammes de vin blanc ; cette injection fut renouvelée trois fois, à deux heures, à trois heures et demie et à cinq heures. A six heures un quart, l'animal, qui n'avait pas vomi, *urina* considérablement. On lui fit prendre 500 grammes d'eau de Seltz; il *urina* abondamment pendant la nuit. Le lendemain, il paraissait bien. A neuf heures et demie, on injecta 750 grammes d'eau de Seltz. A midi, il *urina* abondamment, sans éprouver d'accidents notables; il *urina* encore beaucoup pendant la nuit. Le 1er et le 2 août, on lui administra cinq fois, tantôt 500 grammes, tantôt 800 grammes de l'une des boissons précitées, ce qui détermina l'expulsion d'une *quantité considérable d'urine*. Ce liquide, analysé depuis le commencement de l'empoisonnement aussitôt qu'il était rendu, fournit chaque fois des *taches arsenicales nombreuses*. Le 10 août, lorsque l'animal mangeait avec appétit, et qu'il était parfaitement *rétabli*, on le pendit, *et il fut impossible de déceler la moindre trace d'arsenic dans le foie, la rate, les reins, les poumons, le cœur*, etc.

Expérience XIX. — J'ai souvent introduit, dans l'estomac ou dans le rectum de cadavres déjà froids de chiens ou de l'homme, 2 ou 3 grammes d'acide arsénieux dissous dans 4 à 500 grammes d'eau distillée, et j'ai examiné les divers viscères au bout de huit, dix, quinze ou vingt jours. Constamment j'ai pu reconnaître les effets de l'*imbibition cadavérique:* les tranches du *foie* ou des autres organes qui touchaient le canal digestif, coupées avec soin et analysées, fournissaient de l'arsenic, tandis que je n'en retirais pas sensiblement, ou même pas du tout, des tranches qui n'avaient pas été en contact avec ce canal. Si le cadavre était resté couché sur le dos, lorsque l'acide arsénieux avait été introduit dans l'estomac, je retirais l'arsenic de la moitié gauche du diaphragme et du lobe inférieur du poumon gauche, tandis que je n'en obtenais pas des autres portions du diaphragme ni du poumon droit.

Observation Ire. — Le Dr A. Cazenave, agrégé distingué de la Faculté de médecine de Paris, qui a si souvent administré les préparations arsenicales, et qui a suivi pendant si longtemps la pratique éclairée de Biett, sur ce point, à l'hôpital Saint-Louis, m'a transmis des détails propres à éclairer la question qui m'occupe. «L'arsenic, qui paraît avoir d'ailleurs une action spéciale sur l'estomac et les intestins, dit-il, doit être placé à la tête des agents de la médication *tonique stimulante*. Les résultats obtenus par la voie expérimentale sont tout à fait d'accord avec ceux que fournit l'observation pathologique. Harles en a fait prendre à des adultes sains, depuis 2 jusqu'à 16 milligr. Nous l'avons donné, M. Biett et moi, à un très-grand nombre d'individus qui se trouvaient dans des circonstances analogues, c'est-à-dire qui étaient atteints d'une *éruption chronique*, sans trouble des fonctions; nous administrions 2 à 6 milligr. d'*arséniate de soude*.

«*Sous l'influence des premières doses*, il survient *un sentiment de constriction à la gorge*, quelquefois un *mouvement fébrile* plus ou moins fort, remarquable, dans quelques circonstances, par les variations du pouls; celui-ci est alternativement mou, faible, serré, fréquent, etc; mais bientôt après il y a *augmentation de la chaleur de tout le corps*, qui devient plus sensible à mesure que l'on élève la dose. Ce phénomène est surtout très-saillant dans les maladies chroniques de la peau. Sous l'influence des préparations arsenicales, les plaques malades se gonflent, s'animent, s'échauffent, la vie y devient plus active; il s'établit un travail de résolution, qui souvent amène très-promptement la disparition de ces plaques. L'appétit est augmenté; ce phénomène est presque instantané. Si on élève la dose, il est remplacé par les suivants: perte d'appétit, vomiturition, nausées, soif, constipation ou évacuations alvines plus fréquentes. La *sécrétion de l'urine* est augmentée, ou bien il y a *augmentation de sueur*. Il se manifeste aussi une salivation plus ou moins abondante.

«Tels sont les principaux symptômes qui suivent presque constamment l'emploi des préparations arsenicales; or, ce sont ceux des agents de la médication *tonique-stimulante;* ils ne peuvent laisser de doute sur le mode d'action de l'*arsenic,* qui ne peut être considéré qu'à ce titre, au moins sous le rapport *thérapeutique.*

«Ce qui le démontre encore ce sont: 1° les applications qui en ont été faites; ainsi, c'est un médicament précieux dans le traitement des *fièvres intermittentes,* des *névroses,* des *maladies chroniques* de la peau, etc., toutes affections pour le traitement desquelles on a recours le plus ordinairement à des médicaments dont les effets immédiats sont ceux des agents *toniques* ou *stimulants;* 2° le caractère des symptômes qui traduisent son effet exagéré; ces symptômes consistent dans un *état fébrile,* la *chaleur de la peau,* la *rougeur de la langue,* et plus tard, si on prolonge l'emploi de l'arsenic, ou si l'on augmente la dose, la *douleur du ventre* et le dévoiement; 3° *le soin que l'on prend* de l'associer souvent à des agents *calmants, atoniques,* tels que la ciguë, l'opium, etc.; 4° le rôle que l'*arsenic* paraît jouer dans les tisanes de *Feltz,* d'*Arnoud,* dont les effets immédiats sont ceux des *médicaments stimulants;* 5° la nature des symptômes locaux et généraux qui suivent son *application externe,* et le mode de traitement par lequel on le combat avec avantage (l'*érysipèle,* le *gonflement considérable,* la *douleur,* la *fièvre,* le *délire* et le *vomissement* qui cèdent promptement aux boissons acides, aux évacuations sanguines locales ou générales); 6° la *nature du traitement,* qui a été *généralement* admis pour remédier aux accidents déterminés par l'arsenic, à *doses toxiques,* traitement qui, partout, a toujours été composé, sinon d'évacuations sanguines, au moins, de médications *émollientes, atoniques, antiphlogistiques.*

«En résumé, dit M. Cazenave, la lecture des auteurs qui se sont occupés de l'arsenic, l'expérience et l'opinion de M. Biett, mon maître, les observations très-minutieuses que j'ai faites moi-même, l'étude attentive des travaux et des discussions toxicologiques récentes, me laissent *convaincu* que l'arsenic est un agent *sthénique,* et toutes les fois que je serai à même de constater des accidents qu'il aurait produits, je n'hésiterai point à lui opposer les remèdes dits *antiphlogistiques,* et, au besoin, les évacuations sanguines.»

Observation II. — Le Dr Schedel résume ainsi les effets qu'il a observés à l'hôpital Saint-Louis, sous la direction de Biett: «J'ai constamment vu que les symptômes généraux qui se développent chez les malades atteints de maladies chroniques de la peau, et auxquels on administrait l'arsenic à doses très-fractionnées, sont de nature *sthénique* ou excitante. Lorsque cet état est porté à un certain degré, l'on remarque tous les symptômes de la fièvre inflammatoire de Pinel; il y a rougeur et chaleur à la peau; le visage est fortement coloré, le pouls est plein, dur et accéléré; il y a de l'agitation, de la soif, et tous les accidents sont calmés très-promptement par l'emploi de la *saignée*.

«Je ne parle ici, je le répète, que de malades chez lesquels les préparations arsenicales ont été employées à doses très-fractionnées, et de manière à ne donner lieu à aucun symptôme d'irritation gastrique. Beaucoup de malades ne présentent souvent aucune trace d'excitation; mais lorsque ces accidents se développent, ces accidents sont essentiellement de nature *sthénique*.

«Tous les médecins qui ont administré l'arsenic à doses très-minimes, savent qu'il convient d'en diminuer la dose à mesure que le traitement avance. L'arsenic paraît en effet s'accumuler dans l'économie, et c'est probablement sur le système sanguin que ses effets nuisibles se font sentir; mais toujours est-il que ces accidents disparaissent promptement par l'emploi de la saignée et des antiphlogistiques. Quant aux alcooliques et aux excitants, je crois que c'est se jouer de la vie des hommes que de les administrer en face d'une aussi vive excitation.

«Pour juger de l'action constitutionnelle de l'arsenic, il me paraît nécessaire de le donner ainsi qu'il a été employé chez les malades dont j'ai l'honneur de vous entretenir (c'est-à-dire à doses très-fractionnées). L'on obtient alors une action lente et progressive, et les accidents qui se montrent proviennent d'une sorte d'imprégnation de tous les tissus. Il serait impossible d'admettre en ce cas, ainsi qu'on pourrait le faire dans un empoisonnement par une certaine dose d'arsenic, que les symptômes inflammatoires observés proviennent non de l'action constitutionnelle du poison, mais bien des lésions produites par son contact avec les membranes muqueuses.

«Veuillez, monsieur et très-honoré doyen, excuser cette communication d'une personne qui vous est inconnue; mais en vérité je me sens tellement convaincu de la fausseté d'une théorie qui attribue une action *asthénique* à l'arsenic, que je n'ai pu m'empêcher d'élever la voix, et de rappeler des faits pratiques devant l'autorité desquels une théorie contraire doit s'écrouler.» (Lettre du 26 mars 1840.)

Observation III. — M. Tonnelier fut appelé, le 9 nivôse an X, à onze heures du soir, chez madame L..., pour donner des secours à sa fille, âgée de dix-neuf ans, qu'on annonça être dans un état cruel. Il la trouva, en effet, dans un abattement extrême. Agenouillée sur le plancher de sa chambre, la tête appuyée sur les bras de son frère, elle ne pouvait pas se soutenir; son visage était inégalement rouge et couvert de sueur; ses yeux étaient entr'ouverts, injectés, remplis de larmes, ses paupières bordées d'un rouge vif, sa voix presque éteinte, sa respiration courte, fréquente, plaintive; elle éprouvait dans l'estomac des douleurs horribles, semblables à celles qu'aurait produit du feu, et elle faisait des efforts extrêmement pénibles pour vomir. Il y avait quatre heures qu'elle était dans cet état. Interrogée par M. Tonnelier, elle avoua qu'elle avait pris de l'arsenic (acide arsénieux) dans la matinée. On croit que c'est vers onze heures du matin qu'elle prit ce poison, dans une soupe qu'elle avait faite pour son déjeuner. Cependant il ne se manifesta aucun accident très-fâcheux avant le soir; dans la journée elle avait offert différentes fois des changements de couleur au visage, et quelques autres signes d'une personne qui souffre et qui est dans l'inquiétude; mais elle s'était efforcée de cacher sa douleur, et même de montrer un visage serein. Elle avait dîné assez bien à deux heures; à sept heures du soir, des vomissements se déclarèrent avec une extrême violence; à huit heures, elle eut une légère convulsion qui dura plusieurs minutes, ensuite les vomissements reprirent avec la même violence qu'auparavant. Comme elle avait refusé de boire, la matière des vomissements se réduisait à peu de chose; elle était composée d'une partie de son dîner, d'une matière visqueuse, quelquefois sans couleur, quelquefois d'un jaune pâle, d'un peu de salive écumeuse, et de quelques stries de sang. La malade fut mise dans son lit, d'après les conseils de M. Tonnelier. Son pouls était petit, inégal, irrégulier, très-fréquent. L'épigastre était d'une sensibilité excessive, et il y avait aussi des douleurs très-vives dans le canal intestinal. La déglutition était déjà très-difficile; cependant on vint à bout de la faire boire copieusement; elle vomit, par ce moyen, plus facilement et sans interruption jusqu'à une heure: alors les vomissements cessèrent pendant une dizaine de minutes; la malade s'appuya sur son oreiller; elle parut s'endormir; on l'entendit même ronfler. Mais bientôt une secousse d'estomac la réveilla, et les vomissements reprirent jusqu'à deux heures. Son état devint de plus en plus fâcheux.

A deux heures un quart, nouvelle apparence de sommeil pendant huit minutes, ronflement, respiration plus lente, hoquets, vomissements pendant un quart d'heure, froid du visage, des mains et des avant-bras; cris par intervalles, agitation extrême, contorsion de tous les membres; une selle spontanée, qui était la deuxième depuis l'invasion des accidents. A trois heures, un peu de calme; elle prie les assistants de ne point parler de son malheur. La respiration devient plus lente encore, le froid augmente, nouveaux signes d'agitation, rêvasseries; le pouls est insensible. A quatre heures, elle ouvre les yeux et se plaint de ne pas voir la lumière; elle gémit sur son sort; ses bras sont comme morts. A cinq heures, le visage est glacé, le nez et les lèvres sont violets, les battements du cœur presque totalement insensibles; un râle léger survient, et la mort.

Cette jeune personne, tourmentée par le chagrin, avait déjà tenté deux fois de se détruire par le poison. Neuf mois auparavant, M. Tonnelier, appelé pour lui donner des secours, la trouva dans un état assez semblable à celui que je viens de décrire; mais les symptômes avaient un degré d'intensité beaucoup moindre, sans doute parce que la dose du poison avait été très-petite. La malade se rétablit en peu de temps, à l'aide de boissons mucilagineuses : seulement il lui resta une douleur vers la partie inférieure droite de l'estomac, dont elle se plaignit dans la suite constamment. Quant au second empoisonnement, il fut moins grave encore que le premier.

Ouverture du cadavre. A l'extérieur, contraction des muscles de la face, roideur insurmontable des membres, couleur violette plus ou moins foncée des jambes, des cuisses, des reins et du dos; visage pâle, lèvres violettes; chaleur assez marquée du cadavre vingt-six heures après la mort.

A l'intérieur, les poumons étaient extraordinairement gorgés de sang dans les deux tiers de leur volume et surtout à leur partie postérieure. Les tranches qu'on en sépara présentaient un tissu compact assez dur, d'où suintait, à la moindre pression, du sang, sans apparence de bulles d'air, par une multitude de petits points. Les parties antérieures des poumons étaient rougeâtres à leur superficie, mais du reste assez élastiques et remplies d'air. Les deux ventricules du cœur contenaient du sang extrêmement noir; le ventricule aortique en renfermait un peu plus que l'autre. L'estomac était très-distendu par le liquide dont il était encore rempli; sa surface externe présentait une infinité de petits vaisseaux injectés de sang. Il en était de même du canal intestinal, tant à sa surface externe qu'à sa surface interne, dans quelques points de son étendue. Le foie et la rate étaient aussi très-gorgés de sang. L'estomac, ayant été vidé et ouvert dans toute son étendue, offrit une surface grenue, déterminée par le volume augmenté des glandes muqueuses dont la couleur était noirâtre, tandis qu'elle-même était d'un rouge plus ou moins foncé et parsemée çà et là, principalement vers l'orifice pylorique, de plaques extrêmement noires; l'épiderme de la membrane muqueuse avait été entièrement enlevé : on voyait à l'orifice cardiaque une ligne de démarcation qui, surmontant d'une manière plus sensible que dans l'état naturel le niveau de la surface interne de l'estomac, prouvait bien cet enlèvement : au reste il n'y avait aucune érosion profonde. Deux jours après l'ouverture, la couleur rouge avait presque totalement disparu, et la couleur noire s'était changée en un rouge foncé.

On trouva dans le liquide qu'on avait retiré de l'estomac un kyste formé, selon Dupuytren, par une expansion de la membrane muqueuse de l'estomac, dans laquelle on pouvait encore voir des vestiges de vaisseaux; il avait environ 4 centimètres de long, 2 centimètres de diamètre, et ses parois avaient à peu près 1 millimètre d'épaisseur : de la face intérieure de ce kyste, partaient des cloisons minces, d'apparence celluleuse, et qui renfermaient, dans des espaces distincts, les fragments inégaux d'une matière cristalline qui, soumis à divers essais faits successivement par Dupuytren et par Vauquelin, offrit tous les caractères de l'*arsenic* (acide arsénieux). Le savant chirurgien que je viens de citer pense que la production de ce kyste tient aux deux empoisonnements antérieurs à celui qui a terminé la vie : cette opinion lui paraît d'autant plus fondée que la malade ressentait des douleurs constantes à l'endroit de l'estomac correspondant à celui où le kyste fut trouvé (1).

OBSERVATION IV. — Le 22 avril dernier, la nommée Menbielle, fille d'environ vingt-sept ans, trouva malheureusement le moyen de se procurer de l'arsenic; on le lui donna en masse, je ne sais à quelle dose. Elle en croqua sous ses dents une partie de la journée, et en mit de petits fragments dans un verre d'eau qu'elle avala. Mais on la surprit : ce qui resta au fond du verre décela son dessein funeste, et, après avoir nié longtemps que ce fût de l'arsenic, elle fut convaincue par un morceau de la grosseur d'une aveline qu'on trouva encore dans sa poche, et qui paraissait avoir été rongé.

Pendant quelques heures, cette fille, obstinée dans son projet exécrable, refusait opiniâtrement toute espèce de secours. Elle protesta n'avoir pris que très-peu de poison. Elle avait l'air de la plus grande tristesse, et sa physionomie exprimait le chagrin et la morosité. Il fallut lui faire avaler de force de l'eau, de l'huile, du lait.

J'arrive dans ce moment, vers six heures du soir. Quand, après bien des instances, je lui eus arraché son fatal secret, et que j'eus comparé avec la très-petite quantité de poison qu'elle m'avoua avoir prise, la légèreté des symptômes dont je la vis affectée, j'avoue que je fus dupe de sa fausse confession, et que j'espérai que le délétère avalé en petites masses, par conséquent point dissous, et attaquant ainsi moins de points dans le velouté de l'estomac, pourrait être plus aisément évacué, et ne produirait dans cet organe que des érosions légères.

Je me croyais d'autant plus fondé à espérer que cette malheureuse fille pourrait être sauvée d'un suicide prémédité, que je la vis enfin céder de bonne grâce à mes instances pour boire abondamment, demander à parler à son directeur, affecter un air sûr et tranquille, et ne souhaiter autre chose que du repos, m'assurant qu'elle ne souffrait absolument aucune douleur : en effet, l'ayant examinée très-attentivement, elle était fraîche; son pouls était tranquille et point serré, sa bouche naturelle, sans la moindre excoriation, sans enflure, sans ptyalisme; point de spasme à la gorge ni à la mâchoire, point de gonflement d'estomac ni de ventre, point de nausées. Elle n'avait point eu de vomissements avant mes secours; mais elle en eut beaucoup après, et ils s'exécutaient avec la plus grande aisance : chaque vomissement était suivi de poison, partie à demi dissous, partie en petits fragments encore durs, et de la grosseur de grains de millet.

Je commençais, d'après la quantité que mirent sous mes yeux les vomissements, à me défier de la sincérité de la malade dans l'aveu qu'elle m'avait fait. Elle me parut, vers huit heures seulement, souffrir de l'estomac; il semblait que ma présence et mes soins lui étaient très à charge; elle ne sollicitait instamment que mon éloignement. Elle demanda ses poches à

(1) *Journal de médecine, chirurgie et pharmacie*, par Corvisart, Leroux et Boyer, t. IV, p. 15, an X.

plusieurs reprises; je les fis fouiller; on y trouva beaucoup d'arsenic en petits morceaux, mêlés avec de la mie de pain sèche. Je fis donner, dans un verre de lait et d'eau de guimauve, 4 grammes de sel d'absinthe, et j'en fis dissoudre une égale dose dans deux ou trois verres qui restaient : la malade avait pris tout cela à dix heures, et avait beaucoup vomi, et toujours de la substance arsenicale. J'eus soin, dans la même soirée, de lui faire administrer plusieurs lavements gras.

Vers les onze heures, elle affecta une tranquillité plus grande que jamais. Elle s'était retournée sur le côté, et me témoigna la plus grande envie de dormir. Elle était toujours dans le même état de tranquillité apparente que j'ai décrit plus haut, au premier quart d'heure où je l'avais vue. On lui donna des lavements et on lui fit boire du lait coupé jusqu'à trois heures du matin, qu'elle s'assit sur son séant, se plaignit un peu du mal d'estomac, et expira sans la moindre agonie.

L'ouverture fut faite le lendemain. Le cadavre découvert, nous aperçûmes un bon nombre de taches livides, surtout autour de la bouche, du cou, des clavicules et du sein droit. Le bas des fausses côtes offrait aussi à la vue plusieurs petites ecchymoses.

L'œsophage et l'estomac ouverts nous offrirent un grand engorgement et une dilatation variqueuse dans les vaisseaux de ces parties. La cavité du ventricule contenait une assez grande quantité d'une liqueur brune, qui ne nous parut être que le résidu des boissons que la malade avait prises la veille. Nous trouvâmes de plus un repli ou froncement au cardia, rempli d'un gros caillot de sang et d'une mucosité contenant plusieurs fragments d'arsenic blanc à demi dissous et de la grosseur de grains de millet, tels que, la veille, nous en avions vu rejeter à la malade. Le canal intestinal était vide; ses vaisseaux étaient très-distendus et engorgés : nous y reconnûmes aussi, mais moins abondamment que dans le ventricule, de petits morceaux d'arsenic encore durs, mais dont la dissolution, commencée sans doute depuis le sac alimentaire, a été aussi la cause, par sa causticité, de la mort prompte de la malade.

Les autres viscères du bas-ventre et de la poitrine n'ont offert rien de particulier à nos recherches.

D'après ce procès-verbal d'ouverture, il est certain que la fille Menbielle est morte empoisonnée par l'arsenic; mais en comparant les symptômes avec l'événement fatal, quel est le mode de destruction qu'a éprouvé ici la nature? Point de vomissements vifs, point de signes de fortes douleurs, point de convulsions, peu de soif, point de sécheresse à la bouche. La mort pourtant a suivi de près (1).

Observation V. — M***, âgé de quarante-cinq ans environ, dans le délire d'une passion violente, prend, vers huit heures du matin, environ 12 grammes d'acide arsénieux en poudre, étendu dans un verre d'eau, et

---

(1) Observation rapportée par Laborde, médecin (*Journal de médecine*, t. LXX, p. 89, année 1787).

sort immédiatement après pour faire ses adieux à ses amis, en déclarant qu'il vient de s'empoisonner. On reconnaît une poudre blanche dans le liquide qu'il a bu sous les yeux de sa nièce, qui est l'objet de son amour; on s'adresse à un homme de l'art pour constater la nature de cette substance, qui est véritablement de l'acide arsénieux; on fait pendant deux heures des recherches inutiles pour trouver M***. Enfin il rentre chez lui vers dix heures; on lui représente tous les dangers de sa position; il convient qu'il a avalé 12 grammes d'acide arsénieux, et il consent à prendre en trois doses et à demi-heure d'intervalle, 15 centigrammes de tartrate de potasse et d'antimoine : ce sel est donné sans aucun résultat. On administre beaucoup de lait et de boissons mucilagineuses qui ne tardent pas à déterminer l'évacuation de la majeure partie des liquides ingérés. On ne crut pas nécessaire d'examiner leur nature chimique, parce qu'il était suffisamment constant, par l'aveu du malade, qu'ils contenaient de l'acide arsénieux. A une heure, M***, qui jusque-là avait peu souffert, se plaignit d'un resserrement douloureux à la région épigastrique, de chaleur brûlante, de soif; la figure était altérée; les traits grippés, le pouls accéléré. Ces symptômes devinrent bientôt plus intenses; les parois de l'abdomen semblaient contractées vers la colonne vertébrale; le pouls était petit, serré, intermittent, la face décomposée; à quatre heures, sueurs froides de la face et des extrémités, pouls à peine perceptible. Mort à cinq heures du soir.

Ouverture du cadavre. Les traits conservent encore l'expression de souffrance de la veille. Le ventre ne contient aucun liquide épanché; tous les viscères de l'abdomen ont l'*aspect naturel;* la membrane muqueuse de l'estomac et des intestins ne présente, dans toute son étendue, *aucune inflammation, aucune rougeur, aucune altération de texture:* une matière pulvérulente, mêlée avec une portion des boissons administrées, fut recueillie en assez grande quantité et séchée : la plus grande partie était renfermée dans l'estomac; on en trouva une très-petite portion dans le duodénum ; elle offrait les caractères de l'acide arsénieux (Missa de Soissons).

Observation VI. — Un homme, âgé d'environ quarante-cinq ans, buvait souvent près d'un litre d'eau-de-vie par jour. Le 2 juillet 1821, vers trois heures de l'après-midi, il conçut le dessein de s'empoisonner en prenant de l'acide arsénieux, et il en avala aussitôt une assez grande quantité. Dès que sa famille s'aperçut du malheur, elle appela un chirurgien, qui, d'après la *tranquillité du sujet,* était disposé à douter de l'accident; mais il vit le poison dans la bouche du malade qui le croquait. Cet homme ne voulait point de secours et menaçait de son couteau ceux qui tentaient de l'approcher. Il but du lait, de l'huile, du cidre, de l'eau. D'après le rapport des assistants, il n'eut aucun vomissement jusqu'à huit heures moins un quart du soir; *il fut aussi calme qu'on pouvait le désirer :* les extrémités devinrent ensuite froides, les jambes se fléchirent convulsivement sous les cuisses, et la mort arriva peu d'instants après le vomissement.

Ouverture du cadavre. La face était peu altérée, les yeux encore assez brillants; le ventre, loin d'être météorisé, paraissait plutôt resserré sur lui-même. Toutes les parties postérieures du tronc et les extrémités étaient d'un rouge violet. L'intérieur de la bouche, du pharynx, de l'œsophage, était blanchâtre, et la membrane muqueuse se détachait facilement en lambeaux; les points que touchaient, dans cette partie, des parcelles d'arsenic, n'étaient pas différents en couleur du reste de la membrane. L'estomac offrait à l'extérieur sa forme et sa couleur naturelles; les vaisseaux de sa grande courbure étaient à peine engorgés; ils contenaient des fluides dont la nature variait ainsi que la quantité : à la grande courbure et aux orifices, c'était une mucosité sanguinolente, ailleurs une mucosité jaunâtre; de gros et longs grumeaux d'arsenic, enveloppés de mucus sanguinolent, se voyaient auprès des deux orifices; la membrane muqueuse était très-enflammée et rouge comme du sang dans une grande partie de son étendue. Le duodénum ne contenait qu'une mucosité blanchâtre; il paraissait parfaitement sain, ainsi que tous les autres intestins, qui, resserrés tous, surtout les grêles, renfermaient un liquide qui avait l'odeur du cidre. La vésicule du fiel était pleine. Les poumons étaient d'un violet beaucoup plus foncé que de coutume dans toutes leurs parties. L'oreillette droite et le ventricule droit du cœur étaient pleins d'un sang fluide et noirâtre; les deux autres cavités de cet organe étaient vides. Les autres viscères n'offraient rien d'extraordinaire. Cette observation est remarquable par le calme que témoigna le malade, et par la légèreté apparente des symptômes que suivit une mort si prompte. (Gérard de Beauvais, *Bulletin de la Société médicale d'émulation*, décembre 1821.)

Observation VII. — Macé et Goval, écrivains publics, vivant en commun du produit de leur travail, trouvèrent dans leur chambre trois cervelas et un morceau de pain enveloppés dans du papier; ne sachant pas comment ces aliments avaient pu être introduits chez eux, ils n'osèrent pas d'abord en manger : cependant le dimanche soir, 29 juillet 1822, n'ayant rien pour souper, ils s'y décidèrent et mangèrent le morceau de pain, chacun un cervelas, et entamèrent même le troisième. Deux ou trois heures après, ils commencèrent à éprouver des coliques et des envies de vomir; pendant toute la nuit les coliques augmentèrent, des vomissements eurent lieu. Un pharmacien qu'ils allèrent consulter leur fit boire beaucoup de lait; mais les coliques, les vomissements, ne cessèrent pas. Le lendemain, à dix heures, ils se présentèrent à la consultation publique de l'Hôtel-Dieu.

Goval paraissait peu souffrant; son visage, le son de sa voix, n'étaient pas altérés; il dit qu'il avait eu de très-forts vomissements et d'abondantes évacuations; mais il ne tarda pas à se rétablir. Macé marchait avec peine, le corps courbé, la figure pâle, portant l'empreinte de la plus profonde douleur. Dans la journée, il eut plusieurs évacuations alvines, de fréquents vomissements de matières liquides jaunâtres, qui furent recueillies; l'épigastre était très-douloureux à la pression, la face grippée. Le malade était dans un état d'agitation et de contraction continuelles; il ne pouvait répondre que par monosyllabes aux questions qu'on lui faisait. On lui administra une grande quantité de décoction de graine de lin et de racine de guimauve. Le soir, même état de souffrance. (*Potion calmante, plusieurs lavements avec addition de huit à dix gouttes de laudanum dans chaque.*) Le pouls était accéléré; mais on ne l'a pas examiné avec assez de soin pour qu'on puisse rien dire de positif sur son état. Le 31 juillet, les vomissements avaient cessé; les selles contenaient des mucosités sanguinolentes; il survint du délire; la peau des extrémités se refroidit; le malade se leva, et se fit, en tombant, une petite plaie à la partie postérieure de la tête: il mourut à dix heures du soir, quarante-huit heures après le souper suspect.

Ouverture du cadavre, faite trente heures après la mort. Le corps est dans un état de roideur générale ; les doigts et les orteils sont fortement rétractés. On voit à la tête la petite plaie dont j'ai parlé ; les os du crâne conservent leur intégrité. La surface convexe du cerveau offre un léger enduit rougeâtre; il y a un peu de sang épanché à la partie inférieure de la fosse temporo-occipitale droite: ces lésions sont regardées comme l'effet de la chute qui avait eu lieu quelques heures avant la mort.

L'*estomac* paraît sain à l'extérieur; il contient environ 256 grammes d'un liquide jaunâtre: en épongeant ce liquide, on trouve un grand nombre de *petits grains blancs, durs*, de grosseur et de forme diverses; la surface interne de cet organe offre une couleur rouge foncée qui ne disparaît pas par des lotions réitérées, ni par des frictions faites avec des linges et la lame des scalpels; vers l'orifice duodénal existaient plusieurs taches d'une forme inégalement arrondie, d'une largeur variable depuis celle d'une pièce de 50 centimes, jusqu'à celle d'une pièce de 5 francs, d'une couleur brune; à l'endroit de ces taches, les membranes paraissent boursouflées, mais elles ne se déchirent pas avec plus de facilité que dans les autres points de l'estomac; la tunique séreuse n'est point altérée. L'*œsophage* est dans l'état naturel. Le *duodénum* et le commencement de l'*intestin grêle* offrent une couleur rouge foncée; mais on n'y remarque pas de taches comme dans l'estomac. Dans tout le reste du canal digestif, existe une très-forte injection vasculaire. On trouve dans toute l'étendue du canal intestinal, de petits corps blancs semblables à ceux qui étaient dans l'estomac, et que l'analyse démontre être de l'*acide arsénieux*. Les *poumons* ne présentent rien de remarquable. Le *péricarde* contient 32 grammes environ de sérosité incolore.

La surface externe du *cœur* est dans l'état naturel; mais, à l'intérieur, on observe une *altération remarquable ;* les cavités gauches sont d'une couleur *rouge marbrée;* dans le ventricule de ce côté, et principalement sur les colonnes charnues, on voit *de petites taches d'un rouge cramoisi;* en incisant sur les points où elles existent, on reconnaît qu'elles ne sont pas bornées à la surface, mais qu'elles pénètrent dans la *substance charnue du cœur*. Les cavités droites offrent une couleur *rouge beaucoup plus foncée* et *presque noire;* sur les colonnes charnues du ventricule on remarque aussi quelques *taches*, mais moins nombreuses et moins prononcées que dans le ventricule gauche. L'aorte, l'artère et les veines pulmonaires ne présentent aucun signe d'altération.

Cette ouverture a été faite en présence de M. le procureur du roi, de Dupuytren, Petit et moi; elle est surtout intéressante par les *altérations du cœur*, qui sont semblables à celles que l'on remarque sur les chiens qui ont été empoisonnés par l'acide arsénieux. Je regrette beaucoup de ne pas pouvoir joindre les détails d'un autre cas d'empoisonnement par cet acide, observé à Brest par M. Mollet, second chirurgien de la marine, qui m'a dit avoir également constaté des lésions analogues dans le tissu du cœur. (*Arch. gén. de méd.*, février 1823.)

Observation VIII. — Mardi 19 mars 1839, à dix heures du soir, j'étais à l'Hôtel-Dieu, lorsqu'un gardien de la prison vint chercher l'interne de garde; je partis immédiatement, et au bout de quelques instants j'arrivai près de Soufflard.

Je le trouvai assis sur une chaise, les bras et les mains emprisonnés par la camisole de force, les traits horriblement altérés; il vomissait. Sa longue barbe, ses vêtements, toute sa personne étaient souillés par des matières blanchâtres au milieu desquelles on reconnaissait du lait caillé et des débris d'aliments. — Il ne me vit pas entrer. L'un des gardiens lui dit : «*Soufflard*, voici le médecin; *dites-lui avec quoi vous vous êtes empoisonné.*» A ces mots il dressa vivement la tête, me regarda fixement d'un air de désappointement, et ne répondit pas. Je réitérai la même question; même silence. On m'apprit alors qu'au sortir de l'audience il avait demandé de l'eau, en avait bu plus d'un litre, et que, ramené dans son cachot, il s'était mis à vomir. C'est à ce moment qu'on m'envoya chercher.

On n'avait aucun renseignement sur la nature du poison qu'on le soupçonnait d'avoir pris. Seulement un gardien avait extrait, avec le doigt, de la bouche de Soufflard, une matière blanchâtre, semblable à du tartre, placée entre la lèvre inférieure et la gencive. Malheureusement cette matière n'avait pas été conservée. Je ne pus en retrouver de traces dans la cavité buccale. Je constatai toutefois que la lèvre inférieure avait été fortement cautérisée, car sa membrane muqueuse était blanche, fendillée, et le moindre attouchement y provoquait une excessive douleur.

En cherchant avec les doigts dans le vase où étaient les produits du vomissement, je sentis deux petits graviers que je retirai pour les examiner. Leur couleur était d'un blanc sale; ils me parurent amorphes. J'en mis un sur ma langue, et j'y trouvai une saveur douceâtre d'abord, puis fortement styptique. L'autre, placé sur un charbon allumé, se volatilisa en répandant des vapeurs épaisses qui exhalaient une odeur d'ail très-prononcée. Je dis alors à Soufflard : *Malheureux! vous vous êtes empoisonné avec de l'arsenic! — Oui*, répondit-il avec sa forte voix qu'il grossissait encore, *vous dites vrai. J'ai avalé de quoi tuer six hommes : mon affaire est sûre, je le sens.*

Je prescrivis aussitôt 5 centigrammes d'émétique dans un verre d'eau, afin de faire rendre le lait qu'on avait administré, et d'évacuer les portions d'arsenic qui se trouvaient encore dans le canal digestif. Le malade vomit abondamment. On lui fit boire de l'eau tiède pendant que je courais à l'Hôtel-Dieu chercher de l'hydrate de sesquioxyde de fer. J'en trouvai un bocal à la pharmacie, et je me hâtai de l'apporter à la prison.

Revenu près de Soufflard, mon premier soin fut de lui faire ôter la camisole. Il se mit alors la tête dans ses mains, et s'écria : *Innocent! innocent!* — Je lui présentai un verre d'eau froide dans laquelle j'avais agité une cuillerée d'oxyde de fer, autant que le véhicule pouvait en tenir en suspension. Il l'avala d'un seul trait et le vomit presque immédiatement. Il poussait des cris bruyants, sans articuler de paroles intelligibles. Je lui pris la main pour explorer le pouls ; je pus à peine sentir les pulsations de l'artère radiale ; elles étaient petites, concentrées, irrégulières. La peau avait le froid du marbre ; une sueur visqueuse la couvrait, surtout vers le front et les tempes. De temps en temps le malade roidissait les membres, les maintenait fortement étendus pendant quelques instants, puis les laissait retomber dans un état complet de résolution. C'est alors que les vomissements reparaissaient avec une nouvelle énergie. Ils étaient formés de lait caillé et de la boisson que je lui faisais prendre.

Toutes les cinq minutes Soufflard buvait une tasse d'eau ferrée, puis il restait calme quelques secondes. — Interrogé par moi sur le siége des douleurs qu'il éprouvait, il me dit en montrant son estomac : *C'est là que je suis brûlé. Oh! que c'est atroce!*

Il était onze heures et demie. Le malade pouvait avoir pris environ 180 grammes d'oxyde de fer. Son état paraissait plus satisfaisant. Tout à coup il se lève, claque des dents, contracte les muscles de sa face avec d'effroyables contorsions, et s'écrie : *J'ai froid, je n'en peux plus.* — Il tremblait comme au début d'une fièvre intermittente. Cependant on avait mis un poêle dans le cachot, et la température de l'air environnant était plutôt élevée que basse.

J'ordonne qu'on lui enlève ses vêtements et qu'on lui prépare son lit, ce qui est fait à l'instant. Pendant que debout il se prêtait à ce qu'on le déshabillât, des matières semi-fluides s'échappent en quantité de l'orifice inférieur du rectum. Je ne peux mieux comparer leur sortie spontanée qu'au jet formé par un liquide qui s'élance par le robinet qu'on vient d'ouvrir ; il en a rendu de quoi remplir un bassin. Blanches d'abord comme le lait qu'il avait vomi, elles sont ensuite jaunâtres, et paraissent n'être autre chose que la boisson dont il fait usage.

On le couche dans son lit, que je n'avais pu faire chauffer faute d'appareils convenables ; comme il ne se trouvait qu'une couverture, je fais mettre un matelas par-dessus. Soufflard reste calme quelques instants ; sa respiration est plaintive et précipitée, sa peau glacée, sa figure affreusement pâle. Je cherche en vain à lui tâter le pouls : il m'est impossible de percevoir le moindre frémissement de l'artère. J'applique la main sur la région précordiale, pas le plus léger battement. Je me baisse comme pour approcher l'oreille de sa poitrine, mais il me repousse d'un air sombre, et j'avoue que je ne crus pas prudent d'insister.

Depuis huit minutes les vomissements n'ont pas reparu, bien que le malade ait bu plusieurs fois de la même potion. Mais à minuit ils éclatent de nouveau. Des flots de matières jaunâtres, mêlées à des caillots de lait, sont rejetés de l'estomac. On aurait entendu les cris de Soufflard à une asssez grande distance, et je ne puis mieux comparer leur timbre qu'aux rugissements d'une bête féroce. Couché tantôt sur le côté droit, tantôt sur le côté gauche, il changeait de posture avec une vivacité de mouvements que je ne pourrais dépeindre. Par instants il restait étendu sur le dos, les talons rapprochés des tubérosités sciatiques, les genoux élevés en l'air et écartés l'un de l'autre. Puis, par une sorte de culbute, il pirouettait sur lui-même et reprenait une autre attitude.

A minuit un quart, il s'écrie : *Ma mère, ma pauvre mère! Innocent!* puis il murmure à voix basse des paroles confuses, comme si son imagination était préoccupée d'images sinistres.

Il répond avec justesse, mais sèchement, à toutes les questions. Quand on lui demande qui lui a donné le poison : *C'est mon secret,* dit-il, *personne ne me l'arrachera.*

Cependant les vomissements se répétaient de cinq minutes en cinq minutes, par crises entre lesquelles il y avait quelques moments de calme. Comme la peau était restée glacée, je fis mettre des bouteilles d'eau chaude le long des avant-bras, des cuisses, des mollets, et à la plante des pieds.

A minuit trente-cinq minutes, Soufflard, qui jusque-là n'avait accusé de douleurs que vers l'estomac, presse la main droite sur l'ombilic, et élevant la gauche vers moi : *Mon Dieu!* s'écrie-t-il, *on me brûle les intestins.* Le ventre cependant était souple, non météorisé. Je craignis un instant qu'il ne se fût fait une perforation intestinale : mais peu à peu les souffrances se calmèrent, et elles ne reparurent ensuite que sous forme de tranchées, à d'assez longs intervalles.

Il est une heure moins un quart. Je n'ai pu réchauffer le malade, dont la figure, les mains et les pieds, ont pris une teinte bleuâtre. Le pouls ne bat plus. Je continue à préparer la boisson ferrée que Soufflard prend avec avidité, tourmenté qu'il est par une soif ardente ; j'y ajoute quelques gouttes de laudanum et d'eau de fleurs d'oranger par tasse : les vomissements semblent un peu diminuer. Les mots *j'ai soif! à boire!* sont les seuls qu'il prononce. Sa voix est lugubre, mal articulée, car il ne peut rapprocher les lèvres, l'inférieure étant cautérisée, pendante, renversée en dehors et excessivement douloureuse.

A une heure cinq minutes, Soufflard se plaint du besoin d'uriner qu'il dit ne pouvoir satisfaire. Je palpe la région hypogastrique : la vessie ne paraît pas distendue. Cependant les plaintes continuent. Je pratique à l'instant le cathétérisme ; mais la sonde ne donne issue qu'à quelques cuillerées d'urine assez claire. Le malade se prête sans difficulté à cette opération.

Dans l'espoir de ranimer un peu le pouls et de calmer les souffrances du malade, nous prescrivons, M. Bonnet et moi, une potion avec l'eau de menthe, l'extrait de quinquina, l'éther, le sirop d'opium, les seules substances convenables que nous trouvons à la pharmacie de la prison. Nous mettons les doses à peu près, n'ayant rien pour les mesurer.

A deux heures moins dix minutes, M. l'aumônier, que j'avais fait appeler, nous dit avoir trouvé les facultés intellectuelles de Soufflard parfaitement intactes. Quel a été le résultat de cet entretien ? Je l'ignore. Seulement je remarquai qu'à notre retour le malade était plus calme; nous crûmes même qu'il sommeillait.

Cependant, bientôt les vomissements reparurent. Je lui fis prendre par cuillerées la potion que nous avions préparée, mais à peine avait-elle touché l'estomac, qu'elle était rejetée au milieu d'affreuses contorsions.

Il est deux heures et demie. Le pouls ne s'est pas relevé; on ne le perçoit même pas. — Froid glacial de toute la surface du corps, bien que la chaleur du cachot soit entretenue par un poêle où l'on fait un grand feu. — Je demande à Soufflard comment il se trouve : *Mieux*, répondit-il, *je sens que ça produit son effet*, et il accompagne ces mots, je ne dirai pas d'un sourire, mais d'une contorsion affreuse du visage qui exprime son contentement de voir la mort approcher.

De trois à quatre heures du matin, l'état du malade ne change pas. Même agitation, même absence de chaleur animale, mêmes vomissements. Il ne souffre ni à la tête, ni au cœur, ni dans les membres : la douleur, et elle est atroce et continue, est concentrée tout entière vers l'estomac. — Tranchées abdominales fréquentes.

A quatre heures, nous lui mettons des sinapismes aux extrémités, afin de réveiller la température et la circulation : mais tout est inutile. Le cœur ne fonctionne plus, ou du moins ses contractions ne se révèlent ni par le choc du pouls ni par les battements de la région précordiale.

Nous remarquons que le malade porte sans cesse ses mains sur l'épigastre, et se gratte la peau avec ses ongles, comme s'il éprouvait une démangeaison superficielle en ce point. Ce n'est point de la carphologie.

Vers cinq heures Soufflard, s'écrie à plusieurs reprises, en se tordant dans son lit : *J'étouffe!...* Par moments il lance avec ses pieds et ses mains ses couvertures à une assez grande distance, et ouvrant la bouche largement, comme pour aspirer l'air qui lui échappe, il reste ainsi plusieurs secondes dans une effrayante immobilité.

A dater de ce moment, la gêne de la respiration fut le phénomène prédominant. — Il demande de l'eau fraîche, on lui en donne; il désire des fruits rafraîchissants; M. Bonnet lui envoie chercher un citron qu'il suce par tranches avec avidité.

Entre six et sept heures, la déglutition commence à devenir difficile. Les boissons, en tombant dans l'arrière-gorge, font entendre un gargouillement de mauvais augure. Comme il paraît dégoûté de sa tisane ferrée, nous la remplaçons par de l'eau sucrée, avec un peu de vin d'opium (1).

Cependant il se plait de ses sinapismes : nous les retirons. La peau n'est ni rouge, ni chaude, ni tuméfiée dans les points où ils ont été appliqués. Leur effet s'est borné à une simple exaltation de la sensibilité.

A sept heures et demie, un des gardiens l'a entendu s'écrier : *Mère de Dieu, en grâce soulagez-moi!* — Je n'oublierai de ma vie le spectacle épouvantable de ce criminel haletant, se roulant comme un forcené, puis

---

(1) Soufflard avait pris environ 600 grammes d'hydrate de sesquioxyde de fer.

redevenant immobile, criant sans cesse, rejetant par la bouche et les narines des matières qui le brûlaient, et, au milieu de tout cela, conservant la netteté de ses idées et toute la vigueur de son système musculaire.

Depuis qu'il était couché, il n'avait pas eu de déjections alvines : ce n'est que vers huit heures qu'il a sali ses draps avec des matières semblables à celles qui s'échappaient de la bouche. Il n'a point rendu d'urine ni volontairement ni involontairement ; je m'en suis assuré.

Les parois abdominales étaient fortement contractées et rapprochées de la colonne vertébrale. On sentait les muscles droits tendus comme dans la colique de plomb. Le palper n'était pas trés-douloureux, excepté vers le creux de l'estomac, ce dont on était averti par la manière un peu brutale avec laquelle Soufflard repoussait les mains. Nous lui fîmes quelques frictions sur le ventre avec un liniment composé de baume tranquille, d'huile d'amandes douces et de laudanum. Il ne fut pas soulagé.

Toute la surface tégumenteuse était bleuâtre, violacée. La respiration devenait de plus en plus difficile. L'anxiété du malade allait toujours croissant. *Tuez-moi,* répétait-il, *ou donnez-moi quelque chose qui me soulage.* Il prononçait souvent le nom de sa mère. Nous l'entendîmes s'écrier : « *Mon Dieu! quand cesserez-vous donc de me faire souffrir!*

Vers neuf heures tous les symptômes de l'asphyxie se déclarent au plus haut degré. Soufflard est plus calme; mais ce calme est celui qui précède la mort.

A dix heures tout annonce une fin prochaine, et pourtant le malade n'a rien perdu de son énergie morale et physique. Je m'entretiens avec lui de son état. C'est à dix heures et demie qu'il me donne des détails sur son empoisonnement. J'apprends de lui qu'il a pris 12 grammes d'acide arsénieux, et qu'il n'a demandé de l'eau que pour entraîner la portion de poison que sa salive n'avait pu délayer. Un gardien profitant de cette occasion pour lui demander de quelle manière il s'était procuré de l'arsenic : *Vous êtes bien curieux,* lui a-t-il répondu; *je ne dis que ce que je veux, et vous ne saurez rien.*

Enfin les bronches se sont engorgées. La poitrine ne se dilatait plus que par intervalles; il s'est mis à râler.

C'est à onze heures cinq minutes que Soufflard est mort. Il n'a eu, dans ses derniers moments, ni convulsions, ni symptômes cérébraux, ni aucun désordre vers le système nerveux. Il s'est éteint en se roidissant tous les muscles et grinçant les dents : c'est à la détente générale et subite de tout son corps qu'on a reconnu qu'il avait cessé de vivre (1).

Je demande maintenant à l'Académie la permission de résumer, en quelques mots, les principaux phénomènes présentés par chaque appareil. Ainsi

(1) M. Orfila a déclaré, devant un nombreux auditoire qui se pressait à son cours, qu'il était impossible de sauver Soufflard, et qu'appelé à ma place, il n'eût pas agi autrement que je l'avais fait ; cependant il aurait en outre tenté la saignée, si toutefois elle était praticable.

époufillée de ces circonstances accessoires, cette observation n'aura plus lors qu'un caractère exclusivement médical.

Résumé. — Appareil respiratoire. Gêne de la respiration toujours croissante et aboutissant à l'asphyxie. Le malade ne tousse et n'expectore que dans les efforts de vomissement. Crachotement continuel de salive et de mucosités gutturales; point de douleur vers la plèvre ni les parois thoraciques. Je n'ai pu ausculter, encore moins percuter.

Appareil circulatoire. C'est par la concentration du pouls et l'affaiblissement des contractions du cœur que la scène a ouvert. A onze heures et demie, tout mouvement circulatoire paraît suspendu. Depuis cet instant jusqu'au moment de la mort, je n'ai plus senti de pouls ni de battements du cœur. Il n'y a point eu de cardialgie, point de syncope, point de palpitations. J'interroge et j'examine à tout instant le malade; il n'a pas témoigné de souffrances vers le cœur pendant toute la durée de sa cruelle agonie.

La circulation capillaire ne se faisait plus. En appuyant le doigt sur un point de la peau, on déterminait une empreinte blanchâtre, puis la teinte bleue se reproduisait, mais avec lenteur, comme si le sang n'eût repris sa place que pour se remettre en équilibre dans ses vaisseaux. Je n'ai pas aperçu d'ecchymoses ni d'éruptions pétéchiales.

Les veines, surtout les jugulaires, étaient dilatées, ce qui donnait à toute la peau un aspect violacé.

Il n'y a pas eu d'apparence de réaction. Tout le corps était glacé; la chaleur n'y est pas revenue un instant. La température des téguments s'échauffait un peu dans les parties où étaient appliquées les bouteilles chaudes; mais c'était par la transmission directe du calorique, car, après qu'on avait retiré ces bouteilles, on ne retrouvait plus qu'un froid glacial.

Appareil digestif. C'est vers l'estomac que toutes les souffrances étaient concentrées. Le malade y portait continuellement les mains, exprimant par ses cris qu'il ressentait des douleurs horribles. Retour fréquent de coliques atroces. Le malade n'a eu que quelques instants de relâche dans ses vomissements. Je n'ai point aperçu de sang dans les matières rejetées de l'estomac et du rectum.

Soufflard se plaignait d'un goût affreux dans la bouche et l'arrière-gorge; la langue était tuméfiée et grisâtre.

Système nerveux. L'intelligence n'a pas été pervertie une seconde. Au début, au milieu, à la fin, les réponses de Soufflard étaient parfaitement calculées, et il sentait toute la valeur de ses paroles.

La sensibilité générale est restée intacte; elle n'a été ni exaltée ni diminuée.

Les mouvements n'ont offert aucun désordre. Pas de convulsions, de soubresauts de tendons ni de carphologie.

Rien de modifié vers les sens. Les yeux seulement étaient parfois tournés en haut et dans un état de strabisme; mais ils reprenaient leur direction naturelle quand on appelait l'attention du malade. Les pupilles paraissaient contractées. Il n'y a point eu de céphalalgie, de bourdonnements d'oreille ni d'horripilations.

Je me suis assuré qu'il n'existait pas de priapisme.

En proie continuellement à d'effroyables tortures, Soufflard n'a pas eu un instant de sommeil.

Sécrétions. Les sécrétions n'ont rien offert de particulier, à part cette sueur froide et visqueuse qui recouvrait toute la peau comme une sorte d'enduit.

Quant à l'habitude extérieure du corps, je ne puis mieux comparer Soufflard qu'à un cholérique dans la période algide.

Autopsie cadavérique. Le jeudi 21 mars, à neuf heures du matin l'autopsie de Soufflard fut faite à la Morgue, sur la réquisition du procureur du roi, par MM. Orfila, Lesueur et Ollivier (d'Angers).

Le cadavre avait une rigidité extrême. Les traits du visage conservaient l'expression que je leur avais connue pendant la vie. Les yeux largement ouverts brillaient dans l'orbite avec une sorte d'aspect farouche. Point d'éruption pétéchiale sur la peau, qui offrait une teinte violacée. Soufflard devait avoir une force musculaire très-grande, car ses membres étaient charnus, robustes, sa poitrine large, et tout annonçait une constitution puissante.

La mâchoire inférieure ayant été sciée à sa partie moyenne, nous pûmes explorer l'intérieur de la cavité buccale. Les gencives et la face interne des joues, le voile du palais, les piliers, la luette, toutes ces parties offraient une rougeur vive. La lèvre inférieure était profondément cautérisée, et son volume double de ce qu'il est à l'état naturel. La langue avait l'aspect saburral; son épithélium, détruit dans divers points, surtout à la face supérieure de l'organe et au-dessous du frein, laissait à nu les papilles gonflées et rougeâtres. Elle était extrêmement tuméfiée.

Injection assez vive du pharynx et de l'œsophage; ce ne sont pas des arborisations vasculaires, mais des plaques, les unes grisâtres, les autres sanguinolentes, disséminées par intervalles.

L'estomac s'offrit dans un état de désorganisation complet; il contenait environ trois ou quatre verres d'un liquide rougeâtre, filant, mélangé de caillots de lait. La membrane muqueuse gastrique n'existait plus, ou du moins ce n'était qu'une pulpe noirâtre, glutineuse, facile à détacher avec le doigt. Au-dessous d'elle on apercevait une surface saignante, granuleuse, mamelonnée, qui ressemblait à ces plaies recouvertes de végétations gangréneuses. Dans certains points, le tissu des parois stomacales, sphacélé à une certaine épaisseur, ne paraissait plus réduit qu'au feuillet séreux : près du pylore, on voyait une plaque *grisâtre, large de trois doigts, qui était comme tannée.* La membrane muqueuse qui la recouvrait semblait avoir été cautérisée avec un acide. Il est probable que c'est là qu'avait séjourné le poison avant d'être dissous par les mucosités gastriques. Il n'y avait nulle part de perforation. Nous avons extrait des quantités assez considérables d'acide arsénieux, surtout au voisinage de l'anneau pylorique.

Le duodénum et les autres parties du tube intestinal sont examinés avec le plus grand soin. Nous n'y trouvons plus de ces larges cautérisations; ce sont des plaques semées de distance en distance, et creusées à la manière des plaques typhoïdes. Elles sont d'autant moins nombreuses qu'on s'éloigne davantage de l'estomac. La tunique muqueuse qui les sépare est parfaitement saine. Au centre de chaque plaque est un petit fragment d'acide arsénieux qui paraît avoir agi sur l'intestin comme la pierre à cautère sur la peau. Il est probable que ces divers fragments, entraînés par des caillots de lait, ont parcouru impunément un certain trajet, jusqu'au moment où ils ont été arrêtés par les replis de la membrane muqueuse. Ceci explique le retour de ces coliques intercurrentes que le malade éprouvait, et leur cessation quand l'eschare était produite.

Nous fûmes frappés du calibre du gros intestin : c'est à peine s'il admettait la branche de l'entérotome. Était-ce un rétrécissement morbide produit par le poison, était-ce une disposition congéniale ? J'inclinerais plutôt vers cette dernière supposition, attendu qu'il n'y avait que très-peu de lésions dans la tunique muqueuse du gros intestin, et que les autres parties du canal digestif, qui étaient beaucoup plus altérées, conservaient leur diamètre naturel.

Péritoine intact. Il contenait dans sa cavité quelques cuillerées de sérosité légèrement jaunâtre.

Les autres viscères de l'abdomen nous ont paru être dans leur état normal. Rien de particulier vers le foie. La bile remplit la vésicule; mais les canaux cholédoques sont libres, car on la fait sourdre dans le duodénum par une pression légère. La rate est volumineuse ; un sang noir, liquide, en distend les cellules.

Les reins ne sont point injectés. Les bassinets sont vides. Point de rougeur à l'intérieur des uretères. La vessie contient environ un verre d'urine qui n'offre aucun caractère physique spécial; ses parois ont leur coloration et leur consistance habituelles. Il en est de même du col vésical.

Tout le système veineux abdominal était fortement gorgé de sang liquide. La veine porte offrait un volume énorme. On observait cet état de réplétion générale jusqu'aux radicules des veines mésentériques.

On ouvre avec précaution la cavité thoracique. Le sang qui s'écoule est noirâtre, non coagulé; il rougit faiblement au contact de l'air.

Les plèvres sont saines. Il n'y a pas d'épanchement ni d'exsudations pseudomembraneuses dans les cavités droite et gauche de la poitrine. Cependant le poumon ne s'est pas affaissé sous l'influence de la pression atmosphérique. D'où vient cette perte d'élasticité? De l'infiltration sanguine et de l'induration de son tissu. Coupé par tranches, le poumon offre tous les caractères physiques de l'engouement; il est rouge, gorgé de sang, à peine crépitant. J'en mets un morceau dans un baquet plein d'eau : il va d'abord au fond, puis revient à la surface pour redescendre encore; ce n'est qu'après plusieurs mouvements oscillatoires qu'il surnage; mais son poids spécifique a tellement augmenté, qu'il est presque égal à celui de l'eau. Les deux poumons sont engorgés à un même degré dans toutes leurs parties, au sommet comme à la base, en avant comme en arrière. L'insufflation de l'air par les tuyaux bronchiques n'épanouit pas leur parenchyme, qui semble être devenu imperméable. Certains points sont d'une couleur violacée, uniforme, comme s'il y avait eu de ces hémorrhagies capillaires connues sous le nom d'apoplexie. Dans les autres points de son épaisseur, le poumon est uniformément noirâtre.

J'ai coupé une tranche de ce viscère dans un endroit où il offrait ces deux colorations à la fois; j'en ai exprimé le sang avec mes doigts par une pression ménagée, et je l'ai lavé dans de l'eau. Le tissu pulmonaire a repris sa texture spongieuse et une partie de son élasticité. Les deux nuances de coloration avaient disparu.

Toutes les divisions de l'artère pulmonaire sont remplies de sang incoagulable. Il en est de même du ventricule droit, de l'oreillette et des deux veines caves, qui ont un volume monstrueux.

Au contraire, les veines pulmonaires sont à peu près vides, leurs parois sont revenues sur elles-mêmes. Les cavités gauches du cœur ne contiennent presque pas de sang.

C'est donc dans le poumon que la circulation s'est arrêtée. Peut-être le ventricule droit avait-il perdu l'énergie suffisante pour faire parcourir au sang son trajet habituel à travers l'appareil respiratoire; peut-être aussi le sang, privé de sa coagulabilité, était-il devenu impropre à circuler dans ses capillaires, et s'était-il extravasé. Quoi qu'il en soit, on comprend comment le sang, arrêté dans les poumons, séjournait dans les cavités droites, et s'accumulait dans les veines caves, et, de proche en proche, dans le système veineux général.

Le péricarde était parfaitement sain. Point d'épanchement dans son intérieur, ni de rougeur sur ses feuillets fibreux et séreux.

Le cœur avait son volume ordinaire. Je viens de dire que ses cavités gauches étaient à peu près vides. Cette circonstance n'expliquerait-elle pas l'absence du pouls? En effet, si le ventricule ne recevait plus de sang du poumon, il ne pouvait pas en envoyer dans le système artériel.

Entre les colonnes charnues du ventricule gauche et à la base des piliers de la valvule mitrale, existait une rougeur disséminée çà et là avec des nuances inégales de coloration, sans ulcération de la membrane interne. Ces rougeurs étaient-elles le simple produit de phénomènes cadavériques? Il n'y en avait point d'apparentes dans le ventricule droit, ce qui laisserait à penser que si elles ont été sensibles dans le gauche, cela pourrait tenir à la couleur plus vermeille du sang artériel, qui ferait ressortir davantage les moindres traces d'imbibition.

Le tissu cardiaque était sain dans son épaisseur.

Quant au système nerveux cérébro-spinal, un mot me suffira pour exprimer son état; il n'offrait aucune trace de lésion dans son tissu ni dans ses enveloppes. Point de rougeur des méninges, excepté que les vaisseaux de la pie-mère étaient un peu dilatés. Point d'injection de la pulpe nerveuse; seulement, quand on coupait par tranches la substance cérébrale, de grosses gouttes de sang veineux venaient sourdre à la surface des incisions. Il y avait bien loin de ces congestions passives à un état inflammatoire véritable. Les sinus étaient gorgés de sang. Le liquide céphalo-rachidien ne nous a présenté rien de particulier dans sa quantité ni dans ses caractères physiques.

Le canal vertébral n'a point été ouvert; mais la conservation intacte du mouvement et de la sensibilité dans toutes les parties du corps éloigne l'idée d'une lésion de la moelle épinière. (Observation lue par le Dr C. James, à l'Académie royale de médecine, en mars 1839.)

Le cadavre de Soufflard ayant été mis à ma disposition, je constatai pour la première fois *chez l'homme* que l'acide arsénieux était absorbé et porté dans tous les tissus; en effet, je retirai, en opérant comme je le dirai plus loin, des quantités notables d'arsenic de plusieurs parties du corps, et notamment du foie, de la rate, des reins, des poumons, du cœur et des muscles.

Observation IX. — Le 28 janvier 1839, vers les deux heures, trois domestiques de l'hôtel des Alpes, nommés François Ragot, Alphonse Bouju et Élise Belbot, furent pris simultanément de vomissements immédiatement après leur repas, composé d'un ragoût de mouton aux pommes de terre, dans lequel on avait fait entrer, au lieu de farine, environ trois cuillerées d'une poudre blanche dont on me présenta le reste sur une assiette, et que l'analyse démontra être de l'acide arsénieux.

Le premier avait mangé à satiété de ce ragoût, auquel les deux autres, surtout la dernière, touchèrent à peine, à cause de l'âcreté qu'il donnait au goût. Appelé presque aussitôt, je m'empressai, après avoir ordonné de l'eau tiède, de faire reconnaître le poison à la pharmacie Jordan, et d'administrer le sesquioxyde de fer hydraté, qui fut donné à haute dose environ une demi-heure après l'accident, et continué toute la soirée.

La jeune fille vomit à plusieurs reprises pendant quelques heures, et dès lors n'éprouva plus d'autres accidents qu'un léger mal de tête qui dura plusieurs jours.

Alphonse continua son travail malgré les vomissements, qui ne s'arrêtèrent qu'après vingt-quatre heures écoulées. Le lendemain, il avait un très-violent mal de tête, accompagné d'une forte fièvre et de sensibilité à l'épigastre. Vingt sangsues suffirent pour calmer ces symptômes; le jour suivant il était sur pied; toutefois la céphalalgie persista pendant huit jours.

François, sujet de cette observation, est âgé de vingt-huit ans, d'une taille moyenne, brun, ayant ordinairement la face colorée: il m'avait paru, avant l'accident, robuste, sans prédominance musculaire, et d'une activité médiocre; il mangeait habituellement beaucoup. Les symptômes que j'observai chez lui s'enchaînèrent de la manière suivante:

Le premier jour, les vomissements furent fréquents et tenaient en suspension du sesquioxyde de fer tant qu'on en administra; plus tard, ils renfermèrent de la bile verte, devinrent de moins en moins fréquents, et s'arrêtèrent complétement vers la fin du quatrième jour.

Du reste, nulle douleur à l'épigastre ni à l'abdomen; absence totale d'évacuations alvines; peau fraîche, pouls petit, sans trop de fréquence.

Le lendemain 29, pesanteur de tête, peau chaude sans sécheresse, pouls un peu plus élevé que la veille, langue médiocrement sèche sans rougeur; légère sensibilité à l'épigastre et à la région iliaque gauche; les vomissements continuent; pas de selles; les mouvements sont faciles. Diète, boissons mucilagineuses, limonade gazeuse, potion avec 16 grammes de sirop diacode, lavements émollients; application à l'épigastre de vingt-cinq sangsues, qu'on ne peut faire dégorger et qui meurent de suite: les piqûres laissent échapper beaucoup de sang.

Le 30, cessation des symptômes précédents, à l'exception des vomissements, qui persistent à de plus longs intervalles: mêmes boissons. Les deux jours suivants, un peu d'étonnement dans la physionomie, pesanteur de tête sans céphalalgie, abattement, peau plus chaude et pouls un peu plus élevé, vomissements rares, ventre indolore, même à la pression; pas de selles; continuation des mêmes boissons, compresses froides sur le front, pédiluves.

Le 2 février, aggravation des symptômes précédents; yeux fixes et étonnés, stupeur, pas de céphalalgie, délire léger; le malade fait des mouvements pour déplacer la glace qu'on lui met sur la tête; yeux injectés comme au commencement des fièvres éruptives, pouls plus élevé, 88 pulsations; battements de cœur tumultueux; rien du côté des voies digestives. Boissons douces, glace sur la tête, sinapismes aux pieds, vingt sangsues à l'anus qui donnent peu de sang; bain.

Le 3 à midi, consultation avec M. Orfila; la nuit a été agitée; délire léger, hébétude, intelligence obtuse: toutefois le malade répondait directement aux questions; pas de céphalalgie; les battements du cœur sont tumultueux, sans bruit de soufflet; le pouls, saccadé, large et fort, donne 90 pulsations; la peau est chaude et sèche. Le malade indique depuis quelques jours, dans l'étendue de l'œsophage, une sensation douloureuse, qu'il désigne sous le nom d'éraillement; la langue est un peu sèche, sans rougeur; on remarque sur le front, autour des yeux, sur les pommettes, le haut des bras, les épaules, le haut de la poitrine, une éruption de pustules blanches peu nombreuses, qui devinrent analogues, pour la forme et la marche, à celles de la petite-vérole. Ces pustules, dont quelques-unes étaient isolées, la plupart confluentes et faciles à déchirer, furent remplacées par des croûtes épaisses, qui laissèrent des cicatrices très-apparentes. On observe encore l'impuissance presque absolue des membres, plus prononcée du côté gauche; la sensibilité, bien qu'émoussée, est conservée. Continuation du froid, large saignée qui se couvrit de couenne, se prend en caillots, et dans laquelle M. Orfila découvrit, par l'analyse, des traces d'arsenic.

Les 4, 5 et 6 février, nuits plus agitées; symptômes cérébraux plus marqués, toutefois sans céphalalgie; délire plus fort, surtout dans la nuit du 5 au 6, où l'agitation a été des plus grandes; le malade est inquiet, et parle sans cesse d'un confesseur; l'obscurité de la chambre empêche d'attacher une grande importance à la dilatation de la pupille; le cœur, encore plus tumultueux, bat largement, et laisse entendre un fort bruit de soufflet; le pouls, toujours plein et saccadé, s'élève à 110; apparition de sueurs abondantes qui ne s'arrêtèrent complétement que dans les premiers jours de mars. Rien du côté des poumons et des voies digestives, si ce n'est l'augmentation de la soif. Boissons douces, variées, continuation du froid et des cataplasmes sinapisés, application de vingt sangsues à la région du cœur; le dernier jour, administration de 2 décigrammes de digitale unie à la thridace; demi-lavement avec miel mercurial.

Le 7, consultation avec M. Orfila. Stupeur, cessation du délire, somnolence continuelle, battements de cœur et bruit de soufflet toujours très-marqués, pouls un peu moins fort, sueurs abondantes; les boutons de l'éruption commencent à se déchirer. M. Orfila est d'avis de continuer le froid et la digitale, que j'ai administrée, jusqu'au 14 février, à l'intérieur à la dose de plusieurs décigrammes, et à l'extérieur sous forme d'emplâtre.

Du 7 au 11, diminution des symptômes précédents; toutefois la stupeur est toujours très-marquée; la résolution des membres existe toujours; le bruit de soufflet s'apaise graduellement; le pouls, moins élevé, mais encore fréquent, dépasse 100 pulsations.

Le 11, on remarque un peu d'aggravation; le bruit de soufflet n'est pas encore éteint; le pouls est plus élevé, la langue belle; l'épigastre est sensible à la pression; le ventre se ballonne. Application de dix sangsues à l'épigastre, cataplasmes, bains, lavements émollients.

Du 12 au 15, état plus satisfaisant, stupeur moins grande; on remarque seulement une prostration plus marquée; le pouls, plus faible, mais encore fort, donne au delà de 100 pulsations. Cessation du bruit de soufflet; les sueurs continuent, moins abondantes; langue belle et humectée; il y a eu plusieurs selles moulées, fétides, par l'effet des lavements; le malade ne peut supporter l'usage du bouillon de poulet.

Du 15 au 20, aggravation des symptômes; au premier aspect, on croirait le malade atteint de fièvre typhoïde; somnolence continuelle; stupeur plus marquée; air d'hébétude; tintements d'oreille; point de douleur ni de céphalalgie; injection rouge des pommettes; ophthalmie légère qui cède en plusieurs jours aux résolutifs; décubitus dorsal, résolution des membres et du tronc; maigreur très-prononcée; peau sudorale; les battements du cœur se font sentir avec force à la main appliquée à la région précordiale; matité peu étendue de cette région; à l'auscultation, on entend des bruits qui ne diffèrent de l'état normal que par la fréquence, la force et l'éclat très-intense; le pouls, large sous le doigt, donne de 95 à 100 pulsations; rien du côté du poumon; la langue est assez nette, sans sécheresse; la pression ne détermine aucune douleur dans l'abdomen; mais le ventre, rétracté, excavé, débordé de toutes parts par la poitrine et le bassin, laisse voir la saillie de la colonne vertébrale et les battements de l'aorte; gargouillement; pas de dévoiement; incontinence d'urine qui continue jusqu'au 10 mars.

Le malade a été vu dans cet état par MM. les Drs Orfila, Mathieu et Beauvoisin, et par M. Pidansat, élève des hôpitaux; ces messieurs ont approuvé une évacuation sanguine de 360 à 420 grammes que j'ai pratiquée le 18. Le sang à caillots, consistant, non couenneux, fut analysé par M. Orfila, qui trouva encore de l'arsenic; continuation du froid; des boissons douces, des lavements émollients, deux bains. Je fais transporter le malade dans une chambre plus aérée; du 2 au 4 mars, amélioration sensible; l'espérance se peint sur la physionomie et dans les paroles du malade.

Les sueurs cessent; la peau est sèche et un peu chaude; le pouls, encore fort, conserve toujours de la fréquence, 90 pulsations.

Les mouvements, plus faciles dans les bras et les cuisses, et tant à droite qu'à gauche, sont toujours impossibles dans les mains et les pieds; nuits calmes. Frictions avec l'eau chlorurée, cessation du froid sur la tête, lait coupé, quelques cuillerées de bouillies légères.

Le 5 mars, facies satisfaisant, sommeil facile; les tintements d'oreille continuent; le pouls se maintient à 90 sans être petit; pas d'appétit prononcé; la langue, belle et humide, est couverte seulement, au milieu, d'un enduit blanchâtre; le ventre, toujours indolore, est un peu moins rétracté; pas de selles, toujours l'incontinence d'urine. Continuation du lait coupé, pomme cuite. Lotions chlorurées.

Du 5 au 17, facies riant; le pouls, peu développé, donne de 80 à 88 pulsations; l'appétit se développe graduellement; les mouvements sont plus faciles, aux extrémités inférieures surtout. Le malade peut rester assis plusieurs heures; cessation de l'incontinence d'urine, bouillons coupés, fruits cuits, potages légers, un peu d'eau rougie vers les derniers jours, œufs et poisson en petite quantité.

Le 18, à la suite d'une alimentation trop abondante, le malade est depuis la veille dans un état moins satisfaisant. Le facies est toujours bon, la peau plus chaude; le pouls, peu développé, donne 94 pulsations; l'appétit a diminué; la langue un peu rouge à la pointe, sans sécheresse; légère sensibilité à la pression de l'épigastre; épreintes douloureuses, à la suite desquelles le malade laisse échapper des gaz et des matières sans dévoiement. Diète, boissons douces, émollientes.

Aujourd'hui 21 mars, cinquante-troisième jour de la maladie, j'ai trouvé le malade assis; son état est amélioré; son sommeil a été naturel; le facies est bon; l'appétit a reparu; les tintements d'oreille n'existent plus que dans la position verticale; la peau est sans sécheresse ni chaleur; le pouls, dépressible, se maintient à 88; le ventre est moins rétracté; les épreintes ont presque entièrement disparu; plusieurs selles liquides ont été rendues sans coliques; les mouvements, faciles dans les bras et les jambes, sont toujours impossibles dans les doigts et les orteils; la main reste toujours fléchie; l'état général fait espérer qu'à force de soins le malade obtiendra sa guérison. (Observation recueillie par le docteur Coqueret; voy. *Journal des connaissances médico-chirurgicales*, t. XII.)

Voici ce que j'ai appris depuis sur l'état de François, qui, à dater de ce moment, habite la campagne.

Le 11 juin, la main gauche peut être étendue sur l'avant-bras; le malade ne peut encore faire exécuter ce mouvement à la main droite. Les doigts de la main gauche commencent à obéir à l'empire de la volonté; le malade peut les fléchir aux deux tiers, leur extension restant tout à fait nulle; ces mêmes mouvements ne sont encore qu'à l'état naissant à la main droite. Quand le malade se tourne sur le côté gauche du corps, il peut élever assez facilement la jambe droite tout d'une pièce, la porter horizontalement en dedans ou en dehors, le pied étant renversé en dedans, c'est-à-dire les orteils regardant la jambe gauche; ces mouvements sont encore très-bornés ou presque nuls dans le membre gauche. L'extension volontaire du pied sur la jambe est impossible de l'un et de l'autre côté. Des douleurs lancinantes, vives comme des coups d'aiguille, se font sentir aux mains et aux pieds. On administre de la strychnine depuis quelque temps, et on a recours aux frictions, aux douches, aux vésicatoires, etc. Il y a un peu de chaleur à la peau, de la soif, de la tristesse et de l'inquiétude.

Le 26 août 1839, le malade est gai, causeur, sans inquiétude; la peau est fraîche; toutes les fonctions s'exécutent parfaitement, excepté celles des parties qui ont été paralysées; l'appétit est bon. La main gauche peut toujours être naturellement étendue sur l'avant-bras; le malade s'appuie assez solidement sur le poignet de cette main; mais ses doigts sont toujours rebelles à l'action des muscles extenseurs; la main droite est dans le même état que par le passé.

A son arrivée, le malade ne pouvait lever ses jambes sans voir ses pieds traîner constamment sur le lit, sans cesser un seul instant d'y toucher; plus tard, c'est-à-dire le 11 juin, il lui fallait se coucher sur le côté gauche pour pouvoir lever la jambe; aujourd'hui il peut lever *facilement* les deux jambes d'une seule pièce à la hauteur de plus de 2 centimètres, et cela sans que les pieds se renversent en dedans ou en dehors. Les jambes ne fléchissent plus sous le poids du corps; mais les orteils sont toujours sans extension ni flexion volontaires.

Le 19 juillet 1840, le malade est renvoyé à Paris à peu près guéri. La strychnine employée en potion et par la méthode endermique, les douches, les frictions, les bains de vapeur aromatiques, l'insolation et le laitage, ont été suivis des meilleurs effets.

Observation X. — Le 20 septembre 1821, au matin, étant convalescent de dysenterie, je mêlai de la poudre de quinquina dans un verre dans lequel un de mes élèves avait laissé 3 grammes 5 décigrammes d'acide arsénieux: j'en avalai le contenu, moins ce qui resta adhérent aux parois du vase; je fis ensuite six à sept milles à cheval pour aller voir un malade. En chemin, j'éprouvai du malaise à l'estomac et des nausées: à mon arrivée, ces phénomènes augmentèrent à ce point, qu'après d'inutiles efforts pour dormir, je provoquai le vomissement en m'introduisant un doigt dans la gorge; mais je ne suis pas certain d'avoir rendu ni le quinquina ni l'arsenic. J'eus alors un peu de sommeil interrompu par des rêves effrayants et accompagné de malaise fort pénible à l'estomac, d'une vive douleur de tête, de battements cardiaques et artériels très-forts, et de tremblement général des muscles.

Quatre heures se passèrent ainsi lorsque arriva fort effrayé mon élève, E. Pichett de Huntsville Alabama, aujourd'hui docteur. Il me dit que d'après les traces qui restaient dans le verre j'avais dû prendre 3 grammes environ d'acide arsénieux. Tout effrayante que fût cette nouvelle, elle me fit développer une énergie mentale assez forte pour régulariser et raffermir l'action du système vasculaire jusque-là assez inégale. Je ressentais ou croyais ressentir à l'estomac une chaleur insolite, et mon pouls était devenu plus développé; je me fis faire une saignée du bras de 1 kilogr. 280 grammes, et huit heures plus tard une seconde de 800 grammes. Je bus en grande quantité des boissons mucilagineuses coupées avec du lait, que je vomissais presque immédiatement. Puis je pris des cathartiques tels que des sels, du séné, etc. Mais l'estomac les rejetait immédiatement. Enfin j'avalai toutes les deux heures 50 centigrammes de calomel en pilules, ce qui fit 12 grammes environ dans l'espace de 40 heures; l'action en fut favorisée par des lavements. Les vésicatoires, les rubéfiants et les bains tièdes, furent employés comme moyens auxiliaires. Les jours suivants, mon pouls continua à augmenter de fréquence, et le samedi, vers minuit, il parut s'arrêter. Le froid des extrémités semblait avoir gagné le tronc. Pendant plusieurs heures, je restai presque sans respiration et souffrant tout le malaise qui annonce une mort prochaine. Je sentais un poids sur la poitrine, une suffocation affreuse; je pus à peine communiquer à voix basse mon désir d'être placé dans un bain chaud. Je m'y endormis, et me réveillai le lendemain dans un état beaucoup plus satisfaisant. (Docteur Perrine, *American journal of the medical sciences*, vol. XI, p. 61.)

Observation XI. — La femme E. T..., de forte constitution, âgée de trente-cinq ans, et arrivée au septième mois de sa grossesse, prit 16 grammes d'oxyde blanc d'arsenic dissous dans un litre d'eau chaude. Huit minutes après avoir été ingéré, le poison commença à agir. Malaise extrême, vives douleurs, et autres symptômes alarmants. Appelé près de cette femme, le 31 août, vers huit heures du matin, je la trouvai très-affaiblie par les vomissements et les efforts les plus pénibles. Elle se plaignait d'éprouver un grand froid aux extrémités, une soif inextinguible, des douleurs spasmodiques dans les intestins, surtout vers la région épigastrique; la bouche était très-sèche, les yeux rouges, la face injectée; elle était très-agitée. Pouls à 120. Je ne perdis pas de temps pour lui administrer la potion suivante : Carbonate de magnésie, 32 grammes; vin d'opium, 6 grammes; sucre blanc, 16 grammes; eau distillée, 500 grammes. Prendre de cette potion un petit verre tous les quarts d'heure; y joindre l'emploi de boissons mucilagineuses, gruau, eau d'orge, bouillons, etc. Tenir les extrémités chaudes.

A midi, je revis la malade. Les vomissements sont moins fréquents et moins violents. Peau très-chaude, soif intense, douleur brûlante à l'estomac, sensibilité à la pression, céphalalgie, beaucoup d'agitation, pouls fort à 136; saignée du bras de 640 grammes; continuer la potion avec la magnésie, en ne répétant les doses que toutes les demi-heures.

A sept heures du soir, il y a plus de calme. La bouche et la gorge sont douloureuses; moins de vomissements et d'efforts; douleur à l'épigastre et à l'hypochondre droit; pouls à 106 : 32 grammes d'huile de ricin; 12 sangsues sur le point douloureux; continuer la potion.

Les jours suivants, les accidents diminuèrent progressivement, et la malade se rétablit sans avortement. (J.-W. Edwards, *Medical and physical journal*, vol. XLIX, p. 117; 1823.)

Observation XII. — Le 27 avril 1836, à huit heures du matin, je fus appelé à donner des soins à J. B..., âgée de dix-sept ans, qui, la veille au soir, avait pris 16 grammes d'acide arsénieux. Il s'en était promptement suivi des vomissements et des selles qui continuèrent toute la nuit, et qui contenaient une notable quantité du poison non dissous. Examinant la jeune malade, je trouvai le pouls irrégulier, à 140; il y avait de la céphalalgie et de la douleur à la gorge et à l'estomac; le pharynx paraissait rouge et tuméfié; les yeux étaient très-injectés; il y avait des soupirs fréquents. Bien que la malade fût affaiblie par l'action du poison sur l'estomac, je fis immédiatement une saignée du bras de 640 grammes, qui me parut amener plus de régularité dans le pouls, et dans le but de combattre l'inflammation du canal intestinal, je fis prendre, toutes les trois heures, 32 grammes d'huile de ricin, et toutes les deux heures un verre à pied de la solution de 32 grammes de sulfate de magnésie dans un litre d'eau de savon, jusqu'à effet purgatif.

A six heures du soir, je trouvai que les vomissements avaient fait rejeter tout ce que la malade avait avalé, et que l'effet purgatif était très-faible : pouls plus fréquent, douleur de l'estomac plus vive. Je fis diminuer la quantité du purgatif.

Le 28, au matin, la potion avait agi sur le canal intestinal; l'estomac paraissait moins irritable, la malade se plaignait de plus de douleur dans la gorge et dans l'estomac. Je prescrivis des sangsues au cou et à l'épigastre.

A six heures du soir, pouls plus fréquent, langue rouge sur ses bords, malaise général, prurit de la peau; un peu de ténesme et de strangurie. Prescription : prendre, toutes les heures, une cuillerée à thé de solution de tartre stibié et d'acide acétique faible, jusqu'à ce que l'agitation soit calmée; eau panée pour boisson.

Le 29, au matin, les symptômes présentent de l'amélioration. La malade a mangé un peu. Purgatif salin et continuer la solution antimoniale. Le soir, un peu d'aggravation des symptômes. Même prescription.

Le 30, la malade est beaucoup mieux; elle a mangé un peu. Continuer les mêmes moyens.

Le 3 mai, la malade put se lever; elle était convalescente; elle se plaignait seulement de faiblesse et de douleur à la langue; les extrémités inférieures étaient un peu œdématiées, et son pouls conservait de la fréquence, mais sans dureté.

A la fin de ce mois, elle était revenue à son état de parfaite santé. (J.-T.-B. Skillmann, de New-Brunswick, *American journal of the medical sciences*, vol. XVIII, p. 531; 1836.)

Observation XIII. — Une femme de trente-huit ans prit 8 grammes d'acide arsénieux dans de l'eau panée. Vomissements fréquents et abondants. On administre une grande quantité d'eau de savon. Le lendemain, à sept heures du matin, saignée de 320 grammes. A une heure de l'après-midi, nouvelle saignée de 256 grammes. Le troisième jour, saignée de 320 grammes. Guérison. Les autres moyens employés sont la magnésie suspendue dans du lait, des pilules d'opium, des vésicatoires à l'épigastre, des lavements purgatifs. (J. Greening, dans *The Lancet*, 7 mars 1835, p. 812.)

Observation XIV. — Une jeune fille de dix-neuf ans avala de l'acide arsénieux (la quantité n'est pas indiquée). Vomissements très-abondants. Le lendemain, saignée de 384 grammes. Mort après six jours de maladie. Les moyens employés sont : potion purgative d'huile de ricin, de manne et de carbonate de potasse; potion stimulante, alcool et œuf; vésicatoire à l'épigastre. (*The Lancet*, 28 mai 1825, p. 254.)

Observation XV. — Quatre enfants sont empoisonnés par une préparation arsenicale. Accidents graves, vomissements. Un des enfants se remet promptement; deux autres succombent. On pratique une saignée de 256 grammes au quatrième; des sangsues sont appliquées à l'abdomen. Guérison. Lavements huileux, vésicatoire, potion laxative saline.

Le même auteur, qui se loue beaucoup de l'emploi de la saignée, a vu ce moyen amener la guérison chez une jeune femme qui s'était empoisonnée avec de l'acide arsénieux. (Davies, *The medical and physical journal*, vol. XVIII, p. 345, novembre 1812.)

Observation XVI. — Une jeune fille s'empoisonne avec 96 grammes de laudanum et 8 grammes d'acide arsénieux. Pas de symptômes d'empoisonnement par cette dernière substance; pas de vomissements. On donne des boissons abondantes; saignée de la jugulaire, sangsues, vésicatoire, affusions froides; mort neuf heures après l'ingestion du poison. (Jeunings, *Medical and physical journal*, vol. LXV, p. 295; 1831.)

Observation XVII. — Le 2 juin 1817, à neuf heures du soir, un jeune homme de dix-sept ans avala, pour se suicider, 3 grammes 50 centigrammes d'oxyde blanc d'arsenic grossièrement pulvérisé. Un quart d'heure après on provoqua des vomissements au moyen de 30 centigrammes de tartre stibié. Le lendemain, symptômes de réaction. Le malade fut copieusement saigné. Lavements, potions gazeuses, vésicatoire à l'épigastre. Guérison au bout de quelques jours. (J. Toogood, *Provincial medical and surgical journal*, vol. I, p. 269, janvier 1842.)

Observation XVIII. — Une jeune fille de dix-neuf ans avala 3 grammes 30 centigr. d'oxyde blanc d'arsenic. Vomissements fréquents; quinze heures après, saignée du bras de 576 grammes. Le troisième jour, sept sangsues sur le côté. Guérison au bout de dix-neuf jours. (P.-M. Roget, *London medico-chirurgical transactions*, vol. II, p. 137; 1811.)

Observation XIX. — Un jeune homme de dix-sept ans avala environ 6 grammes d'acide arsénieux. Vomissements huit heures après l'ingestion du poison; seize sangsues sont appliquées à l'épigastre. On favorise l'écoulement du sang avec des cataplasmes. Dix-huit heures plus tard, nouvelle application de douze sangsues, qui ne fournissent pas plus de 12 grammes de sang. Mort quarante et une heures après l'empoisonnement. (Ward, *Edinburgh medical and surgical journal*, vol. XXXIII, p. 61.)

OBSERVATIONS XX, XXI, XXII. — Le Dr Macleod fut appelé auprès de trois jeunes filles empoisonnées par imprudence avec de l'acide arsénieux, et qui avaient des vomissements fréquents.

La première fut saignée du bras (256 grammes) vingt-quatre heures après l'accident. Le second jour, deuxième saignée (224 gram.). Guérison.

La deuxième fut saignée de la jugulaire (128 grammes). Guérison.

La troisième fut saignée du bras (256 grammes). Guérison. (*Edinburgh medical and surgical journal*, vol. XV, p. 553.)

OBSERVATIONS XXIII, XXIV, XXV, XXVI, XXVII. — Le Dr W.-G. Ramsay fut appelé à donner ses soins à une famille composée de douze personnes, empoisonnées en mangeant de la soupe dans laquelle on avait mis de l'acide arsénieux.

1° Une jeune fille de dix-neuf ans. Vomissements; 384 grammes de sang tiré par des ventouses à l'épigastre. Le lendemain, 192 grammes de sang par des ventouses à la nuque. Troisième jour, douze sangsues au cou. Guérison.

2° Jeune fille de dix-sept ans. Vomissements; 384 grammes de sang par des ventouses à l'épigastre. Guérison.

3° Femme de cinquante ans. Mêmes symptômes; saignées de 384 et de 192 grammes par des ventouses à l'épigastre. Guérison.

4° Jeune fille de dix-huit ans. Mêmes symptômes; 384 grammes de sang par des ventouses à l'épigastre. Guérison.

5° Femme de trente-cinq ans. Vomissements; 192 grammes de sang par des ventouses à l'épigastre. Guérison. (*American journal of the medical sciences*, vol. XV, p. 259; 1834.)

OBSERVATION XXVIII. — Le Dr G. Shipman donna des soins à une femme qui avait avalé une cuillerée à thé d'acide arsénieux. Après avoir provoqué des vomissements, il pratiqua deux saignées, l'une de 768 grammes, et l'autre de 572 grammes. La malade fut guérie. (*London medical repository*, vol. IX, p. 455.)

OBSERVATION XXIX. — Le Dr Odier fut appelé auprès d'un garçon de dix-huit ans, qui avait pris une grande quantité d'acide arsénieux, et qui vomissait fréquemment. Il pratiqua une forte saignée, et le malade ne tarda pas à guérir. (Ancien *Journal de médecine*, t. XLIX, p. 333.)

OBSERVATION XXX. — Plusieurs domestiques, empoisonnés par cet acide, furent traités par le Dr Barrier, qui fit une saignée à chacun d'eux. Tous furent guéris. (*Ibid.*, t. LIX, p. 353.)

OBSERVATION XXXI. — J. Murray rapporte qu'ayant été appelé auprès d'un homme de vingt-deux ans, qui avait des vomissements fréquents pour avoir pris 75 centigrammes d'acide arsénieux, il pratiqua une saignée de 500 grammes, et il fit appliquer vingt sangsues à l'épigastre. Le malade ne tarda pas à guérir. (*Quarterly journal of the Calcutta medical and physical Society*, décembre 1837.)

Observations XXXII à LVI. — Depuis la publication de la troisième édition de cet ouvrage, j'ai eu occasion de voir un grand nombre d'empoisonnements par l'acide arsénieux; toutes les fois que j'ai constaté des phénomènes non équivoques de réaction, tels qu'une chaleur intense à la peau, l'accélération du pouls et de la respiration, l'injection de la face et des yeux, un léger délire, des douleurs abdominales plus ou moins vives, etc., j'ai conseillé une ou plusieurs saignées de 300 à 700 grammes chacune. Vingt et un des malades ont été guéris, quatre ont succombé malgré les saignées; à la vérité, l'un d'eux est mort d'une phlébite. Plusieurs de ceux qui ont été guéris ont conservé pendant plusieurs mois, et quelques-uns pendant deux ou trois ans, de la faiblesse dans les articulations des mains et des pieds, qui étaient roides et parfois douloureuses; d'eux d'entre eux sont restés pendant six mois paralysés de presque toute la moitié inférieure du corps. J'ai souvent remédié à ces accidents articulaires par des fumigations excitantes, et mieux encore par des bains tièdes et par des bains de vapeur.

Quelques autres malades, empoisonnés et comme foudroyés par l'acide arsénieux, ne m'ont pas paru dans des conditions favorables pour être saignés, et je me suis abstenu. Leur pouls était à peine sensible, la peau froide et tachetée de plaques bleuâtres; tout annonçait une mort prochaine.

Observation LVII. — « Le 5 thermidor an IV, dit Desgranges, j'ai été appelé (1) précipitamment, à mon retour de Lyon, pour une jeune femme de chambre près de Rolle, laquelle avait eu l'imprudence, pour faire passer des poux, de se frotter la tête, six à sept jours auparavant, avec de la pommade chargée d'arsenic. La tête était très-saine et sans entamure quelconque : aussi s'écoula-t-il plusieurs jours avant la manifestation des funestes effets de cette application; mais alors, sans doute par un effet de l'absorption, soit à travers les pores naturels du cuir chevelu, soit à la faveur d'une érosion due à l'impression caustique du mélange, la malade a été atteinte des douleurs les plus cruelles; toute la tête est devenue enflée, les oreilles, doublées de volume, se sont couvertes de croûtes; plusieurs plaies à la tête ont participé à cet état, et les glandes sous-maxillaires, les jugulaires, celles du tour du cou, du derrière de la tête, les parotides même, se sont engorgées rapidement... Les yeux étaient étincelants et gros, le visage tuméfié et presque érysipélateux. La malade avait le pouls dur, tendu et fiévreux, la langue aride, la peau sèche; elle se plaignait d'une chaleur vive sur tout le corps, et d'un feu dévorant qui la consumait. A ces maux extérieurs s'étaient joints des vertiges, des faiblesses syncopales, des cardialgies, des vomissements de temps à autre, de l'altération, de l'ardeur en urinant, une longue constipation, et des tremblements dans les membres avec impossibilité de se soutenir sur ses jambes; la tête s'embarrassait, il y avait des moments de délire.

« Je fis sur-le-champ (à sept heures du soir) une saignée copieuse à la malade, et je recommandai de la saigner au pied pendant la nuit : je prescrivis

(1) *Recueil périodique de la Société de médecine de Paris*, t. VI, p. 22.

une ample boisson d'eau de poulet émulsionnée et nitrée, des lavements fréquents avec la graine de lin, les fleurs de bonhomme et le miel mercurial, des pédiluves d'eau bouillie avec de la cendre de foyer; et, vu le besoin de lâcher le ventre et d'évacuer doucement, j'indiquai de préférence un mélange liquide de magnésie calcinée, de gomme arabique et de sirop de tussilage, pour en prendre une cuillerée à café toutes les deux ou trois heures. Je fis graisser la tête avec la pommade en crème décrite dans la *Pharmacie* de Baumé, contenant un quart de son poids de craie blanche en poudre... Le lendemain il y eut un peu d'amendement, mais il y avait de l'assoupissement. Je fis appliquer alors huit à dix sangsues aux cuisses: malgré cela la nuit fut agitée, l'enflure de la tête parut s'être accrue, et, sur le matin, tout le corps se couvrit d'une éruption considérable de petits boutons à pointes blanches comme du millet, surtout aux mains et aux pieds. La malade fut très-faible, et ne pouvait rester assise sans éprouver des maux de cœur; je donnai quelques cuillerées d'une potion rendue cordiale par l'addition des gouttes d'Hoffmann, et plusieurs verres de tisane de bardane miellée. Le surlendemain, je fis rapprocher les doses de magnésie calcinée seulement mêlée au sirop de tussilage, afin de déterminer plus décidément des évacuations par le bas. En moins de quarante-huit heures, l'éruption se sécha et tomba par desquamations; le ventre s'ouvrit, tous les accidents diminuèrent, et le huitième jour, à compter de celui de ma première visite, la malade a été absolument hors de danger. Comme il restait de l'irritation et de la sécheresse dans la poitrine avec un peu de toux, j'ai terminé la cure par le lait d'ânesse. Dans le cours de la convalescence, les cheveux sont tombés.»

Observation LVIII. — Un homme de quarante-cinq ans portait, depuis un grand nombre d'années, un ulcère situé au pourtour de l'une des malléoles. Un charlatan, auquel il eut recours, le couvrit d'acide arsénieux. En peu d'instants, des douleurs très-vives se développèrent; six heures après, le malade, ne pouvant les supporter, s'efforça mais vainement, à ce qu'il paraît, d'enlever ce dangereux caustique: les souffrances continuèrent; la douleur était brûlante. Le surlendemain, il survint des vomissements, des coliques, une épistaxis passive, le corps se couvrit ensuite de taches rouges; le sang parut dans les matières des vomissements et des selles, qui bientôt devinrent noires; il y avait des défaillances continuelles. Le cinquième jour, la langue était sèche et noire, les ecchymoses avaient pris la même teinte. On remplaça les adoucissants mis en usage jusqu'alors par la limonade et une décoction de quinquina acidulée. Il survint du délire, de l'agitation; on mit des vésicatoires aux jambes; les douleurs s'exaspérèrent, et le lendemain, seizième jour de l'empoisonnement, le malade n'était plus. L'ouverture du corps ne put être faite. (*Bibl. médicale*, t. LXXIV, année 1821, observation de M. Meau.)

Observation LIX. — Le jeudi 22 février 1843, à trois heures environ, je fus appelé pour donner des soins à la dame ***, sage-femme, qui avait pris depuis une demi-heure *quinze grammes* d'arsenic, qu'elle s'était procuré, au moyen de son diplôme, chez trois marchands de couleurs.

Arrivé près de cette dame, je remarquai les symptômes suivants:

Douleurs violentes à la région épigastrique; sensation de brûlure dans cette région, le toucher y était insupportable; envies de vomir sans déjections, soif ardente sans désir marqué de l'apaiser; cependant la malade avalait ce qu'on lui présentait, avec un mouvement convulsif dans les mâchoires capable de briser le verre; état de contraction dans les membres tant inférieurs que supérieurs; les extrémités de ces membres étaient froides; le pouls était peu fréquent, et la respiration légèrement accélérée; la face vultueuse par intervalles; la lumière paraissait lui être sensible, et les paupières étaient souvent fermées; regard vif et pénétrant; facultés intellectuelles intègres.

Traitement. Un décigramme de tartre stibié fut administré sur-le-champ, en deux doses, dans deux verres d'eau. Le premier verre procura un vomissement très-abondant de matières noirâtres et muqueuses. D'autres vomissements ont été provoqués par l'eau de guimauve *nitrée,* et n'ont amené d'autres substances que celles que nous venions de prescrire. L'eau de guimauve, *fortement nitrée*, et administrée en très-grande quantité, *a été la base principale* du traitement qui a suivi; malgré cela, nous n'avons pu obtenir d'urine qu'à dix heures du soir, sept heures après l'empoisonnement; et ces urines, très-abondantes jusqu'au lendemain matin huit heures, ont fourni *dix litres environ.* Le 25, douleurs vives à l'estomac; application de *douze sangsues* à l'épigastre; prescription d'*un bain* de deux heures; *cataplasmes émollients; continuation de boissons nitrées et de bains.* Convalescence au bout de huit jours. Quinze jours après, la malade paraissait complétement guérie. M. Augouard fils s'était assuré que l'urine rendue si abondamment par la malade était arsenicale; donc l'acide arsénieux avait été absorbé. (Augouard, *Gazette médicale,* 1843.)

Observation LX. — M. B..., jeune étudiant âgé de dix-huit ans, avale, dans un moment de désespoir, 2 grammes d'acide arsénieux solide et en poudre fine. M. B..., son père, docteur en médecine, vient me chercher en toute hâte. J'arrive, trois heures après l'intoxication: déjà le jeune homme était en proie aux accidents les plus graves; mais heureusement il avait copieusement vomi peu de temps après l'ingestion du toxique. J'administre d'abondantes prises du liquide diurétique composé d'eau de Seltz, d'azotate de potasse, et de vin blanc; les effets de cette médication sont merveilleux. B... urine peu de temps après, et continue à uriner fréquemment pendant quarante-huit heures; les accidents diminuent et finissent par cesser tout à fait, soixante heures après ma première visite. M. Barreswil, dont B... était l'élève, analyse l'urine et la trouve notablement arsenicale; de mon côté, je démontre la présence de l'arsenic dans une autre portion d'urine, et je présente les assiettes et les tubes qui le contiennent à mes auditeurs réunis dans le grand amphithéâtre de la Faculté. Le jeune B... assistait à cette séance, qui eut lieu quatre jours après l'empoisonnement.

Observation LXI. — Le 31 décembre 1849, Aymé empoisonne onze personnes, avec des gâteaux saupoudrés d'acide arsénieux. Le sieur Tétrel et la fille V... ne tardent pas à succomber. Chargé, conjointement avec M. Devergie, de donner des soins à quatre des individus empoisonnés, nous leur administrons le liquide diurétique; ils urinent copieusement et guérissent promptement, à l'exception de l'un d'eux, qui tarde plus à se rétablir. Nous nous assurons, en analysant l'urine d'Emma Vehr, que ce liquide, pris le neuvième jour de la maladie, est sensiblement arsenical, tandis qu'il l'est beaucoup moins au quinzième jour.

Observation LXII (par le professeur Forget, de Strasbourg). — Un homme de soixante-trois ans, de forte constitution, teinturier, judiciairement poursuivi pour cause de viol, chercha à se donner la mort en avalant 60 grammes d'acide arsénieux délayé dans un demi-verre d'eau-de-vie. Cela se passait le 10 juin 1848, à dix heures du soir. Une heure après, survinrent des vomissements abondants, puis des coliques et des selles répétées. Trouvant que la mort était lente à venir, le patient se rendit sur les bords du Rhin, remplit ses poches de cailloux et se jeta à l'eau; les douaniers l'aperçurent, le pêchèrent, et le conduisirent à l'hôpital civil, où il arriva le 11 juin à huit heures du matin, neuf heures après l'ingestion de l'arsenic. La face était pâle, altérée, la faiblesse était extrême; froid des extrémités, du nez et des oreilles; pouls petit et fréquent, langue humide et froide, vives douleurs abdominales, selles liquides; intelligence nette, réponses lentes, préoccupations sinistres, refus d'accepter les secours qui lui furent offerts. (Administration immédiate d'une solution épaisse d'hydrate de peroxyde de fer, alternée avec une potion éthérée; sinapismes sur les jambes et les bras.) L'ingestion de la solution ferrugineuse provoqua d'abord des vomissements répétés. Deux heures après, la réaction se déclara; retour de la chaleur aux extrémités; face moins grippée, plus colorée; réponses plus faciles.

A midi, réaction assez vive; face rouge, vultueuse; pouls plein, fréquent; peau chaude; persistance des vomissements et des selles liquides. (Suspension de l'hydrate ferrique et de l'éther; *saignée* de 400 grammes, 20 sangsues à l'épigastre; *chiendent avec nitrate de potasse,* 4 grammes.) Vers le soir, réaction moins forte, chaleur et fièvre diminuées, pas de vomissements, coliques moins vives, selles plus rares, un peu de tension abdominale, abattement; la nuit fut assez bonne à un peu de délire près. Le 12, facies naturel; pouls à 116, assez développé; langue jaunâtre, un peu sèche; abdomen moins sensible et moins rénitent; une selle naturelle; *urines normales* en apparence. Le 13, accidents toxiques complétement dissipés. Depuis la veille, le malade disait sentir dans la jambe gauche d'assez vives douleurs qui avaient troublé son sommeil. Cette jambe ne paraissait pas sensiblement altérée dans son volume ni dans sa couleur; elle était un peu froide au toucher et douloureuse à la pression. Le 14, même état général, douleur très-vive à la jambe gauche; les orteils étaient notablement froids et décolorés. (Sachet chaud autour du membre inférieur gauche.) Le 15, état général très-satisfaisant; mais le pied et la jambe gauche étaient froids, livides, comme cyanosés par plaques jusqu'au genou et très-sensibles à la pression; les pulsations de l'artère crurale gauche étaient moins fortes, moins larges que celles du côté opposé; il en était de même de la poplitée; les pulsations de l'artère tibiale postérieure ne se percevaient plus au bas de la jambe gauche. Malgré les saignées locales, les applications d'alcool camphré et de térébenthine, les laxatifs, etc., *la mortification fit des progrès;* cependant, comme la *gangrène* semblait se limiter au-dessous du genou, et que le malade, qui s'affaissait, demandait instamment l'amputation, M. Rigaud se décida à la pratiquer le 20 juin, dix jours après l'empoisonnement.

L'opération, faite pendant le sommeil chloroformique, ne présenta rien de particulier, si ce n'est que les muscles incisés parurent très-peu rétractiles, et que l'on n'eut à lier d'autre artère que la crurale. Les jours suivants, le malade s'affaissa graduellement, le sphacèle s'empara du moignon, et la mort eut lieu le 1er juillet, vingt jours après l'empoisonnement, dix jours après l'amputation. La dissection de la jambe amputée fit constater: 1° la mortification des parties molles dans presque toute leur étendue; 2° la rougeur par plaques des artères principales, obstruées en quelques points par des caillots sanguins; 3° l'intégrité des veines, qui contenaient cependant quelques caillots, mais sans trace de phlébite ni de suppuration. La dissection du moignon crural, après la mort du sujet, révéla un commencement de gangrène des téguments des muscles. Les artères principales étaient épaissies, rougeâtres et contenaient quelques caillots sanguins mollasses, non adhérents ; caillot consistant dans la veine crurale, au voisinage de la section du membre; au-dessus de ce caillot, la veine contenait une matière purulente et sanieuse qui remontait jusqu'à la veine cave; pas de traces d'abcès métastatiques dans les viscères. Pendant la vie, on avait constaté, à diverses reprises, la présence d'une quantité considérable d'arsenic dans les matières vomies et dans les évacuations alvines; on en constata aussi la présence dans les urines jusqu'au 25 juin; on ne trouva pas de trace d'arsenic dans le sang provenant d'une saignée pratiquée le second jour de l'entrée du malade dans l'hôpital.

Deux circonstances doivent surtout attirer notre attention dans cette observation curieuse. La première, c'est que le malade a survécu à une ingestion d'arsenic beaucoup plus considérable que celle qui est nécesssaire pour causer la mort. Les nombreux vomissements éprouvés par le malade, le traitement qui lui a été administré peuvent bien avoir contribué à ce résultat; mais il n'en reste pas moins un des plus curieux que possèdent les annales de l'art.

Quant au second fait, qui est peut-être plus curieux encore, il consiste dans la concomitance de la gangrène et de l'empoisonnement. Est-ce là une simple coïncidence, est-ce un effet de l'action toxique de l'arsenic? Si l'âge du malade explique jusqu'à un certain point le développement spontané de la gangrène sans qu'on soit obligé d'invoquer la cause de l'empoisonnement, on ne peut méconnaître d'une autre part qu'une telle coïncidence serait pour le moins fort étrange... En outre on sait que l'arsenic a la propriété singulière de produire des gangrènes dans l'estomac, non par son action caustique directe sur la membrane muqueuse, mais bien par son action générale sur l'économie, ainsi que l'ont positivement démontré les expériences de M. Orfila. Il ne serait donc pas étonnant que cette action *mortifiante* qui se porte sur l'estomac pût changer de théâtre et se fixer aussi sur les vaisseaux d'un membre ou sur les tissus du membre lui-même. Cette hypothèse serait d'autant plus admissible dans ce cas que la dose d'arsenic ingérée était considérable et qu'elle ne paraît pas exercer bien violemment son action sur les membranes gastriques. C'est là en tout cas un sujet intéressant de nouvelles recherches, intéressant pour la pathologie, intéressant pour la médecine légale. (*Gazette des hôpitaux* du 16 février 1850.)

OBSERVATION LXIII. — Le 10 février 1846, douze personnes de la famille du négociant Blüm, de Thann, furent empoisonnées par l'acide arsénieux: on observa chez tous les malades les symptômes graves de cette intoxication; parmi eux je noterai seulement ceux-ci : une *conjonctivite* palpébrale qui se manifesta le 12 février, et, deux jours après, une éruption qui avait l'aspect des petites ampoules semblables à celles que produisent des orties, ou de petits boutons comme dans les affections miliaires. Au bout de sept jours, tous les malades étaient guéris; ils avaient été soumis à l'usage du sesquioxyde de fer et de médicaments émollients. (*Journal de chimie médicale*, p. 712, année 1846.)

OBSERVATION LXIV. — La femme du tonnelier Hutchings, après avoir éprouvé *tous les symptômes du choléra*, mourut. Il fut reconnu que sa mère l'avait empoisonnée avec de l'acide arsénieux. (*Journal de chimie médicale*, p. 536, année 1847.) (1).

Symptômes de l'empoisonnement par l'acide arsénieux.

Les symptômes de cet empoisonnement varient suivant les doses d'acide arsénieux ingéré, la forme sous laquelle il a été pris (dissolution, fragments, poudre fine), l'état de plénitude ou de vacuité de l'estomac, l'état antérieur du canal digestif, qui peut être sain ou malade, la con-

---

(1) Je pourrais rapporter un bien plus grand nombre d'observations d'empoisonnement par cet acide; je me contenterai d'indiquer une partie des ouvrages dans lesquels il faut les chercher.

De Haen, *Ratio medendi*, t. V, pars IX, cap. 6, § 6, p. 183; et dans le même tome, pars X, cap. 2, § 7, p. 324.

J.-B. Morgagni, *Epit. anat. med.*, LIX, art. III, p. 244 (*de Sedibus et causis morborum*).

Fabrice de Hilden, ouvrage cité, obs. 80, p. 606, et obs. 81, p. 607; Francofurti ad Mœnum, 1646.

Wepfer, *de Cicuta aquatica*, p. 289, hist. XIII, an 1716.

Sauvages, *Nosologie méthodique*, traduite par Gouvion, t. VI, p. 286, et t. VIII, p. 217.

Navier, ouvrage cité, t. I, p. 16.

stitution et l'âge de l'individu, etc. Il est réellement impossible de donner une description générale des phénomènes qu'il développe : aussi vaut-il mieux tracer en abrégé les principaux groupes de symptômes que l'on remarque le plus souvent, tout en convenant que je n'ai pas la prétention de prévoir les cas nombreux qui peuvent se présenter.

A. Saveur à peine sensible au moment de l'ingestion, et tout au plus légèrement âpre et nullement corrosive; bientôt après ptyalisme fréquent, crachotement continuel, constriction du pharynx et de l'œsophage, agacement des dents, nausées, vomissements; ceux-ci ne se manifestent le plus ordinairement que deux, quatre ou six heures après l'empoisonnement, si l'acide arsénieux a été avalé solide, car ils auraient lieu au bout de cinq, dix, quinze, vingt ou trente minutes, si l'acide avait été pris en dissolution, et qu'il eût été promptement absorbé; ils se répètent quelquefois à des intervalles fort rapprochés, et persistent pendant des heures entières, un, deux ou plusieurs jours; les matières vomies sont muqueuses ou bilieuses, parfois mêlées de sang, et contiennent de l'acide arsénieux en dissolution, ou sous forme de poudre ou de fragments. Anxiété, défaillances fréquentes, ardeur dans la région précordiale; douleur avec un sentiment de brûlure dans la région de l'estomac, qui ne peut pas supporter les boissons les plus douces; soif intense; coliques; déjections alvines fréquentes, verdâtres ou noirâtres et d'une horrible fétidité; hoquet, pouls accéléré, développé, irrégulier et quelquefois intermittent; battements de cœur forts et inégaux; respiration fréquente et gênée : chaleur vive sur tout le corps, démangeaison à la peau qui se couvre de sueur; éruption surtout à la partie antérieure de la poitrine de boutons miliaires non vésiculeux, ou de pustules qui ne tardent pas à brunir; quelquefois cette éruption a l'aspect de petites ampoules semblables à celles que produisent les piqûres d'orties; le visage est coloré et animé, les yeux brillants et injectés, la tête douloureuse; un léger délire accompagne ces accidents; l'urine, souvent rare, est rouge et dans certains cas sanguinolente; les pieds et les mains sont le siége de douleurs intenses, ou bien ils sont insensibles et comme paralysés. Cet état persiste un ou plusieurs jours et se termine par la guérison et plus souvent par la mort; celle-ci est alors précédée, le plus ordinairement, de convulsions presque toujours atroces, de contorsions horribles et de douleurs excessivement aiguës. Si la guérison a lieu, il n'est pas rare d'observer pendant plusieurs mois, et même pendant des années, une gêne dans les mouvements des bras et des jambes dont les articulations restent souvent tuméfiées et douloureuses; les individus vaquent difficilement à leurs affaires, à moins qu'on ne parvienne à les soulager par des fomentations tour à tour émollientes et aromatiques, par des bains de vapeur, des saignées locales, etc.

Stahl et Hahnemann indiquent comme ayant été produits, par l'acide arsénieux, l'inflammation et le gonflement des parties génitales, portés jusqu'à la *gangrène*, avec douleurs énormes; la *gangrène* subite aux organes masculins et des ulcères aux jambes, aux talons, aux doigts, avec un pus sanguinolent, ichor putride, etc.

On ne remarque guère l'ensemble de ces symptômes chez le même individu; toutefois, si la maladie dure quelques jours, il peut arriver qu'ils se manifestent presque tous à des époques différentes.

B. Si la dose du poison ingéré est plus forte, les malades, après avoir éprouvé des vomissements, des douleurs abdominales, etc., sont comme foudroyés et ressemblent jusqu'à un certain point à ceux qui seraient atteints du choléra asiatique; les traits de la face sont promptement altérés, la peau est pâle et quelquefois violacée et couverte de sueurs froides; les malades ressentent un froid glacial; le pouls est fréquent, petit, filiforme et parfois insensible; une vive anxiété précordiale et des syncopes fréquentes se manifestent, la respiration s'embarrasse, l'affaissement devient de plus en plus grand, et la mort arrive quelques heures après l'invasion des accidents, quelquefois sans avoir été précédée de convulsions (voy. les observ. 8 et 64).

C. Dans certains cas, à la vérité fort rares, les individus périssent sans avoir éprouvé d'autres symptômes que des syncopes souvent légères. Laborde, Chaussier et Renault, ont rapporté quelques observations de ce genre.

D. Si l'empoisonnement dure depuis plusieurs jours, parce que les malades auront pris plusieurs fois, à des intervalles plus ou moins éloignés, des doses d'acide arsénieux qui ne soient pas très-fortes, ou par toute autre cause, comme cela c'est vu, les symptômes seront en général analogues à ceux que j'ai décrits à la page 418 (voy. *A.*); mais le plus souvent les vomissements et les déjections alvines persisteront opiniâtrément. On conçoit aisément que la marche de la maladie doive être modifiée dans ces cas, au point de ne pouvoir pas être prévue ici.

Lésions de tissu produites par l'acide arsénieux.

Le canal digestif peut être le siége d'altérations plus ou moins prononcées; il importe toutefois de noter que dans un assez grand nombre de cas, les traces d'inflammation ne sont pas aussi profondes qu'on le croit ordinairement; on a même des exemples de mort produite par l'acide arsénieux sans qu'il ait été possible de découvrir la moindre lésion du canal digestif.

Dans le fait signalé par Chaussier, il n'y avait pas la plus légère apparence d'érosion ni de phlogose dans le canal digestif. Ettmuller parle d'une jeune fille empoisonnée par l'acide arsénieux, et chez laquelle ni l'estomac ni les intestins n'offrirent aucune trace d'inflammation ni de gangrène : cependant l'arsenic fut trouvé dans ce viscère (1). Marc rapporte que dans un cas d'empoisonnement par l'oxyde d'arsenic, loin de trouver les membranes de l'estomac érodées, on constata qu'elles étaient épaissies (2). Missa n'a pas observé d'altération dans l'estomac et les intestins d'un individu qui avait pris 12 grammes d'acide arsénieux (voy. observ. 5, p. 390); Sallin dit : «A l'ouverture d'un homme empoisonné, et de l'estomac duquel on a retiré 4 grammes d'arsenic en poudre, on n'a trouvé rien contre nature dans la bouche et dans l'œsophage» (3).

Que penser maintenant de l'assertion de ce dernier auteur, lorsqu'il cherche à établir une différence entre le sublimé corrosif et l'arsenic? «L'arsenic produit, à la vérité, des effets assez analogues à ceux du sublimé : cependant il y a des différences notables, en ce qu'il gangrène et perfore quelquefois l'estomac, en ce qu'il porte son action sur la totalité de ce viscère, sur la bouche et tout le long de l'œsophage, et qu'il existe une éruption à la peau» (*Recueil périodique de la Société de médecine de Paris*, t. VII, p. 357).

L'existence ou la non-existence de lésions cadavériques, l'étendue et le siége de ces altérations ne suffisent donc jamais pour affirmer qu'il y a eu empoisonnement, et ne peuvent servir qu'à corroborer les conclusions qui se déduisent des symptômes et surtout de l'analyse chimique des matières.

Voyons maintenant quelle est la nature des diverses altérations que l'on a constatées après la mort par l'acide arsénieux. Dans plusieurs cas l'inflammation de l'estomac est extrêmement légère : elle commence à se développer immédiatement après que le poison a été avalé, et elle est d'autant plus intense que la mort tarde plus à survenir. Les parties enflammées sont en général rouges dans toute leur étendue; quelquefois la rougeur n'existe que par plaques. Les principaux vaisseaux de l'estomac sont distendus par le sang; mais l'inflammation est ordinairement bornée à la membrane muqueuse, qui est ramollie, comme macérée, facile à déchirer et à séparer de la tunique musculeuse qui conserve le caractère propre à son tissu. Quelquefois on remarque de petites taches, véritables ecchymoses formées par quelques portions de sang extravasé

---

(1) *Ephemerid. nat. curios.*, centur. III et IV, obs. 126, *cum scholio*.

(2) Marc, traduction de Rose, *Manuel d'autopsie cadavérique*, p. 66, note.

(3) *Journal de médecine*, t. LVIII, p. 176.

sur la surface de la membrane muqueuse ou dans l'espace qui la sépare de la tunique musculeuse, et développée le plus souvent dans des points où un petit fragment d'acide arsénieux a séjourné. Il est rare de trouver des ulcérations, à moins que la mort n'ait tardé à survenir. Dans certains cas, il existe des eschares grisâtres et dures, d'une petite étendue : cependant on en a vu qui étaient de la grandeur d'un franc. M. Brodie a fait remarquer à cet égard, et avec raison, que l'on a souvent pris pour des eschares des taches formées par une couche très-mince de sang coagulé, d'une couleur foncée, et fortement adhérent à la membrane muqueuse; on peut voir, dans le muséum de Hunter, une pièce d'anatomie pathologique offrant l'altération dont il s'agit. Quelques auteurs disent avoir trouvé l'estomac perforé ; je n'ai jamais constaté une pareille lésion.

L'œsophage peut être enflammé, strié et offrir des ecchymoses purpurines, principalement vers le cardia; la bouche, les amygdales, le voile du palais et la luette ont été trouvés phlogosés dans quelques circonstances. Les intestins sont quelquefois rétrécis; dans certains cas, loin d'être contractés, ils étaient distendus. Le jéjunum, l'iléum et le rectum participent parfois à l'inflammation, qui n'atteint guère le cœcum et le colon.

Les poumons sont souvent gorgés de sang, comme dans la mort par asphyxie, et quelquefois la membrane muqueuse de la trachée-artère offre une rougeur très-prononcée. La cavité droite du cœur contient, en général, beaucoup de sang. La membrane interne des oreillettes et des ventricules, les valvules mitrales ou tricuspides, et les principaux faisceaux musculeux de cet organe, peuvent être le siége de taches rouges ou noirâtres plus ou moins étendues. Morgagni, Ruysch, Brodie, etc., ont attiré l'attention des observateurs sur l'état fluide du sang qui est comme sirupeux. Le système veineux abdominal est constamment gorgé de sang noir. Les tuniques des vaisseaux sanguins ne paraissent point altérées, quoiqu'elles soient imprégnées de sang, et que dans quelques circonstances on y remarque çà et là des taches livides formées par ce fluide.

Les glandes du mésentère, le pancréas, le foie, les reins et le cerveau n'offrent aucune altération notable; les vaisseaux qui se distribuent à ce dernier viscère sont quelquefois gorgés de sang. Les membranes séreuses ne paraissent pas affectées. Les muscles volontaires sont quelquefois frappés d'une roideur telle qu'il faut employer une certaine force pour séparer les mâchoires et fléchir les articulations.

L'application extérieure de l'acide arsénieux est ordinairement suivie aussi d'altérations analogues à celles qui viennent d'être décrites.

Je ne terminerai pas ce sujet sans faire observer que dans certaines circonstances, on remarque çà et là, dans l'estomac et dans les intestins des personnes empoisonnées par l'acide arsénieux, une multitude de points brillants que l'on serait tenté de prendre au premier abord pour de l'acide arsénieux. Ces sortes de grains sont formés de graisse et d'albumine ; mis sur les charbons ardents, ils décrépitent en se desséchant, et font entendre un bruit que l'on a quelquefois mal à propos qualifié de *détonation;* ils s'enflamment comme les corps gras s'ils contiennent une proportion notable de graisse, et répandent une odeur de suif et de matière animale brûlés. *On peut les trouver sur des cadavres d'individus qui n'ont pas été empoisonnés,* et l'on ne saurait trop apporter d'attention à les distinguer de l'acide arsénieux (1). Je pourrais citer plusieurs faits où de semblables globules ont été la cause de méprises qui pouvaient devenir funestes. Je me bornerai à rapporter les suivants :

1° Le 2 août 1824, M. le procureur du Roi de Saint-Brieuc ordonne l'exhumation du cadavre d'un individu âgé de trente-huit ans, que l'on soupçonnait avoir péri empoisonné quarante-quatre jours auparavant. L'extrémité inférieure de l'œsophage, la membrane muqueuse de l'estomac et du duodénum sont enflammées. On trouve dans le canal digestif une multitude de grains blanchâtres, que l'un des rapporteurs désignés pour analyser les matières croit être de l'acide arsénieux altéré par une matière animale. Voici comment il s'exprime dans son rapport : «L'estomac et le duodénum sont parsemés d'une substance grenue non adhérente, excepté vers le pylore : cette substance, d'une couleur blanche, friable, *appartient au règne minéral,* d'après sa pesanteur ; elle n'a pas présenté tous les caractères de l'oxyde d'arsenic : néanmoins je pense que son long séjour dans l'estomac l'a animalisée au point de masquer en partie sa nature, et en la brûlant *j'ai cru sentir* à travers l'odeur d'une substance animale en combustion, celle de l'*oxyde d'arsenic;* mais ne m'en fiant point à mes propres lumières, je suis d'avis de faire adresser aux grands maîtres de l'art, habitués à ces sortes d'examens, toutes les pièces afin d'éclaircir mes doutes avant de me prononcer sur une matière d'une aussi haute importance.»

Un rapport semblable devait engager le ministère public à faire faire de nouvelles recherches. L'estomac et les matières suspectes furent envoyés à Paris, et je fus désigné par M. le procureur du Roi de Saint-Brieuc pour faire un rapport ; mais j'étais absent, et l'analyse fut confiée

---

(1) Billard en a vu chez deux femmes, dont l'une, âgée de soixante et douze ans, était morte d'une gastro-colite chronique, et l'autre, âgée de cinquante ans, avait succombé à la phthisie pulmonaire : chez cette dernière, les intestins présentaient de nombreuses ulcérations.

à Vauquelin et à Barruel. «La matière contenue dans le petit flacon, disent ces chimistes, avait une couleur blanche jaunâtre, une forme de grains arrondis, parmi lesquels il y en avait de demi-sphériques : ces grains n'avaient point de dureté et s'écrasaient facilement entre les doigts sans produire de bruit; ainsi écrasés, ils étaient doux au toucher comme du savon; ils n'avaient point de saveur sensible; mis sur un fer chaud, ils exhalent une vapeur blanche dont l'odeur est semblable à celle des matières animales mêlées de graisse; ils se fondent, se boursouflent, noircissent et laissent une matière charbonneuse légère, d'où il ne se dégage aucune trace d'odeur arsenicale.

« L'alcool n'a aucune action sur cette matière; mais l'eau bouillante la dissout en grande partie : la dissolution est légèrement laiteuse, et n'éprouve aucune altération de la part de l'acide sulfhydrique.

«L'acide azotique chaud opère la dissolution de cette matière granuleuse, et prend une couleur jaunâtre qui devient d'un rouge orangé foncé par l'addition d'un alcali.

«La membrane muqueuse de l'estomac était tapissée par un grand nombre de grains blanchâtres semblables aux précédents; on remarquait sur plusieurs parties de cette membrane des traces profondes d'une forte inflammation. Les grains recueillis avec une carte et lavés avec de l'eau distillée, ayant été soumis aux mêmes essais que les autres, n'ont présenté aucune différence. L'eau qui avait servi à laver ces grains, éprouvée par l'acide sulfhydrique, et par divers autres réactifs propres à faire reconnaître les substances vénéneuses, n'en a pas donné le plus léger signe. Un lambeau de l'estomac détaché dans la partie la plus enflammée a été soumis à l'ébullition avec de l'eau distillée : celle-ci, filtrée et éprouvée par l'acide sulfhydrique et par d'autres réactifs, n'a donné aucune trace de poison. L'autre portion de l'estomac, conservée dans l'alcool, contenait aussi à la surface interne des grains blancs qui présentaient absolument les mêmes propriétés que ceux dont nous avons parlé précédemment.

«D'après les expériences que nous venons de rapporter, il nous paraît évident que les grains blancs qui sont renfermés dans le petit flacon, ainsi que ceux qui étaient disséminés sur la surface interne des deux portions de l'estomac, sont composés d'une *matière animale particulière*, et d'une petite quantité de *graisse :* de ces mêmes expériences, l'on peut conclure aussi qu'il n'y a dans l'estomac aucune trace de poison minéral ni végétal reconnaissable.» Cette conclusion est analogue à celle qui avait été tirée par les deux autres rapporteurs de Saint-Brieuc.

2° Marye père et M. Devergie furent mandés par M. le procureur du Roi, le 7 septembre 1824, pour faire l'ouverture du corps du nommé Julien Danguy, qui avait succombé après quarante-huit heures de maladie. L'estomac offrait une altération remarquable ; il était très-volumineux, distendu par des gaz, et d'un rouge violacé à l'extérieur; sa membrane muqueuse, épaisse, d'un rouge très-foncé, était parsemée d'une foule de petits corps blancs, légèrement adhérents, d'une forme variable; la plupart d'entre eux étaient arrondis; ils avaient *quelque ressemblance avec l'acide arsénieux,* mais ils en differaient par la densité; car en les comprimant entre les doigts, ils se laissaient aplatir et offraient au toucher quelque chose de poisseux et de gras.

Il fut reconnu que Danguy avait été empoisonné par la coloquinte; les corps blancs semblables à l'acide arsénieux furent analysés par Vauquelin, qui les trouva composés de *graisse* et d'une matière animale.

3° Le 18 février 1851, MM. Chevallier et Lassaigne présentèrent à l'Académie nationale de médecine une substance blanche trouvée sur la membrane muqueuse de l'estomac et de l'intestin grêle, ainsi que sur celle du gros intestin, sur le foie, sur le péricarde et dans le tissu hépatique d'une jeune femme qui avait succombé à une fièvre typhoïde, et *qui était inhumée depuis deux mois.* Cette substance, composée de corpuscules blanchâtres mamelonnés, de forme arrondie et de la grosseur moyenne d'une graine de pavot, se rapproche par sa composition de la *cystine,* et paraît tenir le milieu entre la cystine et la *xanthine.* Est-elle produite par la maladie à laquelle a succombé cette femme, ou bien s'est-elle développée pendant la putréfaction du cadavre ? (Voy. *Bulletin de l'Académie nationale de médecine,* t. XVI, 28 février 1851.)

Conclusions. Il résulte des expériences et des observations précédemment rapportées :

1° Que l'acide arsénieux est un des poisons les plus énergiques du règne minéral; les chiens les plus robustes succombent dans l'epace de vingt, trente ou trente-six heures lorsqu'on applique 10 centigrammes de ce poison en poudre fine sur le tissu cellulaire sous-cutané de la partie interne de la cuisse; il en serait de même si cette dose était introduite dans l'estomac et que l'acide arsénieux ne fût pas promptement expulsé par les vomissements ou par les selles.

Les *moutons,* malgré l'assertion contraire de M. Cambassèdes, périssent également lorsqu'on leur administre de 5 à 10 grammes de ce toxique (1). Les *chevaux* supportent, comme cela se conçoit aisément,

(1) On s'imaginera difficilement le bruit que l'on fit au commencement de 1843 de la question relative à l'empoisonnement des moutons. M. de Gasparin avait communiqué à l'Académie des sciences une note dans laquelle M. Cambassèdes cherchait à établir que les moutons pouvaient prendre impunément de fortes doses d'acide arsénieux. Ce fait, d'une fausseté insigne, aurait été sur-le-champ réduit à néant, si quelqu'un dans la docte compagnie eût connu les expériences publiées en 1808 par Jœger, qui avait prouvé le contraire. Il n'en fut rien : on chargea

des doses beaucoup plus fortes de cet acide; cependant ils meurent assez promptement lorsqu'on leur fait prendre 64 grammes de ce poison solide ou seulement 2 grammes du même toxique dissous dans l'eau. A la dose de 1 à 3 centigrammes, ce poison donne lieu *chez l'homme* à des symptômes assez graves pour caractériser un véritable empoisonnement, et suivant M. Adolphe Lachèze, médecin à Angers, il n'en faudrait que de 5 à 10 centigrammes pour occasionner la mort (*Annales d'hygiène et de médecine légale*, t. XVII). Ce dernier résultat, en admettant qu'il soit vrai pour un certain nombre d'individus, ne saurait être adopté sans de grandes restrictions, car il y a à cet égard des différences énormes suivant l'âge, le sexe, la constitution des sujets, leur état sain ou malade, etc.

2° Que les effets toxiques de l'acide arsénieux varient dans une espèce animale donnée, suivant les âges, les sexes, la force des individus, l'état de l'estomac, la température extérieure, et certaines constitutions organiques difficiles à apprécier dans leur essence. Les animaux qui n'ont point encore pris toute leur croissance, les femelles, ceux d'une taille plus petite, meurent les premiers; une quantité donnée de poison les tue plus vite à + 20° qu'à 0°, mais nulle cause n'a autant d'influence

---

M. Magendie de tenter quelques expériences. MM. Flandin et Danger, et M. Rognetta, de leur côté, se mirent en avant pour tâcher de résoudre une question parfaitement décidée depuis trente-cinq ans. Peu de jours après, M. Magendie déclara gravement que l'acide arsénieux tue les moutons quand on le mélange avec le double de son poids de sel commun. MM. Flandin et Danger se hâtent d'annoncer 1° qu'ils veulent s'assurer si le sel commun n'est pour rien dans l'*innocuité* : on sait déjà ce qu'il faut penser de cette innocuité, et l'on se demande en vertu de quelle action chimique le sel commun pourrait arrêter les effets funestes de l'acide arsénieux; 2° qu'un mouton n'a pas été empoisonné avec 16 grammes d'acide arsénieux solide, mais que les selles étaient abondamment chargées d'acide arsénieux, comme si l'on n'avait pas imprimé partout, depuis quarante ans, que tous les animaux supportent facilement des doses considérables d'acide arsénieux solide, et qu'ils ne périssent jamais s'ils parviennent à expulser le poison par le vomissement ou par les selles; 3° qu'il n'y a que l'arsenic absorbé qui tue, doctrine que je n'ai jamais cessé de professer depuis trente ans; 4° qu'un mouton empoisonné avec 30 centigr. d'acide arsénieux appliqué sur la cuisse a *uriné à plusieurs reprises*, quoiqu'il fût empoisonné d'*une manière aiguë*, contrairement à l'assertion qu'ils avaient soutenue dans leur premier mémoire sur l'arsenic, où ils disaient que *les animaux n'urinaient pas* dans ces circonstances; 5° que l'on a pu manger impunément la chair d'un mouton empoisonné et guéri; cet animal a été tué le trente-huitième jour, alors que ses organes ne donnaient plus la moindre trace de poison, ce qui se réduit à nous apprendre que l'on peut sans crainte manger la chair d'un animal *qui n'est pas empoisonné*.

M. Rognetta, lui, au lieu de traiter la question si intempestivement agitée, vint annoncer, *comme un fait nouveau*, que l'acide arsénieux peut tuer les chevaux!!!

que l'état de plénitude ou de vacuité du tube alimentaire; les animaux à jeun périssent de beaucoup avant les autres. Toutefois, cette dernière influence ne se fait bien sentir que dans les empoisonnements par les voies respiratoires et l'estomac, et nullement quand on opère par le mode sous-cutané.

L'action toxique ne varie pas moins suivant les espèces animales; de mes expérimentations sur les chiens, les chats, les lapins, les poules et les pigeons, ainsi que des faits déjà connus, dit M. Chatin, j'ai déduit la loi suivante : *Les effets vénéneux de l'arsenic chez les animaux, pris dans les mêmes conditions d'âge, etc., sont en raison composée de la perfection des systèmes respiratoire et cérébro-spinal.*

3° Qu'il agit avec beaucoup plus d'intensité quand il est dissous dans l'eau que dans le cas où il est solide; ainsi, que l'on introduise dans l'estomac d'un chien 25 grammes de ce toxique *dissous dans* 100 *gr. d'eau*, au bout de 5 à 10 minutes l'animal sera sous l'influence du poison, et commencera à vomir; si l'on a empêché le vomissement, la mort surviendra au bout de 3 à 4 heures, suivant la force du chien. La même quantité d'acide arsénieux *pulvérulent* ne développera des symptômes d'empoisonnement que plusieurs heures après l'ingestion du toxique, et si celui-ci n'est pas vomi, la mort ne surviendra qu'au bout d'un ou de plusieurs jours. Au reste, malgré l'assertion de MM. Hombron et Soulié, il sera facile, quand l'acide arsénieux aura été donné en dissolution aqueuse, de le déceler dans les matières vomies et dans le canal digestif, en traitant directement par le gaz acide sulfhydrique si la matière organique n'est pas très-abondante, ou bien en se débarrassant de celle-ci, par les moyens qui seront indiqués plus loin, avant d'employer le courant de gaz acide sulfhydrique.

4° Qu'il détermine l'empoisonnement, soit qu'on l'introduise dans le canal digestif ou dans les veines, soit qu'on l'injecte dans le vagin ou dans les cavités séreuses, soit qu'on l'applique sur la peau ulcérée ou au-desssous de cette membrane, soit enfin qu'on le fasse aspirer sous forme de *vapeur*.

5° Qu'il agit, à peu de chose près de la même manière, quelle que soit la surface par laquelle il a pénétré dans l'économie animale, si ce n'est que son action est beaucoup plus prompte dans un cas que dans l'autre; ainsi il tue presque instantanément quand il est injecté en petite quantité dans les artères et dans les veines, ainsi que dans les cavités séreuses, tandis qu'il faut plusieurs heures pour qu'il occasionne la mort lorsqu'on l'introduit dans l'estomac, et à plus forte raison, dans le gros intestin, même dans une plus forte proportion. La peau recouverte d'un épiderme sec et dur le transmet à peine, et les nerfs peuvent supporter son contact, sans donner lieu à des altérations notables.

6° Qu'il produit des effets aussi funestes, étant appliqué sous la peau du dos des chiens, que dans le cas où on le met en contact avec le tissu cellulaire de la cuisse, ce qui n'a pas lieu pour le sublimé corrosif.

7° Qu'il est absorbé et que sa présence peut être décelée dans tous les tissus de l'économie animale, et notamment dans le *foie*, organe sécréteur et très-vasculaire, qui le reçoit le premier, à l'aide des vaisseaux de la veine porte, quand il a été introduit dans le canal digestif (1).

8° Qu'il existe également dans le *sang* des animaux empoisonnés, quoi qu'en aient dit MM. Flandin et Danger, qui ne l'avaient pas d'abord trouvé dans ce fluide, parce qu'ils ne l'avaient cherché que par des procédés que la science désavoue. Ils reconnaissent aujourd'hui qu'en opérant comme je l'ai proposé, on le trouve facilement dans ce fluide.

9° Qu'il *est de toute rigueur*, dans une expertise judiciaire, lorsqu'on n'a pas décelé le poison dans les matières vomies ni dans les selles, ou que l'on n'en a pas trouvé non plus, à l'*état libre*, dans le canal digestif ni sur les autres parties sur lesquelles il avait été appliqué, de chercher à découvrir *la portion qui a été absorbée*, en agissant séparément sur le *foie* et sur le canal digestif, et à défaut de ces organes sur les reins, la rate, les poumons, le cœur ou le sang. Un rapport médico-légal devra être déclaré incomplet et insuffisant, par le seul fait, *que dans ce cas*, on aura omis de rechercher l'acide arsénieux dans les organes dont je viens de parler. Il importe même de procéder à la recherche de l'acide arsénieux *absorbé*, alors que l'on a constaté la présence de ce toxique à l'*état libre*, dans le canal digestif, car il se pourrait que celui-ci eût été introduit dans cette cavité après la mort et pour faire prendre le change, tandis que son existence dans le foie ou dans l'un des organes précités suppose *nécessairement* que l'empoisonnement a eu lieu pendant la vie, à moins qu'il ne soit prouvé que le poison est arrivé jusque dans ces organes par voie d'*imbibition* cadavérique (voy. p. 56).

10° Que l'acide arsénieux *absorbé* ne séjourne pas indéfiniment dans nos organes, et qu'il est entièrement *éliminé* chez l'homme au bout de

---

(1) MM. Mareska et Lados, experts dans une affaire qui a été jugée à Gand, ont constaté que dans l'empoisonnement d'une femme enceinte, l'acide arsénieux avait pénétré jusqu'au produit de la conception. Le fœtus qu'ils ont analysé était parvenu au quatrième mois; ils y ont trouvé des traces de poison. L'utérus et le placenta renfermaient également de l'arsenic; mais ce dernier organe en a donné relativement plus que le fœtus. Les eaux de l'amnios n'en contenaient pas, du moins en quantité appréciable. (*Gazette des hôpitaux*, 1846, p. 16.)

Il est difficile d'expliquer, après ce résultat, pourquoi M. Benoist, pharmacien d'Amiens, n'a pas trouvé d'arsenic chez un fœtus de six mois, dont la mère était morte empoisonnée par l'acide arsénieux; en effet, les organes de cette femme renfermaient une quantité notable d'arsenic.

douze à quinze jours, en supposant que les boissons prises dans les vingt-quatre heures ne dépassent pas 1 litre. D'après mon honorable et savant ami M. Chatin, *la promptitude d'élimination est en raison inverse de la faculté de résister au poison. La principale voie d'élimination, c'est l'urine,* comme je l'ai démontré le premier; en effet, l'urine rendue par les animaux quelque temps après l'empoisonnement renferme de l'acide arsénieux, tandis que les viscères qui en auraient fourni si les individus fussent morts quelques jours après l'invasion des accidents n'en contiennent plus au bout d'un certain temps. Il existe encore *d'autres voies d'élimination,* moins énergiques sans doute; j'avais annoncé dès l'année 1840 que l'acide arsénieux était *probablement expulsé par d'autres voies d'excrétion;* c'est ce qui a été démontré en 1842 par M. Chatin, dans une note lue à l'Institut, dans laquelle il annonce que le poison est éliminé par la surface interne du *tube intestinal* et par la *peau* (1).

---

(1) En janvier 1839, j'ai mis hors de doute l'absorption de l'acide arsénieux et son transport dans tous les tissus; bientôt après j'ai fait voir, par des expériences nombreuses, qu'il en était de même des préparations antimoniales, cuivreuses, plombiques, mercurielles, etc. Les recherches que j'ai publiées à cet égard sont consignées dans le tome VIII des *Mémoires de l'Académie nationale de médecine,* ou dans les numéros de mai, juin, juillet et août du *Journal de chimie médicale,* année 1842. Jusqu'alors on avait dit que ces poisons *devaient* être absorbés, mais personne n'avait prouvé leur existence dans la trame des tissus où ils avaient été portés par voie d'absorption; nous verrons plus bas cependant que des tentatives avaient déjà été faites dans ce but par quelques physiologistes, et notamment par Beissenhirtz. J'ai été plus loin; j'ai voulu que cette découverte fût dorénavant appliquée à la médecine légale, et que les nouvelles données sur l'absorption vinssent éclairer les affaires judiciaires; peu après, je suis parvenu dans plusieurs cas à déceler de l'arsenic dans les viscères d'individus soupçonnés morts empoisonnés, lorsque le canal digestif manquait, et il a été démontré qu'un crime avait été consommé, ce qu'il aurait été impossible de faire avant 1839. Dès que mes travaux ont été connus, bon nombre d'experts en France ont eu maintes occasions d'en faire ressortir l'importance devant les cours d'assises où ils étaient appelés. MM. Fau et Bergès, à Foix; MM. Chapeau et Parisel, à Lyon; M. Rigal, à Albi, et bien d'autres que je pourrais citer, ont conclu à l'existence d'un empoisonnement en mettant à profit ces nouvelles recherches. Désormais, lorsqu'il faudra opérer dans des cas d'intoxication par des composés de mercure, d'antimoine, de cuivre, de plomb, d'étain, d'arsenic, etc., et que l'on ne découvrira aucune trace de substance vénéneuse dans le canal digestif, ce qui est plus commun qu'on ne pense, on agira donc sur le foie, la rate, les reins, etc., où sur l'urine, et souvent on découvrira le corps du délit qui aurait échappé avant la publication de mes travaux.

Il en a été de ma découverte comme de toutes celles qui, par leur importance, font quelque bruit: des esprits malveillants ont cherché à m'en dépouiller. M. Magendie a prétendu qu'il avait *prouvé* que tous les poisons étaient absorbés, quand il est notoire qu'il s'était borné à répéter ce qui avait été émis quelques siècles au-

11° Que lorsque l'acide arsénieux est mis en poudre fine, sous la peau des chiens, il n'y en a guère que 75 à 100 milligrammes *d'absorbé*, quelle que soit la proportion employée, et que cette faible dose suffit

---

auparavant par beaucoup d'hommes éclairés, savoir que les poisons *devaient* être absorbés, et à publier quelques expériences physiologiques sur un *petit nombre de toxiques*, expériences qui tendaient à faire croire que l'absorption avait eu lieu, mais qui étaient loin *de la mettre hors de doute*. M. Gerdy, avec un sang-froid imperturbable, a annoncé en pleine Académie qu'il était établi dans un passage de l'ouvrage du Dr Christison, que Mohr avait vu bien avant moi ce que je proclamais être nouveau; mais il m'a suffi de donner lecture dudit passage pour montrer qu'il contenait tout le contraire de ce qu'on avançait, et pour forcer l'orateur à rétracter son assertion. Aussi l'Institut d'abord, et l'Académie royale de médecine ensuite, ont-ils reconnu que j'avais prouvé le premier que l'acide arsénieux est absorbé et porté dans tous les organes, pour être plus tard éliminé par l'urine, et que les applications que j'ai faites de mon travail à la médecine légale sont exactes.

Depuis la clôetur de tant de discussions passionnées, j'ai voulu savoir si par hasard quelques auteurs n'auraient pas abordé le sujet qui m'avait tant occupé, et je n'ai rien trouvé, après avoir fait les recherches les plus minutieuses, qui valût la peine d'être cité, si ce n'est un travail de M. Beissenhirtz, publié le 22 janvier 1823, à Berlin, sous le titre *de Arsenici efficacia periculis illustrata*. L'auteur fit prendre à un cheval en état de santé, le premier jour, 4 gr. d'acide arsénieux uni à du miel et à de la poudre de guimauve; le deuxième jour, 16 grammes d'acide arsénieux; le quatrième jour, 24 grammes du même poison; le cinquième jour, 8 grammes; le septième jour, 30 grammes. L'animal mourut le lendemain. M. Beissenhirtz, après avoir décrit avec soin les lésions cadavériques, dit, au chapitre 8, p. 29 :

« In elaboranda hac materia scopum præfixum habui, ut mihi persuaderem, an « arsenicum digestionis et assimilationis processu partibus organismi animalis ad-« misceatur, an secretione et cutis actione ex iis iterum eliminetur. Magis tamen « credidi, substantiam hanc venenosam, similem in modum ac hydrargyri præpa-« rata cum textura partium organicarum communicari. Hæc opinio potissimum « experimentis a patruo meo factis confirmari videbatur, quippe qui e libris sex « sanguinis equo detractis qui drachmis sex acidi arsenicosi interemptus erat, arse-« nicum sejunxit. Quum periculis illis fidem maximam habeam, prætereaque jure « meo credam, arsenicum in sanguinis molem totius corporis traductum fuisse, « parum dubito, quin reliquæ corporis partes per sanguinem eo inquirientur, « quod et ipsa analysis chemica quam ego institui, testatum facit.

« Doctor Otto similia instituit pericula, neutiquam vero e sanguine excepto, et « reagentibus chemicis submisso arsenicum obtinuit. Facile liquet, cur experimenta « hujus viri irrita fuerint, etenim animalcula hunc ad scopum adhibita, tantilla « fuerunt ut paucis hujus veneni granis extinguerentur, sin minus, haustum tamen « arsenicum vomitu aut alvi dejectionibus maximam partem expellerent. Horum « igitur animalculorum, quæ vel paucas horas post ingestum arsenicum truci-« dabantur, vel venenum antea evacuaverant, ut ne assimilari quidem sangui-« nique admisceri posset, doctor Otto sanguinem excepit et arsenicum ex eo ob-« tinere studuit, quod utique arduum opus videtur, ubi enim nihil est, nihil « reperies. Ut igitur de præsentia arsenici in sanguine certiores reddamur, multo « aptius esse videtur, si sanguinem singularum corporis partium eorum animalium

pour occasionner la mort, puisqu'il est impossible d'attribuer celle-ci à l'irritation locale, habituellement fort légère, que détermine ce poison dans ces circonstances. Je suis parvenu à apprécier que telle était

---

« chemicæ analysi submittamus, quæ per longius temporis intervallum uberiorem « arsenici copiam devorarunt, nam his demum rationibus eventus exoptatus contin- « gere potest.

« Ut de existentia acidi arsenicosi in textura organorum animalis interfecti « edocerem, plures partium nobiliorum duce illo Link examini chemico subjeci. « Quum plurima vasa in laboratorio universitatis nostræ mihi oblata, nimis essent « angusta quam ut tanta viscera, quæ equo sunt, capere possent, acquiescere me « oportebat, ut organa majora in particulas dissecarem, earumque unam vel alte- « ram explorarem.

« Experimentis chemicis ad methodum Rosii ita institutis, ut calcem arsenicosam « ea obtentam cum pulvere carbonum et acido boracico commiscerem, sublima- « tionem e cucurbita faciendam curavi.

« E singulis animalis interfecti organis, hanc calcis arsenicosæ copiam obtinui :

« E ventriculo drachmam unam et grana octo.

« E cœco intestino grana quinque.

« E pulmonibus grana septem.

« Ex hepate grana sex.

« E corde grana octo.

« E cerebro grana undecim.

« Hæc omnia, ut supra dictum est, cum pulverem carbonum acidoque boracico « commixta, in retortam vitream demisi et e balneo arenæ sublimationi subjeci, « qua per aliquot horas protacta circiter tria arsenici regulini grana adeptus sum. »

Pour peu que l'on examine le travail du Dr Beissenhirtz, on verra combien il est loin de prouver ce que l'auteur cherchait à démontrer. Il y a mieux : on ne tardera pas à s'apercevoir qu'il fourmille d'erreurs. Nous savons que de tous les organes le cerveau est celui qui fournit le moins d'arsenic, et le foie celui qui en donne le plus ; or, ici c'est tout le contraire. On a obtenu avec le premier 55 centigrammes de chaux arsenicale, et avec le foie, 30 centigrammes seulement ; le cœur et les poumons, qui en contiennent toujours moins que le foie, en renfermaient plus que lui. On ne dit pas comment on a détruit l'énorme quantité de matière organique sur laquelle on opérait, ni comment on s'est assuré que l'on avait réellement recueilli de l'arsenic pur. Quoi qu'il en soit, j'ai cru devoir, par un sentiment d'équité, transcrire textuellement le passage de l'ouvrage du Dr Beissenhirtz, dont je n'ai eu connaissance qu'à la fin de 1841, et dont le contenu n'avait fait aucune sensation en Allemagne, et n'avait reçu aucune application utile.

Il est vrai que le Dr Fourcade-Prunet (dissertation inaugurale sur l'oxyde blanc d'arsenic, soutenue à Paris le 1er mars 1821), en examinant le sang recueilli dans les cadavres des animaux empoisonnés par l'acide arsénieux, avait émis quelques vues sur l'absorption de ce toxique « On ne peut nier, disait-il, que dans un très-grand nombre de circonstances, le sang ne soit chargé des principes meurtriers de la substance vénéneuse, puisqu'il est parfaitement prouvé que l'acide arsénieux est absorbé et porté dans le torrent de la circulation. »

... « Étant persuadé de l'absorption de l'oxyde d'arsenic, j'ai tenté quelques essais propres à le découvrir dans le cœur où il exerce principalement son action destructive » Après avoir calciné avec du charbon le produit sec obtenu

la dose absorbée, en plaçant sous la peau des cuisses de plusieurs chiens, des sachets de toile fine contenant des proportions d'acide arsénieux en poudre impalpable, qui variaient depuis 5 centigrammes jusqu'à 1 gramme; après la mort de l'animal on pesait les sachets dont on avait également pris le poids avant le commencement de l'expérience; la différence de poids en moins représentait la quantité de toxique qui avait été absorbée. Ces sachets avaient été desséchés, avant l'expérience, à la température de 100° centigrades; après la mort des animaux ils étaient lavés avec soin et sans effort, puis on les desséchait également à 100° centigrades avant de les peser.

12° Qu'il y en a davantage d'*absorbé*, sans que l'on puisse en préciser la quantité, lorsqu'il a été introduit dans le canal digestif, après avoir été dissous dans l'eau, ou quand l'acide solide, par son contact prolongé avec les sucs de l'estomac ou des intestins, a fini par se dissoudre en totalité ou en partie.

13° Qu'il n'est pas douteux, d'après les cas d'empoisonnement observés jusqu'ici, qu'il n'agisse de même chez l'homme; toutefois il est à présumer que la partie absorbée nécessaire pour déterminer la mort devra être plus considérable que celle qui est nécessaire pour tuer les chiens.

14° Que s'il est vrai que l'acide arsénieux irrite et enflamme presque tous les tissus avec lesquels on l'a mis en contact, on ne saurait, dans la plupart des cas, attribuer les accidents graves qu'il occasionne à l'inflammation souvent assez légère, qui est le résultat de son action *locale*, mais bien à son absorption, et par suite à son action sur un ou plusieurs des systèmes de l'économie animale.

15° Qu'il n'est pas vrai, comme l'ont annoncé MM. Flandin et Danger, dans le mémoire qu'ils ont lu à l'Académie de médecine, en 1841, que la *sécrétion urinaire est supprimée chez les chiens empoisonnés d'une manière aiguë par l'acide arsénieux, et que ces animaux n'urinent par conséquent pas*. L'Académie, en ne faisant pas de suite justice de cette erreur grossière et en laissant la question indécise, *tandis que je l'avais déjà tranchée par des expériences nombreuses*, a eu un tort d'autant plus

---

avec du sang et de la potasse, M. Prunet a remarqué des points métalliques fort brillants et tellement adhérents au verre, qu'il lui a été impossible de les enlever; tandis que le sang pris dans les amphithéâtres de dissection n'a fourni qu'une couche noire luisante, qui, suivant lui, provenait du charbon de la fibrine. « Je ne me dissimule point, ajoute l'auteur, qu'il serait impossible, d'après ces expériences, d'*attester en justice* que le sang contient de l'acide arsénieux.»

Que l'on compare ces essais au travail que j'ai publié en 1839, et l'on sentira toute leur insuffisance pour établir la moindre donnée susceptible d'application à la médecine légale.

grave qu'elle a été obligée de reconnaître, deux ans plus tard, que j'avais parfaitement raison; en effet, ayant dû se prononcer sur la valeur d'un mémoire qui avait été lu dans son sein par M. Delafond, professeur à l'école d'Alfort, elle a mis à néant l'étrange assertion de MM. Flandin et Danger. M. Delafond, sans doute pour lever à cet égard les scrupules de l'Académie, a entrepris une série de recherches sur les chevaux et sur les chiens, dont les résultats *confirment pleinement* ce que j'avais établi. Il résulte de ce travail: 1° que les chevaux *bien portants,* qui n'ont ni mangé ni bu, sécrètent, terme moyen, 118 millilitres d'urine par heure, tandis que les chiens n'en fournissent que 24 millilitres lorsqu'ils sont placés dans les mêmes conditions; 2° que les chevaux empoisonnés, *d'une manière aiguë,* par l'acide arsénieux, alors qu'ils ont été privés d'aliments et de *toute boisson,* sécrètent par heure *trente-cinq millilitres d'urine,* c'est-à-dire *les deux septièmes* de la proportion qu'ils fournissent à l'état normal, et que les chiens, dans les mêmes circonstances, en donnent à peu près *un sixième.* « La sécrétion urinaire, dit M. Delafond, n'est donc pas supprimée, mais notablement diminuée, dans l'empoisonnement aigu par l'acide arsénieux.» Le tableau ci-après (p. 433), emprunté à ce professeur distingué, montrera que, chez certains chevaux soumis à l'influence de l'acide arsénieux pendant quarante-trois et cinquante et une heures, la quantité d'urine rendue s'est élevée à 3 litres 45 centil., ou à 2 litres 55 centil., et chez quelques chiens, à *six* ou *quatre centilitres,* après un empoisonnement aigu qui n'avait duré que huit ou douze heures. Que l'on juge maintenant de la proportion d'urine qu'il est possible de faire sécréter à ces animaux, lorsqu'au lieu de les priver de tout aliment et de toute boisson, on leur donne d'abondantes tisanes aqueuses et nitrées.

A l'appui de mes expériences et de celles de M. Delafond, je pourrais citer trois cas d'empoisonnement: 1° chez deux femmes, l'une confiée aux soins du Dr Augouard, et l'autre placée dans le service de M. Duméril, à la Maison de Santé; 2° chez le jeune B. La première femme, après avoir pris 15 grammes d'acide arsénieux, éprouva les plus terribles accidents, et rendit *dix litres* d'urine, grâce aux boissons diurétiques fortement *nitrées* dont elle avait fait usage; elle était convalescente au bout de huit jours. Les deux autres individus furent promptement rétablis aussi d'un empoisonnement grave, après avoir pris, par mes conseils, d'abondantes boissons diurétiques qui les firent considérablement uriner. Dans ces trois cas, l'urine avait charrié pendant plusieurs jours des quantités notables d'arsenic (voy. p. 414).

EXPÉRIENCES.	ESPÈCES D'ANIMAUX.	QUANTITÉ d'acide arsénieux administré.	MODE de préparation DU POISON.	DATES des premiers symptômes de l'empoisonnement.		ÉPOQUE à laquelle l'analyse a fait constater les premières traces du poison dans l'urine.		DURÉE TOTALE de l'empoisonnement.		QUANTITÉ d'urine sécrétée durant l'empoisonnement.	QUANTITÉ d'urine estimée par le calcul en une heure.	QUANTITÉ d'urine sécrétée en moyenne pendant une heure.	OBSERVATIONS.
				Heur.	Min.	Heur.	Min.	Heur.	Min.	Lit.	Lit.		
1	Cheval.	30 gramm.	Partie en solution. Partie en suspension.	3	30	5	30	51	30	2,55	0,049		
2	Jument.	id.	id.	3	30	3	30	49	25	0,67	0,016		
3	Cheval.	id.	id.	4	»	6	30	43	30	3,45	0,079		
4	id.	id.	id.	2	»	7	»	29	30	0,92	0,031	Lit.	
5	id.	id.	id.	4	»	7	»	21	»	1,02	0,048	0,0348	
6	Jument.	id.	En solution parfaite.	4	»	4	»	8	5	0,17	0,021		
7	Cheval.	60 gramm.	id.	0	10	1	20	1	20	0,02	0,015.		
8	id.	id.	id.	0	20	1	»	1	»	0,02	0,020		
9	Chienne.	5 gramm.	Moitié en solution. Moitié en suspension.	1	»	12	45	12	45	0,04	0,0031		Dans les expériences 7, 8, 9 et 11, l'urine a été recueillie dans la vessie à l'autopsie.
10	Chien.	id.	id.	0	45	3	45	8	3	0,03	0,0037	0,0040	
11	id.	id.	id.	1	»	8	»	8	»	0,06	0,0075		
12	Chienne.	id.	id.	1	10	5	10	5	50	0,01	0,0017		

NOTA. La présence de l'arsenic dans l'urine a été constatée par M. Lassaigne en évaporant l'urine à siccité, en carbonisant par l'acide azotique, et en traitant le produit dans l'appareil dit de Marsh. — Cette opération était faite quand l'urine très-visqueuse ne permettait pas de la traiter directement dans l'appareil. Les urines très-fluides étaient mises dans l'appareil avec une couche d'huile pour éviter la mousse.

16° Que l'action de l'acide arsénieux, lorsqu'il a été pris à une dose capable de produire un empoisonnement intense, est d'une nature *spéciale,* et que c'est par conséquent à tort que Rasori, Giacomini, Boudin, etc., la considèrent comme *hyposthénisante;* que les arguments puisés dans les effets des diverses médications dirigées contre l'empoisonnement ne viennent nullement à l'appui de cette dernière hypothèse; qu'en effet la médication tonique et stimulante, tant vantée dans ces derniers temps par l'école italienne et par M. Boudin, a constamment échoué dans les expériences tentées sur des chiens et sur des chevaux, devant deux commissions de l'Académie royale de médecine, tandis que la médication antiphlogistique, *employée convenablement et en temps opportun,* compte des succès nombreux tant sur l'homme que sur les chiens (voy. p. 409 à 413 et p. 372 de ma *Toxicol.,* 4e édit.); qu'il est peu conforme aux véritables principes de la science de considérer comme étant l'effet d'une action *hyposthénisante* des phénomènes d'abattement, la petitesse et la faiblesse du pouls, le refroidissement du corps, la diminution de la contractilité et d'autres phénomènes de ce genre que l'on observe dans certains cas d'empoisonnement par l'acide arsénieux, parce qu'ils existent aussi, sinon tous, du moins en grande partie dans quelques maladies évidemment inflammatoires contre lesquelles les antiphlogistiques sont suivis de succès, telles que la fièvre typhoïde à sa dernière période, et dans d'autres affections que l'on pourrait appeler *spécifiques,* telles que le choléra asiatique, maladie dans laquelle la saignée a été souvent pratiquée avec avantage.

17° Que l'action *spéciale* exercée par l'acide arsénieux se rapproche assez de l'action *sthénique* ou excitante, pour que l'on ne dût pas balancer à l'envisager comme telle, s'il fallait absolument la ranger dans l'une ou l'autre des actions *sthénique* ou *hyposthénisante;* que les faits recueillis jusqu'à ce jour chez l'homme sont d'accord avec cette opinion, adoptée aujourd'hui par tous les praticiens, sans idées préconçues, qui ont eu occasion d'examiner des individus empoisonnés par des doses d'acide arsénieux qui n'amenaient la mort qu'au bout de quelques jours.

18° Que, d'après Jœger, l'action dont je parle aurait pour effet de déterminer la lésion du cœur et de détruire la contractilité. Suivant Brodie, le système nerveux et les organes de la circulation sont atteints, en sorte que la mort est le résultat immédiat de la suspension des fonctions du cœur et du cerveau, et si les animaux ne succombent pas aux premiers accidents produits par le poison, si l'inflammation a le temps de se développer, il n'y a point de doute qu'elle ne puisse anéantir la vie. Earle rapporte, ajoute Brodie, qu'une femme qui avait pris de l'acide arsénieux résista aux symptômes alarmants qui se déclarèrent d'abord, mais qu'elle mourut le quatrième jour; à l'ouverture du cadavre, on trouva la membrane muqueuse de l'estomac et des intestins ulcérée dans une très-grande étendue (*Philosophical trans.*, année 1812). Le docteur Smith pense aussi que l'acide arsénieux exerce une action spéciale sur le cœur, et que la mort générale n'arrive que par l'interversion ou la cessation des mouvements de cet organe. Le résultat de mes observations me porte à croire que l'acide arsénieux tue en agissant sur le système nerveux et sur le cœur dont il anéantit la contractilité et dans le tissu duquel il développe assez souvent une congestion appréciable après la mort; on sait d'ailleurs que les fonctions de ce dernier organe sont constamment altérées pendant la vie des malades qui sont sous l'influence de ce poison; je pense aussi qu'il exerce une action délétère sur le canal digestif, car indépendamment des symptômes qui annoncent une altération constante de ce canal, il n'est pas rare de le trouver enflammé après la mort, alors même que le poison a été appliqué *sur le tissu cellulaire ou injecté dans une cavité séreuse.*

Traitement de l'empoisonnement par l'acide arsénieux.

Existe-t-il quelque contre-poison de l'acide arsénieux? Renault a fait une série d'expériences dans le dessein de déterminer la valeur de plusieurs réactifs, tels que les sulfures métalliques solubles, les acides acétique et sulfhydrique, proposés comme contre-poisons de cette substance. Voici les résultats obtenus par ce médecin. (*Nouvelles expériences sur les contre-poisons de l'arsenic*, thèse, an X.)

Sulfures de potassium et de calcium. — EXPÉRIENCE I. — A l'aide d'une sonde de gomme élastique, on introduisit dans l'estomac d'un chien de moyenne grandeur 10 centigrammes d'acide arsénieux, et 336 grammes d'eau qui tenait en dissolution environ 3 grammes de sulfure de potassium: le tout avait été mêlé deux heures auparavant. Douze à quinze minutes après, et pendant une heure et demie, les vomissements furent si violents et si répétés, que la liqueur fut presque entièrement expulsée de l'estomac; la respiration devint embarrassée; l'animal poussa des cris plaintifs, eut des déjections alvines, urina, et mourut quatre heures après l'injection. A l'ouverture du corps, on trouva l'estomac légèrement livide à l'extérieur; il n'était enflammé à l'intérieur que vers le pylore. Le duodénum et le commencement du jéjunum présentaient quelques taches rouges éloignées les unes des autres; l'inflammation intéressait les autres intestins grêles à l'extérieur et à l'intérieur.

EXPÉRIENCE II. — 20 centigrammes d'acide arsénieux dissous, et la même quantité de sulfure de potassium que dans l'expérience précédente, mêlés au moment même, furent injectés dans l'estomac d'un chien de moyenne grandeur: presque aussitôt il fit de violents efforts pour vomir, et il rejeta une portion de la liqueur, tant par les narines qu'à travers les espaces interdentaires. Bientôt il eut des évacuations abondantes par les deux extrémités du canal alimentaire; les forces tombèrent dans l'affaissement, puis dans une sorte d'anéantissement, et l'animal mourut sept heures et demie après l'injection. A l'ouverture du corps, on trouva les deux poumons dans leur état naturel; l'estomac contenait environ 750 grammes d'un liquide trouble et de couleur brune; la tunique intérieure de ce viscère, livide et presque noire, était comme doublée par une fausse membrane d'un jaune peu foncé. La grande quantité de mucosités épaissies qui tapissaient les intestins grêles les avait apparemment préservés de l'action du poison; car les gros intestins, où semblable défensif n'existait pas, étaient enflammés, tandis que les premiers ne l'étaient pas.

Expérience III. — Un jeune chien de moyenne taille prit 15 centigrammes d'acide arsénieux liquide, mêlé avec 3 grammes de sulfure de calcium dissous dans 384 grammes d'eau; il commença à vomir au bout d'un quart d'heure : la liqueur fut entièrement chassée dans l'espace de trois heures, tandis que, d'un autre côté, elle produisait l'effet d'un violent purgatif. Le produit du vomissement recueilli fut injecté de nouveau, et rendu presque aussitôt par l'anus, sans avoir éprouvé aucun changement apparent. L'animal expira une demi-heure après. L'estomac offrait une fausse membrane qui dérobait à la vue la membrane muqueuse : celle-ci avait, dans toute son étendue, une teinte livide qui était plus foncée vers la grande courbure; les intestins étaient remplis de mucus épais et enflammés dans toute leur longueur.

Expérience IV. — On fit prendre à un chien le précipité obtenu en décomposant 20 centigrammes d'acide arsénieux par une quantité suffisante de polysulfure de calcium; ce précipité avait été délayé dans l'eau. L'animal fit de grands efforts pour vomir; mais on parvint à faire refluer toute la liqueur vers l'estomac. Il mourut en cinq heures de temps, après avoir rendu deux ou trois selles, et poussé des cris plaintifs pendant plus d'une heure. L'estomac contenait plus de 500 grammes de liquide; sa membrane muqueuse était d'un rouge peu foncé, et recouverte d'une couche de mucosités visqueuses et demi-transparentes. Le canal intestinal était légèrement enflammé dans toute sa longueur.

Ces expériences suffisent pour démontrer l'inutilité de ces sulfures dans le cas d'empoisonnement par l'acide arsénieux : en effet, les animaux meurent dans un temps aussi court, et même plus court, quand on leur administre ce prétendu contre-poison, que lorsqu'ils prennent l'acide arsénieux seul.

Le Dr Vandendale, médecin de l'hospice civil de Louvain, rapporte un cas d'empoisonnement par l'acide arsénieux, dont la guérison lui paraît devoir être attribuée au sulfure de potassium, ce qui ne s'accorde aucunement avec les expériences dont je viens de parler. Voici l'observation.

Filia viginti-sex annorum, temperamenti melancholici, et irrequietæ conscientiæ fluctibus jam per aliquot annos agitata, in omnibus bene ratiocinans, sed in eo solum delirabat quod se crederet esse sub potestate dæmonis ipsam continuo persequentis, summo mane ad lectum laqueo se suspendit; fratres tumultu expergefacti inveniunt sororem suspensam et moribundam, omnibus adhibitis tandem revixit: post duos menses se occidendi causa, assumpsit ad minimum drachmam unam et semis arsenici fortissimi; inveni ipsam inflato toto corpore sursum et deorsum evacuantem cum fœtore intolerabili et meteorismo abdominis frigidam instar cadaveris; tanta fuit vis veneni, ut non tantum tempore decem dierum per alvum secederent primarum viarum involucra, sed et ipsa cuticula abscederet a capite ad pedes, cum defluvio capillorum et perditione unguium manum et pedum, ut vere esset horrendum monstrum; tardius accedens evacuantia dare non potui, cum jam primæ viæ tantæ quantæ essent inflammatæ; sola ergo obvolventia per os et anum administravi; sola salus fuit in hepate sulphuris, quod per quatuor septimanas sumpsit ad drachmas duas de die in decocto hordei; quibus sensim evasit ægra instar miraculi, et perfectissime fuit sanata : cum tamen inhæreret infelicibus ideis sibi vitam adimendi, familia ejus ipsam conduxit ad Gheel (commune où les maniaques sont mis en sûreté); *sed proh dolor, vix per mensem ibi morata, se præcipitavit in puteum, in quo inventa est mortua, victima irrequietæ conscientiæ, tantorum malorum et triplicis tentati suicidii* (1).

Malgré l'estime dont jouit à juste titre M. Vandendale, il est impossible d'attribuer la guérison de cet empoisonnement au sulfure de potassium; il est extrêmement probable que presque tout l'arsenic fut rejeté avec la matière des vomissements et des selles que la malade avait déjà rendue en grande quantité lorsque le médecin fut appelé. D'ailleurs cette observation n'est pas assez précise; il faudrait, avant de pouvoir apprécier l'effet du sulfure de potassium, savoir si l'estomac était vide ou plein lors de l'ingestion du poison, quelles étaient la nature et la quantité des matières vomies, quels étaient les symptômes que l'on avait observés avant le jour où le sulfure de potassium fut administré, à quelle époque ce médicament fut donné pour la première fois, et quelle fut son action, etc.; enfin un fait de cette nature, quelle que soit l'exactitude avec laquelle il ait été rapporté, ne suffit pas pour contrebalancer les expériences de Renault, et l'auteur a bien raison de regarder cette guérison comme miraculeuse (*instar miraculi*).

---

(1) *Manuel de toxicologie* de Frank, p. 28, note du traducteur; Anvers, 1803.

Acide sulfhydrique. — Expérience V. — 20 centigrammes d'acide arsénieux en dissolution, mêlé, douze heures avant l'expérience, avec 448 grammes d'eau chargée de gaz acide sulfhydrique, ont été injectés dans l'estomac d'un gros chien : le premier jour, il n'a éprouvé ni nausées ni malaise; le lendemain matin, il a paru triste et abattu, et il n'a témoigné aucun désir de manger ; mais l'appétit lui est revenu dans la soirée, et le troisième jour sa santé a été entièrement rétablie.

Expérience VI. — 40 centigrammes d'acide arsénieux dissous, mêlé, au moment même de l'injection avec 442 grammes d'acide sulfhydrique liquide, furent donnés à un chien de moyenne taille. Il eut, pendant quinze heures, un grand nombre d'éructations, et rendit une certaine quantité d'écume limpide et filante; mais ce ne fut que pendant la nuit qu'il rejeta, par le vomissement, environ un quart de la totalité du liquide injecté. Dès le lendemain matin, il manifesta de l'appétit, et sa santé ne parut pas avoir éprouvé la moindre atteinte.

Expérience VII. — Des résultats semblables furent obtenus avec un chien auquel on avait donné 50 centigrammes d'acide arsénieux.

Expérience VIII. — On injecta dans l'estomac d'un chien 25 centigrammes d'acide arsénieux dissous ; quelques minutes après on y introduisit 320 grammes d'acide sulfhydrique liquide. Dans moins d'un quart d'heure, il rejeta, par le vomissement, environ un cinquième de la liqueur injectée. En peu de temps il reprit l'attitude du bien-être; il mangea dès le soir même; le lendemain il fut triste; mais il avait un tel appétit, qu'il dévora presque en entier un petit chien qui venait d'expirer à ses côtés.

Plusieurs autres chiens auxquels on avait injecté de l'acide sulfhydrique liquide quelques minutes après leur avoir fait prendre de l'acide arsénieux, offrirent des résultats semblables.

Renault croit pouvoir conclure de ces expériences, « que le nouveau corps formé dans l'estomac par l'acide sulfhydrique et l'acide arsénieux dissous dans l'eau peut être pris impunément à des doses assez fortes. Maintenant, ajoute-t-il, si l'on fait attention, 1° que l'acide sulfhydrique peut être avalé en grande quantité sans aucun inconvénient, 2° qu'il agit sur l'acide arsénieux liquide à une température inférieure à celle de l'homme, et que son action est prompte, on sera forcé de conclure qu'il est le contre-poison de l'acide arsénieux dissous dans l'eau.»

Je ne crois pas pouvoir adopter cette conséquence; car je suis convaincu que le sulfure d'arsenic produit par l'action directe de l'acide sulfhydrique sur l'acide arsénieux est vénéneux : à la vérité, il l'est moins que cet acide (voy. *Sulfure jaune d'arsenic*) (1). Il faut donc ad-

---

(1) Les animaux qui ont fait le sujet des expériences de Renault ont peu souffert, parce que la dose du sulfure d'arsenic introduit dans leur estomac était trop faible (voy. *Sulfure d'arsenic*).

mettre que l'eau sulfhydrique peut être utile pour *diminuer* et *non pour détruire entièrement* les propriétés vénéneuses de l'acide arsénieux dissous dans l'eau. Mais en est-il de même lorsque ce poison a été pris à l'état solide? Les expériences faites par Renault prouvent que, dans ce cas, l'acide sulfhydrique n'est d'aucune utilité; et comme malheureusement l'empoisonnement arrive presque toujours par l'acide arsénieux solide, on conçoit que l'emploi du gaz acide sulfhydrique présentera fort peu d'avantages pratiques. Je vais rapporter deux expériences à l'appui de cette dernière assertion.

EXPÉRIENCE IX. — On a mêlé 40 centigrammes d'acide arsénieux en poudre impalpable avec 336 grammes d'acide sulfhydrique liquide; on a agité longtemps les deux substances dans un flacon bien fermé, et on les a introduites une heure après dans l'estomac d'un chien d'une taille au-dessus de la moyenne. Il n'a commencé à vomir qu'au bout de deux heures et demie; ces vomissements se sont succédé pendant cinq heures; il a poussé des cris plaintifs et des gémissements jusqu'au moment de la mort, qui a eu lieu douze heures après l'ingestion. L'estomac renfermait plus de 500 grammes d'un liquide noirâtre, assez clair, qui avait l'odeur de la bile; il n'était enflammé que dans le trajet de sa longue courbure. De tous les intestins, le duodénum seul avait la membrane muqueuse phlogosée.

EXPÉRIENCE X. — On a répété cette expérience avec un chien plus gros que le précédent; l'animal a vomi cinq fois pendant les trois premières heures, et il est mort au bout de quinze à dix-huit heures, sans avoir manifesté le moindre signe de douleur. L'estomac et le liquide qu'il renfermait présentaient les mêmes altérations que dans l'expérience précédente; le duodénum et le pylore ne participaient aucunement à l'inflammation de l'estomac.

Après avoir fixé la valeur des sulfures alcalins et de l'acide sulfhydrique, considérés comme contre-poisons, Renault fait observer, avec raison, que le *vinaigre,* rangé parmi les antidotes de l'acide arsénieux, ne peut pas dissoudre cet acide à une basse température; que la dissolution ne s'opère qu'au degré de l'ébullition, et que le produit résultant, qui n'est autre chose que de l'acétate d'acide arsénieux, est tout aussi dangereux que l'acide arsénieux : ce qui suffit pour faire rayer ce corps de la liste des contre-poisons de cet acide.

Charbon.— Suivant Bertrand de Pont-du-Château, le charbon et l'eau de charbon sont les meilleurs contre-poisons de l'acide arsénieux. Voici comment s'exprime ce médecin :

EXPÉRIENCE XI. — Le 2 février 1811, à dix heures moins cinq minutes du matin, je donnai à un chien âgé de sept mois, ayant l'estomac vide, 30 centigrammes d'acide arsénieux en poudre, mêlé avec 40 centigrammes de charbon de noyer pulvérisé, le tout incorporé dans un morceau d'intestin de volaille. Nul effet présent et ultérieur n'eut lieu à la suite de l'ingestion de ce mélange, et l'animal conserva sa gaieté et son appétit comme de coutume. Il rendit la portion de boyau presque intacte et ne contenant rien, trois jours après, à la suite d'une autre expérience.

Expérience XII. — Je fis prendre, le 14 février 1811, à dix heures vingt-cinq minutes du matin, à un chien âgé de six mois, n'ayant encore rien mangé de la matinée, 25 centigram. d'acide arsénieux en poudre, incorporé dans du beurre. Je lui donnai, presque immédiatement après, du blanc d'œuf bien battu. Aucun phénomène apparent de douleur, et nulle évacuation, ne s'étaient présentés à midi; mais l'animal fut triste et sans appétit pendant quatre jours, au bout desquels il reprit ses allures et sa voracité ordinaires.

Expérience XIII. — 30 centigrammes d'acide arsénieux incorporé dans du beurre furent donnés, le 24 février 1811, à midi, à un chien âgé de neuf mois, qui avait l'estomac dans un état de vacuité. Trente minutes après l'ingestion de l'acide, des vomissements glaireux et légèrement sanguinolents, accompagnés d'efforts assez intenses, se manifestèrent. De l'eau de charbon de bois, miellée, fut administrée à une heure moins un quart. Bientôt les efforts de vomituritions et les vomissements eux-mêmes cessèrent. A deux heures, une autre prise de la décoction de charbon miellée fut donnée; à deux heures et demie, l'animal ne paraissait éprouver aucune gêne dans le jeu de ses fonctions organiques; il avait de l'appétit, et à cinq heures il prit de la nourriture assez abondamment et avec avidité.

Expérience XIV. — Le 16 février 1813, à sept heures et demie du matin, je pris à jeun 25 centigrammes d'acide arsénieux en poudre, dans un demi-verre d'un très-fort *solutum* de poudre de charbon de bois, où j'avais mis du sucre et de l'eau distillée de fleurs de tilleul. A huit heures moins un quart, j'éprouvai une sensation de chaleur un peu douloureuse dans la région épigastrique, avec beaucoup de soif, sans autre accident notable. Je bus de suite un autre demi-verre de *solutum* de charbon de bois sucré et aromatisé. A neuf heures et demie, la douleur comme oppressive ressentie à l'épigastre était nulle et semblait se propager, légèrement à la vérité, dans le reste du canal alimentaire. J'avalai, à raison de la soif que j'éprouvais encore, plusieurs tasses d'un *infusum* de fleurs d'oranger sucré, et, à dix heures un quart, sans autres moyens thérapeutiques, je ne ressentais plus la moindre douleur ni sensation incommode. A midi, je dînai comme à mon ordinaire, et sans en être incommodé. Je n'ai éprouvé depuis, de cet essai fait sur moi-même, aucun dérangement dans le mouvement naturel de mes fonctions digestives (1).

J'ai entrepris des expériences propres à éclaircir ce sujet, et j'ai obtenu les résultats suivants:

---

(1) *Journal général de médecine*, décembre 1813; et *Annales de clinique de Montpellier*, novembre de la même année.

Expérience XV. — A une heure, on a détaché et percé d'un trou l'œsophage d'un chien de moyenne taille; on a introduit dans son estomac un cornet de papier contenant 35 centigrammes d'acide arsénieux parfaitement pulvérisé, et mêlé avec 3 grammes de charbon passé au tamis; on a lié l'œsophage au-dessous de l'ouverture, afin d'empêcher le vomissement : au bout de douze minutes, l'animal a fait des efforts pour vomir; à trois heures, il a eu une selle sanguinolente, et il souffrait considérablement. Il est mort cinq heures après l'ingestion de la substance vénéneuse. La membrane muqueuse de l'estomac était d'un rouge noir; l'inflammation s'étendait jusqu'à la tunique musculeuse de ce viscère; l'ntérieur des intestins offrait quelques points rouges.

Expérience XVI. — On a fait une plaie sur le dos d'un chien très-fort, et on l'a saupoudrée avec 4 grammes d'acide arsénieux finement pulvérisé et intimement mêlé avec 12 grammes de charbon; on a réuni les lambeaux par trois points de suture: l'animal a éprouvé tous les symptômes de l'empoisonnement, et il est mort au bout de dix-huit heures. La membrane muqueuse de l'estomac était d'un rouge-cerise dans presque toute son étendue; les intestins étaient un peu enflammés.

Expérience XVII. — On a fait avaler à un chien très-fort deux bols composés d'environ 16 grammes de lard et de 45 centigrammes d'acide arsénieux mêlé avec 2 grammes 20 centigrammes de charbon pulvérisé : au bout d'une heure, il a vomi des matières épaisses, d'un bleu noirâtre, assez abondantes, dans lesquelles il était aisé de reconnaître le lard ingéré. Le lendemain, l'animal se portait à merveille.

Expérience XVIII. — On a donné à un petit chien 30 centigrammes d'acide arsénieux mêlé et trituré avec 4 grammes de charbon : au bout d'un quart d'heure, l'animal a vomi des matières noires et épaisses, et le lendemain il paraissait parfaitement rétabli.

Expérience XIX. — Désirant savoir si le succès des expériences 17 et 18 tenait à ce que le poison avait été enveloppé ou divisé par les substances avec lesquelles on l'avait administré, plutôt qu'à une action chimique, j'ai fait prendre au même petit chien dont je viens de parler 30 centigram. d'acide arsénieux finement pulvérisé et mêlé avec 4 gram. d'argile : l'animal a vomi, au bout d'une demi-heure, des matières terreuses peu abondantes; ces vomissements se sont renouvelés six minutes après, et le lendemain il était parfaitement rétabli. Dans une autre expérience, on a substitué du sable à l'argile, et les résultats ont été les mêmes.

Ces expériences sont loin de démontrer que le charbon soit l'antidote de l'acide arsénieux; car, dans ce cas, il faudrait admettre que l'argile, le sable, et beaucoup d'autres substances pulvérulentes insolubles le sont également : encore est-il évident que les effets produits par l'une ou l'autre de ces poudres ne peuvent avoir lieu qu'autant qu'elles sont administrées avec l'acide arsénieux qu'elles enveloppent et divisent.

C'est en vain qu'on voudrait diminuer ou arrêter l'action de ce poison si, après son ingestion, on faisait prendre le charbon ou toute autre matière pulvérulente.

Dans un mémoire imprimé en 1815 (*Journ. gén. de méd.,* rédigé par Sédillot, p. 363), M. Bertrand persiste à regarder le charbon comme antidote du sublimé corrosif et de l'acide arsénieux, et il rapporte des observations qui lui paraissent prouver qu'il l'est également du vert-de-gris. Je pense qu'il est extrêmement utile de combattre de nouveau cette assertion: pleins de confiance sur de pareils résultats, les médecins pourraient mettre en usage ces moyens inefficaces, et perdre un temps précieux dans une circonstance où il importe d'agir promptement; c'est ce qui m'engage à démontrer que *le charbon n'est pas et ne peut être le contre-poison d'aucune de ces trois substances métalliques.*

1° *Le charbon ne jouit pas de la faculté de décomposer, à la température de 32°, aucune des trois préparations métalliques indiquées.* Le raisonnement le plus simple suffit pour prouver cette proposition. Prenons pour exemple l'acide arsénieux; on sait que cet acide est très-volatil, et que, lorsqu'on veut le décomposer au moyen du charbon, il faut commencer par le fixer à l'aide d'un alcali (oxyde métallique) ou du savon, dans lequel on trouve de la soude ou de la potasse, et encore ce n'est que lorsqu'on a chauffé jusqu'au rouge, que cette décomposition a lieu. Il est donc impossible que cet effet se passe dans l'estomac. Mais, dira-t-on, les forces vitales peuvent suppléer au défaut de température et à l'alcali; l'estomac n'est pas un vase chimique.

Depuis trop longtemps les médecins s'obstinent à avoir recours aux forces de ce genre, lorsqu'elles n'entrent pour rien dans l'explication de certains phénomènes chimiques qu'ils cherchent à concevoir : c'est pour eux une très-grande ressource et souvent un mot vide de sens. Il ne s'agit point ici de forces vitales; l'opération est entièrement du ressort de la chimie. Que l'on introduise dans l'estomac d'un animal 30 centigrammes d'acide arsénieux mêlé à 3 ou 4 grammes de charbon et à 100 grammes d'eau de charbon; qu'on lie l'œsophage, afin d'empêcher le vomissement, et que l'on fasse l'analyse des liquides contenus dans le canal digestif après la mort, on retrouvera l'acide arsénieux, et il n'y aura pas un atome d'arsenic : donc les phénomènes ont lieu comme si le mélange eût été fait dans un vase inerte dont la température aurait été la même que celle de l'estomac; *c'est-à-dire que le charbon n'a pas décomposé le poison.*

Je pourrais reproduire les mêmes arguments à l'égard du *sublimé corrosif* et du *vert-de-gris.*

Consultons maintenant l'expérience. On ne citera pas une seule expérience dans laquelle le charbon ou l'eau de charbon aient empêché la mort des animaux qui avaient pris une assez forte dose de l'un de ces poisons, et dont l'œsophage avait été lié; tous, au contraire, sont morts après avoir offert les symptômes que ces poisons auraient développés s'ils eussent été pris seuls. J'éviterai de rapporter les nombreux détails qui m'ont mis dans le cas d'énoncer ce fait important. Comment cela aurait-il pu avoir lieu si le charbon avait opéré la décomposition de ces toxiques? Comparons les résultats de ces expériences à ceux que j'ai obtenus en donnant les dissolutions de vert-de-gris avec de l'albumine, le chlorure d'étain avec le lait, l'acétate de plomb avec un sulfate soluble, l'azotate d'argent avec le chlorure de sodium. Dans toutes ces circonstances le poison est décomposé dans l'estomac comme dans un vase inerte; aussi les animaux n'éprouvent aucun symptôme d'empoisonnement, et ne succombent pas si l'œsophage avait été lié sans être percé; et si on vient à les pendre, on voit que le canal digestif n'offre aucune trace d'inflammation quand le contre-poison a été administré en assez grande quantité.

Il est donc prouvé, par le raisonnement et par l'expérience, que le charbon ne jouit pas de la faculté de décomposer, à la température de 32°, *aucune de ces trois préparations métalliques, soit dans l'estomac, soit ailleurs* (1).

2° *Le charbon n'est pas un médicament capable de diminuer les effets produits par le sublimé corrosif, l'acide arsénieux et le vert-de-gris; il ne peut pas guérir la maladie qu'ils ont produite.* Nous savons que ces substances irritantes développent sinon toujours, du moins presque toujours une inflammation plus ou moins intense des tissus avec lesquels elles ont été en contact, et une lésion du système nerveux. Or, depuis quand le charbon a-t-il été considéré comme un spécifique des maladies inflammatoires; dans quel ouvrage de thérapeutique le voit-on figurer parmi les antiphlogistiques du premier ordre? Ces considérations permettent déjà d'élever des doutes sur l'utilité de ce médicament dans des maladies de ce genre; mais l'expérience prouve, d'une manière incontestable, qu'il n'est doué d'aucune vertu; j'ai souvent donné à des animaux une dose de ces poisons capable de déterminer la mort au bout de dix, douze, quinze ou dix-huit heures; peu de temps après leur ingestion, j'ai fait prendre de la poudre de charbon de bois et de l'eau de charbon; j'ai réitéré tous les quarts d'heure, jusqu'à vingt-cinq et trente fois, les doses de ce médicament, sans pouvoir en obtenir le

(1) Je n'ai pas besoin de faire sentir qu'il faut nécessairement, pour pouvoir tirer une pareille conclusion, que le poison ait été longtemps en contact avec le prétendu antidote, c'est-à-dire que ni l'un ni l'autre n'aient été vomis, en sorte qu'il est indispensable de pratiquer la ligature de l'œsophage.

moindre succès ; à la vérité, je suis parvenu à rétablir la santé des chiens qui n'avaient pris qu'une petite quantité de ces toxiques, et qui cependant offraient les symptômes de l'empoisonnement ; mais un liquide mucilagineux adoucissant a produit le même effet, et souvent même ils ont recouvré la santé sans qu'on leur donnât le moindre secours, parce que la dose du poison ingéré n'était pas assez forte pour déterminer la mort.

Il résulte de ce qui précède :

Que ni le charbon, ni l'eau de charbon, n'offrent aucun avantage particulier dans l'empoisonnement par le sublimé corrosif, l'acide arsénieux, le vert-de-gris, et les autres dissolutions métalliques.

Il ne sera pas inutile de citer ici la nouvelle observation que M. Bertrand rapporte en faveur du charbon ; dans cette observation, on ne s'est pas assuré, par l'analyse des liquides, de l'existence du poison, et l'on prononce que le charbon a agi comme contre-poison ! On admet un empoisonnement là où il n'y a souvent qu'une indigestion, un *choléra-morbus,* ou toute autre maladie (1).

« Le 1er février 1815, à midi, madame B..., âgée de soixante-sept ans, sa demoiselle, âgée de trente-neuf, et sa servante, de l'âge de vingt-deux ans, ont mangé d'une fricassée de poulet préparée dans une casserole mal étamée, avec de l'eau qui avait bouilli et séjourné dans une cafetière de cuivre rouge dépourvue également d'étamage. Sur le soir et pendant la nuit, madame B..., et surtout sa demoiselle, d'une délicatesse constitutionnelle prononcée, font de vains efforts pour vomir ; elles éprouvent les symptômes suivants : stypticité et sécheresse à l'intérieur de la bouche, soif, vives douleurs à l'épigastre, des coliques suivies de plusieurs déjections alvines séreuses, blanchâtres. La nuit se passe dans cet état, et sans aucun soupçon de la cause des accidents, que ces dames rapportent à une indigestion. Le lendemain, dans la matinée, les accidents de la veille se prononcent davantage, et ils acquièrent une telle intensité chez la demoiselle, qu'elle est en proie à des convulsions générales, à un gonflement douloureux et rénitent des parois de l'abdomen, à des défaillances répétées. Madame et mademoiselle B... éprouvent des rapports cuivreux, des coliques violentes, avec

---

(1) Je crois devoir faire remarquer que les observations analogues à celles dont parle M. Bertrand dans son mémoire, et à celle qui a été publiée par M. Sézane, dans les *Annales cliniques de Montpellier,* seraient-elles mille fois plus nombreuses, ne prouvent rien ni en faveur ni contre la question ; elles ne seraient valables qu'autant que l'on aurait acquis la certitude par l'analyse que le poison a été avalé, qu'il n'a pas été vomi en entier, et que le prétendu antidote l'a transformé en une subtance incapable de nuire : aussi suis-je convaincu que les chiens, sur lesquels on peut faire toutes sortes d'épreuves, et que l'on peut empêcher de vomir, fourniront toujours des résultats bien plus propres à éclairer des discussions de ce genre.

épreintes, et suivies de quelques selles liquides verdâtres. M. Colier, chirurgien, conseille de l'infusion de thé sucrée, et des fomentations émollientes sur le bas-ventre, que l'on continue toute la matinée sans aucun succès. A sa seconde visite, instruit de la cause matérielle des accidents par un examen plus approfondi des circonstances commémoratives antérieures, et surtout par l'inspection de la casserole et de l'intérieur de la cafetière, où l'on observait encore çà et là, quelques restes de vert-de-gris non dissous, il proposa le lait et les huileux, qui n'ont point été mis en usage, et qui ont été remplacés par des infusions de fleurs de tilleul sucrées, alternées avec celles du thé, également avec addition de sucre. De temps à autre, l'on donnait tour à tour quelques gouttes de liqueur d'Hoffmann et de laudanum de Sydenham, sur du sucre. Les fomentations ont été continuées toute la journée. De retour, le 2 février au soir, d'un voyage de la journée, j'ai été appelé auprès des malades, que j'ai trouvées dans l'état suivant : la mère éprouvait beaucoup de chaleur et de sécheresse dans l'intérieur de la bouche et dans le trajet du canal alimentaire, un goût métallique styptique, un sentiment de douleur à l'épigastre, des coliques fréquentes suivies de loin en loin de selles liquides et verdâtres, un gonflement douloureux de l'abdomen, quelques anxiétés, un accablement général, des palpitations auxquelles elle est fort sujette ; son pouls avait peu de réaction et présentait quelques irrégularités. La servante, forte et vigoureuse, offrait la même série de symptômes, avec une force plus marquée du pouls, et des coliques qui donnaient lieu à des déjections plus copieuses et de même nature.

« La demoiselle était en proie également à tout cet appareil de phénomènes, avec cette différence qu'elle ressentait encore des rapports cuivreux, des douleurs intolérables à l'épigastre et à l'abdomen, sans déjections ; elle éprouvait un violent mal de tête, des lipothymies, des sueurs froides ; sa figure présentait une atteinte portée aux forces radicales de la vie ; son pouls était extrêmement serré, petit, et parfois irrégulier.

« D'après tous les renseignements que j'ai pris, et l'évidence de tous les symptômes énoncés, j'ai été certain que j'avais à combattre un empoisonnement par le vert-de-gris (1). J'ai porté dès lors alternativement mes idées sur l'emploi du sucre en substance à forte dose, ou sur l'albumine du blanc d'œuf, qui m'avait parfaitement réussi dans mes expériences zootomiques faites en 1811 avec ce composé cuivreux ; mais j'ai été en quelque sorte *machinalement* conduit à avoir recours au charbon de bois. J'ai préparé une forte solution de charbon de bois de noyer dans 240 grammes d'eau où j'ai mis en suspension 16 grammes de la même poudre bien tamisée, du sucre et de l'eau distillée de fleurs d'oranger. La mère en a pris une

(1) J'avouerai, après avoir fait plus de six mille expériences sur les poisons, que ces données me paraissent insuffisantes pour acquérir la certitude dont parle M. Bertrand, et je pense que les grands médecins de nos jours seraient loin de conclure devant les tribunaux qu'il y ait eu, dans ce cas, empoisonnement par le vert-de-gris.

cuillerée toutes les demi-heures, et la demoiselle tous les quarts d'heure. Madame B... a éprouvé un effet sensible et une amélioration manifeste de tous les accidents mentionnés, dès la troisième prise de la potion; et sa demoiselle a été si soulagée après la quatrième, qu'elle m'a dit, quelques minutes ensuite : *Vous m'avez mis un baume sur l'estomac.* J'ai continué la même potion pendant la nuit, et à des distances plus éloignées. Ces dames ont goûté un sommeil tranquille, et la mère a fait une selle liquide verdâtre. La servante n'ayant pas voulu prendre la veille de la potion indiquée, a éprouvé, pendant la nuit du 2 au 3 février, des coliques atroces, accompagnées de selles liquides jaunes et verdâtres. Parfaitement résignée, le 3 février au matin, à subir le même traitement, elle a obtenu, comme ces dames, le succès le plus satisfaisant. » (Page 363 du mémoire cité.)

Je ne chercherai pas à réfuter M. Bertrand quand il dit que la différence de résultats que j'ai obtenus avec le sublimé corrosif et l'arsenic dépend des principes salins à base calcaire que contient l'eau de la fontaine dans laquelle il a fait dissoudre ces substances, tandis que javais opéré cette dissolution avec de l'eau distillée. L'acide arsénieux solide ne décompose pas les sels de chaux dissous dans l'eau de fontaine; son action délétère n'est pas même diminuée par son mélange avec l'eau de chaux, comme je vais le dire. Quant au sublimé corrosif, il continue d'agir, même lorsqu'il est dissous dans de l'eau contenant des sels calcaires.

Eau de chaux. Ce liquide, coupé avec du lait, a été conseillé par Navier, comme contre-poison de l'acide arsénieux. Tous les animaux empoisonnés par ce toxique solide, auxquels j'ai fait prendre de l'eau de chaux, sont morts au bout de quelques heures. Il n'en a pas été de même lorsque l'acide arsénieux était dissous : il se formait, dans ce cas, un arsénite de chaux insoluble qui n'agissait que très-faiblement. J'ai donné à de petits chiens jusqu'à 20 centigrammes de ce poison dissous dans l'eau; je leur ai fait avaler de l'eau de chaux, et ils n'en ont pas été incommodés. Cette différence tient évidemment à ce que, dans le premier cas, la chaux s'unit difficilement à l'acide arsénieux solide, tandis que, dans le second cas, ces deux substances, se trouvant dissoutes, se combinent facilement et forment un corps insoluble qui ne paraît pas agir comme un poison énergique. Or, comme c'est presque toujours à l'état solide que l'on prend cette substance vénéneuse, l'utilité de l'eau de chaux est presque nulle.

Magnésie. On a beaucoup prôné dans ces derniers temps, d'après M. Bussy, la magnésie comme contre-poison de l'acide arsénieux, et l'on n'a pas manqué de s'appuyer sur des observations recueillies chez l'homme pour prouver son efficacité. Plusieurs individus empoisonnés, a-t-on dit, ont été guéris par la magnésie. Mais pour quiconque expérimente avec rigueur, *ces observations ne sont pas probantes*, puisque, dans toutes, les individus ont vomi, et quelquefois copieusement; or, qui oserait assurer que la guérison a été plutôt due à l'action chimique de la magnésie qu'aux évacuations? Le fait est que les animaux auxquels on a donné de l'acide arsénieux solide ou liquide, et qui prennent *en même temps, ou peu de temps après*, de la magnésie, succombent au bout de quelques heures, *si on les a empêché de vomir;* c'est qu'en effet, l'arsénite de magnésie, quoique moins vénéneux que l'acide arsénieux, l'est encore assez pour tuer au bout d'un certain temps. Il en est de la magnésie comme du sesquioxyde de fer hydraté, et ce que je vais dire de celui-ci est entièrement applicable à la magnésie.

Colcothar (sesquioxyde de fer anhydre). Lorsqu'on agite, même pendant longtemps, de l'acide arsénieux dissous dans l'eau avec du colcothar, l'acide reste dans la dissolution et ne se combine nullement avec l'oxyde, même lorsqu'on élève la température du liquide. Les animaux qui prennent des mélanges de 25 ou 30 centigrammes d'acide arsénieux solide ou dissous, et de plusieurs grammes de colcothar, périssent tous, comme s'ils avaient pris simplement de l'acide arsénieux, s'ils ne vomissent pas; donc le colcothar n'est pas le contre-poison de l'acide arsénieux. Nous allons voir qu'il n'en sera pas de même du sesquioxyde de fer *hydraté*, dont la cohésion est infiniment moindre que celle du colcothar.

Sesquioxyde de fer hydraté. Bunzen a annoncé le premier, en 1834, que cet oxyde est le contre-poison de l'acide arsénieux. MM. Lesueur, Nonat, Deville, et Sandras, ont établi que les chiens ne périssent jamais empoisonnés quand on leur administre une dose d'acide arsénieux capable de les tuer, pourvu qu'on leur fasse prendre *assez de sesquioxyde de fer hydraté* pour neutraliser tout l'acide arsenical. Ces expérimentateurs ont agi sur des animaux auxquels on laissait la faculté de vomir, et sur d'autres dont l'œsophage avait été lié. Mon honorable collègue, M. Bouley jeune, a obtenu les mêmes résultats avec des chevaux, animaux qui ne vomissent pas. MM. Nonat, Deville, et Sandras, ont conseillé avec raison de se servir de préférence de sesquioxyde de fer hydraté *sec*, parce qu'il renferme, sous le même poids, une quantité d'oxyde quatre fois au moins aussi considérable qu'à l'état de *magma*, et ils ont proposé de donner 16 grammes d'oxyde hydraté sec pour 5 centigrammes d'acide arsénieux que l'on voudrait neutraliser.

Les effets avantageux de cet oxyde dépendent évidemment de la facilité avec laquelle il absorbe l'acide arsénieux pour former un arsenite insoluble. Dès l'année 1839, M. Guibourt avait prouvé qu'il suffisait de

100 grammes de sesquioxyde de fer hydraté, à l'état de *magma*, pour absorber et neutraliser 2 décigrammes ½ d'acide arsénieux. J'ai établi depuis, par des expériences nombreuses, que si, au lieu de prendre le sesquioxyde de fer à l'état de *magma*, on l'emploie desséché, c'est-à-dire *hydraté* et non humide, à la température de 35° à 40°, etc., 16 grammes peuvent neutraliser au moins 6 décigrammes d'acide arsénieux (12 grains environ); du moins la liqueur aqueuse surnageant les 16 grammes d'oxyde hydraté, laissée pendant quelques heures en contact avec 6 décigrammes d'acide arsénieux, ne jaunit plus par l'acide sulfhydrique additionné de quelques gouttes d'acide chlorhydrique.

Il était important de déterminer jusqu'à quel point l'arsénite de fer insoluble, résultant de l'action de l'acide arsénieux sur le sesquioxyde, conservait des propriétés toxiques. MM. Nonat, Deville, et Sandras, avaient annoncé qu'il était vénéneux; les expériences que j'ai tentées ne laissent aucun doute à cet égard. J'ai administré à des chiens robustes et de moyenne taille 32 grammes de sesquioxyde de fer hydraté sec, que j'avais préalablement combiné avec 1 gramme et 1 décigramme d'acide arsénieux (20 grains); le composé ferrugineux ne contenait pas un atome d'acide arsénieux libre; on pouvait le faire bouillir dans l'eau sans qu'il abandonnât à ce liquide la moindre parcelle de poison. Les animaux avaient des évacuations alvines plus ou moins abondantes, et ne tardaient pas à éprouver tous les symptômes de l'empoisonnement par l'arsenic; ils périssaient au bout de vingt-huit, trente ou quarante heures, pourvu qu'on les empêchât de vomir, et à l'ouverture des cadavres, on décelait la présence de l'arsenic dans l'urine et dans le foie. Le canal digestif était à peine enflammé.

Mais, s'il en est ainsi, comment expliquer l'avantage que l'on retire de l'emploi du sesquioxyde de fer hydraté dans l'empoisonnement par l'acide arsénieux? C'est que l'arsénite de fer est moins délétère que l'acide arsénieux, parce qu'il n'agit comme poison qu'après avoir été décomposé par les acides de l'estomac, ce qui n'a lieu qu'au bout d'un certain temps; et encore arrive-t-il que l'acide arsénieux mis en liberté par suite de cette décomposition peut être saisi de nouveau et neutralisé par une autre portion de sesquioxyde de fer, lequel, comme on l'a constamment prescrit, doit avoir été employé à haute dose.

Il n'est pas rare de trouver dans le commerce du sesquioxyde de fer hydraté contenant une certaine quantité d'arséniate de fer, et l'on conçoit tous les inconvénients qu'il y aurait à employer un pareil oxyde, non pas parce qu'il serait lui-même vénéneux, car l'expérience prouve qu'il n'exerce aucune action nuisible sur l'économie animale, comme je le dirai plus loin, mais parce que si, plus tard, le malade venait à succomber, et qu'il fallût se livrer à des recherches médico-légales, l'arsenic que pourrait contenir l'antidote administré serait une cause d'embarras, et viendrait nécessairement compliquer les résultats. Nous verrons, en parlant des recherches médico-légales, comment il faudrait se conduire en pareil cas pour ne pas s'exposer à commettre des erreurs; mais déjà tout le monde a senti combien il importe de ne faire désormais usage que de sesquioxyde de fer *non arsenical*. MM. Schafhaentl et Legripe se sont occupés des moyens de purifier cet oxyde pour les usages de la thérapeutique : « Les sels de fer dont on retire l'hydrate de peroxyde de fer, dit M. Schafhaentl, devraient être complétement privés d'arsenic, en versant la solution neutre de chaque sel de fer dans le sulfhydrate d'ammoniaque. Après le séjour de quelques heures à une température modérée, le sulfure de fer précipité sera parfaitement libre d'arsenic, ainsi que l'acide sulfurique, et après avoir été lavé sur un filtre, il peut être dissous dans l'eau régale et ensuite employé pour la préparation de l'hydrate. » (*Journal de chimie médicale*, avril 1841.) Voici les expériences que j'ai tentées à cet égard.

Expérience Ire. — J'ai dissous à chaud dans de l'acide chlorhydrique *non arsenical* et étendu du tiers de son poids d'eau distillée, 60 grammes de sesquixoyde de fer arsenical anhydre (colcothar); il suffisait en effet d'introduire 6 à 8 grammes de cet oxyde dans un appareil dit de Marsh pour obtenir des taches *arsenicales*. Le sesquichlorure de fer, dissous et filtré, a été précipité par un excès de sulfhydrate d'ammoniaque, et le sulfure de fer obtenu *a été parfaitement lavé;* il s'agissait de déterminer si le composé arsenical était resté en entier dans la liqueur, ou bien si le sulfure de fer n'en aurait pas retenu une certaine quantité. La liqueur filtrée, réunie aux eaux de lavage, a été chauffée avec de la potasse pure jusqu'à ce qu'il ne se dégageât plus d'ammoniaque; puis elle a été traitée par l'acide sulfurique pur. On a fait bouillir le mélange pendant une heure, afin de chasser le gaz acide sulfhydrique, sinon en totalité, du moins en grande partie, et de précipiter tout le soufre provenant de l'action de l'acide sulfurique sur le sulfure de potassium qui s'était formé pendant la décomposition du sulfhydrate d'ammoniaque par la potasse; j'ai alors filtré la liqueur, et après l'avoir concentrée par l'évaporation, je l'ai laissée refroidir pour séparer le sulfate de potasse qui allait cristalliser; j'ai filtré de nouveau lorsque ces cristaux ont été bien formés, et j'ai introduit la dissolution dans un appareil dit de Marsh : j'ai obtenu des taches *jaunes* nombreuses, larges, *brillantes*, composées de soufre et d'*arsenic*.

Le sulfure de fer, *parfaitement lavé*, a été transformé en sulfate de protoxyde par l'acide azotique pur; dès que la dissolution a été complète, je l'ai introduite dans un appareil dit de Marsh et j'ai recueilli *un nombre assez considérable de taches arsenicales, brunes, brillantes*, et quelques autres, jaunes et brillantes, formées de sulfure d'arsenic.

Expérience II. — J'ai mélangé 5 centigrammes d'arséniate de fer hydraté et sec avec 16 grammes de sesquioxyde de fer également hydraté sec et pur; j'ai dissous ce mélange dans l'acide chlorhydrique étendu d'eau, et j'ai versé dans la dissolution un excès de sulfhydrate d'ammoniaque; il s'est formé un précipité abondant de sulfure de fer noirâtre que j'ai parfaitement lavé. En agissant comme je l'avais fait dans l'expérience précédente, j'ai vu que la liqueur mise dans l'appareil dit de Marsh donnait des taches nombreuses, jaunes, brillantes, composées de soufre et d'arsenic; le sulfate de fer provenant de l'action de l'acide azotique sur le sulfure de fer formé *a également fourni un assez bon nombre de taches jaunes de sulfure d'arsenic.*

Ces résultats démontrent que le procédé suivi par M. Schafhaentl n'atteint pas le but qu'il s'était proposé.

M. Legripe a conseillé de purifier le sulfate de fer *arsenical* dont on doit se servir pour obtenir l'hydrate, en faisant passer, pendant longtemps, un courant de gaz acide sulfhydrique dans la dissolution de ce sulfate; il chauffe ensuite pour faciliter le dégagement de l'acide sulfhydrique; il filtre, et il précipite l'oxyde de fer par les moyens ordinaires. Ce procédé a parfaitement réussi, dit M. Legripe, sur un sulfate de fer arsenical provenant du commerce; il est évident que l'acide sulfhydrique agit en donnant naissance à du sulfure d'arsenic qui se précipite surtout lorsqu'on chauffe la liqueur. (*Journal de pharmacie*, janvier 1842.)

L'expérience suivante démontre que M. Legripe a parfaitement raison. J'ai dissous à chaud, dans de l'acide chlorhydrique pur, 180 grammes de colcothar *arsenical;* la proportion d'arsenic contenue dans cet oxyde était assez considérable pour qu'il fournît un grand nombre de taches arsenicales quand on en introduisait 3 ou 4 grammes dans un appareil dit de Marsh. Le chlorure de fer obtenu a été étendu d'eau et filtré; j'ai fait passer pendant deux heures à travers la liqueur un courant de gaz acide sulfhydrique lavé qui a aussitôt déterminé la formation d'un précipité fort abondant composé de *beaucoup de sulfure d'arsenic* et de soufre. J'ai filtré la liqueur et je l'ai traitée par de l'acide sulfurique pur jusqu'à ce qu'il ne se dégageât plus de vapeurs d'acide chlorhydrique; le sulfate de fer qui s'était produit, et qui pesait 220 grammes, a été introduit dans un appareil dit de Marsh et *n'a donné aucune tache arsenicale.* Donc l'acide sulfhydrique avait précipité tout l'arsenic à l'état de sulfure jaune.

C'est par conséquent avec le sulfate de fer, ainsi débarrassé du composé arsenical qu'il pourrait renfermer, que les pharmaciens devront dorénavant préparer le sesquioxyde de fer hydraté, dans tous les cas où ils ne pourront pas se procurer du sulfate de fer exempt d'arsenic.

Résulte-t-il, de tout ce qui vient d'être dit, que le sesquioxyde de fer hydraté doive être considéré comme un contre-poison de l'acide arsénieux tellement sûr et tellement efficace, qu'en l'employant on doive nécessairement arriver à la guérison des malades? Je ne le pense pas, et je n'hésite pas à dire qu'à cet égard, la plupart des praticiens sont dans une erreur complète; il y a mieux, cette erreur peut souvent tourner au détriment des personnes empoisonnées. En effet, l'intoxication par l'acide arsénieux est si grave et si promptement funeste, qu'on ne saurait assez se hâter de provoquer les vomissements, et le médecin, trop confiant dans les propriétés antitoxiques du sesquioxyde de fer, qui négligerait de faire vomir pour donner cet oxyde, perdrait un temps précieux et courrait grand risque de voir le malade succomber. Ne sait-on pas d'ailleurs que l'oxyde dont il s'agit ne se combine que *fort lentement* avec l'acide arsénieux, qu'il doit être administré à des doses *considérables* pour fournir des résultats avantageux, et que l'arsénite auquel il donne naissance dans les voies digestives est *encore vénéneux?* Par ces motifs, j'avouerai que, sans refuser à ce corps une légère influence salutaire dans l'empoisonnement par l'acide arsénieux, je pense qu'on l'a par trop exagérée.

Sucre. — Marcellin Duval dit qu'ayant été appelé auprès d'un homme qui avait pris de la poudre arsenicale, il le trouva dans une agitation violente, se plaignant de déchirements à l'estomac, d'une soif ardente, et de constriction à la gorge; il lui fit boire, à plusieurs reprises, deux litres d'eau sucrée; des vomissements fréquents eurent lieu, et tous les accidents se calmèrent. On continua pendant la nuit la même boisson, et on lui prescrivit deux lavements de même nature; le lendemain on le trouva en état de reprendre son service. Dans une autre circonstance, Duval introduisit dans l'estomac d'un chien 1 gramme 30 centigrammes d'acide arsénieux dissous dans 180 grammes d'eau; une demi-heure après, l'animal fut tourmenté par des vomissements d'une matière écumeuse, et par une agitation extrême; on lui injecta de l'eau miellée de quart d'heure en quart d'heure, jusqu'à la disparition de tout accident, qui suivit de près la huitième et dernière injection; le troisième jour il était parfaitement rétabli. (*Dissertation sur la toxicologie*, p. 36 et 37; Paris, 1806.)

J'ai souvent répété cette expérience en substituant à l'eau miellée l'eau tiède, le bouillon ou une décoction mucilagineuse quelconque, et j'ai constamment obtenu les mêmes résultats. D'un autre côté, tous les chiens qui avaient pris de l'acide arsénieux et du sucre, ou de l'eau fortement sucrée, et dont l'œsophage avait été lié, périssaient au bout de quelques heures, comme si on ne leur avait administré que de l'acide arsénieux seul; ce qui prouve suffisamment que le sucre n'est pas l'antidote de ce poison.

Lait; tisanes mucilagineuses; eau de veau et de poulet. — Ces matières ne sauraient être considérées non plus comme des contre poisons de l'acide arsénieux, quoique leur emploi ait été souvent suivi de succès; les bons effets qu'on en a obtenus tiennent à leurs propriétés adoucissantes et à ce qu'elles facilitent le vomissement en remplissant l'estomac. Je dirai, à l'appui de ce que j'avance, que l'empoisonnement est en général beaucoup moins grave quand l'estomac est rempli d'une grande quantité de matières solides ou liquides que lorsqu'il est vide ou qu'il contient beaucoup moins de ces matières. Les observations suivantes mettront cette vérité hors de doute.

1° Plusieurs personnes étant à un festin, on apporta, au dessert, un mets où l'on avait mis de l'acide arsénieux en place de farine. Ceux des convives qui jusqu'alors avaient peu bu et mangé périrent sur-le-champ; ceux, au contraire, qui avaient l'estomac plein furent sauvés par le vomissement (1).

2° Trois enfants, dont un mâle, de deux ans, qui avait été malade, et deux filles adultes, mangèrent d'un potage dans lequel il y avait de l'acide arsénieux. Le garçon, qui n'en mangea que deux cuillerées, n'eut aucun vomissement, et mourut; les filles, qui avaient mangé le reste, vomirent, et furent sauvées (2).

3° Maurice Hoffmann parle d'un charlatan à qui 60 centigrammes d'acide arsénieux ne causaient presque aucune incommodité, parce qu'il buvait auparavant une grande quantité de lait, qui ne tardait pas à être vomi avec le poison (3).

Marche à suivre dans le traitement de l'empoisonnement par l'acide arsénieux. — Le médecin doit se hâter de provoquer le vomissement et de faire prendre aux malades, à plusieurs reprises, et à de courts intervalles, de l'eau albumineuse tiède, puis du tartre stibié; on ne devra pas négliger de chatouiller le gosier à l'aide d'une plume ou du doigt. On pourra ensuite administrer *non pas du colcothar,* mais 4 à 6 grammes de sesquioxyde de fer hydraté, *non arsenical,* après l'avoir écrasé et délayé dans 40 à 50 grammes d'eau tiède; cette dose devra être répétée plusieurs fois; on pourra aussi remplacer l'oxyde de fer par la *magnésie.* L'efficacité de ces moyens est telle que je ne balance pas à affirmer

---

(1) *De Sedibus et causis morborum;* Morgagni, epist. LIX, n° 4, t. III, p. 246, année 1779.

(2) *Idem,* p. 245.

(3) *Miscellanea curiosa appendix,* obs. 38, année 1722.

qu'il est rare de voir succomber des individus empoisonnés par l'arsenic, quand ils ont *abondamment vomi* peu de temps après l'ingestion du poison, soit l'acide arsénieux en nature, soit l'arsénite de fer ou de magnésie qui se sont formés dans l'estomac.

Dans les cas où les malades ne pourraient pas vomir, il faudrait avoir recours à la sonde de gomme élastique dont j'ai déjà parlé à la page 30.

Si le médecin était appelé plusieurs heures après l'empoisonnement, lorsque tout porterait à croire que le poison se trouve déjà en partie dans le canal intestinal, et qu'il n'y eût point d'évacuations alvines, il provoquerait encore des vomissements et prescrirait le sesquioxyde de fer hydraté ou la magnésie, en même temps qu'il administrerait 50 ou 60 grammes d'huile de ricin, ou tout autre évacuant, dont il aiderait l'action purgative à l'aide d'un demi-lavement à l'eau tiède.

Diurétiques. Dès que l'on pourrait supposer que la majeure partie de l'acide arsénieux contenu dans le canal digestif aurait été expulsée par les vomissements et par les selles, on devrait recourir à l'emploi de liquides doux et *diurétiques*, donnés en abondance, afin d'éliminer *par l'urine* la *portion arsenicale* qui aurait été absorbée et portée dans tous les tissus. Ces liquides, composés de 4 litres d'eau, de demi-litre de vin blanc, d'un litre d'eau de Seltz et de 12 à 15 grammes d'azotate de potasse, s'ils étaient pris abondamment dans la première période de l'empoisonnement, auraient l'inconvénient très-grave de dissoudre l'acide arsénieux et d'en favoriser l'absorption. L'utilité de ce moyen ne saurait être contestée après les expériences nombreuses que j'ai tentées; on pourra voir dans le mémoire que j'ai inséré dans le numéro de septembre 1841 des *Archives générales de médecine*, *que tous les animaux empoisonnés par l'application de l'acide arsénieux à l'extérieur, qui seraient morts s'ils avaient été abandonnés à eux-mêmes, ont guéri en très-peu de temps quand on est parvenu à les faire uriner abondamment,* et l'on pourra s'assurer que l'urine rendue, surtout dans les premiers jours, contenait des quantités notables d'arsenic. Ici l'expérience confirme ce que la théorie avait fait prévoir : en expulsant par les voies urinaires l'arsenic prêt à détruire la vie dans nos organes, on agit aussi sûrement que lorsqu'on débarrasse le canal digestif de l'acide arsénieux qu'il renferme, en provoquant des vomissements et des selles. (Voy. les succès obtenus chez l'homme à l'aide des diurétiques, p. 414 et suivantes.)

S'il arrivait, ce qui est rare, que les diurétiques *fussent vomis* peu de temps après leur ingestion, et que le malade *n'urinât pas* ou *urinât à peine*, il serait à craindre qu'il ne succombât. J'ai vu, le 11 juillet 1851, à Creteil, une femme de cinquante-deux ans qui avait pris depuis quatorze heures 5 grammes d'acide arsénieux en poudre avant son dîner; elle avait à peine mangé à ce repas. Les vomissements ne se manifestèrent que trois heures après l'ingestion du poison. La peau était chaude, le pouls fort et excessivement inégal; il n'y avait ni douleurs, ni crampes, ni syncopes; les facultés intellectuelles étaient saines; déjà la malade avait vomi huit fois, et n'avait uriné qu'une seule fois: rien ne pouvait faire présager une issue funeste. Je prescrivis la boisson diurétique indiquée à la page 453; elle en fit usage pendant quarante huit heures, mais elle la vomissait un instant après son ingestion, *et ne rendit pas une seule goutte d'urine*. La peau se refroidit, les accidents s'aggravèrent, et la mort survint trois jours après l'intoxication.

Saignée et toniques. La saignée et les sangsues devront être employées toutes les fois qu'il y aura *réaction évidente*, tant à cause des résultats fournis par les expériences qui font l'objet de mon mémoire déjà cité, que parce que leur utilité, dans certains cas, a été mise hors de doute depuis des siècles (voy. p. 403, depuis l'observation 9 jusqu'à la 56e). On sait d'ailleurs, par les nombreuses observations recueillies à l'hôpital Saint-Louis par Biett et par MM. Cazenave et Schedel, que les accidents déterminés par une médication arsenicale trop intense sont constamment de nature inflammatoire, et qu'on leur oppose avec succès un traitement antiphlogistique. Est-ce à dire pour cela qu'il faille considérer la saignée comme un spécifique dans l'empoisonnement arsenical, comme l'avait voulu Campbell? Non certes. Il y a mieux, les évacuations sanguines pourraient être nuisibles dans la première période de l'empoisonnement, alors qu'il existe encore de l'acide arsénieux dans le canal digestif, parce qu'elles hâteraient l'absorption du poison; elles le seraient encore à coup sûr à toutes les époques de la maladie, si, au lieu de présenter des phénomènes de réaction et d'excitation, les malades étaient dans un état de collapsus non équivoque. On n'aura sans doute pas oublié qu'en mars 1839, l'Académie royale de médecine reçut de M. Rognetta une lettre dans laquelle il était dit que l'action de l'arsenic est asthénique, que la saignée et tous les antiphlogistiques sont nuisibles dans le traitement de l'empoisonnement par cette substance, et que les remèdes excitants diminuent au contraire ou dissipent les symptômes de cet empoisonnement, assertions toutes empruntées à Rasori et à Giacomini. On sait aussi que, le 30 juillet suivant, M. Ollivier (d'Angers) lut à l'Académie, au nom d'une commission, un rapport détaillé duquel il semblait résulter que les idées de l'auteur de la lettre méritaient d'être examinées de nouveau; toutefois le rapporteur faisait sentir que les expériences tentées par M. Rognetta devant la commission avaient été si mal conçues qu'elles étaient loin de prouver les assertions énoncées. Peu importe, le médecin napolitain, avec une audace dont il n'y avait pas eu d'exemple jusqu'alors, publia et répéta pendant dix mois que l'Académie, jugeant en dernier ressort, avait adopté l'emploi des toniques et proscrit la saignée. Irrité d'une pareille manière de procéder, et désireux de connaître ce qu'il pourrait y avoir de réel dans cette théorie, je me livrai à des recherches minutieuses, qui ne tardèrent pas à me convaincre que M. Rognetta avait induit l'Académie et le public en erreur. Je lus un mémoire à cette société savante, le 20 octobre 1840, après avoir fait cent cinquante-sept expériences, dont je donnai les détails (voy. *Archives de méd.*, septembre 1841); et je démontrai la fausseté de toutes les assertions émises par M. Rognetta. Voici les principales conclusions de mon travail :

1° On tue indistinctement tous les chiens, dans l'espace de vingt-quatre à trente-six heures, en les soumettant *uniquement*, et à des intervalles de trois heures, à l'action de cinq ou six doses de la médication à la fois tonique, excitante et narcotique proposée par M. Rognetta (mélange de bouillon, de vin, d'eau-de-vie et de laudanum).

2° Les chiens qui ont avalé 30, 50 ou 60 centigrammes d'acide arsénieux en *poudre fine* guérissent presque constamment par l'administration de quelques doses de bouillon tonique et spiritueux, *s'ils vomissent à plusieurs reprises peu après l'ingestion du poison*. Ce résultat ne saurait être attribué à l'action sthénique du médicament, car on l'obtient de même, et plus sûrement encore, en faisant avaler simplement de l'*eau tiède* aux chiens qui se trouvent dans les mêmes conditions. Dans tous les cas où la médication tonique détermine des vomissements *très-abondants*, le rétablissement des animaux est plus rapide, comme on devait le prévoir. Si l'œsophage est lié, pendant quelques heures seulement, avant l'ingestion du médicament tonique-spiritueux, la mort survient en général; et si quelques animaux guérissent, étant placés dans cette dernière condition, c'est que les vomissements se sont manifestés aussitôt après que le lien a été détaché, ou bien que les animaux ont prodigieusement uriné, sous l'influence de la médication tonique (1).

---

(1) J'ai déjà réduit à sa juste valeur l'assertion de Giacomini (voy. p. 46), au sujet de la ligature de l'œsophage ; il ne sera pas toutefois inutile de transcrire textuellement le passage du livre de ce médecin, où il parle de cette opération. « *Con solo quatro grani di tartaro stibiato*, dit Giacomini, *Magendie uccise i cani quando legò loro esofago. Egli crede che i cani che ebbero reiterati vomiti si salvassero per causa dé vomiti, che nei secondi non s'ebbero ;* ma noi crediamo in vece, *che la differenza d'esito sia dovuta all' influenza* dannosa dell' allaciatura dell' esofago. » C'est-à-dire : « Avec 4 grains de tartre stibié dissous dans l'eau, Magendie tua les chiens quand il leur lia l'œsophage. Il pense que les chiens qui éprouvèrent des vomissements réitérés furent

3° Les chiens empoisonnés par 30, 50 ou 60 centigrammes d'acide arsénieux *en poudre*, et traités par une forte décoction de quinquina, périssent tous, si l'œsophage a été maintenu lié pendant dix à quinze heures.

4° Les chiens auxquels on laisse la faculté de vomir guérissent en leur donnant seulement de l'*eau tiède*, même lorsqu'ils ont avalé 110 gram. d'acide arsénieux en poudre, si à la suite de cette médication, qui peut n'être employée *qu'au bout de quelques heures*, ils vomissent promptement et à plusieurs reprises.

5° On guérit un grand nombre de chiens empoisonnés par 20, 30 ou 50 centigrammes d'acide arsénieux *en poudre*, à l'aide de la *saignée*, alors même que l'œsophage a été maintenu lié pendant trois, quatre ou cinq heures, si les animaux urinent passablement.

6° Le bouillon tonique et excitant *n'empêche pas la guérison* des chiens empoisonnés par 25 centigrammes d'acide arsénieux *dissous dans l'eau*, pourvu que des vomissements aient lieu quelques minutes après l'empoisonnement; car s'il s'est écoulé une heure et demie depuis l'intoxication, sans que les animaux aient vomi, *ils périssent tous sans exception*, de quelque manière et à quelque dose que le bouillon soit administré.

7° Tous les chiens empoisonnés par 25 ou 30 centigrammes d'acide arsénieux *dissous dans l'eau*, qui vomissent abondamment *quelques minutes* après l'empoisonnement, guérissent, au bout de quelques heures, *en leur faisant prendre simplement de l'eau tiède*, alors même que le liquide n'est ingéré pour la première fois qu'une demi-heure, une ou deux heures après l'ingestion du poison.

8° Les chiens placés dans la catégorie qui précède guérissent tout aussi facilement, en employant à la fois et la médication aqueuse et la *saignée*; celle-ci, en la supposant même inutile, n'est donc pas nuisible dans l'espèce.

9° D'où il suit que les toniques devront être soigneusement proscrits, parce qu'ils sont inutiles et qu'ils peuvent nuire.

---

sauvés à cause de ces vomissements qui n'eurent pas lieu chez les autres; *mais nous croyons au lieu de cela que la différence des résultats doit être attribuée à l'influence* dangereuse *de la ligature de l'œsophage.*» (*Traité physiologique expérimental des secours thérapeutiques*, t. V, p. 335.) Lisez maintenant les résultats des expériences que j'ai consignées à la page 46, interrogez tous les expérimentateurs qui, au lieu de donner cours à leur imagination, se livrent consciencieusement à la recherche de faits nouveaux; essayez surtout de pratiquer une ou deux fois la ligature de l'œsophage, ce que Giacomini n'a jamais fait, et vous reconnaîtrez tout ce qu'il y a de fabuleux dans un pareil énoncé!!!

Depuis la lecture de ce mémoire, M. Rognetta réunit un grand nombre de fois la commission de l'Académie, dans le but de prouver les *merveilleux effets* de la médication tonique excitante sur des chevaux empoisonnés par l'acide arsénieux. «On prétend, disait-il, que les chiens que j'ai sauvés par les toniques n'ont été guéris que parce qu'ils ont vomi ; eh bien, je vais répéter mes expériences sur des chevaux, animaux qui ne vomissent pas.» Qu'est-il résulté? Dix-huit ou vingt de ces animaux ont été consacrés à ces expériences; on leur a fait prendre des doses d'acide arsénieux suffisantes pour les tuer dans l'espace de quelques jours, et on leur a administré du bouillon, de l'eau-de-vie pure ou des narcotiques; le traitement était dirigé par M. Rognetta : *tous les chevaux sont morts*, à l'exception d'un seul que l'on a abattu le vingtième ou le vingt-deuxième jour ; plusieurs d'entre eux ont péri plus vite que d'autres chevaux empoisonnés de la même manière, et qui n'avaient pas été soignés. On devait s'attendre à un pareil résultat en opérant sur des animaux qui ne vomissent pas, et qui ne peuvent par conséquent pas se débarrasser promptement du poison qui leur a été donné. Il est du devoir de la commission de l'Académie de faire au plus tôt son rapport, et de stigmatiser comme il convient un mode de traitement à la fois incendiaire et absurde, qui n'est, en définitive, que le rêve d'une imagination égarée.

Je ne quitterai pas ce sujet sans dire que des expériences sur les diurétiques et sur la saignée ont été tentées aussi sur des chevaux par M. Rognetta, en présence de la même commission, et que la plupart des animaux ont succombé. Mais ces expériences ont été tellement mal dirigées, qu'il serait absurde d'en tenir compte : ainsi, peu de temps après avoir empoisonné ces animaux, on les saignait, ou bien on leur administrait des diurétiques. *Je n'ai jamais proposé une pareille méthode de traitement*, puisque j'ai toujours dit : *Commencez par évacuer la majeure partie du poison contenu dans le canal digestif*, et ce n'est qu'après avoir obtenu ce résultat que vous aurez recours aux diurétiques. Quant à la saignée, j'ai constamment conseillé de ne la pratiquer que dans les cas où il y aurait *réaction* évidente, et jamais dans les premiers moments de l'empoisonnement (1).

(1) Des personnes peu habituées aux recherches expérimentales et n'ayant jamais eu occasion de voir des malades empoisonnés par l'acide arsénieux, se sont élevées contre la médication diurétique, parce que, disent-elles, *les animaux n'urinent pas dans l'empoisonnement aigu* que détermine ce poison. Cette assertion, soutenue par MM. Flandin et Danger, est tellement contraire à la vérité, qu'il y a lieu de s'étonner que l'Académie royale de médecine n'ait pas tranché la question dans son vote, en adoptant la proposition de sa commission, et qu'elle ait cru devoir attendre que de nouvelles expériences vinssent éclairer ce sujet.

Les corps gras, comme les huiles, le beurre, les crèmes, les graisses, etc., ne sont d'aucune utilité dans l'empoisonnement par l'acide arsénieux, ils sont même dangereux. Fourcroy avait annoncé ce fait, dont Renault a vérifié l'exactitude par des expériences directes : tous les animaux auxquels il a fait prendre l'acide arsénieux dans du beurre et de la graisse ont succombé plus vite que lorsqu'ils avalaient le poison seul ou mêlé avec toute autre substance (1).

La thériaque, prônée autrefois comme un excellent remède dans l'empoisonnement qui m'occupe, doit être rejetée comme inutile et dangereuse. Navier rapporte que six personnes furent empoisonnées pour avoir mangé de la soupe à laquelle on avait mêlé de l'acide arsénieux ; on leur donna pour premier remède beaucoup de thériaque ; elles périrent toutes en huit jours de temps, excepté une, qui ne mourut qu'au bout de deux mois, parce qu'elle avait mangé fort peu du potage empoisonné. A l'ouverture de leurs corps, on trouva les membranes de

---

Les corps savants perdent une grande partie de leur influence et de leur considération, quand ils hésitent à proclamer un fait, d'ailleurs parfaitement établi, sous prétexte qu'il n'est pas suffisamment élucidé, surtout lorsque ce fait est susceptible d'être facilement vérifié. Ainsi, d'un côté, tous les praticiens qui ont été à même de soigner des individus empoisonnés par l'acide arsénieux, savent que ces individus ont *souvent uriné.* J'avais mis hors de doute que les chiens urinent dans l'empoisonnement aigu, alors même *qu'on ne leur administre aucune boisson,* puisque j'avais constaté la présence de l'arsenic dans l'urine sécrétée pendant cet empoisonnement. Les commissions de l'Institut et de l'Académie de médecine rapportaient dans leur travail plusieurs expériences dans lesquelles les chiens avaient uriné sous l'influence de l'intoxication arsenicale; il y a mieux, j'avais déposé à l'Académie royale de médecine, huit mois avant la discussion, le procès-verbal de 157 expériences relatives au traitement de cet empoisonnement ; et parmi ces expériences, la moitié, au moins, établissaient de la manière la plus incontestable, non-seulement que les chiens urinent dans la période aiguë de l'empoisonnement, alors même qu'on ne leur fait prendre aucun liquide, mais encore qu'on peut leur faire rendre de l'urine *par torrents,* si je puis m'exprimer ainsi, quand on leur administre des boissons aqueuses et nitrées, c'est-à-dire quand on les place dans les conditions où se trouvent toujours les malades empoisonnés, à qui on fait avaler des boissons (voy. mon mémoire inséré dans les *Archives générales de médecine* de septembre 1841). On est donc en droit de se demander pourquoi l'Académie, sur la proposition de M. Bouillaud, n'a pas voulu se prononcer sur une question si nettement tranchée, et pourquoi surtout elle n'a pas invité la commission à tenter de nouvelles recherches et à lui faire un supplément de rapport sur ce point. Que devenait en présence de tant de faits l'assertion inqualifiable de MM. Flandin et Danger ?

C'est sans doute pour lever à cet égard les scrupules de l'Académie que M. Delafond, professeur à l'école vétérinaire d'Alfort, a entrepris une série de recherches sur les chevaux et sur les chiens, dont les résultats *confirment pleinement* ce que j'avais établi (voy. les résultats de ce travail à la p. 432).

(1) Ouvrage cité, p. 91.

l'estomac et des intestins détruites par la chute des eschares que le poison y avait produites (1).

Les infusions de quinquina calissaya, de noix de galle, d'écorce de pin, de grenade, de la fleur du myrobolan citrin, etc., conseillées par Chansarel, ne sont utiles que par le véhicule qui en fait partie; elles n'exercent pas une action assez énergique sur l'acide arsénieux solide pour pouvoir être considérées comme contre-poisons de ce corps, et il est par conséquent préférable d'avoir recours à l'eau tiède, qui offre l'avantage de pouvoir être administrée sur-le-champ et en grande quantité.

Les bains, les demi-bains tièdes, les fomentations adoucissantes, les lavements émollients, les narcotiques, sont autant de moyens que l'on doit mettre en usage dans le cas où l'inflammation du bas-ventre se serait déjà déclarée, et que le malade serait en proie à des symptômes nerveux alarmants.

Il ne faut jamais perdre de vue que le succès du traitement dépend en grande partie du régime que le malade observe pendant la convalescence, qui est ordinairement longue et pénible; il faut principalement le nourrir de lait, de gruau, de crême de riz, et lui faire prendre des boissons adoucissantes.

Recherches médico-légales.

Il importe d'établir que déjà dans plusieurs expertises, les hommes de l'art sont parvenus à déceler la présence d'un composé arsenical, même plusieurs années après l'inhumation. Le fait suivant est sans contredit un des plus remarquables de ce genre.

Un crime d'empoisonnement avait été commis au village de Scamagues (Haute-Vienne), sans que la justice en eût été informée. *Près de dix ans* s'étaient écoulés, et la prescription était sur le point de s'accomplir, lorsqu'une circonstance particulière vint mettre l'un des coupables dans le cas de le révéler. Une instruction fut ordonnée, laquelle amena des témoignages irrécusables du crime et de la participation de *quatre accusés*. Après les recherches nécessaires, on trouva dans le cimetière du lieu un *squelette* que l'on reconnut, d'après des indications précises, être celui de la personne soupçonnée morte empoisonnée, et qui, d'après les faits établis aux débats, et de l'aveu même de quelques-uns des accusés, avait succombé au bout de vingt-quatre heures, à l'administration d'une dose considérable d'arsenic. Les expériences réitérées auxquelles différentes parties de ce squelette furent soumises *fournirent constamment de l'arsenic*. Comme contre-preuve, on soumit aux

(1) Navier, ouvrage cité, t. I, p. 17 et 169.

mêmes expériences un squelette placé à côté du précédent, et qu'on avait d'abord cru pouvoir être celui de la victime, mais qui fut reconnu depuis ne pas lui appartenir; ces expériences, faites dans les mêmes conditions, ne donnèrent aucune trace d'arsenic. Le jury rendit un verdict de culpabilité contre les accusés. (*Journ. de chim. médic.*, année 1847, p. 82.)

Acide arsénieux solide (*oxyde blanc d'arsenic, arsenic du commerce*). Il est sous forme de poudre blanche ou de masses blanches vitreuses, demi-transparentes; quelquefois ces masses sont opaques à l'extérieur, lorsque par exemple l'acide a été exposé à l'air pendant un temps suffisant; il n'est pas rare aussi de voir les portions transparentes d'un jaune assez foncé. Il est inodore et doué d'une saveur *âpre non corrosive,* légèrement styptique, ne se faisant sentir qu'au bout de plusieurs secondes, persistant pendant longtemps et excitant la salivation à un degré marqué. C'est donc à tort que M. Christison l'a dit insipide; son poids spécifique est de 3,7386 s'il est transparent, et de 3,950 s'il est opaque (Guibourt).

Mis sur une lame de fer ou de cuivre, ou dans un creuset que l'on a fait rougir au feu, il se volatilise en donnant des vapeurs *blanches* d'acide arsénieux qui n'exhalent aucune odeur *alliacée,* tandis que s'il est placé sur un charbon ardent, il se décompose et fournit de l'arsenic qui se répand dans l'atmosphère sous forme de vapeurs épaisses, *brunâtres, d'une odeur alliacée;* ces vapeurs, en absorbant l'oxygène de l'air à mesure qu'elles montent dans l'atmosphère, passent à l'état d'acide arsénieux *blanc.* C'est donc la vapeur d'arsenic et non celle de l'acide arsénieux qui offre l'odeur alliacée.

Il est souvent arrivé que des experts peu instruits ont *affirmé* qu'il y avait eu empoisonnement par l'acide arsénieux, parce qu'ils avaient trouvé dans le canal digestif une matière qui répandait une odeur alliacée lorsqu'on la mettait sur des charbons ardents. Je blâmerai sévèrement cette manière de procéder; en effet, le phosphore, l'ail et quelques autres substances, présentent la même odeur; il peut se développer dans l'estomac, pendant la digestion, des matières qui exhalent aussi une odeur analogue lorsqu'on les chauffe. D'ailleurs n'arrive-t-il pas que l'on peut se tromper quand il s'agit d'apprécier des odeurs? Le caractère dont je parle doit donc être considéré comme un *indice,* et non comme une preuve de la présence de l'acide arsénieux. L'existence de ce poison devra être mise hors de doute à l'aide des moyens que je vais faire connaître, et qui ont pour but, en définitive, d'obtenir l'arsenic faisant partie de l'acide arsénieux.

A. On introduit dans un tube de verre étroit, de 25 à 28 centimètres de longueur, et bien sec, quelques parcelles d'acide arsénieux finement pulvérisé et intimement mélangé avec du flux noir ou avec du carbonate de potasse et du charbon desséchés; on chauffe légèrement à la lampe à esprit de vin l'extrémité du tube qui contient la matière, afin de le priver de l'humidité qu'elle pourrait retenir, et on absorbe au fur et à mesure, à l'aide d'un papier roulé sur un fil de fer, la vapeur aqueuse qui s'exhale; dès qu'il ne s'en dégage plus, on effile le tube à la lampe à émailleur; alors on fait rougir l'extrémité fermée du tube, et l'on chasse peu à peu l'arsenic volatilisé jusqu'à la partie la plus capillaire de ce tube. Pour cela on applique le feu dans une autre portion du tube, là où la vapeur arsenicale s'était condensée; on conçoit, en effet, qu'il doit être plus aisé d'apercevoir une très-petite quantité d'arsenic dans un tube excessivement étroit que dans un tube large. L'expérience prouve qu'il suffit, pour réussir, d'agir sur le plus petit fragment d'acide arsénieux que l'on peut saisir avec des pinces.

Si l'arsenic sublimé était en trop petite quantité pour pouvoir être détaché du tube, et que la surface interne de celui-ci fût simplement recouverte d'une légère couche terne grisâtre, on se garderait bien de suivre le procédé indiqué par M. Turner, et adopté par le Dr Christison; ce procédé consiste à soumettre la petite couche noire et terne à des sublimations répétées, afin de transformer l'arsenic en acide arsénieux, et obtenir un cercle de petits cristaux blancs brillants. Il faudrait tout simplement plonger au milieu de la flamme de la lampe la partie du tube de verre où se trouvent les portions ternes; quelques secondes suffiraient pour rendre celles-ci brillantes; et *si on voulait alors faire passer l'arsenic à l'état d'acide arsénieux,* au lieu de sublimer plusieurs fois, ce qui n'est guère praticable lorsqu'on agit sur des atomes, il suffirait de mettre l'arsenic au milieu d'un tube *assez long, ouvert par les deux bouts*, et de chauffer la portion qui contient l'arsenic; l'oxydation ne tarderait pas à avoir lieu.

B. L'acide arsénieux est peu soluble dans l'eau froide et plus soluble dans le même liquide bouillant. La *dissolution* est incolore, inodore et douée d'une saveur *âpre,* semblable à celle de l'acide arsénieux solide, mais se faisant sentir un peu plus tôt. Son action sur la *teinture de tournesol* est telle que jamais ce réactif ne peut servir à la faire reconnaître, et que souvent au contraire il peut induire en erreur; aussi les experts ne doivent-ils jamais chercher à constater si la dissolution d'acide arsénieux rougit ou non ce tournesol. Elle précipite l'*eau de chaux* en blanc (caractère de peu de valeur); ce précipité d'arsénite de chaux, qui n'est jamais noir, malgré l'assertion de plusieurs auteurs de médecine légale, est soluble dans un excès d'acide arsénieux. Il suffit de verser quelques gouttes de cette dissolution dans du *sulfate de bioxyde de cuivre ammoniacal* pour obtenir un précipité vert, dont la nuance varie suivant la quantité du réactif; ce précipité d'arsénite de cuivre ne se formerait pas, si le sulfate de cuivre ammoniacal était avec excès d'ammoniaque, parce que cet alcali dissout l'arsénite de cuivre; il ne reste dans la dissolution que du sulfate d'ammoniaque (1).

Si l'on verse de l'acide arsénieux dans l'*azotate d'argent ammoniacal*, on obtient un précipité d'arsénite d'argent jaune qui brunit par son exposition à la lumière (2).

L'acide sulfhydrique gazeux ou dissous dans l'eau jaunit instantanément la dissolution aqueuse d'acide arsénieux, et la plus petite quantité d'ammoniaque liquide la rend instantanément incolore. Si, au lieu de la décolorer ainsi, on l'abandonne à elle-même, il se dépose au bout de quelques heures, suivant que la température est plus ou moins élevée, du *sulfure jaune d'arsenic* floconneux: la précipitation a lieu sur-le-champ si on chauffe le mélange ou si l'on y ajoute une petite quantité d'acide chlorhydrique; ce précipité est très-soluble dans l'ammoniaque, et la dissolution est *incolore* si le sulfure est pur. Les acides azotique, sulfurique, oxalique, acétique, tartrique et carbonique, déterminent aussi la précipitation de ce sulfure; toutefois les trois derniers agissent faiblement.

On peut facilement obtenir l'arsenic du sulfure en calcinant celui-ci avec de la chaux ou de la potasse *sans charbon;* mais il est préférable d'ajouter un peu de ce dernier corps, pour éviter l'oxydation d'une petite portion d'arsenic. Si la quantité de sulfure d'arsenic précipité sur laquelle on veut opérer la réduction était excessivement faible, il faudrait laisser reposer ce sulfure dans le vase à expérience, décanter à l'aide d'une pipette le liquide qui le surnage, jeter une nouvelle quantité d'eau distillée sur le précipité pour le bien laver, séparer

---

(1) Je ferai observer que le sulfate de cuivre ammoniacal est bleu, et qu'il communique une couleur verte aux liqueurs jaunâtres, lors même qu'elles ne contiennent point d'acide arsénieux: cet effet dépend du mélange des couleurs jaune et bleue; d'où il suit que la coloration en vert n'est pas un caractère suffisant pour prononcer sur l'existence de l'acide arsénieux, et qu'il faudrait nécessairement décomposer l'arsénite de cuivre et en retirer l'arsenic. J'établirai en outre, plus loin, que le sulfate de cuivre ammoniacal fournit avec l'acide arsénieux qui a été mêlé à des liquides colorés, des précipités qui ne sont pas toujours verts. Enfin j'ajouterai que, pour peu qu'il contienne un excès d'ammoniaque, il ne précipite pas l'acide arsénieux. Ces faits me permettent de conclure *que le réactif dont il s'agit est loin de présenter les avantages de l'acide sulfhydrique dans la recherche de l'acide arsénieux; il peut même, dans beaucoup de cas, lorsque ce poison est mêlé à des liquides colorés, induire les experts en erreur.*

(2) Pour préparer l'azotate d'argent ammoniacal, on dissout de l'azotate d'argent dans de l'eau distillée; on en précipite l'oxyde d'argent au moyen d'une petite quantité d'ammoniaque, puis on ajoute de cet alcali, goutte à goutte, autant qu'il en faut pour redissoudre *juste* l'oxyde précipité.

encore l'eau de lavage au moyen de la pipette, puis placer dans une capsule de porcelaine le précipité et la petite quantité d'eau que la pipette n'aurait pas pu enlever. En laissant cette capsule sur des cendres chaudes, il suffirait de quelques heures pour évaporer toute l'eau, et pour obtenir le sulfure jaune d'arsenic sec : on le détacherait alors pour le calciner avec de la potasse et du charbon, ou bien on en retirerait l'arsenic à l'aide de l'appareil dit de Marsh, en prenant les précautions qui seront indiquées plus tard. Si, au lieu d'agir comme je le propose, on suivait la méthode ordinaire, qui consiste à laver le précipité jaune de sulfure d'arsenic *sur un filtre*, on s'exposerait à perdre le fruit de son expérience; en effet, il serait impossible de détacher du filtre desséché la quantité excessivement petite de sulfure jaune, dont on ne pourrait par conséquent pas extraire l'arsenic.

On pourrait encore chauffer le sulfure d'arsenic dans une petite capsule de porcelaine avec de l'acide azotique pour détruire la matière organique, le décomposer et le transformer en quelques minutes en acide arsénique et en acide sulfurique, que l'on ferait dissoudre dans l'eau distillée à la température de l'ébullition, et que l'on introduirait dans un appareil dit de Marsh. Si le sulfure avait été précipité d'une dissolution organique, et qu'il fût animalisé, il faudrait le traiter à plusieurs reprises avec de l'acide azotique.

On a de la peine à comprendre que M. Gaultier de Claubry ait pu dire que l'on s'expose, en traitant ainsi le sulfure d'arsenic, à volatiliser de l'acide arsénieux, si la température est trop élevée. Et d'abord, le traitement par l'acide azotique transforme l'arsenic en un produit fixe (acide arsénique mêlé d'une très-petite proportion d'arséniate d'acide arsénieux) *et non en acide arsénieux;* quant à l'élévation de température, elle n'est pas à craindre dès que je prescris de retirer la capsule du feu, aussitôt que le liquide acide est complétement évaporé (Briand, p. 697).

Mais, dira-t-on, pourquoi ne pas introduire directement le *sulfure d'arsenic* dans un appareil dit de Marsh, au lieu de le transformer préalablement en acides arsénique et sulfurique au moyen de l'acide azotique? C'est que ce sulfure est *à peu près* inattaquable dans cet appareil; on avait cru, jusqu'en 1848, qu'il était absolument inattaquable, mais M. Filhol est parvenu, à l'aide de nombreuses expériences, à établir, 1° que les sulfures d'arsenic naturels ne sont décomposés qu'avec une très-grande lenteur; que la quantité d'arsenic entraînée par l'hydrogène est trop faible pour produire des taches arsenicales, et qu'il faut beaucoup de temps pour qu'on puisse la mettre en évidence dans les dissolutions métalliques qui l'ont retenue; 2° que l'hydrogène naissant agit sur les deux éléments de ces sulfures, et entraîne constamment des traces d'acide sulfhydrique et d'arséniure d'hydrogène.

On s'est demandé, à l'occasion de la réduction du sulfure d'arsenic et des autres composés arsenicaux, si les *tubes de verre* blanc et les verres à expérience faits avec le même verre *contiennent ou non de l'arsenic*, et, en cas d'affirmative, si le métal qui existerait dans ces tubes peut se sublimer lorsqu'on les chauffe au rouge, ou bien s'il peut abandonner les verres à expérience lorsqu'on introduit dans ceux-ci des réactifs chimiques tels que ceux que l'on emploie en médecine légale pour constater la présence de l'arsenic dans des matières suspectes. L'Académie royale de médecine a été chargée par M. le garde des sceaux de résoudre cette question. On prévoit de suite son immense portée; en effet, si cela est, il n'y a plus moyen d'établir qu'il y a eu empoisonnement par l'arsenic; car, pour arriver à cette conclusion affirmative, il faut découvrir ce métal, soit en chauffant les matières suspectes jusqu'au rouge dans des *tubes de verre*, soit en les soumettant à l'action de certains réactifs dans des *verres à expérience* : or, chaque fois que l'on aura constaté la présence de l'arsenic par l'un ou l'autre de ces moyens, on ne manquera pas de dire : *les expériences ne sont pas probantes, car l'arsenic obtenu provient des tubes ou des verres à expérience, et non des matières suspectes.* Heureusement il n'en est rien, comme on va le voir par les résultats des recherches auxquelles se sont livrés MM. Renauldin, Marc, Delens, Pelletier et Chevallier, commissaires nommés pour résoudre cette question :

1° L'acide arsénieux n'est pas généralement employé en France dans la fabrication du verre; cependant il est encore quelques verreries où il est mis en usage à des doses extrêmement petites; mais cet acide se volatilise par suite de la température élevée donnée au verre lors de la fabrication : d'où il résulte que même du verre dans la masse vitreuse duquel on a fait entrer l'acide arsénieux n'en retient point.

2° On n'a pas trouvé d'arsenic dans six espèces de tubes de verre blanc pris chez les marchands, ni dans six échantillons de verre à vitres blanc, et très-ancien, qu'on soupçonnait avoir été importé de Bohême, ni dans des tubes de verre blanc dans la fabrication desquels on avait fait entrer à dessein $^1/_{600}$ ou $^1/_{500}$ d'acide arsénieux, ni dans des fragments de verre obtenus en brisant une petite glace étamée et très-mince donnée comme *miroiterie d'Allemagne* et venue de Nuremberg.

3° Les *verres à expérience transparents,* tels qu'on doit les employer pour les opérations chimiques, ne contiennent pas d'arsenic, parce que l'acide arsénieux qui aurait pu entrer dans leur composition a été entièrement volatilisé pendant la formation du verre; d'ailleurs, lors même qu'ils en contiendraient des atomes, les réactifs mis en usage dans les recherches d'empoisonnement ne pourraient pas attaquer le verre formant cet instrument, et s'emparer des atomes d'arsenic qu'on supposerait y exister.

4° Il est vrai que les rapporteurs ont trouvé des traces d'arsenic dans un *verre de montre opaque*, et que, d'après les travaux de M. Bontemps, si du verre avait été fabriqué avec *un vingtième d'acide arsénieux*, il pourrait retenir de cet acide; mais alors le verre serait *opaque* et comme de l'*émail blanc :* d'où il suit qu'il importe de continuer ce qui a été fait jusqu'à ce jour, c'est-à-dire ne jamais employer des tubes ou des verres à expérience *opaques*. Il est encore vrai que le verre pourrait contenir de l'arsenic, si l'acide arsénieux avait été employé dans les fabriques de gobletterie à la dose de $1/_{200}$ à $1/_{500}$, et que la température du fourneau *n'eût pas été assez élevée lors de la fabrication;* mais, dans ce cas, l'acide ne serait qu'interposé entre des masses vitreuses, et nullement combiné, et l'on pourrait le dégager par la chaleur; en sorte qu'il est prudent, avant de se livrer aux recherches sur les matières suspectes, de chauffer les tubes jusqu'au rouge pour volatiliser les traces d'acide arsénieux *qu'à la rigueur* ils pourraient contenir.

5° Du verre préparé avec de l'*arséniate de potasse*, du sable et du carbonate de soude, retient de l'arsenic et en laisse sublimer à l'état métallique lorsqu'on le chauffe à *un feu violent* avec du charbon. Mais jamais, dans aucune fabrique de verre, on n'a employé un arséniate fixe, et les rapporteurs se sont vus obligés de faire eux-mêmes ce verre pour l'expérimenter; d'ailleurs le verre préparé ainsi est *verdâtre*, en partie transparent et en partie *opaque :* on évitera donc cette source d'erreurs en ne faisant usage que de tubes de verre *transparent n'offrant aucune teinte verte*.

Il suit de ce qui précède, que l'on doit continuer à faire les analyses des matières que l'on soupçonne contenir de l'arsenic, dans des tubes de verre, pourvu que ceux-ci soient transparents, sans aucune teinte verte, et qu'ils aient été maintenus pendant quelque temps à une chaleur rouge avant d'y introduire le mélange suspect. (*Annales d'hygiène*, janvier 1834.)

C. On doit préférer l'appareil dit de Marsh, tel que je l'ai modifié, au flux noir ou bien au carbonate de potasse et au charbon, pour obtenir l'arsenic de l'acide arsénieux, non-seulement parce que l'opération est plus simple, mais encore parce que l'on recueille à la fois un *anneau d'arsenic* et des *taches arsenicales*. Il faut encore préférer cet appareil toutes les fois qu'il s'agira d'extraire l'arsenic du *sulfure jaune* de ce métal, préalablement transformé en acide arsénique par l'acide azotique, comme il a été dit à la page 463.

De l'appareil de Marsh modifié.

Scheele reconnut le premier que l'hydrogène peut se combiner avec l'arsenic, et donner un gaz *inflammable* qui laisse en brûlant du *régule d'arsenic* (arsenic pur) (Mémoires de Scheele, t. Ier, année 1775). Proust disait, en 1798, qu'en brûlant le gaz hydrogène très-fétide qui se dégage quand on dissout dans l'acide chlorhydrique de l'étain *arsenical*, il se dépose de l'*arsenic* sur les parois de la cloche (*Annales de chimie*, t. XXVIII). Tromsdorf annonçait, en 1803, qu'en introduisant dans un flacon ordinaire du zinc *arsenical*, de l'eau et de l'acide sulfurique, on dégageait du gaz hydrogène *arsénié*, et que si ce tube à dégagement était suffisamment long, ce gaz laissait déposer parfois de l'*arsenic* pur contre les parois du tube (*Nicholson's journal*, t. VI). Stromeyer, Gay-Lussac, Thénard, Gehlen et Davy, étudièrent ce gaz plus tard. Sérullas établissait, en 1821, que l'on peut se servir de la décomposition de l'hydrogène arsénié pour constater, dans des cas de toxicologie, la *présence de l'arsenic* ou de ses composés. Marsh publia, en octobre 1836, un travail ayant pour titre : *Description d'un nouveau procédé pour séparer de petites quantités d'arsenic des substances avec lesquelles il est mélangé* (*Edinburgh new philosoph. journal*). Il proposa de développer de l'hygdrogène arsénié à l'aide du zinc, de l'acide sulfurique et de l'eau, d'enflammer ce gaz et de recueillir : 1° l'arsenic, en recevant la flamme sur une surface froide, un tube de verre assez épais, ou une soucoupe en porcelaine, et mieux encore sur une plaque épaisse de porcelaine non susceptible de s'échauffer ; 2° de l'acide arsénieux, si l'on faisait pénétrer la flamme dans le milieu d'un tube assez large, ouvert aux deux extrémités ; 3° de l'arsenic pur en même temps que de l'acide arsénieux, si l'on dirigeait obliquement la flamme dans le tube de manière à effleurer le verre. En opérant sur du *gruau*, du *porter*, du *café*, du *potage*, et sur d'autres aliments liquides dans lesquels on avait mis de très-petites quantités d'acide arsénieux, il parvint à extraire ce poison de ces produits. L'appareil, assez compliqué, proposé par Marsh offrait un grave inconvénient : quand le poison était mêlé avec des *matières organiques*, il se produisait une effervescence écumeuse, et la plus grande partie de la liqueur était chassée *sous forme de mousse ;* le gaz hydrogène ne brûlait plus, et l'expérience *était manquée.* Pour obvier à cet inconvénient grave, Marsh conseilla d'ajouter à la matière une certaine quantité d'huile d'olives, qui devait s'opposer à la formation de la mousse ; il conçut en outre l'idée d'emprisonner en quelque sorte le mélange pendant un certain temps et jusqu'à ce que le gaz pût se dégager librement. L'appareil de Marsh, tel que l'auteur l'avait proposé, fut bientôt abandonné, parce qu'il n'est ni sûr ni commode, surtout quand la matière organique abonde. Herapath, Mohr, Liebig, Berzelius, Thompson, Simon, Vogel, Chevallier, Lassaigne, Kœppeling, Kampmann, etc., modifièrent soit les flacons, soit les tubes; leurs expériences firent connaître quelques résultats nouveaux. M. Chevallier proposa le premier de faire passer le gaz hydrogène arsénié à travers des fragments de porcelaine entourés de charbons rouges, afin d'obtenir un *anneau d'arsenic brillant;* depuis, la commission de l'Institut a remplacé avec avantage la porcelaine par de l'amiante.

Malgré tant de travaux, l'appareil dit de Marsh était impuissant pour déceler des atomes d'une préparation arsenicale toutes les fois qu'elle était mélangée avec des matières organiques visqueuses, comme cela a lieu dans tous les cas d'empoisonnement où l'on agit sur le contenu du canal digestif ou sur les liquides vomis, ou bien quand on expérimente sur les viscères dans lesquels le poison arsenical a été porté par absorption. *Il fallait à tout prix empêcher la formation de cette prodigieuse quantité de mousse qui se produit constamment alors, et qui paralyse l'opération en empêchant le gaz hydrogène arsénié de se dégager, de manière à pouvoir être enflammé ou décomposé.* Il ne s'agissait pour cela que de *détruire* la matière organique sans perdre sensiblement d'arsenic : c'est ce que je fis en janvier 1839, en employant l'azotate de potasse, et plus tard l'acide azotique. Une fois la matière animale détruite, ce qui s'obtient facilement, surtout à l'aide du nitre, les liqueurs suspectes peuvent être introduites dans l'appareil sans qu'il se développe *la moindre bulle de mousse,* et l'expérience marche aussi bien que si l'on se servait d'une dissolution d'acide arsénieux dans l'eau distillée. Voici maintenant l'appareil tel que je l'ai modifié; il réunit à une extrême simplicité l'avantage de fournir à la fois un *anneau* d'arsenic et des *taches arsenicales* (1).

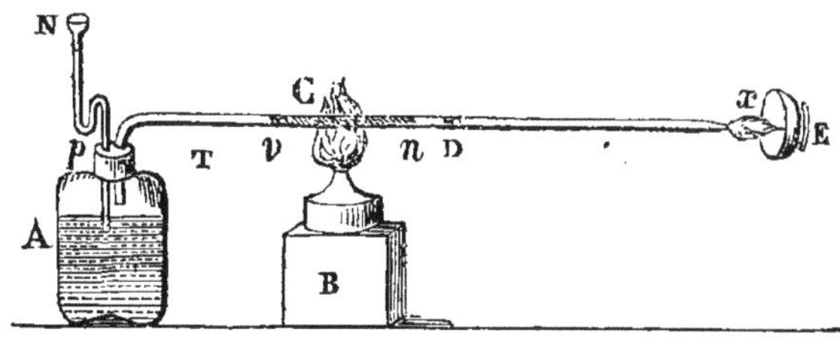

(1) M. Gaultier de Claubry attaque vivement l'appareil fort simple dont je me suis servi dans les premiers temps, et qui consiste dans un flacon *A* muni d'un tube recourbé *TD*. Cet appareil, pouvant encore rendre de très-grands services lorsque les experts n'auront pas à leur disposition le tube *N* recourbé en *S*, je crois devoir réfuter les observations de M. Gaultier de Claubry. *On perd de l'arsenic au commencement de l'opération.* Quand on a presque rempli de

Lorsque, dans un flacon tubulé *A*, de 24 à 30 centimètres de haut, on met 500 grammes d'eau, 3 ou 4 grammes d'acide sulfurique pur, et 50 à 60 grammes de zinc laminé et coupé en morceaux, il se dégage du gaz hydrogène pur quand les agents qui l'ont produit l'étaient eux-mêmes. Si on enflamme ce gaz à la pointe du tube effilé *x*, par où il s'échappe, et qu'on applique un corps froid *E* sur la flamme, il se condense de l'eau pure; mais si l'on ajoute dans l'appareil une petite quantité d'acide arsénieux, ou du liquide suspect provenant de quelques-uns de nos viscères dont la matière organique aura été préalablement détruite, à l'instant le gaz hydrogène brûle et laisse déposer sur le corps froid, au lieu d'eau pure, de l'arsenic (corps simple), sous forme de taches d'un brun fauve, plus ou moins foncées, brillantes et miroitantes. Si, comme je le prescris, on a introduit de l'amiante vers le milieu du tube, dans une longueur de 5 à 6 centimètres (*C*), il suffira de maintenir, à l'aide d'un support, une lampe à esprit de vin allumée sous l'amiante (*B*), pour que le gaz hydrogène arsénié, en traversant l'amiante, se divise, se déchire en quelque sorte, et se décompose en hydrogène et en arsenic: celui-ci se déposera sous forme d'un *anneau D*, à une petite distance de l'amiante. L'hydrogène réduit se dégagera, et viendra sortir par la partie effilée du tube *x*. Si on l'enflamme, il ne déposera que de l'eau, s'il a abandonné tout son arsenic; mais s'il est mêlé d'hydrogène arsénié, qui aurait échappé à l'action de la lampe, celui-ci sera décomposé à son tour, et laissera déposer sur le corps froid *E* des taches qui offriront tous les caractères de l'arsenic pur. L'expérience prouve qu'en opérant ainsi, pour peu qu'il y ait de l'arsenic dans la liqueur *A*, on obtient à la fois et l'anneau brillant *D* et des taches. L'amiante a encore pour but de retenir les parcelles de dissolution de sulfate de zinc qui auraient pu être entraînées du flacon *A* dans le tube par le dé-

---

iq ide le acon *A*, la quantité d'air qui reste dans ce flacon est tellement faible, que l'on peut sans danger enflammer le gaz au bout d'un temps très-court, ce qui réduit la perte presque à zéro. *Par suite de la détonation, on perd la totalité du produit suspecté.* Et d'abord la détonation n'a jamais lieu, à moins de maladresse de la part de l'opérateur; il suffit, en effet, pour l'éviter, de n'enflammer le gaz que lorsque la petite quantité d'air contenu dans le flacon *A* a été expulsée. D'ailleurs, il n'est pas vrai de dire que le produit suspecté est perdu en cas de détonation; le contraire a presque constamment lieu, parce que le bouchon et le tube sautent seuls, le flacon restant intact avec tout le produit suspect. *Il est impossible de renouveler ou d'accélérer le dégagement du gaz par l'introduction d'une nouvelle quantité d'acide.* Je regrette que M. Gaultier de Claubry n'ait jamais vu fonctionner un appareil de ce genre; il saurait que rien n'est plus facile que de déboucher le flacon et d'y introduire une nouvelle quantité d'acide, sans le moindre inconvénient; l'opération n'exige pas plus de dix secondes. (*Médecine légale* de Briand, p. 703.)

gagement plus ou moins tumultueux de l'hydrogène, et de s'opposer par conséquent à la production de taches autres que celles que fournit le poison arsenical.

A l'aide de cet appareil on rend facilement sensible un millionième d'acide arsénieux dans une liqueur ; des taches commencent même à paraître avec une liqueur renfermant un deux-millionième environ. Ces taches ne se montrent pas mieux avec une grande quantité qu'avec une petite quantité de liqueur employée dans l'appareil, en supposant dans les deux cas la même quantité proportionnelle d'acide arsénieux ; mais elles se forment pendant plus longtemps dans le premier cas que dans le second. Il résulte de là qu'il y a avantage à concentrer les liqueurs arsenicales et à opérer sur un petit volume de liquide: on obtient ainsi des taches plus intenses.

Précautions à prendre. Avant de commencer l'expérience on s'assure que les matériaux que l'on devra employer ne fournissent point d'arsenic ; pour cela on introduit dans le flacon *A* du zinc, de l'eau et de l'acide sulfurique, comme pour dégager du gaz hydrogène ; on bouche le vase, et on attend que le gaz se soit dégagé pendant un certain temps qui variera suivant la quantité d'air contenu dans le flacon. Si l'on se hâtait de mettre le feu au gaz, l'appareil renfermerait encore un mélange d'air et d'hydrogène, *et il y aurait une vive détonation ;* on devra attendre d'autant plus, que le flacon sera plus grand, et qu'il renfermera moins de liquide. Dès que le gaz est enflammé, on approche la flamme d'une capsule de porcelaine froide *E*. S'il ne se dépose point d'arsenic sur la capsule, au bout de quinze à vingt minutes, c'est que les matériaux employés n'en donneront point; si, au contraire, il apparaît sur la capsule quelques taches brillantes d'un brun clair ou foncé qui se volatilisent en les soumettant pendant une demi-minute environ à l'action de la flamme, il faut changer les matières, et prendre du zinc et de l'acide sulfurique exempts d'arsenic (voy. *Réactifs,* à la page 540). Alors on débouche le flacon et l'on y introduit la liqueur suspecte, après avoir toutefois vidé une partie ou la totalité du liquide qu'il renfermait, afin de pouvoir introduire toute la matière sur laquelle on doit opérer. Dans ce moment l'effervescence diminue, à moins que la liqueur suspecte ne soit elle-même acide, parce que l'acide sulfurique se trouve trop affaibli, et qu'il ne se dégage pas assez de gaz. Pour que l'expérience marche convenablement, il faut ajouter *par petites parties,* et en tâtonnant, de nouvelles quantités d'acide sulfurique jusqu'à ce qu'en approchant l'extrémité du tube *x* des lèvres, on sente, par l'impression que le gaz produit sur elles, que le dégagement est assez fort pour que ce gaz puisse brûler avec une flamme qui ne soit pas trop vive. L'acide sulfurique sera ajouté sans déboucher le flacon, en l'introduisant par un tube recourbé *N*, qui traverse le bouchon, et plonge presque jusqu'au fond. Si, par hazard, la quantité d'acide sulfurique versé dans le flacon était trop considérable et que le gaz se dégageât avec trop d'impétuosité, il faudrait à l'instant même déboucher le flacon, extraire la moitié ou les deux tiers de la liqueur, que l'on conserverait dans un grand verre pour expérimenter ultérieurement sur elle, après l'avoir étendue d'eau; on ajouterait une suffisante quantité d'eau distillée sur la moitié ou sur le tiers restant dans le flacon *A*, pour que le gaz se dégageât lentement. Les choses étant ainsi disposées, on allume la lampe à esprit de vin *B*.

On se gardera bien, en essayant les matériaux, d'employer une forte proportion d'acide sulfurique dans le dessein de dépolir promptement le zinc et de faire marcher l'opération plus vite, car en agissant ainsi, le métal ne se bornerait pas à décomposer l'eau, l'acide lui-même serait en partie décomposé, et il en résulterait, la température s'étant élevée à 80 ou 90° centigrades, de l'acide sulfureux. Or, cet acide serait rapidement décomposé par l'hydrogène naissant, et il se formerait de l'acide *sulfhydrique* dont la présence offrirait le double inconvénient de donner des taches mêlées de soufre, et surtout de transformer en *sulfure d'arsenic* insoluble, les acides arsénieux et arsénique qui pourraient être ultérieurement introduits dans le flacon. Ce sulfure, comme on le sait, n'est pas sensiblement décomposé dans l'appareil dit de Marsh, et ne fournirait par conséquent pas les taches arsenicales que l'on aurait inévitablement recueillies sans la production de l'acide sulfhydrique. Il faudra donc, dans le cas où le zinc ne serait pas facilement attaqué par le mélange de 500 grammes d'eau et de 3 à 4 grammes d'acide sulfurique, que j'ai conseillé d'employer, dépolir d'abord ce métal, en le traitant dans un verre à expérience par de l'acide sulfurique étendu de son poids d'eau; quelques minutes suffiront pour qu'il soit attaqué de manière à fournir ensuite facilement du gaz hydrogène quand on voudra s'en servir; toutefois il ne faudra pas négliger de le laver soigneusement dans de l'eau distillée avant de l'introduire dans l'appareil. Les mêmes motifs devront déterminer les experts à ne jamais faire usage d'acide sulfurique contenant de l'acide sulfureux.

Il faut, pour que l'expérience marche convenablement, qu'il se dégage assez de gaz hydrogène pour obtenir une *flamme* de 3 à 5 millimètres, c'est-à-dire que l'effervescence soit modérée. On sait que la flamme se compose de deux parties, la *flamme d'oxydation*, celle qui est la plus éloignée de l'extrémité du tube où elle se produit, et la flamme de réduction qui est plus près de cette extrémité. On obtient difficilement des taches arsenicales en plaçant la porcelaine dans la flamme d'oxydation, qui est beaucoup trop chaude. Il n'en est pas de même quand l'assiette se trouve dans la flamme de réduction, et même plus près de l'ouverture du tube. Il est des cas où les taches ne paraissent que lorsque cette ouverture est appuyée sur la porcelaine, et maintenue dans cette situation pendant une minute environ. Dans beaucoup d'autres circonstances il faut, au contraire, si l'on veut obtenir de l'arsenic, opérer avec une flamme de 6 à 8 millimètres, et alors l'arsenic paraît presque toujours sous forme de larges taches ; d'où il suit que l'expert doit tâtonner en avançant ou reculant l'assiette jusqu'à ce qu'il ait trouvé le point convenable pour recueillir la plus grande quantité possible d'arsenic. En général, si la flamme est trop faible, qu'elle ait 1 ou 2 millimètres, par exemple, et que la liqueur contienne peu d'arsenic, les taches tardent à paraître, sont fort petites, et l'on ne réussit à les bien condenser qu'en appuyant l'extrémité du tube sur la porcelaine. Si la flamme était intense, de 20 à 25 millimètres de long, l'arsenic se volatiliserait au fur et à mesure qu'il se dégagerait, et ne se déposerait pas sur la capsule, à moins que la liqueur n'en contînt beaucoup. *C'est ce qui est arrivé aux experts de Tulle dans l'affaire Lafarge ;* évidemment ces chimistes n'ont pas obtenu les nombreuses taches qu'ils auraient dû recueillir, s'ils n'avaient pas agi avec une flamme de 20 à 25 millimètres. La trop grande dimension de la flamme expose aussi à un autre inconvénient, celui d'obtenir des taches de zinc, parce que le sulfate de ce métal aura été entraîné avec le gaz hydrogène, et que l'amiante aura pu ne pas l'arrêter en entier.

Le diamètre et la forme de l'ouverture du tube x influent singulièrement sur la grandeur et l'intensité de la flamme. Cette ouverture doit être régulière et assez étroite; si elle était large, la flamme, au lieu d'être pointue, suffisamment allongée et dans une direction horizontale, serait évasée, plus courte, et se dirigerait de côté et d'autre; si, au lieu d'être arrondie, l'ouverture du tube était irrégulière ou échancrée, la flamme présenterait à un plus haut degré ces inconvénients ; dans l'un et l'autre cas, l'arsenic ne se déposerait pas facilement sur la capsule, et il faudrait souvent, pour l'obtenir, diriger obliquement la flamme sur la porcelaine dans tel ou tel autre sens.

Dans aucun cas on ne s'avisera de substituer l'acide chlorhydrique à l'acide sulfurique, comme le conseille M. Devergie, dans la persuasion où il est que le dernier de ces acides est souvent arsenical, même quand il a été purifié par les moyens que je ferai connaître plus tard. J'avais déjà prouvé à M. Devergie qu'il était dans l'erreur quant à l'acide sulfurique ; l'Institut a confirmé mon dire dans son rapport. Il faut espérer que M. Devergie se rendra enfin à l'évidence. Les inconvénients de l'acide chlorhydrique sont : 1° qu'il épuise bientôt son action sur le zinc, et qu'il faut en employer des quantités considérables;

2° qu'il fournit du chlorure de zinc, que le gaz hydrogène entraîne beaucoup plus facilement qu'il n'entraîne le sulfate; aussi, même avec des flammes assez faibles, fournit-il des taches de zinc qui ressemblent, par leurs *caractères physiques*, aux taches arsenicales, et qui pourraient par conséquent induire les experts en erreur, même quand on aurait fait usage d'amiante pour arrêter une certaine quantité de chlorure de zinc; 3° qu'il renferme souvent de l'acide arsénieux ou de l'acide sulfureux (voy. p. 507 et suiv.). Quant à l'objection faite par M. Devergie, que l'acide sulfurique n'agit que difficilement sur le zinc, elle n'est aucunement fondée, puisque tout le monde sait que ce métal est promptement attaqué par cet acide, si l'on prend la précaution de le dépolir en le laissant pendant deux ou trois minutes dans un mélange de parties égales d'eau et d'acide sulfurique.

Le fait suivant est certainement de nature à engager M. Devergie à ne plus soutenir une thèse qu'il est seul à défendre aujourd'hui. En août 1841, MM. Devergie, Ollivier (d'Angers) et moi, nous fûmes chargés de rechercher s'il existait de l'arsenic dans certaines matières suspectes. Un tiers de ces matières fut traité par l'azotate de potasse, un autre tiers par l'acide sulfurique concentré, et le dernier tiers par le procédé de M. Devergie que je combats. On n'obtint aucune tache arsenicale ni de traces d'anneau brillant avec les liquides fournis par l'azotate de potasse et par l'acide sulfurique concentré. On recueillit au contraire un assez bon nombre de *taches brunes, brillantes, et d'apparence arsenicale*, avec le tiers de la matière traitée par le procédé de M. Devergie. Le lendemain, mon confrère me disait : *Les taches se sont envolées;* et en effet, il n'y avait plus sur l'assiette, à la place qu'avaient occupée ces prétendues taches arsenicales, qu'une substance *blanche opaque.* Je dis aussitôt à M. Devergie : *C'est tout simple : votre appareil de Marsh est alimenté par l'acide chlorhydrique; la liqueur que vous introduisez dans cet appareil est riche en acide chlorhydrique et il se forme beaucoup de chlorure de zinc que l'hydrogène entraîne avec lui malgré la présence de l'amiante dans le tube; ce chlorure est ensuite décomposé par l'hydrogène, et vos taches n'étaient autre chose que du zinc métallique; depuis hier ce métal s'est oxydé, et nous trouvons aujourd'hui de l'oxyde de zinc opaque; les taches ne se sont pas envolées.* Ce fait n'a pas besoin de commentaire; il signale une nouvelle cause d'erreur ou du moins de perturbation qui ne vient pas à l'appui des prétentions de M. Devergie.

Modification introduite par M. Lassaigne. M. Lassaigne propose, au lieu d'enflammer le gaz qui se dégage de l'appareil dit de Marsh, et de condenser l'arsenic sur une soucoupe de porcelaine, de faire passer ce gaz à travers une dissolution d'argent bien neutre; on sait que, dans ce cas, l'hydrogène arsénié réagit sur l'azotate d'argent, qu'il se précipite de l'argent métallique noir, et que la liqueur renferme de l'acide arsénieux en dissolution. On peut continuer le dégagement d'hydrogène aussi longtemps que l'on veut, jusqu'à ce que l'on soit bien convaincu que la liqueur ne renferme plus de composé arsenical. On achève de décomposer ce qui restait d'azotate d'argent dans la dissolution, en précipitant l'argent par l'acide chlorhydrique pur; on obtient alors une liqueur qui, évaporée, donne l'acide arsénieux que l'on peut reconnaître à ses différents caractères. Ce procédé, qui paraissait avoir déjà été indiqué par Simon de Poggendorff, employé comme moyen de concentration, fait découvrir l'arsenic dans une liqueur qui n'en aurait pas manifesté par l'application de celui que j'ai fait connaître; il est donc excessivement sensible, et je n'hésite pas à en conseiller l'usage toutes les fois qu'au bout de quelques minutes d'essai on n'aura pas obtenu de taches arsenicales, ce qui se présentera on ne peut plus rarement; il est surtout commode pour faire passer dans une petite quantité de dissolution d'azotate d'argent une portion très-minime d'arsenic (à l'état d'hydrogène arsénié) qui existerait dans un grand volume de liquide qu'on ne peut pas concentrer par évaporation, et permettre par conséquent, en traitant la nouvelle liqueur arsenicale *concentrée* dans un très-petit appareil dit de Marsh, d'obtenir des taches beaucoup mieux caractérisées.

Mais il importe de savoir qu'il faut bien se garder de conclure à la présence de l'arsenic dans des liqueurs suspectes par le fait seul que la dissolution d'azotate d'argent se trouble pendant qu'elle est traversée par le courant de gaz hydrogène, car ce sel peut être décomposé et précipité sans qu'il existe de l'arsenic. Ainsi il se produira un précipité noir de sulfure d'argent et non d'argent métallique, quand le gaz hydrogène sera mélangé de gaz sulfhydrique, ce qui aura lieu toutes les fois que le zinc renfermera un peu de soufre; dans certains cas il y aura dépôt d'argent métallique par des gaz carbonés, et *même par l'hydrogène pur,* si l'appareil est exposé pendant l'opération *même à la lumière diffuse.* On ne devra donc conclure à la présence de l'arsenic que si l'on parvient à isoler ce corps de la liqueur, après le traitement indiqué par M. Lassaigne.

Modification introduite par M. Jacquelain. Ce chimiste a proposé de décomposer l'hydrogène arsénié par la chaleur dans un long tube chauffé au rouge, et de faire arriver la portion du gaz qui aurait échappé à la décomposition dans une dissolution de chlorure d'or. Je décrirai plus loin ce procédé, en parlant de la décomposition de la matière organique par le chlore (voy. p. 510).

Caractères de l'arsenic. Il est indispensable, après avoir obtenu un *anneau* ou des *taches*, de prouver qu'ils sont formés par l'arsenic. L'expert ne conclura *jamais* à l'existence de ce corps, sans avoir constaté non-seulement ses propriétés physiques, mais encore ses principaux *caractères chimiques.*

Caractères des taches arsenicales. Rien n'est plus facile que de distinguer ces taches de toutes celles que l'on peut produire avec d'autres matières, en y comprenant celles qui ont été signalées d'abord par moi, sous le nom de *taches de crasse,* et dont MM. Flandin et Danger ont voulu s'approprier la découverte. 1° Les *taches arsenicales* sont d'un brun fauve, miroitantes et excessivement brillantes; quand l'arsenic est abondant, elles sont noirâtres, ternes ou presque ternes, tandis qu'elles sont d'un jaune-serin si elles renferment du sulfure d'arsenic ou une matière organique; elles ne se vaporisent pas sensiblement à froid et n'attirent pas l'humidité de l'air. 2° Il suffit de quelques secondes pour volatiliser et faire disparaître complétement une tache arsenicale peu épaisse, si on la soumet à l'action de la flamme produite par la combustion du gaz hydrogène simple, celui qui se dégage, par exemple, de la lampe philosophique; il faudrait une ou deux minutes, au contraire, pour faire disparaître la tache si elle était épaisse. 3° Elles se détachent instantanément de l'assiette de porcelaine, si on les traite par deux ou trois gouttes d'acide azotique concentré et pur qui les dissout en apparence; je dis en apparence, car on voit toujours à la surface du liquide quelques légères parcelles d'arsenic non dissous; mais l'assiette, auparavant tachée, se trouve *tout à coup* parfaitement nettoyée. 4° Si l'on chauffe à la lampe à l'alcool la petite quantité d'acide azotique employé, on obtient un résidu blanc ou d'un blanc légèrement jaunâtre, qui, étant *refroidi* et touché par une dissolution *très-concentrée* d'azotate d'argent, donne de l'arséniate d'argent *rouge-brique;* en effet, l'arsenic a été transformé, en grande partie du moins, en acide arsénique par l'acide azotique. Pour ne pas manquer cette expérience capitale, il faut n'employer que quelques gouttes d'acide azotique, parce que celui-ci, alors même qu'il a été purifié et distillé à plusieurs reprises sur de l'azotate d'argent, retient souvent une matière étrangère qui se montre sous l'apparence d'un résidu jaune, brun ou noir quand on évapore l'acide jusqu'à siccité; évidemment on aurait à redouter la présence de cette matière, qui altérerait la couleur *rouge-brique* au point de l'empêcher de se manifester, si au lieu de traiter les taches arsenicales par deux ou trois gouttes d'acide, on en employait un ou plusieurs grammes. Il importe aussi, pour réussir, de faire usage d'une dissolution d'azotate d'argent très-concentrée, et quelquefois même d'ajouter un petit cristal de ce sel. Si le précipité *rouge-brique* ne paraît pas à froid, on ne doit jamais chauffer la capsule, parce que, par la simple action de la chaleur, l'azotate d'argent se dessécherait et se décomposerait en prenant différentes nuances, et, entre autres, une nuance rouge qui pourrait en imposer. On peut, à la rigueur, constater le caractère dont je parle en n'agissant que sur une tache de moyenne épaisseur assez volumineuse; mais il vaut mieux agir sur dix ou douze taches avec deux ou trois gouttes d'acide azotique. 5° En traitant quinze ou vingt taches arsenicales par deux ou trois gouttes d'acide azotique concentré, et en faisant évaporer jusqu'à siccité, on obtient de l'acide arsenique blanc ou d'un blanc jaunâtre et un peu d'acide arsénieux, qui, étant dissous dans l'eau distillée bouillante, donne un *solutum* dont on peut précipiter du sulfure d'arsenic en l'acidulant par une ou deux gouttes d'acide sulfureux liquide, et en y faisant passer quelques bulles de gaz acide sulfhydrique. Ordinairement, pour déterminer la précipitation de ce sulfure, il faut faire bouillir la liqueur pendant quelques minutes et attendre ensuite jusqu'au lendemain, si l'on n'a pas ajouté d'acide sulfureux. 6° Les taches arsenicales disparaissent presque instantanément quand on les met en contact avec du chlorure de soude, ce qui n'a pas lieu avec les taches antimoniales.

Il se présente maintenant une question importante. Faut-il absolument constater les six caractères que je viens d'assigner aux taches arsenicales pour *affirmer* que telle est leur nature? *Non certes*. Les taches qui réunissent les *trois* premiers caractères et le quatrième ou le cinquième doivent être déclarées *arsenicales*.

On a encore indiqué d'autres propriétés des taches arsenicales; je vais les exposer, quoiqu'il soit parfaitement inutile de les constater pour les caractériser.

1° Exposées au-dessus de la vapeur qui s'exhale d'un flacon de chlore, elles sont dissoutes, et si l'on soumet à l'action du gaz acide sulfhydrique les points sur lesquels elles étaient placées avant l'action du chlore, elles reparaissent à l'instant même, mais alors elles sont jaunes miroirantes et formées par du sulfure d'arsenic (Devergie).

2° La vapeur d'*iode*, en agissant à la température ordinaire sur les taches d'arsenic, les colore peu à peu en *jaune-citron foncé* et produit de l'iodure d'arsenic qui se volatilise ensuite à une douce chaleur ou se décompose au contact de l'air par la vapeur d'eau qu'il renferme. Lorsque cette décomposition s'est opérée dans la capsule où la réaction de la vapeur d'iode a eu lieu, il est possible, après la disparition des taches jaunes par l'action de l'air, de reproduire d'autres taches à la place qu'elles occupaient en y versant un *solutum* concentré d'acide sulfhydrique. Cet acide, réagissant alors sur l'acide arsénieux formé, donne naissance à des taches d'un jaune pâle du même diamètre que celles qui existaient après l'action de la vapeur de l'iode; ces taches se dissolvent dans l'ammoniaque et disparaissent. On peut facilement constater ces deux caractères, sans que les taches soient détachées du fond de la capsule sur laquelle elles ont été déposées.

Les taches antimoniales traitées par la *vapeur d'iode,* à la température ordinaire, se transforment aussi en iodure d'antimoine, en prenant, en moins de huit à dix minutes, une belle couleur *orangée* tirant plus ou moins sur le *rouge-vermillon.* Ces taches, exposées à la douce chaleur qui vaporise les taches d'iodure d'arsenic, persistent et perdent seulement leur intensité en passant au jaune orangé. Ces réactions sont faciles à pratiquer en renversant la capsule de porcelaine, au fond de laquelle se trouvent les taches qu'on essaye, sur une soucoupe au milieu de laquelle on a placé quelques cristaux d'iode. (Lassaigne, *Journal de chimie médicale,* janvier 1846.)

3° L'*acide iodhydrique ioduré* d'un jaune brun foncé dissout sur-le-champ les taches arsenicales, et laisse, par son évaporation spontanée, des taches jaunes. Le même acide mis en contact avec les taches antimoniales ne donne point de réaction immédiate; ces taches restent plusieurs minutes intactes et sans se dissoudre; mais, par suite du contact et de l'évaporation, elles prennent une belle couleur *rouge de vermillon* (Lassaigne, *ibid.*).

4° Si l'on ne veut agir que sur *une* tache arsenicale, M. Boutigny propose de la circonscrire avec une baguette de verre mouillée préalablement dans l'eau, contenant un centième d'acide azotique pur; puis on fait tomber sur la tache une goutte de ce même acide au centième, de manière qu'elle ne soit en contact qu'avec un *milligramme* environ d'acide réel. On chauffe légèrement, et quand la tache est arsenicale, elle disparaît presque immédiatement; elle est alors transformée en acides arsénieux et arsénique. On laisse refroidir la capsule, puis on fait arriver sur la partie où se trouvait la tache un courant d'acide sulfhydrique provenant de la décomposition de l'eau par le sulfure de fer sous l'influence de l'acide sulfurique, et bientôt apparaît une tache *jaune* où se trouvait primitivement la tache miroitante. Si l'acide sulfhydrique eût été préparé avec le sulfure d'antimoine et l'acide chlorhydrique, l'expérience serait manquée, parce qu'il se déposerait du soufre et que les réactions ultérieures ne seraient pas aussi nettes. La tache *jaune* dont j'ai parlé est dissoute dans un gramme d'ammoniaque liquide pure. On fait rougir une capsule en platine, et on y verse goutte à goutte la solution ammoniacale incolore, qui passe *à l'état sphéroïdal.* Elle forme un sphéroïde très-aplati dont l'équateur va toujours en diminuant, son axe vertical restant invariable. Lorsque le sphéroïde s'est transformé en sphère et qu'il n'a plus que le volume d'un petit pois, on le touche avec un tube *mouillé* préalablement dans l'acide chlorhydrique. Le sphéroïde, qui était incolore, se colore en jaune; on y ajoute une goutte l'ammoniaque, et il se décolore pour se colorer de nouveau en jaune si on le touche avec de l'acide chlorhydrique. Ces alternatives de coloration et de décoloration peuvent se reproduire presque indéfiniment; c'est là un caractère qui appartient exclusivement au sulfure d'arsenic; en effet le sulfure de cadmium, également jaune, est insoluble dans l'ammoniaque. Lorsque les réactions qui précèdent ont été nettement obtenues, on place dans le sphéroïde un petit cristal de carbonate de soude, du poids de 0,05; on soustrait la capsule à l'action de la chaleur et on la pose sur un plan de métal; sa température s'abaisse rapidement et le sphéroïde s'étale presque immédiatement sur la partie la plus déclive de sa surface. La petite masse saline qui en résulte, projetée sur un charbon incandescent, exhale l'odeur alliacée de l'arsenic. (Boutigny, *Journal de chimie médicale,* janvier et juillet 1846.)

Le procédé de M. Boutigny est incontestablement supérieur à tous les autres, *lorsqu'on n'agit que sur une tache arsenicale.*

5° La tache arsenicale ne se dissout qu'avec lenteur dans le monosulfure d'ammonium *froid* (sulfhydrate d'ammoniaque), tandis que la tache antimoniale se dissout instantanément dès qu'elle est touchée par une goutte de ce sel. Lorsqu'on soumet comparativement ces taches à la *vapeur* du sulfhydrate, on voit, après quelques heures, que la tache arsenicale n'est pas altérée, tandis que celle d'antimoine aura plus ou moins complétement disparu. Mais ce qui vient ensuite ajouter à ces caractères, c'est que presque toujours, à la place ou autour des taches antimoniales, plus ou moins effacées, on voit se former des taches rougeâtres ou orangées de kermès ou de soufre doré d'antimoine, qui viennent s'y substituer, tandis que les taches arsenicales, résistant à l'action du sulfhydrate, ne changent pas d'état: on observe seulement que leur pourtour, qui devait se trouver imprégné d'acide arsénieux, surtout dans le sens du jet de la flamme, prend une teinte jaune, due certainement à la formation d'une couche mince d'orpiment. (Leroy, professeur à Grenoble; extrait du *Bulletin de la Société* de cette ville.)

6° Si l'on place sur une capsule plate du phosphore divisé en petits fragments, et que l'on renverse sur cette capsule la soucoupe contenant des taches arsenicales ou antimoniales, on verra, en agissant à la température ordinaire, que les taches arsenicales disparaîtront au bout de quelques heures, tandis que les taches antimoniales persisteront pendant plus de quinze jours; elles finiront cependant par disparaître en partie, et alors en exposant la soucoupe sur une capsule dans laquelle on verse une solution d'acide sulfhydrique, les émanations de ce gaz qui se dégagent spontanément du liquide suffisent pour faire reparaître les taches, celles d'arsenic à l'état de sulfure jaune et celles d'antimoine à l'état de sulfure rouge, conservant alors la même forme que celle qu'elles avaient avant d'avoir été soumises à l'action de la vapeur du phosphore. En chauffant légèrement le phosphore, on hâte la disparition des taches arsenicales; mais celles d'antimoine ne sont pas plus promptement attaquées. (Cottereau, *Journ. de chim. méd.*, mai 1846.)

7° M. Filhol, après avoir produit des taches arsenicales sur une soucoupe en porcelaine, prend une seconde soucoupe dans laquelle il verse un peu d'une dissolution de chlorure de soude mêlé à peu près de son volume d'acide sulfurique étendu d'environ 30 à 40 fois son poids d'eau; il recouvre la capsule qui contient ce mélange par celle sur laquelle se trouvent les taches. Au bout d'une ou deux minutes, ces dernières ont disparu; il verse alors sur la place qu'elles occupaient un peu d'une dissolution concentrée d'azotate d'argent neutre, et il obtient immédiatement une coloration rouge-brique, ou même un précipité si les taches étaient nombreuses. La sensibilité de ce procédé est telle, qu'on peut, avec une seule tache, obtenir une réaction parfaitement tranchée. Il est important d'enlever la soucoupe sur laquelle se trouvaient les taches, aussitôt qu'elles ont disparu; sans cette précaution, la teinte rouge-brique de l'arséniate est affaiblie par la présence d'une quantité notable de chlorure d'argent.

Si nous comparons maintenant les diverses taches métalliques ou autres aux taches arsenicales, nous verrons qu'il est aisé de distinguer celles-ci.

Taches de phosphore. Si la tache ne contient que du phosphore, elle est *jaune orangée,* quand elle est intense, et d'un *jaune-serin*, tirant un peu sur l'*orangé,* si elle est mince; elle est *brillante volatile,* sous la flamme du gaz hydrogène, et soluble dans l'*acide azotique à froid.* Si la tache provient de la combustion du gaz hydrogène phosphoré, elle est brillante et d'une belle nuance *orangée;* elle est même *rouge* quand elle est épaisse; son brillant la fait ressembler au clinquant; elle se volatilise par la chaleur et se dissout dans l'acide azotique à froid. En outre la tache de phosphore renferme constamment de l'acide *phosphorique;* aussi attire-t-elle toujours l'humidité de l'air et rougit-elle un papier de tournesol avec lequel on la presse. Si, après l'avoir traitée par l'acide azotique, on évapore à siccité, on obtient de l'acide phosphorique, qui donne du phosphate d'argent *jaune,* quand on a saturé l'acide par un atome de soude et qu'on touche avec une goutte d'azotate d'argent concentré.

Taches de soufre. Elle sont jaunes, opaques, volatiles et insolubles dans l'acide azotique à froid.

Taches d'iode. Elles sont jaunes, quelquefois légèrement brillantes et instantanément solubles dans l'acide azotique à froid; mais elles ont l'odeur d'iode, et sont tellement volatiles qu'elles disparaissent presue au moment même où elles se sont produites; elles colorent en outre n bleu de l'amidon préalablement placé sur la capsule.

Taches d'antimoine. Elles sont bleues et brillantes quand elles sont paisses, et d'un brun fauve si elles sont formées par une couche d'antimoine fort mince; elles ne se vaporisent pas sensiblement à froid et 'attirent pas l'humidité de l'air. Soumises à l'action de la flamme du az hydrogène, à moins qu'elles ne soient très-minces, elles ne disparaissent pas au bout de cinq à six minutes comme les taches arsenicales; 'abord elles s'étendent, puis elles deviennent moins foncées et il se roduit de l'oxyde blanc d'antimoine qui se volatilise; mais il reste toujours une tache moins volumineuse d'un gris fauve. L'acide azotique oncentré les dissout instantanément, et si l'on évapore la liqueur jusqu'à siccité, on obtient un résidu *jaune* d'acide antimonieux, qui ne devient pas *rouge-brique* par l'azotate d'argent, et qui brunit et noircit i, après avoir ajouté ce sel, on le touche par une goutte d'ammoniaque. Si l'on dissout dans l'acide chlorhydrique étendu d'eau l'acide antimonieux jaune produit par l'action de l'acide azotique, et que l'on fasse asser à travers le *solutum* quelques bulles d'acide sulfhydrique gazeux, l se forme sur-le-champ un précipité *orangé rougeâtre* de sulfure d'antimoine. Le chlorure de soude ne fait point disparaître les taches antimoniales, ce qui les distingue encore des taches arsenicales.

Taches mélangées d'arsenic et d'antimoine. On pourrait obtenir ces aches dans un cas d'empoisonnement par l'arsenic si le malade avait ris du tartre stibié. L'aspect de ces taches variera suivant la proportion d'arsenic et d'antimoine qui entrera dans leur composition, et ne saurait par conséquent être décrit d'une manière générale. Si on les soumet à l'action de la flamme du gaz hydrogène, l'arsenic se volatilisera presque aussitôt, et l'antimoine restera. Si on les dissout dans quelques gouttes d'acide azotique et que l'on évapore le *solutum* jusqu'à siccité, il suffira de faire bouillir le résidu jaunâtre avec de l'eau distillée pendant quelques minutes, pour dissoudre la presque totalité de l'acide arsénique, tandis que la majeure partie de l'acide antimonieux restera indissoute; qu'on filtre la liqueur, après l'avoir décantée, et qu'on la fasse évaporer jusqu'à siccité, l'acide arsénique obtenu deviendra *rouge-brique* par l'azotate d'argent, tandis que l'acide *antimonieux jaune,* qui était resté dans la petite capsule, s'il est dissous dans l'acide chlorhydrique, donnera un *solutum* que l'acide sulfhydrique gazeux précipitera en *orangé rougeâtre* (sulfure d'antimoine).

Taches de zinc. Ces taches se produisent lorsqu'on fait marcher avec trop de force l'appareil alimenté par l'acide sulfurique, parce qu'alors une portion de sulfate de zinc est entraînée par le gaz hydrogène, qui réduit l'oxyde de zinc sur l'assiette de porcelaine; mais elles se montrent plus fréquemment si l'on substitue l'acide chlorhydrique à l'acide sulfurique; il suffit dans ce cas d'un dégagement de gaz qui n'est pas trop intense pour les faire naître. Il est d'autant plus important de les caractériser qu'elles présentent à peu près l'aspect des taches *arsenicales*. Voici comment on les reconnaîtra : elles s'effacent complétement à l'air, parce qu'elles se transforment en oxyde de zinc; elles ne se volatilisent pas à la flamme du gaz hydrogène, à moins qu'elles ne soient récemment faites; elles se dissolvent rapidement dans l'acide azotique à froid, mais le *solutum*, évaporé jusqu'à siccité, ne devient pas *rouge-brique* par l'azotate d'argent, et si on dissout le produit de l'évaporation dans l'eau distillée, le gaz acide sulfhydrique le précipite en *blanc* (sulfure de zinc).

Taches de fer. Elles sont grises, brillantes, et quelquefois irisées; elles ne se volatilisent pas sous la flamme du gaz hydrogène; exposées à l'air, elles se transforment assez rapidement en sesquioxyde de fer rougeâtre. L'acide chlorhydrique les dissout instantanément, et se colore en jaune. Le *solutum*, évaporé jusqu'à siccité, laisse un résidu qui devient *bleu* par le cyanure jaune de potassium et de fer, et d'un violet noirâtre par le *decoctum* de noix de galle.

Taches de plomb. Elles sont d'un gris bleuâtre, fixes au feu, solubles dans l'acide azotique à froid; le *solutum*, évaporé jusqu'à siccité, laisse un résidu blanc qui devient *jaune-serin* par l'iodure de potassium, et noir par l'acide sulfhydrique.

Taches sur la faïence. Quand on fait arriver du gaz hydrogène sur des assiettes de faïence dont le vernis contient des oxydes de *plomb* et d'*étain*, si la flamme est forte, il se produit souvent des taches composées de plomb et d'étain, d'une couleur grise bleuâtre ou noires, ternes, fixes et insolubles dans l'acide azotique. Quoique ces taches soient, comme on le voit, faciles à distinguer des taches arsenicales, il ne faut jamais employer, dans les expertises médico-légales, des assiettes de faïence pour recueillir l'arsenic.

Taches signalées d'abord par moi, sous le nom de taches de crasse, puis par MM. Flandin et Danger. Nous voici enfin arrivés à ces taches dont on a fait si grand bruit pendant longtemps, et dont j'ai fait justice bien avant l'Institut et l'Académie royale de médecine. A entendre MM. Flandin et Danger, les taches dont il s'agit se produiraient souvent dans l'acte de la carbonisation des matières organiques; et comme ils disaient qu'elles offraient tous les caractères des taches arsenicales, il fallait, suivant eux, renoncer à reconnaître l'arsenic à l'aide de simples taches. Tant de prétention devait s'évanouir devant le plus léger examen, aussi ne reste-t-il rien aujourd'hui d'une si pompeuse annonce. Disons d'abord que ces taches se forment toutes les fois que l'on introduit dans un appareil dit de Marsh du sulfite et du phosphite d'ammoniaque avec quelques gouttes d'huile de térébenthine, ou bien une matière blanche que l'on obtient par sublimation en traitant la chair musculaire fraîche avec du nitre et de l'acide sulfurique, et en chauffant jusqu'au rouge dans une cornue.

Voici ce que je disais en 1839, dans mon premier mémoire sur l'absorption de l'arsenic : «En traitant certaines matières organiques non arsenicales par de l'acide azotique bouillant, on obtient des liquides, lesquels, placés dans un appareil dit de Marsh, fournissent des taches que j'appelle *taches de crasse;* ces taches, disais-je, si elles sont quelquefois brunes et brillantes, comme les taches arsenicales, sont le plus souvent jaunâtres et ont un tout autre aspect que ces dernières : il suffit de les avoir vues une fois pour les distinguer des taches arsenicales; mais en admettant que des gens peu versés dans ces sortes de matières fussent tentés de confondre des objets aussi différents, on les distinguerait aux caractères suivants : 1° l'acide azotique froid ne détache pas *les taches de crasse,* alors même qu'on frotte sur place avec une baguette; 2° elles finissent par se dissoudre en partie dans une grande quantité de cet acide bouillant, mais elles laissent toujours sur la capsule une matière brunâtre; 3° la dissolution azotique, évaporée jusqu'à siccité, donne, au lieu d'un résidu blanc ou d'un blanc jaunâtre, une matière jaune foncée, brune ou noirâtre; 4° cette matière ne fournit point de précipité rouge-brique avec l'azotate d'argent; 5° enfin l'acide sulfhydrique gazeux ne précipite pas en jaune la dissolution dans l'eau du produit azotique évaporé jusqu'à siccité.»

Une assertion aussi explicite aurait dû suffire pour écarter l'idée de soulever à cet égard une question quelconque. Il n'en fut rien : il se trouva deux hommes, MM. Flandin et Danger, qui, après avoir puisé dans mon mémoire, *sans le citer,* la connaissance de l'existence de ces taches, vinrent gravement, deux ans après, lire un mémoire à l'Institut pour annoncer comme un fait nouveau *que ces taches existaient;* et, non contents de ce premier plagiat, ils en commirent un second en prenant à M. Raspail une idée extravagante qu'il avait émise dans les débats concernant Mercier de Dijon, et qu'il avait *publiée,* savoir, qu'à l'aide de certains phosphites, d'une huile essentielle ou de charbon, placés dans l'appareil dit de Marsh, on pouvait obtenir des taches offrant *tous les caractères physiques et chimiques des taches arsenicales.* Que cette annonce pompeuse soit vraie, et nous arrivons à l'absurde, car il faudra conclure que deux corps très-différents l'un de l'autre, l'*arsenic* et la matière des *taches de crasse,* jouissent des mêmes caractères!!! Tout cela ne pouvait pas soutenir le plus léger examen; je m'élevai aussitôt, à l'Académie de médecine, contre une pareille prétention, et je n'eus qu'à rappeler, pour mettre le bon droit de mon côté, ce que j'avais écrit sur les caractères différentiels des taches de crasse et des taches arsenicales. Quelques mois après, l'Institut se prononça dans le même sens, après avoir dit que j'avais le premier fait connaître ces taches; enfin l'Académie de médecine, à son tour, réduisit au néant une assertion dont la fausseté sautait aux yeux.

On aurait pu penser que le débat se terminerait là; mais l'ignorance et la mauvaise foi ne reculent pas aussi facilement. Complétement battus sur ce point, on déplaça la question et l'on ne soutint plus que les *taches de crasse* pussent être confondues avec les taches arsenicales. On s'efforça de prouver alors que les *taches arsenicales n'étaient pas formées par de l'arsenic.* Une pareille thèse ne pouvait être soutenue que par des hommes complétement étrangers à la science : aussi MM. Flandin et Danger, qui n'avaient pas le droit de prendre la parole à l'Académie, choisirent-ils M. le professeur Gerdy. Celui-ci, après avoir humblement reconnu son incompétence dans la question, n'en entra pas moins en lice avec une véhémence et une passion qu'on n'a pas oubliées, et prit pour thème la proposition suivante : «*Les taches ne signifient rien, car elles ne sont pas formées par de l'arsenic révivifié ;* l'Institut les *a proscrites, et il faut absolument avoir obtenu un anneau arsenical pour affirmer que la matière recueillie est de l'arsenic.*» Tout cela est faux et absurde; en effet, *les taches sont formées par de l'arsenic :* on peut les transformer en anneau en les dissolvant dans l'acide azotique, à l'aide de la chaleur, en évaporant la liqueur jusqu'à siccité, en traitant le produit par l'eau et en le mettant dans un appareil dit de Marsh; tout comme on peut changer l'anneau en taches, si on élève la température de cet anneau à l'aide d'une lampe à esprit de vin, et qu'on le fasse traverser par un courant de gaz hydrogène.

L'Institut n'a point proscrit les taches ; son rapport serait *frappé de nullité* si cela était, puisque, dans la plupart des cas, la commission n'a formé sa conviction qu'à l'aide des taches, et que presque jamais elle n'a cherché à obtenir l'*anneau* arsenical dans les nombreuses expériences qu'elle a tentées. *Est-ce proscrire les taches* que de dire, à la page 1085 du rapport (voy. *Comptes rendus de la séance du* 14 juin 1841), que les *experts qui chercheront à obtenir des taches* devront faire usage d'assiettes de porcelaine, et éviter les assiettes de faïence qui contiennent des vernis plombeux; *est-ce proscrire les taches* que d'insérer à la page 1106 du même rapport, en résumant tout le travail, *dans les conclusions,* qu'après avoir fait passer le gaz hydrogène arsénié dans un long tube de verre chauffé au rouge pour le décomposer, *on essayera de recueillir des taches* à l'extrémité de ce tube? Il est vrai que le rapporteur de la commission, dans la séance du 12 juillet, parlant *en son propre et privé nom*, est venu dire à l'Académie des sciences *qu'il proscrivait les taches*, se mettant ainsi en contradiction avec le rapport qui était son œuvre et qu'il avait fait adopter un mois auparavant par la compagnie; mais c'est ici une opinion personnelle, une erreur commise par un homme éminent, et dont il serait injuste de rendre l'Institut responsable.»

L'erreur commise par M. Regnault est tellement évidente que huit ans plus tard, il a implicitement rétracté son dire; voici ce qu'on lit dans son ouvrage intitulé *Cours élémentaire de chimie* (p. 328, t. I), publié en 1849 : «On peut couvrir une soucoupe de taches arsénieuses, et recueillir *une quantité d'arsenic suffisante pour constater les caractères de ce corps.*» Et plus loin : «Il peut en effet se produire des taches sur la soucoupe de porcelaine, lors même que le gaz ne renferme pas la moindre trace d'arsenic; *mais il est toujours facile de s'assurer* si ces taches sont arsenicales, en les soumettant à des épreuves chimiques convenables. » Il dit encore, en donnant les caractères des *arséniates* et des arsénites (voy. p. 99 du t. II) : «*Les dissolutions de ces sels produisent des taches arsenicales* dans l'appareil de Marsh. » Il n'est pas fait mention de l'*anneau arsenical.*

J'ajouterai encore, à l'égard des taches de *crasse,* qu'elles *ne peuvent pas se produire* dans les circonstances où se trouvent les experts qui cherchent à constater un empoisonnement par l'arsenic, s'ils ont détruit la matière organique par l'*azotate de potasse*; elles ne pourront pas se former non plus si l'on a carbonisé les organes par *une suffisante quantité d'acide azotique;* en effet, ces agents oxygénants brulant complétement *la matière charbonneuse* qui forme seule ces taches, il n'y a plus moyen de les obtenir. MM. Flandin et Danger s'étaient encore trompés en faisant jouer un rôle important au phosphite et au sulfite d'ammoniaque dans leur production; les travaux ultérieurs de MM. Fordos et Gélis ont montré que ces deux sels mis dans un appareil dit de Marsh ne fournissent que des taches de soufre, et que, si l'on ajoute de l'essence de térébenthine, on recueille des taches charbonneuses plus abondantes que celles que donnerait l'essence seule, parce que le phosphite d'amoniaque rend le dégagement de gaz plus abondant et facilite l'entraînement mécanique de cette essence. (*Journ. de pharmacie*, décembre 1841.) Au reste, dès qu'il fut question de la production de ces taches, je m'écriai contre l'impossibilité de les obtenir dans les conditions où je me plaçais, et je dis qu'il suffisait de connaître les premiers éléments de la science pour partager cette opinion. L'Institut et l'Académie royale de médecine n'ont pas professé une autre doctrine.

Je terminerai cette discussion en me demandant ce qui est résulté, en fin de compte, de tout le bruit que l'on a fait à propos de taches arsenicales. Que tous les experts, sans exception, qui ont été chargés d'éclairer les tribunaux depuis la publication du rapport de l'Académie des sciences, ont constamment *recueilli de l'arsenic sous forme de taches,* qu'ils ont présenté aux jurés, comme preuve de conviction; mais, et ceci est beaucoup plus piquant, M. Flandin, lui-même, a été obligé de rétracter ses opinions et d'affirmer que des taches arsenicales étaient véritablement formées par de l'arsenic. Voici ce qu'on lit dans le rapport sur l'affaire *Lacoste* qu'il a signé conjointement avec M. Devergie et M. Pelouse, membre de l'Académie des sciences: «*Des taches ont été recueillies en interceptant la flamme avec une soucoupe de porcelaine.* Ces taches étaient de couleur fauve foncée, miroitantes et métalliques. Elles se volatilisaient à la flamme du chalumeau en donnant une odeur prononcée d'arsenic; touchées par une dissolution très-étendue de chlorite de soude, elles disparaissaient instantanément; exposées au-dessus de la vapeur d'un flacon de chlore, elles étaient dissoutes, et au contact du gaz acide sulfhydrique, reparaissaient soudain à l'état de sulfure jaune miroitant. La double réaction du chlore gazeux et de l'acide sulfhydrique sur les taches a été indiquée par l'un de nous (M. Devergie). *A l'ensemble de ces divers caractères, il était* IMPOSSIBLE *de ne pas* RECONNAITRE *l'arsenic.*» (*Gazette des tribunaux* du 15 juillet 1844; Rapport textuel de MM. Pelouze, Devergie et Flandin.)

En lisant ce passage, M. Gerdy se sera sans doute promis de ne plus se faire le champion de mauvaises causes et de ne prêter désormais son talent qu'à la défense d'opinions consciencieuses et fondées sur la raison. Quant à M. Flandin, qu'ai-je besoin de faire ressortir le rôle qu'il a joué dans cette misérable querelle où il a fini par se donner un démenti, dès qu'il a été obligé de dire la vérité et de partager les idées de deux hommes dont l'instruction ne saurait être contestée.

Mais, dira-t-on, puisque les taches arsenicales ne sont que de l'arsenic, comment se fait-il que dans la dernière conclusion de son rapport, dans ce qu'elle appelle une *instruction,* la commission de l'Institut conseille de recueillir un anneau, et qu'elle ne prescrit pas d'obtenir des taches? Cela se conçoit; là on s'adresse à tous ceux qui pourront être chargés d'une expertise, aux inhabiles et aux inattentifs, aussi bien qu'aux hommes éclairés; or il suffit qu'il soit possible de confondre les taches arsenicales avec d'autres taches, quand les opérations ne sont pas faites avec le soin qu'elles réclament, pour que l'Institut conseille d'obtenir un anneau plutôt que ces taches; mais il est évident que celles-ci, si l'on a constaté qu'elles possèdent les propriétés chimiques *caractéristiques* de l'arsenic, suffisent et au delà pour affirmer que la matière que l'on examine contient de l'arsenic. Au reste, pour éviter toute controverse, il vaudra mieux recueillir à la fois et des taches et l'anneau, comme je l'ai prescrit à la page 468, et comme j'avais conseillé de le faire dès l'année 1839, deux ans avant l'Institut (voy. les Mém. de l'Acad.).

Caractères de l'arsenic sous forme d'anneau. Si l'on examine l'anneau d'arsenic contenu dans le tube à côté de l'amiante *D*, on verra qu'il est brillant, couleur d'acier, qu'il exhale une vapeur d'une odeur alliacée quand on le met sur un charbon ardent, et que l'acide azotique bouillant agit sur lui comme sur les taches arsenicales ; en sorte que l'on pourra constater l'action de l'azotate d'argent et celle de l'acide sulfhydrique gazeux. Il peut arriver que la quantité d'arsenic obtenue soit si petite qu'on ne puisse pas la détacher du tube ; ce n'est quelquefois qu'une *légère couche terne et grisâtre,* qui recouvre les parois de ce tube ; dans ce cas, après avoir soigneusement recueilli tous les fragments de verre enduits de cette couche, on dissoudra celle-ci dans quelques gouttes d'acide azotique pur, et on agira sur la dissolution comme je l'ai dit à l'occasion des taches (voy. p. 474).

Acide arsénieux faisant partie d'une pâte ou d'une poudre. — On fait bouillir la pâte ou la poudre pendant une heure avec de l'eau distillée ; on filtre la liqueur refroidie, après avoir séparé la graisse qui pourrait se trouver à la surface ; on l'essaye par l'acide sulfhydrique gazeux et par l'appareil dit de Marsh ; elle se comporte dans la plupart des cas comme une dissolution aqueuse d'acide arsénieux (voy. p. 461). S'il en était autrement, on agirait sur la graisse et sur les matières solides, comme je le dirai en parlant des matières organiques solides.

Acide arsénieux mêlé à des liquides alimentaires, à la matière des vomissements ou à celles que l'on retire du canal digestif (1). — L'acide arsénieux ne trouble pas la transparence du vin, du cidre, de la bière, du thé, du café, du lait, du bouillon, de la bile, ni des autres liquides organiques, quand il est dissous dans ces liquides ; mais il arrive souvent qu'*une partie de cet acide n'est que suspendue, en sorte que par le repos*

---

(1) On a indiqué, dans ces derniers temps, comme une chose en quelque sorte merveilleuse, la présence de l'acide arsénieux dans les excréments des hommes et des animaux. Fallait-il s'arrêter à une pareille puérilité, lorsque le fait, déjà reconnu mille fois par l'expérience, ne pouvait pas manquer de se produire dans une foule de circonstances? Quoi de plus naturel que de trouver de l'acide arsénieux dans tout le contenu du canal digestif, lorsque ce poison a été introduit dans ce canal. Il y a mieux, depuis que nous savons, par les expériences de M. Chatin, que l'acide arsénieux est éliminé en partie par la membrane muqueuse du canal digestif, on prévoit que l'on doit trouver de cet acide dans ce canal, alors même qu'il aurait été appliqué sur la peau ulcérée.

il se ramasse au fond des vases un précipité pulvérulent d'acide arsénieux; d'où il suit qu'il importe dans ces différents cas de décanter les liqueurs et de *recueillir la poudre arsenicale s'il en existe,* afin de la reconnaître comme il a été dit à la page 460. Quant à la portion d'acide arsénieux dissoute dans le liquide, il faut savoir qu'elle peut être *tellement retenue* par la matière organique, que l'acide sulfhydrique, qui est le réactif le plus important, non-seulement ne la précipite pas, mais même ne la colore pas, et qu'alors même que cet acide doit la précipiter, cette précipitation peut se faire longtemps attendre. Voici des faits qui mettront cette vérité hors de doute :

1° Que l'on dissolve quelques grammes de gélatine dans 100 grammes d'eau, que la dissolution soit divisée en deux parties égales, après l'avoir mêlée avec quatre gouttes de *solutum* concentré d'acide arsénieux ; si l'on verse dans l'une de ces parties de l'acide sulfhydrique liquide et deux gouttes d'acide chlorhydrique, la liqueur *deviendra jaune* sur-le-champ, mais ne *donnera point de précipité* de sulfure d'arsenic. Si l'on fait bouillir l'autre partie avec 4 grammes environ d'acide azotique pour détruire une portion de la matière animale, et qu'au bout d'une demi-heure on sature l'excès d'acide par la potasse pure, on obtiendra *un précipité floconneux de sulfure d'arsenic entièrement soluble dans l'ammoniaque* dès que l'on y versera de l'acide sulfhydrique liquide. Rapp a donc été induit en erreur en annonçant que les *réactifs* ne pouvaient point déceler l'acide arsénieux, lors même que l'on avait traité par l'acide azotique les liquides mêlés avec ce poison ; cela tient à ce qu'il n'a point cherché l'acide arsénieux par les acides sulfhydrique et chlorhydrique, mais bien par le *sulfate de cuivre ammoniacal,* qui, dans ce cas surtout, *est un réactif fort infidèle.*

2° Le 18 juillet 1826, j'ai introduit dans un bocal à large ouverture, qu'on a exposé à l'air, 2 litres d'eau tenant en dissolution 30 centigrammes d'acide arsénieux et environ le tiers d'un canal intestinal d'un cadavre. Le 12 août suivant, le mélange exhalait à peine une odeur désagréable; la liqueur filtrée *ne jaunissait ni ne précipitait par l'acide sulfhydrique,* tandis qu'après avoir été évaporée jusqu'à siccité, il suffisait de traiter le produit par l'eau bouillante pour que l'acide sulfhydrique colorât et précipitât la dissolution en jaune (sulfure d'arsenic). Le 5 mai 1827, la liqueur était fortement alcaline et ne se colorait pas en jaune, à plus forte raison par l'acide sulfhydrique. (*Traité des exhumations juridiques,* t. II, p. 281.)

3° En 1832, Plançonneau avait empoisonné dix-sept personnes avec du pain contenant de l'acide arsénieux. Des experts d'Angers avaient fait bouillir ce pain dans l'eau et avaient traité le *décoctum* par l'acide sulfhydrique gazeux. Voyant qu'ils n'obtenaient point de sulfure *jaune* précipité, ils avaient conclu que le pain ne renfermait point d'arsenic. Une seconde expertise, faite par MM. Lassaigne et Chevallier, s'était terminée de même. Je fus alors chargé de procéder, avec Barruel, à la recherche de l'acide arsénieux. Nous attendîmes *plusieurs jours* pour laisser au précipité jaune de sulfure d'arsenic le temps de se déposer du *décoctum* aqueux, ce que n'avaient pas fait les autres experts, et nous retirâmes de l'*arsenic* de ce sulfure. Le corps du délit arriva à Angers *au moment où les débats allaient être clos ;* l'accusé, qui aurait été indubitablement acquitté sans notre expertise, déclaré coupable, fut condamné à mort. Il avoua son crime avant de monter sur l'échafaud.

4° Le liquide obtenu en faisant bouillir l'estomac de Soufflard pendant une heure avec 2 litres d'eau distillée fut acidulé par l'acide chlorhydrique et soumis à un courant de gaz acide sulfhydrique ; au bout de *trois mois seulement* il s'était déposé du sulfure jaune d'arsenic, de manière à pouvoir être séparé par le filtre.

Il n'est pas nécessaire de réfuter l'assertion émise par MM. Hombron et Soulié, savoir : « Que les matières vomies, les liquides contenus dans le canal digestif, et les dissolutions provenant des décoctions aqueuses de l'estomac, du sérum, du caillot du sang, et de la bile de chiens robustes empoisonnés par 2 grammes 20 centigrammes d'acide arsénieux, dissous dans 64 grammes d'eau et introduit dans l'estomac, ne fournissent point d'arsenic à l'analyse» (*Nouvelles recherches sur l'empoisonnement par l'acide arsénieux ;* Brest, 1836). L'erreur est par trop manifeste, comme je l'ai démontré dans un mémoire lu à l'Académie royale de médecine le 29 janvier 1839. On devra donc regarder comme fabuleuse l'annonce du journal *l'Armoricain* du 16 avril 1835, qui avait provoqué le travail de MM. Hombron et Soulié. Voici le passage le plus saillant de cette annonce : « Marguerite Jœger, cette épouse, cette mère dénaturée, faisait bouillir une certaine quantité d'arsenic (acide arsénieux) dans un litre d'eau, faisait passer le liquide au travers d'un linge lorsqu'il était refroidi, et mêlait cette eau avec un verre de vin, avec une tasse de lait, avec du bouillon. Il en résultait que l'arsenic, extrêmement divisé, ne pouvait être retrouvé dans les intestins des personnes à qui elle l'administrait. Les gens de l'art auxquels la veuve Jœger expliqua cet infernal procédé en firent l'essai sur un veau, sur un porc ; ces animaux sont morts avec une rapidité effrayante, et l'ouverture de leurs entrailles n'a présenté aucune trace d'empoisonnement.»

Procédé. — *A.* Si le liquide arsenical est transparent et nullement visqueux (vin, cidre, bière, thé, café, etc.), après l'avoir filtré et acidulé par quelques gouttes d'acide chlorhydrique que l'on aura préalablement essayé et qui ne sera pas arsenical, on y fera passer un courant de gaz acide sulfhydrique lavé; le sulfure d'arsenic précipité et plus ou moins coloré sera lavé avec de l'eau distillée et séparé du liquide qui le surnage à l'aide d'une pipette; alors on le chauffera à la lampe à esprit de vin dans une petite capsule de porcelaine, avec de l'acide azotique, pour le transformer en acides arsénique et sulfurique. Dès que la matière sera à siccité, on la dissoudra dans l'eau, et on l'introduira dans un appareil dit de Marsh pour obtenir l'arsenic (voy. page 467). Dans cette espèce, on n'a pas à craindre que l'acide sulfhydrique ne précipite pas instantanément l'acide arsénieux.

Comme on le voit, je renonce tout à fait, dans la recherche de l'acide arsénieux mêlé à des liquides colorés, au procédé qui consiste à décolorer préalablement la liqueur soit au moyen du charbon animal, soit au moyen du chlore (voy. la note de la page 41). L'expérience m'a prouvé en effet que cette décoloration est tout à fait *inutile* dans l'espèce, et que l'acide sulfhydrique fournit constamment du sulfure d'arsenic avec ces liquides colorés, préalablement acidulés, dans lesquels la présence de ce poison aurait pu être démontrée par les réactifs convenables après la décoloration. M. Devergie prescrit de décolorer la liqueur par le charbon animal, ce qu'il ne faut pas admettre, parce que ce charbon absorbe une quantité notable d'acide arsénieux; il rejette, en outre, l'emploi du chlore comme décolorant, parce que, dit-il, cet agent fait passer l'acide arsénieux à l'état d'acide arsénique, *que le sulfate de cuivre ammoniacal et l'acide sulfhydrique ne précipitent plus* (art. *Arsenic* du *Dictionnaire de médecine et de chirurgie*). Il me serait difficile de ne pas relever une pareille erreur. On lit dans tous les ouvrages élémentaires que l'acide *arsénique* précipite en bleu par le sulfate de cuivre ammoniacal à froid, et en jaune par l'acide sulfhydrique, pourvu qu'on porte la liqueur jusqu'à l'ébullition; d'ailleurs, M. Devergie peut s'assurer de l'inexactitude du fait qu'il annonce, en décolorant du vin contenant de l'acide arsénieux par la quantité de chlore *nécessaire pour faire perdre au liquide sa couleur rouge*, et en filtrant; la liqueur filtrée précipitera en vert bleuâtre et en jaune par les deux réactifs employés, comme je l'avais annoncé; et si M. Devergie a vu le contraire, c'est qu'il a mal expérimenté, en versant beaucoup trop de chlore sur le liquide coloré.

Il importe surtout de prémunir les experts contre l'emploi du *sulfate de cuivre ammoniacal* pour la recherche de l'acide arsénieux mêlé à des liquides organiques colorés. Ce réactif, beaucoup trop vanté, n'est pas, à beaucoup près, aussi sensible dans l'espèce que l'acide sulfhydrique, et peut d'ailleurs induire en erreur. Voici des preuves incontestables de ces assertions : Que l'on verse dans 100 grammes d'une dissolution de gélatine une goutte de *solutum* concentré d'acide arsénieux, l'acide sulfhydrique *jaunira* la liqueur sans la précipiter : le sulfate de cuivre ammoniacal n'occasionnera aucun changement. Avec trois gouttes de la dissolution arsenicale et l'acide sulfhydrique, la décoction de gélatine acquerra une couleur jaune foncée, mais ne précipitera point, même en y ajoutant de l'acide chlorhydrique ; le sulfate de cuivre ammoniacal ne la verdira point. Six ou sept gouttes d'acide arsénieux et un atome d'acide chlorhydrique fourniront un précipité *jaune* de sulfure d'arsenic ; avec quatre gouttes, et à plus forte raison avec six gouttes d'acide arsénieux, le sulfate de cuivre ammoniacal verdira la gélatine, mais sans faire naître aucun précipité. En détruisant par l'acide azotique bouillant une partie de la gélatine mélangée avec quatre gouttes d'acide arsénieux, on verra ensuite l'acide sulfhydrique, aidé d'un peu d'acide chlorhydrique, précipiter du sulfure jaune d'arsenic, tandis que le sulfate de cuivre ammoniacal se bornera à verdir la liqueur, lors même que l'on agira sur douze gouttes de dissolution d'acide arsénieux. J'ajouterai que le sulfate de cuivre ammoniacal versé dans un mélange de 12 ou 15 parties de vin rouge et d'une partie d'une dissolution concentrée d'acide arsénieux, précipite en *bleu noirâtre* au lieu de fournir un précipité vert. D'où il résulte que, dans certaines circonstances où il existe une proportion d'acide arsénieux susceptible d'être décelée par l'acide sulfhydrique, *le sulfate de cuivre ammoniacal n'est guère propre à le découvrir*. Établissons maintenant qu'il est des cas où ce sulfate pourrait faire croire *au premier abord* qu'une liqueur *contient de l'acide arsénieux quand elle n'en renferme pas*. Ce réactif offre une couleur bleue, en sorte que si on le verse dans une liqueur jaune *ne contenant* point d'acide arsénieux, on obtiendra une coloration *verte* par suite du mélange du jaune et du bleu ; c'est ce qui arrive avec une décoction d'oignon filtrée ; à la vérité, il ne se ramasse aucun précipité dans ce cas. Le suc d'oignon surtout, s'il n'a pas été filtré, se colore également en vert et *fournit un précipité gris verdâtre* qui pourrait faire croire à des experts inhabiles que la liqueur renferme de l'acide arsénieux ; mais pour peu que l'on examine attentivement ce précipité, on verra qu'il ne présente aucunement la couleur de l'arsénite de cuivre, et qu'il ne possède aucun de ses caractères. J'ajouterai enfin que dans la plupart des cas les liquides retirés du canal digestif de l'homme sont jaunes ou jaunâtres, qu'ils verdissent et précipitent même avec le sulfate de cuivre ammoniacal, sans que pour cela ils renferment de l'acide arsénieux. Les gens de l'art ne sauraient donc assez se tenir en garde contre ce réactif, qu'il est prudent, suivant moi, de ne jamais employer.

Je dois aussi blâmer l'emploi de l'azotate d'argent proposé par le docteur Hume, lorsqu'il s'agit de constater la présence de l'acide arsénieux mêlé avec des liquides organiques, quoique ce réactif soit encore plus sensible que l'acide sulfhydrique. En effet, la méthode de M. Hume peut induire en erreur : 1° parce que l'acide phosphorique et les phosphates précipitent l'azotate d'argent ammoniacal à peu près comme l'acide arsénieux ; à la vérité, le phosphate précipité acquiert une couleur plus foncée par l'action de la lumière ; 2° parce que l'azotate d'argent ammoniacal, quel que soit le soin avec lequel il a été préparé, contient toujours de l'ammoniaque libre ; or, cet excès d'alcali, mis en contact avec une liqueur animale *non arsenicale,* la colorera en *jaune* ou en *jaune rougeâtre ;* et comme ces sortes de liqueurs renferment toujours des chlorures que le nitrate d'argent précipite, il arrivera que l'on obtiendra des précipités *jaunâtres,* que des experts peu habitués à ce genre de recherches pourront prendre à tort pour de l'arsénite d'argent ; 3° parce que dans les cas nombreux où la dissolution d'acide arsénieux sera mélangée de sel commun ou d'autres chlorures, le précipité, au lieu d'être jaune, sera d'un blanc légèrement jaunâtre, attendu que les chlorures précipitent l'azotate d'argent en blanc ; on ne pourrait tirer parti de ce réactif, dans le cas où il existe des chlorures dans la liqueur, qu'autant que le précipité obtenu serait traité par l'acide azotique, comme l'a indiqué Marcet ; alors l'arsénite d'argent serait dissous, et le chlorure d'argent resterait ; on filtrerait la liqueur, dont on saturerait l'acide azotique par l'ammoniaque, et on verrait l'arsénite d'argent jaune se précipiter. Mais à quoi bon faire usage d'un réactif inutile qui ne peut pas donner toujours des résultats satisfaisants, et qui, alors même qu'il le pourrait, exige pour son emploi des précautions par trop multipliées ?

B. Si le liquide arsenical, transparent ou non, est épais, visqueux et difficile à filtrer (lait, albumine, gélatine, bouillon, matière des vomissements, etc.), on le fera bouillir pendant quelques minutes pour coaguler une certaine quantité de matière organique, on le laissera refroidir et on le mélangera avec son volume d'alcool concentré marquant 40 degrés à l'aréomètre (Braconnot) ; l'alcool coagulera une nouvelle quantité de matière organique et *retiendra l'acide arsénieux* en dissolution ; on filtrera et on gardera la matière coagulée par le feu et par l'alcool. Le liquide alcoolique filtré, acidulé par quelques gouttes d'acide chlorhydrique, sera soumis à un courant de gaz acide sulfhydrique qui précipitera *aussitôt* du sulfure jaune d'arsenic *dont on devra retirer l'arsenic,* comme il a été dit à la page 462. La liqueur qui surnagera ce précipité retiendra encore un peu d'acide arsénieux que l'acide sulfhydrique n'aura point précipité en entier, comme je l'ai prouvé par des expériences nombreuses. Aussi, loin de la jeter, il faudra l'évaporer jusqu'à siccité et traiter le produit comme je le dirai bientôt en parlant des *matières coagulées*.

Si la proportion d'acide arsénieux était tellement faible que l'acide sulfhydrique ne pût pas le déceler, on traiterait la liqueur par l'acide azotique (voy. page 494).

J'insiste sur la nécessité de retirer l'arsenic du précipité jaune, parce qu'il arrive souvent, en faisant passer de l'acide sulfhydrique gazeux dans certaines liqueurs *non arsenicales* qui retiennent de la matière organique, même après avoir été chauffées jusqu'à l'ébullition ou après avoir été traitées par l'alcool, qu'il se forme un précipité jaune ou jaunâtre, ou d'un brun clair; ce précipité se produirait bien plus souvent encore si l'on agissait sur les liqueurs filtrées avant de les avoir coagulées par l'alcool. Quoi qu'il en soit, ce précipité est composé de *matière organique et de soufre* et peut-être même d'*acide sulfhydrique*, ou bien de *matière organique seule;* dans le premier cas, il *ne se dissout* qu'en très-petite partie dans l'ammoniaque; tandis que, dans le second cas, il est quelquefois entièrement *soluble* dans cet alcali, en sorte qu'il pourrait être facilement confondu avec le sulfure d'arsenic si l'on ne cherchait pas à extraire l'arsenic. Dans l'affaire Lafarge, les experts de Brives, opérant sur un précipité jaune qu'ils avaient recueilli en traitant le *décoctum* aqueux de l'estomac par l'acide sulfhydrique, eurent le malheur de casser le tube dans lequel ils essayaient de réduire ce précipité jaune; ils n'obtinrent par conséquent pas d'arsenic sublimé; cependant ils conclurent que ce corps existait dans le cadavre de Lafarge; c'était une faute. Voici comment je m'exprimai à cet égard dans une lettre que j'écrivis à Me Paillet, défenseur de l'accusée.

Paris, le 20 août 1840.

« Monsieur,

« Vous me demandez, par votre lettre du 17 de ce mois, s'il suffit pour affirmer qu'une liqueur recueillie dans le canal digestif d'un cadavre ou préparée en faisant bouillir dans l'eau distillée une partie de ce canal, contient de l'acide arsénieux, d'obtenir avec elle et l'acide sulfhydrique, *un précipité jaune floconneux soluble dans l'ammoniaque*. Non, Monsieur. Tous les médecins légistes prescrivent de réduire par un procédé quelconque le précipité jaune et d'en retirer de l'*arsenic métallique*. J'ai longuement insisté dans mes ouvrages sur la nécessité de recourir à cette extraction, et j'ai vivement blâmé ceux qui, ayant négligé de le faire, concluraient cependant à la présence d'un composé arsenical dans les flocons jaunes dont il s'agit.

« En 1830, Barruel et moi, nous avons exposé dans le tome III des *Annales d'hygiène* une affaire judiciaire dans laquelle vous trouverez la solution de la question que vous m'adressez. Des experts, qu'il est inutile de nommer, élevaient de graves soupçons d'empoisonnement par cela seul qu'ils avaient obtenu, en traitant certains liquides par l'acide sulfhydrique, un précipité jaune floconneux soluble dans l'ammoniaque. Nous reconnûmes que cette prétendue préparation arsenicale jaune ne contenait pas un atome d'arsenic lorsqu'on cherchait à la réduire, et qu'elle n'était autre chose qu'une matière animale contenue dans la bile. M. Chevallier vient d'insérer dans le dernier numéro du *Journal de chimie médicale*, une note dans laquelle il annonce avoir trouvé, deux fois depuis 1830, une substance analogue.

« Agréez, etc. ORFILA. »

Je ferai une remarque importante relativement au sulfure d'arsenic obtenu de l'acide arsénieux qui a été mêlé à certains liquides, c'est qu'il arrive quelquefois que ce sulfure, au lieu d'être d'un beau jaune, est d'un jaune rougeâtre, ou rougeâtre et même brunâtre; il peut alors être mélangé de *soufre*, d'une *matière organique*, et quelquefois même de sulfures de cuivre et de plomb. On le purifie en le lavant et en l'introduisant dans un petit flacon contenant de l'acide chlorhydrique pur et concentré qui dissout la *matière organique* et la minime proportion des sulfures qu'il renferme, sans toucher au sulfure d'arsenic ni au soufre. Pour séparer celui-ci, on décante la liqueur chlorhydrique, on lave avec de l'eau distillée mélangée d'un cinquantième de son poids environ d'ammoniaque liquide qui dissout *tout le sulfure d'arsenic* et n'attaque pas sensiblement le soufre. Pour être certain d'avoir dissous tout le sulfure d'arsenic, on verse l'eau ammoniacale sur le filtre à trois ou quatre reprises différentes. La liqueur ainsi filtrée plusieurs fois, étant traitée par l'acide chlorhydrique pur, laisse déposer du sulfure jaune d'arsenic à peu près exempt de soufre. On peut, à la rigueur, pour les besoins de la médecine légale, négliger le lavage à *l'eau ammoniacale* et ne pas se préoccuper de la présence du soufre dans le mélange; en effet, le sulfure d'arsenic, ainsi mélangé, n'en sera pas moins décomposé par la potasse et le charbon lorsqu'on le chauffera dans un tube de verre, et ne fournira pas moins d'arsenic que s'il n'était pas mélangé de soufre. Il y aurait, au contraire, quelques précautions à prendre pour obtenir l'arsenic du sulfure, si celui-ci n'avait pas été séparé *de la matière organique* par l'acide chlorhydrique, avant de le décomposer par la potasse et le charbon; en effet, il se dégagerait alors une huile empyreumatique, du sesquicarbonate d'ammoniaque, etc.; or cette huile se volatiliserait dans le tube où l'on fait la réduction, s'appliquerait sur les parois de ce tube, en même temps que l'arsenic; ce qui pourrait altérer les qualités physiques de celui-ci. Les précautions à prendre en pareil cas consisteraient à chauffer graduellement le sulfure d'arsenic pour décomposer *d'abord* la matière organique, et à introduire de temps en temps dans le tube, et à plusieurs reprises, un petit papier brouillard contourné en spirale, afin d'absorber les vapeurs huileuses et ammoniacales; lorsqu'on s'apercevrait qu'il ne se dégage plus de ces vapeurs, on suspendrait l'opération, on effilerait le tube à la lampe, puis on élèverait davantage la température pour décomposer le sulfure d'arsenic et obtenir l'arsenic.

C. Traitement des matières coagulées par le feu et par l'alcool, et des matières solides que l'on aurait ramassées au fond des liquides vomis, et de ceux qui auraient été extraits du canal digestif (1). Nous voici en présence d'un des problèmes les plus importants de la toxicologie: qu'il s'agisse en effet d'un empoisonnement par un composé *arsenical, antimonial, cuivrique, plombique, mercuriel, argentique*, etc., il faut de toute nécessité *détruire la matière organique* en totalité, ou en grande partie du moins, si l'on veut déceler les toxiques métalliques, dont il me reste à parler, lorsqu'ils sont intimement unis ou combinés avec cette matière. Ceux-là qui n'ont jamais été appelés à résoudre des questions de ce genre pourront seuls contester l'importance de ce fait.

Des procédés propres à détruire la matière organique.

En 1839, lorsque, le premier, j'ai fait connaître que l'on peut découvrir des traces des toxiques précités dans le foie, la rate, les reins, les poumons, etc., après leur absorption et leur transport dans ces organes, j'ai prouvé que l'on parvenait facilement à détruire, en totalité ou en grande partie, la matière de ces viscères, en laissant à peu près intact le poison qu'ils recelaient, et dont on pouvait ensuite démontrer la présence. Les agents les plus propres à opérer cette destruction sont l'azotate de potasse, le chlore et l'acide azotique. Nous verrons bientôt que l'acide sulfurique, tant prôné par l'Institut, leur est de beaucoup inférieur. Je ne parlerai pas des tentatives infructueuses faites par quel-

(1) Je suppose que les matières solides déposées au fond des vomissements ou trouvées dans le canal digestif ont d'abord été traitées par l'eau distillée bouillante pendant une heure, afin de dissoudre l'acide arsénieux qu'elles pourraient contenir à l'état de mélange; je suppose aussi qu'à la suite de cette ébullition, la liqueur n'ait fourni aucune trace d'acide arsénieux par l'acide sulfhydrique; il faudrait évidemment renoncer au traitement dont je vais parler si déjà l'expert avait pu déceler le toxique dans la dissolution aqueuse.

ques médecins légistes qui s'étaient bornés, dans l'empoisonnement par l'acide arsénieux, à détruire *une partie* de la matière organique, en faisant bouillir les masses suspectes avec de l'acide azotique; l'action de cet acide n'était pas poussée assez loin pour carboniser la matière organique, et par conséquent pour fournir un résultat satisfaisant (1). La méthode de Rapp, qui consistait à incinérer cette matière à l'aide de l'azotate de potasse, était également insuffisante.

Procédés employés pour détruire la matière organique dans un cas d'empoisonnement par l'acide arsénieux. Ces procédés sont au nombre de sept; en effet, on détruit la matière organique: 1° par l'acide azotique; 2° par l'azotate de potasse; 3° par l'azotate de potasse et par la potasse; 4° par l'acide sulfurique; 5° par les azotates de potasse et de chaux; 6° par le chlore; 7° par le chlorate de potasse. Les agents qui doivent être préférés pour détruire la matière organique sont l'*acide azotique*, l'*azotate de potasse*, et le *chlore;* on verra bientôt que les inconvénients qui s'attachent aux quatre autres moyens de destruction sont tels qu'il faut se hâter de les proscrire.

Destruction de la matière organique par l'acide azotique. Le 23 juillet 1839, je lus à l'Académie de médecine un mémoire dans lequel je démontrai que l'acide azotique concentré carbonise les matières organiques, et que l'on peut déceler aisément l'arsenic qu'elles renferment. J'appelais en même temps l'attention des experts sur un inconvénient inhérent à l'opération, *quand celle-ci était mal conduite :* «si l'on emploie, disais-je, beaucoup plus d'acide azotique que la dose voulue, si la température est très-élevée et si la capsule reste sur le feu pendant la carbonisation, souvent la décomposition aura lieu *avec flamme*, surtout lorsqu'on agira sur des matières grasses, et l'arsenic que l'on cherche pourra se volatiliser en entier, ou pour la plus grande partie.» A peine avais-je signalé cet inconvénient, que, sans se préoccuper des avantages incontestables du procédé, on conseilla de le mettre à l'écart, et c'est tout

---

(1) Rose conseillait de dissoudre la matière suspecte dans la potasse à l'aide de la chaleur, de détruire la substance organique au moyen de l'acide azotique, de saturer l'excès d'acide par le carbonate de potasse, et de précipiter par l'eau de chaux bouillante; le dépôt, composé d'arséniate de chaux, mêlé d'un peu d'arsénite, était desséché et calciné avec de l'acide borique vitrifié pour en séparer l'arsenic. Il est aisé de voir que, par ce procédé fort compliqué, on ne parvenait jamais à détruire la totalité de la matière organique. Roloff traitait d'abord la matière suspecte par l'acide azotique, puis par la potasse; il précipitait ensuite la dissolution par l'acide sulfhydrique, et il décomposait le précipité de sulfure d'arsenic pour en retirer l'arsenic. Le procédé de Fischer différait à peine de celui de Rose : seulement, au lieu de calciner tout l'arséniate de chaux, cet auteur voulait que l'on en soumît une portion à l'action de la pile voltaïque pour en séparer l'arsenic.

au plus si l'on y a recours aujourd'hui. En 1848, M. Filhol, après avoir comparé les principaux procédés propres à détruire la matière organique, s'exprimait ainsi à l'occasion de l'acide azotique (voy. sa thèse soutenue à la Faculté des sciences) : « Ce procédé est d'une exécution *simple et facile;* les carbonisations n'exigent que peu de temps; il ne présente pas de cause appréciable de *perte; je le préfère à tous les autres.* Seulement je fais subir à celui qui a été indiqué pour la première fois par M. Orfila une modification très-légère en apparence, et pourtant très-essentielle : j'ajoute à 100 grammes d'acide azotique 12 à 15 gouttes d'acide sulfurique pur. Par ce moyen la *combustion du charbon*, qui est presque toujours le résultat de la *maladresse*, sera rendue complétement impossible par la présence d'une trace d'acide sulfurique qui l'humecte encore au moment où les dernières portions d'acide azotique sont volatilisées. La destruction de la matière organique est d'ailleurs aussi complète que dans la carbonisation par l'acide sulfurique. »

J'ai voulu savoir jusqu'à quel point la modification introduite par M. Filhol était utile; pour cela j'ai carbonisé des foies d'animaux empoisonnés par l'acide arsénieux, à l'aide d'un mélange de 100 grammes d'acide azotique et de 12 à 15 gouttes d'acide sulfurique pur; quelques-uns de ces foies étaient *excessivement pourris*, gras, et presque réduits en bouillie; constamment j'ai obtenu les résultats les plus avantageux; ainsi la carbonisation a eu lieu *sans déflagration ;* le charbon était friable, et la dissolution qu'on en obtenait, en le faisant bouillir avec de l'eau distillée, était presque *incolore*, et ne *moussait pas* lorsqu'on l'introduisait dans l'appareil dit de Marsh. Il est bien entendu que l'on obtenait une forte proportion d'arsenic à l'aide de cet appareil.

Description du procédé. On introduit la totalité du *mélange* acide dans une capsule de porcelaine que l'on place sur un feu doux, et l'on ajoute peu à peu, et à des intervalles d'une minute environ, trois ou quatre fragments de la matière suspecte desséchée : il se dégage bientôt de l'acide hypoazotique, la liqueur entre en ébullition, et les divers fragments ne tardent pas à se dissoudre. Si l'on faisait agir à la fois toute la matière sur l'acide, il pourrait se produire une grande quantité de mousse, et le mélange tendrait à se répandre au dehors. Dès que la liqueur, qui d'abord était d'un jaune clair, puis orangée, aura acquis une couleur rouge foncée, on peut s'attendre à la voir se carboniser sur une partie de la circonférence; mais on aurait tort de retirer la capsule du feu, par cela seul que déjà la matière est noire dans quelques-uns de ses points, par exemple, dans ceux qui ont été desséchés les premiers; bientôt après la totalité de la matière est carbonisée, et il se dégage des vapeurs blanches excessivement intenses; dès que ce dégagement a cessé, on continue à chauffer le charbon à une douce chaleur, en l'agitant, afin de volatiliser une certaine quantité d'huile empyreumatique. Le charbon, une fois refroidi, on l'écrase dans la capsule avec le pilon d'un mortier, on l'humecte avec 1 gramme ou 2 d'eau régale, puis on le fait bouillir jusqu'à ce qu'il soit sec. Ce traitement a pour objet de transformer en acide sulfurique l'acide sulfureux qui a dû se produire par l'action du charbon sur l'acide sulfurique employé. Après avoir laissé refroidir le vase, on enlève le charbon qui est léger et friable, on le pulvérise et on le fait bouillir pendant 15 à 20 minutes dans 150 ou 200 grammes d'eau distillée, afin de dissoudre l'acide arsénique résultant de l'action de l'acide azotique sur l'acide arsénieux qui pourait exister dans la matière suspecte. On filtre la liqueur et on l'introduit dans un appareil dit de Marsh pour obtenir l'arsenic.

Voici quelles sont les proportions d'acide azotique et des diverses matières desséchées, *mais non carbonisées,* qui me paraissent devoir être employées dans les différents cas :

Sang desséché, 90 grammes : acide, 200 grammes.

Produit sec du décoctum des membres parfaitement dégraissés, 90 grammes : acide, 270 grammes.

Un cerveau et un cervelet d'adulte, pesant 180 grammes après dessiccation : acide, 1100 grammes.

Cœur, pesant 54 grammes après dessiccation : acide, 150 grammes.

Foie sec, pesant 360 grammes : acide, 1060 grammes.

Rate desséchée, du poids de 40 grammes : acide, 100 grammes.

Estomac et canal intestinal secs, pesant 90 grammes : acide, 270 grammes.

Les deux reins desséchés, du poids de 60 grammes : acide, 180 grammes.

La chair musculaire, aussi sèche que possible, 660 grammes : acide 2060 grammes.

A propos de la carbonisation par l'acide azotique, je suis accusé de plagiat par M. Flandin ; le lecteur va juger de la bonne foi de ce malheureux critique. Rose, Roloff et Fischer, avaient conseillé de faire bouillir les matières suspectes avec de l'acide azotique pendant un certain temps, mais sans arriver, il s'en fallait de beaucoup, à la *carbonisation.* M. Thénard proposa, plus tard, de traiter les matières suspectes par l'acide azotique bouillant, puis par l'eau, de filtrer le liquide, de le faire évaporer, et de *n'incinérer,* par l'azotate de potasse, que le produit solide de cette évaporation. On voit que M. Thénard ne *carbonise* pas plus la matière suspecte que Rose, et qu'il combine deux procédés, l'emploi de l'acide azotique et de l'azotate de potasse.

De son côté, M. H. G. de Claubry, renchérissant sur les inconvénients de la *déflagration* qui ne se manifeste, ainsi que je l'ai déjà dit, que lorsque l'opération faite avec l'acide azotique *seul* est mal conduite, s'oublie au point de dire que l'Institut a proscrit ce procédé, et de me faire un reproche d'avoir proposé de carboniser les matières organiques, mêlées d'arsenic par de l'acide azotique *uni à un quinzième de chlorate de potasse, ce que je n'ai jamais conseillé de faire* (voy. G. de Claubry, dans l'ouvrage de Briand, p. 687). Que penser d'un critique qui va jusqu'à combattre une proposition qui n'a jamais existé?

Destruction de la matière organique par l'azotate de potasse. Parmi les agents proposés pour détruire la matière organique, aucun ne saurait être comparé à l'azotate de potasse; en effet, son énergie est telle qu'il ne laisse *aucune trace* de cette matière, tandis que les acides azotique et sulfurique, employés séparément ou ensemble, ne la détruisent jamais en totalité, puisqu'ils ne font que la carboniser. Le chlore ne détruit pas non plus cette matière complètement.

Rapp a indiqué le premier ce mode de traitement; il conseillait de verser, par de très-petites parties, dans un matras tenant du nitre en fusion, la matière suspecte desséchée, de dissoudre dans l'eau distillée le produit de l'incinération, de décomposer la dissolution aqueuse obtenue par l'acide azotique, et de précipiter l'arséniate de potasse formé, à l'aide de l'acide sulfhydrique. Cette manière d'opérer est tellement vicieuse qu'il est impossible de l'adopter. Indépendamment de la difficulté que l'on éprouverait à décomposer ainsi des viscères entiers, j'ai prouvé que cette décomposition est fort lente, parce que la matière organique, loin d'être intimement mélangée avec le nitre, est à peine touchée par lui : aussi reste-t-elle pendant longtemps à l'état de charbon, et celui-ci décompose la préparation arsenicale en réduisant l'*arsenic qui se perd dans l'atmosphère.*

Pour obvier à cet inconvénient grave, je propose de couper en très-petites parties les organes suspects, tels que le foie, la rate, etc., encore humides, d'introduire cette sorte de hachis dans une capsule de porcelaine, avec 10 centigrammes de potasse pure, et 400, 500, 600 ou 700 grammes d'eau distillée, et une quantité d'azotate de potasse cristallisé et *pur,* dont le poids sera *double* de celui de la matière sur laquelle on opère. On chauffe graduellement jusqu'à 80 ou 90° c., en ayant soin d'agiter de temps en temps; lorsque la masse est épaissie, on la remue souvent et en tous sens avec une cuiller en bois, afin de mêler intimement l'azotate de potasse avec la matière organique; et depuis ce moment, jusqu'à ce que la dessiccation soit complète, on ne cesse d'agiter le mélange. Alors on soumet celui-ci à la déflagration; à cet effet, on chauffe au *rouge obscur* un creuset de Hesse *neuf,* et on y ajoute par pincées le mélange organo-salin jusqu'à épuisement de la matière; si, dès la première pincée toutefois, le produit de la déflagration, au lieu d'être blanc, grisâtre, jaunâtre ou verdâtre, était charbonneux, *ce qui n'est pas probable quand on a opéré comme il vient d'être dit,* ce serait une preuve que la proportion d'azotate de potasse n'aurait pas été assez forte pour incinérer toute la matière animale; il faudrait alors y remédier en ajoutant au mélange une proportion de sel comburant capable de produire un résidu salin tel que je l'ai prescrit. Lorsque toute la masse a subi la déflagration et qu'elle est fondue dans le creuset, on la coule promptement dans une capsule de porcelaine, sèche et bien propre, que l'on a préalablement chauffée au rouge, afin d'éviter qu'elle ne soit cassée par le contact du liquide très-chaud qu'elle est destinée à recevoir; il est même convenable, pour ne pas s'exposer à perdre de la matière dans le cas où cette capsule serait cassée, de placer celle-ci dans une autre capsule également chauffée. Au même moment on verse un peu d'eau distillée dans le creuset pour dissoudre la petite quantité de matière qui pourrait être restée adhérente à ses parois; il faudra même quelquefois, pour détacher la totalité de cette matière, chauffer le creuset avec l'eau qu'il renferme, et même ajouter un peu d'acide sulfurique pur; on versera cette dissolution dans la capsule qui contient le produit de l'incinération. On décompose ensuite la masse saline par de l'acide sulfurique *concentré* et pur, que l'on emploie par petites parties et *jusqu'à ce qu'il n'y ait plus d'effervescence;* alors on fait bouillir pendant un quart d'heure, une demi-heure ou une heure, suivant la proportion de matière sur laquelle on agit, afin de chasser la totalité des acides hypoazotique et azotique. Il résulte d'un grand nombre d'expériences, qu'en agissant sur 100 grammes de foie et 200 grammes d'azotate de potasse, la proportion d'acide sulfurique *concentré* la plus convenable pour saturer la potasse est de 86 grammes. Pour faciliter le dégagement des dernières portions des acides hypoazotique et azotique, on ajoute avec précaution, lorsque la masse est épaissie, 40 ou 50 grammes d'eau distillée, et on fait bouillir pendant huit à dix minutes. Il est indispensable de chasser entièrement ces acides, pour ne point enrayer d'une part le dégagement du gaz hydrogène, et éviter de l'autre des explosions, lorsque la liqueur sera introduite dans l'appareil; pour cela, il faut faire bouillir jusqu'à ce qu'il ne se dégage plus d'odeur *nitrique* ou *nitreuse.* Alors on dissout dans l'eau distillée le produit de l'évaporation saline; on ne tarde pas à obtenir des cristaux de sulfate de potasse; on met le tout sur un filtre, et on lave ce sulfate à l'aide d'un peu d'eau distillée qui dissout la majeure partie de l'acide arsénique; pour enlever la portion restante de cet acide, on lave ensuite les cristaux qui sont sur le filtre avec de l'alcool concentré. La dissolution alcoolique filtrée doit ensuite être évaporée jusqu'à siccité, et le produit de l'évaporation doit être dissous dans l'eau distillée, et réuni à l'eau avec laquelle on avait opéré le premier lavage. Il importe d'évaporer l'alcool, surtout lorsqu'on se propose d'introduire l'acide arsénique dans l'appareil dit de Marsh, l'esprit de vin arrêtant bientôt le dégagement du gaz hydrogène arsénié, et empêchant cet appareil de fonctionner. Si la dissolution contenait une trop grande quantité de sulfate de potasse, ce qui n'arrivera jamais quand on aura procédé comme je viens de le dire, il faudrait employer une quantité de zinc assez considérable, car la présence de ce sulfate dans l'appareil, déterminerait la formation d'un sulfate double de potasse et de zinc qui, au bout d'un certain temps, cristalliserait, se déposerait sur le zinc, le recouvrirait et l'empêcherait de continuer son action sur l'acide sulfurique étendu.

Si, au lieu d'agir avec le nitre sur une matière solide, on cherchait l'acide arsénieux dans un liquide, après avoir mêlé celui-ci avec de l'azotate de potasse solide et pur, on évaporerait le mélange jusqu'à siccité, puis on procéderait comme il vient d'être dit à l'occasion des matières solides.

En comparant ce procédé à celui de Rapp, on pourra juger de la bonne foi de M. Flandin, qui dit qu'en *ressuscitant* ce procédé, je devais trop me l'approprier.

Parmi les objections faites à cette méthode par M. G. de Claubry, il n'en est aucune qui ait la moindre valeur, quand on a opéré comme je viens de le dire. Quel inconvénient y a-t-il, par exemple, à ce que la masse de sulfate de potasse soit plus ou moins considérable lorsqu'on sait que ce sel reste sur le filtre à l'état solide, et que dès lors on n'en introduit qu'une faible proportion dans l'appareil dit de Marsh? En second lieu, où est donc la difficulté de laver ce sulfure avec *une petite quantité* de liquide aqueux que l'on passe *à plusieurs reprises* sur le filtre, pour enlever *tout* l'arséniate de potasse; et quel inconvénient y a-t-il à procéder aussi à ces lavages avec de l'alcool très-concentré? En troisième lieu, quelle importance peut-on attacher aux deux essais faits avec l'azotate de potasse par M. G. de Claubry seul, ou associé à M. Devergie, dans lesquels ces messieurs n'ont pas décelé l'arsenic qui existait pourtant dans les matières suspectes? Ces résultats négatifs sont tellement en opposition avec ceux qu'ont déjà fournis plusieurs centaines d'expériences ou d'expertises, que l'insuccès doit être attribué aux opérateurs (Briand, p. 687).

On a aussi reproché à cette méthode la *déflagration* qui survient quelquefois au moment où le mélange de nitre et de matière organique achève de se dessécher. Cet accident se présente rarement, dit mon honorable ami M. Filhol, professeur à Toulouse; j'ai pu le produire quelquefois à volonté, en diminuant la quantité de nitre, tandis que je l'évitais *d'une manière sûre,* en employant une forte proportion de ce sel; la matière organique, environnée de toutes parts par la substance saline, ne prend plus feu avec la même facilité. Lorsqu'on veut avoir recours à ce procédé, on doit surtout se préoccuper de la pureté du nitre qu'on devra employer; à mon avis, une des principales causes de la perte d'arsenic que peut faire éprouver cette méthode est due à la présence des chlorures qui existent si souvent dans le nitre du commerce, même en apparence bien purifié, et dont on n'a pas toujours le soin de le dépouiller d'une manière absolue; on conçoit aisément, en effet, qu'au moment où l'on verse l'acide sulfurique sur le produit de l'incinération, pour transformer en sulfates les sels qui constituent les cendres, si ce dernier contient du chlorure de sodium, il se formera aisément du chlorure d'arsenic qui sera volatilisé. La carbonisation par le nitre, exécutée avec un sel bien exempt de chlorures, et en opérant avec les précautions indiquées par M. Orfila, m'a fourni des résultats fort satisfaisants, et n'a occasionné qu'une perte extrêmement faible. Aucun des procédés présentés jusqu'à ce jour ne donne d'aussi beaux résultats sous le rapport de la destruction complète de la matière organique et de la netteté des réactions. (Thèse de M. Filhol, soutenue à la Faculté des sciences de Paris en 1848.)

Destruction par l'azotate de potasse et par la potasse. Dans le but d'éviter l'emploi d'une grande quantité d'azotate de potasse, et de rendre plus intime le mélange de ce sel avec la matière organique, M. Chevallier a proposé de dissoudre à chaud la matière solide dans de la potasse pure dissoute dans l'eau, de saturer l'alcali par l'acide azotique pur, de laisser déposer une certaine quantité de matière animale, de filtrer, d'évaporer la liqueur jusqu'à siccité, et d'incinérer le produit dans un creuset de Hesse, comme j'ai conseillé de le faire (Rapport sur l'affaire Chamblas, par MM. Chevallier, Ollivier d'Angers et Orfila, avril 1841). MM. Fordos et Gélis, qui ont adopté et décrit le procédé ainsi modifié dans le numéro de décembre 1841 du *Journal de pharmacie,* s'expriment ainsi : «On dissout à chaud, dans une capsule de porcelaine, la matière animale dans la potasse caustique *pure.* Pour les muscles, le foie, les poumons et les matières animales de consistance analogue, la quantité de potasse à employer varie entre 10 et 15 pour cent. Il en faut moins pour le sang, et en général il en faut d'autant plus que la substance animale contient une plus grande quantité de matières solides. Lorsque la masse est dissoute, on sature l'alcali à froid par l'acide azotique étendu d'eau et pur. Cette addition d'acide détermine la séparation d'une forte proportion de matière animale. On filtre. Le sel arsenical passe dans les liqueurs. On évapore le liquide à une douce chaleur, et on obtient ainsi un résidu d'un blanc jaunâtre, qui se détache facilement de la capsule, et qu'on incinère en le projetant par de très-petites portions dans un creuset de Hesse, un peu grand, *modérément chauffé*, et qui n'a jamais servi; l'incinération se fait tranquillement et sans projection hors du creuset. Il ne reste plus qu'à faire bouillir le résidu salin avec l'acide sulfurique pour chasser les dernières traces d'acide azotique. Dans le cas où l'on aurait à traiter des matières animales difficilement solubles dans la potasse caustique, ce qui déterminerait l'emploi d'une forte proportion de ce réactif, il y aurait avantage à saturer l'alcali par un mélange d'acide azotique et d'acide chlorhydrique. La quantité d'azotate de potasse produite serait moindre, et le chlorure de potassium formé faciliterait l'incinération en empêchant la déflagration. »

J'ai voulu savoir jusqu'à quel point cette modification était avantageuse, et après avoir comparé le procédé de ces chimistes à celui que je pratique, je ne balance pas à dire qu'*il est urgent de renoncer à la modification qu'ils ont proposée.*

EXPÉRIENCE Ire. — J'ai empoisonné un chien avec 15 centigrammes d'acide arsénieux dissous dans 150 grammes d'eau; j'ai lié l'œsophage. Immédiatement après la mort, j'ai séparé le foie; j'ai traité 100 grammes de cet organe par 200 grammes d'azotate de potasse d'après ma méthode, et 100 autres grammes d'après le procédé de M. Chevallier; pour cela, j'ai fait dissoudre les 100 grammes de foie dans 18 grammes de potasse pure, j'ai versé dans la dissolution 27 grammes d'acide azotique, tant pour saturer l'alcali que pour précipiter la portion de la matière organique qu'il est possible de séparer par ce moyen, et j'ai vu, après avoir évaporé la liqueur jusqu'à siccité et avoir incinéré le produit dans un creuset, qu'en traitant ce produit, qui était d'un blanc jaunâtre, par 13 grammes d'acide sulfurique pur, il ne se dégageait point de gaz bioxyde d'azote, ou qu'il s'en dégageait à peine, et que la liqueur, mise dans un appareil dit de Marsh, *ne donnait qu'un petit nombre de taches arsenicales peu intenses et pour la plupart jaunâtres.* D'un autre côté, je me suis assuré que le poids de la matière organique, précipitée par l'acide azotique, ne s'élevait, quand elle était encore humide, qu'à 25 grammes, ce qui prouve que cet acide n'avait précipité que le quart de la matière du foie. Au contraire, les 100 grammes de foie, traités par 200 grammes d'azotate de potasse, incinérés comme je l'ai dit à la page 497, et décomposés par 86 grammes d'acide sulfurique concentré et pur, ont fourni une grande quantité de taches arsenicales, *larges, brunes et brillantes.*

EXPÉRIENCE II. — J'ai dissous, dans 28 grammes de potasse pure et d l'eau distillée, 140 grammes du *foie* d'un chien empoisonné comme le précédent, j'ai versé dans la liqueur 32 grammes d'acide azotique, et j'ai filtré pour séparer la matière organique qui s'était précipitée, et dont le poids ne s'élevait qu'à 21 grammes, après avoir été desséchée à 100°. La liqueur filtrée a été partagée en deux parties égales; l'une d'elles, évaporée jusqu'à siccité, incinérée et traitée par 9 grammes d'acide sulfurique, comme il vient d'être dit, *donnait à peine quelques taches jaunâtres et brillantes;* l'autre moitié de la liqueur a été mélangée avec 115 grammes d'azotate de potasse cristallisé et pur, et on l'a fait évaporer jusqu'à siccité pour l'incinérer. Le produit salin, décomposé par 60 grammes d'acide sulfurique concentré et pur, a fourni *une quantité innombrable de taches arsenicales, larges, brunes et brillantes.*

Expérience III. — J'ai empoisonné un chien avec 15 centigrammes d'acide arsénieux dissous dans 100 grammes d'eau; à peine l'animal était-il mort que je l'ai ouvert. Le foie pesait 240 grammes; j'en ai pris 80 grammes, c'est-à-dire le tiers, que j'ai trituré avec 160 grammes d'azotate de potasse solide, et traité, comme je l'ai dit à la page 497, par 69 grammes d'acide sulfurique concentré : j'ai obtenu *un nombre considérable de taches arsenicales, larges, brunes et brillantes.* Les deux autres tiers du foie, du poids de 160 grammes, ont été dissous à chaud dans 32 grammes de potasse pure et de l'eau distillée; le *solutum,* saturé par 44 grammes d'acide azotique concentré préalablement étendu d'eau, a laissé précipiter 42 grammes d'une matière brunâtre et molle. La liqueur filtrée a été partagée en deux parties égales *A* et *B*. La portion *A*, évaporée jusqu'à siccité et incinérée dans un creuset de Hesse, a laissé des cendres, qui ont été convenablement décomposées par l'acide sulfurique concentré; ces cendres, ainsi décomposées, traitées par l'eau distillée, ont fourni un liquide incolore que j'ai séparé du sulfate de potasse qui s'était formé. Ce liquide, introduit dans un appareil dit de Marsh, n'a donné que *quatre petites taches jaunes,* composées de sulfure d'arsenic. J'ai alors ajouté au liquide *B* 131 grammes d'azotate de potasse cristallisé et pur, et j'ai fait évaporer le mélange jusqu'à siccité; le produit, incinéré et traité par l'acide sulfurique, *n'a fourni que trois petites taches jaunes et brillantes.* J'ai voulu savoir si la matière animale qui avait été précipitée par l'acide azotique, et qui n'avait pas été lavée (42 grammes), contenait de l'arsenic : pour cela je l'ai chauffée dans une capsule de porcelaine avec 84 grammes d'azotate de potasse pur et cristallisé, et de l'eau distillée. Lorsque la masse a été desséchée, je l'ai incinérée dans un creuset de Hesse; la cendre, décomposée par l'acide sulfurique concentré, a fourni une liqueur de laquelle j'ai extrait un assez grand nombre de taches arsenicales *brunes et brillantes;* toutefois la proportion d'arsenic obtenue avec cette matière était un peu moins forte que celle que j'avais retirée du tiers du foie mêlé directement avec l'azotate de potasse.

Il résulte de ces faits que le procédé modifié par M. Chevallier est de beaucoup inférieur à celui que j'ai conseillé de suivre. Évidemment l'azotate de potasse ne se trouve pas en quantité suffisante pour brûler rapidement toute la matière organique, lorsqu'on opère par cette méthode; en sorte qu'une portion de l'acide arsenical est réduite par le charbon de cette matière et transformée en arsenic qui se volatilise.

D'ailleurs il n'y a pas un grand avantage à précipiter la liqueur par l'acide azotique, puisque dans aucun cas cet acide ne sépare guère *que le quart* de la matière organique contenue dans la dissolution alcaline. On sait encore, d'après les expériences de M. Otto, que lorsqu'on traite par la potasse des matières organiques qui contiennent du soufre, il se forme un composé de *protéine* et de potasse, et que si l'on vient à traiter la liqueur par l'acide chlorhydrique, on obtient un précipité de protéine et de sulfure d'arsenic; celui-ci échappe donc à l'expert qui se bornerait à analyser la liqueur. J'ajouterai, contre le procédé que je combats, qu'il y a des inconvénients, dans des recherches médico-légales relatives à l'arsenic, à multiplier le nombre des agents que l'on emploie, et qu'ici l'on fait usage de potasse et d'acide azotique, tandis que dans mon procédé je n'ai recours qu'à l'azotate de potasse.

Destruction par l'acide sulfurique. J'ai fait voir, en 1839, que l'acide azotique chauffé avec des matières organiques finit par les charbonner, et que si ces matières renfermaient de l'arsenic, de l'antimoine, du cuivre, etc., on retrouve ces métaux dans le charbon à la fin de l'expérience, soit à l'état d'oxyde, soit à l'état d'acide, et cela d'autant plus facilement que la matière organique a été plus complétement détruite. Il était aisé de prévoir que l'acide sulfurique jouirait de cette même propriété, puisqu'on sait depuis un temps immémorial qu'il charbonne les matières organiques. M. Barse a eu l'idée d'en faire usage, en remplacement de l'acide azotique. L'historique de l'emploi de cet acide, quelque insignifiant qu'il soit, ne sera pas déplacé ici, parce qu'il fournira la mesure de la délicatesse avec laquelle certaines gens procèdent pour se faire une réputation. En octobre 1840, par conséquent seize mois après la découverte de mon procédé de carbonisation par l'acide azotique, je donnai à la Faculté de médecine de Paris un certain nombre de séances publiques qui avaient pour but de populariser parmi les médecins et les pharmaciens les faits nombreux que j'avais découverts relativement à la question arsenicale. M. Flandin, chargé de rendre compte de ces séances dans le *Moniteur, était un de mes auditeurs les plus assidus ; il était présent* lorsque M. Barse, venu de Riom exprès pour assister à ces séances, m'interrompit pour me prier de faire devant le public une expérience tendant à démontrer que du *sang arsenical*, traité par l'acide *sulfurique* concentré, serait charbonné et fournirait facilement l'arsenic qu'il contenait. *L'expérience fut faite*, et le 4 novembre 1840, M. Barse proposa à la Société de pharmacie (*Journal de pharmacie*, numéro de décembre 1840) d'employer l'acide sulfurique plutôt que l'acide azotique, parce qu'il était un peu plus sensible. *Deux mois après seulement*, MM. Flandin et Danger annoncèrent à l'Institut qu'il était préférable d'avoir recours à l'acide sulfurique, sans mentionner ce qui avait été fait à cet égard par M. Barse. *Ceci n'a pas besoin de commentaire.*

Voici comment s'est exprimé, à l'égard de ce procédé, la commission de l'Académie royale de médecine : « Quant au procédé de carbonisation par l'acide sulfurique, nous le regardons comme *bon ;* toutefois il ne doit point être préféré au procédé par incinération au moyen du nitrate de potasse, tel que nous l'avons décrit d'après M. Orfila : sous le rapport de la *netteté,* de la *sensibilité* et de l'*aspect métallique du poison,* ce dernier procédé est supérieur à l'autre. » L'Institut, au contraire, avait donné la préférence au procédé de MM. Flandin et Danger. Il suffira de lire le mémoire publié par MM. Fordos et Gélis, postérieurement aux débats qu'a soulevés cette question, pour être convaincu que la commission de l'Académie de médecine avait raison contre l'Institut, en préférant l'incinération par l'azotate de potasse à la carbonisation par l'acide sulfurique; il résulte même des expériences de ces chimistes que l'on s'exposerait à commettre des erreurs graves en opérant comme proposent de le faire MM. Flandin et Danger. (*Journal de pharmacie,* décembre 1841.) Voici des faits qui ne laissent aucun doute à cet égard. Dans la carbonisation par l'acide sulfurique, on obtient un charbon que l'on traite par l'eau régale ; ce charbon, quoi qu'on fasse, retient *obstinément de l'acide sulfureux,* d'après MM. Fordos et Gélis, et il faut une chaleur assez forte pour le séparer complétement. Quand on le traite par l'eau, on dissout l'acide sulfureux, en sorte que la liqueur que l'on introduit dans l'appareil dit de Marsh renferme de cet acide. Jai souvent carbonisé par l'acide sulfurique des matières organiques, et quoique j'aie *exactement* suivi le procédé indiqué par l'Institut, j'ai constamment constaté la présence d'une petite quantité d'acide sulfureux, dans cette liqueur ; en effet, elle décorait subitement le permanganate rouge de manganèse et elle devenait opaline par un courant de gaz acide sulfhydrique bien lavé ; je sais que d'autres expérimentateurs disent ne pas avoir obtenu ce résultat, qu'importe ; en admettant que cela soit, il suffit qu'il se produise souvent pour qu'on doive en tenir compte. Or, il ne faut qu'une trace d'acide sulfureux dans cet appareil pour qu'il soit décomposé par le gaz hydrogène et pour qu'il se forme du gaz acide sulfhydrique. La présence de ce dernier gaz au milieu d'un liquide arsenical offre le double inconvénient de fournir de l'arsenic *mélangé de soufre, surtout vers la fin de l'opération, et, ce qui est plus grave, de s'opposer à la manifestation de ce corps* lorsque la préparation arsenicale n'existe qu'en petite proportion ; en effet, l'acide sulfhydrique transforme le composé arsenical en *sulfure d'arsenic jaune indécomposable* dans l'appareil dit de Marsh ; ainsi il peut arriver, en suivant le procédé de MM. Flandin et Danger, que l'on *ne retire pas d'arsenic* en mettant dans l'appareil dit de Marsh un liquide *qui cependant en contenait* (1). Or, comme le procédé de décomposition par le *chlore* que je décrirai bientôt ne présente aucun de ces inconvénients graves, qu'il fournit facilement de l'arsenic parfaitement pur, *et autant qu'il en existe dans la matière suspecte*, tandis qu'en employant l'acide sulfurique, comme agent de destruction, il y a encore une perte sensible d'arsenic, il n'y a pas à balancer : le procédé de M. Barse, que MM. Flandin et Danger se sont approprié, doit être proscrit. Telle est la conclusion adoptée par MM. Fordos et Gélis. Je dois insister d'autant plus sur la nécessité de renoncer à un mode de procéder aussi vicieux, que sur la foi de la commission de l'Institut, ce mode est celui auquel la plupart des experts ont eu recours depuis 1841. Mais il est évident que cette commission s'est trompée; non-seulement, depuis son travail, MM. Fordos et Gélis ont signalé ce qu'il y avait de défectueux dans la méthode préconisée par l'Académie des sciences, mais M. Jacquelain a saisi ce corps savant d'un mémoire dans lequel il établit péremptoirement qu'il est bien plus avantageux de décomposer la matière organique par le *chlore;* aussi n'est-il pas douteux que dans un second rapport, l'Institut, avec l'esprit de justice qui l'anime, ne donne la préférence au chlore sur l'acide sulfurique. On a d'ailleurs signalé un autre inconvénient de l'emploi de l'acide sulfurique. Voici ce qu'on lit dans les *Annalen der Chemie und Pharmacie*, par Liebig und Woehler, t. II, p. 141, année 1844 : «La combustion par le nitre est dans tous les cas préférable à la méthode de combustion par l'acide sulfurique qui expose l'opérateur à perdre une partie de l'arsenic à l'état de chlorure, par la décomposition des chlorures alcalins contenus dans le cadavre » (M. W., c'est-à-dire Woelher ou Will, préparateur en chef de M. Liebig).

M. Filhol (thèse déjà citée) apprécie ainsi le procédé de carbonisation par l'acide sulfurique. La carbonisation par l'acide sulfurique, dit-il, fournit des résultats exacts lorsqu'elle est faite en vases clos, et que l'arsenic est recherché tant dans les liquides qui ont passé à la distillation que dans le charbon qui est resté dans la cornue ; mais ce n'est pas ainsi qu'on opère dans un grand nombre de cas, même lorsqu'il s'agit d'expertises judiciaires. Je sais de la manière la plus positive que

---

(1) M. Gaultier de Claubry n'admet pas que le charbon sulfurique lavé avec de l'eau bouillante retienne de l'acide sulfureux, et il m'accuse d'avoir commis une erreur à cet égard. Je ferai d'abord observer à mon critique que ce n'est pas à moi que devrait s'adresser le reproche, puisque j'ai dit que la présence de l'acide sulfureux dans le charbon avait été signalée par MM. Fordos et Gélis. Qu'importe ! Le fait contre lequel s'élève M. Gaultier de Claubry est exact, et j'ajouterai, ce qui est plus grave, que ledit charbon, quelque bien lavé qu'il soit, *retient de l'arsenic*, comme on peut s'en assurer en le laissant pendant plusieurs heures dans une dissolution concentrée de chlore liquide (Briand, p. 695).

plusieurs chimistes (je n'ose pas dire le plus grand nombre) exécutent la carbonisation à l'air libre; j'ai donc le droit de rechercher si la carbonisation par l'acide sulfurique *pratiquée à l'air libre* offre plus ou moins de chances de perte que la carbonisation par le procédé que j'ai suivi. Les objections qu'on peut faire à la méthode de MM. Flandin et Danger ont été parfaitement prévues par la commission de l'Institut qui s'est occupée de cette question, et la nécessité d'opérer en vases clos pour ne pas perdre une portion du poison se trouve indiquée dans le rapport.

En première ligne se trouve la présence des chlorures, et notamment du chlorure de sodium, dans les matières empoisonnées, qui peut donner lieu à la production d'une quantité plus ou moins considérable de chlorure d'arsenic, et entraîner une *perte* assez forte si l'on opère à l'air libre; je n'ai pas besoin de rappeler que les substances sur lesquelles porte le plus souvent l'analyse renferment une quantité de sel marin suffisante pour qu'on doive sérieusement se préoccuper de cette cause de perte (voy. Pommier, *Journ. de chim. méd.,* août 1851).

Je ne m'occuperai pas d'autres objections moins importantes qui ont été faites à ce procédé; celle dont je viens de parler les domine toutes et me paraît démontrer la nécessité d'opérer en vases clos; mais s'il en est ainsi, ce mode de carbonisation perd une grande partie de sa simplicité, il constitue une opération délicate qui n'est pas exempte de difficultés, et on ne peut pas se dissimuler que si ces difficultés passent inaperçues pour des hommes qui ont une grande habitude des travaux de laboratoire, il n'en est certainement pas de même pour tous ceux à qui la justice confie la recherche des poisons.

Mais il peut se présenter, même dans le cas où l'on opère en vases clos, un inconvénient qu'il ne dépend pas du chimiste d'éviter; cet inconvénient a été observé par M. Boisgiraud, qui a vu dans une de ses opérations une quantité notable de sulfure d'arsenic se sublimer dans le dôme de la cornue. Il sera important de rechercher si la production du sulfure d'arsenic a lieu toutes les fois que des matières animales empoisonnées par un composé arsenical sont carbonisées par l'acide sulfurique; le sulfure qui se sublime dans le cas où l'on carbonise en vases clos peut, il est vrai, être décomposé en partie par l'acide azotique qu'on fait agir sur le charbon à la fin de l'opération, mais son oxydation étant assez lente, l'action de l'acide devra être plus prolongée.

Décomposition par réaction successive des acides sulfurique et azotique. En décembre 1848, M. Lassaigne a proposé d'introduire dans un ballon de verre les matières solides divisées, de les dissoudre à chaud dans leur poids d'acide sulfurique concentré, jusqu'à ce que la dissolution commence à se carboniser, de verser dans celle-ci, après l'avoir laissé refoidir, une quantité égale d'acide azotique concentré en excès et de faire bouillir jusqu'à volatilisation et décomposition complète de ce dernier : on étend ensuite cette dissolution de 5 à 6 fois son volume d'eau distillée, on la filtre avant de l'introduire dans un appareil dit de Marsh, pour séparer les matières grasses qui n'ont pu se dissoudre dans cette réaction. Daprès M. Lassaigne, le liquide filtré contient tout l'arsenic qui existait dans la matière organique et le dégagement de l'hydrogène arsénié dans l'appareil a lieu sans qu'il se produise *sensiblement* de mousse. (*Journ. de chim. médicale,* décembre 1848.)

Destruction par les azotates de potasse et de chaux. Est-il nécessaire de mentionner ici la méthode prônée par M. Devergie, et qui consiste à dissoudre la matière animale suspecte dans la potasse, à ajouter de l'azotate de chaux et de la chaux, et à incinérer le mélange, pour décomposer ensuite la cendre par l'*acide chlorhydrique?* Dans ce procédé d'incinération, qui n'est qu'une imitation de celui que j'avais fait connaître, l'emploi de l'acide chlorhydrique peut donner lieu à des erreurs telles, qu'il ne viendra dans l'esprit de personne d'y avoir recours, après avoir lu les observations que j'ai consignées dans le numéro d'avril 1842 des *Annales d'hygiène et de médecine légale.*

Voici ces observations :

1° Dupasquier a prouvé que l'on trouve dans le commerce des acides chlorhydriques contenant de l'arsenic ; que ces mêmes acides, purifiés par le procédé généralement employée dans les laboratoires, donnent un acide chlorhydrique *également arsénifère ;* que la quantité d'arsenic contenu dans ces acides est *très-notable ;* 1 kilogramme d'acide purifié par la distillation a fourni une proportion de sulfure jaune d'arsenic qui représentait près de 1 *gramme* d'acide arsénieux ; que l'arsenic se trouve dans l'acide chlorhydrique à l'état de chlorure, ce qui explique sa volatilisation si facile, et sa présence dans le même acide *purifié par distillation ;* que l'emploi d'un acide chlorhydrique arsénifère peut offrir de graves inconvénients dans les *recherches chimiques,* à moins qu'il n'ait été purifié. (*Journal de pharmacie,* décembre 1841.)

M. Devergie dira sans doute qu'il a prévu la difficulté, et qu'on peut lire à la page 454 du tome III de sa *Médecine légale :* « qu'il s'est assuré que, lorsqu'on dissolvait de l'acide arsénieux dans de l'acide chlorhydrique dans la proportion de 5 centigrammes sur 500 grammes d'acide, on obtenait *tout* l'acide arsénieux dans les *premières* portions distillées, en sorte qu'il suffisait d'une seule distillation, en ayant soin de rejeter les *premiers* produits, pour obtenir l'acide pur. » Malheureusement pour le système que défend M. Devergie, le fait qu'il annonce n'est pas exact. J'ai dissous 1 centigramme d'acide arsénieux dans 100 grammes d'acide chlorhydrique du commerce non arsenical, et j'ai distillé à une douce chaleur ; les 15 premiers grammes de liquide recueillis dans le récipient donnaient, avec l'acide sulfhydrique dissous dans l'eau, un précipité abondant de sulfure jaune d'arsenic; les 15 grammes qui étaient passés en second lieu précipitaient encore *notablement;* les 15 grammes obtenus en troisième lieu jaunissaient immédiatement par le réactif, et laissaient déposer, au bout de quelques heures, un peu de sulfure jaune. Enfin, les 15 grammes recueillis après les derniers dont je viens de parler ne jaunissaient plus, même lorsqu'on les faisait traverser par un courant de gaz sulfhydrique. Mais en introduisant dans un appareil dit de Marsh les *quarante grammes* qui restaient dans la cornue, on obtenait des *taches arsenicales* faciles à caractériser. Dans une autre expérience, faite avec 100 gram. du même acide chlorhydrique et 10 centigr. d'acide arsénieux, le produit, distillé et fractionné, traité par l'acide sulfhydrique, a *constamment* fourni de l'acide arsénieux; à la vérité, les 10 derniers grammes jaunissaient à peine par ce réactif. Il résulte de ces faits que M. Devergie s'est trompé, et qu'il y aurait des inconvénients graves à considérer, comme n'étant pas arsenical, de l'acide chlorhydrique distillé d'après le procédé qu'il a conseillé.

Rien n'est aisé, au contraire, comme d'obtenir de l'acide sulfurique *exempt d'arsenic,* en purifiant l'acide arsenical du commerce par le procédé suivant: Faire passer un courant de gaz acide sulfhydrique à travers l'acide sulfurique concentré; quand la liqueur ne précipitera plus par ce gaz, la filtrer à travers de l'amiante et faire bouillir la liqueur filtrée pendant quelques minutes pour chasser et l'excès d'acide sulfhydrique et la minime proportion de préparation arsenicale qu'il *pourrait, à la rigueur, avoir retenue;* l'acide sulfhydrique n'entrant en ébullition qu'à la température de 310°, on conçoit qu'il ne conserve pas à cette température l'atome du composé arsenical volatil dont je parle : aussi ne donne-t-il aucune tache dans l'appareil dit de Marsh, après avoir été ainsi purifié.

2° On sait, par les expériences de MM. Girardin et Hering (voy. *Journal de pharmacie,* mars 1836 et 1839), que l'acide chlorhydrique du commerce contient presque toujours de l'acide sulfureux, et quelquefois des quantités considérables; on sait aussi que le même acide *distillé* renferme tout autant d'acide sulfureux qu'avant d'avoir été soumis à la distillation (Fordos et Gélis, *Journal de pharmacie,* déc. 1841). Il arrivera donc, en mettant des masses énormes d'acide chlorhydrique *distillé* dans l'appareil dit de Marsh, d'après la méthode de M. Devergie, que l'on pourra introduire dans cet appareil des quantités considérables d'acide sulfureux. Or cet acide sera promptement décomposé par l'hydrogène naissant, et il y aura production de gaz acide sulfhydrique, comme on peut s'en assurer en faisant arriver le gaz dans un *solutum* d'acétate de plomb; ce gaz précipitera à l'état de sulfure jaune la *petite pro-*

portion d'acide arsénieux qui pourrait se trouver dans la matière suspecte, et comme le sulfure d'arsenic n'est pas sensiblement décomposé dans l'appareil dit de Marsh, il arrivera qu'on n'obtiendra ni taches arsenicales ni un anneau arsenical, quoique la matière suspecte *contînt de l'acide arsénieux ou de l'acide arsénique* (Fordos et Gélis, mém. cité). Et alors même que l'on recueillerait des taches, celles-ci seront souvent *jaunes*, opaques ou brillantes, et formées de soufre ou d'arsenic, suivant les proportions d'acide arsénieux contenu dans l'appareil. Avec *deux gouttes* d'une dissolution concentrée d'acide arsénieux, je n'ai jamais pu obtenir que des taches de *sulfure jaune* d'arsenic quand je mettais de l'acide sulfureux dans l'appareil, et j'en recueillais beaucoup moins que lorsque je n'ajoutais point de cet acide. Il suffirait d'un pareil fait pour proscrire à jamais le procédé que je combats.

On répondra sans doute qu'en admettant qu'il soit aussi difficile que je le dis de débarrasser l'acide chlorhydrique de la préparation arsenicale volatile ou de l'acide sulfureux qu'il peut renfermer, on en sera quitte pour essayer d'avance l'acide dont on veut faire usage, et pour ne pas employer celui qui serait impur. J'avoue que cet expédient lève toutes les difficultés, si l'on est assez bien placé pour pouvoir choisir parmi plusieurs échantillons d'acide chlorhydrique; mais, le plus ordinairement, les experts ne se trouveront pas dans des conditions aussi favorables : éloignés des grandes villes, ils se verront forcés d'agir avec les acides qu'ils auront à leur disposition, et si ces acides sont imprégnés d'un composé arsenical ou d'acide sulfureux, ils s'exposeront à commettre des erreurs graves. D'ailleurs, n'y aurait-il pas témérité à persister dans l'emploi d'un acide qui n'offre aucun avantage réel sur l'acide sulfurique, lorsqu'on sait, à ne pas en douter, qu'il est souvent altéré et toujours si difficile à purifier?

3° Quand on alimente un appareil dit de Marsh par l'acide chlorhydrique, on est souvent obligé d'ajouter de cet acide, parce que son action sur le zinc s'épuise vite : c'est encore un inconvénient qui se rattache à la méthode prônée par M. Devergie.

4° MM. Fau et Bergès, experts habiles de Foix, furent chargés, en 1840, d'une expertise médico-légale. Ils conclurent à l'existence de l'arsenic dans les matières suspectes, après avoir fait usage d'acide chlorhydrique; bientôt après, soupçonnant que l'acide par eux employé pouvait être arsenical, ils s'assurèrent, par des expériences réitérées, que, en effet, certains échantillons d'acide chlorhydrique, provenant de la même fabrique où l'on avait pris l'acide dont ils s'étaient servis, contenaient de l'arsenic. Ils n'hésitèrent pas un instant à déclarer au procureur du roi qu'ils ne pouvaient plus affirmer, comme ils l'avaient fait auparavant, que l'arsenic recueilli par eux provînt d'un empoisonnement, et ils demandèrent à faire de nouvelles recherches. Le cadavre fut exhumé et soumis aux procédés que j'ai fait connaître, et l'on ne tarda pas à obtenir de l'arsenic pur. Convaincu de l'existence de l'empoisonnement, le jury prononça la culpabilité de l'accusé. Si M. Devergie répond que MM. Fau et Bergès auraient dû, avant d'entreprendre leurs expériences, constater la pureté de l'acide chlorhydrique qu'ils voulaient employer, je répéterai ce que j'ai dit. Quelle nécessité y a-t-il, lorsque le procédé que vous conseillez n'est pas plus sensible que certains autres, d'avoir recours à un agent qui est souvent arsénifère, et dont l'emploi peut être suivi d'inconvénients d'une autre nature? En effet, j'ai déjà signalé une erreur grave commise par M. Devergie, dans une expertise médico-légale où il avait fait usage de l'acide chlorhydrique (voy. p. 472).

Destruction de la matière organique par le chlore gazeux. J'ai publié en 1820 (voy. nouveau *Journ. de méd. et de chir.*, t. VIII, p. 214) un mémoire intitulé: *Sur un nouveau procédé propre à faire découvrir la plupart des poisons minéraux mêlés à des liquides colorés;* le *chlore*, disais-je dans ce mémoire, détruit les couleurs du vin, du café, du tabac, etc., et donne des précipités dans lesquels on trouve la matière végéto-animale, qui masquait le toxique, tandis que celui-ci reste dans la liqueur et peut être facilement reconnu soit à l'état où il y avait été mis, soit à un état d'oxydation plus avancé; les acides arsénieux et arsénique étaient du nombre des poisons dont je m'occupais dans ce travail. Huit ans après, M. Devergie proposa l'emploi du chlore gazeux pour déceler le mercure dans des matières suspectes qu'il avait préalablement fait dissoudre dans l'acide chlorhydrique affaibli (nouvelle *Bibliothèque médicale*, année 1828, t. IV). En 1836, je conseillai de faire passer *un courant de chlore gazeux*, sans dissolution préalable dans l'acide chlorhydrique, à travers de l'eau tenant en suspension les matières solides combinées avec une préparation mercurielle que l'eau ne pouvait point dissoudre. En 1843, M. Jacquelain présenta à l'Institut un mémoire dans lequel il établit qu'en décomposant par le *chlore gazeux* une matière animale renfermant de l'arsenic, on pouvait extraire la *totalité* du toxique contenu dans la masse suspecte. Je fis voir bientôt que le procédé de M. Jacquelain, excellent lorsqu'il s'agit de déterminer la proportion d'arsenic contenu dans un organe ou dans un mélange quelconque, était trop compliqué pour pouvoir être mis en usage par un grand nombre d'experts.

Voici comment procède M. Jacquelain. On décompose la matière organique par un courant de chlore gazeux prolongé, à froid, jusqu'à ce que toute la matière animale, préalablement divisée et en suspension, ait acquis *la blancheur du caséum*, ce qui exige plusieurs heures. Le chlore gazeux, avant d'arriver sur la matière suspecte, a dû être lavé dans un flacon contenant 120 grammes d'eau et quelques décigrammes de potasse pure. On bouche le vase contenant le chlore et la matière comme *caséeuse*, et on laisse réagir jusqu'au lendemain; puis on jette le tout sur un linge fin. On jauge le liquide filtré, et l'on fait passer un courant de gaz acide sulfhydrique à travers une portion (la moitié par exemple), après avoir fait bouillir avec un peu d'*acide sulfureux*, qui a pour but de ramener l'acide arsénique, qui s'était formé pendant l'action du chlore, à l'état d'acide arsénieux; il se dépose un précipité de sulfure d'arsenic altéré par une petite proportion de matière organique, de sulfure de cuivre, et peut-être d'un peu de soufre, etc.; ce dernier sulfure s'est évidemment produit aux dépens du cuivre naturellement contenu dans la matière organique suspecte. Il suffit, pour les besoins de la médecine légale, après avoir lavé ce précipité, de le dessécher et de le décomposer dans un tube de verre, avec de la potasse et du charbon, à une chaleur rouge, ou bien de le soumettre, dans une petite capsule, à l'action de l'acide azotique pur et bouillant, qui détruirait la matière organique, et transformerait le sulfure d'arsenic en acides sulfurique et arsénique, et le sulfure de cuivre en sulfate de cuivre; le produit de ce traitement serait introduit dans un appareil dit de Marsh, et décomposé comme il a été dit à la page 468, pour obtenir l'arsenic sous forme de taches ou d'anneau. Si l'on voulait agir sur le sulfure d'arsenic privé de matière organique et de sulfure de cuivre, il faudrait traiter le sulfure impur, après l'avoir bien lavé, par l'acide chlorhydrique *fumant* et très-concentré, lequel dissoudrait la matière organique et la petite proportion de sulfure de cuivre sans toucher au sulfure d'arsenic (1).

Dans le mémoire qu'il a présenté à l'Institut en 1843, M. Jacquelain propose de porter la liqueur chlorée à l'ébullition pour chasser l'excès de chlore, et de l'introduire avec 80 grammes de zinc dans un appareil composé d'un tube en *S* par lequel on verse de l'acide sulfurique, d'un tube courbé à un angle, rempli dans sa branche horizontale d'amiante calciné avec l'acide sulfurique, d'un tube droit très-fusible, long de 4 décimètres pour une section de 3 millimètres qui communique avec un appareil *laveur* de Liebig, lequel est formé de six boules et doit se trouver à moitié rempli d'une dissolution de chlorure d'or représentant 0,5 d'or environ; ce chlorure doit être pur et préparé avec de l'or préci-

(1) S'il s'agissait de *doser* l'arsenic contenu dans la liqueur chlorée, *ce qu'il est en général très-dangereux de faire en médecine légale*, il faudrait dissoudre le sulfure d'arsenic ainsi purifié dans une faible quantité de sulfhydrate d'ammoniaque pour le séparer du soufre : on précipiterait alors de nouveau la dissolution limpide par l'acide chlorhydrique, en prenant le soin d'expulser l'acide sulfhydrique et de laver convenablement le sulfure d'arsenic précipité.

pité du chlorure des laboratoires à l'aide de l'acide sulfureux. Le tube droit, enveloppé vers son milieu d'une feuille de clinquant de 1 décimètre de longueur, doit être chauffé avec une lampe à l'alcool. L'arsenic se dépose dans le tube chauffé au rouge; ce qui échappe vient réduire le chlorure d'or et former de l'acide arsénieux. Reste donc à mettre en liberté l'arsenic fixé par le chlorure d'or et à le reconnaître, si toutefois l'arsenic n'est pas condensé dans le tube horizontal. Pour cela on chasse par l'ébullition l'excès du gaz acide sulfureux, on filtre, on distille à siccité la solution dans une cornue tubulée à l'émeri, munie d'un récipient, afin de décomposer une petite quantité de sel d'or qui n'a pas été réduit par l'acide sulfureux; on soumet le tout à un courant de gaz acide sulfhydrique et l'on pèse le sulfure d'arsenic.

Je conclus des expériences nombreuses que j'ai tentées: 1° que le procédé donné en 1843 par M. Jacquelain est sans contredit un des meilleurs qui aient été proposés jusqu'à ce jour pour extraire l'arsenic d'une matière organique, parce qu'il fournit la *totalité* de l'arsenic que renferme cette matière, et qu'il est indispensable, dans certaines expertises médico-légales où la proportion de ce toxique contenue dans un organe est très-faible, d'employer la méthode *la plus propre à déceler* les plus minimes proportions d'un composé arsenical.

2° Qu'il est par conséquent nécessaire de le mettre en pratique toutes les fois que l'on voudra *doser* la quantité d'arsenic renfermée dans une matière organique. Je ne saurais partager à cet égard l'opinion exprimée par M. Lassaigne (*Journal de chimie médicale*, année 1840, p. 682), savoir, que lorsque l'acide sulfurique étendu agit sur du zinc, dans un appareil dit de Marsh, ce métal retient $^{13}/_{30}$ de l'arsenic que contenait la liqueur suspecte; car on peut s'assurer, en introduisant dans cet appareil une proportion *déterminée* d'acide arsénieux, que l'on recueille exactement la même proportion de cet acide en procédant comme l'indique M. Jacquelain.

3° Qu'il est en effet préférable à celui qui a été proposé par l'Académie des sciences, lorsqu'il s'agira de *doser* l'arsenic, parce que la destruction de la matière organique par le chlore n'offre aucun des inconvénients que présente la carbonisation par l'acide sulfurique (voy. page 504), et que d'ailleurs il est aisé de se convaincre, comme l'a fait M. Jacquelain, qu'en se bornant à décomposer le gaz hydrogène arsénié par la chaleur dans un tube de verre enveloppé de clinquant, on *perd* une portion d'arsenic qui *n'est pas perdue* si l'on fait arriver dans du chlorure d'or la portion de gaz hydrogène arsénié qui n'a pas été décomposée dans l'appareil dit de l'Institut; aussi retire-t-on plus d'arsenic par le chlore que par l'acide sulfurique (voy. page 505).

4° Qu'il doit également être préféré, pour le même objet, à celui que j'ai adopté et décrit à la page 497, parce que l'on perd une certaine quantité d'arsenic, soit pendant l'incinération des matières organiques par le nitre, soit lorsqu'on chauffe le gaz hydrogène arsénié à la lampe à alcool, là où est placé l'amiante.

5° Que malgré tous ces avantages, il n'est guère possible de supposer qu'il soit souvent employé dans les expertises médico-légales, parce qu'il faut pour l'exécuter un appareil compliqué et formé de plusieurs pièces, dont quelques-unes même ne se trouvent que dans les laboratoires les mieux fournis, et que d'ailleurs il se compose d'une série d'opérations nombreuses, fort longues et délicates.

Procédé. Il suffit, pour les besoins de la médecine légale, de décomposer la matière suspecte par un courant de chlore gazeux en grand excès, opération qui dure de quatre à cinq heures lorsqu'on agit sur 2 ou 300 grammes de matière. On laisse réagir le chlore sur la matière blanche, comme caséeuse, qui s'est formée, et on la filtre au bout de douze à quinze heures; on lave à plusieurs reprises avec de l'eau distillée cette matière caséeuse, et on réunit les eaux de lavage à la première liqueur. On chasse ensuite l'excès de chlore par une ébullition lente, puis on introduit la liqueur dans l'appareil dit de Marsh, modifié de manière à pouvoir obtenir à la fois des taches et un anneau (voyez page 467). Il est utile, avant d'introduire la totalité de la liqueur dans cet appareil, d'en essayer une portion pour savoir si elle *mousse;* si cela n'a pas lieu, on opère sur toute la liqueur. Si, par suite d'une décomposition incomplète, le liquide moussait, il faudrait le soumettre de nouveau à l'action du chlore, ou bien le faire bouillir avec 2 ou 3 grammes d'acide sulfurique, jusqu'à ce qu'il ne se dégageât plus de chlore. L'expérience prouve qu'en agissant ainsi, même avec des matières organiques *excessivement pourries,* on obtient des liqueurs qui ne moussent pas; j'ai cru le contraire pendant quelque temps, mais depuis j'ai vu que des foies putréfiés au point d'être réduits en putrilage, s'ils subissaient une action *suffisante* d'un courant de chlore, fournissaient des liqueurs dont on retirait facilement l'arsenic, dans un appareil dit de Marsh, même sans que l'on eût eu besoin de recourir à l'acide sulfurique (voy. *Empoisonnement du duc de Praslin*).

En agissant comparativement, M. Jacquelain et moi, nous avons obtenu, à l'aide du chlore et du chlorure d'or en vaisseaux clos, une quantité d'arsenic *un tiers plus forte* au moins que celle que nous recueillions en carbonisant par l'acide sulfurique *une égale proportion* de la matière suspecte, et en faisant passer le gaz hydrogène arsénié à travers du chlorure d'or. En traitant directement par l'acide sulfhydrique les deux liquides arsénicaux provenant du chlore ou de l'acide sulfurique, la quantité d'arsenic fournie par le chlore *dépasse au moins d'un quart* celle qui est donnée par l'acide sulfurique. Enfin l'arsenic recueilli à l'aide du chlore *n'est jamais mélangé* de sulfure jaune d'arsenic comme cela a presque toujours lieu, surtout à la fin de l'extraction de l'arsenic, lorsqu'on carbonise par l'acide sulfurique.

M. Filhol, qui a si bien comparé les avantages et les inconvénients des principaux procédés de destruction de la matière organique, dit, en parlant du chlore, que la matière organique est en partie transformée en une autre matière organique que le chlore n'attaque plus, et qui reste par conséquent dans la liqueur à la fois chlorée et arsenicale. Qu'importe, si cette matière, ainsi que le prouve l'expérience, n'empêche pas de recueillir la *totalité* de l'arsenic contenu dans l'organe empoisonné, surtout après avoir traité la liqueur chlorée par l'acide sulfurique, comme je l'ai dit à la page 513.

Destruction de la matière organique par le chlorate de potasse.—Procédé de MM. Frésenius et V. Babo. On sépare au commencement un tiers de la matière à examiner, pour y recourir plus tard si le premier essai ne réussit pas. On mélange les deux autres tiers avec une quantité d'acide chlorhydrique pur, égale à peu près au poids de la matière sèche à examiner, puis on ajoute de l'eau de manière à avoir une bouillie claire. On chauffe le mélange au bain-marie dans une capsule de porcelaine, et, quand il est chaud, on ajoute de cinq en cinq minutes $^1/_2$ drachme de chlorate de potasse. Après le refroidissement, on jette le tout sur une batiste; on fait bouillir le résidu insoluble avec de l'eau tant que l'eau en devient acide; puis on évapore l'eau de lavage et la dissolution jusqu'à ce qu'il reste environ 500 grammes de liqueur, qu'on mélange avec la quantité d'eau saturée d'acide sulfureux nécessaire, pour que la liqueur en acquière l'odeur, et enfin on la chauffe pendant une heure de manière à en chasser tout l'acide sulfureux.

La dissolution acide qu'on obtient ainsi est ordinairement foncée; on la sature d'acide sulfhydrique, et on la laisse pendant douze heures à une température de 30°, jusqu'à ce que l'odeur d'acide sulfhydrique ait disparu. On recueille le précipité sur un filtre, on le sèche au bain-marie, puis on l'humecte de part en part avec de l'acide azotique au bain-marie. Ce qui reste après cette opération doit encore être humecté avec de l'acide sulfurique concentré; le mélange est chauffé pendant trois heures au bain-marie, et ensuite à 150° au bain d'huile, de manière à carboniser la masse et la rendre cassante; on traite ensuite ce résidu au bain-marie par 10 à 20 p. d'eau; on filtre, on lave la partie insoluble jusqu'à ce que l'eau de lavage ne contienne plus d'acide libre, puis on ajoute l'eau de lavage à la dissolution; on y fait passer un courant d'acide sulfhydrique jusqu'à refus; on recueille le précipité sur un filtre; on l'enlève de ce dernier en le dissolvant dans l'ammoniaque caustique; on évapore au bain-marie; on sèche le résidu à 100°, et on le pèse avec le vase qui le contient. Une partie de ce résidu est mise à part pour réserve, puis on pèse le vase pour avoir le poids du sulfure d'arsenic. On s'était procuré préalablement un mélange de 3 p. de carbonate sodique anhydre, et de 1 p. de cyanure potassique, préparé par la méthode de M. Liebig; on prend 12 p. de ce mélange pour une partie de sulfure d'arsenic, et l'on broie le tout dans un mortier d'agate. La réduction se fait dans un tube à baromètre, qu'on tire à l'un des bouts en tube mince; l'autre extrémité reste ouverte. On prend une bande de papier fort à laquelle on donne la forme d'un demi-cylindre, qui peut entrer exactement dans l'extrémité large; on y étend le mélange; on l'introduit dans le tube qu'on retourne ensuite de manière que le mélange tombe sur le verre libre, puis on retire le papier et l'on fixe cette extrémité du tube à un appareil qui dégage de l'acide carbonique séché sur de l'acide sulfurique, et dont il se dégage à peu près une bulle par seconde; le dégagement de gaz ne doit pas être plus rapide. Dès que l'acide carbonique ne contient plus d'air, on sèche le mélange à l'aide d'une lampe à l'esprit de vin, à partir de l'extrémité large, et l'on se rapproche graduellement de l'extrémité étirée, en chassant les vapeurs d'arsenic dans cette direction; finalement on les fait entrer dans le tube étiré, où elles se condensent contre le verre en formant une surface miroitante.

S'il y a des métaux mélangés avec l'arsenic, on retrouve: 1° le plomb dans le charbon, après le traitement par l'acide sulfurique; 2° le mercure et le cuivre dans le résidu qui est resté, après avoir traité le sulfure d'arsenic par l'ammoniaque, et 3° l'étain ou l'antimoine dans la masse après la sublimation de l'arsenic (*Ann. der Chem. und Pharm.*, XLIX, 287).

Personne ne s'avisera, je l'espère, de recourir au procédé de MM. Frésenius et V. Babo, dont la complication surpasse tout ce que l'on avait imaginé en ce genre, et dont les avantages, quoi qu'en disent les auteurs, sont loin d'être tels qu'ils les énoncent. Que l'on compare ce procédé à celui dont j'ai parlé, et qui consiste à décomposer la matière organique par un courant de chlore, et l'on verra de quel côté se trouvent la simplicité et la précision. C'est, à mon avis, mal servir la science que de la surcharger de méthodes d'une exécution longue, fastidieuse et inutile.

De quelques moyens, autres que la destruction de la matière organique, indiqués par certains auteurs pour déceler la présence de l'acide arsénieux. Ces moyens ont été proposés par M. Pettenkofer, par M. Hugo Reinsch et par M. Gianelli.

Procédé de M. Pettenkofer. M. Pettenkofer a proposé de faire bouillir pendant une ou deux heures 350 grammes de chair, d'un viscère, etc., avec 8 grammes de potasse caustique pure et de l'eau distillée; lorsque la majeure partie de la matière organique est dissoute, il sépare le liquide du résidu en passant à travers un linge, et quand le liquide est froid, il ajoute de l'acide chlorhydrique jusqu'à ce qu'il ne se forme plus de précipité; alors il filtre à travers un papier non collé, et fait évaporer la liqueur pour la concentrer un peu; dans cet état, il la précipite par un excès de tannin, afin d'enlever la majeure partie de la matière organique, et il filtre de nouveau; cette liqueur, concentrée jusqu'à ce qu'elle soit réduite à un très-petit volume (150 grammes par exemple), est introduite dans un appareil dit de Marsh; on obtient bientôt de l'arsenic pur, et le mélange ne mousse pas ou mousse à peine. Pour reconnaître que c'est bien de l'arsenic qui s'est condensé dans le tube, M. Pettenkofer chauffe la portion de ce tube où se trouve l'anneau arsenical, en même temps qu'il fait arriver un courant de gaz acide sulfhydrique; il se forme de suite du sulfure jaune d'arsenic. (*Sidjere und einfadje methode das Arsenik,* broch. in-18, année 1842, ou *Répertoire de pharmacie* de Buchner, t. XVI, p. 289.)

J'ai voulu savoir quels pourraient être les avantages de ce procédé.

Expérience Ire. — J'ai administré 15 centigrammes d'acide arsénieux dissous dans 120 grammes d'eau à un chien, et j'ai lié l'œsophage. Le *foie*, séparé immédiatement après la mort, pesait 220 grammes, et a été traité par de l'eau distillée bouillante et 5 grammes 5 décigrammes de potasse pure. Après vingt-cinq minutes d'ébullition, j'ai passé la liqueur à travers un linge, et j'ai pu m'apercevoir qu'il restait sur ce linge 112 grammes de matière solide, *A*. La liqueur, de couleur noirâtre, a été précipitée par un excès d'acide chlorhydrique pur; le dépôt était d'une couleur grise foncée. J'ai filtré de nouveau: le liquide, d'une couleur bistre clair, et par conséquent beaucoup moins coloré que le précédent, a été décomposé par un excès de tannin dissous dans l'eau, ce qui m'a fourni un dépôt gris clair peu abondant et une liqueur jaune que j'ai filtrée et qui a été évaporée à une douce chaleur jusqu'à ce qu'elle fût réduite à 150 grammes. Alors je l'ai introduite dans un appareil dit de Marsh préalablement essayé, que j'ai fait fonctionner à l'aide de l'acide *sulfurique pur;* j'ai recueilli aussitôt cinq belles taches arsenicales brunes et brillantes, et la liqueur n'a point moussé. Immédiatement après, j'ai obtenu de *nombreuses* taches *jaunes, larges et brillantes,* en tout semblables à celles qui sont formées de sulfure d'arsenic. J'ai voulu savoir si par hasard le soufre qui altérait ces nombreuses taches ne proviendrait pas de l'acide sulfureux que pourrait contenir soit l'acide chlorhydrique, soit l'acide sulfurique que j'avais employé. J'ai fait passer à travers un *solutum* d'acétate de plomb le gaz hydrogène dégagé par l'action de cet acide chlorhydrique sur du zinc, et il ne s'est point déposé *la moindre trace de sulfure de plomb.* D'un autre côté, j'ai essayé l'acide sulfurique, en le faisant agir sur du zinc dans un appareil dit de Marsh dans lequel j'avais introduit préalablement une goutte d'acide arsénieux dissous; les taches arsenicales obtenues étaient *brunes* et brillantes sans la moindre apparence de teinte jaune. Voyant que la coloration jaune des taches recueillies dans l'expérience faite avec le foie ne dépendait pas des acides dont je m'étais servi, j'ai versé dans ce dernier appareil dit de Marsh, qui fournissait de belles taches brunes, plusieurs grammes du même *solutum* de tannin, avec lequel javais précipité la matière organique, et l'arsenic a continué à se dégager avec sa belle couleur brune.

La matière solide *A*, après avoir été parfaitement lavée, a été intimement mélangée avec le double de son poids d'azotate de potasse, et incinérée dans un creuset de Hesse qui n'avait jamais servi: la cendre, traitée par l'acide sulfurique, a fourni un liquide que j'ai introduit dans un appareil dit de Marsh préalablement essayé, et qui a donné un nombre considérable de larges et belles taches arsenicales *brunes* et *brillantes*.

Expérience II. — J'ai fait bouillir pendant *deux heures*, dans une capsule de porcelaine, avec de l'eau distillée et 5 grammes de potasse pure, le *foie* d'un chien qui venait de succomber après avoir pris 15 centigrammes d'acide arsénieux dissous dans 100 grammes d'eau: ce viscère pesait 197 grammes; la liqueur, noirâtre et épaisse, a été passée à travers un linge; la matière solide restant sur le linge, et que je désignerai par *A*, après avoir été *parfaitement* lavée sur un filtre, pesait 34 grammes lorsqu'elle était encore humide; d'où il suit que l'eau alcaline avait dissous 163 grammes du viscère soumis à l'expérience. Cette liqueur alcaline, très-animalisée, n'a filtré qu'avec beaucoup de difficulté; dès qu'elle a été refroidie, je l'ai saturée par de l'acide chlorhydrique pur, qui y a fait naître un précipité gris assez abondant, et j'ai ajouté un excès de cet acide (en tout 25 grammes). Le lendemain, j'ai filtré de nouveau la liqueur, qui conservait toujours sa couleur noire, et je l'ai précipitée par un *solutum* de tannin pur; le mélange était tellement visqueux et épais, qu'il était impossible de le filtrer; alors je l'ai fait chauffer dans une capsule de porcelaine avec un léger excès de dissolution de tannin; il s'est aussitôt déposé au fond de la capsule un précipité assez abondant, *B*; dès ce moment, la liqueur a filtré facilement: elle était de couleur jaune. Quant au dépôt *B*, il était comme glutineux, très-adhérent à la capsule, et semblable, par sa couleur et son aspect, à la matière résineuse verte de la bile. J'ai fait évaporer à une douce chaleur la dissolution filtrée, jusqu'à ce qu'elle fût réduite à 150 grammes environ; puis je l'ai introduite dans un appareil dit de Marsh préalablement essayé, que j'ai fait fonctionner avec de l'acide *chlorhydrique* ne contenant ni de l'acide sulfureux ni de l'acide arsénieux. Il s'est aussitôt précipité une énorme proportion de matière animale d'un blanc jaunâtre qui a enveloppé le zinc, et l'a empêché d'agir sur la liqueur, en sorte qu'il se dégageait à peine du gaz hydrogène; d'un autre côté, il s'est formé une quantité de mousse telle, qu'il a fallu de suite vider le flacon; alors j'ai séparé la liqueur du zinc et de la mousse, et, après l'avoir filtrée, je l'ai précipitée par un léger excès d'acide chlorhydrique pur; j'ai dû employer à cet effet *cent soixante grammes de cet acide*. Dès que le dépôt a été ramassé, j'ai filtré de nouveau la liqueur, et je l'ai introduite dans un appareil dit de Marsh ; je n'ai pas tardé à obtenir des taches arsenicales larges et *brunes ;* immédiatement après, j'ai recueilli de nombreuses taches, *brunes* au centre et *jaunes* à la circonférence ; enfin huit ou dix minutes après, les taches que je condensais sur la porcelaine étaient presque entièrement *jaunes* et brillantes ; celles qui se produisaient en dernier lieu étaient complétement *jaunes*.

La matière *A* restée sur le linge et le dépôt glutineux *B*, incinérés avec l'azotate de potasse, après avoir été parfaitement lavés et traités séparément d'après ma méthode, n'ont fourni, dans deux appareils dits de Marsh, que quatre ou cinq petites taches jaunes insignifiantes.

Il résulte des faits qui précèdent : 1° qu'en traitant un organe empoisonné par la proportion de potasse indiquée par M. Pettenkofer, on ne dissout pas, ni à beaucoup près, tout l'arsenic qu'il renferme, si l'on ne fait bouillir la liqueur que pendant vingt-cinq minutes, tandis qu'au contraire on enlève la totalité de l'arsenic à l'organe si on prolonge l'ébullition pendant deux heures ; dans ce dernier cas, la matière organique indissoute est au moins trois fois moindre que dans l'autre cas si l'on agit sur un foie.

2° Qu'il est facile de séparer de la dissolution, à l'aide de l'acide chlorhydrique et du tannin, la majeure partie de la matière organique qu'elle renferme, quand l'organe n'a bouilli que pendant vingt-cinq minutes, et qu'alors la liqueur ne mousse pas ou mousse à peine dans l'appareil de Marsh ; mais qu'il faut des doses *énormes* d'acide chlorhydrique et de tannin pour atteindre le même but si l'ébullition a été continuée pendant deux heures, et que si l'on n'a pas employé une suffisante quantité de ces agents, la liqueur mousse à un tel point qu'elle s'échappe promptement de l'appareil dit de Marsh

3° Que dans l'un et l'autre cas on obtient une proportion *considérable* de taches arsenicales qui, en premier lieu, sont brunes, tandis que celles que l'on recueille peu après sont *jaunes* et *brillantes* comme celles qui sont formées de sulfure d'arsenic, sans que l'on puisse attribuer cet effet à l'impureté des acides chlorhydrique ou sulfurique, ni au tannin, qui ont été employés. L'inconvénient que je signale dépend, je n'en doute pas, de la réaction qui s'est opérée entre l'acide chlorhydrique, le tannin et la matière organique pendant l'évaporation de la liqueur.

4° Que ce seul motif devrait suffire pour ne pas donner la préférence au procédé de M. Pettenkofer sur celui que jai adopté, puisque dans celui-ci on recueille au moins autant d'arsenic, et que les taches, au lieu d'être jaunes, sont brunes et brillantes.

5° Qu'alors même que le procédé du chimiste allemand fournirait de l'arsenic brun et brillant, il ne devrait pas être adopté, parce qu'il ne saurait être mis à exécution d'une manière avantageuse sans employer des quantités *considérables* d'acide chlorhydrique, et qu'il y a des inconvénients réels à faire usage de cet acide, comme je l'ai démontré en combattant le procédé de M. Devergie (voy. p. 507).

Procédé de M. Hugo Reinsch. Ce procédé consiste à aciduler, par de l'acide chlorhydrique, les liqueurs arsenicales, et à les faire bouillir avec du cuivre métallique, qui bientôt se recouvre d'une couche grisâtre d'arsenic. Une très-faible proportion d'arsenic est décelée, suivant Reinsch. Des matières alimentaires, des matières vomies contenant de l'arsenic, peuvent être traitées d'une manière analogue pour y constater la présence de ce corps. On fera bouillir ces matières avec de l'acide chlorhydrique pur, étendu de son poids d'eau; on filtrera ce liquide, et on le traitera par des lames de cuivre. Pour prouver que les lames de cuivre contiennent de l'arsenic, M. Reinsch introduit ces lames dans un tube effilé à l'une de ses extrémités, et il adapte à l'autre extrémité un tube d'un diamètre plus petit. En chauffant le tube avec une lampe à l'alcool, à l'endroit où sont déposées les lames de cuivre, l'acide arsénieux, formé par l'union de l'oxygène de l'air avec l'arsenic, se sublime et se condense sous forme de petits cristaux brillants, bien reconnaissables. Quand il veut obtenir l'arsenic pur, M. Reinsch place les lames de cuivre couvertes d'arsenic dans un tube de verre effilé à l'une de ses extrémités; dans ce tube, il fait passer un courant d'hydrogène pur et sec, et en même temps il chauffe les lames de cuivre; l'hydrogène se combine avec l'arsenic et forme de l'hydrogène arsénié; on enflamme cet hydrogène pour avoir des taches arsenicales, comme cela se pratique dans l'appareil dit de Marsh (*Écho du monde savant,* 12 février 1843).

J'ai voulu savoir quels pouvaient être les avantages et les inconvénients de ce procédé :

Expérience Ire. — J'ai fait bouillir pendant une demi-heure 7 grammes de cuivre en lames avec 291 grammes d'un potage gras contenant quelques gouttes d'une dissolution aqueuse d'acide arsénieux et préalablement acidulé avec l'acide chlorhydrique. Les lames, recouvertes, après l'opération, d'une pellicule brunâtre, ont été chauffées dans un tube de verre, comme l'a proposé M. Reinsch, et j'ai obtenu dans une partie du tube un anneau blanc, et dans une autre partie un anneau coloré en vert et en brun par du chlorure de cuivre et par de la matière organique; le premier de ces anneaux *offrait tous les caractères de l'acide arsénieux,* tandis que le second *ne donnait pas,* avec les agents propres à reconnaître cet acide, les réactions qui lui appartiennent.

Expérience II. — J'ai fait bouillir, avec des lames de cuivre et de l'eau fortement acidulée par de l'acide chlorhydrique, la moitié du foie d'un chien empoisonné avec 6 décigrammes d'acide arsénieux : les lames ont acquis un aspect brun, tout en concervant leur brillant. Quelques-unes d'entre elles ayant été chauffées dans un tube de verre *ont donné un anneau d'acide arsénieux;* d'autres ont été mises dans un appareil dit de Marsh, et ont à peine fourni quelques taches arsenicales.

De nouvelles lames de cuivre ont été placées dans la liqueur à cinq heures du soir, et elles y sont restées toute la nuit : le lendemain elles étaient *brunes* et *ternes*. Chauffées dans un tube de verre, après les avoir lavées, elles ont donné un anneau contenant *probablement* de l'acide arsénieux, mais renfermant à coup sûr du chlorure de cuivre et de la matière organique; aussi lorsqu'on traitait cet anneau par l'acide azotique, et que l'on évaporait le *solutum* jusqu'à siccité, obtenait-on un produit *qui ne fournissait point* les réactions arsenicales.

Quelques-unes de ces lames ayant été chauffées au milieu d'un courant de gaz hydrogène sec, ont à peine donné trois ou quatre taches dont l'aspect *n'était pas arsenical* et qui étaient évidemment formées par de la matière organique; essayées par les réactifs propres à faire reconnaître l'arsenic, il m'a été impossible de constater la présence de ce corps.

D'autres lames ayant été placées dans la liqueur sur laquelle on avait déjà agi deux fois avec du cuivre, se sont comportées exactement comme celles qui y avaient été mises en second lieu; introduites dans un appareil dit de Marsh, il ne s'est produit aucune tache.

La portion solide du foie qui n'avait point été dissoute par l'acide chlorhydrique, *retenait encore beaucoup d'arsenic,* car, après l'avoir bien lavée, si on l'incinérait avec de l'azotate de potasse, elle fournissait une quantité notable d'arsenic.

Expérience III. — J'ai traité par l'acide azotique plusieurs des lames qui avaient séjourné dans la liqueur, afin de transformer l'arsenic qu'elles pouvaient contenir en arséniate de cuivre insoluble; j'évaporais la liqueur jusqu'à siccité pour chasser l'excès d'acide azotique, puis je dissolvais dans l'eau l'azotate de cuivre. L'arséniate de cuivre précipité, après avoir été lavé, était introduit dans un appareil dit de Marsh. Les résultats que j'ai obtenus diffèrent tellement entre eux qu'il me serait impossible de formuler quelque chose de précis à cet égard : dans certains cas je recueillais un assez grand nombre de taches arsenicales; d'autres fois il s'en produisait moins : enfin, il m'est arrivé de ne pas en avoir du tout. Cependant, lorsque je décomposais cet arséniate par la potasse, avant de l'introduire dans l'appareil, je retirais constamment beaucoup plus d'arsenic.

Je crois pouvoir conclure de ce qui précède, que le procédé proposé par M. Reinsch n'a pas, ni à beaucoup près, la valeur que lui accorde son auteur; d'abord parce qu'il est difficile, pour ne pas dire impossible, de dissoudre dans l'acide chlorhydrique, la totalité de l'acide arsénieux contenu dans les organes où il a été porté par absorption (expér. 2); en second lieu, parce qu'alors même que par suite de l'emploi d'un *grand nombre de lames de cuivre,* on aurait enlevé à une dissolution chlorhydrique, mêlée de matière organique, tout l'acide arsénieux qu'elle contenait, on ne parviendrait pas à extraire, ni à beaucoup près, par la chaleur, la totalité de cet acide arsénieux, qui d'ailleurs pourrait très-bien ne pas offrir tous ses caractères (voy. expér. 1, p. 519); et enfin, parce qu'il n'est pas vrai de dire que, dans l'espèce, l'hydrogène transforme facilement l'arsenic contenu dans les lames de cuivre en gaz hydrogène arsénié.

Toutefois je ne vois aucun inconvénient, et il peut y avoir même quelques avantages, à essayer une *petite partie* de la liqueur soupçonnée arsenicale par le procédé de Reinsch ; en effet, si après avoir fait bouillir pendant quelques minutes quelques grammes du liquide avec de l'acide chlorhydrique, et deux ou trois petites lames de cuivre, celles-ci perdent leur couleur au bout d'un certain temps, et qu'elles tendent à blanchir, tout portera à croire qu'elles ont enlevé de l'arsenic à ce liquide, et il suffira de les soumettre à la chaleur de la lampe dans un tube contenant de l'air, pour obtenir de l'acide arsénieux. Guidé par ce résultat, l'expert pourra ensuite extraire l'arsenic en traitant toute la masse suspecte par le chlore (voy. p. 513). Il est indispensable, avant de faire usage du cuivre, de s'assurer, en le chauffant, qu'il ne fournit point d'acide arsénieux. La coloration brune des lames de cuivre ne saurait être considérée comme un caractère annonçant qu'elles renferment de l'arsenic, car elles acquièrent cette couleur dans un liquide faiblement chlorhydrique, *non arsenical,* surtout lorsque celui-ci contient des matières organiques.

Moyen indiqué par M. Gianelli. M. le Dr Gianelli de Lucques, mettant à profit les résultats de mes expériences sur l'absorption de l'arsenic, et son transport dans le sang, dans les divers organes et dans l'urine, a imaginé de faire avaler à des moineaux et à des oiseaux de nid (*passeri di nido*), tantôt des grumeaux de sang, tantôt des fragments de poumons, ou de l'urine de lapins, de chiens ou de chevaux empoisonnés par des préparations arsenicales, antimoniales, cuivreuses, mercurielles, opiacées, strychnées, etc., et il a tiré de ses essais les conséquences suivantes. (*Processi verbali di alcuni sperimenti istituiti sopra varii animali coll' acido arsenioso,* 1841.)

1° Le sang, les poumons et l'urine des animaux empoisonnés par l'acide arsénieux tuent les moineaux auxquels on les fait avaler.

2° Le sang est vénéneux pour ces animaux, soit qu'il ait été tiré de la veine pendant la vie des lapins ou des chiens, soit qu'il ait été recueilli après la mort et même après une inhumation de plusieurs jours, que les lapins et les chiens aient vécu plus ou moins de temps, que l'acide arsénieux leur eût été administré solide ou dissous dans l'eau à forte ou à petite dose, et quelles que fussent les conditions qui peuvent faciliter son absorption.

3° Toutefois, si la dose d'acide arsénieux est faible, ou que les chiens et les lapins se trouvent dans des conditions peu favorables à l'absorption, la mort des moineaux n'arrive que lentement, et peut même n'avoir pas lieu quelquefois.

4° Le cerveau et la moelle épinière des animaux empoisonnés par l'acide arsénieux ne sont pas vénéneux pour les moineaux.

5° Le sang des animaux empoisonnés avec d'autres substances vénéneuses que l'acide arsénieux, avec celles dont se servent les criminels, n'exerce aucune action délétère sur les moineaux.

6° Le sang des chiens et des lapins n'est pas vénéneux pour les moineaux, quand l'acide arsénieux a été introduit dans l'estomac de ces chiens et de ces lapins après leur mort.

M. Gianelli conclut de tous ces faits que l'on peut, en faisant avaler à des moineaux du sang d'une personne que l'on soupçonne être morte empoisonnée par l'acide arsénieux, acquérir *presque la certitude* de l'empoisonnement avant de recourir aux essais chimiques, qu'il considère avec raison comme le seul moyen de mettre l'existence de l'empoisonnement hors de doute. Il pense aussi que l'on peut, à l'aide du moyen qu'il propose, décider si l'acide arsénieux que l'on retire du canal digestif a été introduit avant ou après la mort.

Voici les faits sur lesquels l'auteur se fonde pour établir les conclusions que je viens de faire connaître.

EXPÉRIENCE Ire. — *Acide arsénieux dissous dans l'eau.* Un lapin, empoisonné avec 60 centigrammes d'acide arsénieux, fut saigné vingt et une minutes après l'empoisonnement. Quelques grumeaux de sang administrés à un moineau déterminèrent la mort de celui-ci au bout de trois heures.

Le sang d'un lapin non empoisonné fut pris impunément par un moineau de même force que le précédent.

EXPÉRIENCE II. — 70 centigrammes du même poison furent pris par un lapin, que l'on saigna cinq minutes après. Quelques grumeaux de sang donnés à deux moineaux déterminèrent l'empoisonnement : l'un de ces animaux mourut au bout de trois heures quarante-neuf minutes ; *l'autre se rétablit.* Quelques gouttes d'urine du même lapin tuèrent un oiseau au bout de dix heures et demie.

Les moineaux auxquels on fit avaler du sang et de l'urine de lapins non empoisonnés ne furent pas incommodés.

EXPÉRIENCE III. — On administra à un lapin 1 gramme d'acide arsénieux, et on le saigna trois minutes après. Trois moineaux qui avalèrent du sang de cet animal périrent, *tandis que trois autres se rétablirent,* après avoir éprouvé quelques symptômes d'empoisonnement. Une chouette fut également tuée par ce sang. Il en fut de même de deux moineaux qui avaient avalé de l'urine du même lapin. Le cerveau et la moelle épinière de cet animal n'occasionnèrent aucun accident chez une civette.

Expérience IV. — Un lapin mourut une minute après avoir pris 60 centigrammes d'acide arsénieux dissous dans 30 grammes d'eau. Du sang de cet animal fut donné à quatre moineaux; trois périrent, et le quatrième *n'éprouva aucun accident*.

Expérience V. — Un autre lapin prit 5 centigrammes d'acide arsénieux dissous dans 8 grammes d'eau distillée, et mourut au bout d'une heure et demie. Le sang de cet animal donné à huit moineaux ne produisit *aucun effet sur trois* d'entre eux; les cinq autres périrent, l'un au bout de dix-neuf heures, un autre après vingt-huit heures, deux au bout de trente et une heures; enfin le dernier après deux jours.

Expérience VI. — Un chien fut empoisonné avec 1 gramme 30 centigrammes d'acide arsénieux dissous dans 60 grammes d'eau. Quatre moineaux auxquels on donna du sang de cet animal périrent en trois, quatre ou cinq heures; il en fut de même d'une chouette et d'un geai. Une autre chouette succomba pour avoir avalé du poumon du même animal. Par contre, deux moineaux furent empoisonnés, *mais non tués* par le sang du même chien.

Expérience VII. — On administra à un chien 4 grammes d'acide arsénieux dissous dans 60 grammes d'eau; l'animal mourut vingt et une minutes après. On donna à huit moineaux du sang extrait de la veine pendant la vie; six d'entre eux moururent; les deux autres *n'éprouvèrent aucun accident*. Cinq autres moineaux prirent du sang contenu dans le cœur. Trois d'entre eux succombèrent; *les deux autres ne furent point incommodés*. Deux poussins qui avaient avalé un mélange de ces deux sangs moururent.

Expérience VIII. — *Acide arsénieux solide*. Un lapin mourut en trois minutes pour avoir pris 2 grammes 60 centigrammes d'acide arsénieux en poudre. Du sang de cet animal donné à quatre moineaux les tua promptement.

Expérience IX. — Un chien mourut quatre heures et un quart après avoir pris 4 grammes d'acide arsénieux en poudre. Le sang extrait du cœur et des gros vaisseaux de cet animal tue six moineaux, tandis qu'*il ne produit aucun accident chez deux autres*. Deux poussins périssent pour avoir pris de ce liquide.

Expérience X. — Un cheval, empoisonné avec 12 grammes d'acide arsénieux donné sous forme de bol, meurt au bout de huit heures. Cinq moineaux périssent après avoir avalé du sang de cet animal; *deux autres ne sont pas incommodés*, et sur six poussins qui en prennent, *un seul meurt*.

Expérience XI. — Un autre cheval, empoisonné de même, succombe au bout de trente et une heures. Trois moineaux meurent pour avoir pris du sang de cet animal; *trois autres n'éprouvent aucun accident*. Sur deux poussins qui en prirent, *un seul* mourut.

Expérience XII. — Un lapin succomba en quatre minutes pour avoir pris 1 gramme 30 centigrammes d'acide arsénieux pulvérisé. Il fut enterré dans une boîte de sapin. Douze jours après, on exhuma cette boîte, et on administra du sang de ce lapin à deux moineaux qui moururent.

Du sang de lapin enterré pendant dix jours, et donné à cinq moineaux, ne développa aucun accident.

Expérience XIII. — On tua un lapin, et immédiatement après on introduisit dans son estomac 60 centigrammes d'acide arsénieux dissous dans 30 grammes d'eau. Sept heures et demie après, on fit avaler du sang de cet animal à sept moineaux qui n'en furent pas incommodés.

Expérience XIV. — *Sublimé corrosif.* Un lapin fut empoisonné avec 50 centigrammes de ce corps dissous dans l'eau. L'animal mourut après dix minutes. Trois moineaux et une chouette qui prirent du sang de ce lapin n'éprouvèrent aucun accident.

Expérience XV. — Un chien fut tué en sept minutes pour avoir pris 2 grammes de sublimé dissous dans l'eau. On donna à dix moineaux et à un poussin, sans effet sensible, du sang tiré de la veine pendant la vie, ou retiré du cœur après la mort.

Expérience XVI. — *Vert-de-gris.* Un lapin mourut sept minutes après avoir avalé 60 centigrammes de vert-de-gris suspendu dans l'eau. Trois moineaux et une chouette prirent impunément du sang de cet animal.

Expérience XVII. — *Tartre stibié.* 30 centigrammes de ce sel dissous dans l'eau, et administrés à un lapin, déterminèrent la mort au bout de trois quarts d'heure. Du sang de cet animal, donné à cinq moineaux et à une chouette, ne produisit aucun effet sensible.

Expérience XVIII. — Un petit chien prit, à onze heures cinquante-cinq minutes du matin, 2 grammes 60 centigrammes de ce sel dissous, et mourut dans la nuit. On l'avait saigné. Du sang de cette saignée, donné à trois moineaux et à deux poussins, ne produisit aucun effet. Quatre moineaux et deux autres poussins prirent impunément aussi du sang extrait du cœur après la mort.

Expérience XIX. — *Sous-acétate de plomb.* Un lapin mourut onze minutes après avoir avalé 30 gouttes d'extrait de saturne. Le sang de cet animal, donné à quatre moineaux et à une chouette, n'occasionna aucun accident.

Expérience XX. — *Azotate d'argent.* On fit prendre à un lapin 30 centigrammes de ce sel dissous dans l'eau, l'animal succomba au bout de vingt-cinq minutes. Quatre moineaux et une chouette n'éprouvèrent aucune incommodité pour avoir pris de son sang.

Expérience XXI. — *Chlorure d'or.* On donna à un lapin 5 grammes 30 centigrammes de ce sel dissous. Après la mort, on administra du sang de l'animal à quatre moineaux qui n'en furent point incommodés.

Expérience XXII. — *Sulfate de zinc.* Un lapin mourut trois heures trente-sept minutes, après avoir pris 4 grammes de ce sel dissous dans l'eau. Le sang de cet animal, donné à quatre moineaux, ne produisit aucun effet.

Expérience XXIII. — *Sous-azotate de bismuth.* 6 grammes 60 centigrammes de ce sel occasionnèrent la mort d'un lapin au bout de quatre jours. Le sang de cet animal administré à six moineaux ne les incommoda point.

Expérience XXIV. — *Cantharides.* On saigna un chien enpoisonné sept heures auparavant avec des cantharides. Le sang de l'animal donné à neuf moineaux et à un *poussin* fut sans effet.

Expérience XXV. — *Acétate de morphine.* On fit prendre en deux fois à un lapin 50 centigrammes d'acétate de morphine; l'animal mourut vingt-huit minutes après. Du sang administré à quatre moineaux ne produisit aucun effet sur trois d'entre eux; le quatrième *fut trouvé mort le lendemain.*

Expérience XXVI. — 50 centigrammes du même sel, administrés en une seule fois à un lapin, déterminèrent la mort au bout de quarante minutes. Neuf moineaux avalèrent impunément du sang de cet animal.

Expérience XXVII. — Un chien, empoisonné par trois doses successives de ce sel dissous dans l'eau, fut saigné au troisième jour de la maladie. Le sang de ce chien, donné à huit moineaux et à un *poussin*, ne produisit aucun effet.

Expérience XXVIII. — *Strychnine.* Un lapin mourut une heure huit minutes après avoir pris 10 centigrammes de strychnine suspendue dans l'eau. Quatre moineaux ne furent aucunement affectés par le sang de cet animal.

Expérience XXIX. — *Alcool.* On fit avaler à deux moineaux du sang d'un lapin tué par l'alcool; ces animaux ne furent point incommodés.

Expérience XXX. — *Eau de laurier-cerise.* Un lapin fut saigné quatre minutes après avoir été empoisonné par cette eau distillée; trois moineaux auxquels on fit avaler du sang de cet animal n'en ressentirent aucun effet.

Tels sont les faits mis en avant par le Dr Gianelli. Voyons, avant d'exposer les résultats de mes expériences, s'ils sont de nature à motiver les conclusions que l'auteur a adoptées.

Deux points fondamentaux constituent la base de ce système: on admet d'une part que le sang et certains organes des animaux empoisonnés par l'acide arsénieux contiennent une assez grande quantité de ce poison pour tuer les petits oiseaux, même quand ils sont administrés à faible dose, tandis que les mêmes parties prises chez les animaux empoisonnés par les autres substances vénéneuses ne renferment pas de ces substances, ou du moins n'en renferment pas assez pour faire périr les moineaux aux mêmes doses. Or il est aisé de prouver que ces deux assertions, énoncées d'une manière aussi absolue, sont erronées.

Examinons d'abord la première. Sans aucun doute le sang et quelques viscères d'un animal empoisonné, pris *à une certaine époque* de l'intoxication, peuvent contenir assez d'acide arsénieux pour faire périr des animaux aussi faibles; cela aura surtout lieu lorsque les chiens, les lapins, etc., auront été soumis à l'action de fortes doses d'acide arsénieux et que l'absorption aura été abondante. Mais aussi combien de fois n'arrivera-t-il pas que le sang et les organes des animaux empoisonnés par l'acide arsénieux ne renfermeront que des atomes de ce poison incapables de tuer même les petits oiseaux, ou qu'ils n'en contiendront pas du tout? Ici cela tiendra à ce que la dose avec laquelle l'animal a été empoisonné était minime; là, à ce que le sang a été recueilli avant d'avoir reçu tout le poison qu'il doit charrier; dans un autre cas, cela dépendra de ce que le sang se sera déjà dépouillé d'uue grande partie de l'acide arsénieux qu'il avait absorbé et qu'il a laissé dans les organes. Quand on a cherché plusieurs fois l'acide arsénieux dans le sang des animaux empoisonnés, on est convaincu qu'on est loin de le trouver à toutes les époques de l'empoisonnement.

Il y a mieux, les expériences de M. Gianelli réfutent à elles seules le système qu'il veut faire prévaloir, en nous montrant des lapins, des chiens et des chevaux empoisonnés par des doses énormes d'acide arsénieux, dont le sang n'a pas occasionné le moindre accident quand il a été pris par des moineaux. *Cinq* de ces animaux ne sont pas morts en avalant du sang de lapins qui étaient sous l'influence de 60, de 70 centigrammes et même de 1 gramme de ce poison dissous dans l'eau, doses vraiment énormes; l'un d'eux n'éprouva même aucun accident (expériences 2, 3 et 4); nous voyons dans l'expérience 5 trois moineaux n'être pas incommodés par du sang qui pourtant a tué cinq de ces animaux. *Six* de ces oiseaux avalent *impunément* du sang de chiens empoisonnés par des doses d'acide arsénieux dissous, douze fois au moins aussi fortes que celles qui sont nécessaires pour les tuer (expér. 6 et 7). Deux moineaux ne ressentent aucun mauvais effet du sang d'un chien qui avait avalé *quatre grammes* d'acide arsénieux en poudre. Enfin le sang de deux chevaux empoisonnés par l'acide arsénieux solide n'a aucunement altéré la santé de *onze* petits animaux auxquels on en avait fait prendre (expér. 10 et 11). Évidemment les 27 oiseaux dont je viens de parler, et qui n'ont pas été affectés par le sang des lapins, des chiens et des chevaux empoisonnés, ne sont pas dans des conditions propres à faire prévaloir le système de l'auteur. Voyez combien on serait loin de la vérité, si l'on admettait avec M. Gianelli que l'on peut, à l'aide du moyen qu'il propose, acquérir *presque la certitude* de l'empoisonnement avant de recourir aux essais chimiques! Il y a d'ailleurs dans les faits rapportés par le médecin de Lucques quelque chose de plus singulier encore et d'inexplicable: constamment, lorsque les oiseaux n'ont pas été incommodés en avalant du sang qui provenait des animaux qui avaient pris de l'arsenic, d'autres oiseaux de la même espèce, en apparence moins forts, ont été tués par le même sang donné à pareille dose. Quelle importance attacher dès lors à des essais aussi insignifiants? M. Gianelli n'a pas même cherché quelle pouvait être la cause de cette bizarrerie. J'admets bien avec lui que les chiens et les lapins peuvent se trouver quelquefois dans des conditions peu favorables à l'absorption, et je conçois qu'alors le sang de ces animaux, *très-légèrement empoisonnés*, ne tue pas les oiseaux; c'est ce que j'ai dit plus haut. Mais il s'agit ici de lapins, de chiens et de chevaux véritablement empoisonnés et dont le sang tue plusieurs animaux, tandis qu'il n'est aucunement nuisible pour d'autres.

Si j'aborde maintenant le second point fondamental du système de M. Gianelli, il ne me sera pas difficile de prouver qu'il ne repose pas sur une base plus solide. Nous savons que le sublimé corrosif, le vert-de-gris, le tartre stibié, les sels de plomb, d'argent, d'or, de zinc et de bismuth, l'acétate de morphine, la strychnine, etc., sont absorbés et qu'ils se mêlent au sang; on sait aussi qu'il faut des doses excessivement minimes de plusieurs de ces poisons pour tuer des moineaux, et pourtant l'auteur du système cherche à établir que le sang des animaux empoisonnés par ces divers poisons ne fera jamais périr les petits oiseaux auxquels on en donnerait quelques grumeaux. Je serais d'accord avec lui s'il disait que *quelques-uns* de ces poisons, doués d'une activité *moindre* que les autres, pourront se trouver en assez faible proportion dans le petit nombre des grumeaux de sang que l'on fait avaler aux moineaux pour ne pas les faire périr; mais je ne saurais adopter le principe d'une manière absolue; et si l'on m'oppose les expériences nombreuses dans lesquelles le médecin de Lucques a toujours constaté l'innocuité du sang provenant d'animaux empoisonnés par ces substances vénéneuses, je répondrai d'abord qu'un moineau a été tué pour avoir avalé du sang d'un lapin empoisonné par l'acétate de morphine (expérience 25); qu'il est probable que l'on n'a pas donné autant de grumeaux sanguins aux oiseaux, dans ce cas, que lorsqu'on agissait avec le sang arsenical, et surtout que l'on n'a pas saisi, pour faire les essais, le moment où la substance toxique se trouvait en quantité notable dans le sang. Quand on sait combien il est difficile de démontrer dans ce fluide la présence des préparations mercurielles, cuivreuses et autres; que la difficulté est portée à ce point, que dans mes expériences je n'ai jamais pu y déceler la présence du mercure, alors que je la constatais aisément dans le foie, dans la rate, dans l'urine, etc., on est forcé d'admettre que si l'on ne découvre pas ces poisons dans le sang, c'est qu'ils n'y restent pas longtemps, et que je les ai toujours cherchés quand ils n'y étaient plus. Mais évidemment ils s'y sont trouvés à une certaine époque de l'empoisonnement, puisque c'est lui qui les a portés dans les viscères où on les découvre; et on voudrait nous persuader qu'à cette époque le sang ne serait pas doué de qualités assez malfaisantes pour tuer de petits animaux dont il est si aisé de détruire la vie?

Quoique ces considérations suffisent et au delà pour faire apprécier à sa juste valeur le système du Dr Gianelli, j'ai été curieux de voir par moi-même et de répéter quelques-unes des expériences consignées dans le mémoire de ce médecin. Voici ce que j'ai observé:

Plusieurs *moineaux*, auxquels j'avais fait prendre dans l'espace de deux ou trois heures de 25 à 30 gouttes de sang d'un chien récemment tué avec 15 centigrammes d'acide arsénieux dissous dans 100 grammes d'eau, *n'ont éprouvé aucun accident* pendant trente ou quarante heures, et mangeaient avec avidité la pâtée qu'on leur donnait; puis tout à coup plusieurs d'entre eux sont morts, tandis que les autres ont *continué à se bien porter*.

Quatre *oiseaux de nid*, soumis à la même expérience, ont également succombé trente-six ou quarante heures après avoir avalé du sang et sans avoir paru affectés pendant tout ce temps par l'ingestion du liquide empoisonné. Il en a été de même de plusieurs autres oiseaux de nid, à peu près de même force, *qui n'avaient pourtant pas pris du sang empoisonné*, mais qui n'avaient pas été mieux nourris que les quatre qui avaient péri. Il y a mieux: deux de ces oiseaux sont morts quatre heures avant un de ceux auxquels on avait donné du sang arsenical.

Parmi les moineaux auxquels j'ai fait avaler des parcelles du poumon du chien empoisonné, il en est qui sont morts au bout de vingt-quatre à trente-six heures, après avoir paru se bien porter pendant tout ce temps; d'autres n'ont pas été incommodés.

Enfin j'ai fait prendre à quatre oiseaux de nid, du sang provenant d'un chien que j'avais empoisonné la veille avec 8 grammes de *noix vomique;* deux de ces animaux *étaient morts* au bout de dix-huit heures, et *les deux autres* au bout de trente-deux heures; pourtant il y avait dans les cages qui renfermaient ces oiseaux de la pâtée et de l'eau.

Il résulte de ce qui précède que le système du Dr Gianelli ne repose sur aucune base solide, et qu'il serait dangereux de l'appliquer aux recherches médico-légales relatives à l'arsenic, dans un moment surtout où les procédés propres à faire découvrir des quantités infiniment petites de ce toxique ont atteint un si haut degré de perfection.

Acide arsénieux en poudre fine appliqué à la surface du canal digestif. — On examinera attentivement à l'œil nu ou avec une loupe toute la surface interne du canal digestif, afin de ramasser les petits grains d'acide arsénieux que l'on pourrait apercevoir; si l'on découvre quelques-uns de ces grains, on les traitera comme il a été dit à la page 460, afin de s'assurer qu'ils sont formés par l'acide arsénieux. Mais il ne faut pas oublier que dans certaines circonstances la membrane muqueuse de l'estomac et des intestins est tapissée d'une multitude de points brillants, composés de graisse et d'albumine (voy. page 422, art. *Lésions de tissu*).

Supposons que l'expert n'ait pas aperçu la moindre trace de substance granuleuse à la surface interne du canal digestif, ce n'est pas une raison pour que quelques atomes d'acide arsénieux, finement pulvérisé, ne se trouvent dans ce canal, incorporés en quelque sorte avec la membrane muqueuse. Il faudra donc faire bouillr, dans une capsule de porcelaine très-propre, pendant un quart d'heure environ, le canal digestif coupé par petits morceaux, avec de l'eau distillée et quelques centigrammes de potasse pure, afin de dissoudre toutes les portions d'acide arsénieux pulvérulent qu'il aurait été impossible de séparer mécaniquement. Le *solutum* sera filtré, coagulé par l'alcool, et soumis à l'action de l'acide sulfhydrique gazeux, comme il a été dit à la page 490. Si l'on n'obtient point de sulfure d'arsenic, on carbonisera les lambeaux du canal digestif à l'aide d'un mélange d'acide azotique et d'acide sulfurique (voy. pag. 494).

Acide arsénieux dissous dans l'huile. Si, comme cela s'est déjà vu, l'acide arsénieux avait été dissous dans l'huile avant son administration, on reconnaîtrait le mélange 1° aux caractères physiques de l'huile; 2° en lavant l'huile avec de l'eau aiguisée d'acide sulfurique, on dissoudrait l'acide arsénieux; 3° en carbonisant le mélange, en traitant le charbon par l'eau distillée bouillante, en filtrant et en introduisant le liquide filtré dans un appareil dit de Marsh, on obtiendrait l'arsenic sous forme de taches ou d'anneau.

Acide arsénieux dans un cas où le sesquioxyde de fer aurait été administré comme contre-poison. Si l'individu sur lequel on opère avait pris du colcothar ou du sesquioxyde de fer hydraté, il faudrait apporter quelques modifications au procédé que je conseille de suivre; en effet, j'ai démontré : 1° qu'il existe dans le commerce certains échantillons de ces oxydes qui contiennent une petite proportion d'arsenic; 2° qu'en faisant bouillir ces oxydes pendant quatre heures avec de l'eau distillée, on ne dissout pas un atome de la préparation arsenicale qu'ils renferment; 3° qu'il en est de même si l'on en fait bouillir 120 ou 150 grammes avec de l'eau distillée et 2 grammes de potasse pure; 4° qu'en faisant bouillir, au contraire, pendant une heure, quelques grammes de ces mêmes échantillons avec de l'acide sulfurique concentré ou étendu de son poids d'eau, et en plaçant les liqueurs dans un appareil dit de Marsh, on obtient des taches arsenicales; 5° qu'il en est de même si l'on introduit directement quelques grammes de ces oxydes dans un appareil dit de Marsh en activité; 6° que certains sulfates de fer préparés avec de la tournure de fer parfaitement décapée, de l'eau et de l'acide sulfurique, donnent, par la calcination, des colcothars dont on retire de l'arsenic à l'aide de l'appareil dit de Marsh, surtout si on a préalablement fait bouillir ceux-ci avec de l'acide sulfurique; 7° que les chiens peuvent avaler 120 à 150 grammes de colcothar arsenical sans être sensiblement incommodés, et que si on les tue vingt-quatre ou soixante heures après l'ingestion de l'oxyde, on ne découvre aucune trace d'arsenic en carbonisant *ensemble*, par l'acide azotique, le foie, la rate, les reins, le cœur, et les poumons de ces animaux; *mais que les liquides contenus dans le canal digestif,* filtrés, *fournissent* quelquefois des traces d'arsenic à l'aide de l'appareil dit de Marsh. (*Bulletin de l'Académie royale de médecine,* année 1840.)

On conçoit, d'après ce qui précède, que si l'on avait obtenu de l'arsenic en analysant les matières contenues dans le canal digestif d'un individu qui aurait pris du colcothar ou du sesquioxyde de fer hydraté, il ne suffirait pas de découvrir l'arsenic, et qu'il faudrait encore prouver que cet arsenic ne provient pas du contre-poison ferrugineux.

Pour cela, *si l'on opère sur la matière des vomissements,* on la filtre, et on la traite par l'alcool et par l'acide sulfhydrique comme il a été dit à la page 490. S'il se précipite du sulfure jaune d'*arsenic,* il est évident que ce métal provient d'un composé arsenical vénéneux, attendu que la proportion d'arsenic que pourrait renfermer *la petite quantité* d'oxyde de fer dissous dans la liqueur *filtrée* est trop minime pour être décelée à l'aide de l'acide sulfhydrique.

Si l'on n'a pas à sa disposition les matières des vomissements, et alors même qu'on aurait pu opérer sur elles, on recueillera attentivement toutes les matières contenues dans le canal digestif; on lavera celui-ci à plusieurs reprises avec de l'eau distillée *froide,* et après avoir réuni les eaux de lavage aux autres matières, on mettra le tout sur un filtre; on lavera encore de la même manière la matière solide restant sur le filtre. Si le liquide filtré, après avoir été coagulé par l'alcool et filtré de nouveau, donne, par l'acide sulfhydrique, un précipité de sulfure jaune d'arsenic, on peut être certain que l'arsenic ne provient pas de l'oxyde de fer. S'il ne précipite pas par cet agent, et que l'on en retire un peu d'arsenic à l'aide de l'appareil dit de Marsh, on n'affirmera pas que cet arsenic n'a pas été fourni par l'oxyde ferrugineux, attendu que cette petite proportion d'arsenic pourrait, *à la rigueur,* provenir de quelques parcelles d'oxyde de fer que les sucs acides de l'estomac auraient attaqué. Afin de s'éclairer davantage, on agira sur les matières restées sur le filtre.

Pour cela, on fera bouillir ces matières pendant vingt ou vingt-cinq minutes avec de l'eau distillée, et on agira sur la dissolution comme il a été dit à la page 461. *B.* Si l'on retire de l'arsenic, il est évident qu'il ne provient pas de l'oxyde de fer administré comme contre-poison, car l'eau distillée bouillante ne dissout pas le sel arsenical que pourrait contenir l'oxyde de fer.

Si l'eau bouillante n'a point dissous d'arsenic, est-ce à dire pour cela qu'il n'y a pas eu ingestion d'acide arsénieux? Non certes, car indépendamment de ce que cet acide aurait pu être entièrement rejeté par les vomissements ou par les selles, il est aisé de prévoir qu'il aurait également pu se combiner avec l'oxyde de fer hydraté et donner naissance à de l'arsénite de fer insoluble dans l'eau. Il importe donc de traiter à froid la masse que l'on aurait préalablement fait bouillir avec de l'eau, par 15 ou 20 grammes de potasse pure dissoute dans l'eau. Cet alcali n'enlève pas un atome de l'arsenic naturellement contenu dans le sesquioxyde de fer, tandis qu'il se combine avec l'acide arsénieux qui aurait été neutralisé par cet oxyde, *pour peu que cet acide se trouve en quantité notable dans l'arsénite de fer.* L'arsénite de potasse dissous dans l'eau sera facile à reconnaître, à l'aide de l'appareil dit de Marsh, ou bien à l'aide du gaz acide sulfhydrique, après saturation de l'excès d'alcali.

Ces moyens suffiront, dans la plupart des cas, pour décider non-seulement s'il existe de l'arsenic dans les matières du canal digestif, mais encore si celui que l'on a obtenu a été fourni par l'oxyde de fer ou par de l'acide arsénieux ingéré. Toutefois, comme il se pourrait que l'on n'eût pas séparé tout l'arsenic contenu dans ces matières, on les traitera par l'acide azotique, ainsi qu'il a été dit à la page 494, pour extraire la totalité de l'arsenic.

Dans tous les cas, l'expert *devra*, avant de conclure, examiner attentivement une portion du *même* oxyde de fer qui aura été administré au malade, afin de s'assurer *s'il est ou non arsenical.* Il suffira pour cela d'en faire bouillir 10, 20, 30 ou 40 grammes avec de l'acide sulfurique et d'introduire la liqueur sulfurique dans l'appareil dit de Marsh.

Au reste, j'ai fait sentir ailleurs la nécessité de ne plus faire usage de sesquioxyde de fer hydraté arsenical, et tout porte à croire que dorénavant les pharmaciens ne débiteront ce médicament qu'après l'avoir privé de l'arsenic qu'il pourrait contenir (voy. p. 448).

Acide arsénieux transformé en sulfure d'arsenic, dans le canal digestif, par l'acide sulfhydrique qui peut se développer dans ce canal, ou qui aurait été introduit dans l'estomac. J'ai démontré que l'acide arsénieux en *poudre impalpable*, mis en contact avec de l'acide sulfhydrique gazeux *sec*, commence à passer à l'état de sulfure jaune, au bout de quelques heures, même à la température de 3° + 0° c., et que cette décomposition est plus rapide et plus complète si le gaz est *humide* et que la température soit de 20° à 25°+0°. Si l'acide arsénieux, au lieu d'être en poudre impalpable, est en fragments, le changement en sulfure est beaucoup plus difficile, puisque, après trois jours de contact, le gaz *sec* n'avait pas encore jauni la surface de ces fragments, et que le même gaz, *légèrement humide*, n'avait commencé à les jaunir qu'après trente-six heures, quoique le thermomètre marquât 35° c.; et même au bout de vingt jours, la surface des fragments plongés dans le gaz humide *était à peine colorée* en jaune. D'où il suit que la transformation dont je parle peut avoir lieu toutes les fois qu'il se développera de l'acide sulfhydrique dans le canal digestif d'un individu qui aura pris de l'acide arsénieux en *poudre impalpable;* elle aura nécessairement lieu dans les mêmes conditions, si l'acide arsénieux a été avalé dissous dans l'eau, dans du vin, ou dans tout autre liquide. Telle est la réponse que je fis, en 1831, au président de la cour d'assises du département de la Seine, qui, dans son interrogatoire, avait été amené à me poser la question; c'est également dans ce sens que répondirent MM. Lesueur et Devergie, le premier en 1843, devant la cour d'assises de Seine-et-Oise, et le dernier le 17 avril 1845, devant la cour d'assises de la Meuse. Voici une partie de la déposition de M. Devergie: «L'arsenic a été trouvé dans le tube intestinal à l'état de sulfure jaune, au moins en grande partie, et il est cependant acquis aux débats qu'il a été acheté de l'acide arsénieux blanc; dès lors se soulève naturellement la question de savoir si l'acide arsénieux blanc donné pendant la vie d'un individu peut se transformer en sulfure jaune dans l'estomac et dans les intestins après la mort. Cette question fut pour la première fois posée à M. Orfila, aux assises de Paris, en 1831, et à M. Lesueur, à Versailles, en 1843; elle fut dans les deux cas résolue par l'affirmative.» (*Gazette des tribunaux* du 24 avril 1845.)

Voyons maintenant comment devraient être conduites les recherches pour reconnaître, au milieu des matières vomies ou de celles que l'on pourrait extraire du canal digestif, le sulfure d'arsenic provenant de la décomposition de l'acide arsénieux par le gaz acide sulfhydrique. S'il existe au fond des matières *liquides un dépôt jaune*, on décantera la liqueur, on lavera le sulfure jaune, et on le reconnaîtra comme il a été dit à la page 463. S'il n'y a point de précipité, on évaporera les liquides jusqu'à siccité, et on agitera pendant un quart d'heure la masse déjà refroidie avec de l'eau ammoniacale composée d'une partie d'ammoniaque et de cinquante parties d'eau, afin de dissoudre le sulfure dans l'eau alcaline: on filtrera celle-ci et on la saturera par l'acide azotique; aussitôt le sulfure d'arsenic sera précipité. Le liquide précipité par l'acide azotique sera examiné à son tour, pour savoir s'il ne retient pas encore de l'acide arsénieux qui n'aurait pas été transformé en sulfure; il suffira pour cela d'agir comme il a été dit à la page 461. Si les matières contenues dans le canal digestif, au lieu d'être liquides, *sont solides*, et que le sulfure, au lieu de s'être déposé, se trouve *disséminé* dans la masse, on traitera celle-ci par l'eau ammoniacale et par l'acide azotique, comme je viens de le prescrire.

Acide arsénieux absorbé et se trouvant dans le sang, dans le résidu de l'ébullition du canal digestif, dans le foie, la rate, les reins, les poumons, etc. Il est inutile de faire bouillir ces matières avec de l'eau distillée pour avoir un *solutum* que l'on chercherait ensuite à précipiter par l'acide sulfhydrique; en effet, alors même que l'on prolongerait l'ébullition pendant plusieurs heures, l'eau ne dissoudrait pas la totalité du poison arsenical, en sorte qu'il faudrait encore traiter par le chlore le résidu que l'on aurait fait bouillir. D'un autre côté, le *décoctum* pourrait ne renfermer qu'une infiniment petite quantité d'arsenic que l'acide sulfhydrique ne décèlerait qu'avec peine, même après l'avoir coagulé par l'alcool. Il vaut donc mieux traiter de suite le sang ou ces organes par le chlore gazeux, comme il a été dit à la page 513 et suivantes.

L'arsenic obtenu dans ces cas ne provient évidemment pas de l'oxyde ferrugineux qu'on aurait pu administrer au malade comme contre-poison, et que je supposerai pour un moment être arsenical; en effet, il résulte des expériences multipliées que j'ai tentées, que l'on ne découvre pas un atome d'arsenic dans le foie, la rate, et les reins des animaux, même lorsqu'on leur a fait avaler 150 grammes d'un oxyde ferrugineux arsenical *anhydre*, et qu'on les tue au bout de vingt-quatre, quarante-huit ou soixante heures.

Acide arsénieux absorbé et se trouvant dans l'urine, dans la sérosité des vésicatoires, etc. Il arrive souvent qu'en introduisant cette urine dans un appareil dit de Marsh, on obtient de l'arsenic sous forme de taches ou d'anneau; cependant comme la liqueur donne ordinairement lieu à la formation d'une grande quantité de mousse, qui est un obstacle à la découverte de l'arsenic, il est préférable de saturer les acides de l'urine, y compris l'acide arsénieux, par quelques centigrammes de potasse pure, et d'évaporer la liqueur jusqu'à siccité; la masse desséchée est *légèrement* chauffée dans la capsule de porcelaine qui avait servi à l'évaporation, afin de carboniser la matière organique; dans cet état, on traite le charbon par l'eau distillée bouillante pendant un quart d'heure, on filtre, et l'on introduit la liqueur filtrée dans un appareil dit de Marsh; l'arsenic ne tarde pas à paraître. Si, maladroitement, on carbonisait pendant longtemps et à une température élevée, le charbon décomposerait l'arsénite de potasse formé, et l'arsenic pourrait être entièrement volatilisé et perdu pendant la carbonisation.

En parlant des principales questions qui ont été agitées devant les cours d'assises de France, j'exposerai l'empoisonnement de la fille Vehr, et l'on verra le parti que j'ai tiré de la présence de l'arsenic dans l'urine de cette fille, pour prouver qu'elle avait réellement été empoisonnée (voy. p. 580).

Sérosité des vésicatoires. Dans un empoisonnement par l'acide arsénieux, M. Legroux appliqua un large vésicatoire. Une sérosité abondante s'étant réunie sous l'épiderme de la surface irritée par le topique, M. Chatin en fit l'analyse et obtint un grand nombre de belles taches arsenicales. Dans le cas où le médecin, indécis sur la cause des accidents, n'aurait à sa disposition ni de l'urine ni de la matière des vomissements, il pourrait, afin d'établir le diagnostic de l'empoisonnement, appliquer un vésicatoire au malade, et chercher l'arsenic dans la sérosité; l'épispastique agirait d'ailleurs utilement comme agent de révulsion, en même temps qu'il produirait l'élimination d'une certaine quantité de poison. (Chatin, *Journal de chimie médicale*, p. 328; 1847.)

Acide arsénieux dans un cas d'exhumation juridique. 1° Le 8 mai 1826, on a introduit dans un bocal à large ouverture, qu'on a exposé à l'air, 1 litre ½ d'eau tenant en dissolution 12 grammes d'acide arsénieux, et plusieurs portions de muscles, de cerveau et d'un canal intestinal. Le 2 août de la même année, près de trois mois après, le mélange n'*exhalait aucune odeur désagréable;* la liqueur filtrée, traitée par l'acide sulfhydrique, par le sulfate de cuivre ammoniacal et par l'eau de chaux, se comportait comme une dissolution aqueuse et pure d'acide arsénieux.

2° Trente centigrammes d'acide arsénieux dissous dans 1 litre ½ d'eau furent placés, le 18 juillet 1826, dans un bocal à large ouverture, exposé à l'air, dans lequel on avait introduit environ le tiers d'un canal intestinal d'un adulte. Le 12 août suivant, le mélange *exhalait à peine* une odeur désagréable; la liqueur filtrée ne *jaunissait* ni ne précipitait par l'acide sulfhydrique; le sulfate de cuivre ammoniacal ne lui faisait éprouver aucun changement; en l'évaporant jusqu'à siccité, il se coagulait beaucoup de matière animale que l'on enlevait à mesure; le produit de l'évaporation, traité par l'eau distillée bouillante pendant trois ou quatre minutes, contenait de l'acide arsénieux, puisque la liqueur *jaunissait* par l'acide sulfhydrique, et que, par l'addition d'une goutte d'acide chlorhydrique, elle fournissait un précipité de sulfure jaune d'arsenic soluble dans l'ammoniaque. La couleur et le précipité jaune, développés par l'acide sulfhydrique, étaient beaucoup moins sensibles, lorsque, au lieu d'agir comme il vient d'être dit, on versait ce réactif dans la liqueur chauffée simplement jusqu'à l'ébullition et filtrée, pour coaguler la matière animale. Le 5 mai 1827, c'est-à-dire neuf mois et demi après le commencement de l'expérience, le mélange exhalait une odeur assez fétide; la liqueur filtrait difficilement, parce qu'elle tenait déjà une grande quantité de matière animale en dissolution; elle ramenait *rapidement* au bleu la couleur du papier de tournesol rougi par un acide; l'acide sulfhydrique et le sulfate de cuivre ammoniacal ne lui faisaient subir *aucune altération,* tandis qu'ils y démontraient la présence de l'acide arsénieux, lorsque après l'avoir évaporée jusqu'à siccité pour coaguler et séparer la matière organique, on traitait le produit de l'évaporation par l'eau distillée bouillante.

3° La même expérience, répétée le 27 février 1827, a fourni des résultats semblables lorsqu'on a examiné la liqueur le 27 avril suivant.

4° Le 8 novembre 1826, on renferma dans une portion d'un gros intestin d'adulte du blanc d'œuf, de la viande, du pain, et 1 gramme 10 centigrammes d'acide arsénieux solide; l'intestin fut placé dans une petite boîte de sapin qui, après avoir été parfaitement close, fut enterrée à la profondeur de 70 centimètres. Le 14 août 1827, c'est-à-dire neuf mois six jours après, on exhuma cette boîte et on agita dans l'eau distillée tiède les matières contenues dans l'intestin; au bout de quelques minutes on filtra, et l'on put se convaincre, en y versant de l'acide sulfhydrique, que la liqueur renfermait beaucoup d'acide arsénieux.

5° Après avoir saupoudré deux tranches épaisses de maigre de veau avec de l'acide arsénieux, Dubuc de Rouen, les déposa dans une forte boîte en bois de chêne, et les enterra dans un sol assez perméable à l'eau. Au bout de six ans, il fit l'exhumation de ce petit cercueil, et y trouva une sorte de terreau qui se délitait sous les doigts et qui contenait encore tellement d'arsenic, que 1 gramme 3 décigrammes jetés sur des charbons ardents empoisonnèrent de leur odeur alliacée un laboratoire d'une assez grande dimension. (*Journal de chimie médicale,* t. II, p. 278.)

6° Dans le courant d'août 1841, M. Saucon, pharmacien de Saintes, m'apporta deux petites boîtes qu'il avait enterrées en 1836, à 50 centimètres, et qui avaient par conséquent été inhumées pendant cinq ans. Dans l'une de ces boîtes on avait mis des chairs et 1 gramme 30 centigrammes d'acide arsénieux; on avait placé dans l'autre des viscères d'animaux et 1 gramme 30 centigrammes d'*arséniate d'ammoniaque.* Indépendamment des pluies qui avaient dû si souvent mouiller le terrain, celui-ci avait été inondé à tel point, que M. Saucon ne pouvait pas croire que l'on trouvât encore des traces des préparations arsenicales. Il n'en fut pas ainsi, car nous retirâmes des débris de l'une et de l'autre de ces boîtes une portion notable d'arsenic.

7° Déjà plusieurs fois les experts ont constaté longtemps après l'inhumation, soit dans le canal digestif, soit dans le foie, la rate, le cœur, etc., la présence de l'acide arsénieux qui avait été introduit dans l'estomac, quoique la putréfaction eût parcouru toutes ses périodes, et qu'il y eût eu production d'une grande quantité d'ammoniaque. Je me bornerai à citer les cadavres de Mercier, à Dijon; de Cumon, à Périgueux; de Lafarge, à Tulle.

Il résulte de ces faits : *A*, qu'il est possible de retirer de l'arsenic, même plusieurs années après l'inhumation, de cadavres appartenant à des individus morts empoisonnés par l'acide arsénieux, par un arsénite ou par un arséniate; *B*, que si l'acide arsénieux a été pris à l'état solide, il ne sera pas quelquefois impossible, même longtemps après l'inhumation, d'apercevoir çà et là des grains qui, étant détachés avec la pointe d'un canif, présenteront tous les caractères de ce poison; *C*, que dans la plupart des cas il n'en sera pourtant pas ainsi, et qu'il faudra recourir à la destruction des matières par l'acide azotique, etc., (voy. p. 494), parce qu'il ne suffirait pas de traiter ces matières par l'eau bouillante pour mettre hors de doute l'existence d'une préparation arsenicale trop intimement mélangée ou combinée avec le gras de cadavres ou avec les tissus putréfiés. Presque toujours, en effet, les décoctions aqueuses des organes ou des débris pourris, alors même que le composé arsenical a été en partie dissous, laissent après l'évaporation à siccité des produits noirâtres, gras, dans lesquels les réactifs ne décèleraient aucune trace d'une préparation arsenicale, qu'il serait impossible de mettre dans un appareil dit de Marsh sans développer des quantités de mousse effroyables, et qui ne peuvent même pas être convenablement carbonisés par les acides forts.

Peut-il arriver que le cadavre d'un individu empoisonné par l'acide arsénieux abandonne le composé arsenical qu'il renfermait au moment de la mort, de manière à ne plus en retenir après une inhumation prolongée? Voici ce que nous avons dit à cet égard dans le tome II du *Traité des exhumations juridiques,* p. 284 : « Il n'est pas douteux que l'acide arsénieux ne se transforme à la longue, et à mesure qu'il se produit de l'ammoniaque, en arsénite d'ammoniaque *beaucoup plus soluble* que l'acide arsénieux, en sorte qu'il pourrait se faire qu'au bout de quelques années on ne parvînt pas à démontrer la présence de l'acide arsénieux là où il aurait été facile de la constater quelques mois après l'inhumation, parce que cet acide, auparavant solide et granuleux, une fois transformé en arsénite d'ammoniaque, serait devenu soluble et aurait filtré dans la terre, à travers les parois de la bière, ou se serait écoulé par les trous que présente souvent la face inférieure de cette boîte lorsque la putréfaction a fait de grands progrès. »

Cette citation résume exactement la solution du problème qui m'occupe; il me paraît toutefois indispensable de la commenter et de préciser les diverses espèces qui peuvent se présenter. En disant qu'il *pourrait* se faire qu'au bout de *quelques années* on ne parvînt pas à trouver de l'arsenic dans un cadavre, lorsqu'il aurait été facile d'en constater la présence quelques mois après l'inhumation, je n'ai entendu parler que d'une préparation arsenicale solide *qui aurait été introduite dans l'estomac ou dans le rectum* dans le dessein de donner la mort. Il est dès lors évident que j'ai singulièrement restreint les cas où l'expert sera appelé à décider des questions de ce genre; en effet, le poison restera dans le canal digestif, où il était au moment de la mort, tant que ce canal conservera son intégrité et sa mollesse; et alors même que par les progrès de la putréfaction l'estomac et les intestins se seront desséchés, en occupant un très-petit volume, ils continueront à présenter une cavité dans laquelle on retrouvera encore, sinon la totalité, du moins une partie du poison. J'irai plus loin, et j'admettrai que la décomposition putride ait été portée au point de réduire les tissus de l'estomac et des intestins, ainsi que ceux des autres viscères abdominaux, en une matière grise, brunâtre ou d'un vert foncé sale, comme graisseuse et semblable au cambouis; même alors il serait encore possible de découvrir une certaine quantité d'acide arsénieux qui aurait échappé à l'action de l'ammoniaque, ou qui, s'étant combiné avec cet alcali, aurait formé un arsénite susceptible d'être retenu par les tissus et par la matière grasse dont j'ai parlé.

On voit donc, par cette première espèce, combien seront rares les cas où le poison arsenical soluble aura été *complétement* dissous par les pluies et entraîné dans la terre.

En sera-t-il de même pour la portion d'acide arsénieux qui, ayant été absorbée, se trouve *en très-petite proportion* dans chacun de nos organes? Ici, à défaut de faits, nous pouvons nous aider du raisonnement. Plus la quantité du poison arsenical est faible par rapport à la masse de l'organe qui le contient, plus il y a de chances pour qu'il reste dans cet organe, d'abord parce que les produits de la putréfaction pourront le retenir en formant avec lui des composés nouveaux peu solubles ou insolubles dans l'eau, et ensuite parce que les acides arsénieux et arsénique étant susceptibles de s'unir à la chaux, agiront peut-être à la longue sur une portion de celle qui existe dans nos organes, et se transformeront en arsénite ou en arséniate insolubles. Toujours est-il que l'on admettra sans peine que l'ammoniaque produite pendant la putréfaction, et qui pourrait rendre l'acide arsénieux assez soluble pour être facilement entraîné par les pluies, se combinera avec les acides gras qui se développent, dans ces circonstances, pour former du gras de cadavres, et qu'elle ne se portera pas de préférence sur ce poison, à moins que ce ne soit pour l'envelopper et le retenir à l'état insoluble. Je pense donc que, même pour la portion d'acide arsénieux absorbé, il doit être excessivement rare que les pluies l'entraînent en totalité. Mais admettons que l'on soit disposé à adopter une opinion contraire avant que l'expérience ait prononcé, du moins devra-t-on s'accorder sur ce point que l'on pourra retrouver ce poison *toutes les fois que les membres et les viscères auront conservé leur intégrité,* ou bien lorsque, après avoir été détruits en partie, il restera encore *des portions* de ces membres et de ces viscères *formant un tout reconnaissable.*

Supposons actuellement que, par les progrès de la putréfaction, les diverses parties du cadavre soient déjà dans un état de putrilage qui les rende méconnaissables, sans que toutefois le corps soit réduit encore en un détritus pulvérulent, et voyons ce que deviendrait l'acide arsénieux qui aurait abandonné les tissus pour se mêler à la terre. Tout porte à croire, d'après les expériences que j'ai tentées à ce sujet, que cet acide et l'arsénite d'ammoniaque formé conserveraient longtemps leur solubilité dans un terrain *qui ne contiendrait pas du sulfate de chaux,* et ne se transformeraient par conséquent pas en arsénite de chaux insoluble; ils resteraient sans aucun doute mélangés à la terre qui avoisine le cadavre tant qu'ils n'auraient pas été entraînés un peu plus loin par l'action des pluies, action qui n'est pas, à beaucoup près, aussi efficace qu'on pourrait le croire au premier abord; d'où il suit que l'on serait grandement autorisé à penser, si l'on découvrait dans un terrain de cimetière un composé arsenical *soluble dans l'eau froide,* que ce composé provient d'un des cadavres du voisinage, à moins qu'il ne fût prouvé que cette partie du terrain avait été préalablement arrosée avec une dissolution d'acide arsénieux ou de toute autre préparation arsenicale, ou bien que l'on avait jeté à sa surface une poudre arsenicale soluble.

Admettons au contraire le cas où un cadavre contenant de l'arsenic aura été réduit par les progrès de la putréfaction en un *détritus* qui s'est mélangé à la terre de manière qu'il ne soit plus possible d'en reconnaître les débris à l'œil nu; n'est-il pas probable qu'alors encore ce mélange cèderait à l'*eau froide,* ou du moins à l'*eau bouillante,* le composé arsenical qu'il pourrait renfermer? Or, comme les terrains des cimetières ne se comportent jamais ainsi quand on les traite par l'eau, l'expert n'hésiterait pas, en pareil cas, à tirer de la présence de l'arsenic les mêmes inductions que celles dont il vient d'être fait mention à l'occasion des terrains dans lesquels il existerait un composé arsenical *soluble dans l'eau froide.*

Peut-t-il arriver que l'arsenic que l'on retire d'un cadavre inhumé depuis longtemps dans un cimetière dont le terrain serait arsenical, provienne de ce terrain plutôt que d'un empoisonnement? Je résoudrai cette question en répondant aux objections qui peuvent être faites au nouveau système médico-légal que j'ai introduit dans la science (voy. objection 3, p. 550).

Acide arsénieux introduit dans le canal digestif après la mort. — Expérience Ire. — Un petit chien robuste a été pendu à dix heures du matin. Cinq minutes après, on introduisit dans le rectum 4 grammes d'acide arsénieux sous forme de poudre et de fragments. On l'ouvrit le lendemain à midi. Il y avait une altération cadavérique marquée dans les quatre travers de doigt qui sont immédiatement au-dessus de l'anus, c'est-à-dire sur toutes les parties où le poison avait été appliqué; la membrane muqueuse était d'un rouge assez vif; la portion correspondante à l'endroit ou la tunique séreuse se replie pour se porter sur la vessie offrait une tache d'un rouge noirâtre, large comme une pièce de 1 franc, formée par du sang veineux extravasé; toutes les autres parties lésées étaient recouvertes d'acide arsénieux; les autres tuniques paraissaient dans l'état naturel, et il était impossible de découvrir la moindre altération dans les portions d'intestin placées immédiatement au-dessus de celle sur laquelle la substance vénéneuse avait était appliquée, en sorte qu'il *y avait une ligne de démarcation excessivement tranchée.*

Expérience II. — A neuf heures du matin, on introduisit dans le rectum d'un chien bien portant 2 grammes 60 centigrammes d'acide arsénieux, sous forme de poudre et de fragments; six minutes après, l'animal eut une selle solide peu abondante, dans laquelle se trouvaient presque tous les fragments du poison. Deux jours après, on recommença l'expérience, avec cette différence que l'acide arsénieux était parfaitement pulvérisé. L'animal perdit l'appétit, tomba dans l'abattement, et mourut dix jours après la première expérience. Le pourtour de l'anus était excorié, les téguments détachés, en sorte qu'il y avait une plaie assez étendue. La membrane muqueuse du rectum offrait, dans les deux travers de doigt placés immédiatement au-dessus de l'anus, une couleur grise verdâtre intérieurement. La surface correspondante à la tunique musculeuse était rouge. Au-dessus de cette portion, cette membrane était d'un rouge vif dans l'étendue de 16 ou 18 centimètres, et la rougeur diminuait à mesure qu'on approchait des intestins grêles, en sorte qu'il n'y avait pas, comme dans l'expérience précédente, *une ligne de démarcation tranchée.* Les tuniques musculeuse et séreuse du rectum offraient une couleur rouge dans les parties voisines de l'anus.

Expérience III. — Un chien de moyenne taille a été pendu à midi; le lendemain, à une heure de l'après-midi, on a introduit dans le rectum 4 grammes d'acide arsénieux réduit en poudre fine, et on en a fait l'ouverture le jour suivant, vingt-cinq heures après l'introduction de la substance vénéneuse. La membrane muqueuse correspondante aux deux travers de doigt placés au-dessus de l'anus offrait deux taches rouges, comme des pièces de 1 franc, sur lesquelles était placé l'acide arsénieux. Les autres tuniques étaient dans l'état naturel; le reste du canal digestif ne présentait aucune altération, en sorte qu'il y avait une ligne de *démarcation excessivement tranchée* entre les parties affectées et celles sur lesquelles le poison n'avait pas été appliqué.

Expérience IV. — Cette expérience, répétée trois fois sur des cadavres humains, a offert des résultats analogues.

Conclusions. — Voy. p. 62.

OBJECTIONS FAITES AU NOUVEAU SYSTÈME DE RECHERCHES MÉDICO-LÉGALES.

En proposant ce système, je devais prévoir qu'il était assez important pour exciter la jalousie et l'envie de toutes les médiocrités qui cherchent à se faire un nom, au risque de se rendre ridicules. Les objections en apparence sérieuses qui pouvaient être faites à ce système ont été *présentées* par moi, avant de laisser à qui que ce fût le temps de les formuler; il me sera facile de démontrer, en les parcourant, que j'ai répondu à toutes de manière à satisfaire les esprits qui jugent sans prévention. Quant à celles que je n'avais pas prévues, on verra, par ce que j'en dis à la page 565, si ce n'est pas leur faire beaucoup d'honneur que de les enregistrer dans cet ouvrage.

OBJECTIONS FAITES PAR MOI EN 1839. — PREMIÈRE OBJECTION.

Les agents que l'on emploie soit pour détruire la matière organique, soit pour faire marcher l'appareil, peuvent contenir de l'arsenic, en sorte que l'on s'expose à commettre des erreurs funestes en établissant que l'arsenic obtenu provient des organes, et non des agents dont on s'est servi.

Les agents mis en usage dans les divers procédés dont j'ai parlé jusqu'à présent sont les acides *sulfurique, azotique* et *chlorhydrique,* l'*alcool,* la *potasse pure,* l'*eau,* le *zinc* et l'*azotate de potasse* (nitre). On emploie aussi des creusets de Hesse, des capsules de porcelaine, des flacons et des tubes de verre et des bouchons. Examinons successivement ces différents corps.

Acide sulfurique. Le soufre qui sert à la préparation de l'acide sulfurique étant quelquefois arsénifère, il n'est pas étonnant que *certains* acides du commerce renferment une préparation arsenicale. D'après Vogel, l'acide sulfurique fumant d'Allemagne ne contient pas d'arsenic, tandis que l'acide sulfurique concentré provenant des chambres à plomb peut en renfermer. Tout en admettant que cela soit en général vrai, on aurait cependant tort de considérer comme non arsenical l'acide sulfurique par cela seul qu'il est fumant et dit *d'Allemagne*. On pourrait encore se tromper si l'on croyait que l'acide sulfurique ne contient pas d'arsenic parce qu'il a été distillé, quoiqu'il soit vrai de dire que *dans la plupart des cas* l'acide ainsi purifié ne renferme pas un atome de ce corps. L'expert devra toujours essayer celui dont il fera usage, et voici comment il procédera. S'il n'a besoin que d'une petite quantité d'acide pour alimenter l'appareil dit de Marsh, il introduira de l'eau et du zinc dans un de ces appareils et une quantité d'acide un peu plus forte que celle qu'il croit devoir employer pour faire l'expertise; si l'hydrogène qui se dégagera pendant l'action de l'acide sur le zinc ne laisse déposer aucune tache arsenicale sur la soucoupe de porcelaine, même au bout de quinze ou vingt minutes, l'acide pourra servir sans crainte d'induire en erreur. S'il est nécessaire de faire usage d'une quantité d'acide beaucoup plus considérable (de 300 à 400 grammes), ainsi que cela a lieu lorsqu'on a traité des matières organiques par une assez forte proportion de nitre, comme il pourrait arriver que la petite quantité d'arsenic contenue dans 20 ou 25 grammes d'acide n'eût pas été décelée par l'appareil dit de Marsh, tandis que cet appareil pourrait permettre de découvrir l'arsenic dans 400 grammes, il faudra que l'essai porte sur cette dernière proportion d'acide. Pour cela, on introduit dans une capsule de porcelaine très-propre 500 à 1,000 grammes d'eau distillée, et l'on y verse peu à peu l'acide à essayer; la liqueur s'échauffe considérablement; puis on ajoute par fragments et successivement de la potasse pure jusqu'à ce que l'acide soit à peu près saturé; il se forme du sulfate de potasse qui se dépose à l'état de poudre cristaline, tandis que la préparation arsenicale qui pourrait exister dans l'acide sulfurique reste dans la liqueur surnageant les cristaux. Si par hasard tout était pris en masse, il faudrait ajouter une certaine quantité d'eau distillée que l'on agiterait avec le sulfate de potasse pour dissoudre le composé arsenical. La liqueur *filtrée*, introduite dans un appareil dit de Marsh, ne fournirait point de taches arsenicales, si l'acide sulfurique et la potasse étaient exempts d'arsenic; si elle était trop abondante pour pouvoir être contenue dans cet appareil, on la concentrerait par l'évaporation et on la filtrerait de nouveau, avant de l'introduire dans le flacon. Dans le cas où l'on aurait recueilli des taches arsenicales, il faudrait chercher à déterminer si c'est l'acide ou la potasse qui seraient arsenicaux : pour cela on recommencerait l'expérience en substituant à l'acide sulfurique employé pour saturer la potasse, de l'acide chlorhydrique aussi pur que possible, et si l'on n'obtenait pas des taches arsenicales en agissant sur la liqueur qui surnagerait le chlorure de potassium, on pourrait affirmer que l'arsenic condensé en premier lieu provenait de l'acide sulfurique.

L'Institut, en reconnaissant dans son rapport, comme je l'avais toujours dit, qu'il est facile de se procurer de l'acide sulfurique non arsenical, a réduit à sa juste valeur l'assertion contraire de M. Devergie que j'avais constamment combattue (voy. comptes rendus de la séance du 14 juin 1841). Il est évident que si à la suite de l'essai que je conseille de faire il était établi que l'acide sulfurique contient de l'arsenic, il faudrait abandonner cet acide et en prendre un autre qui serait pur. On pourrait toutefois le purifier à l'aide de l'acide sulfhydrique, de la filtration à travers l'amiante et de la chaleur (voy. page 508). Dans tous les cas, il ne faudrait jamais employer l'acide ainsi purifié avant de l'avoir essayé comme je viens de le dire.

Acide azotique. Je ne sache pas que l'on ait signalé la présence d'un acide arsenical dans l'acide azotique qui a été distillé sur de l'azotate d'argent; toutefois, comme il n'est pas impossible que cet acide contienne de l'acide arsénieux ou de l'acide arsénique, il importe de donner les moyens d'y constater la présence d'une préparation arsenicale. On saturera 500 grammes de cet acide par la potasse pure non arsenicale, et l'on obtiendra de l'azotate de potasse que l'on essayera par les moyens qui seront bientôt indiqués (voy. page 544.)

Acide chlorhydrique. Pour s'assurer si cet acide est arsenical, on en saturera 500 grammes par la potasse *pure;* on séparera le chlorure de potassium qui pourrait se déposer à l'état de poudre cristalline, et on versera la liqueur surnageante dans un appareil dit de Marsh. Si l'on obtient de l'arsenic sous forme de taches, on purifiera l'acide chlorhydrique en l'étendant de son poids d'eau, en y faisant passer un excès de gaz acide sulfhydrique lavé, et en filtrant la liqueur pour la séparer du sulfure jaune d'arsenic qui se sera déposé. C'est avec quelques gouttes de cet acide purifié que l'on acidule les liqueurs suspectes qui doivent être traitées par l'acide sulfhydrique: or il résulte des expériences de Dupasquier qu'il serait dangereux de faire usage de certains acides chlorhydriques arsenicaux des laboratoires, avant de les avoir débarrassés de l'arsenic qu'ils renferment, parce qu'ils en contiennent assez pour pouvoir induire en erreur, même quand on ne les emploie qu'en petite proportion. Dans aucun cas l'acide chlorhydrique ne devra être purifié par la distillation, comme le conseille M. Devergie, parce qu'il est bien difficile, pour ne pas dire impossible, de le priver par ce moyen de tout l'arsenic qu'il renferme, alors même que l'on a pris les plus grandes précautions (voy. ma lettre insérée dans les *Annales d'hygiène*, numéro d'avril 1842).

Alcool. Ce réactif pourrait *à la rigueur* être arsenical, car il peut dissoudre une certaine proportion d'acide arsénieux. Il suffira d'introduire 150 à 200 grammes de cet alcool dans un appareil dit de Marsh, pour savoir s'il contient ou non de l'arsenic.

Potasse pure. En traitant cet alcali par de l'acide sulfurique pur, *non arsenical*, comme je l'ai dit en parlant de l'essai de l'acide sulfurique (voy. page 540), on saura bientôt s'il est ou non arsenical. Je n'ai jamais trouvé de la potasse qui contînt de l'arsenic.

Eau distillée. Elle n'est jamais arsenicale. On s'assurera toutefois qu'elle ne renferme pas d'arsenic en agissant sur un litre de ce liquide dans un appareil dit de Marsh.

Zinc. On a souvent dit que le zinc était toujours ou presque toujours arsenical, et l'on a conclu qu'il ne fallait jamais se servir de l'appareil dit de Marsh, puisque c'est le zinc que l'on emploie pour faire marcher cet appareil. J'avais établi que rien n'était plus facile que de trouver dans le commerce du zinc qui ne donnât aucune trace d'arsenic dans cet appareil; *l'Académie des sciences a reconnu le même fait* (voy. les comptes rendus de la séance du 14 juin 1841). Au reste, l'expert devra, avant de commencer l'expérience sur les matières suspectes, introduire dans un appareil dit de Marsh de l'eau, de l'acide sulfurique, et une quantité de zinc égale à celle qu'il devra employer pour l'expertise; l'acide sulfurique agira sur ce métal jusqu'à ce qu'il n'en reste plus dans le flacon; si après cet essai on n'a pas recueilli de taches arsenicales, c'est que le zinc ne fournit point d'arsenic et peut servir; il faudrait au contraire le rejeter et en prendre d'autre, s'il donnait des taches *arsenicales*. Voici une expérience faite en grand dont j'ai rendu témoin la commission de l'Académie royale de médecine. J'ai introduit 2 kilogrammes de zinc en grenailles dans un grand flacon à deux tubulures, de l'énorme capacité de 11 à 12 litres; j'ai monté l'appareil et l'ai fait fonctionner pendant deux jours : on avait eu soin de faire passer le gaz dans deux tubes communiquant l'un avec l'autre par des tubes en caoutchouc, et remplis, le premier, de fragments de verre mouillés d'une dissolution aqueuse d'acétate de plomb; le second, de fragments de même nature mouillés d'une dissolution de sulfate d'argent. L'expérience avait pour but de s'assurer si cette grande masse de zinc abandonnerait quelques parcelles d'arsenic. Le premier tube rempli de dissolution plombique a noirci dans sa partie supérieure, et cette action était évidemment due à un peu de gaz sulfhydrique dégagé par suite de la présence d'un peu de sulfure dans le zinc; mais tous les fragments de verre mouillés par la dissolution argentique avaient fortement bruni;

on pouvait donc craindre qu'une quantité notable d'hydrogène arsenié se fût développée et eût réagi sur la dissolution de sulfate d'argent. L'expérience ne tarda pas à prouver qu'il en n'en était rien: *il n'y avait pas un atome d'arsenic* au milieu des fragments mouillés par le sulfate d'argent, et la couleur noire était due à l'argent métallique qui avait été réduit par suite de l'action désoxygénante de l'hydrogène.

Azotate de potasse (nitre). On a beaucoup parlé aussi de *nitres arsenicaux;* j'avoue que je n'en ai jamais trouvé; il est d'ailleurs si facile de s'assurer qu'ils contiennent ou non de l'arsenic, que cela ne complique aucunement la question. Voici comment on devra procéder: on traitera dans une capsule de porcelaine très propre un kilogramme de l'azotate de potasse que l'on essaye, par 600 grammes d'acide sulfurique pur et concentré; on chauffera pendant une heure et demie environ, en agitant de temps à autre, jusqu'à ce qu'il ne se dégage plus de vapeurs orangées d'acide hypoazotique ni de vapeurs blanches d'acide azotique, reconnaissables à leur odeur. Alors on retirera la capsule du feu, et quand la matière sera à peu près refroidie et solide, on la fera bouillir pendant dix minutes avec 100 ou 150 grammes d'eau; on filtrera pour laisser sur le filtre le sulfate de potasse formé, et on introduira la liqueur dans un appareil dit de Marsh; si l'on n'obtient pas de taches arsenicales, on pourra hardiment conclure que le nitre n'est pas arsenical. Il importe de chasser, par l'action combinée de l'acide sulfurique et de la chaleur, la totalité des acides hypoazotique et azotique, autrement on s'exposerait à avoir des explosions en mettant la liqueur dans l'appareil, et l'on arrêterait le dégagement du gaz hydrogène, parce que celui-ci, au fur et à mesure qu'il se produirait, se combinerait avec l'oxygène des acides hypoazotique et azotique pour former de l'eau.

Creusets de Hesse, capsules de porcelaine, flacons et tubes de verre, verres à expérience, bouchons. Ces divers vases, pas plus que les tubes et les bouchons, ne donnent jamais d'arsenic; il faut seulement savoir qu'ils doivent être parfaitement lavés avec une eau alcaline, puis récurés avec du sable et lavés de nouveau à grande eau, si l'on veut être certain qu'ils ne retiennent plus quelques atomes de la préparation arsenicale que l'on y aurait préalablement introduite (voy. mon *Mémoire sur les réactifs,* lu à l'Académie de médecine le 16 juillet 1839).

DEUXIÈME OBJECTION.

Il existe, d'après M. Couerbe, de l'arsenic dans le corps de l'homme: or, qui oserait affirmer que la minime portion de ce métal, que l'on obtient dans certaines expertises, provient d'un empoisonnement, plutôt que de celui qui est contenu dans les os et dans les chairs?

Pour se faire une idée exacte de la portée de cette objection, il faut connaître les diverses phases qu'a subies la question de l'*arsenic* dit *normal;* c'est le seul moyen de juger la part qui revient à chacun dans la controverse qui a eu lieu à cet égard, et dont on a fait tant de bruit. M. Couerbe annonce le premier que le corps de l'homme en putréfaction renferme de l'arsenic; il pense que ce toxique se développe pendant que les cadavres se pourrissent, sans se prononcer toutefois sur son existence dans les corps non putréfiés. Un paquet cacheté, *rédigé par moi sous la dictée de M. Couerbe,* et déposé par moi à l'Académie royale de médecine, dans sa séance du 30 octobre 1838, contient l'indication de ce fait. Déjà, à cette dernière époque, M. Couerbe pensait que les os des cadavres humains non pourris renfermaient également de l'arsenic. Le 24 septembre 1839, je lis un mémoire à l'Académie, dans lequel je prouve *que les viscères de l'homme ne fournissent pas la moindre trace de ce toxique,* mais j'admets son existence dans les os. A la fin de cette même année, M. Couerbe écrit une longue lettre à l'Académie des sciences, dans laquelle il *affirme,* sans en donner la moindre preuve, que l'arsenic existe *dans les os* à l'état *d'arséniate de chaux,* et qu'il s'en produit à mesure que les *chairs se pourrissent;* dans cette lettre, écrite avec une légèreté et une inconvenance que rien n'égale, M. Couerbe m'accuse de plagiat : je lui aurais volé, dit-il, l'idée mère, alors que, dans le paquet cacheté lu par moi à la séance du 30 octobre 1838 de l'Académie royale de médecine, je disais explicitement que c'était M. Couerbe qui, le premier, avait parlé de l'arsenic dit *normal.* En 1840, M. Devergie va plus loin que M. Couerbe et moi, et s'exprime ainsi à la page 449 du tome III de sa *Médecine légale* (2e édition) : « 1° Les os fournissent une proportion *notable* d'arsenic. 2° *Les muscles n'en donnent qu'une proportion extrêmement faible* et si petite, que l'on ne saurait en démontrer l'existence par des preuves à l'abri de toute objection, etc. » Pendant les neuf premiers mois de l'année 1840, nous croyons tous les trois à l'existence de l'arsenic dans les os, et cette opinion est partagée par presque tous ceux qui s'occupent de toxicologie. A la fin de septembre 1840, M. Isidore Bourdon me communique une lettre adressée par M. Audouard de Béziers à un membre de l'Institut, dans laquelle ce savant distingué annonce n'avoir pas retiré d'arsenic en traitant des os humains comme nous l'avions prescrit. Convaincu que ce résultat négatif n'était pas de nature à infirmer un grand nombre d'expériences dans lesquelles on avait constamment recueilli de l'arsenic, je le considère comme insignifiant. A la fin d'octobre de la même année, j'expose, dans quatre séances publiques faites à la Faculté, tous les éléments de la question arsenicale telle que je l'avais conçue et résolue dès l'année 1839, et afin que chacun puisse suivre avec fruit mes leçons, dès la première séance je distribue un programme *imprimé* contenant l'énumération des divers points qui devront faire l'objet de ces leçons. On lit sur ce programme : *On retirera l'arsenic des os.* M. Flandin, qui assiste à ces séances, *reçoit un de ces programmes.* A la fin d'octobre aussi, j'étais occupé à montrer à MM. Dumas, Regnault et Boussingault, tout ce que j'avais découvert concernant la question médico-légale de l'arsenic. Après avoir convaincu ces trois académiciens, membres de la commission de l'Institut, de l'exactitude des faits que j'avais annoncés, à l'exception toutefois de ceux qui se rapportaient à la présence dans les os de l'arsenic dit *normal,* j'entamai les opérations qui devaient mettre cette existence hors de doute, et j'échouai complétement, quoique j'eusse suivi le procédé si simple qui jusqu'alors avait constamment eu un plein succès. Ne sachant à quoi attribuer cet échec, et voulant en connaître la cause, je répétai au moins dix fois l'expérience, en agissant sur des os humains pris au hasard dans divers laboratoires d'anatomie; *il me fut impossible de retirer la moindre trace d'arsenic.* Je crus dès lors ne pas devoir traiter dans mes séances publiques la question de l'arsenic dit *normal,* et je passai sous silence cette partie du programme; ce silence dut étonner d'autant plus que j'avais abordé toutes les autres questions inscrites dans ce programme. J'ai déjà dit que M. Flandin *suivait assidûment mes séances*, dont il devait rendre compte dans le *Moniteur!* Le rapport de l'Institut mentionne positivement le fait dont j'ai parlé plus haut; il y est dit que, dans les expériences tentées devant la commission (MM. Dumas, Regnault et Boussingault), je n'ai pas retiré l'arsenic des os : or les procès-verbaux prouvent que ces expériences étaient faites en octobre 1840. Le 3 novembre suivant, j'adressai à l'Académie royale de médecine un paquet cacheté qui fut ouvert le 13 juin 1841, et dans lequel j'établissais *que les os ne contiennent point d'arsenic.* J'avais contribué à propager une erreur, en adoptant les idées de M. Couerbe; je fus assez heureux pour proclamer le premier que nous nous étions trompés. Que devient donc la prétention de MM. Flandin et Danger, qui veulent à toute force avoir dit *les premiers* que les os ne renferment point d'arsenic, lorsqu'ils n'ont parlé de ce fait à l'Académie des sciences que le 28 décembre 1840, quand déjà bien des gens connaissaient les résultats *négatifs* des expériences tentées deux mois auparavant au laboratoire de la Faculté, en présence de trois commissaires de l'Institut et de trois élèves en médecine qui m'assistaient; que devient cette prétention, si l'on se rappelle que M. Flandin avait remarqué, comme tout le monde, que j'avais omis de traiter la question relative aux os dans mes séances publiques, et surtout si l'on n'oublie pas que, deux mois avant la lecture du mémoire de ces messieurs, j'avais explicitement consigné, dans le paquet cacheté dont j'ai fait mention, que les os ne contenaient point d'arsenic? Cette prétention ne pourra paraître que ridicule et peu loyale.

Il est difficile, pour ne pas dire impossible, d'expliquer pourquoi nous avons obtenu, en 1839, de l'*arsenic bien caractérisé*, en calcinant les os jusqu'au gris blanchâtre, et en les traitant par l'acide sulfurique concentré, tandis qu'aujourd'hui en n'en retire pas un atome en suivant le même procédé. On a cru que cela dépendait de ce que l'acide sulfurique employé en 1839 était *arsenical;* mais il n'en est rien, car chaque fois que j'obtenais l'arsenic des os, je traitais du carbonate de chaux par une quantité du *même* acide sulfurique *égale* à celle dont je m'étais servi pour décomposer le phosphate des os, et le sulfate de chaux produit, mis dans un appareil dit de Marsh, ne donnait *aucune trace d'arsenic.* Ces expériences comparatives ont été publiées dans mon mémoire sur l'arsenic dit normal, en 1840 (tome VIII des *Mémoires de l'Académie royale de médecine).* MM. Flandin et Danger n'ont pas balancé à m'accuser d'avoir méconnu la nature des taches que j'avais recueillies; «ces taches, ont-ils dit, n'étaient pas arsenicales; vous les avez jugées telles, parce que vous les avez confondues avec celles que nous avons fait connaître.» Je ferai ressortir le vide de cette prétention, en *affirmant* que les taches obtenues par moi offraient tous les caractères physiques et *chimiques* des taches arsenicales, caractères que j'ai souvent constatés, et que ne partagent pas les *taches de crasse* dont parlent ces messieurs, et que je devais connaître d'autant mieux, que je les ai décrites le premier. D'ailleurs, et ceci est péremptoire, si en 1839 il se formait des taches d'apparence arsenicale, en traitant les os calcinés au gris par les deux cinquièmes de leur poids d'acide sulfurique concentré, on devrait les former aujourd'hui à volonté; or, cela n'est pas; je défie qui que ce soit d'obtenir de ces taches en opérant comme je le faisais en 1839. MM. Flandin et Danger, avant de hasarder une pareille explication, auraient dû remplir une assiette de ces *pseudotaches* arsenicales; ils ne l'ont pas fait, et ils ne le feront jamais. Aussi qu'est-il arrivé, lorsqu'ils sont venus demander à l'Académie des sciences de déclarer que *les pseudotaches qu'ils avaient obtenues, deux ans après moi, avaient été prises pour de l'arsenic que MM. Couerbe et Orfila avaient désigné sous le nom d'arsenic normal?* Il est arrivé que M. Dumas a répondu catégoriquement: *La commission n'a pas pu comparer les taches obtenues par MM. Danger et Flandin à celles de l'arsenic normal, par la raison qu'aucun des membres de la commission n'a vu de taches d'arsenic normal.* Donc MM. Flandin et Danger n'avaient pas pu faire ces prétendues *taches de crasse,* en traitant les os par l'acide sulfurique; ce qui prouve qu'il y a encore loin d'articuler inconsidérément une assertion à la prouver. Avouons qu'il y a dans ce qui concerne l'histoire de l'arsenic dit *normal* un mystère des plus impénétrables.

Au reste, l'absence de l'arsenic dans le corps de l'homme est un fait heureux dont je m'applaudis le premier. *Dorénavant on ne pourra plus exploiter devant les tribunaux l'objection grave* que les avocats, avec ou sans robe, ne manquaient jamais de faire au nouveau système médico-légal que j'ai introduit dans la science; en effet, à chaque affaire judiciaire, la défense faisait jouer à cet arsenic dit normal un rôle immense : *c'est lui*, disait-elle, *que vous avez extrait du cadavre* sur lequel vous avez agi, et non l'arsenic qui aurait été ingéré comme poison. On avait beau répondre que *les viscères d'un cadavre à l'état normal, le foie, par exemple, n'en contenaient pas un atome*, et que l'arsenic trouvé par les experts avait été extrait *de ces viscères* et non des os, on n'en persistait pas moins à soutenir avec obstination qu'il en était ainsi, et l'on poussait même le ridicule jusqu'à dire : pourquoi l'arsenic que vous dites exister naturellement dans les os n'abandonnerait-il pas ces os pour se réfugier dans les viscères (1)?

TROISIÈME OBJECTION.

Certains terrains de cimetières fournissent de l'arsenic, en sorte que ce corps retiré des cadavres enterrés dans ces cimetières peut provenir des terrains et non de ces cadavres.

J'ai démontré dans mon mémoire lu à l'Académie le 29 août 1839 :

1° Qu'il est *possible* de retirer une *petite* quantité d'arsenic de telle portion de terre d'un cimetière, tandis qu'on n'en trouve pas dans telle autre portion du même cimetière; et que dès lors, dans un cas d'exhumation juridique, l'expert devra analyser la terre qui entoure le cadavre ou le cercueil, toutes les fois que le corps n'aura pas été enfermé dans une bière, ou que celle-ci ne sera ni entière ni parfaitement close.

Animés du desir de me trouver en défaut, et cherchant des occasions de me contredire, MM. Flandin et Danger poussèrent l'imprudence jusqu'à vouloir ébranler cette proposition capitale, savoir, *que certains terrains des cimetières fournissent de l'arsenic;* ils n'osèrent pas, il est

(1) Pour ne rien laisser à désirer à ce sujet, et sans que je prétende en tirer la moindre conséquence en faveur de l'existence de l'arsenic chez l'homme, du moins dans certains cas, je dirai : 1° que depuis quelques années on a trouvé de l'arsenic dans une foule d'eaux minérales, et surtout dans les dépôts qu'elles forment; 2° que d'après M. Stein, les cendres de divers charbons, la suie, la paille de seigle, les choux, les navets, les pommes de terre, en renferment des quantités sensibles. Si ces divers résultats sont confirmés par de nouvelles expériences, ils seront de nature à être pris en considération par les experts. (*Journ. de chim. méd.* mai 1851.)

vrai, s'inscrire formellement contre cette assertion, mais dans le premier mémoire qu'ils lurent à l'Académie des sciences, ils déclarèrent n'avoir pas trouvé d'arsenic dans les terrains des cimetières des environs de Paris qui m'en avaient fourni; pour eux, je m'étais trompé, en prenant pour de l'arsenic *les taches de crasse,* dont ils s'attribuent la découverte à mes dépens (1). Malheureusement pour eux, ils ne devaient pas tarder à convenir que, cette fois encore, ils seraient obligés de battre en retraite. Dans six expertises faites en 1844, des terrains de cimetières furent reconnus arsénicaux par MM. Pelouze, Ollivier (d'Angers), Devergie, Lesueur, Barse, *et par eux-mêmes;* on peut lire dans plusieurs numéros de la *Gazette des tribunaux* de cette même année des rapports signés par MM. Flandin et Danger, dans lesquels il est dit

---

(1) Qu'il me soit permis à cette occasion de dévoiler au public la tactique employée par certaines gens pour parvenir à se faire connaître. On lit un mémoire à l'Académie des sciences; le lendemain tous les journaux politiques rendent compte de cette lecture, les uns avec impartialité et sans éloges, les autres avec une partialité révoltante, car non-seulement ils exaltent outre mesure le travail, mais encore ils dénigrent ceux qui ont émis des opinions contraires à celles des auteurs de ce travail. L'Institut garde le silence pendant plusieurs années, et ne fait point de rapport; qu'importe! *Le coup est frappé,* on vous a décerné l'épithète de grand homme; le public est déjà tout disposé à vous accepter pour tel. Bientôt après on lit un second mémoire, puis un troisième, un quatrième, etc. : *la manœuvre est la même;* éloges effrénés de la part des journalistes amis, qui se livrent de nouveau à une critique amère et injurieuse des hommes dont on est habitué à respecter les opinions; et comme l'Institut continue à garder le silence, le public finit par considérer comme vraies des doctrines fausses que la presse n'a pas cessé de donner comme parfaites. Les phrases élogieuses sont même conçues de telle façon, que l'on peut croire que déjà l'Académie des sciences a sanctionné les travaux qui lui ont été présentés, quoiqu'elle n'ait pas encore parlé. On va plus loin : on pousse l'audace jusqu'à dire, dans une lecture subséquente faite devant l'illustre aréopage, qu'on le remercie de l'accueil bienveillant fait à des expériences sur le mérite desquelles il ne s'est pas encore prononcé ou dont il a reconnu l'insuffisance.

A dater de ce moment, le but est atteint: *on est arrivé.* Sans doute que des travaux médiocres, souvent détestables, ne sauraient en imposer à des hommes éclairés; mais ils ont agi favorablemment sur les masses; *c'est là ce qu'on voulait.* Et quand le jour vient où, dans l'intérêt de tous, on démontre jusqu'à l'évidence que les gens dont je blâme sévèrement la tactique ont emprunté à d'autres, sans les citer, ce qu'ils ont dit de bon; qu'en toute autre chose ils ont commis les erreurs les plus grossières, et qu'ils n'ont par conséquent aucune valeur réelle, on se demande avec douleur : *Comment avons-nous pu être dupes à ce point?* La réponse est facile : *Vous êtes trop loyaux pour avoir cru un seul instant que certains hommes ne reculent devant aucun moyen pour se frayer une route et monter assez haut pour être aperçus du public.* J'ai dû stigmatiser une pareille tactique, que l'Institut réprouvera comme moi, et à laquelle il s'empressera sans doute de mettre fin, en rompant le silence coupable qu'il garde depuis trop longtemps.

que les cadavres qui faisaient l'objet des expertises avaient été inhumés *dans des terrains arsenicaux.* Ainsi il demeure bien établi que l'assertion émise par moi en 1839 était parfaitement exacte ; on va voir bientôt combien est grande en médecine légale la portée de ce fait.

On peut réduire aux deux questions suivantes celles que l'on sera appelé à résoudre à l'occasion des terrains des cimetières : 1° *Peut-on déterminer si l'arsenic extrait d'un cadavre inhumé dans un terrain arsenical provient de ce cadavre ou du terrain ? Peut-il arriver que le cadavre d'un individu empoisonné par l'acide arsénieux abandonne le composé arsenical qu'il renfermait au moment de la mort, de manière à ne plus en retenir après une inhumation prolongée?* Cette dernière question ayant déjà été traitée lorsque j'ai parlé de la recherche de l'acide arsénieux dans un cas d'exhumation juridique (voy. page 536), je ne m'en occuperai plus ici.

Peut-on déterminer si l'arsenic extrait d'un cadavre inhumé dans un terrain arsenical provient de ce cadavre ou du terrain ? Je réponds par l'affirmative, du moins pour le plus grand nombre de cas; les expériences et les considérations que j'ai fait valoir dans le mémoire que j'ai lu le 29 août 1839 à l'Académie royale de médecine ne laissent aucun doute à cet égard.

A. Supposons d'abord *que le cadavre a été inhumé dans une bière et qu'au moment de l'expertise, celle-ci est entière et parfaitement close;* l'arsenic du terrain n'aura pas pénétré dans l'intérieur de la bière, parce qu'il existe dans ce terrain à l'état d'arsénite ou d'arséniate *insoluble,* même dans l'eau bouillante, et qu'il faut pour le dissoudre traiter les terres qui en contiennent par la potasse ou par l'acide sulfurique bouillant pendant plusieurs heures, et encore après avoir fait agir pendant deux ou trois jours à froid sur ces terres cet acide étendu. J'avais beaucoup insisté sur l'*insolubilité* dont je parle ; on m'a objecté que je ne pouvais pas *affirmer* que dans certains cas l'arsenic ne serait pas dissous par l'eau des pluies, parce qu'il pouvait se passer dans le sein de la terre tel phénomène électrique à la suite duquel un arsénite ou un arséniate insolubles deviendraient solubles ; ou bien parce que l'ammoniaque carbonatée provenant de la décomposition du cadavre transformerait ces sels en arsénite ou ou en arséniate d'ammoniaque solubles ; ou bien enfin parce que l'acide azotique que contiennent quelquefois les pluies d'orage aurait pénétré jusqu'à la fosse et aurait dissous l'arsénite ou l'arséniate contenu dans le terrain. A cela je répondrai que l'expérience acquise jusqu'à ce jour ne vient pas à l'appui de l'objection mise en avant, puisque dans les cas déjà fort nombreux où les terrains des cimetières ont été trouvés arsenicaux, l'*arsenic existait dans ces terrains à l'état insoluble ;* et j'ajouterai qu'ayant eu plus de vingt fois l'occasion d'analyser des terres du département de la Somme, chaulées depuis quelques mois seulement ou depuis quelques années avec de l'acide arsénieux, j'ai constamment vu que ces terres *ne cédaient pas à l'eau bouillante la plus légère trace d'arsenic,* ce qui prouve que l'acide arsénieux s'était transformé en un sel insoluble, puisque sans cela il aurait été sensiblement dissous par ce liquide; j'ai encore vu, en analysant les terres ainsi chaulées, un fait de la plus haute importance pour la solution du problème qui m'occupe : la couche de terre *prise à la surface contenait de l'arsénite de chaux,* tandis qu'on n'en trouvait pas *un atome* dans la couche prise à 36 cent. au-dessous et à plus forte raison dans celle qui était à 1 mètre au-dessous du sol. Ces diverses couches avaient été recueillies avec un soin extrême par mon honorable et savant ami le Dr Barbier (d'Amiens), qui avait bien voulu se transporter sur les lieux pour procéder à cette opération. On peut conclure de ces expériences que, lorsque les terres contiennent du carbonate de chaux, l'acide arsénieux se combine promptement avec la chaux, et que l'arsénite insoluble formé reste à peu près à la place où il a pris naissance *sans que l'eau des pluies l'entraîne plus bas,* et sans que l'ammoniaque provenant de la décomposition du fumier au milieu duquel il plonge, en quelque sorte, le décompose et le change en arsénite d'ammoniaque soluble.

On voit déjà par ces faits combien l'opinion que je soutiens est fondée en raison; il ne sera pas difficile maintenant de réfuter les objections qui m'ont été faites. Que parle-t-on de *phénomènes électriques* qui se passeraient dans le sein de la terre, et qui auraient pour résultat la transformation d'un arsénite insoluble en un arsénite soluble; mais qu'en sait-on, et c'est avec de pareilles utopies que l'on voudrait sérieusement songer à pervertir l'opinion publique?

Pour donner au lecteur une idée exacte des arguments mis en avant contre la proposition que je soutiens, je ne saurais mieux faire que de transcrire certains passages de la déposition faite devant la Cour d'assises de la Vendée, en août 1844, par M. Flandin, dans une affaire d'empoisonnement où il s'agissait de déterminer si l'arsenic extrait des cadavres de Roturier et de Martinie-Chabot était le résultat d'une intoxication, ou bien s'il provenait de la terre du cimetière de Saint-Michel-en-Lherni, *terre reconnue arsenicale par M. Flandin,* et au sein de laquelle les deux cadavres avaient séjourné, celui de la femme pendant plusieurs mois, et celui de Roturier pendant quatre ans et demi. Voici l'extrait de cette *étrange* déposition :

« De 250 grammes de terre, prise au-dessus de la bière de Roturier, on a retiré dans trois analyses successives, faites par des procédés différents, des quantités d'arsenic très-sensiblement appréciables. On a opéré sur les terres recueillies au-dessus de la bière de Martinie-Chabot, absolument comme on avait opéré précédemment sur les terres recueillies au-dessus de la fosse de Roturier. Les résultats ont été identiques. »

M. le procureur du Roi. « La question de l'insolubilité des terres a été portée récemment devant l'Académie de médecine par M. Ollivier (d'Angers), et M. Flandin n'ignore pas dans quel sens elle a été résolue. M. Ollivier a dit, en terminant, que le fait particulier (affaire de la femme Jérôme et de Noble, jugée par la cour d'assises d'Épinal) confirme le principe établi par M. Orfila, que, dans les terres, l'arsenic se trouve à l'état insoluble, et qu'il ne peut passer dans un cadavre. »

M. Flandin. « Si M. Ollivier avait émis une pareille opinion, je serais obligé de n'être pas de son avis. Expérimentalement, la science n'est pas fixée. Il n'y a que cinq à six ans que cette question est à l'étude. Théoriquement, je pense même qu'il ne faut pas se hâter de conclure. L'arsenic des terres est insoluble dans notre laboratoire; *mais celui de la nature ne diffère-t-il pas du nôtre?* Et d'abord elle a pour elle *le temps* dont nous ne disposons pas dans nos laboratoires. Tout le monde connaît ces stalactites, ces sortes de cristallisations suspendues au-dessus des grottes souterraines. Elles sont formées de carbonate de chaux insoluble dans l'eau; cependant il a bien fallu que ce carbonate de chaux fût rendu soluble pour qu'il filtrât à travers le sol. La *nature*, le *temps*, l'ont dissous atome par atome, s'il m'est permis de m'exprimer ainsi, comme on voit dans les montagnes se déliter jusqu'au produits d'anciens volcans, jusqu'aux granits eux-mêmes. Tout le monde connaît le kaolin, cette matière blanche dont nous faisons nos plus belles porcelaines. Qu'est-ce que le kaolin? Du feldspath décomposé qui a perdu sa potasse. Comment la potasse a-t-elle été enlevée? Dans nos laboratoires nous ne savons produire ce phénomène ni avec l'eau ni avec les acides. La nature et le temps sont plus habiles; ils opèrent ces transformations que nous ne savons malheureusement pas imiter. En outre, les eaux de pluie ne sont pas les eaux de nos laboratoires, elles passent à travers une atmosphère *d'oxygène et d'azote, et cela dans des temps d'orage.* Il est des chimistes qui ont avancé que les eaux de pluie renferment quelquefois *de l'acide nitrique* (composé d'oxygène et d'azote), et l'acide nitrique *est le dissolvant par excellence des substances minérales, de l'arsenic en particulier.*

« Dans l'acte de la putréfaction, il se dégage de l'ammoniaque qui est le véhicule des différents corps alcalins, acides connus et inconnus. L'ammoniaque est encore un des dissolvants de l'arsenic. L'acte de la putréfaction ne peut il pas transformer des composés arsenicaux insolubles contenus dans le sol? En présence de tant de phénomènes chimiques possibles ne nous hâtons donc pas de conclure. — Dans les terres soumises à notre examen, l'arsenic ne s'est rencontré que d'une manière à peine appréciable dans l'eau pure que l'on avait fait bouillir avec 250 grammes de terre; mais l'eau à laquelle nous avons ajouté de la potasse, de manière à la maintenir légèrement alcaline pendant une ébullition prolongée, a si bien dissous l'arsenic contenu dans ces terres, qu'il ne nous a pas été possible d'y constater ensuite la présence de ce corps en les traitant par des acides. Mais si l'arsenic trouvé dans les terres du cimetière de Saint-Michel-en-Lherni, devient soluble par les mêmes moyens que la matière grasse, on conçoit que le temps et les dégagements alcalins des sels ammoniacaux produits par la désorganisation des matières animales peuvent, à l'aide des eaux pluviales, produire des infiltrations plus ou moins chargées d'arsenic soluble dans les eaux, et imprégner de ce poison les restes d'un cadavre qui ne contenait pas d'arsenic.

«Mais il n'est pas nécessaire d'admettre une combinaison soluble d'arsenic pour se faire une idée du transport possible de ce corps dans une bière en partie détériorée. Veuillez, messieurs les jurés, jeter un coup d'œil sur ce qui, chaque jour, se passe sous vos yeux. Dans un champ fraîchement labouré vous voyez les parties les plus fines de la terre confondues avec les parties les plus grossières; mais bientôt les eaux pluviales vont disposer les choses dans un tout autre ordre; bientôt ce champ ne présentera plus à sa surface qu'une couche plus ou moins épaisse de petites pierres. Les parties les plus fines de la terre auront été comme tamisées à travers les parties les plus volumineuses. Ces parties fines, ainsi entraînées vers le sein de la terre, descendront de plus en plus profondément jusqu'à la rencontre d'un obstacle infranchissable, tel qu'une pierre un peu volumineuse, les parois d'une bière, les os d'un squelette. Pendant longtemps ces fines poussières s'accumuleront contre l'obstacle d'une manière notable. L'arsenic des terres peut provenir des charriages contenant de l'arsenic; il peut aussi provenir d'une dissémination dans la terre de petits fragments de pyrites arsenicales.»

M. Flandin invoque encore, à l'appui de son opinion erronée, une lettre qui lui a été écrite par M. Vandenbroeck, professeur de chimie à l'École des mines du Hainault. Dans cette lettre, il est dit que l'eau tenant en dissolution *plus de deux fois son volume* d'acide carbonique peut dissoudre des traces d'arséniate de chaux *récemment préparé* et *très-peu cohérent.* Il faut convenir que c'est là un bien stérile argument; comment M. Vandenbroeck ne s'est-il pas aperçu que cette expérience n'a rien de commun avec ce qui se passerait au sein de la terre; où trouvera-t-il de l'eau carbonique semblable à celle qu'il a été obligé de préparer à l'aide d'une pompe; et ne voit-il pas que l'arséniate de chaux des terrains, en admettant à la rigueur qu'il se trouvât en contact avec de l'eau fortement chargée d'acide carbonique, ne se dissoudrait pas dans cette eau, parce qu'il a une grande force de cohésion, et qu'il n'est pas isolé comme l'arséniate de chaux *pulvérulent* avec lequel l'expérience a été faite?

Un autre argument aussi solide que celui-ci a été tiré par M. Vandenbroeck de l'altération que l'air fait éprouver au *mispikel* qu'il peut transformer en acide *sulfurique* et en *arséniate neutre de protoxyde fer* qui se dissout dans l'acide sulfurique. Savez-vous comment on explique l'oxydation dont on a besoin? Comme on n'a pas d'air à profusion dans le sein de la terre, on dit que celle-ci est perméable, et d'ailleurs on fait subir aux terrains des cimetières des soulèvements fréquents, et l'on s'inquiète fort peu de l'acide sulfurique formé, si ce n'est pour dire qu'il dissoudra l'arséniate de protoxyde, tandis qu'il est évident, pour quiconque réfléchit un instant, que cet acide saturera au contraire la chaux du terrain, et que dès lors il sera impuissant pour opérer la dissolution d'un produit arsenical insoluble. Tout cela n'est pas de notre siècle. Du reste, M. Vandenbroeck juge à son véritable point de vue le peu de portée de cette singulière objection, lorsqu'il dit : « Je crois même que le fait que je viens de citer *ne se vérifiera que rarement*, en raison du petit nombre *de localités* contenant du mispikel. » On voit d'après ce qui précède que M. Flandin eût rendu un important service à M. Vandenbroeck en ne publiant pas sa lettre.

On se demande, après avoir lu la déposition de M. Flandin, s'il n'y a pas lieu de déplorer que les magistrats soient si peu scrupuleux dans le choix qu'ils font des experts; on verra en effet, par l'examen critique auquel je vais me livrer, que, dans ce plaidoyer en faveur de l'accusé, l'ignorance le dispute à l'absurde.

Et d'abord on nous dit « que l'arsenic de la nature diffère de celui que nous avons dans nos laboratoires. » Cette erreur est tellement grossière qu'elle ne vaut pas la peine d'être réfutée; tout le monde sait qu'il n'y a qu'une sorte d'arsenic; d'ailleurs les expériences à l'aide desquelles j'ai établi que l'arsenic des terrains des cimetières est insoluble dans l'eau ont été faites non pas avec de l'arsenic de nos laboratoires, mais avec des terres arsenicales, c'est-à-dire avec la substance arsenicale que M. Flandin appelle *naturelle*.

On parle ensuite des stalactites, et l'on dit que la *nature* et le *temps* ont dissous le carbonate de chaux; il aurait été plus simple et plus vrai de substituer l'*acide carbonique* à la *nature*. C'est effectivement cet acide qui dissout le sel, et il aurait fallu, pour se prévaloir de l'analogie, *prouver* qu'il existe dans le sein de la terre un agent capable de dissoudre le composé arsenical insoluble, tout comme l'acide carbonique dissout le carbonate de chaux. En l'absence de cette preuve, on imagine *un je ne sais quoi* susceptible d'opérer la dissolution, tout simplement parce que l'on est déterminé à attaquer; je démontrerai bientôt que c'est à tort que l'on a voulu faire jouer à l'ammoniaque qui se produit pendant la putréfaction le rôle de dissolvant.

L'argument puisé dans la décomposition du feldspath n'est pas plus heureux. Comment, parce que dans le sein de la terre, et par des causes inconnues, cette matière s'altère et perd la potasse qu'elle renferme, vous vous croyez autorisé à dire qu'il peut en être de même d'un composé arsenical, alors que vous n'apportez aucun fait à l'appui de votre hypothèse, laquelle se trouve au contraire complétement renversée par les expériences les plus concluantes et par les résultats des nombreuses expertises déjà faites et dans lesquelles l'arsenic des terrains des cimetières *a constamment été trouvé à l'état insoluble!*

J'ose à peine aborder la partie de la déposition où l'acide azotique contenu dans les eaux de pluie est considéré comme le dissolvant de l'arsenic des terrains; en lisant cette phrase, on croit rêver. Si quelques chimistes *seulement* ont avancé qu'il y a de l'acide azotique dans les eaux des pluies *d'orage* et non pas dans celles des pluies *ordinaires*, c'est apparemment que cet acide se trouve dans ce liquide *en proportion tellement minime* qu'il a pu échapper à d'autres expérimentateurs; tout le monde sait d'ailleurs que l'eau dont il s'agit est parfaitement potable, sans produire sur l'organe du goût la moindre impression acide. Et c'est à une pareille liqueur, à de l'acide azotique dilué dans une énorme proportion d'eau que l'on voudrait attribuer la puissance de dissoudre un composé arsenical, que les acides forts ne dissolvent que lentement et à la température de l'*ébullition*, et qui se trouverait placé à côté du cadavre, à 1 mètre ou 2 de profondeur. D'ailleurs cette eau *si faiblement acidulée*, dont j'admettrai à la rigueur l'existence, ne céderait-elle pas à l'instant même l'acide libre qu'elle pourrait contenir, aux bases calcaires ou autres qu'elle trouverait à la surface du sol? En vérité, ceci passe les bornes de la naïveté!!!

On admet encore que les parties les plus fines de la terre qui était à la surface d'un champ labouré et *que l'on suppose arsenicale*, pourront être entraînées par les pluies jusqu'à la profondeur de 1 mètre 50 centimètres ou 2 mètres, là où se trouve la bière, ou le corps enterré à nu. Comment qualifier une pareille hypothèse? Ou le composé arsenical contenu dans cette terre *fine* est insoluble ou soluble; s'il est insoluble, la bière ou le cadavre qui finirait par être entouré de cette terre, d'après notre critique, se trouverait dans les mêmes conditions que celles dans lesquelles ont été trouvés jusqu'à présent les corps inhumés dans un terrain arsenical qui les entourait; aussi un pareil élément, ne produisant aucun fait nouveau, n'apporterait aucune nouvelle lumière à la discussion. Si l'arsenic y est à l'état soluble, il sera arrêté à quelques centimètres au-dessous de la surface du sol, parce qu'il aura été transformé en arsénite ou en arséniate de chaux insoluble; les expériences faites avec les terres du département de la Somme ne laissent aucun doute à cet égard (voy. p. 551). D'ailleurs, et cette considération suffirait à elle seule pour réduire à néant la singulière objection que je réfute, ne sait-on pas que les eaux pluviales ne pénètrent jamais jusqu'à la profondeur où il faudrait qu'elles parvinssent pour que des esprits sérieux songeassent à tenir un compte quelconque d'une assertion aussi étrange?

On articule ensuite que l'ammoniaque provenant de la putréfaction peut transformer le composé arsenical insoluble en un sel arsenical soluble (arsénite ou arséniate d'ammoniaque). Voyons ce que l'expérience apprend sur ce point :

1° Vous n'avez pas la prétention de faire croire que la présence de l'arsenic dans les terrains de cimetières arsenicaux date d'hier. Non; bien des années, et peut-être des siècles, se sont écoulés depuis que ces terrains reçoivent des cadavres que la putréfaction a, par conséqnent, complétement détruits. Comment se fait-il donc que, pas même dans un seul des cas où l'on a déjà examiné ces terrains, l'ammoniaque qui s'est développée à la suite de si nombreuses putréfactions des corps n'ait transformé en arsénite, ou en arséniate solubles, l'arsenic de ces terres? On sait en effet, et je le répète, qu'on a constamment reconnu jusqu'à présent que cet arsenic existait dans les terrains à l'état insoluble. J'irai plus loin, et j'admettrai que cela puisse être, que, pendant un instant, il y ait eu à côté des cadavres de l'arsénite d'ammoniaque soluble, ne voit-on pas que ce sel, immédiatement après sa formation, devrait être transformé en arsénite de chaux insoluble par le sulfate de chaux du terrain, si celui-ci en contenait!!!

2° Les cadavres de Nicolas Noble et de la femme Jérôme, enterrés presque en même temps à 2 mètres l'un de l'autre, dans une partie du cimetière d'Épinal où la terre est arsenicale, sont exhumés au bout de deux mois, et l'analyse démontre que le cadavre de Noble contient de l'arsenic, *tandis qu'il n'en existe pas dans celui de la femme Jérôme.* Les deux cadavres ayant été inhumés de nouveau, dans le même lieu et à côté l'un de l'autre, sont exhumés six mois après la seconde inhumation; les résultats sont les mêmes, et pourtant la terre qui entoure le cadavre de la femme est *arsenicale* au même degré que celle qui entoure le cadavre de Noble. Évidemment l'arsenic contenu dans cette terre n'a pas pénétré dans le cadavre de la femme Jérôme pas plus que dans celui de Noble; évidemment il n'est pas devenu soluble, et il est, au contraire, resté à l'état d'insolubilité où il était avant la premiere inhumation. Ce fait est d'autant plus important à signaler, qu'il a été constaté, après huit mois d'inhumation, que les influences atmosphériques d'humidité, de chaleur, de froid, etc., ont été les mêmes, et que s'il était vrai que les agents produits par la putréfaction dussent opérer la dissolution du composé arsenical des terres, non-seulement ces terres, traitées par l'eau, auraient dû fournir de l'arsenic à ce liquide, *ce qui n'était pas,* mais encore le cadavre de la femme Jérôme aurait dû en contenir, ce qui n'a pas eu lieu non plus.

3° Le 11 juillet 1845 nous avons placé, M. Barse et moi, la moitié d'un foie d'homme dans une petite boîte de sapin mince, que nous avons entourée de terre *arsenicale* extraite du cimetière d'Épinal, et parfaitement arrosée; la boîte, ainsi que cette terre, ont été ensuite placées dans une boîte plus grande que l'on a enterrée dans le jardin de la Faculté. Le 16 du même mois, on sort la boîte de terre; on retire le foie que l'on enveloppe d'un linge, au lieu de le laisser dans la boîte; puis on enterre la grande boîte qui contenait, par conséquent, le foie, le linge, et la terre arsenicale. Le 25 août, le foie, de couleur verte, était pourri et réduit au tiers de son volume. La terre sur laquelle il appuyait répandait une odeur infecte. On lave le foie avec de l'eau distillée. On filtre la liqueur, on l'évapore jusqu'à siccité, puis on carbonise parfaitement le produit. *Le charbon ne contient aucune trace d'arsenic. On n'en obtient pas davantage* du foie lui-même débarrassé de terre et carbonisé. Le 30 août, on essaye successivement la terre qui avait entouré les parties supérieure et inférieure du foie pendant quarante-cinq jours. On les fait bouillir avec de l'eau; ce liquide ne renferme point d'arsenic; mais lorsqu'on traite la terre, ainsi épuisée par l'eau, par de l'acide sulfurique concentré à chaud, le liquide fournit *une quantité notable d'arsenic.*

4° J'ai enterré à la profondeur d'un mètre, et à nu, le cadavre d'un enfant à terme, âgé de deux jours, un foie d'adulte, et la moitié de la cuisse d'une femme âgée de quarante ans. La terre qui entourait ces parties était *arsenicale* et avait été extraite, par les soins du Dr Haxo, médecin à Épinal, du cimetière où avaient été inhumés les corps du nommé Noble et de la femme Jérôme dont il vient d'être parlé; les 200 kilogrammes de cette terre qui m'avaient été envoyés et sur lesquels j'ai opéré avaient été pris à environ 70 centimètres de profondeur, immédiatement à côté des cadavres de Noble et de la femme Jérôme. Je me suis d'abord assuré que cette terre *ne fournissait aucune trace d'arsenic* quand on la traitait par l'eau froide ou bouillante, et qu'elle en donnait, au contraire, si on la faisait bouillir avec de l'acide sulfurique.

Trois mois après l'inhumation, j'ai attentivement extrait les matières enterrées, ainsi que 8 kilogrammes environ de la portion de terre qui adhérait à ces parties; la *putréfaction était à son comble;* l'enfant surtout était réduit a un état de putrilage tel qu'il a été impossible de l'avoir autrement que par lambeaux; l'odeur était des plus infectes.

J'ai laissé dans une grande terrine neuve, pendant vingt-quatre heures, quatre litres d'eau distillée et le mélange des 8 kilogrammes de terre et de tous les débris putréfiés; j'ai souvent agité, afin de favoriser autant que possible la dissolution. Alors j'ai passé le liquide à travers un linge, et comme je n'aurais pu le filtrer qu'avec la plus grande difficulté, je l'ai fait bouillir pendant quelques minutes, puis je l'ai filtré. La liqueur, évaporée jusqu'à siccité, a donné un produit noirâtre excessivement fétide que j'ai parfaitement carbonisé. Le charbon traité par l'eau bouillante a fourni un liquide que j'ai introduit dans un appareil dit de Marsh préalablement essayé, et j'ai fait passer le gaz dans une dissolution d'azotate d'argent d'après la méthode de M. Lassaigne (voy. p. 472); *il m'a été impossible d'obtenir la moindre trace d'arsenic.* Ce résultat négatif m'a engagé à changer la disposition de l'appareil et à enflammer le gaz hydrogène qui se dégageait du flacon; il ne s'est condensé sur une assiette de porcelaine que douze petites taches, dont huit étaient jaunes et brillantes, tandis que les quatre autres avaient l'aspect des taches de *crasse* (voy. p. 480); au reste, ces douze taches, traitées par l'acide azotique, pour savoir si elles étaient arsenicales, ne m'ont aucunement fourni les caractères de l'arsenic. D'un autre côté, je me suis assuré que la même terre, traitée par l'acide sulfurique, donnait une quantité notable d'arsenic (1).

Pour quiconque est de bonne foi, le résultat de la discussion à laquelle je viens de me livrer n'est point douteux, et chacun dira : *Il serait absurde d'admettre, lorsqu'au moment de l'exhumation, la bière est entière et parfaitement close, que l'arsenic retiré du foie et des autres organes du cadavre provienne du composé arsenical que peut contenir le terrain du cimetière, et qui y est ordinairement en proportion si minime.*

On en dira évidemment autant dans les cas où la bière, *déjà fendue,* constitue cependant encore un tout entier, quoique une portion des liquides qui pouvaient avoisiner cette bière ait pénétré dans son intérieur; en effet, je viens de démontrer que ces liquides ne sont pas arsénicaux alors même que la putréfaction est à son comble.

On sera d'autant plus autorisé à adopter cette manière de voir, qu'il résulte, des expériences que j'ai faites en 1839, que les *dissolutions arsenicales* ne pénètrent pas facilement dans l'intérieur des organes qu'elles entourent de toutes parts, alors même qu'elles existent dans le terrain en assez forte proportion, et qu'il suffit de laver soigneusement

(1) Si l'on était tenté de répéter cette expérience, il faudrait de toute nécessité employer des terres arsenicales provenant d'un cimetière, car on pourrait bien obtenir un tout autre résultat, si, comme je l'ai fait, on enterrait les corps dans un terrain *non arsenical* que l'on aurait mélangé avec 1 ou 2 kilogrammes d'arsénite de chaux *pulvérulent, récemment fait* et préparé avec de l'arsénite de potasse et du chlorure de calcium. En effet, dans ces conditions, la cohésion de l'arsénite de chaux *serait tellement faible* et ce sel serait *si peu retenu* par les éléments qui entrent dans la composition de la terre, qu'il y en aurait une partie de décomposé, surtout après quelques mois d'inhumation, et de transformé en arsénite d'ammoniaque *soluble* et en carbonate de chaux insoluble, tandis qu'on vient de voir que cela n'a pas lieu lorsque le carbonate d'ammoniaque produit par la putréfaction des cadavres est en contact avec la terre arsenicale des cimetières. J'ajouterai, pour donner plus de force à l'opinion que je soutiens, qu'ayant laissé pendant un mois une dissolution de 500 grammes de carbonate d'ammoniaque dans 2 litres d'eau, en contact avec 12 kilogrammes de la terre arsenicale qui m'avait été envoyée par le Dr Haxo, la dissolution, quoique je l'eusse souvent agitée avec la terre, ne m'a fourni que trois taches arsenicales, après l'avoir filtrée, évaporée et carbonisée; et cependant j'opérais avec une forte dissolution de carbonate d'ammoniaque et dans des conditions propres à favoriser bien autrement la décomposition que celles dans lesquelles se trouveront les cadavres inhumés dans une terre arsenicale. Il n'est pas douteux que si, au lieu d'agir ainsi, j'eusse fait usage d'arsénite de chaux préparé artificiellement, peu cohérent et récemment fait, le carbonate d'ammoniaque n'en eût décomposé une proportion infiniment plus forte.

la surface de ces organes avec de l'eau pour emporter la faible proportion d'arsenic qui pourrait s'y trouver. Mais j'irai plus loin et j'admettrai que cette pénétration intime ait eu lieu; qu'arriverait-il alors? De deux choses l'une: ou bien que toutes les parties du cadavre fourniraient la même proportion d'arsenic, c'est-à-dire une quantité qui serait en rapport avec leur poids; ou bien que tel organe qui se serait trouvé en contact avec la portion du terrain arsenical devrait en contenir, tandis qu'il n'y en aurait pas dans ceux que la terre arsenicale n'aurait point touchés. Or c'est ce qui n'a jamais lieu dans un cas d'empoisonnement avec absorption; toutes les parties du corps renferment de l'arsenic dans une proportion fort inégale, et nullement en rapport avec la masse, car il y en a d'autant plus que l'organe était plus vasculaire.

En cherchant à attaquer les résultats de mes expériences sur ce point, M. Devergie a commis une erreur grave. J'avais dit qu'après avoir mis un foie à la profondeur de 1 mètre dans la terre d'un jardin, dont le fond avait été préalablement arrosé avec 40 centigrammes d'acide arsénieux dissous dans 96 grammes d'eau, je n'avais pas retiré de l'arsenic de ce foie, quoiqu'il fût resté neuf jours enterré, et qu'à plusieurs reprises j'eusse versé d'assez fortes proportions de dissolution arsenicale à la surface de la terre avec laquelle j'avais comblé le trou, et même sur la portion de terre qui recouvrait immédiatement le viscère. « Mais, réplique M. Devergie, j'ai vu le contraire en plaçant un foie dans un seau étroit qui contenait *sept kilogrammes* de terre que j'avais arrosée pendant *sept jours* avec *deux litres* d'eau tenant 60 centigrammes d'acide arsénieux en dissolution. » Quelle parité y a-t-il entre ce mode d'expérimentation et celui que j'ai suivi? Dans mon expérience, j'avais eu grand soin de me placer dans les *conditions du problème,* c'est-à-dire que, loin d'agir sur 7 kilogrammes de terre, j'avais enterré le foie *dans un jardin,* tout comme un cadavre serait enterré dans un cimetière, et la dissolution arsenicale que j'employais devait nécessairement s'étendre à droite, à gauche, en haut, en bas, en tous sens en un mot, en sorte que la portion de terre qui recouvrait le foie ne devait en avoir gardé que très-peu. Dans l'expérience de M. Devergie, au contraire, on s'est placé dans des *conditions qui n'existeront jamais,* c'est-à-dire que l'on a mis une *forte proportion* de dissolution arsenicale dans une *petite quantité de terre,* et que, pour mieux saturer celle-ci, on l'a arrosée à *sept reprises* différentes. Quel argument peut-on tirer d'un pareil fait pour infirmer l'assertion que j'ai émise plus haut, savoir qu'un *terrain à peine humecté d'une dissolution arsenicale ne livrera pas facilement aux organes qu'il touchera* la petite proportion d'arsenic qu'il pourrait tenir en dissolution?

B. Supposons maintenant que, par suite de la disjonction des planches qui composent la bière, *les débris du cadavre pourri soient mélangés avec la terre*, ou bien que les corps *enterrés à nu* et déjà complétement putréfiés et réduits en terreau soient confondus avec la terre arsenicale.

Si le terreau, traité par l'eau distillée froide, pendant vingt-quatre heures, et agité à plusieurs reprises, fournit une dissolution qui, étant filtrée, évaporée et carbonisée, comme il a été dit à la page 494 et suivantes, *donne de l'arsenic*, à l'aide de l'appareil dit de Marsh modifié, il faudra rechercher si la terre prise à 3 ou 4 mètres de distance se comporte de même En cas de *négative*, on sera grandement autorisé à *soupçonner* que l'arsenic retiré du terreau provient du cadavre et non de la terre, parce que l'eau froide dissout parfaitement l'acide arsénieux qui aurait pu se trouver dans le cadavre, et que tous les faits recueillis jusqu'à ce jour établissent au contraire que le composé arsenical faisant partie des terres n'est point soluble dans ce liquide à la température ordinaire, alors même que la putréfaction est à son comble. Mais s'il en est ainsi, dira-t-on, pourquoi vous bornez-vous à dire : on sera grandement autorisé à *soupçonner*, et pourquoi *n'affirmez-vous* pas que l'acide arsénieux provient du cadavre ? Dans tous mes écrits j'ai constamment évité de me prononcer affirmativement, parce qu'à la rigueur, il pourrait se faire, *quoique cela ne soit aucunement probable*, que, par des causes tout à fait extraordinaires, une petite proportion du composé arsenical des terres eût été rendue soluble dans l'eau. L'expert devrait surtout apporter dans les conclusions la réserve que j'indique, s'il était ultérieurement prouvé que la partie du cimetière où se trouve le corps avait été arrosée à une époque quelconque avec une dissolution arsenicale, ou bien qu'une poudre arsenicale soluble avait été déposée à sa surface ; non pas que je pense qu'un composé arsenical soluble répandu à la surface de la terre puisse arriver *sous cet état* et sans avoir été transformé en arsénite insoluble jusqu'à la profondeur où est enterré le cadavre (voy. p. 551, les expériences faites avec les terrains arsenicaux de la Somme), mais uniquement parce qu'on pourrait objecter, à tort sans doute, que le terrain traversé par la liqueur arsenicale n'était pas de nature à changer celle-ci en arsénite ou en arséniate de chaux insoluble. Si, *contre toute attente*, la terre éloignée de quelques mètres du lieu de l'inhumation cédait aussi un composé arsenical à *l'eau froide*, il faudrait bien se garder de faire *soupçonner* que l'arsenic a été fourni par le cadavre.

Si le terreau traité par l'eau distillée froide, et même bouillante, pendant vingt-quatre heures, et agité à plusieurs reprises, fournit une dissolution qui, étant filtrée, évaporée et carbonisée, comme il a été dit à la page 494 et suivantes, ne donne point d'arsenic, et que l'on en retire après l'avoir fait réagir pendant quelque temps sur l'acide sulfurique *pur,* d'abord à froid, puis à la température de l'ébullition, on serait porté à croire qu'il n'y a pas eu empoisonnement par une préparation arsenicale soluble, *si le terrain ne contenait pas de sulfate de chaux,* parce que, *en général,* les composés arsenicaux solubles, qui auraient pu *abandonner* le cadavre pour se mêler *à ces sortes de terrains,* conservent pendant longtemps la faculté de se dissoudre dans l'eau froide. Toutefois, comme il n'est pas démontré que les composés arsenicaux solubles qui auraient pu être entraînés hors du corps ne puissent à la longue se transformer, dans le sein de la terre, en sels insolubles dans l'eau, surtout lorsque cette terre contient du sulfate de chaux, l'expert devra, dans un cas aussi épineux, analyser quelques autres parties du terrain du même cimetière, et s'il résultait de ses recherches que ces parties ne contiennent point d'arsenic, ou qu'elles en renferment beaucoup moins que le terreau, il lui serait peut-être permis d'élever de *très-légères conjectures* sur la possibilité d'un empoisonnement (voy. pour plus de détails mon mémoire dans le t. VIII des *Mém. de l'Acad. roy. de méd.*).

QUATRIÈME OBJECTION.

La préparation arsenicale peut avoir été introduite dans le canal digestif du cadavre d'un individu qui n'a pas succombé à un empoisonnement, et avoir été portée au loin dans quelques-uns de nos viscères par l'effet de l'imbibition *cadavérique.*

J'ai répondu à cette objection en traitant des généralités de l'empoisonnement à la page 55 de ce volume. Je rappellerai seulement que l'on trouve dans le *foie* et dans les *autres organes* une certaine quantité des toxiques introduits dans l'estomac ou dans le rectum des cadavres, que j'ai mis ces faits hors de doute en 1840, et que l'on ne conçoit pas dès lors comment M. Devergie a pu soutenir au procès Lacoste et devant la cour d'assises de la Meuse, que la présence de l'acide arsénieux dans le foie d'un cadavre suppose nécessairement la circulation et une absorption qui n'ont pu avoir lieu que pendant la vie. Jamais erreur plus grave ne fut commise (voy. *Gazette des tribunaux* du 15 juillet 1844 et du 24 avril 1845).

CINQUIÈME OBJECTION.

L'individu que l'on soupçonne être mort empoisonné, et des viscères duquel on retire de l'arsenic, pouvait avoir été soumis pendant la vie à l'usage d'une médication arsenicale, en sorte que le toxique recueilli par l'analyse ne proviendrait pas d'un empoisonnement. Cette question a été sérieusement agitée devant la cour d'assises du Gers, à l'occasion du procès Lacoste ; on peut même dire qu'elle a presque uniquement fait l'objet du débat scientifique qui s'est élevé entre les experts : c'est qu'en effet Lacoste, avant sa mort, avait été soumis à l'usage d'une médication arsenicale, dans le but de faire disparaître une maladie de la peau dont il était atteint. Sans discuter ici un à un les moyens mis en avant par les médecins qui étaient chargés d'éclairer la justice en cette circonstance, je dirai cependant que les experts ne se sont pas conformés aux principes de la science, et qu'ils auraient pu tirer un tout autre parti de la position dans laquelle ils se trouvaient.

Il n'est pas douteux que, *dans certains cas*, l'on puisse retirer de l'arsenic du *foie* du cadavre d'un individu qui aurait été soumis, pendant la vie, à l'usage d'une préparation arsenicale, administrée *à dose médicinale*, dans l'intention de guérir une maladie de la peau, une fièvre intermittente, etc. ; tous les jours, on peut se convaincre que l'urine des malades qui prennent de très-petites doses de liqueur de Fowler (potion contenant de l'arsénite de potasse) renferme de l'arsenic. Le fait ne saurait donc être contesté, et l'expert appelé à décider une question aussi épineuse doit redoubler d'efforts pour la résoudre d'une manière satisfaisante. Je vais successivement parcourir les divers cas qui peuvent se présenter, et reproduire les considérations qui m'ont paru propres à amener la solution du problème, lorsque, pour la première fois, cette question a été soulevée par moi devant l'Académie de médecine, en **1840** (voy. t. VIII des mémoires de ce corps savant).

Premier cas. — *Le malade avait fait usage à plusieurs reprises d'un médicament arsenical ; mais, au moment où il a éprouvé les symptômes de l'empoisonnement aigu, il y avait déjà quelques semaines qu'il avait cessé de prendre le médicament ; on retire du foie une quantité assez notable d'arsenic ; l'invasion de la maladie a été brusque et sa marche rapide.* Si l'on a constaté les symptômes que déterminent les composés arsenicaux, si après la mort il existe dans le canal digestif et dans les autres organes des altérations cadavériques que l'on puisse rattacher à l'intoxication arsenicale, évidemment le malade a succombé à un empoisonnement par l'arsenic ; on ne peut pas admettre, en effet, que le toxique extrait du foie provienne du médicament, parce que l'élimination de ce poison est, en général, complète au bout de douze ou quinze jours, et que d'ailleurs l'arsenic administré *à dose médicinale,* ne donne lieu à aucun des effets observés.

Deuxième cas. — La mort reconnaîtrait encore pour cause un empoisonnement, alors même que *dans l'espèce* le malade n'aurait éprouvé que quelques-uns des symptômes de l'intoxication arsenicale, et qu'à l'ouverture du cadavre les organes n'auraient offert aucune altération sensible ; on sait en effet que, dans certains cas d'empoisonnement par l'arsenic, fort rares à la vérité, la mort n'a été précédée ni de douleurs ni d'évacuations, et que les organes ne paraissaient être le siége d'aucune altération.

TROISIÈME CAS. — *Le malade avait fait usage, à plusieurs reprises, d'un médicament arsenical; mais, au moment où il a éprouvé des symptômes d'empoisonnement à peine caractérisés, il y avait déjà quelques semaines qu'il avait cessé de prendre le médicament; on n'a retiré du foie* qu'une très-petite proportion d'arsenic; *l'invasion de la maladie a été brusque et sa marche rapide.* Ici encore *tout porte à croire* que l'arsenic extrait du foie provient d'une intoxication, parce que si ce toxique avait été administré comme médicament quelques semaines auparavant, il aurait dû être complétement éliminé au moment de la mort; toutefois il y aurait lieu d'être circonspect et *de ne pas affirmer* qu'il en est ainsi, parce que nous ne pouvons pas démontrer mathématiquement que toujours l'élimination du poison sera complète au bout de douze ou quinze jours, que d'un autre côté la proportion d'arsenic recueillie est extrêmement minime, et que d'ailleurs le malade n'avait point éprouvé les symptômes que déterminent ordinairement les préparations arsenicales. Serait-il donc impossible qu'un individu *qui n'aurait pas été empoisonné par l'arsenic,* et qui aurait cessé de faire usage depuis vingt ou vingt-cinq jours d'un médicament arsenical, eût été pris brusquement d'accidents graves qui auraient amené une mort prompte, et qu'en examinant le foie du cadavre, on eût encore trouvé quelques traces de l'arsenic que j'appellerai médicamenteux, et qui n'aurait pas été complétement éliminé par des motifs qui nous sont encore inconnus? Non certes, cela ne serait pas à la rigueur impossible; aussi l'expert devrait-il se borner, dans l'espèce, à établir *des présomptions* d'empoisonnement.

QUATRIÈME CAS. — *Le malade, au moment où il a éprouvé les symptômes d'un empoisonnement aigu, faisait usage d'un médicament arsenical, ou bien il n'avait cessé d'en prendre que depuis quelques jours; l'invasion de la maladie a été brusque et sa marche rapide; on retire du foie une quantité* assez notable *d'arsenic.* Si les symptômes ont été ceux que détermine l'intoxication arsenicale, que l'estomac et les intestins soient le siége d'altérations organiques profondes, la présence de l'arsenic ne saurait être attribuée à la médication seulement, mais bien à un empoisonnement, parce qu'une *dose médicinale* d'un composé arsenical, alors même qu'elle est administrée depuis plusieurs jours, ne peut pas donner lieu à l'ensemble des faits que je viens d'indiquer.

CINQUIÈME CAS. — *Le malade, au moment où il a éprouvé* les symptômes d'un empoisonnement aigu, *faisait usage d'un médicament arsenical, ou bien il n'avait cessé d'en prendre que depuis quelques jours; l'invasion de la maladie a été brusque et sa marche rapide; après la mort, on ne découvre aucune lésion dans le canal digestif, et l'on retire à peine des traces d'arenic du foie.* Tout porte à croire qu'ici encore l'arsenic trouvé provient plutôt d'un empoisonnement que de celui qui existait dans le médicament arsenical, parce qu'il est difficile de supposer que ce dernier, à l'action duquel le malade commençait déjà à être habitué, et que je suppose avoir été administré avec prudence et à une dose médicinale, ait pu développer tout à coup les symptômes d'un empoisonnement aigu ; toutefois l'absence de lésions cadavériques et la proportion *minime* d'arsenic extraite du foie commandent la circonspection, et font un devoir à l'expert de ne pas affirmer qu'il y a eu empoisonnement, tout en lui enjoignant l'obligation de dire que l'empoisonnement est probable.

Sixième cas. — *Les conditions sont les mêmes que dans l'espèce précédente, si ce n'est que la marche de la maladie* a été lente, *et que l'on n'a observé que* quelques-uns des symptômes *que l'on remarque le plus souvent dans l'empoisonnement par l'arsenic.* Dans ce cas excessivement épineux, le médecin ne saurait être trop réservé ; à coup sûr, il serait blâmable, s'il *affirmait* qu'il y a eu empoisonnement et même s'il tendait à faire croire que l'intoxication est probable, il devrait se borner tout au plus à faire naître quelques doutes dans l'esprit des jurés.

Septième cas. — *Le malade, au moment où il a éprouvé quelques symptômes d'empoisonnement, faisait usage d'un médicament arsenical ; l'invasion de la maladie* n'a pas été brusque, sa marche a été lente, *car elle durait depuis plusieurs semaines ; à l'ouverture du cadavre on n'a découvert aucune altération qui pût être rattachée à une affection aiguë, et l'on a à peine décelé quelques traces d'arsenic dans le foie.* Dans ce cas il faudrait avouer l'impuissance de l'art pour résoudre le problème ; on conçoit en effet que l'empoisonnement lent qui serait le résultat de petites doses d'une préparation arsenicale souvent réitérée et longtemps continuée, se confonde nécessairement avec les effets que produirait la médication arsenicale à laquelle un individu aurait été soumis pendant plusieurs semaines.

Huitième cas. — *Le malade éprouve les symptômes d'une intoxication arsenicale, et meurt empoisonné au moment où il fait usage d'un médicament arsenical* qu'il aurait dû prendre à *dose médicinale, mais que par mégarde ou volontairement* il prend à une dose quadruple ou quintuple. Dans ce cas, il est évidemment impossible de déterminer si l'arsenic trouvé dans le foie provient à la fois du médicament et d'un empoisonnement criminel, ou seulement du médicament.

Dans les espèces que je viens d'examiner, j'ai constamment supposé que l'analyse chimique ne portait que sur le foie ; j'ai compliqué le problème à dessein, parce qu'il m'a semblé inutile de m'occuper des cas les plus simples. Mais je dois dire en terminant, que l'expert se trouvera souvent placé dans des circonstances excessivement favorables pour résoudre promptement et sûrement la question ; quelle difficulté y aurait-il par exemple à décider que l'arsenic ne provient pas d'un médicament arsenical, mais bien d'un empoisonnement, si l'on découvrait dans le canal digestif une proportion *notable,* et vingt fois plus considérable au moins d'arsenic que celle qui entre habituellement dans les médicaments arsenicaux dont on fait usage, ou bien si l'on retirait de ce canal un composé arsenical solide, soluble ou non, alors que le médicament employé n'aurait renfermé qu'une préparation arsenicale dissoute, ou bien, si l'on trouvait dans ce canal un composé arsenical *insoluble* dans l'eau, coloré ou non (sulfure jaune d'arsenic), quand la préparation arsenicale *médicamenteuse* aurait été donnée en dissolution ? Évidemment la solution du problème, dans ces cas, serait des plus faciles.

SIXIÈME OBJECTION.

L'arsenic retiré du canal digestif et des autres viscères d'un individu dont on examine le cadavre provient, non pas d'une préparation arsenicale qui aurait été prise comme poison, mais bien du colcothar ou du sesquioxyde de fer hydraté qui lui aurait été administré comme contre-poison pendant la vie.

La réponse à cette objection se trouve consignée à la page 529.

OBJECTIONS QUE JE N'AVAIS POINT PRÉVUES.

Ces objections *n'ont aucune portée,* et ne doivent figurer ici que pour montrer ce que peuvent enfanter l'ignorance et la mauvaise foi.

1° Je place en tête de ces objections celle de M. Magendie, parce qu'elle embrasse la partie culminante de mon travail sur l'absorption et sur les applications que j'en ai faites à la médecine légale. Admettez pour un instant que l'opinion de M. Magendie soit adoptée, et ma découverte ne sera plus qu'un fait physiologique important, mais presque sans utilité pour les experts. Voici comment s'exprime M. Magendie dans les comptes rendus des séances de l'Institut (séance du 14 juin 1841, page 1110). «Quant à aller rechercher à l'aide de moyens *très-délicats,* d'un *emploi difficile,* la présence de *matières absorbées* dans les tissus, pour en déduire des conclusions *qui s'appliqueraient à la médecine légale,* ce genre d'investigation où les hommes les plus habiles peuvent aisément s'abuser, *offre le plus grand inconvénient* et peut entraîner des erreurs funestes dans les décisions de la justice.»

Je ne refuterai pas sérieusement cette objection parce que M. Magendie *a lui-même rétracté son dire* à la séance du 12 juillet suivant, comme on le verra bientôt ; il m'importe cependant, sous le point de vue de la moralité scientifique, de ne point cacher au lecteur la tactique déloyale et plus que singulière suivie par mon collègue. Le 14 juin 1841, immédiatement après la lecture du rapport de la commission rédigé par M. Regnault, M. Magendie prit la parole pour faire observer que la découverte de l'absorption des poisons lui appartenait, et que la commission avait eu tort de m'attribuer celle de l'acide arsénieux et des préparations arsenicales. Cette assertion était d'autant plus étrange que M. Magendie devait savoir que des auteurs recommandables et déjà anciens avaient mis hors de doute bien avant lui, l'absorption de certaines substances vénéneuses, et que jusqu'alors personne n'avait *démontré* que l'acide arsénieux fût absorbé. Là se bornèrent les objections de M. Magendie qui ne *dit pas un seul mot* de la phrase citée plus haut ; si M. Magendie eût prononcé cette phrase, le rapporteur en aurait d'autant plus promptement fait justice, qu'elle annulait le travail consciencieux de la commission dont il était organe, puisque ce travail roule complétement sur ma découverte qui y est adoptée sans restriction. M. Magendie qui, encore une fois, avait gardé le silence sur ce point, en rédigeant les paroles qu'il avait prononcées, pour les faire insérer dans le compte rendu de la séance, se permit d'ajouter la phrase *dont il n'avait dit mot à la séance.* Un *pareil* procédé ne pouvait pas passer inaperçu ; aussi à la séance du 12 juillet suivant, M. Regnault interpella M. Magendie, non pour lui reprocher la conduite qu'il avait tenue, ce qu'il aurait dû faire, mais pour lui demander quel sens il avait voulu donner à son assertion. M. Magendie s'empressa de répondre *en se rétractant : «Je me hâte de le déclarer, si la phrase qu'on vient de rappeler pouvait* laisser entrevoir *quelque opposition aux conclusions si sages du rapporteur de la commission, cette phrase* n'aurait point rendu exactement ma pensée.» L'assertion de M. Magendie, *écrite à tête reposée,* était pourtant assez précise pour qu'on ne pût pas l'interpréter de deux manières.

Quoi qu'il en soit, après avoir essuyé cet échec, mon collègue ajouta quelques mots qui ne sont pas plus vrais que les premiers. «Aux chimistes habiles seuls, dit-il, appartient d'éclairer la justice dans les circonstances, heureusement *bien rares,* où il est nécessaire de rechercher un poison jusque dans la *profondeur de nos organes.*» M. Magendie se trompe de la manière la plus étrange en disant qu'il est *bien rare* que l'on soit obligé de rechercher un poison jusque dans la *profondeur des organes ;* les experts habituellement chargés de ces sortes d'opérations savent tout le contraire, et réduiront à sa juste valeur une assertion aussi dénuée de fondement.

Ils pourront surtout apprendre à M. Magendie que depuis le 14 juin

1841 jusqu'à ce jour, déjà plus de cent fois, en France, et malgré l'anathème qu'il avait voulu lancer contre l'application de ma découverte, des hommes habiles et d'autres qui l'étaient beaucoup moins, *ont cherché les matières absorbées dans les tissus, les y ont décelées, et ont déduit de leur présence des conclusions qu'ils ont soutenues devant les tribunaux,* au grand avantage de l'ordre social, et après avoir prêté serment de dire toute la vérité. Il ne reste donc rien d'une assertion que je m'abstiens de qualifier.

2° *D'après M. Couerbe,* il se développerait de l'arsenic *dans les tissus mous qui se pourrissent.* C'est dans le numéro d'octobre 1840 de la *Revue scientifique,* que l'on trouve cette proposition. Ici la date n'est pas sans importance. Madame Lafarge avait été condamnée en septembre, un mois auparavant, et la Cour de cassation ne devait statuer sur le pourvoi qu'en décembre; on sait d'ailleurs que l'arsenic avait été retiré des *tissus mous* de Lafarge, dont le cadavre était déjà *complétement pourri.* On conviendra que le moment était bien choisi pour celui qui cherchait à porter une rude atteinte à l'expertise faite à Tulle. Je n'examinerai pas quel pouvait être le but de M. Couerbe en publiant cette objection dans un moment pareil, et en la faisant publier dans plusieurs journaux politiques. Je dirai seulement que le fait *est aussi faux qu'il est odieux,* que depuis il est resté dans l'oubli qu'il mérite, et qu'il n'en fut tenu aucun compte par la cour suprême.

3° *La proportion d'arsenic obtenue soit des matières contenues dans le canal digestif, soit des organes qui en ont absorbé, est trop minime pour qu'on puisse conclure à un empoisonnement.* Je réfuterai cette objection en traitant *in extenso,* à la fin du second volume, la question de *quantité.*

4° *Le papier peint en tout ou en partie, avec l'arsénite de cuivre, les débris de boiseries peintes en vert, rebuts que l'on jette au fumier, que la terre dévore et s'assimile, et dont les infiltrations pluviales sont dans le cas de porter ces sels à des profondeurs plus ou moins considérables, et dans les entrailles du cadavre le plus hermétiquement enseveli dans un cercueil en bois; une seule parcelle du fumier des villes jeté sur la surface de la terre peut fournir aux eaux pluviales de quoi empoisonner après coup d'arsenic tout un cadavre.* Cette objection appartient à M. Raspail, et personne, je crois, ne cherchera à en revendiquer la priorité, car elle est absurde. Je ne m'arrêterai pas à montrer ce qu'il y a de *ridiculement* exagéré à prétendre qu'une seule *parcelle* de fumier arsenical peut empoisonner tout un cadavre. En examinant l'objection dans ce qu'elle pourrait présenter de spécieux, je ferai remarquer que les papiers verts, les boiseries peintes en vert que M. Raspail suppose pouvoir fournir de l'arsenic au sol, contiennent cet arsenic à l'état insoluble, même dans l'eau bouillante. Il y a plus : si, par suite d'une décomposition de la préparation arsenicale, l'arsenic pouvait être dissous par l'eau pluviale, il serait immédiatement arrêté dans le sol par les combinaisons insolubles qu'il y contracterait. C'est ainsi que lorsqu'on répand de l'acide arsénieux à la surface de la terre, en ensemençant avec du blé mélangé d'arsenic, il suffit de peu de jours pour qu'il soit devenu insoluble dans l'eau, et il faut alors avoir recours presque toujours à l'acide sulfurique bouillant pour le rendre soluble. Qui ne sait en outre combien les eaux pluviales éprouvent de difficulté à pénétrer à la profondeur de quelques centimètres dans les terrains les plus perméables? A plus forte raison lorsqu'il faudra qu'elles s'infiltrent assez profondément pour arriver jusqu'à 1 mètre $\frac{1}{2}$ ou 2 mètres au-dessous de la surface du sol. Il faudrait, comme l'a dit quelque part M. Raspail, un foret à l'aide duquel on pût faire pénétrer dans le cercueil la préparation arsenicale!!!

5° *Les taches arsenicales ne sont pas formées par de l'arsenic revivifié, et il faut nécessairement obtenir un anneau arsenical pour conclure qu'il existe de l'arsenic.* Cette objection, présentée par M. Gerdy, a été déjà réfutée et mise au néant à la page 482.

6° On sait que M. Raspail, en attaquant l'expertise que nous avions faite à Tulle, mit en avant l'objection suivante: *La respiration pulmonaire, dans certaines usines, est capable d'introduire dans le corps des quantités appréciables d'émanations arsenicales. Les minerais de fer du Limousin ne sont certes pas exempts d'arsenic, et Lafarge était maître de forges, s'occupant activement d'expériences propres à donner une grande extension à son exploitation.* A cette objection, qui n'appartient pas à M. Raspail, puisque M. Paillet l'avait présentée dans sa défense, je répondis qu'il n'était pas difficile de montrer qu'elle était sans valeur; en effet, Lafarge quitta le Glandier le 20 novembre, et il mourut le 14 janvier suivant: il était resté éloigné de son usine pendant *cinquante-cinq jours*. Alors même qu'en partant du Glandier, disais-je, ses organes auraient contenu quelques atomes d'arsenic, qui y auraient pénétré sous forme de vapeur, on ne serait pas fondé à admettre que ces organes eussent conservé cet arsenic pendant deux mois environ, lorsqu'on sait, à ne pas en douter, par les expériences faites sur les animaux, qu'il suffit de *quelques jours* pour que l'économie animale *se débarrasse* de la portion de ce poison qui aurait été absorbée. D'ailleurs, pour quiconque connaît le travail du fer et les conditions dans lesquelles s'opère la réduction des minerais, cette objection n'aura aucune portée. (Réponse aux écrits de M. Raspail, dans l'affaire de Tulle, p. 39; Paris, décembre 1840.)

On verra par le travail de M. Chatin, *sur l'inspiration des vapeurs arsenicales*, combien ma réponse était juste.

Qu'il me soit permis de transcrire toute entière la note que je dois à l'obligeance de M. Chatin :

«Les résultats des expériences que je viens de faire sur l'acide arsénieux peuvent être rapportés aux *effets toxiques*, aux voies d'absorption, à l'élimination de ce composé, et leurs conséquences se traduire en applications à la médecine légale, à la thérapeutique, et à l'hygiène.

«1° *Effets toxiques.* Ils varient, dans une espèce animale donnée, suivant les âges, les sexes, la force des individus, l'état de l'estomac, la température extérieure, et certaines constitutions organiques difficiles à apprécier dans leur essence. Les animaux qui n'ont point encore pris toute leur croissance, les femelles, ceux d'une taille plus petite, meurent les premiers; une quantité donnée de poison les tue plus vite à +20° qu'à 0°, mais nulle cause n'a autant d'influence que l'état de plénitude ou de vacuité du tube alimentaire : les animaux à jeun périssent de beaucoup avant les autres; toutefois cette dernière influence ne se fait bien sentir que dans les empoisonnements par les voies respiratoires et l'estomac, et nullement quand on opère par le mode souscutané.

«L'action toxique ne varie pas moins suivant les espèces animales; de mes expérimentations sur les chiens, les chats, les lapins, les poules et les pigeons, ainsi que des faits déjà connus, j'ai déduit la loi suivante : *Les effets vénéneux de l'arsenic chez les animaux pris dans les mêmes conditions d'âge, etc., sont en raison composée de la perfection des systèmes respiratoire et cérébro-spinal*

«Il importe beaucoup ici de tenir compte des données que nous venons de voir faire varier les effets dans une même espèce, *sous peine d'arriver à des résultats inverses.*

«2° *Voies d'absorption.* Lorsqu'on fait respirer les animaux dans de l'air contenant de l'arsenic en vapeur, l'effet du poison ne doit pas seulement être rapporté à la vapeur déposée sur la membrane muqueuse pulmonaire, mais aussi et surtout à l'arsenic, qui, après s'être arrêté à la surface de l'arrière-bouche, pénètre dans l'estomac par les mouvements de déglutition, circonstance qui explique bien pourquoi la plénitude de l'estomac a une influence presque égale, soit que l'arsenic soit pris dans l'air sous forme de vapeur, soit qu'on le porte directement dans la cavité digestive.

«Que l'arsenic soit *respiré avec l'air,* mis dans l'estomac ou sous la peau, il est absorbé et va dans tous les organes. Cette absorption s'effectue par le système veineux, et non par les lymphatiques et les vaisseaux lactés, car l'arsenic se retrouve dans le sang *et non dans le chyle du canal thoracique.*

3° *Élimination.* Elle doit être considérée sous les deux points de vue des voies par lesquelles elle s'opère, et du temps qu'elle met à s'effectuer.

«*L'arsenic s'en va par l'urine. M. Orfila l'a parfaitement prouvé, et depuis chacun a confirmé cette découverte importante;* c'est là en effet la principale voie d'élimination, mais non la seule: il résulte de mes recherches que le poison est aussi éliminé par le tube intestinal et par la peau. Sans doute il est inutile de dire que c'est en empoisonnant par le mode sous-cutané que j'ai démontré le *passage* de l'arsenic *dans la cavité intestinale*, et que, pour rechercher l'excrétion cutanée, j'ai au contraire eu recours à l'ingestion immédiate du poison dans l'estomac.

«Quant au temps mis par les animaux à se débarrasser de l'arsenic, on peut l'exprimer par cette loi: *La promptitude d'élimination est en raison inverse de la faculté de résister au poison.*

«En appliquant cette loi à l'homme, j'arrive à admettre que celui qui résiste à une certaine dose d'arsenic *l'élimine en un temps qui ne pourra excéder douze ou quinze jours*, les boissons qu'il prendra n'excédant pas un litre en vingt-quatre heures.

«Les applications des faits précédents à l'hygiène et à la thérapeutique, quoique très-importantes, en découlent trop naturellement pour nous y arrêter.»

QUESTIONS MÉDICO-LÉGALES CONCERNANT L'ACIDE ARSÉNIEUX.

Parmi les questions qui m'ont été adressées par les magistrats, dans les cas nombreux où j'ai été appelé à donner mon avis, il en est plusieurs qui sont relatives à l'acide arsénieux, et qu'il me semble utile de faire connaître. Il en est d'autres que j'examinerai aussi.

Dans le département de l'Aube, en 1824; *affaire de la veuve Laurent.* — *D.* Est-il possible de trouver dans le canal digestif d'un individu qui ne serait pas mort empoisonné par l'acide arsénieux, des grains ayant l'apparence de ce poison? *R.* Dans certaines circonstances, la membrane muqueuse de l'estomac et des intestins est tapissée d'une multitude de points brillants, composés de graisse et d'albumine: ces sortes de grains, mis sur les charbons ardents, décrépitent en se desséchant, et font entendre un bruit que l'on qualifierait mal à propos de *détonation;* ils s'enflamment comme les corps gras, s'ils contiennent une portion notable de graisse, et répandent une odeur de suif et de matière animale brûlée. On peut trouver ces globules *graisseux* et *albumineux* sur des cadavres d'individus qui n'ont pas été empoisonnés, et l'on ne saurait trop apporter d'attention à les distinguer de l'acide arsénieux. Le meilleur moyen d'éviter l'erreur consiste à traiter par l'eau toutes les parties granuleuses, et à mettre la dissolution en contact avec les réactifs propres à démontrer l'existence de l'acide arsénieux.

D. Peut-on conclure de ce qu'une poule est morte après avoir mangé de l'orge avec lequel on avait préparé une tisane, que l'orge était empoisonné? *R.* L'acide arsénieux, qui, suivant l'acte d'accusation, n'a été mis dans la tisane qu'après que celle-ci a été faite, a dû rester dissous dans l'eau, et l'orge ne devait pas en contenir : toutefois, s'il y avait à la surface de ce fruit un peu d'acide arsénieux qui n'aurait pas été dissous par l'eau, la poule pouvait périr empoisonnée. Voici les faits sur lesquels était fondée cette réponse : 1° Lorsqu'on fait bouillir dans l'eau des grains d'orge perlé ou mondé, avec de l'acide arsénieux pulvérisé, celui-ci se dissout, et rend le liquide vénéneux; d'une autre part, les grains d'orge se gonflent en absorbant une partie de la dissolution arsenicale : aussi voit-on, après avoir bien lavé et desséché ces grains à la température ordinaire de l'atmosphère, qu'ils renferment de l'acide arsénieux, et les poules qui en mangent périssent. 2° Si, au lieu d'agir ainsi, on prépare la tisane d'orge comme à l'ordinaire, et qu'on y ajoute quelques grains d'acide arsénieux pulvérisé lorsqu'elle est encore tiède, le liquide dissout instantanément une assez grande quantité d'acide pour produire des accidents; mais les grains d'orge, déjà complétement gonflés par l'eau, n'absorbent aucune trace de poison dans les quinze ou dix-huit premières minutes, comme on peut s'en assurer en les analysant, pourvu que l'on ait pris la précaution de séparer soigneusement la poussière arsenicale qui peut adhérer à leur surface. 3° A plus forte raison, ne trouvera-t-on pas d'acide arsénieux dans l'orge, si l'on introduit ce poison dans la tisane encore tiède, et que l'on décante immédiatement après le liquide.

D. Parmi les treize sangsues qui furent appliquées à la région épigastrique du malade, deux moururent immédiatement après; les autres furent trouvées mortes le lendemain dans le bocal où elles avaient été placées : est-il permis de tirer quelque induction d'une pareille observation? *R.* La mort des treize sangues qui furent appliquées pendant la maladie de Laurent ne saurait être regardée comme une preuve d'empoisonnement. Voici les faits à l'appui de cette réponse : 1° On applique tous les jours des sangsues sur l'abdomen des individus qui ont avalé des poisons irritants, sans que ces animaux périssent dans une proportion plus forte que lorsqu'ils sont employés dans d'autres maladies. 2° Il n'est pas rare d'observer la mort de ces animaux peu de temps après leur application, dans des affections où l'on ne saurait soupçonner l'empoisonnement : ils périssent alors d'indigestion. 3° J'ai appliqué à plusieurs reprises des sangsues à des chiens gravement empoisonnés tantôt par le sublimé corrosif, tantôt par l'acide arsénieux ; les sangsues ne sont tombées qu'une demi-heure ou une heure après, et étaient encore vivantes au bout de trois jours, quoique plusieurs d'entre elles se fussent nourries du sang qu'elles avaient sucé, puisqu'on ne les avait pas fait dégorger; du reste, le sang de celles que l'on avait dégorgées ne renfermait aucune trace de poison. Il ne sera pas inutile de remarquer combien il faut pourtant peu d'acide arsénieux pour tuer ces animaux ; ils périssent dans l'espace de douze heures, lorsqu'on les plonge dans une dissolution composée de 10 centigrammes d'acide arsénieux, et de 1 kilogramme d'eau. 4° On a plusieurs fois appliqué des sangsues à des individus atteints de syphilis, qui étaient depuis quarante à cinquante jours sous l'influence d'un traitement mercuriel (25 milligr. par jour) : quatre jours après, les sangsues étaient vivantes et ne semblaient pas malades. (Voy. mon mémoire, dans les *Archives générales de médecine*, t. VII.)

Département de la Marne, affaire de la fille Brodet, en 1831. — *D.* Est-il possible, lorsque l'acide arsénieux a été avalé en poudre, sur un morceau de bœuf, que l'on ne découvre plus de cette poudre dans le canal digestif de l'individu qui a succombé, mais bien de l'acide arsénieux dissous? *R. Le plus ordinairement,* lorsque l'acide arsénieux a été pris en poudre, on en trouve une ou plus moins grande quantité sous cet état dans l'estomac ou dans les intestins, quand même il y aurait eu des vomissements réitérés pendant plusieurs heures. Il est aisé de concevoir, en effet, que les particules arsenicales, nichées entre les replis de la membrane muqueuse, à laquelle elles adhèrent en quelque sorte, ne soient pas facilement expulsées par les vomissements; mais il n'est pas impossible qu'on découvre dans le canal digestif, après la mort, une certaine quantité d'acide arsénieux *dissous,* tandis qu'il *n'y en aura pas* à l'état solide, état sous lequel nous supposons qu'il aura été avalé. Admettons, par exemple, pour éclairer cette question, que le poids de l'acide arsénieux pulvérisé répandu sur le morceau de bœuf soit de 1 gramme; que dans les dix premières heures de l'empoisonnement il y en ait 75 centigrammes de vomis ; que les vomissements cessent alors tout à coup, et que l'individu vive encore pendant quatre ou cinq heures, et boive plusieurs verres de tisane, d'eau sucrée, etc.: n'est-il pas évident que les 25 centigrammes d'acide arsénieux solide restants pourront être dissous dans les liquides que l'estomac contient? Objectera-t-on que le poison dont je parle, étant peu soluble dans l'eau froide, ne pourra pas être complétement dissous? Je répondrai que la dissolution devra être favorisée par les sucs propres à l'estomac, par la température, et par la vie dont jouit cet organe. Il importait d'éclaircir ce fait au procès, l'accusation portant que la fille Brodet avait empoisonné la femme Crevot avec du bœuf *saupoudré d'acide arsénieux so-*

lide, tandis qu'il n'avait pas été possible de découvrir dans l'estomac de Crevot de ce poison solide, et qu'on n'en avait trouvé qu'en disssolution. Or notez que la malade avait cessé de vomir plusieurs heures avant sa mort.

Département de la Seine, année 1831. Peut-il arriver que de l'acide arsénieux, avalé sous cet état, ne se retrouve plus dans le canal digestif, et qu'à sa place on découvre du sulfure jaune d'arsenic? — Oui, Monsieur le président. (Voy. pour la réponse à cette question la page 531.)

Ibidem. Est-il possible que l'acide arsénieux solide, que l'on aurait pu découvrir dans le canal digestif vingt-quatre heures après la mort, soit dissous et entraîné par les produits de la putréfaction, de manière qu'on n'en retrouve plus, quelques jours plus tard, à l'état solide? — Oui, monsieur, parce que le carbonate d'ammoniaque provenant de la putréfaction de la matière animale, après s'être dissous dans l'eau, pourra se combiner avec l'acide arsénieux pour former de l'*arsénite d'ammoniaque soluble*. L'expérience prouve qu'à la température de 5 à $6^{\circ} + 0^{\circ}$, il suffit de vingt-quatre à trente-six heures pour que plusieurs *petits fragments* d'acide arsénieux soient dissous par du gaz ammoniac et quelques gouttes d'eau; mais alors on peut découvrir l'acide arsénieux dans la dissolution, en opérant comme je le dirai à l'article *Arsénites*.

Département de la Corrèze, année 1840; *affaire Lafarge.* — Peut-il arriver qu'un individu soit mort empoisonné par une préparation arsecale, et qu'on ne découvre plus la moindre trace d'arsenic soit dans le canal digestif, soit dans les organes où la préparation arsenicale avait été portée par la voie de l'absorption? Oui, monsieur le président. Le composé arsenical peut avoir été *entièrement* expulsé du canal digestif par les vomissements et par les selles, si les évacuations ont été abondantes, si le malade a pris une quantité considérable de liquide, surtout lorsque le poison a été administré dissous dans un véhicule. Si la préparation arsenicale avait été donnée en poudre très-fine et qu'elle fût insoluble ou peu soluble, comme l'acide arsénieux, il faudrait, pour qu'elle fût expulsée en entier, que les vomissements et les selles eussent été excessivement abondants et souvent réitérés. Quant à la portion absorbée et portée dans tous nos tissus, il est avéré qu'au bout d'un certain nombre de jours, qu'il me serait impossible de préciser, il n'en reste plus la moindre trace dans ces tissus; l'expérience prouve, qu'avec le temps, le sang ainsi que tous nos organes se débarrassent par les voies urinaires, et peut-être aussi par d'autres voies excrémentitielles, du poison arsenical qui était arrivé jusqu'à eux. Voici une preuve incontestable de ce fait: que l'on empoisonne deux chiens, en appliquant sur la partie interne de la cuisse de chacun d'eux 10 centigrammes d'acide arsénieux en poudre fine; que l'on abandonne l'un de ces animaux à lui-même, et qu'après la mort, qui aura lieu trente ou quarante heures après l'empoisonnement, on analyse ses viscères; *on en retirera de l'arsenic;* que l'autre chien soit au contraire soumis à l'action de médicaments diurétiques puissants: s'il urine abondamment, il sera guéri au bout de quelques jours, et son urine renfermera à chaque instant des doses appréciables d'arsenic. Si dix ou douze jours après le commencement de l'expérience, quand cet animal est parfaitement guéri de l'empoisonnement, on le pend, et qu'on analyse ses organes, *on n'y découvre plus la moindre trace d'arsenic.* D'où il suit qu'un expert commettrait une erreur grave si, n'ayant pas retiré de l'arsenic des organes d'un individu soupçonné mort empoisonné et qui aurait vécu plusieurs jours, il concluait qu'il n'y avait pas eu empoisonnement. Il ne pourrait sans doute pas affirmer que l'homme est mort empoisonné, mais encore une fois il devrait bien se garder d'établir le contraire. Il faudrait dans ce cas tirer parti des symptômes, des lésions de tissu et du commémoratif pour arriver à une conclusion qui pourrait rendre l'empoisonnement plus ou moins probable.

Département du Tarn, année 1840. — *D.* Est-il vrai comme l'a annoncé le défenseur, d'après M. Raspail, qu'une décoction d'oignon mélangée avec du sulfate de cuivre ammoniacal, donne un précipité vert-pomme, semblable à celui que fournirait l'acide arsénieux avec le même réactif? *R.* C'est une erreur que j'ai déjà relevée à Dijon, lorsque M. Raspail prétendait qu'il en était ainsi. A la vérité, le mélange précité se colore en vert, parce que la couleur jaune de la décoction d'oignon et la couleur bleue du sel de cuivre produisent une nuance verte, mais il ne se précipite rien. Le défenseur, plaçant alors la question sur un autre terrain, voulut savoir si le *suc d'oignon* et le sel de cuivre ne donneraient pas un précipité vert-pomme. Voici ma réponse. Le suc d'oignon, *surtout s'il est trouble* peut se comporter avec le sulfate de cuivre ammoniacal d'une manière autre que la décoction; je conçois que dans certaines circonstances non-seulement il se colore en vert, mais encore qu'il fournisse un précipité de cette nuance. Sur la proposition du défenseur, M. le président ordonne que MM. Limouzin-Lamothe, Durand et Seguin, pharmaciens d'Albi, se livreront immédiatement aux expériences nécessaires pour lever tout doute à cet égard. Ces messieurs constatent, ainsi que je l'avais dit : 1° que la *décoction* d'oignon est colorée en vert par le sel cuivreux, sans donner de précipité; que le *suc d'oignon filtré* fournit un précipité blanc grisâtre, tirant un peu au vert; 3° que le *suc* d'oignon *non filtré* donne un précipité verdâtre, *différent* de celui que l'on obtient avec l'acide arsénieux. Au reste, les verres contenant les produits de l'expertise sont remis sur le bureau de la cour, et chacun peut s'assurer qu'il y a loin du mode d'action de l'acide arsénieux sur le sulfate de cuivre ammoniacal, à celui du suc d'oignon sur le même sel cuivreux.

Département de la Dordogne, en 1840. — *D.* Vous venez d'entendre le docteur Boisseul, qui a donné des soins à Cumon, insister sur ce fait, qu'il n'avait remarqué aucun symptôme d'empoisonnement, qu'il n'y avait eu ni salivation, ni coliques, ni diarrhée, ni refroidissement du corps, ce qui lui fait croire que Cumon a succombé à une gastrite. *R.* Je suis vraiment étonné d'entendre dire à mon confrère qu'il n'a observé aucun des symptômes de l'empoisonnement, lorsque cet homme a été en proie à des douleurs vives dans la région de l'estomac, et qu'il y a eu des vomissements très-fréquents; voilà certes deux symptômes qui sont ordinairement la suite de l'intoxication arsenicale; il ne m'appartient pas de blâmer mon confrère de n'avoir pas *soupçonné* que Cumon était empoisonné pendant qu'il lui donnait des soins, mais je sais qu'il ne m'arrivera jamais, lorsque je serai appelé près d'un malade qui aura été pris tout à coup de vomissements abondants et souvent réitérés, et qui éprouvera des vives douleurs à l'épigastre, de ne pas examiner les matières vomies, parce que je présumerai que cet individu peut avoir été empoisonné. Quant au refroidissement de la peau, à la salivation et même aux coliques, M. Boisseul doit savoir, s'il a eu quelquefois occasion de voir des empoisonnements par l'arsenic, que ces symptômes manquent dans beaucoup de cas, et que la peau, loin d'être froide, est excessivement brûlante. Ainsi que je l'ai dit dans ma déposition, jamais on ne trouvera réunis en une espèce *l'ensemble* des symptômes que les auteurs ont dit avoir observé dans l'empoisonnement par l'arsenic considéré d'une manière générale.

Départements du Gers et de la Meuse. — Est-il permis, dans l'état actuel de la science, comme l'a fait M. Devergie dans l'affaire Lacoste à Auch, et devant la cour d'assises de Saint-Mihel, en avril 1845, d'établir *que l'existence de l'arsenic dans le foie d'un individu soupçonné mort empoisonné suppose nécessairement qu'un toxique arsenical a été porté dans cet organe,* pendant la vie, *et par absorption ?* Rien n'est plus faux, car j'ai démontré péremptoirement qu'en injectant dans l'estomac ou dans le rectum *des cadavres humains* une dissolution vénéneuse quelconque, celle-ci ne tardait pas à arriver au foie, par suite de l'imbibition cadavérique (voy. mon travail sur le cuivre, t. VIII des *Mémoires de l'Académie de médecine,* année 1840). L'erreur commise par M. Devergie avait d'autant plus besoin d'être relevée, qu'elle a une portée immense en médecine légale.

Département de la Seine-Inférieure, affaire Loursel; audience du 2 mars 1845. — On pouvait soupçonner que la fille Ponthieu, qui était morte empoisonnée par l'acide arsénieux, avait avalé un mélange de ce toxique et de laudanum.

M. le président des assises, dans le but d'éclairer cette question, interrogea MM. Morin, Girardin et Béchet.

M. le président à M. Morin. *D. La combinaison de laudanum avec de l'arsenic est-elle une combinaison habile ou une combinaison maladroite?*

R. Le laudanum doit être considéré comme un moyen d'enrayer les vomissements qui peuvent se produire par l'ingestion de l'arsenic dans l'estomac.

D. Mais vous ne répondez pas à la question; est-ce une combinaison adroite ou maladroite?

R. Le laudanum à petites doses ne peut point empêcher l'action de l'arsenic. Le mélange met l'organe dans un état de stupeur, arrête les vomissements, au préjudice de la vie bien entendu.

M. le procureur général. *D. Il me paraît que nous nous éloignons des termes dans lesquels la question a été posée. Que l'arsenic soit ingéré à petite ou à forte dose, le meilleur moyen curatif, ce sont les vomissements. Or le laudanum empêche les vomissements. Quelqu'un qui voudrait les arrêter donnerait donc du laudanum.*

R. Oui, monsieur.

M. Le procureur général. *D. Alors il y aurait habileté dans cette combinaison?*

R. Oui, monsieur.

MM. Girardin et Béchet pensent aussi que cette combinaison est une combinaison habile. (*Gazette des tribunaux* du 3 mars 1845.)

J'ai voulu savoir jusqu'à quel point l'opium et ses composés pouvaient influer sur la marche de l'empoisonnement par l'acide arsénieux, et si les expériences tentées sur les animaux viendraient ou non à l'appui d'un fait publié en 1831 par Jeunings, dans le *Medical and physical journal*, vol. LXV, p. 295. Voici ce fait :

Une jeune fille s'empoisonne avec 96 grammes de laudannm et *huit grammes* d'acide arsénieux. Il ne se développe *aucun symptôme* d'empoisonnement par l'arsenic. *La malade ne vomit point.* On donne des boissons abondantes, on fait une saignée à la jugulaire, on applique des sangsues, des vésicatoires; on a recours aux affusions froides, et la jeune fille expire neuf heures après l'ingestion du mélange toxique (*loc. cit.*).

J'ai administré à plusieurs chiens 25 centigrammes d'acide arsénieux *dissous* dans 100 grammes d'eau, et mélangés avec 2 ou avec 4 grammes de laudanum liquide de Sydenham, ou bien avec 20 ou avec 40 centigrammes d'extrait aqueux d'opium; tantôt l'œsophage était lié, tantôt il ne l'était pas. Dans d'autres circonstances, je faisais prendre 60 centigrammes d'acide arsénieux *en poudre*, suspendu dans 8 ou 10 grammes de laudanum liquide de Sydenham, ou bien j'appliquai sous la peau de la partie interne de la cuisse un mélange intime de 15 centigrammes d'acide arsénieux *finement pulvérisé*, et de 30 centigrammes d'extrait aqueux d'opium. Voici ce que j'ai remarqué :

1° Quand j'administrais l'acide *arsénieux* dissous, mélangé de *deux grammes de laudanum* ou de *vingt centigrammes d'extrait aqueux*, les animaux ne faisaient des efforts pour vomir qu'au bout d'une heure et demie, de deux ou de trois heures, tandis que la même dose d'acide arsénieux, sans mélange, aurait provoqué des vomissements cinq, dix ou quinze minutes après l'empoisonnement. Si l'œsophage n'avait point été lié, les chiens qui avaient ainsi vomi se rétablissaient facilement, après avoir éprouvé une légère *somnolence :* or, la mort arrive constamment au bout de quatre à cinq heures, quand les animaux auxquels on a donné 25 centigrammes d'acide arsénieux, dissous et sans mélange, *n'ont pas vomi* une heure et demie après l'empoisonnement. Quand l'œsophage avait été lié, les chiens succombaient quelques heures plus tard qu'ils ne l'eussent fait si l'acide arsénieux eût été donné sans mélange du narcotique. *D'où il suit que dans ces conditions la préparation opiacée entrave l'absorption de l'acide arsénieux, ralentit ses effets délétères, et prolonge la vie.*

2° Avec la même dose d'acide arsénieux dissous, et *quatre grammes* de laudanum de Sydenham, ou bien avec *quarante centigrammes* d'extrait aqueux, les chiens ont fait des efforts pour vomir au bout de cinq ou six minutes, et tous ceux qui ont abondamment vomi ont guéri, après avoir éprouvé des symptômes de narcotisme, et après avoir considérablement uriné. Les animaux qui avaient été ainsi empoisonnés, et *dont l'œsophage avait été lié*, faisaient des efforts pour vomir cinq ou six minutes après l'empoisonnement, ils urinaient une ou deux fois, avaient des gardes-robes, et bientôt après paraissaient être sous l'influence du laudanum. Ils périssaient, en général, trois ou quatre heures après le commencement de l'expérience, comme cela aurait eu lieu avec 25 centigrammes d'acide arsénieux, sans addition de laudanum. *Celui-ci, dans ces conditions, ne s'opposait donc pas aux vomissements et ne prolongeait pas la vie.*

3° Lorsque j'introduisais dans l'estomac 60 centigrammes d'acide arsénieux *en poudre*, suspendu dans 8 grammes de laudanum liquide de Sydenham, les chiens ne vomissaient pas et n'avaient point de selles; ils urinaient considérablement, et deux jours après ils étaient guéris : or ces mêmes animaux eussent incontestablement péri, avec la même dose d'acide arsénieux, s'ils n'avaient point évacué.

4° En appliquant sous la peau de la partie interne de la cuisse un mélange intime de 15 centigrammes d'acide arsénieux finement pulvérisé, et de 30 centigrammes d'extrait aqueux d'opium, les animaux ne tardent pas à être sous l'influence de l'opium; ils ne vomissent pas ou ils ne vomissent qu'au bout de deux ou trois jours; ceux qui urinent copieusement, pendant la durée de l'empoisonnement, guérissent; ceux qui n'urinent pas succombent, mais la mort arrive toujours beaucoup plus tard que dans les cas où l'on a fait usage de 15 centigrammes d'acide arsénieux sans mélange du narcotique. *On voit donc qu'ici encore l'absorption a été ralentie, et que la préparation opiacée a prolongé la vie.*

On doit admettre aussi d'après ces expériences : 1° que les mélanges dont il s'agit tendent à provoquer la sécrétion de l'excrétion urinaire; 2° qu'il n'est pas douteux qu'à l'aide de *faibles doses* d'un composé opiacé, on ne parvienne à diminuer les vomissements et à en retarder l'apparition, à rendre les douleurs moins aiguës, et à prolonger la vie ; cela étant, M. Morin ne s'est pas trompé lorsqu'il a répondu qu'il y aurait de l'habileté à combiner l'acide arsénieux avec un composé opiacé pour faire prendre le change.

Département de la Seine, affaire Aymé ; audience du 15 *mars* 1850. — Le 31 décembre 1849, Aymé, pour se venger de deux filles dont il croyait avoir à se plaindre, leur adressa des gâteaux empoisonnés par l'acide arsénieux ; ces gâteaux furent mangés par cinq personnes dans une maison de la rue de la Victoire, et par cinq autres d'une maison de la rue du Vert-Bois. Le sieur Tétrel et la fille Griffon ne tardèrent pas à succomber ; les autres guérirent. Voici la déposition que je fis à cette occasion devant la cour d'assises de la Seine, le jour du jugement d'Aymé, qui fut condamné à mort et exécuté..

J'ai reçu de M. Brault, juge d'instruction, la double mission de déterminer la cause de la mort du sieur Tétrel et de la fille Griffon, et de faire connaître la cause de la maladie dont étaient atteints les époux Legorju et leur fils, ainsi que les dames Galippe, Rocherieux, Beltante et Vher (Emma). Je devais aussi, conjointement avec M. Devergie, donner à tous les malades les soins que réclamerait l'état de leur santé.

Pour ce qui concerne le sieur Tétrel et la fille Griffon, en examinant attentivement les altérations de leur canal digestif et de leur cœur, en ayant égard aux symptômes qui avaient précédé leur mort, et à la rapidité avec laquelle celle-ci était survenue, il m'a été permis de soupçonner que ces deux individus avaient succombé à un empoisonnement par l'acide arsénieux. Ce soupçon devait bientôt se changer en certitude, puisque nous avons retiré de l'arsenic des liquides vomis par eux, et de ceux qui existaient dans l'estomac, de celui-ci, des intestins et de leurs foies. Nous avons d'ailleurs acquis la preuve qu'un des gâteaux semblables à ceux qui avaient été mangés par ces deux personnes contenait une quantité notable d'acide arsénieux. On ne saurait donc élever le moindre doute sur l'empoisonnement par l'arsenic de Tétrel et de la fille Griffon.

L'intoxication par le même poison des demoiselles Galippe et Rocherieux, est également incontestable ; non-seulement les symptômes éprouvés par ces deux femmes correspondent à ceux que font naître les préparations arsenicales; mais encore nous avons retiré, sans peine, des matières qu'elles avaient vomies, une proportion considérable d'arsenic.

Quant à la fille Vher (Emma), lorsque nous l'avons vue pour la première fois, nous avons pu soupçonner qu'elle était empoisonnée, tant par le récit qui nous était fait des accidents qu'elle avait éprouvés, que par la nature des symptômes auxquels elle était en proie. Mais, comme dans les questions de ce genre, on ne saurait affirmer qu'autant que l'on est parvenu à extraire la substance vénéneuse, nos efforts devaient tendre vers ce but. Nous ne pouvions pas compter sur les résultats de l'analyse des matières vomies ou des selles, puisque ces matières nous avaient été remises dans deux cruches contenant, l'une les liquides vomis par cette fille, et par la femme et le fils Legorju, et l'autre les selles réunies de ces trois individus. Sans doute il existait de l'arsenic dans toutes ces évacuations; mais comment décider que ce poison provenait plutôt des matières rendues par la fille Vher que par la femme et le fils Legorju. Il ne nous restait, pour acquérir la conviction d'un empoisonnememt par l'arsenic, qu'à retirer ce poison de l'urine.

Comme c'est pour la première fois qu'un expert se croit autorisé à affirmer devant une cour d'assises qu'une personne atteinte des symptômes qui ressemblent à ceux d'une intoxication a été empoisonnée, et cela uniquement d'après l'existence du poison dans l'urine, je regarde comme nécessaire, pour bien me faire comprendre, d'indiquer en peu de mots, à la cour et à MM. les jurés, quel était l'état de la science sur ce point avant et après 1839, lorsque j'ai commencé la publication d'un travail qui m'a occupé pendant six ans. Avant 1839, on ne cherchait les poisons que dans les matières vomies ou bien dans celles que l'on trouvait après la mort dans l'estomac et dans les intestins, ou bien dans les selles. On voit déjà, après ce que je viens de dire sur l'absence des évacuations rendues par la dame Vher, qu'il eût été impossible, à cette époque, de conclure qu'elle eût été empoisonnée; il n'en est pas de même aujourd'hui. En effet, il résulte de mes expériences que les poisons introduits dans l'estomac ou dans les intestins, ainsi que ceux qui ont été appliqués sur la peau dénudée, ne restent pas en entier à la place où ils ont été déposés; qu'ils sont absorbés, mêlés au sang et portés avec celui-ci dans tous nos organes; il n'est pas une fibre de notre corps que le toxique ne touche, mais c'est particulièrement dans le foie qu'il se concentre; c'est là qu'on peut aisément le déceler, et c'est là que l'expert doit le chercher.

On a cru pendant longtemps que les accidents de l'empoisonnement et la mort, qui peut en être la suite, devaient être attribués à la portion du toxique qui existe dans le canal digestif ou sur la peau dénudée; il n'en est pas ainsi. Dans beaucoup de cas, les désordres de ces parties sont nuls ou presque nuls, et lorsqu'ils offrent une certaine intensité, ils ne sont jamais assez graves pour occasionner la mort aussi promptement que cela a lieu dans un grand nombre d'intoxications. Non, la partie du poison qui tue est celle qui a été absorbée; il importe donc que les experts s'attachent à découvrir le toxique dans un des organes où il a été porté après avoir été absorbé, et notamment dans le foie. On peut assurer, quand on retire une substance vénéneuse de ce dernier organe, qu'elle y a été portée pendant la vie, à moins qu'elle ne fît naturellement partie de sa propre substance, ou qu'il ne fût établi qu'elle y est arrivée après la mort, par suite d'une imbibition cadavérique.

Si maintenant on veut savoir ce que devient le poison absorbé, et c'est ce qui importe dans l'espèce, mes expériences démontrent que la nature cherche incessamment à s'en débarrasser. C'est en général par l'urine qu'il sort de l'économie animale, quoique dans certains cas il soit également éliminé par d'autres voies. Si les malades vivent assez longtemps pour que l'expulsion soit complète, ils guérissent; cette élimination, que le médecin doit par conséquent favoriser en administrant des diurétiques, assez abondante vers le deuxième ou le troisième jour, diminue successivement à partir du sixième ou du septième jour, et paraît avoir atteint son terme, dans beaucoup de cas du moins, entre le dixième et le quinzième jour. L'exemple fourni par la dame Vher est une preuve éclatante de l'exactitude des principes établis par moi il y a dix ans; en effet, l'urine rendue par elle avant le neuvième jour de son affection contenait une quantité notable d'arsenic, tandis que celle qui avait été expulsée du neuvième au quinzième jour, n'en renfermait que des traces presque inappréciables. Nous présentons à la cour l'anneau arsenical obtenu de l'urine rendue dans les neuf premiers jours.

Je le répète, en terminant ce que j'avais à dire sur l'intoxication de cette femme: j'affirme qu'elle a été empoisonnée par une préparation arsenicale, et ma conclusion est, encore une fois, fondée sur la nature des symptômes qu'elle a éprouvés, et notamment sur la présence de l'arsenic dans l'urine rendue par elle.

Les époux et l'enfant Legorju, ainsi que la fille Beltante, ont-ils aussi subi les atteintes du même poison? Tout porte à le croire, sans que pourtant je puisse l'affirmer; on comprendra ma réserve, lorsqu'on saura qu'il n'a pas été mis à notre disposition des matières appartenant exclusivement à l'une de ces personnes; les substances vomies, et les évacuations alvines qui nous ont été remises, provenaient à la fois, comme je l'ai déjà dit, de la femme et du fils Legorju, ainsi que de la femme Vher. Toutefois, d'après les symptômes éprouvés par ces quatres malades, et qui ressemblent parfaitement à ceux qui ont été observés chez Tétrel, les filles Griffon, Rocherieux, Galippe et Vher, dont l'intoxication est certaine, il est permis de soupçonner fortement qu'ils ont également été empoisonnés.

La partie de ma déposition qui se rapporte à l'expertise serait incomplète, si je ne disais pas d'une manière générale que le poison découvert par nos analyses était véritablement de l'arsenic; nous nous en sommes assurés en recueillant des taches que nous avons reconnues arsenicales, à leur aspect, à leur volatilité, à leur action sur l'azotate d'argent, après avoir été traitées par l'acide azotique, et à la manière dont elles se comportaient avec la vapeur du chlore d'abord qui les faisait disparaître, puis avec celle de l'acide sulfhydrique liquide qui jaunissait (sulfure d'arsenic) les parties où se trouvaient auparavant les taches. Nous avons également obtenu, dans chaque expertise, l'arsenic sous forme d'anneau, quoique cela n'ajoutât rien à la preuve de l'existence de l'arsenic, dès que nous nous étions convaincus que les taches étaient réellement arsenicales.

Je craindrais d'abuser des moments de la cour si j'entrais dans de grands détails sur les procédés que nous avons suivis pour extraire l'arsenic des matières suspectes; je me bornerai à dire que nous avons constamment détruit la matière organique, tantôt par le chlore, tantôt par l'acide sulfurique. Le premier de ces agents n'entraîne aucune perte; l'acide sulfurique, au contraire, indépendamment de plusieurs inconvénients que j'ai signalés dans mes ouvrages, donne lieu à une perte notable du poison, et si je me suis décidé à l'employer dans l'espèce où nous avions tant de matières à analyser, c'est que le procédé dont il fait la base est assez expéditif, et que les matières soumises à notre examen, pouvant être supposées fortement arsenicales, nous n'avions pas à nous préoccuper sérieusement de la perte qui aurait lieu. Au reste, presque tous les anneaux que nous montrons à la cour ont été obtenus d'après les principes posés par Liebig.

J'arrive maintenant à la seconde partie de notre mission, à celle qui avait pour objet la visite des malades et les soins que nous avions à leur donner. Les filles Beltante, Galippe et Rocherieux ayant été transportées, la première à Beaujon, et les deux autres à l'Hôtel-Dieu, nous nous sommes bornés à rechercher si elles étaient sous l'influence d'une intoxication arsenicale, laissant aux médecins de ces établissements la direction du traitement. Quant à la fille Vher, aux époux et à l'enfant Legorju, après nous être assurés qu'ils avaient considérablement évacué par haut et par bas, ce qui avait amené une amélioration notable de leur état, nous avons prescrit des boissons nitrées et diurétiques propres à favoriser la sortie, par les urines, du poison absorbé et encore retenu dans les organes. Nous n'avons jamais eu la pensée de soumettre ces malades à la médication alcoolique et incendiaire conseillée si mal à propos par quelques praticiens italiens; nous n'avons eu qu'à nous applaudir du parti que nous avions adopté, puisque peu de jours ont suffi pour amener un rétablissement complet de trois de ces individus auparavant assez gravement atteints; le quatrième, la femme Legorju, ne ressent guère aujourd'hui que ces douleurs articulaires, quelquefois si difficiles à guérir dans l'empoisonnement par l'arsenic.

On ne saurait trop le répéter, monsieur le président, le salut des malades empoisonnés est tout entier dans la prompte expulsion du toxique d'abord, à l'aide du vomissement et des selles, puis après, à l'aide des boissons propres à en déterminer l'élimination. Les contre-poisons n'ont une valeur réelle que dans certains empoisonnements, et dans ces cas, il faut qu'ils soient administrés peu de temps après l'intoxication : or, il est bien rare qu'il en soit ainsi, parce qu'il s'écoule ordinairement beaucoup de temps entre l'apparition des premiers accidents et le moment où la prescription des médecins a pu être exécutée par le pharmacien.

M. Rousset, docteur en médecine, appelé le premier pour traiter les quatre malades de la rue de la Victoire, a donç agi sagement en cherchant à les faire vomir copieusement. La substance dont il s'est servi, le blanc d'œuf délayé dans l'eau tiède, est précisément celle que j'avais indiquée, il y a quelques années, comme étant la plus utile dans tous les cas d'empoisonnement, alors qu'on ne sait pas quel est le toxique qui a été pris; en effet, on se la procure facilement : loin d'irriter, elle est adoucissante, tout en étant nauséeuse; non-seulement elle provoque d'abondants vomissements, mais encore elle décompose un grand nombre de poisons, ou bien se combine avec eux de manière à diminuer leur activité. Tous les malades de la rue de la Victoire nous ont dit qu'ils avaient bu plusieurs litres d'eau albumineuse tiède (blancs d'œuf délayés dans l'eau), qui les faisait vomir immédiatement, abondamment et sans effort.

Affaire Plançonneau jugée en 1832 *à Angers* (voy. p. 486).

Empoisonnement du duc de Praslin. — Le duc de Praslin s'est empoisonné avec de l'acide arsénieux dans la journée du mercredi 18 août, et il a succombé le 24 du même mois, à quatre heures trente-cinq minutes. Je pense qu'il est utile et même nécessaire d'attirer l'attention du lecteur sur un certain nombre de faits relatifs aux altérations cadavériques qui ont été constatées, et surtout à l'expertise médico-légale. Commis par le chancelier de la Cour des pairs pour faire l'autopsie du cadavre et pour procéder à l'analyse des matières suspectes, j'étais en même temps invité par lui à désigner un autre expert; je fis choix du Dr Tardieu, agrégé de la Faculté de médecine de Paris.

Je ne dirai rien des symptômes éprouvés par le duc de Praslin, parce qu'ils rentrent à peu de chose près dans ceux qui sont connus, et que j'ai décrits à la page 417 et suivantes de ce volume.

Pour ce qui concerne la *nécropsie*, je ne parlerai que du canal digestif et du cœur, dont les lésions offraient un véritable intérêt. *Estomac.* Depuis le cardia jusqu'au pylore, il existait *sept larges* eschares, dont les dimensions variaient de 2 à 4 centimètres, disséminées le long de la grande courbure. Ces eschares étaient noires, très-nettement circonscrites par un liseré d'un blanc jaunâtre; le tissu était racorni et d'une consistance bien différente de celle des parties voisines; elles n'intéressaient pas toute l'épaisseur des parois de l'estomac. Autour de ces eschares, dans une petite étendue, la membrane muqueuse gastrique était un peu ramollie et d'une coloration rouge foncée due à une vascularisation inflammatoire; il n'y avait nulle part ni ulcération ni perforation. La membrane muqueuse de l'estomac était saine dans toutes les parties qui séparaient les eschares qui viennent d'être décrites.

On se tromperait si l'on croyait que ces eschares sont le fait de l'action locale de l'acide arsénieux sur l'estomac; non, elles sont la conséquence de l'*absorption* du toxique : aussi détermine-t-on souvent la production de semblables eschares ou d'altérations analogues dans l'estomac, alors *qu'on s'est borné* à empoisonner des animaux en appliquant de l'acide arsénieux sur le tissu cellulaire sous-cutané de la partie interne de la cuisse (voy. les expériences 13, 14 et 15, page 382). On voit principalement ces altérations dans les cas où la quantité d'acide arsénieux avalée était considérable, et surtout lorsque la maladie a duré longtemps. Je puis ajouter à l'appui de cette proposition ce qui se passe dans beaucoup de cas d'empoisonnement par l'acide arsénieux qui se terminent promptement par la mort; en effet, non-seulement l'estomac n'offre aucune eschare, mais à peine est-il le siége d'une légère inflammation.

Canal intestinal. L'intestin grêle, examiné dans toute son étendue, n'offre pas une seule eschare analogue à celles de l'estomac; mais, à sa partie supérieure, dans le duodénum et dans les dernières portions de l'iléon, la membrane muqueuse est le siége d'une violente inflammation caractérisée par une rougeur sombre presque uniforme, résultant de l'injection très-considérable d'un grand nombre de petits vaisseaux capillaires; cette membrane n'est d'ailleurs nulle part ulcérée ou détruite. La partie moyenne de l'intestin grêle, celle que l'on appelle le jéjunum, est intacte. Le gros intestin n'est le siége d'aucune lésion.

Cœur. Le ventricule gauche renferme une petite quantité de sang liquide; à l'intérieur de cette cavité, sur les piliers et sur les différents points de la surface interne du ventricule, on observe un *grand nombre de petites taches hémorrhagiques disséminées*, formées par du sang épanché sous la membrane séreuse endocardique, et qui dans quelques parties pénètre *jusque dans l'épaisseur des colonnes charnues* et du *tissu propre du cœur.* Le ventricule et l'oreillette droits sont distendus par un *caillot* volumineux décoloré, fibrineux, qui se prolonge jusque dans l'artère pulmonaire.

Analyse chimique. — Foie. Nous avons opéré séparément sur 400 gr. de ce viscère : 1° en incinérant par l'azotate de potasse; 2° en décomposant la matière organique par le chlore. Nous n'avons pas voulu recourir au procédé de carbonisation par l'acide sulfurique, tant prôné par l'Institut, parce qu'il est loin d'offrir les avantages que présentent ceux dont il vient d'être fait mention (voy. page 503).

Je ne dirai rien des 400 grammes de foie traités par l'azotate de potasse, si ce n'est que nous avons recueilli une quantité très-considérable de taches arsenicales dont nous avons constaté les caractères, ce qui nous a permis d'*affirmer* que le foie contenait de l'arsenic. Surabondamment et pour satisfaire à des exigences puériles, nous avons fait passer aussi le gaz hydrogène arsénié, qui se dégageait de l'appareil à travers un tube de verre chauffé au rouge, et nous avons obtenu presque immédiatement après, un anneau très-riche en arsenic.

Décomposition par le chlore. On sait que dans le mémoire que j'ai lu à l'Académie nationale de médecine en juillet 1847, j'ai établi qu'en décomposant le foie par un courant de chlore gazeux à *froid*, on transforme tout l'acide arsénieux en acide arsénique, et que l'on ne perd aucune trace du toxique, tandis qu'on en perd en suivant tout autre procédé; aussi retire-t-on beaucoup plus d'arsenic en agissant avec le chlore qu'en détruisant la matière organique par un autre agent. Les expériences qui m'avaient conduit à ce résultat si important avaient *toutes* été faites avec des *foies* de chiens empoisonnés par l'acide arsénieux et dont le poids variait de 180 à 220 grammes; jamais je n'avais opéré sur des foies d'hommes, ni sur une proportion aussi considérable de matière, c'est-à-dire sur 400 grammes. Qu'est-il advenu : c'est que, tandis que la matière organique des foies de chiens était à peu près complétement décomposée après *quatre heures* de l'emploi du chlore gazeux, celle qui constituait les 400 grammes du foie du duc de Praslin ne l'était pas au même degré, après avoir été traversée par le chlore *pendant le même espace de temps;* c'est ce qui explique la différence importante que nous avons remarquée dans les résultats et que voici : la liqueur chlorée provenant des foies de chiens, après avoir été chauffée jusqu'à l'ébullition pour en chasser le chlore, *donne immédiatement de l'arsenic en abondance,* lorsqu'on l'introduit dans un appareil dit de Marsh; tandis que la liqueur analogue obtenue avec 400 gr. du foie du duc de Praslin, *n'a fourni* dans le même appareil et encore difficilement *que quelques taches jaunâtres brillantes;* évidemment il restait dans cette dernière liqueur une trop grande quantité de matière animale pour permettre à l'arsenic de s'échapper; aussi avons-nous pris le parti de traiter le liquide qui fournissait à peine des taches jaunes, par de l'acide sulfurique pur et concentré, jusqu'à ce que la liqueur ne fît plus effervescence; le mélange devenu noir a été mis dans un appareil dit de Marsh, et n'a pas tardé à fournir une *quantité vraiment prodigieuse* d'arsenic.

Un fait qui ne manquera pas de frapper ceux qui s'occupent de toxicologie, c'est qu'en même temps que l'acide sulfurique dégageait des vapeurs abondantes d'acide chlorhydrique (formé par l'action du chlore sur l'hydrogène de la matière animale), qu'il chassait une petite proportion de chlore en excès, il donnait également lieu à la production de *gaz acide sulfhydrique.* Comment concilier dans une même liqueur la présence du chlore et de ce gaz, lorsqu'on sait qu'à l'instant même où ces deux corps sont en contact, le chlore s'empare de l'hydrogène de l'acide sulfhydrique et en précipite le soufre? Ce fait, pour moi inexplicable, se reproduira-t-il dans d'autres occasions ou bien dépendait-il d'un état individuel à nous inconnu? J'avoue que, si j'avais à décider la question avec un aussi petit nombre de données, je me prononcerais en faveur de la négative, c'est-à-dire que j'admettrais qu'il ne se manifestera que très-rarement.

Affaire d'empoisonnement portée devant la cour d'assises de Lot-et-Garonne en 1851. — Les deux lettres qui suivent feront connaître les points les plus importants de cette intéressante affaire.

Villeneuve-sur-Lot (Lot-et-Garonne), ce 27 mars 1851.

A M. ORFILA.

Monsieur,

Notre arrondissement est menacé d'acquérir une triste célébrité dans les annales toxicologiques. Je suis le pharmacien de Villeneuve qui ai eu deux fois recours à vos lumières, et qui viens les invoquer encore dans une nouvelle affaire. Voici ce dont il s'agit :

Nous sommes trois pharmaciens auxquels ont été livrés, pour les soumettre à notre examen, les restes de deux individus que la justice suppose avoir péri par le poison. Il y a deux prévenus, mari et femme, accusés d'avoir empoisonné, l'un sa première femme, l'autre son premier mari, afin de pouvoir ensuite se marier ensemble, ce qu'ils ont fait.

La mort de la femme Goubinel, première épouse de l'accusé, datait, lors de son exhumation, de seize mois ; la mort du nommé Venaud, premier mari de l'accusée, remontait à trois ans. La femme Goubinel avait été enterrée dans le cimetière de Cazeneuve ; Venaud, dans le cimetière de Lamaurelle, distant l'un de l'autre de 2 à 3 kilomètres seulement.

Ces notions une fois données, voici le résultat de notre travail : 1° absence d'arsenic dans tous les objets saisis chez les prévenus lors de leur arrestation, et consistant en pots, fioles, paquets de farine, etc.

2° Femme Goubinel. Présence de l'arsenic dans la région de l'hypochondre droit, dans la colonne vertébrale ou les parties molles y adhérant, parce que l'analyse en a été faite simultanément, et enfin dans les parties charnues recouvertes du suaire, l'analyse de celles-ci ayant compris encore simultanément quelques lambeaux dudit suaire. Toutes les autres parties du cadavre analysées n'ont rien produit. Les taches et les anneaux arsenicaux obtenus sont peu intenses, faibles même, mais leur nature arsenicale est indubitable : il y a de l'arsenic, quoique en minime quantité, dans les restes de la femme Goubinel.

Je dois ajouter ici, et vous comprendrez tout à l'heure, Monsieur, l'importance de cette observation, que *la bière était bien conservée* et ne paraissait avoir permis le mélange, avec le cadavre, d'aucune partie de terre du cimetière de Cazeneuve.

3° Venaud. Présence de l'arsenic dans les matières recueillies dans la région des os iliaques (après trois ans d'inhumation, le cadavre était tombé en détritus), et dans les terres mêlées de matières animales prises au-dessous de la bière. La bière de Venaud avait été faite avec peu de soin ; le fond consistait en morceaux de planches transversales et séparées par de larges interstices. Cette bière, lors de son exhumation, s'était brisée, et l'on ne saurait répondre que, dans les matières animales recueillies dans la région iliaque et où de l'arsenic a été trouvé, il n'y *eût de la terre du cimetière mêlée*. Absence de l'arsenic dans toutes les autres parties du cadavre de Venaud.

De l'ensemble de ces résultats, nous allions conclure à l'empoisonnement de la femme Goubinel et du nommé Venaud, pourvu cependant que les terres des cimetières analysées, celles au moins du cimetière Lamaurelle, où Venaud avait été inhumé, ne produisissent pas d'arsenic ; mais ces terres, c'est-à-dire celles des deux cimetières, traitées par l'eau froide pendant vingt-quatre heures, n'ayant rien fourni, ont donné au contraire beaucoup d'arsenic lorsque nous les avons traitées par l'acide sulfurique. D'autres terres, prises dans d'autres parties des mêmes cimetières, ont toutes été trouvées arsenifères. Après cette découverte, quelle conclusion prendre dans notre rapport, relativement au cadavre de la femme Goubinel, car pour celui de Venaud il n'y a pas de doute pour la négation? Voilà précisément l'objet de la lettre que j'ai l'honneur de vous adresser.

Mes deux collaborateurs, dans cette expertise, veulent se prononcer négativement pour l'empoisonnement de Venaud, et positivement au contraire pour l'empoisonnement de la femme Goubinel; et telles sont, en effet, les conclusions rigoureusement déductibles de la lecture de vos ouvrages. Et moi, Monsieur, le côté physique et moral de cette affaire m'a paru si extraordinaire que, pour asseoir définitivement ma conviction, j'ai besoin, même après la lecture attentive de vos ouvrages, de vous consulter d'une manière toute spéciale.

Les deux crimes, s'ils existent, paraissent avoir la même cause. Chacun des deux accusés a bénéficié de son propre crime et du crime de son coaccusé: leur mariage n'aurait pu avoir lieu si un seul des deux crimes eût été commis. Et cependant, forcés que nous sommes de dire que nous n'avons pas trouvé d'arsenic *criminel* dans le corps de Venaud (ses détritus, mêlés de terre, traités par l'eau froide pendant vingt-quatre heures, n'ont rien produit), il nous faudrait conclure à l'empoisonnement de la femme Goubinel. Dans des circonstances ordinaires, c'est-à-dire si le cimetière de Cazeneuve, où reposait cette femme, n'eût pas été arsenical, quelques légères que soient les traces d'arsenic accusées par son cadavre, il ne saurait y avoir de doute sur son empoisonnement. Deux crimes paraissent étroitement liés par le même intérêt à les commettre: pour l'un nous sommes forcés de dire: «il n'existe pas ou au moins nous ne savons pas s'il existe»; pour l'autre, il nous faudrait affirmer son existence, puisque nous avons obtenu des taches et des anneaux bien faibles, il est vrai, mais évidemment arsenicaux; mais ils ont été retirés d'un cadavre placé pendant seize mois dans une bière reposant au milieu d'un terrain abondamment arsenifère. Cette circonstance ne semble-t-elle pas assimiler les conclusions à prendre relativement au cadavre de la femme Goubinel, à celles prises relativement au cadavre de Venaud? La bière de la femme Goubinel paraissait, il est vrai, bien close; mais la science a-t-elle dit son dernier mot sur l'impossibilité absolue qu'aucune parcelle d'arsenic ne puisse être communiquée, après seize mois, à un cadavre par un terrain naturellement arsenical? Je le répète, Monsieur, dans des circonstances ordinaires, il n'y aurait pas de doute pour l'affirmation; mais ici, si nous sommes forcés, d'un côté, à prendre en grande considération les traces d'arsenic trouvées dans le cadavre de la femme Goubinel, et la parfaite occlusion de la bière où était renfermé ce cadavre, de l'autre côté ne devons-nous pas considérer aussi, avant de nous prononcer, la réunion de ces trois circonstances: légèreté des traces arsenicales, inhumation du corps dans un terrain arsenical, et enfin la différence profonde que nous allons établir entre deux causes qui semblent si étroitement liées?

Je ne sais, Monsieur, si je me suis bien fait comprendre et si je ne vous ai pas fatigué par une trop longue lettre. Je compte à la fois sur votre indulgence et sur votre complaisance pour obtenir un mot de réponse. La persistance que je mets à vous soumettre les questions qui m'embarrassent vous prouvera la valeur que j'attache à vos conseils. Je les attends pour la rédaction de notre rapport.

Recevez, Monsieur, l'assurance de ma haute considération.

FOURESTIÉ, pharmacien,
Membre du Jury médical de Lot-et-Garonne,
de la Société d'Agriculture, Sciences et Arts d'Agen.

N. B. Ces deux cimetières arsenifères seront pour moi l'objet d'un petit mémoire.

Paris, ce 31 mars 1851.

Monsieur,

Il ne peut pas y avoir de doute pour le cadavre de la femme Goubinel; l'arsenic trouvé dans les débris dont vous parlez ne provient pas du terrain du cimetière. Les faits nombreux observés jusqu'à ce jour, les recherches expérimentales acquises à la science, établissent d'une manière péremptoire que l'arsenic du terrain n'a pas traversé une bière bien conservée. Je regarderais comme une faute grave de ne pas signer le rapport rédigé en ce sens.

Quant aux restes de Venaud, je regrette que les experts n'aient pas fait bouillir avec de l'eau distillée le mélange de terre et de matière organique; peut-être auraient-ils obtenu une dissolution arsenicale, ce qui aurait rendu extrêmement probable la présence de l'arsenic dans les débris organiques; mais on ne l'a pas fait, on s'est borné à traiter le mélange par l'eau distillée froide. Dans l'état, je vous conseille de la réserve dans les conclusions: dire que la matière organique était empoisonnée, ce serait de la hardiesse blâmable; dire que l'arsenic recueilli provient *exclusivement* des terres, ce serait bien téméraire; expert, je formulerais ainsi ma conclusion : En ce qui concerne les débris du cadavre de Venaud, il m'est impossible de décider si l'arsenic qu'ils ont fourni provient uniquement de la terre, ou bien s'il n'aurait pas été donné à la fois par cette terre et par les débris organiques.

Les considérations morales que vous faites valoir pour établir que les deux crimes, s'ils existent, paraissent avoir la même source, ont leur importance; mais ces considérations ne rentrent pas dans l'objet de votre mission: celle-ci est toute scientifique. Quand vous avez épuisé ce que la science vous fournit pour résoudre le problème qui vous est posé, vous n'avez plus rien à dire.

Agréez, Monsieur, l'assurance de ma considération distinguée.

ORFILA.

Depuis cette correspondance, M. Barse, appelé à se rendre sur les lieux et à donner son opinion, a fait des expériences sur les débris terreux et organiques, et à conclu à l'empoisonnement par l'acide arsénieux de Venaud et de la femme Goubinel.

EXAMEN CRITIQUE

du rapport sur la question arsenicale, fait à l'Institut, le 14 juin 1841, par une commission composée de MM. Thénard, Dumas, Boussingault, et Regnault.

J'éprouve le besoin de réduire ce travail à sa juste valeur, parce que l'autorité du corps savant qui l'a adopté est telle, que le public accueille sans contrôle tout ce qu'il a sanctionné, alors même qu'il a émis des préceptes erronés. Il me sera facile de prouver, par la discussion à laquelle je vais me livrer : 1° que sur la plupart des points, ce rapport n'a fait que *confirmer* ce que j'avais antérieurement publié; 2° qu'il a emprunté à plusieurs savants les procédés qu'ils avaient fait connaître; 3° qu'il a consacré des erreurs que l'on ne saurait combattre avec assez d'énergie. Voici comment les choses se sont passées. En octobre 1840, lorsque déjà mes mémoires sur l'absorption des préparations arsenicales et antimoniales, sur les procédés de carbonisation, sur l'impureté des réactifs, sur les terrains des cimetières, sur l'imbibition, etc., avaient été lus à l'Académie de médecine et publiés, lorsque déjà des applications de mon nouveau système avaient été faites, par moi et par d'autres experts, dans les affaires Mercier à Dijon, Cumon à Périgueux, Rigal à Albi, Lafarge à Tulle, MM. Dumas, Boussingault, et Renault, désireux de connaître mes travaux, assistèrent à cinq séances expérimentales dans lesquelles je leur appris tout ce qui se rapporte aux procédés de destruction des matières organiques, à l'appareil dit de Marsh, à la recherche de l'acide arsénieux et de l'antimoine après absorption, etc. A la fin de décembre 1840, MM. Flandin et Danger ayant lu un mémoire sur l'intoxication arsenicale, MM. Thénard, Dumas, Boussingault, et Regnault, furent nommés commissaires, et se livrèrent, au Collége de France, à des expériences analogues à celles qu'ils avaient vues dans mon laboratoire, et c'est à la séance du 14 juin 1841 que M. Regnault lut le rapport que je vais examiner.

1° A l'occasion des deux procédés de destruction de la matière organique que j'avais donnés, savoir l'emploi de l'azotate de potasse et celui de l'acide azotique, on dit, en ce qui concerne ce dernier, que, *même* en apportant les plus grands soins dans la *surveillance* de l'opération, il est *souvent* impossible d'éviter, à la fin de l'évaporation, une *déflagration* très-vive qui peut volatiliser *la plus grande* partie de l'arsenic.

Cette assertion *n'est pas exacte;* quiconque a carbonisé par l'acide azotique, avec les précautions que j'ai indiquées, sait que la déflagration, loin d'être la règle, comme on semble le dire, n'est que l'exception, et qu'elle ne se manifeste que lorsqu'on agit sur des organes contenant naturellement beaucoup de graisse, ou bien sur ceux qu'une inhumation prolongée a transformés en gras. On évite d'ailleurs toute déflagration en ajoutant 12 à 15 gouttes d'acide sulfurique à 100 grammes d'acide azotique, comme l'a conseillé M. Filhol.

2° On décrit les caractères qui distinguent les taches arsenicales des taches antimoniales, et de celles que MM. Flandin et Danger ont données *deux ans après moi* comme nouvelles, et que j'avais désignées sous les noms de *taches de crasse* et de taches provenant de muscles carbonisés par l'acide azotique.

Ici le rapport ne fait que confirmer ce que j'avais dit.

3° On rend compte des travaux de MM. Lassaigne, Signoret, Coulier, Kœppelin, et Kampmann.

Les observations faites par l'Institut, à l'occasion des procédés de MM. Lassaigne, Signoret, et Coulier, étaient imprimées depuis deux ans dans mes mémoires sur l'arsenic.

4° A propos des taches que MM. Flandin et Danger indiquaient en décembre 1840, comme pouvant être confondues, tant sous le rapport physique que sous le rapport chimique, avec les taches arsenicales, le rapport met cette assertion au néant, en se servant *uniquement* des arguments que je n'avais cessé de mettre en avant depuis le commencement de 1839 (voy. mes mémoires et les *bullet. de l'Acad. de méd.*).

5° On décrit le procédé de carbonisation par l'acide sulfurique, et on l'attribue à MM. Flandin et Danger, tandis qu'il appartient à M. Barse (voy. p. 503). Tout en donnant la préférence à cette méthode de carbonisation, le rapport demande avec raison qu'elle soit pratiquée en vases clos, et non pas dans des *capsules de porcelaine*, comme le voulaient MM. Flandin et Danger. Quant à cette préférence, les commissaires se sont trompés; les expériences de MM. Fordos et Gélis, et de M. Filhol, prouvent jusqu'à l'évidence que le rapport n'a signalé aucun des vices qui rendent l'opération défectueuse, et le travail postérieur de M. Jacquelain a démontré que la destruction de la matière organique par le *chlore* était infiniment préférable (voy. pages 504 et 510).

6° On décrit les expériences que j'ai faites devant les commissaires, en carbonisant, par l'acide azotique ou par l'azotate de potasse, des organes d'animaux empoisonnés par l'acide arsénieux et par l'émétique; on relate ce que j'ai fait pour déceler l'arsenic et l'antimoine dans l'*urine* des mêmes animaux (on sait que MM. Flandin et Danger ont obstinément soutenu que, dans l'empoisonnement par l'acide arsénieux, la sécrétion de l'urine était arrêtée). Les résultats sont exacts et très-nets; le rapport le reconnaît.

7° On fait connaître les expériences tentées par la commission dans le but de déterminer le degré de sensibilité de l'appareil dit de Marsh, et on arrive à des résultats déjà parfaitement connus et conformes à ceux que j'avais publiés depuis longtemps.

8° En répétant le travail de M. Lassaigne, on confirme tout ce que l'on savait sur la sensibilité de l'azotate d'argent.

9° On annonce que le zinc et l'acide sulfurique, que l'on trouve le plus souvent dans le commerce, ne sont pas arsenicaux; c'est ce que j'avais prouvé et publié depuis deux ans.

10° En cherchant l'arsenic dans le corps de l'homme, on arrive à conclure qu'il n'y en a pas dans les muscles, ce que j'avais établi depuis 1839; j'avais été plus loin en annonçant qu'il n'y en a pas davantage dans les viscères, dans le sang, etc. On prouve aussi qu'il n'y a pas d'arsenic dans les os, dans le bouillon ni dans le blé. La non-existence de l'arsenic dans les os avait été mise hors de doute par moi, devant les commissaires, en octobre 1840, huit mois avant la lecture du rapport, le 14 juin 1841. J'avais adressé le 3 novembre 1840 un paquet cacheté à l'Académie de médecine, dans lequel je disais que M. Couerbe s'était trompé en admettant que les os contiennent de l'arsenic, fait que j'avais eu tort d'adopter. Que signifie maintenant la réclame de MM. Flandin et Danger, lorsqu'ils viennent, à la fin de décembre 1840, proclamer pompeusement devant l'Académie des sciences qu'il n'existe pas d'arsenic dans les os? Pour tout homme impartial, il demeure évident que j'ai prouvé *le premier* que M. Couerbe s'était trompé, et que la commission de l'Institut n'a fait que confirmer ce qu'elle avait vu chez moi en octobre 1840.

11° On donne la description de l'appareil propre à condenser l'arsenic en anneau; cet appareil, *dit à tort de l'Institut*, n'est autre que celui de Berzelius et Liebig modifié par Kœppelin et Kampmann; à la vérité, les commissaires se servent d'amiante pour retenir les gouttelettes de la dissolution qui sont toujours mécaniquement entraînées par les gaz, et pour éviter qu'il ne se produise des taches d'oxysulfure de zinc, qui présentent souvent l'aspect des taches arsenicales. Déjà bien avant l'Institut, M. Chevallier avait proposé l'emploi de fragments de porcelaine qu'il disposait à la place où les commissaires mettent l'amiante.

12° On donne pour précepte d'essayer préalablement les réactifs et toutes les substances qui seront employées dans les recherches. Depuis deux ans, j'avais surabondamment insisté sur ce point.

13° On ajoute que si l'expert se contentait de constater les caractères physiques des taches, il pourrait y avoir des méprises très-graves. C'est ce que j'avais constamment dit depuis deux ans.

14° En résumant ses instructions, le rapport se borne à dire qu'il faudra obtenir un dépôt (anneau) dans la partie antérieure du tube chauffé; il garde le silence à l'endroit des taches. La malveillance a voulu exploiter ce silence, et elle s'est appuyée sur la déclaration de M. Regnault, faite à la séance du 12 juillet 1841, savoir que la *commission proscrivait les taches*. J'ai déjà réduit au néant le dire de M. le rapporteur, en l'opposant à lui-même (voy. page 483); je n'y reviendrai plus.

15° Dans le plus grand nombre de cas d'empoisonnement, dit la commission, l'examen des matières vomies ou de celles qui sont restées dans le canal intestinal convaincra l'expert de la présence de poison, et il n'aura à procéder à la carbonisation des organes *que dans les cas où les premiers essais auraient été infructueux*, ou dans *ceux très-rares*, où les circonstances présumées de l'empoisonnement lui en indiqueraient la nécessité.

Ce précepte est erroné de tous points; aussi n'a-t-on pas fait une expertise depuis 1839 sans avoir été chercher le poison dans le foie, dans les autres organes, et dans l'urine. La portion du poison qui tue est celle qui a été absorbée et non celle qui est expulsée avec les matières vomies, ni celle qui reste mêlée avec les matières contenues dans le canal intestinal. Quoi de plus probant pour établir l'existence d'un empoisonnement que la découverte du toxique dans le foie, par exemple, s'il est prouvé que le poison n'y a pas été porté après la mort par suite d'une imbibition cadavérique; quoi de plus utile que l'examen de l'urine du vivant de l'individu, pour savoir en peu d'instants quelle est la substance vénéneuse qui a été ingérée. Comment aurais-je pu affirmer que la fille Emma Vehr avait été empoisonnée par l'acide arsénieux, si je m'étais borné à examiner les matières vomies? (Voy. page 579.) D'ailleurs qu'a-t-on voulu dire par cette phrase obscure: *dans les cas très-rares* où les *circonstances* présumées de l'empoisonnement, lui en indiqueraient la nécessité?

16° J'ai déjà fait justice des paroles malveillantes, absurdes, et je puis dire insensées, prononcées par M. Magendie immédiatement après la lecture du rapport (voy. page 565).

17° J'en ai fait autant de l'assertion inconcevable de M. Regnault, émise à la séance du 12 juillet 1841, savoir que *le moyen de produire des taches est sans valeur* (voy. page 483).

DES ARSÉNITES.

Les arsénites de potasse, de soude et d'ammoniaque sont solubles dans l'eau, et agissent à la manière des poisons violents; celui de potasse mérite d'autant plus de fixer notre attention, qu'il fait partie de la décoction de Fowler, employée dans certains cas de fièvres intermittentes.

Arsénite de potasse. Il est ordinairement à l'état liquide; lorsqu'on le dessèche et qu'on le met sur les charbons ardents, il se décompose, répand une fumée d'une odeur alliacée, et laisse pour résidu de la potasse plus ou moins carbonatée. Les sulfures solubles en précipitent du sulfure d'arsenic (voy. p. 463); l'acide sulfhydrique n'en précipite du sulfure jaune d'arsenic qu'autant qu'on ajoute une ou deux gouttes d'un autre acide: toutefois il peut le jaunir, s'il est concentré et employé en quantité suffisante. L'acide chlorhydrique y fait naître un précipité blanc d'acide arsénieux, et il se forme du chlorure de potassium soluble: ce précipité se dissout facilement dans un excès d'eau; d'où l'on doit conclure qu'il faut, pour l'obtenir, que la dissolution soit concentrée.

Le chlorure de platine précipite cette dissolution en jaune-serin, tandis que l'acide arsénieux n'éprouve aucun changement de la part de cette dissolution métallique.

Pour obtenir l'arsenic des arsénites, il suffit d'en introduire une faible proportion dans l'appareil dit de Marsh modifié (voy. p. 467), ou de les évaporer jusqu'à siccité, et de mêler le résidu avec du charbon pour calciner le mélange dans un petit tube de verre; l'arsenic séparé par le charbon se sublime, et vient se condenser sur les parois du tube.

Teinture minérale de Fowler. Cette teinture est composée d'acide arsénieux combiné avec de la potasse, d'eau distillée, et d'une petite quantité d'esprit de lavande composé, ou d'alcool de mélisse. Elle est liquide, d'un blanc légèrement laiteux, et d'une odeur aromatique; elle verdit le sirop de violettes; l'acide sulfhydrique et les sulfures agissent sur elle comme sur l'arsénite de potasse. L'acide chlorhydrique ne la trouble point ou la trouble à peine, ce qui dépend de la grande quantité d'eau qu'elle renferme. Son action sur l'économie animale est la même que celle de l'acide arsénieux.

Observation Ire. — Le 3 mai 1823, le Dr Gendrin fut appelé à onze heures du matin pour donner des soins à un homme âgé de trente-deux ans, d'une forte complexion, qu'il trouva couché à moitié habillé sur le bord d'un lit, au bas duquel était répandue une matière liquide blanchâtre, écumeuse. Le malade était sans connaissance; les lèvres étaient tirées en dehors, entr'ouvertes et couvertes d'écume; les dents serrées; les yeux fixes, rouges et ouverts, les membres roides et tendus, le ventre dur et très-rétracté; la respiration saccadée, très-bruyante; le pouls dur et irrégulier. Une voisine, entrée depuis quelques instants aux cris d'un enfant, qui, ayant vu le malade se débattre, s'étaiteffrayée, avait trouvé ce dernier sur le pavé, couché dans la matière qui y était répandue et qu'il avait vomie. On voyait dans l'appartement des meubles brisés, la porte enfoncée, et sur l'angle d'un secrétaire ouvert un verre au fond duquel était une matière demi-fluide, blanchâtre et semblable à celle qui avait été vomie par le malade, et répandant comme elle une forte odeur de camphre. A côté de ce verre, était une lettre dans laquelle le malade annonçait les motifs qui le portaient à se détruire. L'encre de cette lettre, encore fraîche, le verre encore couvert sur les parois, de la mousse évidemment fournie par la solution dont il restait une partie au fond, suffirent pour démontrer qu'il ne pouvait y avoir longtemps que le malade avait avalé le poison : on sut, en effet, que ce n'était que trois quarts d'heure auparavant. Le serrement des mâchoires était tel qu'il fut impossible de faire avaler aucun liquide; mais on parvint à déterminer le vomissement à l'aide de frictions sur l'épigastre; le malade fit alors quelques efforts et écarta ses mâchoires. On introduisit dans l'estomac un verre de solution albumineuse qui occasionna bientôt après, un vomissement violent; le malade reprit sa connaissance et vomit de nouveau une petite quantité de liquide blanchâtre, mousseux, d'une odeur camphrée, mêlé de flocons jaunes, verdâtres et sanguinolents; il avoua s'être empoisonné avec 52 grammes environ de *savon arsenical de Bécœur*, qui lui servait à des préparations d'histoire naturelle (1). Cependant les membres continuaient à être roides; le malade parvint difficilement à s'asseoir sur son lit, à cause de la roideur des muscles du dos. On administra beaucoup d'eau albumineuse et de la décoction de graine de lin. Il y eut dans le courant de la journée plus de quarante vomissements; ce ne fut que vers le soir que les membres reprirent leur souplesse naturelle, et que les yeux perdirent complétement la fixité qu'ils devaient à la contraction permanente de leurs muscles: à cette époque aussi, survinrent plusieurs selles liquides avec ténesme. Des lavements émollients furent alors administrés, ainsi qu'une potion opiacée avec le sirop diacode, et on fit reporter le malade dans son domicile. Des fomentations émollientes furent placées sur le ventre et sur tout l'épigastre, où le malade disait sentir une chaleur brûlante et une douleur déchirante horrible. La pression augmentait considérablement cette douleur. La langue était sèche, mais pâle; le malade se plaignait de courbature et de céphalalgie; le pouls était plein, mais souple et sans beaucoup de fréquence (90 pulsations). La nuit fut fort agitée; le malade but abondamment de l'eau de gomme.

Le lendemain le pouls était dur et plein, la face colorée, la langue rouge; le malade se plaignait de douleurs lancinantes profondes à l'estomac et de douleurs vives dans l'œsophage quand il buvait. Le peau était chaude et sèche, la tête un peu lourde; la soif était assez modérée; la respiration était grande et facile; le cœur battait avec force. On fit une saignée au bras, de 500 grammes, et on continua les fomentations, les lavements et les mêmes boissons. Le soir le pouls était souple, mais fréquent; la peau chaude; le malade, plus calme, se plaignait toujours de douleurs à l'épigastre, qui cependant était devenu presque indolent à la pression. Le sang sorti de la veine il y avait sept heures, offrait un caillot dense et sans couenne. Pendant la nuit, il survint par intervalles, mais fréquemment, des secousses de hoquet et des envies de vomir.

Le jour suivant, à six heures du matin, épistaxis abondante fournissant environ 192 grammes de sang; presque immédiatement après, le cou et la poitrine commencèrent à se couvrir d'une éruption prurigineuse, exactement semblable à des piqûres d'orties, mais très-confluente et peut-être moins rouge. A midi, le ventre était souple et indolent, la tête pesante, la face colorée; le pouls, assez plein, donnait 79 pulsations par minute; le pharynx était rouge, et le malade se plaignit de mal de gorge. De temps en temps, il survenait quelques secousses de toux qui déterminèrent l'expulsion d'un peu de mucus strié de sang. Le malade est sujet à des crachements de sang depuis un coup d'épée qu'il a reçu dans le côté droit de la poitrine, il y a cinq ans. Le thorax n'était le siége d'aucune autre affection que

---

(1) On prépare ce savon avec 160 grammes de camphre, 1 kilogramme d'acide arsénieux, 1 kilogramme de savon blanc, 375 grammes de carbonate de potasse, et 125 grammes de chaux en poudre (Dupont, *Traité de taxidermie*, p. 29).

d'un peu de catarrhe à peine sensible dans la partie supérieure du poumon gauche. L'éruption s'étendit pendant le jour au cuir chevelu, à la partie postérieure du cou et aux épaules. Elle commença à diminuer dans la nuit.

Le lendemain, l'éruption avait complétement disparu; le pouls était souple et sans fréquence, l'abdomen indolent à la pression; le malade prit sans inconvénient du bouillon de poulet et un bain. Le jour suivant, on permit du bouillon ordinaire, et la convalescence fut rapide et sans accident. (*Journal général de médecine, de chirurgie et de pharmacie*, juillet 1828.)

Observation II. — Un homme de cinquante-quatre ans, atteint depuis quelque temps d'une fièvre intermittente, prit, le 16 mai 1843, d'après les conseils d'un charlatan, un remède secret composé d'eau tenant en dissolution 17 centigrammes d'arsénite de potasse. Le malheureux fut pris immédiatement de vomissements et de diarrhée; quelques heures plus tard, il souffrait beaucoup de douleurs à l'estomac; il lui était impossible de supporter sur cette région la moindre pression. Un médecin appelé fut surpris, épouvanté même, du *facies* du malade, qui avait la figure pâle, les traits allongés, et les yeux enfoncés dans les orbites, en un mot le *facies hippocratique*. Le pouls était petit et serré, la langue très-rouge; crampes aux jambes, selles et vomissements abondants. Le malade mourut dans la nuit, après avoir éprouvé les plus cruelles douleurs. On exhuma le cadavre dix-huit jours après, et l'analyse des organes ne laissa aucun doute sur la présence de l'arsenic. (*Gazette médicale de Montpellier*, janvier 1841.)

DE L'ARSÉNITE DE BIOXYDE DE CUIVRE (VERT DE SCHEELE).

L'arsénite de cuivre est sous forme d'une poudre verte, dont les nuances varient suivant la manière dont il a été préparé. Il est insoluble dans l'eau, et se décompose en répandant une odeur alliacée, lorsqu'on le met sur des charbons ardents. Introduit dans l'appareil dit de Marsh, il fournit aussitôt de l'arsenic. Si on le fait bouillir avec une dissolution de potasse, on le transforme en *arséniate* de potasse soluble et en protoxyde de cuivre; d'où il suit que le bioxyde de cuivre a cédé de l'oxygène à l'acide arsénieux; si on filtre, le protoxyde de cuivre restera sur le filtre, et pourra être reconnu en le dissolvant dans l'acide sulfurique, qui le transformera en sulfate de bioxyde de cuivre, dont le métal pourra être précipité au moyen d'une lame de fer ou de zinc. Quant à la liqueur filtrée, on s'assurera qu'elle renferme un arséniate à l'aide des caractères indiqués à la page 596.

S'il s'agissait d'établir, comme cela a déjà eu lieu plusieurs fois, que les *bonbons* ont été colorés par de l'arsénite de bioxyde de cuivre, on tiendrait un de ces bonbons entre les doigts au milieu de l'eau distillée, et à l'aide d'un pinceau très-fin, on détacherait les parties colorées qui ne sont qu'à la surface; l'arsénite de cuivre se précipiterait. On agirait de même sur plusieurs bonbons, afin de se procurer une plus grande quantité d'arsénite; alors on reconnaîtrait celui-ci comme il vient d'être dit.

DE L'ACIDE ARSÉNIQUE.

L'acide arsénique solide est blanc, incristallisable, doué d'une saveur aigre, métallique et caustique; son poids spécifique est de 3,391. Exposé à l'action du calorique dans des vaisseaux fermés, il ne se volatilise point; il fond et se vitrifie. Mis sur des charbons ardents, il se boursoufle, perd toute son humidité, et devient opaque; si, dans cet état, on continue à le chauffer, il donne des vapeurs blanches qui exhalent une odeur alliacée; ces phénomènes sont dus à la décomposition de cet acide par le charbon, et à sa transformation en acide arsénieux; aussi disparaît-il en entier. Mêlé avec du charbon et de la potasse, et chauffé dans un tube de verre ou dans une cornue, il fournit de l'arsenic. Introduit dans un appareil dit de Marsh, il se comporte comme l'acide arsénieux, et donne de l'arsenic. Il se dissout très-bien dans l'eau, il est même déliquescent. Ainsi dissous, il rougit fortement la teinture de tournesol; il est incolore, et doué d'une saveur aigre, caustique.

Avec la potasse, la soude et l'ammoniaque, il forme des sels solubles, Il précipite au contraire les eaux de chaux et de baryte en blanc; ces arséniates insolubles se dissolvent facilement dans un excès d'acide arsénique. L'acide sulfhydrique, versé dans une dissolution d'acide arsénique concentré, y fait naître un précipité blanc jaunâtre de soufre et de sulfure d'arsenic; il ne trouble point au contraire l'acide arsénique étendu d'eau, à moins qu'on ne le chauffe ou qu'on n'ajoute une goutte ou deux d'acide sulfureux, car alors il ne tarde pas à le jaunir, et le mélange se trouble: au bout de quelques minutes d'ébullition, on voit du sulfure d'arsenic d'un très-beau jaune se déposer: ce résultat a même lieu lorsqu'on emploie une dissolution d'acide arsénique excessivement faible, et on l'obtient encore plus promptement en mêlant l'acide arsénique étendu d'eau avec de l'acide sulfureux, et en chassant l'excès de ce dernier par l'ébullition, avant d'y faire passer le courant de gaz acide sulfhydrique; en effet, l'acide sulfureux ramène l'acide arsénique à l'état d'acide arsénieux. L'azotate d'argent est précipité par l'acide arsénique sous forme pulvérulente; l'arséniate d'argent couleur de brique se ramasse sur-le-champ, et ressemble à du kermès très-foncé.

L'acide arsénique doit être considéré comme un poison plus violent encore que l'acide arsénieux. Il est absorbé et agit comme l'acide arsénieux. Le sesquioxyde de fer hydraté se combine avec lui, et peut être utilement employé pour combattre l'empoisonnement qu'il a déterminé, quoique l'arséniate de fer produit conserve encore une action toxique (voyez, pour l'explication de ce fait, la page 448).

DES ARSÉNIATES.

Les arséniates de potasse, de soude et d'ammoniaque, sont vénéneux. On les reconnaîtra facilement : 1° par la décomposition que les charbons ardents leur feront éprouver, et par l'odeur alliacée qui accompagnera cette décomposition ; 2° parce qu'ils ne se troubleront point par l'addition de l'acide chlorhydrique, tandis que les arsénites seront précipités ; 3° par l'azotate d'argent, qui en précipitera de l'arséniate d'argent couleur de brique ; 4° par la facilité avec laquelle on pourra en séparer l'arsenic lorsqu'on les calcinera avec du charbon, ou bien lorsqu'on les introduira dans un appareil dit de Marsh ; 5° par la propriété qu'ils ont de se décomposer et de laisser précipiter du sulfure jaune d'arsenic, lorsqu'on les fait bouillir avec un peu d'acide sulfurique et une goutte ou deux d'acide sulfureux, et qu'on les traite après par de l'acide sulfhydrique.

M. Bouley jeune a administré de l'arséniate de potasse à sept chevaux qui ont tous succombé. L'autopsie a montré des traces d'une vive inflammation dans l'estomac, les intestins et la vessie, et des ecchymoses dans le ventricule gauche du cœur. Les matières contenues dans le canal digestif d'un de ces chevaux, mort dans la nuit qui suivit l'empoisonnement, *ne présentèrent aucune trace d'arséniate,* ce qui tient probablement à l'abondante diarrhée qui avait eu lieu. Sur un autre cheval, l'on trouva une déchirure du diaphragme près de ses attaches au sternum. (Séance de l'Académie de médecine, du 20 octobre 1834.)

Observation. — Dans la soirée du 17 juin 1842, M. D. versa, par mégarde, de l'arséniate de potasse dans plusieurs verres qui contenaient du sirop d'orgeat, et qui étaient destinés à sa famille, à son contre-maître et à la femme de cet ouvrier. M. et madame D., leur fille, âgée de quinze ans, et la femme du contre-maître, qui venaient de dîner ou qui du moins avaient mangé dans la journée, en burent chacun un tiers de verre ou un demi-verre au plus ; mais le contre-maître, qui se trouvait encore à jeun, but son verre en entier et d'un seul trait.

Peu d'instants après l'ingestion de cette fatale boisson, chacun de ces individus fut pris de vomissements plus ou moins violents, et accompagnés de malaise ou même de douleur à la région épigastrique. Toutefois l'administration d'eau sucrée et de quelques tasses d'une infusion antispasmodique suffirent pour conjurer tous les accidents chez quatre d'entre eux; mais il n'en fut pas ainsi du dernier, le contre-maître, pour lequel on dut réclamer les soins d'un homme de l'art.

M. Bialé jeune, qui fut appelé, s'empressa de se rendre à cette invitation; il y avait à peine vingt à trente minutes que l'accident avait eu lieu, lorsqu'il arriva près du malade. Cet homme, âgé de trente ans environ, d'une constitution éminemment nerveuse, à peau blanche, à cheveux blonds, d'un embonpoint moyen, d'une santé habituellement bonne, avait vomi beaucoup plus abondamment que les quatre autres personnes, et avait ressenti de très-vives douleurs à l'épigastre. Dans l'espoir d'obtenir un peu d'amélioration, il avait voulu descendre du premier étage au rez-de-chaussée; mais il était sans connaissance à la porte de son bureau, avec des mouvements convulsifs d'une grande intensité. Le concierge, aidé de quelques ouvriers, avait dû le transporter aussitôt chez lui. A l'arrivée de M. Bialé, il était assis dans son lit, un peu penché sur le côté gauche, et se frottant, aussi vivement qu'il le pouvait, toute la surface de l'abdomen. Il se plaignait de douleurs violentes dans le ventre, et de fréquentes éructations nidoreuses, entrecoupées de vomissements copieux de liquides muqueux colorés en vert par la bile; la face était grippée, le corps était baigné de sueur. Dans les intervalles des vomissements, le corps se refroidissait, le pouls devenait petit et fréquent, la figure prenait une teinte violacée.

M. Bialé prescrivit d'abord l'ingestion abondante d'eau tiède sucrée et aromatisée avec l'hydrolat de fleurs d'oranger; il fit en même temps administrer coup sur coup deux lavements simples qui provoquèrent immédiatement deux évacuations assez fortes. Sous l'influence de ces moyens, les vomissements et les coliques s'étant calmés, l'infusion de tilleul édulcorée avec le sirop de gomme fut conseillée pour boisson; on y joignit une potion légèrement éthérée et opiacée; plus, deux autres lavements préparés avec une décoction de racine de guimauve et de trois têtes de pavot, et enfin l'application continuelle de cataplasmes émollients sur toute l'étendue de l'abdomen.

Le lendemain, à six heures du matin, le malade, qui n'avait eu que trois ou quatre vomissements dans le courant de la nuit, présentait tous les signes d'une réaction générale très-intense : chaleur générale; coloration très-prononcée de toute la peau, mais spécialement de la face et des yeux; céphalalgie; lèvres sèches, bouche pâteuse, langue recouverte d'un enduit saburral jaunâtre; pouls très-plein et ondulant, battant cent vingt fois par minute; absence complète de coliques, mais sensibilité très-grande du ventre, qui ne peut supporter le moindre contact sans devenir aussitôt le siége de vives douleurs. La respiration n'offre rien d'anormal. Le malade a uriné une fois.

Les moyens émollients sont continués; une saignée de 600 grammes est pratiquée à l'un des bras, et donne un sang d'une grande richesse.

Le 19, la chaleur, la rougeur et la céphalalgie, sont notablement diminuées; le pouls est beaucoup moins fréquent et ondulant; la langue est toujours saburrale; le ventre météorisé est encore sensible à la pression; l'urine occasionne de la douleur au passage; le malade, qui éprouve un besoin fréquent de tousser, accuse une douleur analogue à celle que pourrait produire une légère excoriation au niveau de la glotte.

Continuation des moyens émollients; boisson émulsionnée nitrée; trente sangsues sur l'abdomen.

Le 20, la douleur de gorge et celle qui accompagne l'émission de l'urine existent toujours au même degré que la veille, mais l'état du ventre s'est considérablement amélioré; cependant, dans le courant de la nuit, le malade a voulu prendre un peu de lait qu'il a rejeté aussitôt, et, après cet accident, l'ingestion de la tisane elle-même suffisait pour provoquer des vomituritions.

Continuation du traitement déjà prescrit, auquel on ajouta seulement quelques petites tasses d'eau de gomme légère édulcorée avec le sirop de groseilles.

Le 21, l'amélioration a progressé; le pouls est normal; l'émission de l'urine est à peine douloureuse; la gorge, toujours sensible, est comme recouverte d'une couche de mucus et de salive spumeuse; les vomituritions ont continué, et l'eau de gomme a elle-même été vomie.

Continuation de la médication émolliente et de la boisson nitrée émulsionnée; douze sangsues à l'épigastre et application de ventouses sur les piqûres.

Le 22, le malade est assez bien pour faire prévenir M. Bialé qu'il le remercie de ses bons soins; toutefois il le fait rappeler le 26, parce que la gorge lui paraît toujours empâtée, parce qu'il éprouve des régurgitations d'un liquide fade et muqueux, et enfin parce que les aliments qu'il prend, bien que légers et en très-petite quantité, sont souvent rejetés.

Des ventouses scarifiées furent appliquées sur l'épigastre, à trois reprises successives et à trois jours de distance, et après l'emploi de ce moyen, le malade put peu à peu revenir à l'usage de tous les aliments qu'il avait antérieurement l'habitude de prendre. Néanmoins, au bout de trois mois, il était encore tourmenté par l'empâtement de la gorge, et, pendant le travail de la digestion, par des éructations, par des nausées, des régurgitations et quelquefois même des vomissements, symptômes contre lesquels on avait vainement tenté l'application d'un vésicatoire à l'épigastre; malgré ces quelques accidents, il pouvait vaquer à toutes ses occupations. (*Journal de chim. médic.*, année 1843.)

DES SULFURES D'ARSENIC JAUNE ET ROUGE.

Le *sulfure jaune d'arsenic artificiel*, obtenu en chauffant du soufre et de l'acide arsénieux, est un poison énergique, d'après les expériences de Renault.

1° On fit prendre à un petit chien 20 centigrammes de ce sulfure sec et solide, et on empêcha le vomissement. L'animal fut violemment purgé, fit beaucoup d'efforts pour vomir, se plaignit, et mourut cinq heures après. La membrane muqueuse de l'estomac était rouge dans toute son étendue ; la fin de l'iléum était plus enflammée que le duodénum.

2° On donna à un chien plus gros que le précédent 15 centigrammes du même sulfure : des vomissements, des selles, des gémissements, et une grande agitation, précédèrent la mort, qui arriva neuf heures après. A l'ouverture, on trouva toute la membrane muqueuse de l'estomac enflammée. Les intestins grêles, mais surtout le duodénum, présentaient, d'espace en espace, des taches rouges.

3° Appliqué sur la cuisse aux doses de 4 grammes, de 1 gramme ou de 40 centigrammes, il détermine, en quinze ou dix-huit heures, la mort d'animaux à peu près de la même grandeur. Les deux dernières doses ne produisent qu'une légère phlogose de l'estomac, une rougeur livide des plis du rectum, et un engorgement sensible des poumons. Quand la quantité appliquée s'élève à 4 grammes, on remarque plusieurs taches noires très-étendues dans les parois de l'estomac. Le rectum offre une grande quantité de rides noires dirigées dans tous les sens ; la membrane interne du cœur présente de petites ecchymoses qui ne s'étendent pas dans le tissu charnu (Smith).

Sulfure d'arsenic artificiel dans un cas d'exhumation juridique. Lorsqu'après avoir mêlé quelques décigrammes d'orpiment artificiel avec des matières alimentaires, on enferme le tout dans un estomac que l'on enterre dans une petite boîte, on voit au bout de six, huit, ou dix mois d'inhumation, que le sulfure jaune est reconnaissable à sa couleur, et qu'on peut le retrouver aussi facilement que si l'examen des matières eût été fait le lendemain de la mort. Si, au lieu d'agir ainsi, on avait mis le sulfure finement pulvérisé dans un vase exposé à l'air, contenant de l'eau et des matières animales, on trouverait aussi, plusieurs mois après, du sulfure janne d'arsenic au fond du vase ; mais, dans ce cas, une portion du sulfure *pourrait* avoir été dissoute par l'ammoniaque qui se produit pendant la putréfaction ; en sorte que, s'il en était ainsi, il faudrait, pour obtenir toute la quantité de sulfure, filtrer la liqueur et la traiter par l'acide chlorhydrique, afin de précipiter le poison.

Observation Ire. — M. Lepelletier (de la Sarthe) fut chargé par le procureur du Roi près le tribunal de première instance de la ville du Mans, de procéder à l'exhumation de deux cadavres, dont l'un était inhumé depuis trois mois, et l'autre depuis neuf. L'exhumation eut lieu le 30 juin 1829.

Position du cimetière, nature du sol. Le cimetière de Savigné-l'Évêque est placé au nord du village et disposé en plan légèrement incliné vers le sud, dans une élévation moyenne relativement aux terrains circonvoisins; il est bien aéré, ne retient l'ean dans aucune partie; la superficie en est sèche et sablonneuse; il est, du reste, bien distribué : les cadavres y sont tous isolés dans des fosses particulières et placés dans un ordre rigoureux établi sur les registres de l'état civil.

Le sol est un sable rougeâtre, siliceux, légèrement argileux, très-perméable à l'eau, toujours sec. Un roc assez épais se trouve à 2 mètres environ au-dessous de la couche végétale, et l'inhumation a lieu à 1 mètre et demi dans les deux fosses qui contiennent les sujets dont nous devons faire l'examen.

Afin de procéder avec ordre, nous commencerons par le cadavre inhumé depuis trois mois.

1° *Nécropsie de la fille Fortier, âgée de quarante ans, morte sous l'influence présumée d'un empoisonnement, inhumée depuis trois mois révolus.*

Après avoir constaté jusqu'à l'évidence, au moyen des registres de l'état civil, l'identité de la fosse appartenant à la fille Fortier, nous faisons procéder à l'exhumation.

Nous remarquons dans toute l'épaisseur de la terre qui enveloppe le cadavre une homogénéité parfaite, les caractères que nous venons d'indiquer, et l'absence de toute humidité autour de ce même cadavre. Il est extrait avec les précautions convenables et nous présente les circonstances suivantes :

1° *Enveloppe étrangère.* Inhumation sans cercueil, dans un suaire en toile forte, détruit seulement en quelques parties, assez résistant dans plusieurs autres.

2° *Enveloppe cutanée.* Elle n'offre de putrilage dans aucun point, et ne se trouve complétement détruite qu'à la face, à la poitrine, et dans plusieurs parties des membres. Sur tout l'abdomen, elle est intacte, ramollie dans sa superficie, encore dense et résistante dans sa partie celluleuse.

3° *Tissu cellulaire et muscles.* Toutes les parties de ces deux systèmes qui se trouvent à découvert sont en putréfaction complète; celles qui restent, protégées par la peau, n'ont que très-légèrement souffert dans leurs caractères naturels; à l'abdomen surtout, la section des muscles est encore vermeille dans toute la surface correspondante au péritoine.

Cette membrane séreuse est intacte, aussi résistante que dans l'état normal, de telle sorte, que la cavité abdominale n'a pas éprouvé le plus léger contact de l'air extérieur. Nous dirons bientôt l'influence que nous attribuons à cette disposition dans la conservation des viscères de cette même cavité.

4° *Organes intérieurs.* Toutes les cavités de la face offrent une putréfaction complète, et les traits du sujet sont tellement altérés, qu'il deviendrait impossible d'en constater l'identité par leur simple aspect.

La cavité pectorale est ouverte dans plusieurs points par la putréfaction; les poumons sont en putrilage, spécialement à leur sommet; de cette partie surtout, émane l'odeur infecte qui se répand au loin.

Les cavités articulaires des épaules, des genoux et des pieds, sont également à nu sous la même influence.

La cavité abdominale, qui doit surtout fixer notre attention, nous offre les caractères suivants:

État général des organes. Le péritoine, comme nous l'avons dit, conserve toute son intégrité, sa transparence, et l'aspect luisant naturel à sa face libre.

Les viscères abdominaux, et notamment le tube digestif dans toute sa longueur, se trouvent si bien conservés, qu'il eût été possible de les faire servir aux études anatomiques: rapports mutuels, couleur spéciale, résistance, continuité, volume, etc., tout se rencontre dans un état analogue à celui des cadavres inhumés seulement depuis quelques jours, au milieu des circonstances les plus favorables.

Le tube digestif nous offre depuis l'œsophage inclusivement jusqu'au rectum, dans plusieurs points, des plaques d'un rouge vif, très-apparentes à l'extérieur, et, par leur nature et leur caractère, ne laissant aucun doute sur l'existence, pendant les derniers instants de la vie, d'une inflammation aiguë, persistante; il s'agit dès lors d'en rechercher la cause, et de recueillir séparément tous les fluides contenus dans les diverses portions de ce conduit.

Œsophage. Il offre dans toute son étendue, à l'intérieur, une couleur rouge foncée, et contient à peu près deux cuillerées d'un fluide assez analogue aux lavures du sang veineux; nous y trouvons une assez grande quantité d'une substance jaune-citron, cassante, inodore, insoluble, sous forme de parcelles écailleuses. Ces premiers caractères nous font présumer que cette substance est du sulfure jaune d'arsenic; en effet, en déposant une certaine quantité de cette matière sur des charbons ardents, il s'élève aussitôt une vapeur blanche qui répand l'odeur d'ail et d'acide sulfureux.

La matière de l'œsophage est renfermée dans un flacon cacheté par M. le juge d'instruction, comme tous les autres produits du tube digestif.

Estomac. Lié au-dessus du cardia, au-dessous du pylore, enlevé, lavé avec soin, ensuite ouvert sur un vase convenable, il contient un fluide jaunâtre, où nous trouvons en grande abondance des parcelles aplaties de la matière jaune dont nous avons parlé à l'occasion de l'œsophage. Nous prenons une assez grande proportion de ces parcelles avec la pointe d'un scalpel, nous les renfermons dans un papier, et nous gardons le fluide dans une bouteille en verre : ce dernier est dans la proportion de 128 grammes à peu près.

La membrane muqueuse gastrique, sans aucune putréfaction, est d'un rouge sombre dans plusieurs points, et spécialement dans ceux où se trouve adhérer la matière jaune. Des portions de fausse membrane se détachent dans plusieurs parties; là surtout la matière jaune semble comme identifiée avec la substance des parois gastriques, et forme des taches épaisses qui s'aperçoivent aussi bien à la surface externe qu'à l'interne. Il existe évidemment une injection des vaisseaux capillaires, par une grande proportion de la matière jaune, à l'état de division extrême. Est-ce un phénomène d'absorption vitale ou d'injection après la mort par la force de capillarité des vaisseaux ouverts à la surface muqueuse? L'une et l'autre de ces opinions peuvent être admises; la seconde nous paraît plus vraisemblable : toutefois ce fait est très-remarquable et digne de fixer l'attention des toxicologistes. Le même caractère de cette pénétration de la substance jaune se trouve dans plusieurs points de l'intestin grêle, et même du mésentère.

Nous acquérons la preuve que cette coloration n'est pas le résultat d'une absorption de matière animale, telle que le jaune d'œuf, la bile, etc. : en effet, touchées par l'acide azotique, ces taches n'éprouvent aucun changement dans leur coloration; brûlées sur des charbons ardents, elles répandent l'odeur d'ail et d'acide sulfureux.

Intestins. Le duodénum, l'intestin grêle et le cœcum, nous offrent intérieurement et extérieurement les mêmes caractères de phlegmasie et de corrosion superficielle. Nous y retrouvons encore un fluide rougeâtre et la matière jaune en grande proportion. Ces produits sont également scellés dans un flacon de verre.

Enfin, dans toute l'étendue des cavités digestives, nous trouvons toujours ces caractères essentiels réunis.

1° Rougeur extérieure plus ou moins vive par intervalles;

2° Dans les mêmes points, taches nombreuses d'un rouge sombre;

3° Fausses membranes, débris de corrosion;

4° Présence de la matière jaune indiquée.

De ces faits bien constatés, nous tirons les inductions suivantes :

1° Le cadavre soumis à notre examen est évidemment celui de la fille Fortier.

2° Cette fille a succombé aux influences d'une phlegmasie suraiguë de l'estomac et des intestins.

3° Cette inflammation reconnaît pour cause l'action directe de la matière jaune indiquée.

4° Cette matière, qui nous paraît être du sulfure jaune d'arsenic (orpiment), est parvenue dans le tube digestif à la dose de 11 à 15 grammes à peu près, quantité plus que suffisante pour déterminer la mort; cette matière est arrivée dans l'estomac, partie à l'état pulvérulent, comme le démontre l'absorption qui s'en est effectuée dans ce viscère et dans l'intestin grêle; partie à l'état de fragments aplatis, comme le prouvent ceux que nous avons recueillis en assez grande quantité.

Pour déterminer plus évidemment encore la véritable nature de cette matière jaune, nous demandons à la soumettre aux réactifs chimiques appropriés, et nous nous faisons assister dans cette opération par MM. Pouplin et Marigni, pharmaciens au Mans.

L'*analyse* a en effet démontré que la matière dont il s'agit était du sulfure jaune d'arsenic.

2° *Nécropsie de Fortier père, âgé de soixante et quelques années, mort sous l'influence présumée d'un empoisonnement, inhumé depuis neuf mois révolus.*

Arrivé avec les magistrats indiqués, le 2 juillet 1829, au cimetière de Savigné-l'Évêque, l'identité de la fosse ayant été positivement constatée, l'exhumation faite, nous avons recueilli les observations suivantes:

1° *Enveloppe étrangère.* Le sujet se trouve inhumé sans cercueil, dans un suaire en grande partie détruit par le temps.

2° *Enveloppe cutanée.* Ce cadavre répand au loin l'odeur la plus infecte; la putréfaction est très-avancée dans toutes les parties extérieures, et notamment à la tête, dont les os sont à nu; à la poitrine, dont les cavités sont ouvertes; aux membres, où s'observent des lambeaux informes; à l'abdomen, la peau n'est putréfiée que dans la moitié de son épaisseur.

3° *Tissu cellulaire et muscles.* Ils sont en putrilage dans tous les points découverts par la destruction de l'enveloppe cutanée; mais on trouve encore les muscles rouges et le tissu cellulaire assez bien conservé dans toutes les parties où le derme n'a pas éprouvé cette altération.

4° *Organes intérieurs.* Les poumons sont putréfiés et donnent en grande partie l'odeur insupportable que répand le cadavre.

Les viscères abdominaux, qui doivent spécialement fixer notre attention, nous offrent les dispositions suivantes :

L'incision cruciale des parois de l'abdomen présente le derme encore très-résistant, la couche musculeuse d'un rouge sombre, mais sans putréfaction. Le foie paraît assez bien conservé; le tube digestif spécialement se trouve dans un état d'intégrité parfaite.

Le péritoine, qui leur forme une enveloppe commune, est intact, sans aucune ouverture, et conserve l'aspect luisant, naturel à sa surface libre.

Ce fait nous conduira bientôt à l'explication naturelle de la conservation remarquable des viscères abdominaux sur ces deux sujets.

Nous trouvons toute la longueur du canal intestinal, et notamment toutes ses portions gastrique, duodénale, intestinale grêle, parsemées de taches rouges sans aucune putréfaction, et caractérisant encore d'une manière assez positive la phlegmasie dont ces organes ont été le siége.

Nous devons rechercher la cause de cette inflammation, examiner successivement les diverses cavités digestives, et recueillir isolément les fluides qui s'y trouvent contenus.

Estomac. Nous en faisons la ligature au-dessus du cardia et au-dessous du pylore; il est soigneusement lavé, ensuite ouvert sur un vase convenable; il contient un demi-verre à peu près d'un fluide épais, assez analogue, par l'aspect et la couleur, à la dissolution imparfaite d'ocre jaune; ses parois, dans toute leur épaisseur et dans une étendue de 12 centimètres sur 13, offrent une tache jaune-citron apparente à l'extérieur et à l'intérieur. L'organe semble imprégné dans ce point d'une matière colorante qu'il est essentiel de connaître, et qui nous offre du reste les mêmes caractères que nous avions observés, quelques jours auparavant, dans celles que présentaient l'estomac et le mésentère de la fille Fortier. Il est donc raisonnable de présumer que ces taches sont le résultat de l'absorption, soit vitale, soit purement capillaire, d'une matière identique à celle que nous avions analysée, d'autant mieux qu'en la soumettant à l'action de l'acide azotique, elle n'éprouve aucun changement de couleur, et que placée sur des charbons ardents, elle répand une vapeur blanche, l'odeur d'ail et d'acide sulfureux.

Nous enlevons cette portion d'estomac avec précaution, nous l'étendons entre plusieurs feuilles de papier brouillard; elle est scellée par M. le juge d'instruction, de même que le fluide recueilli dans ce viscère, dont l'intérieur nous offre plusieurs taches rouges et des débris de fausses membranes.

Intestins. Le duodénum et l'intestin grêle contiennent également une certaine quantité d'un fluide jaunâtre, absolument semblable pour l'aspect à celui que nous avons recueilli dans l'estomac; il est également scellé.

La membrane muqueuse de ces cavités offre par intervalles absolument les mêmes altérations.

De ces faits bien constatés, nous déduisons les conséquences suivantes :

1° Le cadavre soumis à notre examen est celui de Fortier père, vieillard âgé de soixante et quelques années.

2° Ce vieillard a succombé aux influences d'une phlegmasie suraiguë de l'estomac et des intestins.

3° Cette phlegmasie reconnaît pour cause l'action directe de la matière jaune, en partie combinée aux parois gastriques, en partie à l'état de suspension au milieu des fluides retrouvés dans l'estomac et l'intestin grêle.

4° Enfin cette matière nous paraît être du sulfure jaune d'arsenic (orpiment) parvenu dans le tube digestif en quantité plus que suffisante pour occasionner la mort; administré en poudre fine, il ne laisse dès lors apercevoir aucune de ces parcelles assez larges que nous avions retrouvées dans les cavités digestives de la fille Fortier.

L'*analyse* de cette matière a démontré qu'elle était réellement du sulfure jaune d'arsenic.

Les faits contenus dans ces deux observations ont paru d'une évidence telle, que le conseil de l'accusé n'a pas même cherché à les infirmer; la condamnation du prévenu, nommé Auguste Janvier, a été prononcée à l'unanimité.

Observation II. — Marie Gormard, âgée de vingt-six ans, a épousé, dans le courant du mois de juin 1848, le nommé Jean Gratteau, demeurant à la Voie, commune de la Chapelle-aux-Lis, robuste et bien portante. Elle tomba malade tout à coup dans la matinée du 9 septembre, et dans la nuit de ce jour, après avoir beaucoup vomi, elle mourut. Cette mort subite, dans des circonstances aussi extraordinaires, avait éveillé et accrédité des soupçons d'empoisonnement, qui cependant ne furent que quelque temps après portés à la connaissance de la justice. Un transport sur les lieux fut ordonné, et après s'être assuré de l'identité de la fosse, on fit procéder à l'exhumation du corps de la femme Gratteau. Le cercueil qui le contenait était dans un état complet d'adhérence, et parfait de conservation. Les experts purent opérer utilement sur les restes, et rechercher si la femme Gratteau était morte par l'effet de substances vénéneuses.

Les hommes de l'art de la localité, chargés de ce travail important, remarquèrent la présence de taches noires sur la membrane interne de l'estomac; mais ils déclarèrent, sans préciser davantage, qu'ils ne pouvaient s'expliquer sur la cause de la mort, et ils demandèrent qu'il fût procédé à une analyse chimique des organes par eux réservés, lesquels furent, en effet, transmis à Paris, où ils sont devenus l'objet d'une opération aussi complète que le commandait la gravité des soupçons.

Les chimistes de Paris ont constaté que l'estomac, le foie, la rate, les intestins grêles et le gros intestin, contenaient une préparation arsenicale, et après avoir remarqué dans ces organes des plaques jaunes, ils ont déclaré que la femme Gratteau avait succombé à un empoisonnement produit par une substance connue dans le commerce sous le nom de *sulfure jaune d'arsenic*, et que celui-ci, trouvé dans les viscères et extrait de la cavité abdominale, était le résultat de l'ingestion de ce poison dans l'estomac. Le fait de l'empoisonnement ainsi établi, il restait à découvrir les auteurs du crime. Les soupçons se portèrent sur-le-champ sur Jean Gratteau, et bientôt après sur la fille Marie D..., tailleuse, à la Chapelle-aux-Lis.

En effet, avant son mariage, Jean Gratteau avait eu des relations avec sa servante; le jour du mariage, on les vit se retirer à l'écart et pleurer; plus tard, il déclara qu'il ne pouvait s'accoutumer avec sa femme, et témoigna de la répugnance pour elle. Pendant que la femme Gratteau était à la foire, Marie D... vint trouver Gratteau et se mit à pleurer avec lui, puis elle lui fit des reproches d'en avoir épousé une autre qu'elle; elle le poursuivait partout. Après le mariage de Gratteau avec Marie Gormard, on vit Gratteau et Marie D... s'embrasser, et l'on entendit cette fille protester qu'elle l'aimerait toujours. Ils paraissaient en complète intelligence; et Gratteau, dont l'immoralité est de notoriété publique dans la contrée, eut l'impudence, quelques jours après l'enterrement de sa femme, de rappeler chez lui son ancienne servante, avec laquelle, depuis douze ans, il vivait en concubinage.

Il est donc constant que Gratteau avait épousé sa femme sans avoir d'inclination pour elle, qu'au contraire il ne pouvait la souffrir, et que son inconduite, commencée avant son mariage, continua après. Gratteau ne tarda pas à concevoir l'odieux projet de se débarrasser de sa femme; après avoir été avec la fille D... au *préveil* (assemblée) de Loge-Fougereuse, ils résolurent d'en finir, car elle gênait leurs relations. Gratteau commença dès lors à préparer les voies de cet odieux complot : sa femme était bien constituée et d'une excellente santé; dès les premiers jours du mois de septembre, il disait et répétait à ses voisins qu'elle était malade.

En vain ceux-ci la virent-ils, pendant les jours qui précédèrent sa mort, occupée à ses travaux ordinaires, lavant son linge, chauffant le four; il soutenait qu'elle était malade. Aux uns il disait qu'elle avait une perte, à d'autres qu'elle avait une fièvre terrible. C'était inutilement que la femme

Gratteau soutenait le contraire: «Ils veulent absolument que je sois malade, disait-elle, mais moi je ne me sens aucun mal.» Son mari, par tous les moyens possibles, cherchait à en accréditer l'idée.

Dans la matinée du 9 septembre, elle tomba tout à coup malade, elle vomit pendant la journée; les déjections furent jetées par Gratteau, elles ressemblaient à de la bile. On entendit cette femme s'écrier dans la soirée: «Je suis morte!» Aucun voisin ne fut appelé; cependant l'accusé alla chercher, sur sa demande, le curé, qui, en arrivant, la trouva à l'agonie, demandant sans cesse à boire.

Le médecin ne fut point appelé : Gratteau a déclaré, à cet égard, que sa femme ne l'avait pas voulu, parce qu'elle disait que les médecins ne lui ôteraient pas son mal. Elle mourut, en effet, dans la nuit du 9 septembre, à onze heures.

La justice a fait longtemps d'inutiles recherches pour découvrir l'origine du poison à l'aide duquel les accusés ont donné la mort à la femme Gratteau; enfin elle est parvenue à avoir, à cet égard, des documents certains qui établissent leur complicité. Dans le courant du mois de juillet dernier, Marie D... se présenta chez le pharmacien de la Chataigneraie pour avoir de l'arsenic. Sur son refus, elle s'adressa au sieur René Caud, son parent, le priant de lui en procurer pour détruire les rats, qui, d'après elle, la gênaient beaucoup. Caud en acheta, le 23 juillet, 40 grammes chez le pharmacien, et les remit à Marie D..., qui prétend l'avoir employé à la destination qu'elle avait indiquée, mais en réalité elle le donna à Gratteau, qui en a employé une portion à empoisonner sa femme.

Il est établi qu'après la mort de celle-ci Gratteau confia sa veste à raccommoder à sa servante, la fille A.... En cousant la doublure, elle sentit un petit paquet qui, selon son expression, *frelassait* comme du papier. Quelque temps après, l'accusé lui dit qu'un certain jour, alors que Marie D... allait à la fontaine, elle l'appela et lui déclara qu'elle avait ce qu'il fallait. Le récit de cette conversation frappa la fille A..., et lui donna à penser que ce qu'elle avait senti dans la veste était le reste du poison. Elle communiqua cette pensée à un nommé Sarrazin, et elle se rappela que, dans la matinée du jour où Marie D... était allée pour chercher de l'arsenic chez le pharmacien, cette accusée avait eu une longue conversation dans un champ avec Gratteau.

Plus tard, après la mort de la femme Gratteau, le mari, causant avec la fille A..., lui parut ennuyé; elle lui demanda ce qu'il avait : « C'est cette affaire qui m'inquiète,» dit-il. Sur l'observation qu'elle lui fit qu'il n'y avait point été forcé, il ajouta : «Si je n'avais pas été conseillé, cela ne serait pas arrivé; mais je ne m'en repens pas.»

Enfin, dans la maison d'arrêt, Marie D... a cherché à parler à Gratteau, et on l'a entendue lui disant à voix basse : «De grâce, qu'as-tu fait de ce que je t'ai donné? dis-le moi, tu me rendras l'âme tranquille.» Gratteau lui répondit : «Ne t'en mets pas en peine.»

La fille D... prétend que cette conversation n'avait trait qu'à de l'argent qu'elle avait donné à Gratteau avant son arrestation, ce qui ne peut s'expliquer ainsi et dans ce sens, d'après le caractère de la question et de la réponse. Gratteau nie cette conversation, dont le fait est reconnu par sa complice elle-même.

De l'ensemble de ces faits, il résulte que Gratteau et Marie D..., qui vivaient en concubinage, se sont concertés pour se défaire de la femme Gratteau; que Marie D... a acheté le poison, et l'a remis à son complice; que celui-ci, après avoir cherché, pour donner le change et écarter les soupçons, à accréditer que sa femme était malade, l'a empoisonnée à une époque indéterminée, mais positivement limitée entre le 7 septembre, jour où elle se portait bien, et le 9 du même mois, jour où elle mourut après avoir souffert quinze heures environ.

L'expertise fut confiée à MM. Chevallier, Lassaigne et Lesueur.

Ce sulfure contient, d'après M. Guibourt, 6 parties de sulfure et 94 d'acide arsénieux; il doit donc être beaucoup plus vénéneux que le suivant. Il est solide, jaune, assez pesant; mis dans un appareil dit de Marsh, il donne à l'instant même de larges taches arsenicales et un anneau, parce qu'il renferme une énorme proportion d'acide arsénieux; traité par l'eau distillée bouillante, il fournit une dissolution contenant beaucoup d'acide arsénieux. Si on l'épuise par ce liquide, il laisse du sulfure jaune offrant, à peu de chose près, les propriétés du sulfure précédent fait par la voie humide.

Sulfure jaune d'arsenic artificiel, obtenu avec la dissolution d'acide arsénieux et avec le gaz acide sulfhydrique. Il est solide, jaune, pulvérulent ou en masse, et très-soluble dans l'ammoniaque; la dissolution est incolore si le sulfure est pur. Lorsqu'on le chauffe avec un alcali et du charbon, ou qu'on l'introduit dans un appareil dit de Marsh, après l'avoir traité par l'acide azotique, il fournit de l'arsenic (voy. p. 463). S'il a été bien lavé pour le priver de l'acide arsénieux, il ne fournit que des traces d'arsenic, *et encore faut-il attendre longtemps,* quand on l'introduit dans un appareil dit de Marsh, à moins qu'on ne l'ait préalablement fait chauffer dans une petite capsule de porcelaine avec de l'acide azotique, pour le transformer en acides sulfurique et arsénique (voyez p. 463).

M. Courdemanche a fait connaître le premier une propriété remarquable de ce sulfure: lorsqu'après l'avoir *bien lavé* pour le priver de l'acide arsénieux qu'il pourrait retenir, on le fait bouillir avec de l'eau distillée, on le décompose, et l'eau est également décomposée, en sorte que l'on obtient de l'acide sulfhydrique gazeux et de l'acide arsénieux qui reste en dissolution. Si on agit avec de l'eau distillée, à la température de 10 à 12°, le même phénomène a lieu, mais il est à peine sensible, et il faut, pour le rendre manifeste, un contact de cinq à six jours. Si le sulfure jaune pur est ajouté à du vin, à du bouillon gras, à du bouillon aux herbes, à du cidre, à du café, à une décoction de racines, il s'y décompose plus facilement que dans l'eau, soit à froid, soit à chaud. (*Journ. de chim. méd.*, t. III.)

Ce *sulfure jaune d'arsenic artificiel* est *vénéneux*, lors même qu'il a été parfaitement lavé et qu'il ne contient pas un atome d'acide arsénieux, comme le prouvent les faits suivants:

Expérience Ire. — On a appliqué sur le tissu cellulaire de la partie interne de la cuisse de plusieurs chiens robustes et de moyenne taille 3 grammes de ce sulfure pur; les animaux ont éprouvé les accidents que déterminent ordinairement les préparations arsenicales, et sont morts au bout de quarante, quarante-huit ou soixante heures. *A l'ouverture des cadavres*, on a observé les phénomènes suivants : la cuisse sur laquelle avait été appliqué le sulfure était très-rouge, l'inflammation s'étendait même assez loin sur les parois abdominales; l'estomac offrait une ou plusieurs taches violettes, ou plusieurs petits ulcères brunâtres, résultat de la destruction de la membrane muqueuse; les intestins grêles, le rectum, le foie, et les poumons, étaient sains. Le cœur était quelquefois le siége d'une altération très-remarquable; l'intérieur des ventricules présentait plusieurs taches d'un rouge foncé; ces taches, assez étendues, occupaient principalement les colonnes charnues et pénétraient au moins de 3 millimètres dans le tissu du cœur. Les oreillettes, l'aorte, et l'artère pulmonaire, étaient dans l'état naturel.

Expérience II. — On a remarqué des phénomènes analogues lorsqu'on a introduit 4 grammes du même sulfure dans l'estomac et qu'on a lié l'œsophage pour empêcher le vomissement. *A l'ouverture des cadavres*, le canal digestif, le foie, les poumons, et le cœur, offraient les mêmes altérations que dans les expériences précédentes.

Il est probable que ce sulfure ne doit ses propriétés vénéneuses qu'à l'acide arsénieux qui se développe pendant son séjour dans l'estomac, d'après les expériences de M. Courdemanche.

L'*orpiment natif* (*sulfure jaune d'arsenic*) présenta à Renault des phénomènes différents de ceux dont je viens de parler; en effet, il le fit prendre, jusqu'à la dose de 8 grammes, à des chiens de différente taille, qui n'en éprouvèrent aucune incommodité. Hoffmann avait déjà obtenu des résultats analogues, comme on peut le voir par le passage suivant : *Jam vero auripigmentum omni drastica, purgante et emetica virtute caret, neque animantia necat, frequenti experimento instituto in canibus, felibus, quibus in insigni dosi ad drachmam unam et ultra sine ulla subsequente noxa id obtulimus... Arsenicum vero, sive album, sive flavum et rubrum, summum est venenum, et omnis generis animantia in paulo majori dosi assumptum brevi necat. Ut adeo ex jam dictis clare appareat, auripigmentum cum arsenico citrino neutiquam esse confunden-*

dum, quod tamen a plurimis medicis, imo collegiis factum esse acta et responsa publica loquuntur (1).

M. Smith, frappé de la différence des résultats obtenus par Renault sur les deux sulfures jaunes naturel et artificiel, appliqua sur la cuisse de plusieurs chiens l'*orpiment natif* de la mine de Tojova, en Hongrie, et il conclut de ses expériences que ce sulfure a des qualités délétères à la dose de 4 à 8 grammes, et qu'il détermine la mort au bout de deux jours environ.

A l'ouverture des cadavres, on trouve l'estomac enflammé; sa membrane muqueuse, recouverte d'un enduit filant, laisse suinter une multitude de gouttelettes sanguines; les intestins grêles offrent quelques rides rouges; les ventricules du cœur présentent dans leur intérieur une petite meurtrissure qui s'étend peu dans le tissu charnu. Les poumons sont un peu rouges.

Expérience. — A onze heures, j'introduisis dans l'estomac d'un chien de moyenne taille, très-robuste, 4 grammes de sulfure jaune d'arsenic *naturel*, parfaitement dépouillé de sa gangue; l'œsophage fut lié pour empêcher le vomissement. L'animal mourut au bout de cinquante heures, et n'éprouva d'autres symptômes que de l'abattement et des déjections alvines. *Ouverture du cadavre*. L'estomac contenait une assez grande quantité d'un fluide noirâtre, épais, et filant; la membrane interne offrait çà et là des plaques rouges évidemment enflammées; les intestins grêles étaient sains; l'intérieur du rectum présentait une multitude de rides d'un rouge foncé; les poumons étaient affaissés, crépitants, et plus légers que l'eau; les paquets graisseux contenus dans le cœur étaient rouges; du reste, cet organe n'offrait aucune altération sensible. Cette expérience répétée fournit les mêmes résultats.

Ce sulfure est donc vénéneux : à la vérité, son action est beaucoup moins intense que celle de l'acide arsénieux.

On le reconnaîtra aux caractères suivants : il est solide, luisant, d'un jaune citrin tirant un peu sur le verdâtre; son tissu est composé de lames translucides, brillantes, quelquefois d'un poli très-vif; en le traitant par l'eau distillée bouillante, on voit que celle-ci renferme une petite quantité d'acide arsénieux : il est décomposé par la potasse et le charbon, ou par le nitre, comme le précédent (voy. p. 607).

Le *sulfure rouge d'arsenic natif*, d'après les expériences de Renault, peut être administré à l'intérieur sans qu'il en résulte aucune incommodité. Ce médecin dit en avoir donné jusqu'à 8 grammes à des chiens, qui n'ont paru éprouver aucune souffrance, tandis que les animaux

---

(1) Friderici Hoffmanni *Opera omnia*, t. I, pars II, cap. 2, *de Venenis*, p. 197 : Genevæ, 1761.

auxquels on a fait prendre quelques centigrammes du même sulfure *artificiel* ont succombé au bout d'un temps variable. Une femme mourut dans l'espace de quelques heures, après avoir éprouvé des tranchées violentes, pour avoir mangé des choux auxquels on avait mêlé une certaine quantité de cette substance (1).

L'expérience suivante a été tentée dans le dessein de constater l'action du sulfure rouge d'arsenic *natif.*

Expérience. — 2 grammes 40 centigrammes de réalgar, natif de la mine de Kapnicke, en Transylvanie, furent appliqués sur la cuisse d'un chien de 24 centimètres de haut; l'animal mourut au bout de six jours. La membrane interne de l'estomac était recouverte d'un enduit assez tenace de bile jaune; au-dessous, elle était blafarde et livide; on voyait dans le reste du canal intestinal un fluide roussâtre très-fétide; les intestins grêles offraient des ulcérations miliaires à fond noir; l'intérieur du rectum présentait une multitude de rides noirâtres; les autres organes étaient sains (Smith).

Le *réalgar natif* agit donc comme poison lorsqu'il est appliqué sur le tissu cellulaire.

Il est solide, rouge, avec une teinte d'orange lorsqu'il est en masses, orangé quand il a été réduit en poudre; il éclate aisément par la pression de l'ongle; il fournit, à l'eau distillée bouillante, grammes 0,15 sur 10 grammes; il se comporte avec la potasse et le charbon, ou avec le nitre, comme les deux sulfures précédents (voy. p. 607).

QUESTION MÉDICO-LÉGALE RELATIVE AU SULFURE D'ARSENIC.

Peut-il se faire que l'on découvre de l'acide arsénieux dans le canal digestif d'un individu qui n'en a point avalé, mais qui a pris du sulfure jaune d'arsenic *pur?* Oui, monsieur le président. Les expériences de M. Courdemanche, que j'ai répétées et trouvées exactes (voy. p. 607), établissent que ce sulfure peut se transformer en acide arsénieux en très-peu de temps, sinon en totalité, du moins en partie, lorsqu'il est soumis à l'action d'un certain nombre de liquides alimentaires, à la température du corps de l'homme. Il y a mieux; il peut arriver alors que l'empoisonnement, qui n'eût pas été très-intense si le sulfure fût resté indécomposé, devienne plus grave à mesure qu'il se formera de l'acide arsénieux, parce que ce poison est plus actif que le sulfure pur.

---

(1) *Ephemerid. nat. curios.*, vol. V, obs. 102, p. 353. Le sulfure *artificiel* préparé en chauffant du soufre et de l'acide arsénieux est beaucoup plus vénéneux que le sulfure rouge, parce qu'il contient beaucoup d'acide arsénieux libre, comme je l'ai déjà dit à la page 607.

DE L'IODURE D'ARSENIC.

L'iodure d'arsenic est d'un beau rouge de laque, très-fusible; traité par l'eau bouillante, il fournit une dissolution incolore qui donne du sulfure jaune d'arsenic par l'acide sulfhydrique, et qui colore l'amidon en bleu violacé, pourvu que l'on ajoute 2 ou 3 gouttes de chlore. Chauffé avec de l'acide azotique concentré jusqu'à l'ébullition, il se décompose et répand des vapeurs d'iode d'un beau violet et d'acide hypoazotique jaune rougeâtre; le résidu est blanc, et composé d'acide arsénique et d'acide iodique; si on le fait bouillir pendant quelques instants avec de l'acide sulfureux et qu'on évapore jusqu'à siccité, le produit blanc restant fournit avec l'azotate d'argent dissous un précipité rouge-brique d'arséniate d'argent. L'iodure d'arsenic, mis dans l'appareil dit de Marsh, donne à l'instant même de belles et larges taches arsenicales.

Il agit comme un poison très-violent; il enflamme les tissus sur lesquels on l'applique; il ramollit et gélatinise en quelque sorte la membrane muqueuse gastrique en développant même quelquefois des ulcérations. Il est absorbé, et exerce une influence délétère sur les centres nerveux et sur le cœur, soit qu'on l'introduise dans le canal digestif, soit qu'on l'applique sur les surfaces séreuses ou muqueuses, soit qu'on le mette sur des plaies ou des ulcères. Il détruit aussi l'irritabilité de l'estomac. (Antony Todd Thomson, *Journ. de chim. méd.*, année 1839, p. 385.)

DE L'OXYDE NOIR D'ARSENIC (composé d'ARSENIC et d'ACIDE ARSÉNIEUX de quelques chimistes).

Cet oxyde est d'un gris noirâtre, quelquefois noir; il est terne, sans éclat, peu dur et très-friable. Mis sur les charbons ardents, il répand des vapeurs blanches d'une odeur alliacée; introduit dans un appareil dit de Marsh, il fournit de l'arsenic. L'acide azotique agit sur lui à peu près comme sur l'arsenic (voyez p. 473). Son action vénéneuse est mise hors de doute par les expériences suivantes.

EXPÉRIENCES. — 1° Renault fit prendre à un petit chien 30 centigrammes d'oxyde noir d'arsenic porphyrisé et mêlé avec de la graisse de porc; l'animal fut pris de vomissements quatre heures après avoir avalé le mélange. On s'opposa à ce que le poison fût expulsé de l'estomac; mais pendant deux heures le canal alimentaire fut presque continuellement en mouvement, et les déjections alvines très-abondantes. L'animal ne tarda pas à mourir. Toute la poudre noire fut trouvée dans l'estomac. La membrane muqueuse de ce viscère, tapissée d'une couche de mucus épaissi, était de couleur de lie de vin rouge. L'inflammation ne dépassait pas les deux orifices, de manière qu'à 4 millimètres de là les parties étaient dans l'état naturel.

2° On donna à un autre chien plus gros que le précédent 20 centigrammes d'oxyde noir d'arsenic, qui furent vomis une demi-heure après; on les lui fit avaler de nouveau, et la majeure partie fut encore expulsée de l'estomac au bout du même intervalle de temps; il fut impossible de la lui faire garder. Dans les derniers vomissements, il rendit des mucosités sanguinolentes, et il mourut dix heures après l'empoisonnement. L'estomac était rempli d'un liquide sanguinolent d'un rouge vermeil; la membrane muqueuse n'offrait aucune trace d'érosion, seulement elle était livide dans quelques endroits, et rouge dans le reste de son étendue. Les intestins ne paraissaient pas avoir éprouvé la moindre atteinte de la part du poison.

DE LA POUDRE AUX MOUCHES.

La poudre aux mouches diffère très-peu de l'oxyde noir d'arsenic; elle n'est autre chose que de l'arsenic un peu oxydé, sous forme de pains composés de lames régulièrement arrangées; on la reconnaît aux caractères qui viennnent d'être indiqués à l'occasion de l'oxyde noir.

Voici des faits qui prouvent que cette poudre agit comme un poison violent. 1° Renault fit prendre à un chien de médiocre grandeur 25 centigr. de cette matière, et il eut soin de faire refluer dans l'estomac tout ce qui en était expulsé par le vomissement. L'animal fit des efforts de vomissement inutiles pendant cinq ou six heures, sans donner d'autres signes de douleur; il tomba peu à peu dans un abattement qui devint de plus en plus profond, et mourut au bout de dix-huit heures. La membrane muqueuse de l'estomac était rouge et enflammée dans toute son étendue, mais d'une manière inégale, et plus à sa grande courbure que sur les autres points; la partie du canal intestinal la plus voisine du pylore participait également à cette inflammation.

2° Un marchand de vin de Rouen, en déjeunant avec cinq de ses amis, but avec eux une pinte de vin; avant la fin du déjeuner, ils éprouvèrent tous des accidents. Un des six mourut le lendemain; les cinq autres furent rappelés à la vie, mais leur convalescence fut longue. M. Mézaize, pharmacien à Rouen, trouva, par l'analyse chimique, que la bouteille dans laquelle le vin était contenu renfermait une substance noire, qui n'était autre chose que de la poudre aux mouches (1).

3° Quatre personnes de la même famille mangèrent, dans un repas, des poires sèches que l'on avait fait bouillir avec 24 grammes de poudre

(1) *Rapport sur les travaux de la Société d'émulation de Rouen,* frimaire an VII.

aux mouches. Le père, âgé de cinquante ans, mourut au bout de treize heures; la fille aînée, âgée de dix ans, au bout de neuf heures; une autre petite fille, âgée de six ans, ne mourut qu'au bout de dix-huit heures; enfin la plus jeune d'entre elles, âgée de deux ans et demi, et qui n'avait mangé que ce qu'elle avait raclé au fond de la marmite, ne succomba que le sixième jour. Toutes ces personnes eurent des tranchées, des vomissements, des sueurs froides. A l'ouverture du père, on trouva l'estomac enflammé; son intérieur présentait des taches rouges et des bosselures formées par du sang infiltré. L'estomac de la fille aînée était également enflammé, et il contenait du sang liquide tout pur. Celui de la fille de six ans était moins enflammé; mais, vers le pylore, ses parois étaient épaissies par du sang infiltré. Enfin, chez la fille de deux ans et demi, il présentait à son fond une tache enflammée de la grandeur d'une fève (1).

DU CAUSTIQUE ARSENICAL DU FRÈRE COSME, ET DE LA POUDRE DE ROUSSELOT.

Le premier de ces caustiques, celui du frère Cosme, est composé de 2,6 gr. d'*acide arsénieux,* de 8 grammes de cinabre, de 40 centigrammes de cendres de vieilles semelles, et de 60 centigrammes de sang-dragon. La poudre de Rousselot est formée de 2 grammes d'*acide arsénieux,* de 32 grammes de cinabre, et de 16 grammes de sang-dragon. La poudre modifiée par Antoine Dubois est préparée avec deux parties d'acide arsénieux, trente-deux parties de cinabre, et seize parties de sang-dragon. Ces divers composés ont été souvent employés comme caustiques dans les affections cancéreuses. On reconnaîtra le dernier d'entre eux : 1° à sa couleur rouge; 2° en le faisant bouillir pendant dix ou douze minutes dans cinq parties d'eau distillée, qui dissout l'acide arsénieux (voyez p. 462 pour les propriétés de cette dissolution); 3° en traitant par l'alcool bouillant la portion du caustique épuisée par l'eau; l'alcool dissout le sang-dragon et se colore en rouge foncé : aussi cette dissolution précipite-t-elle en orangé par l'eau; 4° en desséchant le cinabre, qui n'a été dissous ni par l'eau ni par l'alcool, et qui par conséquent reste sous forme d'une poudre d'un beau rouge; cette poudre, chauffée avec du fer dans un tube de verre, se décompose et fournit du mercure métallique et du sulfure de fer (voyez *Sulfure de mercure*).

---

(1) *Acta physico-medica Acad. Cæsar. nat. curios.*, ann. 1740, obs. 102.

Action du caustique arsenical sur l'économie animale.

EXPÉRIENCE Ire. — 5 grammes 60 centigrammes de poudre arsenicale, contenant 1 gramme 1 décigramme d'acide arsénieux, furent appliqués sur la cuisse d'un chien de 38 centimètres de haut : l'animal mourut vingt-deux heures après l'application. *Ouverture du cadavre.* La membrane muqueuse de l'estomac offrait des plaques rouges, sans ulcération ni épanchement sanguin; l'iléum présentait des ulcérations miliaires à fond blanc; il y avait dans toute cette partie du canal alimentaire une assez grande quantité de bile jaune; le rectum offrait des rides rouges et livides; le tissu du cœur était plus rouge qu'à l'ordinaire; le ventricule gauche de cet organe présentait de larges taches vermeilles, quelques-unes se prolongeant d'une ligne dans le tissu charnu, d'autres occupant la base des colonnes charnues les plus grosses. Les poumons étaient sains.

EXPÉRIENCE II. — 12 grammes 60 centigrammes de poudre arsenicale, ne contenant que 60 centigrammes d'acide arsénieux, furent appliqués sur la cuisse d'un petit chien de 27 centimètres de haut : l'animal ne mourut que cinq jours après. *Ouverture du cadavre.* L'estomac renfermait une assez grande quantité de mucosités jaunes, mêlées de stries noirâtres, qui ne paraissaient être autre chose que du sang caillé exhalé par des ulcérations arrondies, nombreuses, dont le fond était couvert de stries noirâtres, et qui se trouvaient principalement vers le pylore. Le duodénum était pâle; on voyait à la partie supérieure du rectum deux plaques rouges et larges. Les intestins grêles n'offraient aucune altération; le cœur était très-flasque; les deux ventricules renfermaient du sang noir. On voyait, sous la membrane interne, des taches blanches, filamenteuses, s'étendant un peu dans le tissu charnu, et dont on ne pouvait pas concevoir la formation.

EXPÉRIENCE III. — On appliqua sur la cuisse d'un chien de 22 centimètres de haut 4 grammes d'une poudre caustique préparée avec 60 centigrammes d'acide arsénieux, 1 gramme 1 décigramme de cinabre, et 2 grammes 40 centigrammes de sang-dragon : l'animal mourut au bout de quatre jours. *Ouverture du cadavre.* Les plis formés par la membrane muqueuse de l'estomac étaient jaunes à leur sommet et entourés d'une auréole blanchâtre; il y avait, en outre, plusieurs ulcérations arrondies, comprenant toute l'épaisseur de la membrane muqueuse, et dont le fond était couvert de sang caillé; le duodénum renfermait de la bile jaune; les intestins grêles contenaient un fluide roussâtre et fétide; le retcum offrait une multitude de rides noires; le cœur et les poumons étaient sains. (Smith.)

OBSERVATION Ire (1). — J'avais amputé le sein à une fille de dix-huit ans, douée à l'excès du tempérament lymphatique, et chez laquelle un squirrhe

---

(1) *Nouveaux éléments de médecine opératoire*, par J.-Phil. Roux, t. Ier, p. 64, 1re édit.

assez considérable de cet organe n'avait cependant point encore altéré la fraîcheur de la jeunesse. La plaie avait marché rapidement vers la guérison, et la cicatrice était achevée depuis plusieurs jours, lorsqu'une ulcération, accompagnée de légères douleurs lancinantes, se manifesta spontanément au centre. La crainte de causer un trop grand effroi à cette jeune fille me fit renoncer à l'intention que j'avais eue d'abord d'employer le cautère actuel; je me décidai pour l'application de la pâte arsenicale, et cette application fut faite sur une surface ayant 3 à 4 centimètres au plus de diamètre. Dès le lendemain, la malade se plaint de violentes coliques, elle éprouve quelques vomissements, et sa physionomie s'altère. Deux jours après, elle périt au milieu des convulsions et des plus vives angoisses. Le cadavre, à l'extérieur duquel étaient disséminées de larges ecchymoses, se putréfia promptement. *A l'ouverture*, nous trouvâmes la surface interne de l'estomac et d'une grande partie du conduit intestinal phlogosée et parsemée de taches noires. Je suis convaincu que cette fille est morte empoisonnée par l'arsenic.

2° Antoine Laporte, jardinier, âgé de cinquante-cinq ans, reçut, il y a plusieurs années, quelques grains de poudre au-dessous de l'œil droit; la petite plaie qui en résulta fut négligée; comme elle ne guérissait pas, le malade s'adressa à un médecin qui, pour réprimer les bourgeons celluleux et vasculaires développés outre mesure, y appliqua la poudre de *Godernaux* (composée de mercure doux et de sublimé corrosif); mais la surface, qu'on pouvait alors regarder comme ulcérée, au lieu de se cicatriser, s'agrandit par l'irritation du caustique. Laporte se détermina à entrer, au mois de février 1810, à l'hospice Beaujon, où on lui fit plusieurs applications de la pâte arsenicale des frères Cosme; le mal fit de nouveaux progrès; on l'envoya à l'infirmerie de Bicêtre, le 20 novembre 1810. Il était dans l'état suivant : à la place de l'œil et des paupières, dont on ne voyait presque pas de traces, était une tumeur rougeâtre, divisée en lobules, laissant suinter une sanie ichoreuse et fétide, et faisant éprouver au malade des picotements plus ou moins rapprochés. Cette tumeur, évidemment cancéreuse, fut encore attaquée par le caustique arsenical, dont on fit quatre applications; mais le cancer, effarouché par ce topique, envahit successivement toutes les parties environnantes; la joue, le nez, la lèvre supérieure, le front, l'angle de l'œil du côté gauche, le commencement de la tempe, furent attaqués. La destruction complète du nez avait mis les fosses nasales tellement à découvert, qu'on pouvait apercevoir le commencement du pharynx; la voûte palatine, percée à sa partie moyenne, établissait, entre le nez et la bouche, une communication extrêmement désagréable pour le malade et pour ceux qui l'approchaient. En même temps que le mal faisait des progrès locaux, la maigreur, la faiblesse, et un dévoiement qui ne cessait que pour revenir bientôt, faisaient prévoir la fin prochaine de cet individu. Sa peau était rugueuse, d'un gris sale; l'épiderme se soulevait par écailles furfuracées, surtout aux bras et aux mains; des douleurs lancinantes, intolérables, empêchaient le malade de prendre aucun repos;

depuis quelque temps, il y avait un tremblement général. Laporte mourut enfin, le 12 janvier 1812, dans de fortes convulsions (1).

Il résulte des faits qui précèdent : 1° que l'application externe des poudres dans lesquelles l'acide arsénieux entre à assez forte dose pour cautériser peut être suivie des plus grands dangers ; 2° que les symptômes d'empoisonnement déterminé par ces poudres ne diffèrent point de ceux que produit l'acide arsénieux ; qu'il est important, dans le cas où l'on croit nécessaire d'employer ce caustique, de le préparer avec la plus petite quantité possible d'acide arsénieux.

Des poisons antimoniaux.

DE L'ANTIMOINE MÉTALLIQUE.

L'antimoine est regardé par quelques auteurs comme un poison violent. Plenck dit que, lorsqu'il est pris inconsidérément, il occasionne le vomissement, des déjections alvines très-abondantes, des tranchées intolérables, l'anxiété, l'agitation, des hémorrhagies, des convulsions, l'inflammation de l'estomac et des intestins, l'érosion, la gangrène et la mort (ouvrage cité, page 267). Il est probable que, si l'on a quelquefois observé des effets aussi délétères, cela tenait à ce que l'antimoine renfermait de l'arsenic, ou bien à ce qu'il se serait oxydé et transformé en sel soluble dans le canal digestif ; car habituellement l'antimoine pur peut être pris à assez forte dose sans agir autrement qu'un éméto-cathartique.

Si l'antimoine est sous forme de taches ou d'anneau, on le reconnaîtra aux caractères indiqués à la page 479. S'il est en masses, il sera en lames d'un blanc bleuâtre, brillantes et fragiles ; sa poudre, d'un gris bleuâtre, traitée par l'acide azotique concentré, fournira de l'antimoniate de protoxyde, qui, étant dissous dans l'acide chlorhydrique, précipitera en blanc par l'eau et en jaune orangé par l'acide sulfhydrique ; l'antimoniate, mis dans un appareil dit de Marsh, donnera presque aussitôt des taches antimoniales ou un anneau métallique.

---

(1) *Dissertation sur l'usage et l'abus des caustiques*, par E. Smith, p. 65 ; Paris, 1815.

DU TARTRATE DE POTASSE ET D'ANTIMOINE (TARTRE ÉMÉTIQUE).

Action sur l'économie animale.

Expériences faites par M. Magendie. — EXPÉRIENCE Ire. — Lorsqu'on injecte dans les veines d'un chien adulte, et de taille moyenne, 30 à 40 centigrammes d'émétique dissous dans 100 grammes d'eau, l'animal vomit et a des déjections alvines; la respiration devient difficile, le pouls est fréquent et intermittent; enfin une grande inquiétude et de légers tremblements précèdent la mort, qui arrive dans la première heure qui suit l'absorption ou l'injection de l'émétique. A l'ouverture du corps, on trouve le poumon profondément altéré, d'une couleur orangée ou violacée, nullement crépitant, gorgé de sang, et d'un tissu serré; il est comme hépatisé dans certains points, et fort analogue au parenchyme de la rate dans d'autres endroits. La membrane muqueuse du canal digestif, depuis le cardia jusqu'à l'extrémité du rectum, est rouge et fortement injectée : elle a éprouvé évidemment un premier degré d'inflammation.

Si la dose injectée est de 60 à 90 centigrammes, la mort arrive ordinairement une demi-heure après, et alors le poumon seul offre des indices de l'action du poison.

Lorsqu'on n'introduit que 20 centigrammes de tartre émétique dans les vaisseaux sanguins, ces accidents sont moins intenses et tardent plus à se développer. Les animaux ne périssent quelquefois qu'au bout de vingt-quatre heures, et à leur ouverture on trouve l'altération pulmonaire dont je viens de parler, et de plus une inflammation considérable de toute la membrane muqueuse du canal digestif, principalement de celle qui revêt l'estomac, le premier des intestins grêles, et le rectum.

EXPÉRIENCE II. — Si, au lieu d'agir ainsi, on introduit dans l'estomac des chiens 20, 30 ou 40 centigrammes d'émétique dissous dans l'eau, et qu'on lie l'œsophage, les animaux meurent au bout de deux ou trois heures, après avoir présenté des symptômes analogues aux précédents, et l'on découvre après la mort les mêmes altérations cadavériques. Si, au contraire, on laisse aux animaux la faculté de vomir, même lorsqu'ils ont pris 4 grammes de ce sel, ils n'en éprouvent pour la plupart du temps aucun mauvais effet. Quand la dose a été portée à 16 grammes, on a vu des chiens périr au bout de quelques heures ou de quelques jours, quoiqu'ils eussent vomi; tandis que chez d'autres, cette forte dose n'occasionnait d'autre accident que des vomissements.

EXPÉRIENCE III. — Si on met l'émétique en contact avec les différentes surfaces absorbantes, telles que les anses d'intestin, le tissu cellulaire, et le tissu propre des organes, on observe que les vomissements et les déjections alvines ont lieu, que la mort arrive au bout d'un temps variable, et que les cadavres offrent les lésions dont j'ai déjà parlé.

EXPÉRIENCE IV. — 60 centigrammes d'émétique injectés dans la veine jugulaire de plusieurs chiens, auxquels on coupe l'une des huitièmes paires, ne causent la mort qu'au bout de deux heures; tandis que les animaux auxquels on n'a pas fait cette section meurent une demi-heure après l'injection.

EXPÉRIENCE V. — La même dose, injectée dans la veine jugulaire de plusieurs chiens auxquels on coupe les deux nerfs pneumogastriques, n'occasionne la mort qu'au bout de quatre heures.

EXPÉRIENCE VI.— Si on prend trois chiens à peu près du même âge et du même poids, et qu'on injecte dans les veines de chacun 60 centigrammes d'émétique, on remarque que le premier qui meurt est celui auquel on n'a pas fait la section des nerfs de la huitième paire; le deuxième est celui auquel on a coupé un des nerfs pneumogastriques; enfin celui auquel on a coupé les deux meurt le dernier: en sorte qu'on peut prolonger la vie d'un animal empoisonné par une très-forte dose d'émétique, en lui coupant les nerfs de la huitième paire.

Expériences faites par moi en 1840. — EXPÉRIENCE VII. — Que l'on introduise dans l'estomac des chiens 30, 40 ou 60 centigrammes de tartre stibié dissous dans 100 ou 150 grammes d'eau distillée, qu'on lie aussitôt l'œsophage pour empêcher le vomissement, les animaux succomberont après quelques heures. Si, après avoir attentivement séparé le foie, sans léser le canal digestif, on le coupe en petits fragments et qu'on le fasse bouillir pendant six heures dans une capsule de porcelaine avec de l'eau distillée, on obtiendra un liquide d'un jaune rougeâtre, que l'on filtrera, et qui sera évaporé jusqu'à siccité; le produit, traité par trois fois son poids d'acide azotique concentré et pur, laissera un charbon léger, sec, à peine acide, qui, étant chauffé pendant une demi-heure avec un mélange de huit parties d'acide chlorhydrique et une partie d'acide azotique, donne un *solutum*, dont on retirera bon nombre de taches antimoniales, à l'aide de l'appareil dit de Marsh. Le foie, *épuisé par l'eau bouillante*, desséché et décomposé par quatre parties environ d'acide azotique concentré et pur, fournira un charbon volumineux, léger et à peine acide, que l'on fera bouillir pendant une demi-heure avec le mélange d'acide chlorhydrique et d'acide azotique déjà indiqué; le liquide obtenu, mis dans l'appareil dit de Marsh, déposera à l'instant même sur une assiette de porcelaine de nombreuses et larges taches antimoniales.

La rate, les poumons, et le cœur, desséchés et carbonisés séparément, à l'aide de l'acide azotique, laissent des charbons dont on extrait à peine de l'antimoine, tandis que le foie, et surtout les reins, donnent des charbons fortement antimoniaux.

Le canal digestif, vidé des matières qu'il contient, lavé à grande eau pendant plusieurs jours, et jusqu'à ce que les eaux de lavage ne se colorent plus par l'acide sulfhydrique, s'il est desséché et carbonisé par l'acide azotique pur et concentré, donne un charbon légèrement acide, qui, étant traité pendant un quart d'heure avec l'acide chlorhydrique bouillant, fournit une liqueur dont on extrait bon nombre de taches antimoniales à l'aide de l'appareil dit de Marsh.

EXPÉRIENCE VIII. — J'ai appliqué sur le tissu cellulaire de la partie interne de la cuisse d'un chien de moyenne taille 30 centigrammes de tartre stibié en poudre fine. L'animal est mort au bout de douze heures. Un autre chien, soumis à la même expérience, a été tué quatre heures après l'empoisonnement, en lui ouvrant l'aorte ventrale. 180 grammes de sang retiré de cette artère, desséchés et carbonisés par l'acide azotique concentré et pur, ont fourni un charbon qui, après avoir bouilli pendant une demi-heure avec de l'acide chlorhydrique, mélangé de quelques gouttes d'acide azotique, a donné un liquide ne contenant pas *la plus légère trace d'antimoine.* Il en a été de même du sang extrait de la *veine cave.* Le foie, desséché et carbonisé par l'acide azotique, a fourni *une assez grande quantité* de taches antimoniales; mais c'est surtout de l'urine que l'on a retiré une proportion considérable de gaz hydrogène antimonié, qui, étant brûlé, a laissé déposer sur des assiettes de porcelaine *de nombreuses et larges taches d'antimoine métallique.*

Expérience IX. — 10 centigrammes d'émétique en poudre fine, placés, comme il a déjà été dit, sur la cuisse d'un chien jeune et faible, ont occasionné la mort au bout de dix-sept heures. Le foie carbonisé n'a fourni qu'un petit nombre de taches jaunes et des *traces* d'antimoine; l'urine, dont on avait empêché l'excrétion en liant la verge, décomposée par l'acide azotique et mise dans l'appareil, a au contraire donné de nombreuses et larges taches antimoniales.

Expérience X.— 10 centigrammes d'émétique finement pulvérisé, appliqués sur la cuisse d'un chien un peu plus fort que le précédent, n'ont déterminé la mort qu'au bout de trente-six heures. Le foie, après avoir été desséché et carbonisé par l'acide azotique concentré, a été traité à chaud par l'acide chlorhydrique, mêlé de quelques gouttes d'acide azotique; la liqueur introduite dans l'appareil n'a pas fourni la moindre trace d'antimoine, tandis que l'urine retirée de la vessie, soumise aux mêmes opérations, a donné une prodigieuse quantité de larges et belles taches antimoniales.

Expérience XI. — On a appliqué 30 centigrammes de tartre stibié finement pulvérisé sur le tissu cellulaire sous-cutané de la partie interne de la cuisse d'un chien de moyenne taille; une heure après, l'animal a été pendu; aussitôt on a desséché et carbonisé six onces environ de sang, dans lequel il a été impossible de découvrir le moindre vestige d'antimoine; tandis que le foie, traité de la même manière, en a donné une proportion notable. La vessie était vide.

Expérience XII. — 1° J'ai présenté à l'Académie de médecine, dans sa séance du 7 avril 1840, de l'antimoine métallique, extrait de 120 grammes d'urine provenant d'un malade atteint de pneumonie, et auquel M. le professeur Duméril avait fait prendre 120 centigrammes de tartrate de potasse antimonié en vingt-quatre heures. Le malade avait eu plusieurs selles, et l'urine soumise à mon examen était la seule qu'il eût excrétée sans être mélangée de matières fécales. 2° M. Bouvier, mon collègue à l'Académie, m'a remis depuis, 130 grammes d'urine d'une femme âgée de quatre-vingts ans, rendue douze heures après l'ingestion d'une potion stibiée, contenant 60 centigrammes d'émétique, et qui avait été administrée en vingt-quatre heures sans qu'elle eût déterminé ni selles ni vomissements. Cette urine, évaporée, carbonisée, et soumise ensuite au traitement indiqué à l'expérience 1re, a fourni autant d'antimoine métallique que la précédente. 3° M. le Dr Husson, membre de l'Académie royale de médecine, m'a fait parvenir, dans cinq bouteilles distinctes, cinq litres environ d'urine expulsée par cinq malades confiés à ses soins, dont quatre étaient atteints de pneumonie, et qui avaient pris depuis 60 jusqu'à 130 centigrammes d'émétique dans les vingt-quatre heures. L'urine rendue par les quatre individus qui avaient pris 80 ou 130 centigrammes de sel m'a donné de l'antimoine métallique, tandis que je n'en ai pas obtenu en agissant sur celle qui avait été expulsée par le malade qui n'en avait avalé que 60 centigrammes; quatre de ces malades avaient eu des évacuations alvines. 4° L'urine fournie par un malade, que mon collègue A. Bérard traitait par l'émétique à haute dose, ne m'a pas donné la moindre trace d'antimoine; mais cette urine avait été rendue trois jours après l'ingestion de la dernière dose de tartre stibié. 5° M. Martin-Solon a trouvé de l'antimoine dans l'urine d'un individu qui n'avait pris que 25 centigrammes de tartre stibié, et qui n'avait eu ni vomissements, ni selles. 6° J'ai retiré de l'antimoine du foie, de la rate, et des reins de la femme Klein, âgée de quatre-vingt-deux ans, décédée à la Salpêtrière, et à qui M. Bouvier avait administré 5 décigrammes d'émétique. La mort était survenue quinze heures après l'ingestion du sel, qui avait déterminé quelques selles, sans faire vomir.

Observation Ire. — Lebreton père fut appelé pour donner des soins à la fille d'un épicier droguiste qui venait d'avaler 24 grammes d'émétique; il lui administra un grand verre d'huile; elle vomit presque aussitôt, et rejeta probablement tout le sel qu'elle avait pris. Les vomissements s'arrêtèrent peu de temps après, et cette fille fut complétement guérie.

On lit dans Morgagni et dans les *Actes des curieux de la nature* plusieurs observations à l'appui de l'innocuité de l'émétique dans certains cas.

Observation II. — Claude Genaut des Villards, âgé de trente ans, d'un tempérament hypochondriaque, sujet depuis plusieurs années à des attaques réitérées de rhumatisme arthritique, vint me consulter dans les premiers jours de mai 1808, pour des douleurs et des crampes qu'il ressentait dans l'estomac, accompagnées d'inappétence, quelquefois de vomissements ou d'une diarrhée séreuse qui alternait après une constipation opiniâtre. Comme le teint n'était pas plombé, qu'on ne découvrait aucun engorgement sensible, que le malade n'avait commencé à se plaindre de maux d'estomac qu'après la disparition du rhumatisme, et que même il avait éprouvé un soulagement sensible une ou deux fois, par le retour de légères douleurs aux articulations, je jugeai que cette dyspepsie était produite par le principe rhumatique fixé à l'estomac; en conséquence, je prescrivis l'usage des sangsues à l'anus, des bains tièdes, des vésicatoires volants sur la région de l'estomac et sur les parties occcupées autrefois par le rhumatisme, et je lui fis prendre des boissons légèrement diaphorétiques, et des poudres faites avec le kermès et l'extrait d'aconit napel; on couvrit le corps du malade de flanelle. Ces moyens, associés à un régime doux, à l'abstinence des exercices violents, au retour de la belle saison, produisirent une amélioration sensible dans son état. Le 5 juin 1809, je fus demandé pour donner, conjointement avec M. Bailly, des soins audit Genaut, qui, depuis quelques jours, se plaignant de maux d'estomac, avait pris une très-grande dose de tartre stibié, par le conseil d'un empirique. Des vomissements énormes suivirent de près l'administration du remède; les douleurs d'estomac devinrent plus aiguës, et au bout de quelques heures, le malade se plaignit de difficulté d'avaler; la déglutition fut bientôt impossible : l'œsophage était si hermétiquement fermé, que le malade ne pouvait avaler la plus légère goutte de liquide. M. Bailly saigna le malade, appliqua des fomentations émollientes sur le ventre, et successivement un vésicatoire sur l'estomac. La difficulté d'avaler ne céda point à ces remèdes; le spasme s'étendit même à tous les muscles du cou, au point d'entraver la circulation : le malade avait le visage rouge, les yeux injectés, et dès qu'il voulait lever la tête, il éprouvait des vertiges qui l'obligeaient de la replacer sur le chevet. Cet état durait depuis trente-six heures, lorsque j'arrivai auprès du malade. Je fis de suite appliquer les sangsues au cou pour dissiper la congestion locale. Cette saignée procura l'effet qu'on en attendait : les vertiges cessèrent, le visage fut moins rouge, et on put placer le malade dans un bain tiède qui amena un peu de relâchement. Cet homme, qui, loin d'avoir de l'horreur pour les liquides, semblait les désirer ardemment, ne put avaler une cuillerée de décoction de quinquina, que j'avais fait préparer dans la prévision d'un empoisonnement par le tartre stibié. Il fut plus heureux en mettant dans sa bouche une cuillerée à café d'une marmelade faite avec le sirop d'althæa, la manne, la gomme arabique, et l'huile d'amandes douces : elle parvint dans l'estomac. Des lavements d'asa fœtida, des frictions avec l'opium sur la région de l'estomac et de l'œsophage, des vésicatoires volants, dissipèrent, au bout de vingt-quatre heures, ce spasme de l'œsophage, qui cependant reparaissait encore de temps en temps les jours suivants (1).

J'ai déjà vu plusieurs cas d'empoisonnement produit par des doses très-fortes de tartre stibié, depuis que l'exercice de notre art est devenu le partage des empiriques de tout sexe, et qu'on a négligé de faire exécuter les lois qui défendaient, en Savoie, aux épiciers droguistes de vendre des médicaments. J'ai vu entre autres, il y a peu d'années, une femme qui avait pris au moins 1 gramme 10 centigrammes de tartre stibié : outre les douleurs atroces, les vomissements répétés à chaque instant, elle éprouvait un serrement spasmodique des mâchoires, des convulsions, etc. L'infusion très-forte de quinquina et l'opium dissipèrent le vomissement. Elle a con-

(1) J'ai eu occasion d'observer un cas analogue. Un enfant de dix ans auquel j'avais prescrit 5 centigrammes d'émétique, dans le dessein d'exciter des vomissements, fut pris, une demi-heure après, d'une grande difficulté d'avaler et d'une vive douleur à la gorge. Lorsque j'arrivai auprès de lui, ces symptômes duraient depuis deux heures, et le malade n'avait eu aucun vomissement : il ne se plaignait d'aucune douleur. L'application de dix sangsues sur les parties latérales du cou calma les accidents dans très-peu de temps, mais on ne parvint à faire vomir le malade qu'en administrant 1 gramme 20 centigrammes d'ipécacuanha.

servé depuis un état d'irritabilité de l'estomac qui n'a jamais cessé entièrement, et qui n'a pu être modéré que par l'usage habituel du lait et des mucilagineux. (Obs. du Dr Carron d'Annecy; voy. *Journal général de médecine,* janvier 1811.)

Observation III. — Un juif avait acheté 32 grammes de tartre stibié, au lieu de 32 grammes de crème de tartre soluble; il mit une partie de cette substance dans de la tisane de chicorée sauvage, et il en prit un verre le matin, à jeun. J'estimai qu'il y avait environ 1 gramme de tartrate antimonié de potasse dans ce verre de tisane. Peu d'instants après l'avoir avalé, des douleurs dans la région de l'estomac se firent sentir; elles allèrent en augmentant, et amenèrent même des syncopes; puis il survint des vomissements excessifs de matières bilieuses. Quand j'arrivai, les vomissements se succédaient avec une rapidité effrayante. Le malade commençait à se plaindre de coliques abdominales: elles devinrent bientôt violentes; des déjections alvines avaient lieu sans cesse; les matières qui sortaient par le bas étaient aqueuses et très-abondantes; le pouls était petit et concentré, la figure pâle; il y avait prostration des forces; des crampes très-douloureuses dans les jambes se répétaient à chaque minute: c'était le symptôme dont le malade se plaignait le plus. Je lui ordonnai une décoction de guimauve pour boisson, et des lavements émollients. J'avais commencé par lui faire prendre quelques tasses de décoction de quinquina, et deux lavements faits avec cette même substance; de temps à autre, on lui donnait une potion opiacée: ce dernier médicament parut lui être très-utile. L'irritation que cette grande dose de tartre stibié alluma sur la surface alimentaire produisit des symptômes que je comparai à ceux du *choléra-morbus*. Cet état de maladie ne dura que cinq ou six heures; à cette époque, les accidents se calmèrent. Le soir, le malade ne se plaignit plus que d'une grande faiblesse. Les jours suivants, il était tourmenté par des digestions pénibles: ces accidents secondaires cédèrent facilement à l'emploi d'une légère infusion de camomille romaine et de feuilles d'oranger, et de 50 à 60 centigrammes de thériaque pris avant chaque repas. (Observation du docteur Barbier d'Amiens.)

Observation IV. — M. N..., âgé de quarante-trois ans, résolu de se détruire, fut demander de l'arsenic chez divers pharmaciens, qui le lui refusèrent. Sans changer de résolution, il se détermina à s'empoisonner avec l'émétique. Quand il en eut rassemblé environ 1 gramme $^1/_2$, pris dans diverses boutiques, il entra dans un café, demanda un verre d'eau sucrée, et fit dissoudre cette quantité d'émétique dans le tiers du liquide, qu'il avala. Il sortit aussitôt du café; mais à peine avait-il fait vingt pas, qu'il sentit une chaleur brûlante à la région épigastrique, accompagnée de mouvements convulsifs et de perte de connaissance. On le transporta dans cet état à l'Hôtel-Dieu, dix minutes environ après l'accident. Revenu un peu à lui-même, il fit écarter les assistants, et avoua à la religieuse de la salle et à moi qu'il s'était empoisonné avec l'émétique. Nous lui fîmes donner aussitôt trois pots d'une forte décoction de quinquina, qu'il but dans l'espace d'une heure et demie environ. Il est à remarquer qu'au moment de son arrivée, la peau était froide et gluante à la tête et aux extrémités; la respiration un peu courte, le pouls petit et concentré, la région épigastrique un peu gonflée et douloureuse; il y avait un hoquet assez fréquent, mais point de vomissement. La plupart de ces symptômes diminuèrent d'intensité dès les premiers verres de décoction de quinquina qu'il but; deux heures après, il fut à la selle copieusement : il y fut cinq fois dans l'espace de trois heures; il sua ensuite considérablement, et changea deux ou trois fois de chemise. Il continua, la nuit, une faible décoction de quinquina unie aux mucilagineux : néanmoins, le lendemain, il y eut plusieurs vomissements dans la matinée; il succéda une gastrite qui dura plusieurs jours. Un mois après, il éprouvait encore de loin en loin des picotements dans la région épigastrique. Ce fait offre deux choses remarquables : 1° l'absence du vomissement après avoir pris une si grande quantité d'émétique; 2° l'espèce de dévoiement qui se manifesta après l'action de la décoction de quinquina : cet effet ressemble beaucoup à celui que produit le *bolus ad quartanas*, qui, comme on sait, est un mélange d'émétique et de quinquina. Cette combinaison se serait-elle faite dans l'estomac? Tout porte à le croire. (Observation du docteur Serres.)

Observation V. — La femme d'un pharmacien, âgée de vingt-trois ans, d'une faible santé et d'une très-grande susceptibilité nerveuse, avale par mégarde, et d'un seul trait, un verre d'une dissolution dans laquelle il y avait environ 3 grammes $^1/_2$ de tartrate de potasse et d'antimoine. Le docteur Sauveton, appelé dix minutes après, la trouva couverte d'une sueur froide. Elle pensait que les secours de l'art ne la tireraient pas de l'état affreux où elle était, à cause de la grande quantité d'émétique qu'elle avait prise. Redoutant chez cette dame des accidents graves qu'auraient produits des efforts de vomissements longs et opiniâtres, on eut recours à l'alcool de quinquina jaune mêlé avec de l'eau froide : en quelques heures, la malade en prit cinq ou six verrées, qui pouvaient contenir à peu près 64 grammes de cette teinture. On observa quelques nausées et des coliques bien supportables; mais il y eut pendant près d'un mois des douleurs épigastriques, qui cédèrent cependant à des boissons adoucissantes et au régime. (*Journal général de médecine*, mai 1825.)

Observation VI. — Un homme de cinquante ans environ, d'une constitution forte, éprouve des chagrins domestiques, et conçoit le projet de s'empoisonner; il se procure 2 grammes 4 décigrammes d'émétique, et les prend, un samedi matin, dans une petite quantité de véhicule. Il ne tarda pas à avoir des vomissements, des selles fréquentes (superpurgation), et des convulsions. Il entra à l'Hôtel-Dieu le dimanche au soir. Le lundi matin, il se plaignit de douleurs violentes à l'épigastre, qui était tendu; il avait peine à remuer la langue; il se trouvait dans un tel état qu'on l'aurait pris pour un homme ivre de vin; il parlait seul; son pouls était imperceptible. Dans la journée, le ventre se météorisa, l'épigastre se tuméfia considérablement et devint plus douloureux; dans l'après-midi, il se manifesta du délire. Le mardi, tous les accidents augmentèrent; le soir, délire furieux; les convulsions s'y joignirent, et il mourut dans la nuit.

Ouverture du cadavre. Les membres sont très-roides et demi-fléchis; un liquide visqueux et blanc s'est écoulé par la bouche quand on a remué le cadavre. La tête était penchée du côté gauche. Vers la partie antérieure de l'hémisphère du cerveau, du même côté, ossification de la dure-mère dans une étendue circulaire d'environ 3 centimètres de diamètre; opacité, épaisseur augmentée de l'arachnoïde qui double la face supérieure des deux hémisphères; rougeur uniforme, inflammation récente de la portion de cette membrane qui revêt les lobes antérieurs du cerveau, plus apparente du côté droit; anfractuosités remplies d'un liquide séreux teint en rouge, et amassé en plus grande quantité à la base du crâne; substance cérébrale plus molle; ventricule gauche renfermant quatre ou cinq cuillerées d'un liquide séreux, transparent, incolore; le droit contenait moins du même liquide (1). La poitrine était saine. Le péritoine offrait généralement une teinte briquetée. L'estomac et les intestins étaient distendus par des gaz; la membrane muqueuse de l'estomac, à l'état normal dans le grand cul-de-sac, était rouge, tuméfiée, et recouverte d'un enduit visqueux, facile à enlever dans tout le reste de son étendue; celle du duodénum était dans le même état. Les autres intestins n'ont offert aucune altération; ils ne contenaient pas la moindre quantité de matières fécales. (Observation du Dr Récamier.)

Observation VII. — Un homme de quarante ans prit 15 centigrammes de tartre stibié dissous dans 125 grammes d'eau; il ne vomit point, quoiqu'il eût bu de l'eau tiède en abondance. Au bout de quelques heures, il éprouva du malaise, des nausées, de la chaleur à l'épigastre, de l'agitation, des vertiges, des syncopes, etc. Un peu après, il perdit le sentiment, et tomba dans un état de stupeur, interrompu de temps en temps par des convulsions; dyspnée, bâillement, face livide, pouls lent et plein. L'émétique avait été pris vers sept heures du matin; ce fut à trois heures du soir que se déclara la perte de sentiment. Le lendemain, à deux heures du matin, le Dr Sacli, qui voyait le malade pour la première fois, jugea qu'il était trop tard pour chercher à retirer le poison de l'estomac, et même pour tenter de le neutraliser; il fit pratiquer deux saignées, l'une de 1 kilogr, l'autre de 750 grammes; on appliqua des sangsues aux tempes, derrière les oreilles et à l'épigastre; on fit prendre des bains frais généraux, des lavements émollients, de l'huile de ricin par la bouche, et des boissons délayantes et laxatives. A midi, il y avait un mieux sensible, bien que la perte de connaissance persévérât. Le deuxième jour, il ne restait qu'une légère douleur à l'épigastre, un peu de pesanteur de tête, de faiblesse dans les membres, et d'embarras de la parole. (*Gaz. méd.*, 18 décembre 1841.)

Observation VIII. — Hoffmann rapporte qu'une femme éprouva les accidents les plus fâcheux peu de temps après avoir pris du tartre émétique, et qu'elle mourut. A l'ouverture du cadavre, on trouva une partie de l'es-

---

(1) Cette affection de l'arachnoïde, qui est évidemment ici la cause principale de la mort, peut-elle être attribuée à l'action de l'émétique ?

tomac sphacelée; la rate, le diaphragme, le poumon, et les parties qui avoisinaient la portion de l'estomac affectée, étaient pourris (1).

Observation XI. — Panseron, âgé de cinquante-sept ans, eut, le 24 février 1813, une attaque d'apoplexie à laquelle il succomba le 1er mars. On lui administra, pendant les cinq jours qu'il fut malade, environ 2 grammes 4 décigrammes d'émétique, qui n'occasionnèrent ni nausées ni vomissements; il eut seulement quelques selles. A l'ouverture du cadavre, on trouva le cerveau injecté et contenant beaucoup de sérosité; la couche optique présentait, à sa partie inférieure, un corps oblong, de la grosseur d'une olive, formé par une pulpe verdâtre claire, et paraissant en suppuration à sa superficie : ce corps se détacha facilement en entier de la substance cérébrale. Il est évident que la mort avait été produite par ces lésions; mais le canal digestif offrait des altérations qui dépendaient manifestement de l'action exercée par l'émétique. L'estomac était très-rouge, enflammé, rempli de bile et de mucosités; l'inflammation paraissait bornée à la membrane muqueuse de ce viscère, sur laquelle on apercevait des taches irrégulières, d'un rouge-cerise, sur un fond rose violacé, et qui ne présentait aucune ulcération. Il y avait aussi, à la fin de la deuxième et de la troisième courbure du duodénum, des taches semblables. Les intestins grêles, d'une couleur rose, ne paraissaient pas très-enflammés; ils contenaient des mucosités et de la bile. Vers la fin du jéjunum, on remarquait un bouton blanc, de la grosseur d'un pois, rempli d'un pus blanchâtre, et situé entre les membranes séreuse et musculeuse de cet intestin. Le cœcum offrait trois taches d'un rouge foncé; il y en avait aussi plusieurs dans le colon, mais elles étaient d'un rouge moins vif; le rectum était sain. On voyait dans les poumons des taches noirâtres, irrégulières, qui s'étendaient plus ou moins profondément dans le parenchyme de ces organes. (J. Cloquet.)

Symptômes de l'empoisonnement par le tartrate de potasse et d'antimoine.

Les symptômes généraux de cet empoisonnement peuvent être réduits aux suivants : goût métallique styptique, nausées, vomissements abondants, hoquet fréquent, cardialgie, chaleur brûlante à la région épigastrique, douleurs d'estomac, coliques abdominales, météorisme, selles copieuses, syncopes; pouls petit, concentré et accéléré; peau froide, quelquefois chaleur intense; respiration difficile, vertiges, perte de connaissance, mouvements convulsifs, crampes très-douloureuses dans les jambes, prostration des forces; mort. Quelquefois à ces symptômes se joint une grande difficulté d'avaler; la déglutition peut être suspendue pendant quelque temps; les vomissements et les déjec-

(1) Friderici Hoffmanni *Opera omnia*, t. I, pars II, cap. 5, p. 219; Genevæ, 1761.

tions alvines n'ont pas toujours lieu, ce qui augmente en général l'intensité des autres symptômes.

Lésions de tissu produites par le tartre émétique.

Ces lésions consistent principalement dans l'altération des poumons et du canal digestif; on trouve, chez les animaux qui ont succombé à l'action de ce poison, les poumons profondément altérés, d'une couleur orangée ou violacée, nullement crépitants, gorgés de sang et d'un tissu serré; ils sont comme hépatisés dans certains points et semblables au parenchyme de la rate dans d'autres. Chez l'homme, on a constaté l'existence de taches noirâtres, irrégulières, s'étendant plus ou moins dans le parenchyme de ces organes, avec hépatisation du tissu. Quant au canal digestif, on a vu sa membrane muqueuse, depuis le cardia jusqu'à l'extrémité du rectum, rouge et fortement injectée; quelquefois l'inflammation de cette membrane était beaucoup plus intense, et l'on apercevait des taches ecchymosées irrégulières, d'un rouge-cerise, sur un fond rose violacé; dans certaines circonstances, au dire de Hoffmann, l'estomac était gangrené.

Action de l'émétique sur l'économie animale.

1° L'émétique est absorbé, soit qu'il ait été introduit dans l'estomac, dans le rectum, dans les cavités séreuses ou muqueuses, soit qu'il ait été appliqué sur le tissu cellulaire sous-cutané ou sur des surfaces ulcérées.

2° Il détermine la mort, au bout de quelques minutes, s'il est injecté dans les veines et dans les cavités séreuses, plus tard s'il est introduit dans la vessie ou dans le vagin, et au bout de quinze, vingt ou trente heures, s'il a été appliqué sur le tissu cellulaire sous-cutané, à la dose de 12 à 15 centigrammes. S'il a été administré à des chiens même robustes, à la dose de 25 à 30 centigrammes, et *qu'il n'ait pas été vomi*, il tue dans l'espace de quatre, six ou huit heures; tandis que s'il est expulsé peu de temps après son ingestion, comme cela a souvent lieu, les animaux ne tardent pas à se rétablir. On croira difficilement qu'un professeur de thérapeutique et de matière médicale à Padoue, Giacomini, ait eu l'imprudence de publier que la mort des chiens que M. Magendie d'abord, et moi ensuite, nous avions soumis à l'influence de 20 à 25 ou 30 centigrammes d'émétique, devait être attribuée à la ligature de l'œsophage, que nous avions pratiquée dans le dessein d'empêcher les animaux de vomir, et non à l'action délétère de l'émétique. J'ai déjà dit à la page 46, en parlant des effets de cette ligature sur l'économie animale, combien l'assertion de Giacomini est absurde, et combien il est à regretter qu'un homme qui a précisément pour mission d'enseigner tout ce qui se rapporte à l'action des médicaments sur l'économie animale n'ait pas mieux connu celle de l'émétique.

3° Il est vrai que dans certaines *affections pathologiques* l'émétique peut être administré à l'homme, à des doses assez fortes, sans qu'il soit vomi en entier, et pourtant sans qu'il occasionne aucun des symptômes de l'empoisonnement. Rasori a signalé le premier cette singulière faculté qu'ont *alors* les organes de *tolérer* d'assez fortes doses de tartre stibié et de quelques autres médicaments.

4° Quelle que soit la voie par laquelle l'émétique est introduit dans l'économie animale, il développe à peu près la même série d'accidents, à moins que les animaux ne meurent très-promptement.

5° On démontre facilement la présence de l'antimoine dans le canal digestif *épuisé par l'eau*, dans la rate, les reins, les poumons, le cœur, et *surtout* dans le foie des animaux qui ont succombé à l'empoisonnement par l'émétique, ainsi que je l'ai publié en 1840 (voy. tome VIII des *Mémoires de l'Académie*). MM. Millon et Laveran, après avoir confirmé ce fait en 1846, ont en outre décelé l'antimoine dans le cerveau, dans la graisse et dans les os. Rapprochons de ces données la singulière conclusion énoncée par MM. Flandin et Danger, le 13 juin 1842, c'est-à-dire deux ans après mon travail. «Dans le cas d'empoisonnement par les préparations antimoniales, disent-ils, c'est dans le *foie* que l'on retrouve plus spécialement l'antimoine. *On ne le retrouve pas dans les poumons*, non plus que dans *les systèmes nerveux, musculaire et osseux*. » (Mémoire lu à l'Institut.) Ceci n'a pas besoin de commentaire, surtout lorsque ces messieurs faisaient grand bruit de la découverte d'un nouveau procédé à l'aide duquel on parvenait à découvrir les plus petites traces d'un poison antimonial !!!

6° L'urine renferme aussi des quantités d'antimoine faciles à apprécier peu de temps après le commencement de l'intoxication, et si, à l'aide d'*une médication diurétique active*, on parvient à guérir les animaux, on voit à chaque instant l'urine charrier une proportion plus ou moins considérable d'une préparation antimoniale soluble. J'avais dit que si l'on tuait les animaux, quand ils étaient guéris (dix, douze ou quinze jours après l'empoisonnement), on pouvait s'assurer, *en traitant le foie et les reins par l'acide azotique mélangé d'un quinzième de chlorate de potasse*, que ces organes ne retenaient plus aucune trace du composé antimonial qu'il aurait été si facile d'y déceler dans la première période de l'intoxication. MM. Millon et Laveran ont reconnu depuis, *en employant un autre procédé* (voy. p. 634), que l'élimination de l'antimoine n'a pas lieu, ni à beaucoup près aussi promptement que je l'avais cru. Voici les faits intéressants qui ont été décrits par MM. Millon et Laveran.

A. Un chien nourri pendant dix jours avec des aliments mélangés d'émétique (3 grammes en tout) mourut six jours après que l'on eut cessé de lui donner cet aliment. La dissémination de l'antimoine était générale ; le foie, la chair musculaire, les membranes intestinales, les poumons, le cerveau, tout était également envahi. L'animal avait succombé à une sorte de diathèse antimoniale.

B. Un autre chien nourri comme le précédent mourut treize jours après la cessation de la nourriture antimoniale (il avait pris 3 grammes d'émétique). L'antimoine était répandu partout; mais le cerveau en avait condensé une quantité comparativement plus forte que celle des autres organes.

C. Un autre chien, nourri pendant dix jours comme les précédents, était parfaitement rétabli six semaines après la cessation de l'alimentation antimoniale, lorsqu'il mourut subitement par suite de la perforation de l'intestin par un lombric qui fut retrouvé dans l'abdomen. L'antimoine existait en proportion notable dans le foie et dans la graisse ; mais il s'était surtout accumulé dans les os, c'est-à-dire dans un tissu où son séjour est compatible avec l'exercice régulier de toutes les fonctions.

D. Un chien fut tué trois mois et demi après qu'on eut cessé toute administration stibiée (il avait pris 3 grammes d'émétique en dix jours). On trouva que l'antimoine s'était surtout condensé dans la graisse. Le foie en contenait ainsi que les os et les autres tissus; mais 50 grammes de graisse en fournirent autant que 500 grammes des autres tissus réunis.

E. Chez un chien qui depuis quatre mois entiers n'avait plus pris d'émétique (3 grammes en dix jours), le métal s'était accumulé dans les os ; le foie en contenait aussi beaucoup. Les autres tissus n'en ont donné que fort peu.

F. Une jeune chienne prit de l'émétique pendant cinq jours, quinze jours environ avant de faire ses petits; ceux-ci vinrent à terme et furent sacrifiés ainsi que la chienne. Le foie des petits chiens contenait une quantité notable d'antimoine.

MM. Millon et Laveran tirent de ces faits les conclusions suivantes :

Bien que l'antimoine semble s'organiser, *on ne saurait affirmer encore* qu'il se fixe à jamais dans nos tissus. Il ne faut pas non plus déclarer d'avance que les faits de permanence, qui se sont révélés dans l'administration de l'émétique, *s'étendront à d'autres poisons métalliques ;* attendons l'expérience. Mais, pour affirmer qu'un métal provient d'une ingestion récente, pour préciser l'origine et fixer le moment de son introduction dans l'économie animale, il faut attendre aussi.

L'antimoine pénètre-t-il simultanément tous les organes essentiels, tels que les poumons, le cerveau, les parois intestinales, l'animal succombe à l'intoxication et semble mourir partout à la fois, en réduisant les tissus au dernier degré de l'émaciation.

L'antimoine est-il condensé dans le cerveau, même atteinte à la vie générale; mais la mort frappe au milieu d'un cortége de symptômes nerveux qui indiquent le siége principal du poison.

Que le métal au contraire arrive à des organes moins sensibles ou d'une sympathie moins générale, à des tissus qui vivent lentement et tacitement, tels que les systèmes cellulaire et osseux, et les effets du poison s'effaceront; on pourra croire à son élimination ou à son absence (mémoire cité).

7° L'émétique paraît porter son action irritante particulièrement sur le tissu des poumons et sur la membrane muqueuse qui revêt le canal digestif depuis le cardia jusqu'à l'extrémité inférieure du rectum. On peut prolonger la vie des animaux, même lorsqu'ils ont pris une forte dose d'émétique, en leur coupant un des nerfs pneumogastriques, et mieux encore en les coupant tous les deux.

Traitement de l'empoisonnement par le tartrate de potasse et d'antimoine.

Dans cette espèce d'empoisonnement, l'homme de l'art doit surtout faire attention aux effets produits par l'émétique sur l'individu qui l'a avalé. Si ce sel a occasionné des vomissements abondants peu de temps après avoir été pris, si le malade ne se plaint pas de vives douleurs, s'il n'a aucun mouvement convulsif, des liquides albumineux pris à la dose de 30 ou 40 grammes à la fois suffiront pour rétablir la santé. Si l'individu empoisonné n'a eu aucun vomissement, même après avoir avalé 30 ou 40 grains de ce sel, il faut avoir sur-le-champ recours à la titillation de la luette et au chatouillement du gosier. Si, malgré l'emploi de ces moyens, on ne parvient pas à faire vomir dans un très-court espace de temps, on doit administrer sans délai une forte décoction de noix de galle ou de quinquina à la température de 30 à 40° : ce dernier médicament, proposé par Berthollet, a été souvent avantageux; j'ai rapporté deux cas d'empoisonnement dans lesquels il a été suivi d'un succès complet (observations 3 et 4, page 622). Luchtmans a fait prendre le tartrate antimonié de potasse à très-forte dose sans le moindre inconvénient, lorsqu'il le combinait avec une quantité de décoction de quinquina suffisante pour le décomposer entièrement; il a remarqué que cette décomposition était plus complète dans le cas où on se servait de quinquina jaune, le précipité obtenu avec le quinquina rouge contenant beaucoup moins d'antimoine que celui que fournit le quinquina jaune (1). Mais est-il préférable, comme l'a annoncé

(1) *Disputatio chemico-medica inauguralis de combinatione corticis Peruviani cum tartaro emetico,* par Luchtmans; Trajecti ad Rhenum, 1800.

M. Gendrin, de substituer le quinquina en poudre à sa décoction aqueuse? (*Journal général de médecine*, mai 1825.) « Le quinquina avec lequel on a préparé une décoction, dit ce médecin, décompose encore l'émétique : 16 grammes de cette poudre qui avait servi soit à faire la teinture, soit à préparer une décoction, ont pu décomposer jusqu'à 50 centigrammes d'émétique dans l'estomac de trois chiens auxquels nous l'avons administrée. » J'ai été curieux d'éclaircir ce fait par de nouvelles expériences, et j'ai reconnu que la poudre de quinquina épuisée par l'eau, à l'aide de plusieurs décoctions, ne décomposait plus l'émétique, en sorte que son action décomposante réside non pas dans les parties insolubles dans l'eau, mais bien dans celles qui s'y dissolvent, et dès lors il doit être plus avantageux de faire usage de la décoction aqueuse, parce qu'elle agit plus énergiquement et plus promptement que la poudre; toutefois je crois utile de faire prendre une certaine quantité de cette poudre délayée dans de l'eau, en attendant que l'on ait pu se procurer de la décoction.

Le thé, les décoctions des bois, des racines et des écorces astringentes, peuvent être employés, à défaut de noix de galle ou de quinquina. On doit rejeter les terres, les alcalis, les sulfures alcalins, et l'acide sulfurique, médicaments qui, dans ce cas, sont inefficaces et qui peuvent augmenter l'irritation produite par le poison.

Dès que le médecin pourra supposer que la majeure partie de l'émétique contenu dans le canal digestif, qu'elle ait été neutralisée ou non, aura été expulsée par les vomissements et par les selles, il devra recourir à l'emploi de liquides doux et diurétiques donnés en abondance, afin d'éliminer par l'urine la portion du poison qui aurait été absorbée et portée dans nos tissus (voy. la formule à la page 453). Ces liquides, s'ils étaient pris dans la première période de l'empoisonnement, auraient l'inconvénient grave de favoriser l'absorption de l'émétique en le délayant davantage s'il avait été donné en dissolution, ou en le dissolvant s'il avait été pris à l'état solide. On peut s'assurer, comme je l'ai fait, de l'efficacité de la médication diurétique en empoisonnant comparativement des chiens à peu près de même force, à l'aide de 10 à 12 centigrammes d'émétique pulvérisé, appliqué sur le tissu cellulaire sous-cutané de la partie interne de la cuisse; ceux des animaux que l'on abandonne à eux-mêmes périssent au bout de trente ou de quarante heures; on guérit au contraire tous ceux que l'on parvient à faire uriner abondamment. (Voy. mon mémoire inséré dans le numéro de septembre 1841 des *Archives générales de médecine*.)

On devra également prescrire des tisanes mucilagineuses, des lavements émollients, et des fomentations adoucissantes sur le bas-ventre. Les sangsues et même la saignée générale devront être employées dans les cas où il y aurait constriction au pharynx, ou lorsqu'il s'est développé une inflammation de l'œsophage, des poumons, de l'estomac ou des intestins. L'opium devrait être mis eu usage, si les vomissements étaient excessifs, surtout chez les individus d'un tempérament nerveux.

Pendant la convalescence, il importe de recourir à des aliments légers et surtout au lait, dont l'usage devra être prolongé, afin de ne pas surexciter le canal digestif, beaucoup trop disposé, dans ces sortes de cas, à devenir le siége d'une nouvelle irritation.

Recherches médico-légales.

Émétique solide. Le tartrate de potasse antimonié est composé d'acide tartrique, de protoxyde de potassium et de protoxyde d'antimoine. Il est solide, blanc, en poudre, ou cristallisé en tétraèdres réguliers, ou en pyramides triangulaires, ou en octaèdres allongés, d'une saveur styptique et nauséabonde. Il est efflorescent. Introduit dans un appareil dit de Marsh, alors même que la dose est excessivement minime, il fournit du gaz hydrogène antimonié, qui, étant enflammé, dépose sur une capsule de porcelaine froide des taches antimoniales dont j'ai donné les caractères à la page 479. Si, au lieu de recueillir l'antimoine sous forme de taches, on veut avoir un anneau métallique, on chauffera le tube à la partie *C*, à l'aide d'une lampe à alcool *B* (voy. la figure à la page 467), sans avoir préalablement introduit de l'amiante dans le tube; le gaz hydrogène antimonié se décompose avec une telle facilité par l'action de la chaleur, que l'on ne tardera pas à obtenir un *anneau métallique* brillant et bleuâtre d'antimoine, tandis que le gaz hydrogène se dégagera par l'extrémité *x* du tube; on chercherait en vain à condenser des taches antimoniales sur la capsule *E*, en même temps qu'il se forme un anneau, tant la décomposition du gaz est facile et complète, pour peu que la température ait été suffisamment élevée à la partie *C*. On distinguera sans peine l'anneau antimonial de l'anneau arsenical aux caractères suivants : 1° il se condense précisément à l'endroit même où l'on chauffe le tube, tandis que l'anneau arsenical se trouve à une petite distance de la portion chauffée ; 2° celui-ci peut être promptement déplacé et porté dans les diverses parties du tube, suivant que la chaleur de la lampe est concentrée sur tel ou tel autre point; l'anneau antimonial, au contraire, ne subit aucun déplacement ; quand on le chauffe pendant quelques minutes, s'il y a de l'air dans le tube, il s'oxyde peu à peu, et blanchit partout où il a été oxydé, en sorte qu'il semble diminuer d'étendue, et alors il est en partie composé d'une zone métallique bleuâtre et d'une zone d'oxyde blanc; 3° il suffit d'introduire quelques gouttes d'eau régale dans le tube pour dissoudre à la fois et instantanément l'antimoine et l'oxyde ; 4° le *solutum*, évaporé jusqu'à siccité, laisse de l'acide antimonique jaune, très-soluble dans une petite quantité d'acide chlorhydrique pur ; 5° cette dissolution fournit sur-le-champ avec du gaz acide sulfhydrique un précipité jaune orangé de sulfure d'antimoine, bien différent du sulfure d'arsenic, et avec l'eau distillée un précipité blanc, pourvu que la liqueur ne soit pas trop acide.

Le tartre stibié se dissout aisément dans 14 parties d'eau froide.

Émétique en dissolution concentrée. Cette dissolution est incolore, transparente, d'une saveur styptique ; elle rougit faiblement le tournesol, et précipite en blanc par un excès d'eau de chaux ; le tartrate de chaux et de protoxyde d'antimoine précipité se dissout dans l'acide azotique ; l'acide sulfurique concentré précipite également en blanc cette dissolution ; l'acide sulfhydrique en précipite du protosulfure d'antimoine hydraté jaune orangé, qui devient rouge brun foncé par l'addition d'une nouvelle quantité d'acide sulfhydrique ; ce précipité, loin de se dissoudre instantanément dans l'ammoniaque avec décoloration de la liqueur, comme le fait le sulfure d'arsenic, se dissout à peine dans cet alcali, *sans que la liqueur perde sa couleur jaune orangée.* Enfin la dissolution concentrée d'émétique, mise dans l'appareil dit de Marsh, à la dose de quelques gouttes, fournit presque instantanément des taches ou un anneau d'antimoine métallique (voy. page 479), ce qui dispense l'expert de réduire à l'état métallique l'antimoine contenu dans le sulfure jaune orangé dont je viens de donner les caractères.

Dissolution très-affaiblie d'émétique. Si la liqueur est assez étendue pour que le papier de tournesol, l'eau de chaux et l'acide sulfurique, ne déterminent aucune des réactions qui viennent d'être indiquées, on la traitera par l'acide sulfhydrique, qui la colorera en jaune orangé, et la troublera légèrement, surtout si l'on ajoute quelques gouttes d'acide chlorhydrique ; l'ammoniaque pourra faire disparaître ce léger trouble avec décoloration de la liqueur, *exactement comme cela aurait lieu avec une dissolution très-étendue d'acide arsénieux ;* mais, du jour au lendemain, le précipité jaune, occasionné par l'acide sulfhydrique avant l'addition de l'ammoniaque, se sera déposé sous forme de flocons *jaunes orangés* qu'on ne pourra méconnaître pour du sulfure d'antimoine. Il suffira en effet de traiter ceux-ci pendant trois ou quatre minutes par une faible proportion d'acide azotique chaud, dans une petite capsule de porcelaine, de délayer le produit dans l'eau bouillante, et de l'introduire dans un appareil dit de Marsh, pour obtenir des taches antimoniales. J'ajouterai que la dissolution très-affaiblie d'émétique, mise elle-même dans cet appareil, fournira également de ces taches. Enfin, si, après avoir fait ces divers essais, il reste encore de la liqueur, on la concentrera par l'évaporation jusqu'au sixième de son volume et même davantage, si cela est nécessaire, pour obtenir avec le tournesol, l'eau de chaux et l'acide sulfurique, les réactions que j'ai dit appartenir à la dissolution d'émétique concentrée.

Émétique mélangé à des liquides alimentaires ou médicamenteux, ou à la matière des vomissements ou à celle que l'on trouve dans le canal digestif. Parmi les liquides végétaux et animaux dont on fait usage comme aliment ou comme médicament, il en est qui décomposent l'émétique en totalité ou en partie, et qui le transforment en un composé entièrement insoluble dans l'eau; si la décomposition a été complète, loin de chercher l'émétique dans la liqueur, il faudra s'attacher exclusivement à démontrer que le précipité contient de l'oxyde d'antimoine; si elle n'a été que partielle, on examinera à la fois et la liqueur et le dépôt. D'autres liquides végétaux et animaux ne décomposeront pas du tout l'émétique, en sorte que pour déceler celui-ci on devra nécessairement agir sur les portions liquides. Le vin, la bière, le thé, l'albumine, la gélatine, le lait, le bouillon, quelques infusions ou décoctions végétales, et les matières des vomissements, sont des liquides qui peuvent tenir en dissolution une certaine quantité d'émétique. Quoi qu'il en soit, l'expert appelé à résoudre le problème dont je m'occupe devra-t-il constater seulement qu'il existe dans les matières suspectes une préparation antimoniale, ou bien faudra-t-il, de toute nécessité, prouver que le composé toxique est du tartrate de potasse et d'antimoine? Il serait à souhaiter que, dans tous les cas, l'expertise eût pour résultat la découverte de l'émétique; mais des difficultés nombreuses empêcheront sans doute souvent qu'il en soit ainsi : comment, par exemple, établir l'existence d'une très-petite proportion d'acide tartrique au milieu de liqueurs ou de précipités fort complexes, et comment affirmer, en admettant que l'on eût décelé cet acide, qu'il ne provient pas de certains tartrates qui font quelquefois naturellement partie de ces liqueurs ou de ces précipités? Aussi ai-je toujours donné, comme règle à suivre, de s'attacher surtout à mettre en évidence dans la matière suspecte un composé antimonial soluble ou insoluble; presque toujours la justice se trouvera suffisamment éclairée si l'on établit d'une manière péremptoire que la personne empoisonnée a dû prendre une préparation antimoniale, que ce soit l'émétique, le chlorure, le sulfate d'antimoine, etc. Cela étant, voyons comment on doit procéder, suivant les cas, à la recherche de la préparation antimoniale.

Premier cas. Le liquide filtré est transparent et nullement visqueux. On le fera traverser par un courant de gaz acide sulfhydrique, qui précipitera l'antimoine à l'état de *sulfure* orangé rougeâtre; quand même le précipité, par suite de son mélange avec de la matière organique, serait coloré en rouge brun ou en noir, on le laverait, et après l'avoir desséché dans une petite capsule, on le ferait bouillir à plusieurs reprises avec de l'acide azotique pur et concentré, pour le transformer en sulfate de protoxyde d'antimoine, tandis que la matière organique serait en grande partie détruite par l'acide azotique; le sulfate obtenu, mis dans un appareil dit de Marsh, ne tarderait pas à donner des taches antimoniales ou un anneau d'antimoine métallique.

Deuxième cas. Le liquide, transparent ou non, est visqueux, difficile à filtrer, et nullement susceptible de fournir avec l'acide sulfhydrique un précipité de sulfure d'antimoine. On le fera bouillir pendant un quart d'heure, pour coaguler une portion de matière animale; on le filtrera, et on évaporera la liqueur à une douce chaleur, jusqu'à ce qu'elle soit réduite au tiers de son volume. Dès qu'elle sera refroidie, on l'agitera pendant quelques minutes avec de l'alcool concentré, marquant 40 degrés à l'aréomètre, qui coagulera une nouvelle quantité de matière organique; et comme, après cette opération, l'émétique se trouvera en partie dans la liqueur, en partie dans le coagulum (1), il faudra le chercher dans l'un et dans l'autre. La liqueur sera filtrée, et traitée par un courant de gaz acide sulfhydrique, qui se comportera avec elle comme je viens de le dire en examinant le premier cas. Quant aux deux *coagulum* obtenus soit par le feu, soit par l'alcool, on les traitera par le procédé que M. Millon a fait connaître en juin 1846. Voici ce procédé : on introduit dans un ballon de verre, de la capacité d'un litre, 50 à 200 grammes de *coagulum* aussi divisé que possible; puis on ajoute de l'acide chlorhydrique pur et fumant jusqu'à ce qu'on en ait pris, en poids, la moitié de la matière organique. On abandonne le mélange sur un bain de sable chaud, qui ne doit pas néanmoins mettre l'acide en ébullition. Après cinq ou six heures de digestion, on chauffe davantage, et dès que le liquide bout, on y fait tomber du chlorate de potasse par petites pincées : on ajoute ainsi de 15 à 16 grammes de chlorate par 100 grammes de matière; cette addition, qui se fait en agitant le ballon, doit durer quinze minutes environ. Dès qu'elle est terminée, on filtre la liqueur bouillante. Le filtre retient une matière jaune ou brune, résinoïde, insoluble, variable suivant la nature du liquide organique ou des tissus. On lave le filtre et le produit insoluble avec un peu d'eau distillée, puis on plonge une lame d'étain dans la liqueur filtrée, qui est limpide et souvent incolore. Si l'antimoine est abondant, l'étain noircit fortement; dans le cas contraire, il se ternit

(1) Lorsqu'on verse de l'alcool à 40 degrés dans un *solutum* fait avec 4 grammes d'eau et 5 centigrammes d'émétique, tout le sel reste dans la liqueur, en sorte qu'on n'obtient point de précipité.

à peine et se recouvre de quelques points noirs. Quoi qu'il en soit, après un séjour de vingt-quatre heures dans la liqueur acide, on sépare la lame d'étain qui trempait, et dont l'épaisseur est déjà plus ou moins diminuée; on l'introduit dans un petit flacon, et on l'arrose avec une quantité d'acide chlorhydrique suffisante pour le dissoudre à froid; après quelques heures de contact, l'antimoine qui serait appliqué sur la lame d'étain ne sera pas dissous par l'acide chlorhydrique. On dissout cet antimoine dans l'acide chlorhydrique, additionné d'une ou deux gouttes d'acide azotique. La dissolution est enfin portée dans un appareil dit de Marsh.

TROISIÈME CAS. Au lieu d'opérer sur des liquides, on n'agit que sur les dépôts ramassés au fond de ces liquides, sur les matières solides vomies, ou sur celles qui ont été retirées du canal digestif. Après avoir desséché ces matières, on les traite comme il vient d'être dit.

Émétique se trouvant à la surface du canal digestif. Après avoir enlevé les matières contenues dans ce canal, on fera bouillir celui-ci pendant un quart d'heure environ avec de l'eau distillée, afin de dissoudre le tartre stibié qui pourrait exister à sa surface, à l'état solide ou liquide; le *solutum* filtré sera traité comme il vient d'être dit à l'occasion de l'émétique mêlé à des liquides alimentaires, etc. (Voy. p. 633.)

Émétique absorbé et contenu dans le résidu de l'ébullition du canal digestif, dans le foie, la rate, et les reins. Après avoir desséché ces viscères, on les traite par l'acide chlorhydrique, etc. (voy. p. 634).

On peut encore recourir avantageusement à l'azotate de potasse, et traiter ces organes comme je l'ai prescrit en parlant de l'acide arsénieux (voy. p. 497). La masse obtenue après la décomposition *complète* de l'azotate et de l'azotite de potasse sera traitée par 60 à 80 grammes d'eau distillée, qui dissoudra facilement et complétement le sulfate acide d'antimoine formé et une portion de sulfate de potasse; ce *solutum*, mis dans un appareil dit de Marsh, fournira aussitôt de l'antimoine métallique. La portion indissoute devrait également être introduite dans cet appareil, si, contre toute attente, le liquide n'avait point donné assez d'antimoine métallique pour caractériser celui-ci.

Émétique contenu dans l'urine. On évapore le liquide presque jusqu'à siccité, et on carbonise le produit par le tiers environ de son poids d'acide azotique concentré; on fait bouillir pendant quinze ou vingt minutes la cendre charbonneuse qui reste avec de l'acide chlorhydrique étendu de son poids d'eau. Le *solutum* filtré, et mis dans un appareil dit de Marsh, donne aussitôt de l'antimoine.

On voit que, dans aucun des cas précités, je n'ai eu recours à l'emploi de l'acide tartrique, conseillé tour à tour par MM. Turner et Devergie, dans le but de dissoudre le tartre stibié que des matières organiques auraient rendu insoluble; c'est qu'il n'y a aucun avantage à compliquer ainsi les opérations. Qu'importe, en définitive, que la préparation antimoniale se trouve dans les parties solubles ou insolubles? Il faudra toujours finir par en séparer l'antimoine métallique, et quand on aura celui-ci, on pourra le transformer facilement en sulfure d'antimoine : or le procédé de destruction que je propose pour atteindre ce but, en agissant sur les matières solides, est tellement simple, qu'il devient inutile de recourir à un autre; il n'est pas d'ailleurs exact de dire, comme l'a établi M. Devergie, que la réduction de l'antimoine dans l'appareil dit de Marsh ne permette d'établir aucune évaluation quantitative; rien n'est aisé comme de peser l'anneau antimonial condensé dans le tube C *x* (voy. p. 467), ou le sulfure d'antimoine provenant de l'action du gaz acide sulfhydrique sur cet antimoine préalablement dissous dans l'eau régale.

Émétique dans un cas d'exhumation juridique. Le 29 mars 1826, on mit dans un bocal à large ouverture, qu'on laissa exposé à l'air, 12 grammes de tartre stibié dissous dans deux litres d'eau, le quart d'un foie humain, et une portion d'un canal intestinal. Le 9 avril suivant, le mélange était déjà pourri. La liqueur filtrée se comportait avec l'acide sulfhydrique, l'acide sulfurique, l'eau de chaux, et la noix de galle, comme une dissolution d'émétique. Le 28 avril, l'acide sulfhydrique et les sulfures ne précipitaient plus la liqueur, preuve qu'elle ne contenait plus d'émétique, ou bien, si elle en renfermait, que la matière animale qui avait été dissoute empêchait ces réactifs d'en démontrer la présence; l'acide sulfurique et la noix de galle y faisaient naître un précipité blanc grisâtre, produit évidemment par l'action de ces réactifs sur la matière animale tenue en dissolution.

En filtrant cette liqueur, et en l'évaporant jusqu'à siccité à une douce chaleur, on obtenait une masse qui, étant agitée pendant quelques minutes avec de l'eau distillée tiède, fournissait une dissolution qui contenait de l'émétique, puisqu'on pouvait précipiter du sulfure d'antimoine par l'acide sulfhydrique. Le 6 juin de la même année, la liqueur ne renfermait plus d'émétique, car l'acide sulfhydrique n'agissait plus sur elle, lors même qu'on l'avait fait évaporer, et qu'on avait traité le produit par l'eau; mais alors les matières solides, desséchées et calcinées pendant un temps suffisant, fournissaient de l'antimoine métallique.

Le 18 juillet 1826, on a dissous dans 1 litre ½ d'eau 30 centigrammes de tartre stibié, que l'on a placé dans un bocal où il y avait environ le tiers d'un canal intestinal. Le 2 août suivant, l'acide sulfhydrique et les sulfures ne troublaient point la liqueur. Les matières solides, d'une odeur infecte, desséchées et calcinées pendant un temps suffisant, donnaient de l'antimoine métallique.

Il résulte des faits qui précèdent : 1° que le tartre stibié, mêlé avec des matières animales, se décompose au bout de quelques jours, de manière que l'acide tartrique soit détruit et l'oxyde d'antimoine précipité ; 2° qu'il est alors impossible de démontrer sa présence en traitant la liqueur par les réactifs que l'on met ordinairement en usage pour reconnaître les sels antimoniaux, mais que l'on peut retirer de l'antimoine métallique des matières solides, même au bout de plusieurs mois ; 3° que l'altération dont il s'agit est plutôt le résultat de l'action de l'eau et de l'air sur le sel, que des matières animales ; car l'expérience prouve qu'une dissolution de 12 grammes d'émétique dans 1 litre 1/2 d'eau distillée, exposée à l'air, éprouve la même décomposition, et qu'il n'est pas plus possible d'y démontrer la présence du sel antimonial au bout de trente à quarante jours en été, que dans une pareille dissolution à laquelle on aurait ajouté de l'albumine et de la gélatine.

Je ne terminerai pas sans faire connaître les principales conclusions du mémoire que j'ai lu sur ce sujet à l'Académie royale de médecine, le 10 mars 1840. On voit, disais-je : 1° qu'il est indispensable de recourir à l'extraction de l'antimoine, de la portion d'émétique qui aura été absorbée, lorsqu'on n'a pas trouvé le poison dans le canal digestif ou dans les autres parties sur lesquelles il avait été immédiatement appliqué, ou dans la matière des vomissements ; car, en se bornant à rechercher le tartre stibié dans l'estomac et les intestins, on court d'autant plus le risque de ne pas le découvrir, qu'il est très-facilement vomi, tandis que l'on pourra obtenir le métal d'une partie au moins de la portion qui aura été absorbée.

2° Qu'un rapport médico-légal devra être déclaré incomplet et insuffisant, par le seul fait *que, dans le cas indiqué,* on aura omis de rechercher le tartre stibié dans les tissus où il peut se trouver après avoir été absorbé, et notamment dans le foie.

3° Que si l'émétique est décomposé par le sang et par les organes dans lesquels il se rend, cette décomposition n'est pas complète, puisqu'en traitant ces organes par l'eau bouillante, on obtient un liquide très-sensiblement antimonial ; à la vérité, il ne serait pas impossible que l'acide tartrique seul fût décomposé, et que le tartre stibié fût réduit à de l'hypoantimonite de potasse soluble dans l'eau bouillante.

4° Que l'on peut déceler ce poison en traitant convenablement un des viscères de l'économie animale préalablement desséché, surtout lorsque ce viscère est un organe de sécrétion ; mais qu'il est préférable d'agir à la fois sur plusieurs d'entre eux, afin de se procurer une plus grande quantité d'antimoine métallique, et de le reconnaître plus facilement.

5° Qu'il pourrait cependant arriver, dans une expertise médico-légale, que l'on ne retirât aucune trace de ce métal en analysant les viscères, seuls ou réunis, parce que l'émétique ne séjourne que pendant un certain temps dans ces viscères, et que déjà il aurait pu les abandonner pour se mêler aux liquides des sécrétions; alors on pourrait obtenir une proportion notable d'antimoine en agissant convenablement sur ces liquides, et en particulier sur l'urine. (Voy. le travail de MM. Millon et Laveran, p. 634.)

6° Que l'extraction de l'antimoine métallique des viscères ou de l'urine des cadavres d'individus qui n'avaient pas été soumis à l'usage médicamenteux d'une préparation stibiée prouve d'une manière incontestable qu'il y a eu empoisonnement, à moins que cette préparation ne soit arrivée dans les organes par suite d'une imbibition cadavérique, puisque ni les viscères ni l'urine de ces individus, traités de la même manière, ne fournissent aucune trace d'antimoine.

Quel n'a pas dû être mon étonnement en voyant MM. Flandin et Danger venir à l'Institut, deux ans après la publication de mon mémoire, pour émettre, comme *faits nouveaux*, les idées et les résultats qui se trouvaient tout au long dans mon travail! A la vérité, tout dans la note de ces messieurs n'était pas du plagiat, puisqu'on y trouvait un mot nouveau, une contradiction, et plusieurs erreurs qui n'existaient pas dans mes écrits. La *localisation*, mot dont on ne s'était pas encore servi, était présentée comme une donnée précieuse, qui ouvrait une voie nouvelle aux recherches physiologiques et thérapeutiques. «*C'est* «*dans le foie*, plus spécialement, que l'on retrouve l'antimoine, di- «saient-ils; les préparations de ce métal sont portées dans cet organe, «où elles sont *localisées*: aussi *ne les trouve-t-on pas* dans les poumons, «pas plus que dans les systèmes nerveux, musculaire et osseux. Cette «découverte menait tout droit à la solution du problème concernant «les empoisonnements simulés.» Il m'était impossible de garder le silence et de ne pas réduire à leur juste valeur de pareilles prétentions; aussi adressai-je une note à la commission de l'Institut, chargée de rendre compte à l'Académie du travail de MM. Flandin et Danger. Dans cette note, je démontrai que j'avais fait voir le premier que les poisons *se concentrent particulièrement dans le foie*, où ils arrivent par les vaisseaux de la veine porte; que, dans les recherches médico-légales, l'expert doit choisir le foie de préférence, lorsqu'il sera appelé à déceler le poison qui aura pu être absorbé, et je m'élevai contre le *rapt* qui m'était fait de cette donnée physiologique importante; en un mot, tout en laissant à ces messieurs l'honneur d'avoir inventé un mot nouveau, je revendiquais la chose. On ne tarda pas à me répondre que je ne pouvais avoir aucun droit de priorité à cet égard, puisque ni dans les expertises que j'avais faites, ni dans les expériences que j'avais tentées sur les animaux, *je n'avais jamais agi sur le foie seul, et que j'avais constamment cherché les poisons absorbés dans les mélanges de plusieurs organes;* dès lors, disait-on, vous ne pouviez pas savoir si la proportion du toxique était plus forte dans le foie que dans un autre organe. Cette assertion était complétement fausse. J'écrivis à l'Académie des sciences pour lui signaler les nombreux passages de mes mémoires où l'on pouvait s'assurer que j'avais souvent expérimenté sur le *foie seul,* et que j'avais insisté sur la quantité notable de toxique qui existait dans cet organe par rapport à celle que l'on trouve dans les autres viscères. Le résultat de cette seconde réclamation fut d'amener les deux auteurs à convenir que, par le fait, ils me dépouilleraient de ma propriété, s'ils persistaient à s'approprier l'idée qui m'appartenait : aujourd'hui personne ne songe à l'attribuer à MM. Flandin et Danger. Mais je me hâte d'abandonner ces misérables questions de priorité, pour arriver à ce qu'il peut y avoir de sérieux dans le mémoire lu à l'Académie des sciences, le 13 juin 1842, par MM. Flandin et Danger; j'ai annoncé une contradiction et plusieurs erreurs. La *contradiction* consiste en ce que, après avoir dit, dans le corps du mémoire, que l'on a retiré de l'antimoine, par exception il est vrai, *des poumons et des systèmes nerveux et musculaire,* on établit, dans la quatrième conclusion, qu'on n'en trouve point dans ces organes. *Quant aux erreurs,* elles se pressent en foule; je me bornerai à en relever quelques-unes. 1° «Les poisons «sont portés de l'estomac au foie par la veine porte; ils séjournent là «pendant quelque temps, sans jamais entrer dans la circulation géné«rale; aussi n'en découvre-t-on pas la moindre trace dans le sang des «animaux empoisonnés que l'on saigne, ni dans le sang que l'on re«cueille après la mort, alors même que l'on a soumis à l'expérience la «totalité de ce sang.» Nier l'existence des toxiques dans le sang des animaux empoisonnés, c'est nier que le soleil éclaire; aussi, après la réclamation adressée par moi à l'Institut à ce sujet, avons-nous vu ces messieurs reconnaître que l'acide arsénieux et l'antimoine peuvent être extraits de ce liquide. La nouvelle théorie, réduite à néant par cet aveu, recevait au besoin un nouvel échec de ce fait important, savoir : que lorsqu'on applique de l'acide arsénieux, de l'émétique, un sel de morphine, etc., sur le tissu cellulaire de la partie interne de la cuisse, les animaux sont empoisonnés, et les toxiques absorbés; dira-t-on, dans ce cas, que ces toxiques arrivent au foie par les vaisseaux de la veine porte !!! 2° « L'antimoine est éliminé par l'urine, contrairement à «l'arsenic.» Il semblerait, d'après cet énoncé, qu'on ne doit plus trouver d'antimoine dans l'urine quelques heures après le commencement de l'empoisonnement ; or il est aisé de prouver, chez les chiens, que l'urine de ceux qui ont été empoisonnés par 10 centigrammes *seulement* d'émétique placé sous la peau de la cuisse fournit encore de l'antimoine au bout de six jours. 3° «La localisation des poisons est une «donnée *précieuse* pour résoudre la question des empoisonnements si- «mulés.» Je retourne la proposition, et je dis : La localisation des poisons, si l'on y avait égard, serait une donnée *funeste* pour résoudre la question des empoisonnements simulés. On sait que j'ai soulevé le premier la question des empoisonnements simulés ; j'ai fait voir que les poisons, introduits dans l'estomac ou dans le rectum, après la mort, se transportent à la longue, par l'effet d'une imbibition cadavérique, dans les organes éloignés du point où ils avaient été placés, et j'ai indiqué les moyens de distinguer si ces poisons avaient été mis en contact avec le corps de l'homme avant ou après la mort. MM. Flandin et Danger, tirant parti de cette découverte, ont cru pouvoir l'exploiter pour résoudre la question des empoisonnements simulés. Suivant eux, «les poisons introduits *pendant la vie* se localisent *dans le foie,* et ne se «trouvent pas indistinctement, du moins pour la plupart, dans les «autres tissus ; donc, si on en trouve dans les poumons, dans le cœur, «dans le cerveau, etc., c'est qu'ils y ont été portés par imbibition *après* «*la mort.*» Il suffit du plus léger souffle pour renverser une pareille théorie. Supposons qu'il s'agisse d'un empoisonnement par l'acide arsénieux : les poumons, le cœur, la rate, les reins, les muscles, etc., *traités séparément,* fourniront de l'arsenic ; direz-vous que ce toxique a été porté dans ces organes par suite de l'imbibition qui aurait eu lieu après la mort ? Vous pourriez vous tromper grossièrement. S'agit-il de l'émétique, vous avouez vous-mêmes que vous avez trouvé quelquefois de l'antimoine dans les poumons des animaux que vous aviez tués avec ce sel. Eh bien ! direz-vous qu'il y a eu imbibition après la mort, parce que ce métal a été décelé ailleurs que dans le foie ? Au surplus, le travail de MM. Millon et Laveran ne réduit-il pas à néant votre fabuleuse élucubration ? (voy. p. 627) (1).

(1) Voici les conclusions du travail de MM. Flandin et Danger, et la note qu'elles provoquèrent de ma part.

« 1° Il est facile de déceler l'antimoine uni en faibles proportions aux matières animales ; nous sommes arrivés à le recueillir avec la même précision que l'arsenic.

DES OXYDES D'ANTIMOINE.

Les *oxydes d'antimoine* obtenus en calcinant l'antimoine métallique, en chauffant ce métal avec l'acide azotique, etc., se revivifient facile-

---

« 2° Le procédé qui nous a donné les meilleurs résultats est le suivant : désorganiser les matières animales par l'acide sulfurique ; au moment de la liquéfaction, ajouter de l'azotate de soude ; terminer la carbonisation et reprendre le charbon desséché par l'eau aiguisée d'acide tartrique. Le liquide est soumis aux investigations ultérieures propres à caractériser l'antimoine.

« 3° Dans le cas d'empoisonnement par l'arsenic compliqué par la présence de l'antimoine, l'appareil que nous avons proposé pour la recherche de l'arsenic nous a paru simplifier et faciliter les opérations propres à séparer les deux corps.

« 4° Contrairement à l'arsenic, l'antimoine est facilement éliminé par les urines. Dans le cas d'empoisonnement par les préparations antimoniales, c'est dans le *foie* que l'on retrouve plus spécialement l'antimoine. *On ne le retrouve* pas dans les poumons, non plus que dans les systèmes nerveux, musculaire et osseux (1).

« 5° Le fait de la localisation des poisons est une donnée précieuse pour résoudre certaines questions médico-légales, les questions d'empoisonnements simulés, par exemple.

« 6° Ce fait nous paraît devoir ouvrir une voie nouvelle aux recherches physiologiques et thérapeutiques. » (*Comptes rendus des séances de l'Institut*, 13 juin 1842.)

Note adressée par moi à l'Institut, le 6 juillet 1842. J'avais déjà établi dans mon *mémoire* sur le tartre stibié, lu à l'Académie royale de médecine le 10 mars 1840 :

1° Qu'il est aisé de déceler l'antimoine uni en faibles proportions aux matières animales... (3e conclusion, p. 636);

2° Qu'on trouve plus spécialement l'antimoine dans le *foie*, et que les poumons et le cœur en renferment à peine (voy. expérience 7, p. 618, et la conclusion 6, p. 637).

J'étais tellement convaincu que c'est particulièrement dans le foie que l'on trouve les poisons qui ont été absorbés, que dans mes travaux ultérieurs sur les sels de *plomb*, de *bismuth*, d'*étain*, d'*argent*, d'*or*, de *zinc* et de *mercure*, publiés dans les numéros de juin et de juillet 1842 du *Journal de chimie médicale*, il ne m'est jamais arrivé de les chercher dans les poumons, ni dans le cœur, ni dans les muscles ; constamment je me suis borné à l'examen du *foie*, de la rate et de l'urine, et parfois des *reins*.

3° Que s'il est vrai que l'acide arsénieux s'échappe du sang, puis des viscères, pour se mêler aux liquides sécrétés, cet effet n'a pourtant pas lieu, *ni à beaucoup près*, aussi rapidement qu'on pourrait le croire.

Et je disais à cet égard : « Quoi qu'il en soit, il est curieux, sans que cela puisse surprendre, de voir l'émétique et l'acide arsénieux, après avoir été abandonnés

(1) Je ferai observer à cet égard que, dans le corps de leur mémoire, MM. Flandin et Danger disent, au contraire, avoir trouvé l'antimoine, par exception, il est vrai, dans ces mêmes tissus. J'avais déjà fait voir que les poumons en fournissent quelquefois une très-petite proportion. Il importe d'autant plus de signaler cette contradiction, qu'elle suffit à elle seule pour réduire à néant la 5e conclusion, celle qui est relative à la localisation des poisons.

ment lorsqu'on les chauffe avec du charbon dans un creuset de terre; ils sont insolubles dans l'acide azotique; mis en contact avec l'acide chlorhydrique, ils se dissolvent et donnent un chlorure précipitable en blanc par l'eau, et en rouge plus ou moins foncé par l'acide sulfhy-

---

par le sang, et déposés dans les divers tissus de l'économie animale, *rester beaucoup plus longtemps et en plus forte proportion dans les organes sécréteurs* que dans les autres, avant qu'ils aient été complétement éliminés de ces viscères pour se mêler aux liquides sécrétés. Mais ce qui me paraît plus important comme fait physiologique, ainsi que je le démontrerai plus tard, c'est la différence *notable* que présentent ces deux poisons, et que présenteront, je n'en doute pas, plusieurs autres, sous le rapport du temps pendant lequel chacun est gardé par nos organes. »

J'avais également prévu le cas où du tartre stibié aurait été administré à une personne empoisonnée par l'acide arsénieux, et où il faudrait séparer l'antimoine de l'arsenic, sous forme de taches ou d'anneau, d'un composé de ces deux métaux; et dès l'année 1840, j'avais indiqué dans mes écrits et dans mes cours les moyens de procéder à cette analyse (*Almanach général de médecine*, année 1841, p. 16, et cours fait à la Faculté dans l'hiver de 1841 à 1842; voy. aussi la page 479).

Si MM. Flandin et Danger s'étaient bornés à rappeler ces données, je me garderais bien de dérober quelques instants à la commission pour l'occuper d'une question de priorité; mais il n'en est pas ainsi : ces messieurs pensent pouvoir appliquer à la médecine légale le fait qu'ils désignent sous le nom de *localisation des poisons*, et ils citent notamment la question des empoisonnements simulés. Persuadé qu'il serait dangereux d'adopter cette proposition, je demande à la commission la permission de lui adresser quelques réflexions qui ne seront peut-être pas sans intérêt.

La *localisation des poisons*, telle que la conçoivent MM. Flandin et Danger, apporte à la théorie de l'absorption, si bien établie par les travaux de MM. Magendie, Fodera, etc., une modification notable; en effet : d'après ces physiologistes, l'absorption est un phénomène purement physique, et les poisons introduits dans l'estomac sont portés par le mouvement circulatoire dans *tous les organes*, sans qu'il y ait lieu d'admettre une action quelconque de la part de ces organes sur les poisons; tandis que MM. Flandin et Danger supposent que les substances vénéneuses agissent sur les éléments de ces mêmes organes, à raison de la constitution de ceux-ci et de la vitalité des sujets. Cette hypothèse a été évidemment imaginée pour expliquer ce fait, savoir que l'on retire beaucoup plus d'antimoine du foie que des autres tissus, dans lesquels on n'en trouve même pas du tout dans beaucoup de circonstances; mais il est aisé de démontrer que ces phénomènes peuvent s'expliquer autrement et sans porter atteinte à la théorie généralement admise de l'absorption.

Le foie en effet reçoit le premier, à l'aide des vaisseaux qui forment la veine porte, la presque totalité de la substance toxique; ce viscère, d'ailleurs *très-vasculaire*, est un organe de sécrétion, et dans lequel le sang circule lentement; cela étant, on conçoit déjà pourquoi on trouve une plus grande quantité de substance vénéneuse dans ce viscère que dans ceux que le sang traverse rapidement, tels que les poumons, et pourquoi elle y reste plus longtemps. J'ajouterai

drique; mis dans un appareil dit de Marsh, ils fournissent de l'antimoine métallique. Ces caractères suffisent pour distinguer ces oxydes de tous les corps avec lesquels ils pourraient être confondus. Leurs propriétés vénéneuses sont assez énergiques.

---

qu'en général le sang ne tarde pas à se dépouiller, par la voie des reins, des poisons qu'il avait charriés, et qu'il ne serait pas impossible qu'à l'instar de ces derniers organes, le foie fût aussi un centre d'élimination. Toujours est-il que, d'après cette manière de voir, ce ne serait pas en vertu d'une action, en quelque sorte élective, de la part des organes, que se ferait le dépôt de la substance vénéneuse; mais bien par suite de la constitution anatomique de ces organes, dont les uns, à la fois très-vasculaires et d'élimination, retiendraient plus longtemps les poisons que d'autres, qui seraient dans des conditions contraires. Tel est le développement que je crois devoir donner aux idées déjà émises par moi, lorsque j'ai tant insisté sur l'énorme proportion d'antimoine, d'arsenic, etc., que l'on décèle dans le *foie* et dans les *reins*, comparativement à celle que l'on découvre dans les autres viscères, dans le tissu musculaire, etc.

Quoi qu'il en soit de ces hypothèses, ce qu'il importe d'établir, c'est le danger qu'il y aurait à les appliquer à la solution de la question des empoisonnements *simulés*. En soulevant, le premier, cette question, je disais que les substances vénéneuses introduites dans le canal digestif après la mort se transportent à la longue, par l'effet d'une imbibition cadavérique, dans les organes éloignés du point où elles avaient été placées, et j'indiquais les moyens de distinguer si leur application avait eu lieu pendant la vie ou après la mort. (*Mémoire sur l'empoisonnement par les sels de cuivre*, p. 185.)

MM. Flandin et Danger, partant de ce point que, lorsque l'empoisonnement a eu lieu, les poisons peuvent être décelés dans le *foie* et non dans les poumons, les muscles, etc., tandis que si les poisons ont été injectés dans le canal digestif après la mort, on les découvre dans *tous les organes* au bout d'un certain temps, croient sans doute possible de trancher la question, et de décider qu'il y a simulation toutes les fois que l'on découvrira la substance vénéneuse dans un organe où, suivant eux, elle ne se trouve pas quand le poison a été pris pendant la vie. Si telle est l'application qu'ils entendent faire, il est aisé de la combattre par le seul fait de la *possibilité*, qui résulte de leurs expériences mêmes, de constater *quelquefois et par exception* la présence d'un poison dans tels organes qui n'en renferment pas habituellement, si le poison a été donné pendant la vie. Ainsi admettons que dans une espèce les *poumons* renferment une petite quantité d'antimoine; dira-t-on que l'empoisonnement est simulé parce qu'on n'aurait pas retiré ce métal des poumons, s'il y avait réellement eu empoisonnement? On se tromperait étrangement dès qu'il résulte de mes expériences et même de celles de MM. Flandin et Danger que dans certains cas d'intoxication par l'antimoine, on a retiré de ces organes une quantité quelconque de ce métal.

L'expérience prouve d'ailleurs que les poisons, même dissous, n'arrivent dans beaucoup de nos organes, et notamment dans les poumons, par l'effet de l'imbibition, que *longtemps après la mort*, ce qui réduirait considérablement le nombre des applications possibles, en supposant qu'elles fussent fondées.

Je ne terminerai pas cette note sans appeler l'attention de la commission sur l'élimination plus ou moins facile de l'arsenic et de l'antimoine par l'urine. On se

DU VERRE D'ANTIMOINE.

Le verre d'antimoine est formé de protoxyde d'antimoine, de protosulfure de ce métal, et d'acide silicique; il contient ordinairement aussi du fer, du manganèse, et de l'alumine. Il est transparent, et lorsqu'on l'introduit dans un appareil dit de Marsh, il est désoxydé et fournit de l'antimoine métallique. Traité par l'acide chlorhydrique à la température de 50 à 60°, il se dissout en entier, à moins qu'il ne contienne une très-grande quantité d'acide silicique; la dissolution, composée principalement de chlorure d'antimoine, précipite par l'eau un oxychlorure d'antimoine blanc, et par l'acide sulfhydrique, du sulfure d'antimoine orangé ou rouge.

Le verre d'antimoine peut occasionner des accidents plus ou moins fâcheux : *Cognita nobis sunt aliquot exempla,* dit Hoffmann, *ubi vitrum antimonii in substantia propinatum, præsertim, cum jam prima regio spasmis obnoxia fuit, non secus ac arsenicum intra aliquot horas mor-*

---

tromperait si l'on croyait que l'antimoine est toujours assez promptement expulsé par cette voie pour que l'urine n'en contienne plus quelques heures après l'intoxication, car j'ai encore pu constater au bout de six jours la présence de ce métal dans l'urine de quelques chiens que j'avais empoisonnés avec dix centigrammes de tartre stibié appliqué sur la cuisse (expériences 141 et 142 du *Mémoire sur le traitement de l'empoisonnement,* p. 71).

On se tromperait également, si l'on pensait que, dans l'empoisonnement par l'acide arsénieux, l'urine tarde longtemps à charrier de l'arsenic, car l'expérience démontre que l'on y a quelquefois trouvé ce métal une heure après l'intoxication. Ce n'est donc pas en ayant égard *seulement* au moment où l'urine commence à fournir des traces d'arsenic ou d'antimoine que l'on pourra juger de la plus ou moins grande facilité d'élimination, mais bien en appréciant la quantité de métal expulsé avec l'urine dans un temps donné, ainsi que la durée de l'excrétion arsenicale ou antimoniale.

MM. Flandin et Danger attribuent surtout la différence dont je m'occupe à ce que, dans l'empoisonnement aigu déterminé par l'acide arsénieux, les animaux n'urinent pas. C'est une erreur grave insérée dans leur mémoire sur l'arsenic, et contre laquelle je n'ai cessé de m'élever. Je joins ici les résultats de nombreuses recherches qui ne laisseront aucun doute à cet égard (*Mémoire sur le traitement de l'empoisonnement*). J'adresse également à la commission un résumé des investigations récentes et encore inédites, auxquelles s'est livré M. Delafond, professeur à l'École d'Alfort, pour éclairer cette question, et qui prouve, entre autres faits, qu'un cheval qui avait pris 30 grammes d'acide arsénieux, et qui vécut quarante-trois heures et demie, rendit 3 litres 45 centilitres d'urine arsenicale, quoiqu'on ne lui eût administré aucune boisson. Sans doute la sécrétion urinaire est ralentie et moins considérable dans les cas d'intoxication arsenicale; mais elle est loin d'être suspendue, comme l'ont dit MM. Flandin et Danger.

Paris, 5 juillet 1842.

ORFILA.

tem intulit, præcedentibus omnibus signis ac symptomatibus quæ propinatum venenum indicant et sequuntur (1). Cet auteur célèbre rapporte l'observation d'un individu atteint de fièvre intermittente, à qui on fit prendre du verre d'antimoine quelques instants avant l'accès : des vomissements abondants, des déjections alvines fréquentes, des convulsions, un tremblement général et une grande anxiété, tels furent les symptômes qui se manifestèrent et qui cessèrent pendant le stade de la chaleur. Le lendemain, tourmenté par un nouvel accès, le malade succomba aux accidents développés par le poison. A l'ouverture du cadavre, on trouva l'estomac enflammé et sphacelé (2).

DU KERMÈS MINÉRAL ET DU SOUFRE DORÉ D'ANTIMOINE.

Le kermès, connu aussi sous les noms d'*oxyde d'antimoine hydrosulfuré brun*, d'*oxysulfure d'antimoine hydraté*, est un mélange de protoxyde et de sulfure d'antimoine. Sa couleur rouge brune est d'autant plus foncée, toutes choses égales d'ailleurs, qu'il a été mieux préservé du contact de la lumière. Lorsqu'on l'introduit dans un appareil dit de Marsh, même en proportion excessivement minime, il se décompose et donne de l'antimoine métallique. Il est insoluble dans l'eau. Si on le fait bouillir avec une assez grande quantité de dissolution de potasse caustique, il se décompose sur-le-champ, perd sa couleur, et se transforme en protoxyde blanc d'antimoine insoluble, et en un liquide qui n'est autre chose que du polysulfure de potassium, tenant un peu d'oxyde d'antimoine en dissolution : on peut s'assurer que ce liquide renferme du protoxyde d'antimoine en le mêlant avec quelques gouttes d'acide azotique; sur-le-champ cet acide s'unit à la potasse, et on voit paraître un précipité d'un jaune plus ou moins rougeâtre, composé de sulfure d'antimoine.

Le soufre doré d'antimoine, composé comme le kermès, si ce n'est qu'il contient plus de soufre, offre une couleur *jaune rougeâtre*, et se comporte comme lui avec les agents précités.

Ces deux médicaments, surtout le dernier, sont nuisibles lorsqu'ils sont administrés inconsidérément. On a vu le soufre doré produire des vomissements abondants, des selles copieuses, et l'inflammation d'une portion du canal digestif.

---

(1) Friderici Hoffmanni *Opera omnia*, t. I, pars II, cap. 2, *de Venenis*, p. 197 ; Genevæ, 1761.

(2) *Idem*, pars II, cap. 5, p. 213.

DU PROTOCHLORURE D'ANTIMOINE (BEURRE D'ANTIMOINE).

Il est sous forme d'une masse épaisse graisseuse, incolore, qui jaunit à l'air, demi-transparente, et d'une causticité extrême ; il attire l'humidité de l'air, et donne un liquide dense, oléagineux, très-caustique aussi, qui n'a rien laissé précipiter. Mis dans l'eau, il est décomposé et transformé en oxychlorure d'antimoine blanc insoluble ; une portion de ce précipité reste dissoute dans l'acide chlorhydrique qui s'est formé par suite de la décomposition de l'eau ; le liquide surnageant l'oxychlorure précipité fournit avec l'acide sulfhydrique du sulfure d'antimoine orangé. Enfin il suffit d'introduire dans un appareil dit de Marsh une petite quantité de protochlorure d'antimoine (beurre), pour obtenir au bout de quelques instants de l'antimoine métallique sous forme de taches ou d'anneau.

Le beurre d'antimoine agit sur l'économie animale à la manière des caustiques les plus puissants.

Observation. — Le 14 novembre 1842, M. Houghton fut appelé pour donner des soins à un jeune garçon de dix-sept ans qui avait avalé du beurre d'antimoine, et qui présentait les symptômes suivants : la face est pâle et décomposée, les yeux enfoncés dans leurs orbites, les pupilles dilatées et immobiles, la peau pâle et froide, la langue nette ; la bouche pleine d'un mucus épais, visqueux, et transparent ; des nausées, des vomissements ; le pouls à 80 pulsations par minute, petit, mais rhythmique ; la respiration difficile ; de la somnolence. Avant de répondre aux questions qui lui sont adressées, il veut qu'on le soulève, et alors il répond avec justesse ; une douleur forte et brûlante se fait sentir dans le gosier ; elle augmente par les mouvements de déglutition, et se prolonge jusqu'à l'estomac, bien qu'avec une moindre intensité.

La mère de ce petit malade avait acheté du vin d'antimoine pour lui faire prendre un vomitif, probablement sans que cette médication fût indiquée. Elle disait lui en avoir administré une cuillerée à thé dans une tasse d'eau, deux heures avant l'arrivée de M. Houghton. Immédiatement après cette ingestion, l'enfant avait éprouvé des nausées et de l'aphonie pendant quelques instants. Il vomit d'abord, puis il fit de nouveaux efforts de vomissements, sans qu'ils fussent suivis d'aucun résultat ; seulement quelques gorgées d'eau de gruau furent rejetées aussitôt que prises. Il se plaignit ensuite de douleur de gosier.

Le père dégusta le vin d'antimoine, et comme il lui trouva un goût tout différent de celui qu'il devait avoir, il vint sans retard réclamer l'assistance de l'auteur.

Ce praticien fit prendre au jeune malade du lait, du café, du blanc d'œuf, et une mixture d'eau et de chaux ; il fit poser huit sangsues à l'épigastre, et prescrivit des applications chaudes sur tout le corps. Craignant que l'enfant n'eût pris un narcotique étendu dans un acide, il conseilla à la mère de ne pas le laisser dormir trop longtemps; ce ne fut que plus tard qu'il parvint à reconnaître que les accidents avaient été occasionnés par du beurre d'antimoine.

Le lendemain, 15 novembre, la face était tuméfiée, la langue nette, la bouche encore pleine de mucus; il n'y avait pas eu de selles; la peau était chaude et sèche, le pouls fréquent; la somnolence avait disparu; la douleur n'existait plus que dans le gosier, et il n'y avait pas de sensibilité dans l'estomac ni dans le ventre; l'arrière-bouche était marbrée de taches d'un rouge clair. M. Houghton ordonne une émulsion d'huile de ricin, des fomentations autour du cou, l'inhalation de vapeurs aqueuses, et l'usage d'un gargarisme simple.

Le 16, tous les symptômes avaient diminué; il y avait eu une évacuation alvine à la suite d'un lavement. (*Journ. de chim. méd.*, année 1843.)

DE L'OXYCHLORURE D'ANTIMOINE.

Il est blanc, insoluble dans l'eau, et soluble dans l'acide chlorhydrique; l'acide sulfhydrique donne avec lui, qu'il soit dissous ou solide, du sulfure d'antimoine orangé; il fournit bientôt de l'antimoine sous forme de taches ou d'anneau, quand on l'introduit dans un appareil dit de Marsh.

Olaüs Borrichius rapporte qu'un marchand de Copenhague, qui souffrait depuis longtemps des douleurs de goutte et d'une grande faiblesse dans les genoux, se mit entre les mains d'un chirurgien de vaisseau, qui lui persuada qu'il ne guérirait jamais de ses infirmités sans la salivation. Il prit donc, de l'avis de ce chirurgien, quelques doses un peu fortes de mercure de vie (oxychlorure d'antimoine), qui le purgèrent violemment par haut et par bas, et qui lui causèrent ensuite une salivation si considérable, qu'il tomba enfin dans un état d'épuisement et de faiblesse qu'on ne saurait imaginer. Appelé vers la fin de juillet, il le trouva froid comme de la glace, quoiqu'il y eût un grand feu dans sa chambre; son pouls était imperceptible, il respirait avec une extrême difficulté; il jouissait cependant de toutes ses facultés intellectuelles. Il mourut dans la nuit (1).

DU VIN ANTIMONIÉ.

Le vin antimonié porte aussi le nom de *vin émétique*. Sa composition varie suivant la manière dont il a été préparé : ordinairement on l'ob-

(1) *Acta medica philosophica Hafniensia*, vol. V, obs. 52, p. 141, ann. 1677.

tient en faisant digérer pendant dix à douze jours 130 grammes de verre d'antimoine dans 1 kilogramme de vin de Malaga ou de tout autre vin blanc. Les acides tartrique, malique et acétique, contenus dans le vin, dissolvent une certaine quantité d'oxyde d'antimoine, auquel ce médicament doit ses principales propriétés.

Ce vin antimonié est d'une couleur jaune, d'autant plus foncée qu'il est plus concentré, au point qu'il paraît rouge lorsqu'il est dans un grand état de concentration; sa saveur est douceâtre et légèrement styptique. Il est transparent ; cependant, lorsqu'il n'a pas été filtré, il est trouble, et il jouit alors de propriétés médicales beaucoup plus énergiques. Il rougit fortement la teinture de tournesol. Si on le met dans une cornue de verre à laquelle on adapte un ballon, et qu'on chauffe graduellement cette cornue, on obtient dans le récipient de l'alcool, et il reste un liquide épais, composé des différents principes fixes du vin et des sels antimoniaux; ce liquide, mis dans un appareil dit de Marsh aussi bien que le vin antimonié lui-même, donne de l'antimoine métallique. Le vin antimonié ne précipite point par l'eau. Si l'on fait passer du gaz acide sulfhydrique dans une grande quantité de vin émétique, on obtient un précipité rouge foncé (sulfure d'antimoine). L'acide sulfurique le précipite sur-le-champ; le dépôt est d'une couleur jaune foncée, tirant légèrement sur le gris. L'infusion alcoolique de noix de galle se comporte avec cette liqueur comme avec la dissolution de tartre émétique; elle la précipite en blanc sale.

Ces caractères suffisent pour distinguer le vin antimonié de toutes les autres préparations médicinales. Il arrive quelquefois que le vin émétique soumis à l'analyse se comporte un peu différemment avec les réactifs dont je viens de faire mention : cet effet dépend de la nature du vin qui entre dans sa composition, de la quantité d'oxyde d'antimoine qu'il tient en dissolution, et de la manière dont il a été préparé. Dans ce cas, on doit avoir recours à deux des caractères que j'ai fait connaître, et qui sont toujours constants : 1° la possibilité d'obtenir de l'alcool par la distillation de ce médicament; 2° la séparation de l'antimoine métallique du résidu de cette distillation, à l'aide de l'appareil dit de Marsh.

Si le vin émétique a été préparé en faisant dissoudre du tartrate de potasse antimonié dans du vin blanc, ses propriétés différeront un peu de celles dont je viens de parler; mais il sera toujours aisé de le reconnaître, en ayant égard à tout ce qui précède et aux caractères du tartre stibié (voy. page 632).

Le vin antimonié jouit des propriétés délétères les plus énergiques; aussi ne l'emploie-t-on en médecine que sous forme de lavement, depuis

8 jusqu'à 130 grammes. Je vais rapporter deux observations d'empoisonnement par ce liquide mêlé avec une certaine quantité de verre d'antimoine.

Observation Ire. — On lit dans Manget, qu'une femme laissa digérer pendant une heure quelques décigrammes de verre d'antimoine dans du vin blanc, et qu'elle avala le lendemain matin le liquide et la portion de verre qui n'avait pas été dissoute. Le poison ne produisit d'abord aucun accident; mais il détermina ensuite des vomissements abondants et si violents, que, ne pouvant plus se soutenir, elle tomba par terre. Son mari la trouva dans cette situation, avec les membres froids et roides comme si elle était morte; il employa différents moyens excitants pour la faire revenir, et enfin il parvint à lui rendre la respiration en jetant de l'eau froide sur sa figure. Quand elle eut recouvré l'usage de ses sens, elle ne cessa cependant pas de vomir et d'être agitée par des mouvements convulsifs, jusqu'à ce qu'une boisson abondante de bouillon eût surmonté l'action violente de ce poison; mais elle resta longtemps faible. Lorsqu'elle commençait à reprendre des forces, elle fut atteinte d'une douleur très-vive au pied droit; le lendemain, la gangrène s'en empara : on en fit l'amputation à environ 6 centimètres du genou. Elle était presque guérie des suites de l'amputation, lorsqu'il se manifesta, dix-sept jours après l'empoisonnement, un catarrhe suffocant qui la fit périr peu après (1).

A l'ouverture, on trouva que les poumons adhéraient fortement à la plèvre, principalement du côté droit; ils étaient tachetés; les bronches étaient remplies dans toute leur étendue d'un mucus écumeux. Les cavités de la poitrine contenaient beaucoup d'eau dans l'endroit où les poumons étaient libres. Le cœur renfermait des concrétions polypeuses; l'estomac était distendu; le foie, d'une couleur jaune, un peu bigarrée, adhérait au diaphragme dans quelques endroits; la rate était plus volumineuse qu'à l'ordinaire.

Observation II. — Fabrice de Hilden dit qu'une femme qui se plaignait de douleurs à l'estomac prit en deux fois, par ordre du médecin, une potion qui n'était autre chose que du vin dans lequel on avait mis du verre d'antimoine. La première dose occasionna des vomissements abondants et répétés, qui furent encore plus considérables lorsqu'elle avala la seconde portion. La malade devint sourde de l'oreille droite (2).

---

(1) Manget, *Biblioth. medic.*, t. IV, lib. XVIII, p. 449; Genevæ, 1639.

Sans prétendre expliquer l'affection gangréneuse du pied droit, que l'on pourrait peut-être attribuer au froid glacial des extrémités, je crois que l'affection thoracique a pu être le résultat de l'irritation occasionnée sur les poumons par la préparation antimoniale : du moins cette opinion me paraît extrêmement probable, d'après les faits nombreux rapportés par M. Magendie, dans son premier mémoire sur l'émétique.

(2) Fabricii Hildani, ouvrage cité, cent. 5, obs. 12, p. 233; Lugduni, 1641.

DES AUTRES PRÉPARATIONS ANTIMONIALES.

Les hypoantimonites, les antimonites, les antimoniates, l'antimoine diaphorétique lavé et non lavé, la matière perlée de Kerkringius, le foie d'antimoine, le safran de mars ou *crocus metallorum,* etc., sont autant de préparations vénéneuses contenant toutes une plus ou moins grande quantité d'un composé d'oxygène et d'antimoine uni à d'autres matières.

On peut extraire l'antimoine métallique de ces diverses préparations en les introduisant dans un appareil dit de Marsh; on pourrait encore en extraire l'antimoine en les chauffant à une température rouge avec du charbon dans un creuset; on pourrait aussi les traiter par l'acide chlorhydrique bouillant, afin d'obtenir du chlorure d'antimoine, qu'il serait aisé de reconnaître; la présence de ce métal suffit seule pour prononcer dans un cas d'empoisonnement. Je ne m'étendrai pas davantage sur l'histoire de ces préparations, dont la plupart sont bannies aujourd'hui de la matière médicale, et qui sont rarement, pour ne pas dire jamais, l'objet des recherches médico-légales.

DES VAPEURS ANTIMONIALES.

Les individus exposés à l'action des vapeurs antimoniales éprouvent une grande difficulté de respirer, un serrement à la poitrine, accompagné d'une toux plus ou moins sèche, et qui n'est souvent que le prélude d'une hémoptysie; ils sont sujets à des coliques et au dévoiement. Fourcroy parle de cinquante personnes chez lesquelles tous ces symptômes se développèrent dix ou douze heures après avoir respiré les vapeurs du sulfure d'antimoine qu'on avait fait détoner avec du nitre. M. Lohmerer a vu quatre individus qui étaient fréquemment exposés à des émanations antimoniales, dans un établissement où l'on préparait en grand du tartre stibié, du beurre et du verre antimonié, où l'on fondait de la poudre d'Algaroth, et où il se dégageait surtout des vapeurs d'acide antimonieux, d'acide antimonique et de chlorure d'antimoine. Il a observé les symptômes suivants: douleurs de tête, difficulté de respirer, point de côté et douleur pongitive dans le dos, râle muqueux et sifflement dans la poitrine, expectoration difficile de quelques grumeaux tenaces, insomnie, sueurs abondantes et abattement général, anorexie, diarrhée, dysurie avec écoulement de mucosités causant un sentiment de brûlure dans l'urèthre, flaccidité de la verge, dégoût du coït, et même impuissance complète; pustules sur différentes parties du corps, mais principalement sur les cuisses et sur le scrotum; douleurs dans les testicules, atrophie de ces organes ainsi que du pénis. (*Journal de chimie médicale*, année 1840, p. 629.)

Il n'est pas douteux que l'action prolongée de ces vapeurs ne puisse amener la mort; mais il n'est pas encore démontré que les accidents dont il vient d'être fait mention ne soient dus, en partie du moins, aux vapeurs *arsenicales* que fournissent la plupart des antimoines du commerce, lorsqu'ils sont chauffés ou traités par quelques agents énergiques.

M. Lohmerer conseille les antiphlogistiques, le lait, et plus tard l'opium, le tannin, et surtout le quinquina à l'intérieur et en lotion.

DE L'ÉMÉTINE.

Les nombreux rapports qui existent entre les symptômes et les lésions de tissu développées par le tartre stibié et l'émétine m'engagent à placer ici l'histoire de cette substance alcaline, découverte par Pelletier dans le *cephælis ipecacuanha*, dans le *psycothria emetica*, et dans le *viola emetica*.

L'émétine pure est composée d'oxygène, d'hydrogène, de carbone et d'azote; elle est pulvérulente, d'un blanc quelquefois jaunâtre, légèrement amère et très-peu soluble dans l'eau, quoiqu'elle se dissolve plus facilement que la morphine et la strychnine. Elle est très-fusible et se liquéfie vers le 50e degré du thermomètre centigrade. Mise sur les charbons ardents, elle se tuméfie, se décompose, et laisse un charbon très-léger et spongieux. Exposée à l'air, elle s'y colore légèrement sans éprouver d'autre altération; elle se dissout très-bien dans l'alcool, et la dissolution ramène *au bleu le papier de tournesol rougi par un acide*. Elle est peu soluble dans l'éther. Tous les acides minéraux la dissolvent, et forment des sels dont la noix de galle précipite des flocons abondants d'un blanc sale.

La substance décrite sous le nom d'*émétine*, en 1817, par MM. Pelletier et Magendie, est composée d'émétine, d'un acide et d'une matière colorante. Administrée à la dose de 5, 10 ou 15 centigrammes, elle détermine des vomissements plus ou moins violents. Introduite dans l'estomac des chiens depuis 30 jusqu'à 50 centigrammes, elle commence par occasionner des vomissements qui se prolongent plus ou moins, et auxquels succède un état d'assoupissement; au bout de douze ou quinze heures, les animaux succombent, et l'on découvre, comme avec l'émétique, une violente inflammation du tissu propre du poumon et de la membrane muqueuse du canal digestif, depuis le cardia jusqu'à l'anus. On observe des effets pareils lorsque l'émétine dissoute dans une petite quantité d'eau est injectée dans la veine jugulaire, dans la plèvre, dans l'anus, ou dans le tissu des muscles. M. Magendie pense que l'*émétine pure* est trois fois plus active que celle dont je parle.

Le meilleur moyen de s'opposer aux effets vénéneux de ces substances consiste à faire prendre une légère décoction de noix de galle, qui a la propriété de la décomposer (*Recherches chimiques et physiologiques sur l'ipécacuanha,* par MM. Magendie et Pelletier; *Journal de pharmacie,* 1817, n° 4).

La violette (*viola odorata* de L.) renferme dans toutes ses parties, et notamment dans la racine, d'après un travail de M. Boullay, un principe alcalin comparable par ses propriétés à l'émétine, dont il diffère seulement par une moindre solubilité et une plus grande âcreté, et qui a reçu le nom de *violine* ou d'*émétine indigène*. Introduite dans l'estomac, ou appliquée sur le tissu cellulaire sous-cutané des chiens à la dose de 30 à 50 centigrammes, la violine occasionne la mort dans l'espace de vingt-quatre à quarante-huit heures.

Des préparations mercurielles.

DU BICHLORURE DE MERCURE (SUBLIMÉ CORROSIF).

Action sur l'économie animale.

EXPÉRIENCE Ire. — Brodie a injecté dans l'estomac d'un lapin, au moyen d'une sonde de gomme élastique, 30 centigrammes de sublimé corrosif dissous dans 24 grammes d'eau distillée : trois minutes après l'injection, l'animal, sans avoir éprouvé la moindre souffrance, est devenu insensible; il a eu quelques mouvements convulsifs, et il est mort quatre minutes et demie après que l'injection avait été faite. On a remarqué après la mort un tremblement des muscles volontaires, qui a duré pendant quelque temps. A l'ouverture du thorax, on a trouvé le cœur sans aucune action, et le sang contenu dans le côté gauche de ce viscère d'une couleur écarlate. L'estomac, très-distendu, renfermait dans sa portion cardiaque la nourriture de l'animal délayée dans le fluide injecté; la portion pylorique contenait quelques matières dures et solides; il y avait au centre de ce viscère une forte contraction musculaire qui avait empêché le passage du liquide vénéneux de la portion cardiaque à la portion pylorique. La membrane muqueuse de cette dernière partie était dans son état naturel; mais celle qui appartient à la portion cardiaque était d'une couleur grise brunâtre, et se déchirait facilement; sa texture était complétement détruite dans quelques endroits, au point de ressembler à une pulpe.

Expérience II. — On a injecté dans l'estomac d'un gros chat 1 gramme 30 centigrammes de sublimé corrosif dissous dans 24 grammes d'eau distillée : cinq minutes après, l'animal a eu deux vomissements; il a été inquiet, souffrant, immobile ; ses pupilles étaient dilatées. Vingt-cinq minutes après le moment de l'injection du poison, il a éprouvé des mouvements convulsifs des muscles volontaires, et il est mort. A l'ouverture du thorax, faite immédiatement après la mort, on a observé que le cœur ne se contractait que très-faiblement. L'estomac était parfaitement vide; la membrane muqueuse offrait dans toute son étendue une couleur grise brune; elle avait perdu sa texture, et, comme dans l'expérience précédente, elle se déchirait et se séparait avec la plus grande facilité de la membrane musculaire; celle qui fait partie du premier quart du duodénum offrait une pareille altération, mais moins prononcée.

Expérience III. — L'injection d'une égale quantité de sublimé corrosif a été faite dans l'estomac d'un lapin et d'un chat morts : l'altération de la membrane muqueuse a été la même, à peu de chose près, que celle que je viens d'indiquer.

Expérience IV. — On introduisit dans l'estomac d'un lapin, dont les nerfs de la huitième paire avaient été coupés, une dissolution de sublimé corrosif: les effets du poison furent les mêmes que si les nerfs n'eussent pas été coupés.

Expérience V. — On coupa sur un lapin les nerfs de la huitième paire au cou, et la moelle épinière au milieu du dos; on injecta dans l'abdomen une dissolution de sublimé corrosif; l'action du cœur cessa dans le même instant.

Expérience VI. — Une petite quantité de sublimé corrosif fut injectée dans la partie postérieure de l'abdomen d'une grenouille; cinq minutes après, le cœur ne se contractait plus, mais la sensibilité n'était pas diminuée; l'animal était encore un peu sensible au bout d'une heure. Les effets du poison furent les mêmes que ceux qu'aurait produits l'excision du cœur.

Expérience VII. — On enleva la moitié postérieure de la moelle épinière, de manière à empêcher la communication entre les nerfs des extrémités postérieures avec le reste du système nerveux; alors on injecta une dissolution de sublimé corrosif entre la peau et les muscles de la cuisse et de la jambe. Le cœur cessa de battre sept minutes après l'injection du sublimé.

Expérience VIII. — On injecta dans l'abdomen d'un lapin, qui était sous l'influence du woorara (voy. t. II), et dont la circulation était soutenue par la respiration artificielle, une dissolution de sublimé corrosif. Le cœur cessa d'agir peu de temps après l'injection, comme si le woorara n'eût pas été administré; cependant nous verrons que le propre de ce poison est de détruire la sensibilité du système nerveux.

Expérience IX. — On recommença l'expérience, avec cette différence que l'on coupa au cou la moelle épinière, et que l'on détruisit la substance du cerveau au moyen d'un instrument, avant de faire l'injection du sublimé dans l'abdomen, lorsque l'animal était déjà sous l'influence du woorara; le cœur cessa de se contracter comme à l'ordinaire (1).

Expérience X. — Après avoir fait un certain nombre d'expériences, M. Lavort s'exprime ainsi (2) : «En supposant qu'une partie de sublimé ait passé dans les voies de la circulation, et en calculant l'effet qu'il doit produire sur les liquides avec lesquels il se mêle, par l'action qu'il exerce sur les solides qui lui sont soumis, on verra combien devrait être prompte la mort qui suivrait une pareille inoculation. En effet, il est facile de démontrer par des observations journalières, et par des expériences faites sur les animaux vivants, que la plus petite partie d'un liquide âcre, caustique, ou même légèrement acide, introduite dans les vaisseaux d'un animal, détermine la mort avec une promptitude extrême; mais il faut bien noter que, dans ce cas, les accidents qui la précèdent et l'amènent ne sont pas du tout ceux que produit le sublimé appliqué à l'extérieur. Plusieurs animaux que l'on a soumis à ces expériences, n'ont jamais survécu plus de quelques minutes à l'injection du liquide. Chez quelques-uns, la mort a été si prompte, que l'on n'a pu saisir aucun des symptômes qui l'ont précédée. Presque tous ont passé de la vie à la mort d'une manière si peu sensible, que l'on a eu beaucoup de peine à s'apercevoir de ce changement d'état. Immédiatement après l'opération, l'animal tombait dans un état de torpeur; les yeux se fermaient, la respiration devenait rare, les mouvements du cœur imperceptibles, et il expirait sans avoir donné le plus léger signe de douleur.

«Si l'on rapproche ce genre de mort de celui qui résulte de l'application à l'extérieur du sublimé corrosif; si l'on compare les accidents qui, dans ces deux cas, la précèdent et l'amènent, on ne pourra qu'être frappé du peu d'analogie qu'ils ont entre eux. Dans le premier, la sensibilité paraît éteinte; l'animal meurt sans donner aucun signe de douleur. Dans le second, la sensibilité est portée à son plus haut degré, et l'animal périt livré aux douleurs les plus atroces. D'un côté l'on voit des spasmes, des convulsions, des sueurs froides, du délire, et cette longue série d'accidents qui caractérisent la lésion du genre nerveux; le coma, la torpeur, l'insensibilité, caractérisent le second état, et on peut dire que, si dans l'un et l'autre le système nerveux est lésé, il l'est du moins dans tous les deux d'une manière absolument opposée.»

Expérience XI. — M. Campbell, qui n'a fait qu'un très-petit nombre d'expériences sur cet empoisonnement, conclut que les chats qui ont été l'objet de ses essais sont morts à la suite d'une vive corrosion déterminée par le

---

(1) *Further experiments and observations on the action of poisons on the animal system*, by C. Brodie; *Philosophical transactions*, 1812.

(2) Dissertation inaugurale, p. 19, 22 thermidor an X.

sublimé, qui, du reste, agit sur les intestins et sur les glandes salivaires (1).

Expérience XII. — Lorsqu'on applique sur le tissu cellulaire de la partie interne de la cuisse d'un chien, depuis 20 centigram. jusqu'à 1 gramme de sublimé corrosif, même enveloppé dans un linge fin, la tristesse, l'inappétence, quelquefois des vomissements, des déjections souvent sanguinolentes, la faiblesse, la paralysie générale, sont les seuls symptômes qui précèdent la mort, laquelle a constamment lieu sans symptômes convulsifs. En ouvrant le cadavre, on remarque que l'estomac offre tantôt une inflammation évidente de la membrane muqueuse, avec exhalation sanguine à sa surface interne, tantôt des taches noires, tantôt enfin des ulcérations, Le rectum est le siége de deux altérations bien distinctes : tantôt c'est un amincissement remarquable de ses parois, qui ont contracté une lividité plus ou moins forte, par le contact d'un liquide roux, noirâtre, très-fétide, qu'il contient souvent ; tantôt, et dans le plus grand nombre des cas, cet intestin est contracté sur lui-même, et les plis que forme alors la membrane muqueuse sont rouges ou noirâtres, soit dans leur totalité, soit seulement dans un point de leur étendue, et c'est le plus souvent à la partie supérieure. On observe également cette altération des gros intestins lorsque le poison a été appliqué sur le cou ou injecté dans les veines. Le duodénum a offert quelquefois auprès du pylore quelques taches noires, semblables à celles qui existaient dans l'estomac. Les autres intestins grêles ont paru peu altérés. Dans une de ces expériences, le cœur présentait des taches noires dans son tissu charnu, immédiatement au-dessous de la membrane interne des ventricules. Les poumons sont souvent le siége d'une altération sensible ; quelquefois ils sont gorgés d'un sang noir, qui ne les empêche pas cependant d'être crépitants ; le plus souvent, ce sont des taches noires ou des infiltrations sanguines existant sur le bord antérieur de ces organes, et dont le centre fait quelquefois une saillie comme tuberculeuse au-dessous de la plèvre.

On a remarqué les mêmes lésions organiques lorsqu'on a injecté dans la veine jugulaire 5, 10 ou 12 centigrammes de sublimé corrosif dissous dans l'eau (Smith).

Expérience XIII. — A onze heures du matin, j'appliquai sur le tissu cellulaire de la partie interne de la cuisse d'un chien robuste et de moyenne taille 15 centigrammes de sublimé corrosif à l'état solide ; à six heures du soir, l'animal paraissait un peu abattu. Le lendemain, à onze heures, le pouls était très-accéléré, la langue humide et de couleur naturelle ; du reste, il n'y avait aucun signe de paralysie ni de vertiges. A cinq heures, la respiration était difficile ; l'animal était couché sur le côté, sans pousser la moindre plainte. On le trouva mort le jour suivant.

Ouverture du cadavre. Le membre opéré était infiltré et assez enflammé ; la partie sur laquelle le poison avait été appliqué était grisâtre. La

---

(1) *Tentamen medicum inaugurale de venenis mineralibus*, par Campbell ; Édimbourg, 1813.

membrane muqueuse de l'estomac, de couleur naturelle, offrait, près du pylore, six ou sept taches noires comme du charbon, produites par du sang veineux extravasé dans l'épaisseur de la membrane; les intestins grêles ne présentaient aucune altération; l'intérieur du rectum était un peu rouge. Les poumons, crépitants, d'une couleur brune, contenaient une assez grande quantité de sang, et nageaient sur l'eau. La valvule mitrale du ventricule gauche du cœur *était d'un rouge-cerise dans toute son étendue;* du reste, cet organe paraissait dans l'état naturel.

Expérience XIV. — A onze heures du matin, j'appliquai sur le tissu cellulaire de la partie interne de la cuisse d'un chien très-fort 30 centigr. de sublimé corrosif solide. A une heure, l'animal vomit; le lendemain, il eut une soif ardente; du reste, il ne présentait aucun symptôme remarquable. Le jour suivant, il refusait les aliments, cherchait à avaler de l'eau, qu'il ne tardait pas à vomir; il eut de légers vertiges, sans donner le moindre signe de convulsion ni de paralysie; il ne poussait aucun cri plaintif, et mourut à quatre heures de l'après-midi.

Ouverture du cadavre. Le membre opéré était très-infiltré et fortement enflammé; on ne découvrait plus un atome de sublimé corrosif; la plaie était grisâtre. L'estomac contenait une assez grande quantité de mucus jaunâtre; sa membrane muqueuse offrait çà et là quelques points d'un rouge-cerise; elle était légèrement ulcérée près du pylore. Les intestins grêles paraissaient dans l'état naturel. Le rectum était très-enflammé. La valvule tricuspide ou auriculaire droite du cœur était parsemée de *taches noires,* de la grosseur d'une tête d'épingle, formées par du sang extravasé, et qu'il suffisait de frotter légèrement pour convertir en ulcères; du reste, le cœur n'était le siége d'aucune autre altération. Les poumons étaient crépitants, un peu infiltrés, et nageaient sur l'eau.

Expérience XV. — A onze heures du matin, j'appliquai 30 centigr. de sublimé corrosif solide sur le tissu cellulaire de la partie inférieure et latérale du cou d'un chien de moyenne taille; l'animal mourut au bout de trente-six heures.

Ouverture du cadavre. La plaie et les parties environnantes étaient dans le même état que dans l'expérience précédente. La membrane muqueuse de l'estomac était très-enflammée; la portion cardiaque était d'un rouge-cerise; la partie qui avoisine le pylore offrait une couleur noirâtre, comme si elle eût été scarifiée; les autres portions du canal digestif étaient un peu rouges. Il fut impossible de constater quel était l'état du cœur et des poumons.

Expérience XVI. — Le 13 septembre, à onze heures du matin, j'appliquai sur le tissu cellulaire du dos d'un chien petit et faible 30 centigr. de sublimé corrosif solide. Le 15, l'animal n'éprouvait d'autre symptôme remarquable que de l'inappétence et une soif ardente; il vomit l'eau peu de temps après en avoir avalé. Le 16, le 17 et le 18, même état, accélération marquée des battements du cœur. Il mourut dans la nuit du 18 au 19.

Ouverture du cadavre. Le canal digestif ne paraissait être le siége d'aucune altération. La membrane qui tapisse l'intérieur des deux ventricules du cœur *était rouge et enflammée;* on voyait plusieurs taches de la même couleur sur quelques-unes des colonnes charnues de cet organe; les paquets graisseux contenus dans les ventricules et dans les oreillettes étaient enflammés. Les poumons étaient gorgés et tachetés de points noirs.

Expérience XVII. — Le Dr Gaspard injecta dans les veines d'une chienne de taille médiocre environ 7 centigr. de sublimé corrosif dissous dans l'eau, et il survint une espèce de dysenterie accompagnée de vomissements et d'excrétion gélatineuse, sanieuse, sanguinolente; en outre, salivation considérable de temps en temps, et ce qui est surtout remarquable, des symptômes d'inflammation pulmonaire, et la mort trois jours après. Le rectum était très-enflammé, le foie noirâtre; la vésicule pleine de bile noire, épaisse et très-visqueuse; les poumons parsemés d'une foule de petits abcès séparés les uns des autres par le tissu du poumon, à peu près sain.

Expérience XVIII. — 5 centigr. du même poison injecté dans la veine jugulaire d'un grand chien ont bientôt causé la salivation, la dyspnée et les symptômes inflammatoires pulmonaires précédents. Les jours suivants, ces derniers ont été plus graves, avec vomissements, déjections liquides, fièvre, mouvements convulsifs. L'animal est mort le quatrième jour. Les poumons étaient parsemés de tumeurs noirâtres, grosses comme des pois ou des noisettes, les unes enflammées, d'autres suppurées, quelques-unes gangrenées; le foie était noir et ramolli; la vésicule était pleine de bile noire, épaisse et visqueuse.

Expérience XIX. — On a introduit dans la veine jugulaire d'une chienne 25 centigrammes de sublimé dissous dans 45 grammes d'eau distillée : l'animal a témoigné de la douleur vers la fin de l'expérience; il a éprouvé de la dyspnée et un grand malaise, et a évacué de l'urine; il a péri au bout de quelques secondes. Les poumons étaient déjà un peu tachés, ecchymosés et gorgés de sang.

Expérience XX. — On a injecté 7 centigrammes 5 milligrammes de sublimé dans la veine jugulaire d'un chien de moyenne taille, qui a éprouvé de la dyspnée et de la douleur à la poitrine, des vomissements bilieux, et quelques convulsions; il a poussé des cris perçants et il est mort au bout de cinq minutes. Les poumons étaient un peu engorgés, parsemés d'une foule de points livides, et voisins de l'état d'inflammation.

Expérience XXI. — 4 centigrammes de sublimé dissous dans 16 grammes d'eau distillée ont été injectés dans la veine jugulaire d'une chienne. Quinze minutes après, elle a été affectée de frissons, de malaise, de déjections alvines, puis de vomissements, de dyspnée, de douleur à la poitrine, de salivation, etc.; enfin les symptômes péripneumoniques et dysentériques augmentèrent; il y eut ténesme, selles muqueuses et sanguinolentes, et la mort survint cinq heures et demie après l'injection. Les poumons étaient en grande partie enflammés, gorgés de sang, et se précipitaient au fond de l'eau. La membrane muqueuse intestinale était rouge, phlogosée, enduite de mucosités sales, sanguinolentes et sanieuses. (*Journal de physiologie expérimentale*, t. I, 1821.)

Expérience XXII. — Le 23 septembre, je fis avaler à un chien robuste, de moyenne taille, 7 centigrammes 5 milligrammes de sublimé corrosif dissous dans 45 grammes d'eau. L'animal commença à vomir au bout de quatre minutes; le lendemain il refusa les aliments et parut un peu abattu. Le 25, on lui administra 4 centigrammes de sublimé corrosif dissous dans 30 grammes d'eau : il vomit à plusieurs reprises au bout de quatre minutes, et tomba dans l'abattement; il refusa les aliments, et mourut dans la nuit du 30. — *Ouverture du cadavre*. État de maigreur remarquable. L'estomac et les intestins grêles contenaient une très-grande quantité de bile jaunâtre et filante ; du reste, leurs tuniques ne paraissaient pas altérées. L'intérieur du rectum offrait plusieurs rides d'un rouge foncé. Le cœur était flasque; les paquets graisseux contenus dans les cavités de cet organe *étaient d'un rouge foncé*. Les poumons semblaient plus compactes et plus ratatinés que dans l'état naturel. Le cerveau, le foie, et les reins, n'étaient le siége d'aucune altération sensible.

Expérience XXIII. — Il est aisé de s'assurer que le sublimé corrosif introduit dans l'estomac des chiens, à la dose de 1 ou de plusieurs grammes en dissolution dans l'eau distillée, peut être retrouvé dans le foie. (voy. *Recherches médico-légales*, expériences 4 et 5).

Observation I. — M. B..., négociant de Liége, âgé de trente ans, d'un tempérament bilieux, d'une constitution robuste, et n'ayant jamais éprouvé aucune indisposition, vint à Paris terminer quelques affaires avec M. D., chez lequel il logeait. Le 6 août 1813, il fut pris, sans cause apparente, d'un dévoiement léger qui dura trois jours, et qui fut heureusement combattu par l'ipécacuanha. Le 13 du même mois, il paraissait parfaitement rétabli. La température étant ce jour-là très-élevée, et M. B..., ayant soif, prit en rentrant chez lui, vers les trois heures de l'après-midi, une certaine quantité d'un liquide spiritueux et limpide renfermé dans un flacon sans étiquette (1). La saveur horrible de cette boisson causa à M. B... un tel dégoût et une crainte si grande du danger imminent dans lequel il pouvait se trouver, qu'il cessa tout à coup de boire, rejeta tout ce qui était contenu dans sa bouche, et brisa en plusieurs morceaux le flacon, dans lequel il y avait encore un peu de liquide. Malheureusement M. B... en avait avalé une partie. Un resserrement à la gorge et des douleurs atroces dans la région épigastrique furent les premiers symptômes qui se manifestèrent. Je fus appelé sur-le-champ, et j'arrivai auprès de lui à quatre heures cinquante minutes : on me dit qu'il avait vomi beaucoup de matières verdâtres, amères,

(1) Je me suis assuré que ce liquide contenait du sublimé corrosif dissous dans l'alcool, reste d'une composition que M. D., son ami, avait employée quelques jours auparavant pour se traiter d'une maladie vénérienne. M. B. ne connaissait pas la nature de ce corps.

nullement sanguinolentes, et qu'il avait eu trois selles. Voici quel était son état :

Décubitus sur le dos; face rouge, gonflée et animée; les yeux étaient étincelants et d'une grande mobilité, la pupille resserrée, la conjonctive légèrement injectée, les lèvres sèches, gercées, et de couleur naturelle, la langue un peu humectée et enduite d'une couche jaune; des douleurs atroces se faisaient sentir dans toute l'étendue du canal digestif, principalement au pharynx; l'abdomen était tuméfié, douloureux, surtout par la pression. Les vomissements avaient cessé depuis quelques instants, mais les déjections alvines continuaient; elles étaient peu abondantes et d'un caractère entièrement bilieux; le pouls, régulier, petit et serré, donnait 112 pulsations par minute; la chaleur de la peau était intense et mordicante, surtout au front; la respiration gênée; l'urine rare, rendue avec difficulté, et rouge. Intégrité parfaite des sens externes; réponses tardives et pénibles; tendance à l'assoupissement; de temps en temps, mouvements convulsifs des muscles de la face, des bras et des jambes; crampes continuelles dans tous les membres. (*Trois litres d'eau albumineuse froide donnée par verres, à peu de distance l'un de l'autre; vingt sangsues à la région épigastrique, qui furent posées à cinq heures précises; deux lavements émollients frais.*)

A cinq heures et demie, mieux-être marqué; le malade avait pris toute la quantité de boisson qu'on lui avait prescrite; il avait beaucoup vomi, et il avait eu quatre selles. (*Deux litres de décoction de graine de lin donnée par verres, diète, impossibilité de faire usage de fomentations à cause de la sensibilité de l'abdomen.*) A six heures, nouveaux vomissements, cessation des crampes et des évacuations, pouls ne donnant que 100 pulsations et offrant le même caractère; persévérance des autres symptômes, désir de s'entretenir de tout ce qui lui était arrivé. A neuf heures, sommeil très-imparfait. A minuit, sentiment de cuisson vers l'extrémité inférieure du rectum, selles abondantes et sanguinolentes, douleurs vives dans l'*S* iliaque du colon; pouls toujours petit et serré, 115 pulsations. (*Dix sangsues sur le trajet de la portion descendante du colon, trois litres d'eau saturée de gomme, deux lavements émollients avec addition de deux grammes de laudanum.*) Nouveaux vomissements, quatre selles beaucoup moins sanguinolentes, cessation presque subite de la douleur, mieux-être bien marqué, envie de dormir. Le 14, à huit heures du matin (deuxième jour de la maladie), abdomen peu tuméfié et moins douloureux, langue humectée, nulle envie de vomir ni d'aller à la selle, anus légèrement douloureux, pouls un peu développé et ne donnant que 96 pulsations, peau moins chaude, face moins rouge, membres un peu roides, nul mouvement convulsif, intégrité parfaite des sens et des facultés intellectuelles. (*Potion antispasmodique faite avec* 60 *grammes d'eau distillée de fleurs d'oranger,* 60 *grammes d'eau de menthe,* 30 *gouttes de liqueur minérale anodine, et* 45 *grammes de sirop d'écorce d'orange; quatre litres de décoction de graine de lin, à prendre dans la journée; trois lavements émollients et narcotiques à deux heures d'intervalle.*) Nouveaux vomissements, nouvelles évacuations alvines non sanguinolentes; ce qui soulage beaucoup le malade. Le soir, exacerbation, 106 pulsations par minute, chaleur plus forte à la peau, sans augmentation des douleurs. (*Eau de gomme, julep huileux, lavement émollient et narcotique.*) Le 15, au matin (troisième jour de la maladie), le malade se sent beaucoup mieux; il a dormi une partie de la nuit; il ne désespère plus, il se plaît à parler du danger dans lequel il s'est trouvé; il demande à manger; la langue est humide, les douleurs diminuées, la faiblesse grande; le pouls est presque dans l'état naturel. (*Eau d'orge, deux bouillons, potion antispasmodique, fomentations émollientes.*) Le soir, même état. Le 16, au matin (quatrième jour de la maladie), le malade a assez bien dormi, et il ne se plaint que de douleurs légères et non continues dans la région épigastrique; l'appétit est bon. (*Eau d'orge, bouillon.*) Le 17 et le 18, même état. Le 19, les douleurs étant presque dissipées, on lui a permis de prendre deux potages. Le 21 et le 22, il est entré en convalescence. Le 30, il était très-bien portant, et il est parti pour son pays.

Pour peu qu'on fasse attention au début de cette maladie, on verra combien il est aisé de la confondre, dans les premiers instants, avec le choléra-morbus; en effet, le tempérament de l'individu, l'affection bilieuse dont il avait été atteint quelques jours auparavant, les vomissements bilieux et les selles non sanguinolentes, les convulsions et les crampes dans les membres, lorsque la température de l'air était très-élevée, tout cela pouvait faire croire à l'existence de cette maladie : cependant le commémoratif, l'analyse chimique des liquides vomis, et l'aveu du malade, prouvent jusqu'à l'évidence qu'il y a eu empoisonnement. La maladie dont M. B... a été atteint est une véritable phlegmasie de la membrane muqueuse intestinale et du péritoine, compliquée d'une affection bilieuse, dont le développement tient à la présence du corrosif, et surtout à la disposition dans laquelle se trouvait M. B...

Il est de la plus haute importance que le médecin ne perde jamais de vue l'analogie qu'il y a entre les symptômes produits par certains poisons et ceux qui constituent plusieurs maladies spontanées. L'ignorance de cette partie de la médecine entraînerait l'homme de l'art dans des erreurs très-graves.

Observation II (1). — Un homme assez robuste, d'un tempérament sanguin, âgé de quarante ans environ, prit, vers les dix heures du soir, on ignore pour quelle raison, un reste de sublimé corrosif qu'il avait chez lui pour faire crever les rats. La dose n'était pas petite. Il avait dissous ce poison dans de la bière. Dès l'instant qu'il l'eut avalé, la bouche, l'œsophage, et l'estomac, se ressentirent de son effet caustique. L'inflammation de la bouche, une chaleur âcre et brûlante à la région de l'estomac, des douleurs déchirantes, succédèrent bientôt à la première impression du sublimé corrosif, et se communiquèrent promptement à tout le canal intesti-

(1) Dumonceau et Planchon, *Journal de médecine*, t. XLIX, p. 36.

nal, avec des douleurs aussi cruelles que celles de l'estomac. Bientôt le visage se gonfla beaucoup et devint d'un rouge cramoisi. Les yeux étaient étincelants, la respiration des plus gênées. Il y avait des anxiétés précordiales, des inquiétudes, et des jactitations continuelles. Le pouls fut fébrile et petit. On donna d'abord 30 centigrammes d'émétique dans un verre d'eau : s'il n'en résulta que peu de vomissements, les douleurs en augmentèrent beaucoup. Dans cette perplexité, on fit avaler au malade 4 grammes de thériaque, qui n'apporta aucun calme. Le poison faisait des progrès rapides, et on ne tarda plus à demander M. Dumonceau, qui, vu les circonstances, se pressa de prescrire 4 grammes de sel d'absinthe dans un verre d'eau, pour décomposer les deux sels métalliques, spécialement le sublimé corrosif. Il y joignit des incrassants et des involvants. Je fus appelé en consultation, et ne pus qu'applaudir aux remèdes que M. Dumonceau, mon confrère, venait d'administrer, et nous jugeâmes à propos de les continuer. Les douleurs atroces reprenaient cependant par intervalles avec vigueur, et semblaient annoncer une corrosion de la membrane interne de l'estomac et des entrailles. Elle eut effectivement lieu. Le malade rendit des selles sanguinolentes; il trouva néanmoins, dans l'usage du sel d'absinthe, dissous à la dose de 8 grammes dans 6 grammes de décoction incrassante de Fuller (après en avoir pris 4 grammes en deux fois, à peu d'instants d'intervalle), il trouva, dis-je, un soulagement bien marqué. Quoique les douleurs revinssent encore de temps en temps, avec violence, elles se calmèrent cependant peu à peu, de sorte que le lendemain au matin le calme avait succédé à l'orage. Tous les symptômes effrayants étaient dissipés; mais il restait une sensation douloureuse de tout le canal alimentaire, et un sentiment général de faiblesse du corps, qui avait été si rudement secoué.

Observation III. — Un enfant de deux ans et demi, étant entré secrètement dans la boutique d'un orfèvre, y avala 40 centigrammes environ de sublimé corrosif. Il ne tarda pas à éprouver de violentes tranchées, le ventre se gonfla, il se déclara une salivation fort abondante. Le médecin Sigismonde Konig administra un sirop émétique dans lequel il fit entrer du suc de coing, ce qui détermina des vomissements très-abondants; il fit boire ensuite au malade une grande quantité de lait de chèvre mêlé à une décoction mucilagineuse de psyllion. Le gonflement du ventre disparut, les tranchées se dissipèrent, et cet enfant dormit dans la nuit qui suivit immédiatement cet accident. Soixante et quatorze jours après, le malade étant menacé de phthisie, le même médecin crut devoir le mettre de nouveau à l'usage du lait de chèvre coupé avec une décoction de fleurs de mauve et de semences de coing. Il dit qu'il était en assez bon état lorsqu'il a communiqué son observation (1).

Observation IV. — Le 25 février 1825, à neuf heures du matin, M. The-

(1) Jacobi Mangeti *Biblioth. med.*, t. IV, pars II, p. 455, *hist. 3 ex communicatione excell. D. D. Sigismundi Konig, physici bernensis;* Genevæ, 1739.

nard faisait à l'École polytechnique une leçon sur les azotates et en particulier sur l'azotate de mercure; il avait à côté de lui et dans deux verres semblables de l'eau sucrée et une dissolution concentrée de sublimé corrosif: il avale par mégarde une gorgée de ce dernier liquide, et éprouve aussitôt une saveur horrible; il demande de l'eau *albumineuse*, et en attendant, prend à plusieurs reprises de l'eau tiède; on se procure des blancs d'œufs, on les délaie dans de l'eau, et on les administre *cinq minutes* après l'empoisonnement. Jusqu'alors il n'y avait point eu de vomissement, quoique le gosier et la luette eussent été titillés. Peu de temps après que l'eau albumineuse a été avalée, les vomissements ont lieu, et la matière rendue présente les caractères du sublimé corrosif combiné avec l'albumine : en effet, le liquide est blanc, floconneux, et semblable à l'eau albumineuse dans laquelle on a versé du bichlorure de mercure dissous. Dupuytren arrive lorsque déjà il y a eu quatre à cinq vomissements, et que l'eau albumineuse a été prise plusieurs fois. M. Thenard se sent tellement soulagé, qu'il annonce à Dupuytren *qu'il est guéri*. On fait prendre de l'huile de ricin et quelques lavements purgatifs. A neuf heures et demie du soir, M. Thenard, qui avait vomi jusqu'alors vingt à vingt-cinq fois, se trouvait à merveille; il n'y a jamais eu de douleur à l'épigastre ni dans le canal intestinal. Une selle très-abondante avait eu lieu dix minutes après l'empoisonnement, et bien avant l'administration des purgatifs. (*Journal de chimie médicale*, mars 1825.)

Observation V.—Un cuisinier condamné à mort pour avoir volé deux plats d'argent à son maître convint avec Charles IX qu'il prendrait un certain poison, et immédiatement après du bézahar, antidote beaucoup vanté au roi, et dont le monarque désirait connaître l'efficacité. Le malheureux devait être mis en liberté s'il échappait à l'action du poison. Voici comment Ambroise Paré rend compte de cet événement extraordinaire : «Et tost après un apothicaire servant luy donna certain poison en potion, et subit de la dite pierre de bézahar. Ayant ces deux bonnes drogues en l'estomach, il se print à vomir, et bientost aller à la selle auecques grandes épreintes, disant qu'il auoit le feu au corps, demandant de l'eau à boire, ce qui ne luy fut refusé. Vne heure après, estant adverty que le dit cuisinier avoit prins cette bonne drogue, ie priay le seigneur de La Trousse me vouloir permettre l'aller uoir, ce qu'il m'accorda, accompagné de trois de ses archers, et trouuay le pauure cuisinier à qvatre pieds, cheminant comme une beste, la langue hors de la bouche, les yeux et toute la face flamboyante, desirant toujours vomir, auec grandes sueurs froides, et iettait le sang par les oreilles, nez, bouche, par le siége et par la verge. Ie luy fis boire enuiron demy-sextier d'huile, pensant luy aider et sauuer la uie; mais elle ne luy servit de rien, parce qu'elle fut baillée trop tard, et mourut misérablement, criant qu'il luy eust mieux vallu estre mort à la potence. Il vescut sept heures ou enuiron; et estant décédé, ie feis ouuerture de son corps en la présence du dit seigneur de La Trousse et quatre de ses archers, où ie trouuai le fond de son estomac noir, aride et sec, comme si un cautère y eust passé, qui me donna cognoissance qu'il avoit avallé du sublimé, et par les accidents qu'il auoit eus pendant sa uie» (1).

Observation VI. — Une fille de petite stature, d'une constitution robuste, avala à onze heures du soir, le 23 janvier 1818, après avoir soupé avec du pain, du fromage et du jambon, 4 grammes de sublimé corrosif dissous dans de la bière; quelques minutes après, les gémissements qu'elle jetait appelèrent auprès d'elle les personnes de la maison où elle servait, et on la trouva à genoux, se plaignant d'un sentiment de brûlure qui partait du creux de l'estomac, et s'étendait à la gorge et à la bouche : cette douleur fut bientôt suivie de vomissements; elle rendit son souper, mêlé de mucus visqueux. On lui donna 2 grammes de sulfate de zinc et des blancs d'œufs battus dans de l'eau tiède et dans de l'eau de gruau. On répéta le vomitif une heure après. Après qu'elle eut bu le blanc d'œuf, la matière du vomissement *devint floconneuse*, semblable à du *lait caillé*. A trois heures du matin, les vomissements étaient bilieux et mêlés de sang; il y eut trois selles brunâtres extrêmement fétides; le pouls était petit, serré, et battait 100 fois par minute; la douleur était diminuée; il y avait de l'assoupissement dont la malade était retirée par le retour de la douleur; la face exprimait l'anxiété. A neuf heures du matin, on prescrivit un julep huileux et laxatif, des fomentations émollientes sur l'épigastre, eau de gruau, blancs d'œufs : la malade paraissait mieux. Le soir, la douleur d'estomac était moins vive, mais la gorge était très-douloureuse et très-enflammée. (*Gargarisme émollient, lavement toutes les deux heures.*) Le 23, à trois heures du soir, point de selles; la malade n'a point uriné depuis hier matin; point de tension ni de sensibilité à l'abdomen. On sonde la malade avec difficulté, à cause de l'inflammation et du gonflement de l'urèthre et de la vessie; quelques gouttes d'urine s'échappent. (*Laxatifs salins, diurétiques, lavements.*) Le 24, évacuations alvines; la sonde ne fait point couler l'urine; estomac moins douloureux, inflammation de la gorge, sentiment de constriction, gencives douloureuses, dents légèrement vacillantes, légère augmentation de la salive. (*Boissons mucilagineuses.*) Le 25, la malade est assise auprès du feu, elle se trouve mieux, mais il est évident qu'elle s'affaiblit et décline; selles fréquentes, très-fétides; dents très-lâches, ptyalisme abondant, haleine extrêmement fétide; peu de douleur à la pression de l'abdomen. Le cathéter, introduit dans la vessie, ne fait point couler l'urine, et on l'en retire d'une couleur bleue foncée qui ne disparaît qu'à force de frotter cet instrument avec de la craie. Dès ce moment, la malade s'épuisa de plus en plus, et elle expira sans douleur quatre-vingt-dix heures après l'ingestion du poison. L'ouverture du cadavre ayant été faite trois jours après la mort, *on ne put reconnaître les désordres qui existaient*. Fétidité extrême; abdomen ballonné, d'une couleur très-foncée; bouche remplie de mucosités visqueuses; la face est restée dans des contorsions hideuses. (Observation d'Adjutor dans le *Journal de Fothergill*, mars 1819.)

---

(1) *Œuvres de Paré*, 11e édit., liv. XXI, *des Venins*, chap. 44, p. 507.

Ce fait est loin de pouvoir être présenté comme un modèle de traitement, et si nous l'avons transcrit, c'est pour avoir l'occasion de faire ressortir les vices de la méthode curative employée et pour combattre certaines réflexions de M. Adjutor. On a de la peine à concevoir qu'on n'ait pratiqué aucune saignée, et qu'on ait fait usage d'émétiques irritants et de laxatifs salins, lorsqu'il était certain que la malade était en proie à une gastro-entérite, à une angine, etc. Il est également difficile d'expliquer l'impossibilité où l'on a été de reconnaître les désordres cadavériques trois jours après la mort, *pendant le mois de janvier*, c'est-à-dire à une époque où les cadavres tardent beaucoup à se décomposer.

Observation VII. — Je fus appelé, le vendredi 6 mai 1825, à huit heures du soir, par M. M***, pour donner des soins à sa femme, qui venait d'être affectée tout à coup d'une maladie aiguë. N'ayant pu m'y transporter qu'à onze heures, je la trouvai dans l'état suivant : elle était étendue dans son lit, les membres abandonnés à eux-mêmes ; la peau froide, couverte de sueur ; la face pâle, décolorée ; les yeux ternes, abattus, entourés d'une auréole bleuâtre, exprimant la souffrance et l'horreur de la position où se trouve une personne qui sent qu'elle n'existe plus que pour mourir ; les lèvres et la langue étaient blanchâtres, contractées ; la soif vive ; la déglutition était tellement difficile et douloureuse, que les moindres gorgées de liquide, par l'irritation qu'elles déterminaient, amenaient des contractions de l'œsophage et de l'estomac, suivies de vomissements de matières blanchâtres, muqueuses, filantes, et de matières bilieuses vertes lorsque les efforts de vomissement étaient prolongés. La pression du cou était suivie de douleur ; un sentiment de chaleur et de cuisson existait dans tout le trajet de l'œsophage ; la peau de l'abdomen était froide dans tous les points ; la région épigastrique seule dénotait de la douleur à la moindre pression. La malade y accusait la chaleur la plus vive et des douleurs insupportables. Des évacuations alvines avaient eu lieu, et des envies d'aller à la selle se répétaient fréquemment ; elles étaient tellement pressantes, que la malade demandait avec précipitation qu'on la fît descendre de son lit pour l'asseoir sur le vase de nuit ; elle a toujours eu le même courage jusqu'à ses derniers moments. Quant au pouls, il était faible, filiforme, à peine sensible ; la respiration s'exécutait d'une manière très-lente.

Sur le plancher de la chambre, et le long du lit du malade, étaient des matières muqueuses blanches qui paraissaient provenir de vomissements nombreux. Dans d'autres points du plancher, existaient des matières analogues, mais plus blanches et plus grumeleuses ; leur aspect était tel qu'on pouvait y soupçonner la présence du lait. Sous une table, et dans un coin de la chambre, on voyait un endroit humide parsemé d'une poussière blanche qui n'avait pas été dissoute dans le liquide, et qui, d'après l'aveu de la malade, était le reste d'une substance vénéneuse qu'elle avait avalée. Cette poudre avait la saveur et l'aspect du sublimé corrosif. Chacune de ces matières fut recueillie isolément à l'aide de linges très-propres.

M. M*** m'apprit que, depuis la perte d'un héritage sur lequel il comptait, sa femme était restée triste et rêveuse; qu'étant, en outre, affectée d'une amaurose complète de l'œil droit, et voyant que la vue de l'œil gauche diminuait sensiblement, elle avait manifesté à plusieurs reprises son dégoût pour la vie, ce qui avait engagé M. M*** à garder constamment sur lui la clef d'une armoire où il déposait son argent, et où étaient renfermés trois paquets de sublimé corrosif de 14 grammes chacun, reste d'un traitement antisyphilitique par les bains mercuriels que je lui avais fait subir; que, le vendredi 6 mai, à six heures du soir, étant occupé à travailler au rez-de-chaussée, il avait entendu beaucoup de bruit dans la chambre, et que, s'y étant transporté, il avait trouvé sa femme étendue sur le carreau, vomissant fréquemment et exprimant des souffrances horribles; que, soupçonnant qu'elle s'était empoisonnée, il en avait acquis la certitude en vérifiant le nombre des paquets de sublimé qui lui restait; qu'il s'était empressé d'envoyer chercher du lait, et lui en avait fait prendre un litre environ. (*Eau albumineuse, quarante sangsues à l'épigastre, quinze le long des parties latérales du cou, un large cataplasme sur le ventre.*)

A huit heures du matin, la malade me parla plus facilement qu'à ma première visite; le pouls était plus développé, il y avait plus de chaleur à la peau; la douleur de l'abdomen s'était étendue à la région ombilicale; la respiration était un peu plus accélérée. (*Vingt-cinq sangsues sur l'abdomen, lavement opiacé, fomentations, eau gommée.*) A midi, abattement plus grand, froid des extrémités; pouls petit, faible et rare; parole difficile; la malade peut à peine me dire qu'elle sent la moitié inférieure de son corps morte; la sensibilité était, en effet, éteinte dans toute l'étendue des membres inférieurs; on pressait fortement la peau sans que la malade en eût reçu aucune impression; les mouvements volontaires s'exécutaient encore. J'appris que, peu de temps avant mon arrivée, la malade avait eu une syncope dans laquelle on avait cru qu'elle allait expirer. A cinq heures de l'après-midi, elle cessa de vivre. La garde qui lui donna des soins m'assura qu'elle avait conservé sa connaissance jusqu'à ses derniers moments, et qu'elle avait expiré dans une syncope. Je n'ai jamais remarqué de traces de délire dans tous les instants où je l'ai vue.

Autopsie cadavérique faite dix-sept heures après la mort. Cadavre très-gras, très-fort; roideur cadavérique très-prononcée; chaleur éteinte à l'extérieur; membres supérieurs dans la demi-flexion; membres inférieurs dans l'extension; aucune trace d'ecchymose à la peau, ni dans le tissu cellulaire, ni dans les muscles. Vaisseaux de la dure-mère remplis de sang; arachnoïde injectée, principalement du côté gauche; 125 grammes environ de sérosité sanguinolente dans les ventricules du cerveau et le rachis; substance cérébrale légèrement injectée, plus consistante que dans l'état naturel. Langue épaisse, contractée; ses papilles et ses cryptes muqueux très-développés; ces derniers avaient presque le volume d'un petit pois; cavité du larynx grisâtre et injectée; face inférieure de l'épiglotte offrant une plaque d'apparence gangréneuse. Trachée-artère rosée; bronches et toutes leurs divisions présentant une teinte violacée. Poumons crépitants, leur tissu rougeâtre; cœur plus volumineux que de coutume; cavités droite et gauche dilatées; parois épaissies; surface interne sans aucune trace de rougeur. Pharynx rougeâtre, ses piliers fortement injectés en arrière; une ecchymose à la partie postérieure de la luette. Œsophage presque dans son état naturel, excepté dans son tiers inférieur, où commence une injection qui se prononce de plus en plus à mesure que l'on approche de l'estomac. Ce dernier organe est enfoncé sous les côtes, contracté sur lui-même, épaissi; sa surface externe est d'un rouge-brique; on voit au-dessous de sa tunique séreuse une foule de petites ecchymoses qui lui donnent un aspect marbré; les veines qui le parcourent sont distendues par de l'air; sa surface interne est d'un rouge noirâtre dans toute son étendue, et principalement sur les plis qu'elle forme par sa contraction; la membrane muqueuse se laisse déchirer très-facilement; le liquide qui est enfermé dans cet organe est verdâtre; on trouve entre les plicatures de la tunique muqueuse un assez grand nombre de petits grains blancs, analogues pour l'aspect à du sublimé ou à du calomélas. Le duodénum offre des traces d'inflammation, mais beaucoup moins prononcées; il est rempli par de la bile verte. Les épiploons gastro-hépatique et gastro-colique présentent des ecchymoses multipliées le long des deux courbures de l'estomac; les autres intestins n'offrent rien de remarquable, si ce n'est le rectum, qui présente quelques traces d'injection. Le foie, la rate et les reins, sont dans l'état sain. L'ovaire droit offre une ecchymose dans le point par lequel il correspondait au péritoine; cette ecchymose était de la largeur d'un pouce. L'analyse chimique, faite par Barruel, de la poudre ramassée dans le coin de la chambre de la malade, et de celle qui était contenue dans les paquets dont il a été parlé plus haut, prouva que cette substance était du sublimé corrosif. Ni les matières vomies ni le liquide contenu dans l'estomac ne renfermaient aucune trace de bichlorure de mercure : cependant on en retirait du mercure métallique par divers procédés, ce qui prouve *que le sublimé corrosif avalé* (12 grammes au moins) *s'était entièrement combiné* avec le lait, l'albumine, etc. (Extrait d'un rapport fait à M. le procureur du Roi, le 9 mai 1825, par M. Devergie.)

Observation VIII.—Une jeune femme succomba à la gangrène du pharynx, six jours après avoir mis dans sa bouche 8 grammes de sublimé solide qu'elle n'eut pas le courage d'avaler (Johnston, *Essay of mineral poisons*, p. 52).

Observation IX. — Un homme de quarante-sept ans but par erreur une demi-cuillerée de sublimé dissous dans un petit verre d'eau-de-vie. En l'avalant, il éprouva une sensation très-pénible de brûlure dans la gorge, et fut pris immédiatement de roideur de la mâchoire, de vomissements, de vives douleurs dans le ventre, suivies de selles sanglantes et accompagnées de crampes. Le même soir, il survint de la salivation et l'inflammation de la bouche; de temps à autre, les douleurs abdominales devenaient extrêmes.

Le malade ne fit rien pendant neuf jours; au bout de ce temps, il entra à l'hôpital. Il se plaignait plutôt de faiblesse que de vives douleurs, si ce n'est dans la bouche. Les gencives étaient gonflées et saignantes, la salivation était considérable; l'haleine d'une fétidité mercurielle. Pas de douleurs dans le ventre; il est indolore à la pression. Pas de symptômes du côté des voies urinaires. Pouls à 96, un peu faible; la figure annonce l'abattement.

Malgré un traitement actif, les forces du malade continuèrent à décliner. Il rendit plusieurs fois par la bouche des quantités considérables de sang, mais sans aucun effort de vomissement qui pût faire penser qu'il dût provenir de l'estomac. Le malade mourut le quatorzième jour.

Autopsie. La membrane muqueuse buccale est enflammée et ulcérée dans quelques points. Il existe une petite ulcération sur l'une des amygdales. Le pharynx et l'œsophage offrent quelques plaques irrégulières, d'une couleur brune et mamelonnées. L'estomac contenait 190 grammes de sang coagulé; à sa face postérieure et immédiatement au-dessous de l'orifice cardiaque, la membrane muqueuse gastrique était ramollie, verdâtre, et formait une eschare dont l'extrémité était flottante. Dans le reste de son étendue, la tunique muqueuse de l'estomac était d'une teinte rouge uniforme. Le duodénum paraissait sain; la membrane muqueuse de l'intestin grêle était uniformément rouge. A partir du cœcum, on voyait des plaques ecchymotiques, qui formaient des tumeurs d'apparence hémorrhoïdale, et qui devenaient plus nombreuses à mesure qu'on se rapprochait de l'anus.

Il existait beaucoup de sérosité dans les ventricules du cerveau et dans le tissu cellulaire sous-arachnoïdien.

Rien dans la poitrine.

L'appareil génito-urinaire était parfaitement sain. (A. Wood, *Edinburgh medical and surgical journal*, vol. LI, p. 114.)

Observation X. — Le 27 février, un homme de cinquante ans but 2 grammes de sublimé corrosif dissous dans un demi-litre d'eau. Immédiatement après il fut pris d'efforts de vomissements, d'un sentiment très-pénible de constriction à la gorge, avec une sensation de brûlure et difficulté d'avaler. On lui administra de l'huile et 1 gramme de sulfate de zinc. Deux heures après l'accident, les vomissements continuaient, et faisaient rejeter au malade des mucosités mêlées de sang. Une selle composée de matières semblables avait eu lieu. Pouls à 120, faible; langue blanche et humide, hoquet très-pénible. Vers le soir, les efforts de vomissement et la gêne de la déglutition diminuèrent.

Le lendemain, évacuations abondantes de matières bilieuses par la bouche et par le rectum; pouls faible, au-dessus de 100; soif dévorante, hoquet. Depuis le moment de l'empoisonnement, le malade n'a pas uriné. Pas de sensibilité du ventre, si ce n'est à l'épigastre, où la pression est un peu douloureuse.

Les mêmes symptômes continuent les jours suivants jusqu'au 4 mars, où l'on remarque de plus une très-grande fétidité de l'haleine. Mais la membrane muqueuse buccale n'est nullement enflammée, et il n'y a pas de salivation. Il y a de l'engourdissement des bras et surtout des jambes.

Le malade mourut le 5. L'autopsie ne put pas être faite. (A. Blacklock, *Edinburgh medical and surgical journal*, vol. XXXVI, p. 92.)

Observation XI. — Un jeune homme de quinze ans, immédiatement après avoir bu une liqueur qu'il ne connaissait pas, fut pris de vomissements et d'efforts pénibles, au milieu desquels il rendait des mucosités visqueuses mêlées de sang. Il avait une soif très-vive, un goût désagréable dans la bouche, et un sentiment de brûlure et de constriction à la gorge. Les tentatives de déglutition sont suivies de contractions spasmodiques de l'œsophage et des muscles profonds du cou. La sensation de brûlure s'étend le long de l'œsophage jusqu'à l'estomac et à l'intestin. Le ventre est contracté et très-douloureux à la pression. La langue, les gencives et la membrane muqueuse buccale, sont ridées, et semblent avoir été touchées par une substance corrosive. Pouls faible, rapide et irrégulier. Figure pâle et contractée. La peau est couverte d'une sueur visqueuse.

Les symptômes et les circonstances concomitantes firent penser au Dr Reid que l'empoisonnement était dû à une solution concentrée de sublimé corrosif. Il administra quelques décigrammes d'oxyde de zinc dans du lait, puis du blanc d'œuf dès qu'il put s'en procurer.

Le 7 mai, il y avait eu des vomissements continuels de matières bilieuses contenant des caillots de sang, et des selles de même nature. On observait les symptômes d'une inflammation très-intense du canal digestif. Les traits étaient abattus et livides; la peau couverte d'une sueur froide. Pouls fréquent et à peine perceptible. Le soir, il survint de l'assoupissement. Cet état de collapsus dura jusqu'au 9 dans la soirée, qu'il survint de l'éréthisme mercuriel. La salivation était modérée. Le malade parut tomber dans un état typhoïde, et succomba le 12 mai, cinq jours et dix heures après l'empoisonnement. Pendant tout ce temps, le malade n'urina pas. L'examen du liquide dont le malade avait bu une petite portion (un peu moins d'un verre à liqueur) montra que c'était une solution alcoolique concentrée de bichlorure de mercure. Le sel mercuriel y entrait pour 1/8.

A l'autopsie, on trouva une vive inflammation avec ulcération de la bouche, de l'œsophage et de l'estomac. La membrane muqueuse intestinale était généralement ramollie, et présentait des ecchymoses nombreuses. La vessie était très-contractée. Les autres organes étaient sains. (*London medico-chirurgical review*, avril 1840, p. 615.)

Observation XII. — Le 15 janvier, à six heures du soir, un jeune médecin avala 6 grammes de sublimé corrosif dissous dans de l'eau. A peine l'acte consommé, il s'en repentit, et but aussitôt du lait et de l'huile. Vingt minutes après, il présentait les symptômes suivants : peau décolorée, froide, couverte de sueur; yeux rouges, brillants; lèvres livides et gonflées; langue blanche; goût âcre et métallique; douleur brûlante dans le pharynx, l'œsophage et à l'épigastre; soif intense; nausées et efforts pénibles de vomis ements, au milieu desquels le malade rend des masses de mucus blanchâtre et gluant; selles nombreuses et accompagnées de beaucoup de ténesme; urine rendue sans efforts : pouls petit, concentré, fréquent; respiration profonde, voix dure et rauque. On prescrivit au malade de boire de l'eau albumineuse, qui détermina des vomissements très-fréquents de mucus d'abord, puis de matières sanguinolentes. Il y eut du sommeil pendant la nuit. Le lendemain 16, les douleurs persistant au pharynx et à l'épigastre, on fit une application de douze sangsues au cou et de vingt sur le ventre. Les douleurs diminuèrent, les vomissements devinrent plus rares, et l'état du malade s'améliora jusqu'au 20. Ce jour, après avoir pris quelques cuillerées à café de vin vieux, il y eut exacerbation de tous les symptômes, et en outre du hoquet. Le 21, ce dernier symptôme continue; il y a des vomissements et des évacuations alvines de sang liquide et coagulé.

La mort eut lieu dans la nuit du 27 au 28 janvier, douze jours après l'empoisonnement.

Autopsie trente-six heures après la mort. L'apparence extérieure du cadavre n'indique rien d'anormal. La membrane muqueuse des lèvres et de la bouche offrait çà et là de petites excoriations. Le pharynx et l'œsophage étaient vivement enflammés, et présentaient des traces de l'action corrosive du poison. A la partie inférieure de l'œsophage, existait un abcès. L'estomac était généralement d'une couleur violacée, qui, dans son grand cul-de-sac et le long de la grande courbure, devenait noirâtre. La membrane muqueuse gastrique etait emphysémateuse, escharifiée dans quelques points, ulcérée dans d'autres. Près du pylore, existait une eschare qui comprenait toute l'épaisseur des parois. Le duodénum était vivement enflammé, l'intestin grêle violacé et très-injecté. Dans le gros intestin, existaient des points gangréneux. La vessie était vide et contractée. Tous les autres organes étaient sains. (Westrumb, ***Rust's Magazin fur die gesammte Heilkunde,*** vol. XLII, p. 448.)

Observation XIII. — Un homme de vingt-huit ans, fort et bien portant, avala 16 grammes de sublimé. (On ne put savoir si le poison était en poudre ou en solution, si c'était un empoisonnement volontaire ou accidentel.) Aussitôt il essaya de rejeter le poison, et appela du secours. Vingt minutes après l'événement, le médecin vit le malade. La bouche était déjà très-tuméfiée, et laissait écouler un liquide filant, semblable à du blanc d'œuf. Il y avait des efforts de vomissement et des vomissements de mucus glaireux. La respiration était gênée, les extrémités froides, le pouls petit et fréquent avec des intermittences. Le malade ne se plaignait que de la bouche; il n'avait de douleur ni à l'estomac ni ailleurs. Pendant l'administration du blanc d'œuf, les accidents augmentèrent. La respiration devint de plus en plus anxieuse; il y eut perte de la parole qui n'était plus qu'un bruit rauque. La dyspnée devint si menaçante, et s'accompagna de phénomènes d'asphyxie si effrayants, que le médecin pratiqua la trachéotomie. Cette opération rendit la respiration plus facile, et le gonflement de la bouche allant toujours en augmentant et ayant pris un volume énorme, on fit sur ces parties des incisions profondes. Une saignée fut pratiquée, des sangsues furent appliquées, mais tout cela sans succès. La nuit fut très-agitée, il survint une diarrhée très-abondante et avec une évacuation de matières sanglantes. De continuelles lotions de lait et d'eau amenèrent seules quelque adoucissement à la douleur de la bouche, qui était toujours ce dont le malade se plaignait le plus. Le visage et les extrémités étaient froids; le pouls à peine sensible. Le deuxième jour, on fit encore une application de sangsues, mais sans plus de succès. La faiblesse alla en augmentant, ainsi que la dyspnée, et le malade succomba à quatre heures du matin, trente-huit heures environ après l'empoisonnement.

La membrane muqueuse de la bouche était transformée en une bouillie blanchâtre et diffluente, elle manquait même complétement dans quelques points. La partie interne des joues, le pharynx et le larynx étaient bleuâtres, très-gonflés et ramollis, et paraissaient revêtus d'une couche blanche. L'œsophage offrait le même aspect. La trachée, au contraire, semblait légèrement enflammée et remplie dans sa moitié supérieure d'une mousse sanguine. La membrane muqueuse de l'estomac était enflammée et même gangrenée dans quelques points. L'intestin grêle était remarquable par la rougeur de toutes ses membranes et par la présence d'une couche membraniforme d'un rouge foncé, due à une exsudation sanguine. Il n'existait point de perforation. (Lowenhardt, *Medizinische Zeitung von Preussen*, 1839, numéro 7.)

Observation XIV. — Une femme de trente-deux ans, mère de deux enfants, était affectée d'une maladie syphilitique pour laquelle on la traitait par la méthode de Dzondi (30 centigrammes de sublimé pour 120 pilules et un gargarisme contenant 25 centigrammes de sublimé et 1 gramme de laudanum). Le médecin fut appelé en toute hâte près de la malade; il la trouva pâle et les traits bouleversés. La face et les mains étaient froides, la langue blanche et sèche, le ventre distendu et douloureux, la soif intense. Il y avait des vomissements et des selles répétés; le pouls était fréquent et presque tremblant. La malade dit avoir pris, dans un temps très-court, deux doses des médicaments indiqués (pilules et gargarismes), équivalant à 1 gramme 20 centigrammes de sublimé.

Le médecin prescrivit des sangsues, de l'albumine, etc., mais sans résultat. La malade succomba le lendemain, au milieu d'inexprimables douleurs.

L'autopsie ne fut pas faite. (Lowenhardt, *Medizinische Zeitung von Preussen*, 1839, numéro 7.)

Observation XV. — Un négociant de Nantes vint à Paris pour se faire traiter d'une tumeur à la partie moyenne et postérieure de la jambe gauche, du volume de deux poings, adhérente aux muscles, et dont le caractère était carcinomateux.

Un particulier promit la guérison de ce mal par l'application d'un caustique; le remède fut appliqué, il fit une eschare. Déjà le malade se disait soulagé; il sentait sa jambe plus légère, et croyait la remuer avec plus de facilité qu'auparavant. L'empirique emporta une partie de l'eschare au premier pansement, avec des chairs fongueuses qui s'étaient élevées en forme de champignons sur le pourtour de la partie cautérisée, et il saupoudra toute la surface découverte avec du sublimé corrosif. La végétation si prompte des chairs me fit mal augurer de l'état des choses, et mes idées, contraires à l'opinion des autres, ne furent malheureusement que trop justifiées dès le lendemain matin; car le domestique qui vint au lit de son maître pour lui faire prendre un bouillon le trouva mort. (Pibrac.)

Observation XVI. — Une jeune demoiselle, âgée de huit ans, avait deux loupes, l'une à la nuque et l'autre à la partie supérieure de l'occipital. On en fit l'ouverture par l'application de l'esprit de nitre. Après l'évacuation de l'humeur qu'elles contenaient, et qui ressemblait à du suif, on se servit du sublimé corrosif pour consumer le fond du kyste. On en réitéra l'usage, et la jeune malade éprouva un sort plus cruel encore que le sujet de l'observation précédente; elle mourut le cinquième jour dans les mouvements convulsifs les plus terribles. (Pibrac.)

Observation XVII. — Une femme forte et robuste, âgée de quarante-neuf ans, d'un bon tempérament, ayant un cancer ulcéré au sein, fut confiée à un empirique, qui la mit à l'usage de sa poudre blanche, appliquée extérieurement : c'était du sublimé corrosif. La malade souffrit après l'application; les douleurs augmentèrent considérablement, et au bout de quatre heures elles étaient intolérables. Il se manifesta à la fois une foule d'accidents : l'oppression, les nausées, le vomissement, qui fut porté jusqu'au sang, et les mouvements convulsifs les plus violents; enfin elle souffrit dans toutes les parties de son corps une torture affreuse, dont elle ne fut délivrée que le lendemain matin par la mort la plus horrible. (Pibrac.) (1)

Observation XVIII. — Le 22 mai 1815, sur les cinq heures du soir, je plongeai mes mains, à plusieurs reprises, dans une dissolution très-concentrée de sublimé corrosif, pour en retirer des pièces d'anatomie; j'oubliai de laver mes mains, et je me livrai à d'autres occupations. Je me couchai sur les onze heures, n'éprouvant aucune incommodité. Vers une heure du matin, je fus réveillé par des douleurs très-vives que je ressentais à l'épigastre; ces douleurs s'accrurent très-rapidement et devinrent déchirantes. La flexion du tronc les soulageait un peu. Elles se faisaient sentir spécialement dans la région de l'estomac, et semblaient de là s'étendre à tout le diaphragme; le ventre était un peu déprimé, et la pression douloureuse dans la région épigastrique. J'éprouvais un sentiment de constriction dans toute la poitrine. Ma respiration était costale, gênée, inégale; mon pouls petit, concentré, irrégulier; ma bouche sèche, et j'éprouvais une soif assez vive; une sueur abondante me couvrait le front, les tempes, la poitrine et les mains, et je ressentais dans ces parties un froid très-incommode. Il y avait à peu près une demi-heure que j'étais dans cet état, lorsque plusieurs éructations se déclarèrent. Des nausées survinrent; mais je fis d'inutiles efforts pour vomir : alors seulement je soupçonnai le sublimé d'être la cause de tous ces accidents. Je portai mes doigts à ma bouche, et je m'aperçus, à leur âcreté, que j'avais oublié de

(1) *Mémoires de l'Académie de chirurgie*, t. IV, p. 154 et suiv.

me laver les mains, ce que je m'empressai de faire sur-le-champ; je bus en grande abondance de l'eau sucrée, et je parvins à vomir sur les deux heures, c'est-à-dire une heure après mon réveil. Les vomissements furent d'abord très-violents et se succédèrent avec beaucoup de rapidité. La matière des vomissements était glaireuse, épaisse, et avait une saveur métallique extrêmement âcre, qui me causait une constriction pénible à la gorge. La région épigastrique était très-sensible au toucher, et la moindre pression m'occasionnait les plus vives douleurs. Les vomissements s'arrêtèrent vers les quatre heures et demie du matin. Je ressentis alors quelques coliques dans la région ombilicale, et j'eus trois selles très-fluides et accompagnées de ténesme; je m'endormis sur les cinq heures du matin, et je me réveillai sur les huit heures avec la bouche sèche et la peau couverte de sueur; mais je n'éprouvais plus le sentiment de froid au front, à l'estomac et aux mains : les envies de vomir avaient disparu, mais la région épigastrique était restée très-douloureuse. Je ne pris dans la journée que six bouillons et trois crèmes de riz; le lendemain, je pus vaquer à mes occupations : cependant je conservai encore pendant huit jours un sentiment de gêne dans la région épigastrique. (J. Cloquet.)

Observation XIX. — Plenck parle d'une dame qui périt misérablement pour avoir appliqué sur son corps un emplâtre où entrait du sublimé corrosif. Les symptômes qui précédèrent la mort furent de grandes douleurs, des convulsions, l'enflure de la gorge, et la salivation.

Observation XX. — La tête d'une petite fille, qu'on avait graissée avec une pommade dans laquelle il y avait du sublimé corrosif, pour tuer les poux, devint tellement enflée qu'on craignit pour sa vie. Elle fut secourue par une lotion faite avec la lessive des cendres; les cheveux lui tombèrent, et elle guérit (1).

Observation XXI. — Un empirique appliqua du sublimé corrosif sur une petite dureté qu'une dame avait à la cuisse; le poison produisit une eschare très-épaisse, des douleurs violentes, et une tumeur inflammatoire du volume du poing, outre des angoisses, des faiblesses, et des convulsions effrayantes. Ces symptômes furent suivis d'une salivation immodérée. La complication de tous ces accidents emporta la malade en quinze jours (2).

Observation XXII. — M***, tourmenté par des morpions, fit usage, pour s'en débarrasser, d'une pommade faite avec du calomel et du cérat ordinaire. Ce moyen lui réussit parfaitement bien; mais, au bout de quelque temps, ses hôtes incommodes reparurent plus nombreux qu'auparavant. Force lui fut de recourir de nouveau au moyen qui lui avait déjà réussi; mais, au lieu de calomel, on lui remit par erreur du sublimé corrosif. Il mêla 25 centigrammes de ce sel réduit en poudre très-fine avec un peu de beurre

---

(1) Plenck, *Toxicologia Mercurius sublimatus corrosivus*, p. 263; Viennæ, 1785.

(2) Degneri *Historia medica de Dysenteria biliosa contagiosa*, p. 250, année 1738.

salé, et fit avec ce mélange des frictions sur toute la partie inférieure de l'abdomen, sur la verge, le gland excepté, sur le scrotum et sur le périnée. Au bout de deux heures environ, il ressentit dans toutes ces parties de violentes douleurs; la peau s'enflamma très-fortement, et il se forma dans plusieurs points de petites vésicules remplies de sérosité; des applications d'eau froide et de farine apaisèrent les douleurs, et le lendemain il ne restait plus qu'un sentiment de fourmillement. L'épiderme de toutes les parties enflammées se détacha en larges plaques, et il n'éprouva pas d'autres accidents; mais sept jours après avoir fait des frictions, en frottant un anneau d'or qu'il portait à l'un des doigts, avec un doigt de l'autre main, il fut tout étonné de le voir blanchir, et, en continuant le frottement, l'anneau devint bientôt tout blanc comme s'il eût été argenté. Il fit part de ce fait à un médecin de ses amis, qui répéta l'expérience avec trois pièces d'or, qui en peu de temps furent couvertes d'une couche de mercure. Le lendemain matin, la même chose eut lieu en frottant un petit lorgnon et plusieurs objets d'or sur la face interne du bras; on examina la bouche avec beaucoup d'attention, et on ne put y découvrir la moindre trace de ptyalisme, de rougeur et d'engorgement; la santé était excellente; M. ne s'était pas exposé au froid, et son régime avait été des plus simples et des plus modérés. Des faits de ce genre sont assez nombreux. On a observé des phénomènes semblables chez des personnes qui avaient fait usage de mercure à l'intérieur et à l'extérieur; mais ce qui paraît incompréhensible, c'est la petite quantité de sel mercuriel qu'il a fallu pour amener ce résultat. (*The London medical and physical journal*, mai 1831.)

Observation XXIII. — Un ouvrier, âgé de vingt-quatre ans, fut pris, à la suite d'une affection vénérienne mal soignée, de douleurs à la gorge; la déglutition devint gênée; la voix rauque, faible, finit par s'éteindre tout à fait. Le voile du palais et la luette étaient ulcérés, et les amygdales gonflées. On lui fit respirer *des fumigations* de bichlorure de mercure à l'aide de l'appareil de M. Richard. Après les premières fumigations, il ressentit quelques picotements au larynx et un sentiment de sécheresse à la gorge; il les continua néanmoins. Ce fut quarante-huit heures après la première fumigation que survinrent la dyspnée et tous les accidents qui signalèrent l'existence de l'œdème de la glotte. (Voy. *Archives générales de médecine*, t. XXVII, p. 545.)

Symptômes de l'empoisonnement par le sublimé corrosif.

Les symptômes produits par une forte dose de sublimé corrosif peuvent être réduits aux suivants : saveur âcre, styptique, métallique, insupportable; sentiment de resserrement et de chaleur brûlante à la gorge, qui ne tarde pas à être le siége d'une inflammation vive qui peut être suivie de la mort, alors même que le sublimé n'est pas arrivé jusqu'à l'estomac (voy. obs. 8, p. 667); anxiété, douleurs *déchirantes* dans la bouche, le pharynx, l'œsophage, et surtout dans l'estomac et les intestins; nausées, vomissements de matières filantes diversement colorées, mais souvent mêlées de stries de sang ou d'une assez grande quantité de ce fluide; diarrhée, quelquefois dysenterie. Ces évacuations par haut et par bas sont en général plus fréquentes que dans les autres empoisonnements par les préparations métalliques. A cette première période, en succède une autre pendant laquelle les mêmes symptômes persistent; tandis que les malades sont plongés dans un grand abattement, les battements du cœur sont profonds et lents, et tendent de plus en plus à s'affaiblir; le pouls est petit, filiforme, serré est fréquent; la respiration est singulièrement ralentie, la peau est froide et couverte de sueur, et les membres dans un grand état de relâchement. Bientôt après l'abattement devient extrême; il survient des syncopes, une insensibilité générale, qui commence presque toujours par les pieds, et qui est telle que l'on peut pincer la peau des membres sans que les malades s'en aperçoivent; quelquefois il se manifeste des convulsions; le corps continue à être couvert d'une sueur glaciale, et la mort ne tarde pas à arriver. Dans la plupart des cas, la sécrétion urinaire est diminuée et quelquefois même supprimée pendant plusieurs jours et jusqu'au moment de la mort. Il est des cas cependant, suivant la dose de sublimé ingéré et l'état de dilution dans lequel il a été pris, où les malades urinent, surtout lorsqu'on leur administre d'abondantes boissons aqueuses. On a vu également une érection douloureuse du pénis. En général, les facultés intellectuelles conservent leur intégrité jusqu'au dernier moment.

L'usage imprudent et continué d'une petite dose de sublimé corrosif pris à l'intérieur ou appliqué à l'extérieur (2 ou 3 centigrammes, par exemple) produit des coliques, des vomissements; les glandes salivaires s'enflamment et deviennent très-douloureuses; la salive, sécrétée en plus grande quantité, est âcre, corrosive et d'une odeur infecte; la langue et les gencives se tuméfient et offrent des ulcères rongeants très-douloureux; les dents commencent à noircir, à vaciller; elles tombent, et leur chute est souvent suivie de celle des os palatins ou maxillaires; l'haleine est fétide; la face et toute la tête deviennent enflées, ce qui rend la déglutition et la respiration difficiles; la voix s'éteint ou devient semblable à un mugissement. La cardialgie, la dyspepsie, la diarrhée, la dysenterie, diverses inflammations, la dyspnée, l'hémoptysie, la toux, une bronchite chronique, la phthisie pulmonaire, des douleurs très-violentes dans les muscles, dans les tendons ou dans les articulations, des tremblements des membres, la paralysie, le tétanos, la fièvre lente, le marasme et la mort, peuvent être la suite du mauvais emploi de ce corps. Je suis loin de prétendre que ces symptômes se manifestent tous chez un même individu, car on peut n'en observer qu'un certain nombre à des époques différentes de l'empoisonnement.

Lésions de tissu produites par le sublimé corrosif.

Le sublimé corrosif détermine une inflammation plus ou moins intense des parties qu'il a touchées ; lorsqu'il a été introduit dans l'estomac, on découvre une rougeur plus ou moins foncée de la luette, des piliers du voile du palais, de l'épiglotte ; les cartilages du larynx, la trachée, et jusqu'aux dernières ramifications des bronches, sont injectés ou enflammés ; ordinairemement l'œsophage est blanchâtre, quelquefois cependant il est profondément altéré par quelques particules de sublimé solide qui l'ont touché pendant un certain temps ; l'estomac plus ou moins contracté est fortement enflammé dans son intérieur, d'un rouge-brique, avec des ecchymoses çà et là, notamment sur les replis de la membrane muqueuse et avec des érosions plus ou moins multipliées ; tous les vaisseaux sont fortement injectés et paraissent noirs. Il arrive quelquefois que, dans cet empoisonnement, les tissus sur lesquels le sublimé corrosif a été appliqué sont d'une couleur grise blanchâtre, *même du vivant de l'individu ;* en général, les intestins sont peu altérés, si ce n'est le rectum, qui est ordinairement enflammé. On voit des ecchymoses nombreuses, noirâtres, dans les épiploons. Le cœur peut également être le siége d'une lésion remarquable ; ses cavités offrent une ou plusieurs taches rougeâtres ou noirâtres (voy. expérience 16, p. 657). Le cerveau a quelquefois été trouvé gorgé de sang.

Les diverses altérations de tissu qui résultent de l'action des poisons sont-elles assez bien connues, ou présentent-elles des caractères assez tranchés pour qu'on puisse reconnaître à leur inspection la substance vénéneuse qui les a produites ?

Sallin, dans son mémoire sur la recherche des traces d'empoisonnement sur le corps de Lamotte fils, soixante-sept jours après avoir été déposé dans la terre, se prononce pour l'affirmative, et dit que cet individu a été empoisonné par le sublimé corrosif. Il compare les lésions qu'auraient dû produire l'arsenic, les renoncules, la mandragore, l'opium, la belladone, la cigue, les acides minéraux, etc., avec celles qu'offre le cadavre qui fait le sujet de ses investigations ; et, ne pouvant attribuer ces lésions à aucun des poisons énumérés, il arrive ainsi, par voie d'exclusion, à conclure que c'est le sublimé corrosif qui a été employé. « Ce sel, dit-il, ne produit jamais la perforation du tube digestif, et il ne porte jamais son action sur la bouche ni sur l'œsophage ; il détruit, brûle et détache la membrane muqueuse de l'estomac, sans altérer la musculaire; il étend ses traces jusqu'auprès du cœcum, et il n'existe aucune éruption à la peau» (1).

L'assertion de Sallin n'est pas admissible. Des expériences faites sur les animaux et une foule d'observations d'empoisonnement recueillies avec soin prouvent d'une manière incontestable : 1° que l'inflammation générale du canal digestif peut être produite par tous les poisons irritants; 2° qu'il existe un bon nombre de substances vénéneuses de cette classe qui ne déterminent jamais la perforation de ce canal; 3° que la membrane muqueuse de l'estomac peut être détachée par plusieurs de ces poisons; 4° que le sublimé corrosif n'est pas le seul poison corrosif qui n'excite aucune éruption à la peau; 5° enfin que les plaques gangréneuses des téguments peuvent également appartenir à tous les poisons qui agissent avec une très-grande activité.

---

(1) «Nous n'avons observé à l'extérieur du cadavre de Lamotte, dit Sallin, ni plaies, ni fractures, ni contusions; seulement un commencement de putréfaction de l'épiderme, du corps papillaire et muqueux de la face, du cou, et du haut de la poitrine et des épaules. Après avoir fait l'ouverture, nous avons trouvé l'estomac excessivement distendu; à l'extérieur, ses membranes enflammées légèrement et par places, mais décidément vers le pylore et le duodénum; les intestins grêles très-distendus, les gros intestins dans leur état naturel.

«Après avoir enlevé l'estomac, nous avons trouvé la rate gorgée de sang, et près du double de son volume ordinaire; le foie aussi très-volumineux, gorgé de sang, son parenchyme ayant sa couleur et sa consistance naturelles; les membranes seulement qui recouvrent la partie convexe et la portion du diaphragme qui les revêt gangrenées et sans adhérence, les poumons gorgés de sang; la base du lobe inférieur du poumon droit enflammée, adhérente et gangrenée par parties; le cœur flétri, ridé et vide de sang; l'œsophage légèrement phlogosé à la face interne de sa partie inférieure.

«L'estomac ouvert, nous y avons trouvé quelques cuillerées d'une matière brune rougeâtre, de la consistance d'une bouillie très-claire; sa membrane veloutée noire par ondes, brûlée, détruite et dissoute, s'enlevant avec le doigt comme une mucosité qui aurait été appliquée sur sa membrane nerveuse, qui, à raison de sa blancheur, nous parut saine pour la plus grande partie; les membranes du petit cul-de-sac étaient fort enflammées et tachetées de gangrène, et le pylore rétréci.

«Nous ouvrîmes le duodénum et environ deux pieds du jéjunum; nous remarquâmes leur membrane veloutée moins dissoute et détruite que celle de l'estomac, et enduite de cette même substance brune rougeâtre contenue dans le ventricule, mais plus gluante et tenace. De distance en distance, nous fîmes des sections aux intestins *jéjunum* et *iléum;* nous y avons observé les mêmes phénomènes, mais avec moins d'intensité, et ce, en raison de leur éloignement de l'estomac. Le gros intestin, depuis le *cœcum,* était plein et enduit de matières fécales, glaireuses et jaunâtres. Le mésentère, les reins, la capsule de Glisson, ont été trouvés à peu près dans leur état naturel.» (*Recueil périodique de la Société de médecine,* t. VII, p. 33 et suiv., ou ancien *Journal de médecine,* t. LIII, p. 15.)

Action du sublimé corrosif sur l'économie animale.

1° Le bichlorure de mercure est un des poisons irritants les plus énergiques du règne inorganique.

2° Il détermine la mort en très-peu de temps, soit qu'on l'injecte dans les veines, soit qu'on l'introduise dans l'estomac, ou qu'on l'applique sur le tissu cellulaire du cou ou de la partie interne de la cuisse. Il est moins actif lorsqu'on le met en contact avec le tissu cellulaire du dos.

3° D'après le docteur Gaspard, il paraît agir spécialement sur les poumons, lorsqu'il est injecté dans les veines, tout en exerçant également une action sur les glandes salivaires et sur la membrane muqueuse des intestins. (*Journal de physiologie expérimentale*, t. Ier, 1821.) M. Smith avait pensé, au contraire, qu'il déterminait la mort en agissant sur le cœur sans qu'il y eût aucune lésion primitive du système nerveux et du cerveau (*Dissertation sur l'action et l'usage des caustiques;* Paris, 1815).

4° Appliqué sur le tissu cellulaire sous-cutané ou introduit dans le canal digestif, il est absorbé, transporté dans le torrent de la circulation, et il exerce son action délétère sur le cœur et sur le canal digestif (1). La lésion du premier de ces organes paraît prouvée par l'inflammation dont il est souvent le siége, et par le trouble de la circulation pendant la vie (voy. les expériences rapportées aux pages 655 et suiv.). L'action de ce poison sur le canal digestif, et en particulier sur la portion de la membrane muqueuse voisine du pylore, et sur le rectum, est mise hors de doute par l'inflammation qu'il y détermine (2).

---

(1) Je ne partage en aucune manière l'opinion de Dehorne, qui pense que l'application extérieure du sublimé corrosif n'est pas aussi dangereuse qu'on l'a annoncé. Il dit même que les observations consignées dans le mémoire de Pibrac, et que j'ai citées, ne prouvent rien contre l'innocuité de ce corps; que les faits rapportés par cet auteur sont relatifs à des tumeurs cancéreuses qui ne doivent être excitées par aucune substance stimulante ou caustique; que ce n'est point le remède qu'il faut inculper en ce cas, mais celui qui l'a appliqué aussi témérairement. (*Exposition raisonnée des différentes méthodes d'administrer le mercure*, par Dehorne, p. 126, année 1775.) Je répondrai à ces remarques : 1° que la demoiselle qui fait le sujet de l'observation 16 (p. 672) n'était affectée d'aucune tumeur cancéreuse; elle n'avait que deux loupes, l'une à la nuque, l'autre à la partie supérieure de l'occiput; 2° que les chiens auxquels on fait une plaie un peu large, que l'on saupoudre avec du sublimé corrosif, meurent, après avoir éprouvé tous les symptômes de l'empoisonnement par le sublimé, notamment l'insensibilité générale dont j'ai parlé.

(2) *Absorption du sublimé corrosif.* Personne, que je sache, n'avait encore démontré que le sublimé corrosif fût *absorbé*. Christison n'a pas trouvé de mercure dans le sang ni dans les solides de deux lapins qu'il avait empoisonnés avec

M. Brodie a conclu de ses expériences : 1° que le sublimé, dissous et introduit dans l'estomac, corrode la portion de membrane sur laquelle il séjourne ; 2° que le cerveau et le cœur sont affectés consécutivement,

---

du sublimé corrosif. Zeller disait en avoir retiré du sang et de la bile ; mais Klaproth et Bergmann cherchèrent en vain du mercure dans une portion du même sang et de la même bile qui leur avait été envoyée par Zeller. Buchner prétendait avoir trouvé du mercure dans la salive, dans l'urine et dans la bile d'animaux qu'ils avaient tués avec du sublimé. Schubart disait en avoir extrait du sang ; mais Rhades, Meissner et Schwergger, ont repris ensemble les recherches de ces auteurs, et ne sont pas parvenus à déceler la moindre trace de ce métal. Rodius Breger, Valvasor, Guidot, Vercelloni, Burgard, Didier, Haschhlter, etc., prétendaient avoir extrait du mercure de l'urine des syphilitiques. Fallope affirme que, chez des malades atteints de salivation, le mercure vient se fixer à la surface de l'or que l'on place dans leur bouche ; d'un autre côté, M. Colson assure qu'ayant laissé en contact du sang provenant de trois individus dont deux avaient pris du sublimé corrosif à l'intérieur, et dont l'autre avait fait usage de frictions mercurielles, avec des lames de cuivre, ces lames s'étaient recouvertes de plaques blanches qu'*il dit* être formées par du mercure. Mais ces assertions ne s'accordent aucunement avec les faits observés depuis par M. Devergie. « Une femme de vingt-six ans, dit ce médecin, entre le 23 mars 1826 à l'hôpital des Vénériens ; le 9 août suivant, on la saigne. Deux cent six pilules d'onguent mercuriel, contenant chacune 5 centigrammes de mercure métallique, avaient été prises depuis l'entrée de la malade. Le sang est reçu sur une tige de laiton de 6 millimètres de diamètre ; la même tige reste vingt-quatre heures dans le sang, et après ce temps écoulé, je ne trouve pas d'apparence mercurielle.

« Le même jour, la nommée R., âgée de vingt et un ans, ayant pris soixante-dix pilules analogues aux précédentes, fut saignée pour des symptômes de congestion sanguine au cerveau. L'expérience, répétée comme dans le cas précédent, donne les mêmes résultats.

« Une pièce d'or, décapée est laissée pendant vingt-quatre heures dans le sang de ces deux malades : elle ne change pas de couleur.

« Une pièce d'or plongée pendant vingt-quatre heures dans le sang d'un troisième malade, qui avait pris cent dix pilules d'onguent mercuriel, ne nous a fourni aucune trace de mercure. De pareils essais ont été plusieurs fois répétés depuis, et toujours sans succès.

« Un malade étant affecté d'une salivation mercurielle abondante avec tuméfaction des gencives et des joues, je lui fais garder dans la bouche une pièce de 20 francs depuis sept heures du matin jusqu'à sept heures du soir ; les infirmiers surveillent le malade. A cette époque, la pièce de monnaie fut placée jusqu'au lendemain matin dans la salive rendue pendant la journée : elle n'avait pas changé de couleur. Ainsi se trouve détruit le reproche adressé à Cullerier oncle, alors qu'il niait la coloration en blanc de l'or par la salive des syphilitiques.

« Le sang que nous avons exploré par le cuivre (après l'avoir traité par le chlore), dans les exemples que nous venons de rappeler, ne contenait pas un atome de mercure ; il en était de même de la salive et de dix litres d'urine du matin recueillie dans une salle d'hommes en traitement par des frictions mercurielles. » (*Méd. légale*, t. III, p. 387.)

On verra ce que je dirai du travail de M. Cantu.

Quelle foi ajouterons-nous à tant d'assertions vaguement énoncées par Gallus,

ce qui explique les convulsions, l'insensibilité, l'état du pouls, et la cessation subite des mouvements du dernier de ces viscères; 3° que les poumons ne sont aucunement intéressés, puisque le sang du côté

Fallope, Fernel, Petronius, qui disent avoir trouvé le mercure dans les os; par Zwinger, Schenkius, Bonnet, etc., qui prétendent avoir vu ce métal dans l'arachnoïde et dans les ventricules du cerveau; par Fontanus, Rhodius, Moulin, Honorius, Vieussens, Mead, etc., qui assurent en avoir trouvé tantôt dans les capsules synoviales, tantôt dans la cavité des plèvres, dans les humeurs de l'œil ou dans le tissu cellulaire du périnée? Le professeur Pickel de Wurtzbourg, au rapport de M. Haindorff, aurait retiré du mercure métallique en distillant le cerveau d'un individu qui avait pris pendant longtemps une préparation mercurielle. M. Duméril, après avoir ouvert ou fait ouvrir sous ses yeux environ deux mille cadavres, a observé huit ou dix fois des globules mercuriels dans diverses parties du corps. Ces divers faits ne pourraient servir à établir l'absorption des préparations mercurielles, qu'autant qu'il serait bien démontré 1° que les cadavres qui ont été l'objet des observations n'auraient pas été injectés avec du mercure, dans le but d'étudier ou de préparer les vaisseaux lymphatiques; 2° que lors de leur inhumation ils n'ont pas été soumis à l'action de quelque préparation mercurielle employée dans le dessein de les conserver : or des documents précis manquent à cet égard, en sorte que, sans nier que ces faits soient de nature à fournir la preuve de l'absorption des composés mercuriels, je pense qu'il y a lieu de se tenir sur ses gardes, et de ne pas accepter légèrement toutes les conséquences que l'on a voulu tirer de la présence du mercure dans les diverses parties mentionnées.

Suivant moi, les exemples d'exhalation du mercure par la peau, dans certains cas où des individus faisaient usage de préparations mercurielles ou bien tenaient une partie de leur corps plongée dans un bain de mercure, ne prouvent pas davantage, *d'une manière irrévocable*, l'absorption des composés mercuriels, parce qu'il s'en faut de beaucoup qu'ils soient tous authentiques; que plusieurs d'entre eux sont évidemment fabuleux; que ceux qui ont été décrits par des observateurs éclairés et dignes de foi n'ont pas pu être constamment reproduits, et enfin parce que de nos jours on est à peu près certain de ne pouvoir pas les constater quand on répète les expériences. Citons quelques-uns des exemples mis en avant : 1° Walter Pope parle d'un homme qui depuis plus de six mois n'avait pas travaillé aux mines de mercure, et qui blanchissait à l'instant même une pièce de cuivre lors qu'il la frottait entre ses doigts. Cet homme, dont le corps aurait été imprégné de mercure, n'éprouvait pourtant, ce qui est inconcevable, qu'une paralysie incomplète, un affaiblissement dans les mouvements, une sorte d'atonie du système nerveux.

2° M. Colson rapporte (voy. *Archives générales de méd.*, septembre 1826) que M. Duméril, ayant plongé une des mains de trois individus *pendant quelques instants* dans un bain de mercure, vit blanchir, *chez l'un d'eux seulement*, la boîte d'une montre en or qui était tenue dans l'autre main. L'amalgame se forma si rapidement, dit M. Colson, qu'il n'est guère possible de concevoir que le mercure ait d'abord été absorbé et ensuite exhalé par la peau.

3° Schelarius raconte, ce qui est vraiment incroyable, qu'un ducat placé dans la bouche d'un homme qui avait le gros orteil dans du mercure ne tardait pas à blanchir (*Ephemerid. nat. curios.*, an. 1684, déc. 2, obs. 159).

4° On lit dans les *Maladies des artisans*, de Ramazzini, ouvrage traduit par Fourcroy, page 42, un fait rapporté par ce dernier, dans lequel il s'agit d'un do-

gauche du cœur conserve sa couleur écarlate; 4° que l'action sur le cœur a lieu sans l'intermède du système nerveux.

Le physiologiste anglais n'hésite pas à considérer les lésions du cerveau et du cœur comme la cause immédiate de la mort, puisque l'inflammation de l'estomac ne peut pas la produire d'une manière aussi subite; il lui paraît impossible, mais à tort, d'après l'état dans lequel se trouve la membrane muqueuse gastrique, d'admettre que le poison soit absorbé et porté dans le torrent de la circulation.

Élimination du sublimé corrosif.

Il était intéressant de savoir pendant combien de temps le sublimé corrosif, ingéré dans l'estomac, restait dans l'économie animale. Mon neveu, le Dr I.-L. Orfila, s'est livré à cet égard à des expériences nombreuses, d'où il résulte: 1° que certains chiens auxquels on avait fait prendre pendant trente jours des aliments renfermant 2 milligrammes de sublimé corrosif, contenaient du mercure dans leurs estomacs et dans leurs foies, *dix-huit jours* après qu'ils avaient cessé d'avaler du bichlorure, tandis qu'on n'en trouvait pas chez d'autres chiens placés dans les mêmes conditions; 2° que ces organes n'en fournissaient plus un mois après la cessation de l'alimentation mercurielle; à plus forte raison, n'en décelait-on pas deux et trois mois après; 3° que l'urine des syphilitiques soumis à un traitement par les pilules mercurielles, et qui ne prenaient plus ce médicament depuis *cinq jours*, donnait encore du mercure, mais qu'elles n'en contenaient plus huit jours après que l'on avait cessé de faire prendre des pilules (dissertation inaugurale soutenue à la Faculté de médecine de Paris en 1851).

Traitement de l'empoisonnement par le sublimé corrosif.

Existe-t-il un contre-poison du sublimé corrosif?

Navier, dans son ouvrage sur les contre-poisons (1), se prononce

---

reur sur métaux, dont les jambes et les cuisses étaient le siége de phlyctènes qui s'ouvrirent et donnèrent beaucoup de sérosité que l'on recueillit dans des vases au fond desquels il existait une infinité de globules mercuriels. On n'indique pas quelle était la proportion de sérosité recueillie, ni quel était le volume et le nombre des phlyctènes; cette omission est d'autant plus fâcheuse qu'on ne conçoit pas facilement la possibilité de se procurer par ce moyen une quantité un tant soit peu notable de sérosité.

5° On a souvent annoncé que les bijoux en or de certaines personnes qui subissaient un traitement mercuriel étaient blanchis. Or ce fait est en opposition avec ce que l'on voit tous les jours, alors même que l'on examine dans les grands hôpitaux des centaines de femmes dont les bijoux conservent leur couleur jaune, pendant l'action prolongée de la médication mercurielle à laquelle elles sont soumises.

(1) *Contre-poisons de l'arsenic, du sublimé corrosif,* etc., t. I, p. 188, année 1777.

pour l'affirmative, et il indique plusieurs substances qu'il regarde comme les contre-poisons de ce corps : par exemple, les alcalis salins et terreux, les sulfures de potassium et de calcium, les teintures martiales alcalines, et les eaux de Spa. J'ai entrepris une série d'expériences dans le dessein de constater l'utilité de tous ces réactifs considérés comme contre-poisons, et j'ai obtenu des résultats qui détruisent l'assertion de Navier. Cette différence tient à la manière dont chacun de nous a envisagé cet objet. Le médecin de Châlons tire ses conclusions de faits purement chimiques ; les miennes découlent d'une multitude d'expériences faites sur les animaux vivants.

Alcalis salins et terreux. — Expérience Ire. —Vingt centigrammes de sublimé corrosif dissous dans 30 grammes d'eau distillée ont été précipités par un excès de potasse carbonatée du commerce.

L'oxyde jaune déposé a été parfaitement lavé et débarrassé du chlorure de potassium ; on l'a administré dans une petite quantité d'eau à un chien de moyenne taille. Deux minutes après, vomissements de matière épaisse, jaunâtre, dans laquelle on apercevait une portion de l'oxyde ; nul air de souffrance. Dix minutes après, abattement extrême, immobilité ; nouveaux vomissements d'une matière blanche, écumeuse, mêlée de salive concrète, et rendue avec effort ; continuation de ces vomissements pendant une heure, insensibilité générale. Dix-huit heures après, mort précédée d'un tremblement des muscles volontaires.

L'estomac ne contenait qu'une partie de l'oxyde administré, et une très-petite quantité de liquide. La membrane muqueuse était enflammée dans toute son étendue, sans présenter des points gangréneux ; les intestins et les autres organes étaient sains.

Expérience II. — On a donné à un autre chien une égale quantité de sublimé mêlé avec de la potasse, et les résultats ont été les mêmes.

Expérience III. — La soude et la chaux se sont comportées comme le sel de tartre. Il faut donc conclure que les alcalis ne sauraient être des contre-poisons du sublimé, puisque l'oxyde jaune de mercure, à très-petite dose, agit comme poison, lors même que les animaux en ont vomi une partie.

Navier lui-même ne semblait pas attacher beaucoup d'importance à ces réactifs, car il dit en parlant de l'oxyde de mercure : «Or ce précipité n'est pas entièrement exempt de corrosion. Ainsi, le moyen de corriger l'action vénéneuse du sublimé par les alcalis salins étant insuffisant, il est prudent d'en employer de plus efficaces, s'il est possible » (1).

Sulfures alcalins. Le sublimé corrosif, dit Navier, sera entièrement décomposé par ces sulfures, et transformé en sulfure noir de mercure insoluble.

---

(1) Ouvrage cité, t. I, p. 192.

Expérience IV. — On a donné 1 gramme 20 centigrammes de sulfure de mercure noir, sec et réduit en poudre fine, à un chien de taille moyenne : il est mort vingt heures après, sans avoir éprouvé d'autres symptômes que des douleurs vives dans l'abdomen et des mouvements convulsifs. Ces symptômes ne se sont manifestés que seize heures après avoir pris le poison. L'estomac contenait quelques aliments et un peu de sulfure de mercure ; la membrane muqueuse qui fait partie de ce viscère était généralement enflammée.

Expérience V. — Soixante-quinze centigrammes de sublimé corrosif ont été décomposés par du foie de soufre. Le sulfure noir résultant a été parfaitement lavé, et administré, dans 30 grammes d'eau, à un petit chien. Cinq minutes après, agitation, grande souffrance, mouvements convulsifs. Au bout d'une heure, l'animal n'avait point vomi ; il était calme et n'avait plus de mouvements convulsifs : il est mort deux heures après l'ingestion du poison. Estomac presque vide ; membrane interne tapissée de sulfure noir, fortement enflammée, et d'une couleur brunâtre ; mucosités dans les bronches. Cette expérience a été répétée avec 20 centigrammes de sublimé dissous et 2 grammes de sulfure de potassium : les résultats ont été les mêmes.

Expérience VI. — Quinze centigrammes de sublimé, dissous dans 30 grammes d'eau, ont été donnés à un petit chien. Immédiatement après on lui a fait prendre 1 gramme 60 centigrammes de sulfure de potassium, dissous dans trois verres d'eau : l'animal n'a pas tardé à éprouver les plus vives souffrances ; il a vomi des matières épaisses, d'une couleur noirâtre. Il est mort dix heures après. L'intérieur de l'estomac était fortement enflammé ; la portion de la membrane muqueuse voisine du cardia et du pylore était gangrenée, l'œsophage peu enflammé, les intestins sains.

Ces expériences ont été faites sur d'autres chiens, en substituant du sulfure de calcium au sulfure de potassium, et les résultats ont été les mêmes. Donc ces réactifs ne peuvent pas être des contre-poisons du sublimé.

Teinture martiale alcaline (1). — Expérience VII. — J'en ai donné 8 grammes, étendus dans 90 grammes d'eau, à un chien qui venait de prendre 20 centigrammes de sublimé corrosif dissous. L'animal est mort six heures après.

Il résulte de ces expériences que les réactifs conseillés par Navier ne sont d'aucune utilité dans le cas d'empoisonnement par le sublimé corrosif liquide. Ils doivent être nécessairement plus inutiles encore si ce poison a été pris à l'état solide, car la force de cohésion oppose un grand obstacle à l'action chimique qui doit avoir lieu entre le poison et le contre-poison.

Protosulfure de fer. M. Mialhe a annoncé, il y a quelques années, à

(1) On prépare cette teinture avec du borax, de l'eau, de la crème de tartre et du sulfate de fer (Navier, p. 106).

l'Académie de médecine, qu'ayant introduit dans sa bouche une dissolution de sublimé corrosif, il avait sur-le-champ fait disparaître la saveur désagréable de ce corps, en mettant en contact avec lui du protosulfure de fer récemment préparé et délayé dans l'eau ; d'où il a conclu que le protosulfure de fer est l'antidote du sublimé, qu'il décompose instantanément, en donnant naissance à du chlorure de fer et à du sulfure de mercure, composés qui n'exercent aucune action nuisible sur l'économie animale. J'ai voulu savoir à quoi m'en tenir à cet égard, et j'ai tenté les essais suivants :

Expérience VII. — J'ai préparé 100 grammes de protosulfure de fer en décomposant du protosulfate de fer par du sulfhydrate d'ammoniaque ; j'avais placé le mélange dans un grand flacon bouché à l'émeri, que je tenais constamment plein d'eau, afin d'éviter le contact de l'air, qui n'aurait pas manqué de transformer le protosulfure de fer en persulfure ; le précipité étant déposé, j'ai décanté le liquide à l'aide d'un siphon, puis j'ai rempli le flacon d'eau et je l'ai bien bouché. Lorsque, par des lavages réitérés et toujours à l'abri du contact de l'air, la liqueur ne contenait plus de traces de sulfate de fer ni de sulfhydrate d'ammoniaque, *j'ai administré à un chien* de moyenne taille, assez faible, la dixième partie environ du protosulfure suspendu dans l'eau, et *immédiatement après* je lui ai donné 60 centigrammes de sublimé corrosif dissous dans 100 grammes d'eau. L'œsophage a été lié et maintenu dans cet état pendant douze heures. A l'exception de quelques selles, l'animal n'a éprouvé aucun des symptômes de l'empoisonnement que détermine le sublimé corrosif, et il ne paraissait pas incommodé. Le lendemain et les jours suivants, il se portait à merveille. Cette expérience, répétée sur un autre animal, a fourni les mêmes résultats.

Expérience VIII. — J'ai introduit dans l'estomac d'un chien de moyenne taille, à l'aide d'une sonde de gomme élastique, 60 centigrammes de sublimé corrosif dissous dans 100 grammes d'eau, et *immédiatement après* j'ai injecté par le même moyen une quantité de protosulfure de fer égale à celle de l'expérience 1re ; l'œsophage a été aussitôt lié et maintenu dans cet état pendant douze heures. L'animal n'a pas été plus incommodé que le précédent, et le lendemain il était parfaitement rétabli.

Expérience IX. — *Dix minutes* après avoir fait avaler à un chien de moyenne taille 60 centigrammes de sublimé dissous dans 100 grammes d'eau, je lui ai donné une dose de protosulfure de fer égale aux précédentes, et j'ai lié l'œsophage ; déjà ce conduit avait été lié immédiatement après l'ingestion du sublimé, afin d'empêcher le vomissement. Au bout de quatre heures, j'ai détaché la ligature de l'œsophage. L'animal est *mort* dans la nuit, après avoir éprouvé tous les symptômes de l'empoisonnement par le bichlorure de mercure, et surtout après avoir rendu plusieurs selles teintes en noir par le sulfure de fer. A l'ouverture du cadavre, je me suis assuré que l'estomac était enflammé, ecchymosé et altéré, comme il l'eût été si l'animal n'eût pas pris de protosulfure de fer.

Expérience X. — Cette expérience, répétée dans les mêmes conditions a fourni les mêmes résultats.

D'où il résulte : 1° que le protosulfure de fer anéantit complétement les propriétés vénéneuses du sublimé corrosif, s'il est administré en dose suffisante *immédiatement après* l'ingestion de ce poison ; 2° qu'à l'instar des antidotes les mieux accrédités, il est inefficace s'il n'est donné qu'au bout de dix ou quinze minutes, lorsque déjà le sublimé a eu le temps d'exercer une action délétère assez forte pour déterminer la mort; 3° que tout en accordant qu'il agit plus énergiquement que l'*albumine,* pour s'opposer aux effets délétères du sublimé, et qu'il doit par conséquent lui être préféré dans tous les cas où il pourra être administré *immédiatement* ou *peu de temps après* l'empoisonnement, il n'en est pas moins vrai que *presque toujours,* pour ne pas dire *toujours, dans la pratique,* on retirera plus d'avantages de l'albumine que du protosulfure de fer, parce que celui-ci, ne se débitant que dans les pharmacies, ne pourra être ingéré qu'au bout d'un temps assez long, et lorsque le sublimé aura déjà exercé ses ravages, tandis que le blanc d'œuf délayé dans l'eau, qui est à la portée de tout le monde, pourra être donné peu d'instants après l'intoxication.

Acide sulfhydrique. — Expérience XI. — L'acide sulfhydrique gazeux ou liquide décompose le sublimé corrosif à la manière des sulfures : aussi tous les animaux auxquels je l'ai administré ont péri au bout d'un temps plus ou moins long. On doit donc le rejeter, quoique recommandé par des savants distingués.

Sucre. Marcelin Duval rapporte qu'après avoir donné à un chien un morceau de lard qui recélait 1 gramme 30 centigrammes de sublimé corrosif, cet animal éprouva des accidents qu'il parvint à apaiser en lui administrant une grande quantité d'eau sucrée (1). J'ai voulu déterminer si cet effet était dû au sucre ou bien au véhicule avec lequel il était uni.

Expérience XII. — Cinquante centigrammes de sublimé, dissous dans 60 grammes d'eau distillée, ont été donnés à un chien de moyenne taille. On lui a fait manger sur-le-champ 90 grammes de sucre blanc pulvérisé ; deux minutes après, il a vomi une très-grande quantité de matières alimentaires; il a éprouvé des douleurs très-vives, il s'est beaucoup agité, et il a expiré au bout de deux heures. L'estomac était enflammé.

---

(1) Ouvrage cité, p. 38.

Expérience XIII. — On a donné à un lapin 30 grammes de sucre pulvérisé; immédiatement après on lui a fait prendre 10 centigrammes de sublimé dissous dans 30 gram. d'eau, on lui a de nouveau donné 30 gram. de sucre : il est mort au bout de quatorze minutes. Ces faits prouvent évidemment que le sucre n'agit pas comme contre-poison du sublimé, et que les bons effets qu'on obtient de l'eau sucrée dépendent de l'énorme quantité de liquide qu'elle contient. C'est ce qui sera mis hors de doute par l'expérience suivante.

Expérience XIV. — On a fait boire à un chien environ 250 grammes d'eau; deux minutes après, on lui a administré 50 centigrammes de sublimé dissous dans 180 grammes de ce même liquide. L'animal a beaucoup vomi. On a continué à lui donner de l'eau lors même qu'il ne vomissait plus : au bout de vingt-quatre heures, il était parfaitement rétabli.

Quinquina. M. Chansarel a annoncé qu'il avait fait prendre 50 centigrammes de sublimé corrosif à un chien, et que l'animal avait été guéri par une infusion de quinquina calisaya. L'auteur a conclu de ce fait que le quinquina était le contre-poison du sublimé (1).

Expérience XV. — L'œsophage d'un chien de moyenne taille a été détaché des parties environnantes et percé d'une petite ouverture par laquelle on a injecté dans son estomac 60 centigrammes de sublimé corrosif dissous dans 60 grammes d'eau. Une minute après, on a introduit dans ce viscère 210 grammes d'une infusion chargée de quinquina calisaya, et on a lié l'œsophage au-dessus de l'ouverture, pour empêcher le vomissement. L'animal n'a pas tardé à faire de grands efforts pour vomir, il s'est couché, et il est resté dans une immobilité complète; une heure après, il a eu une selle presque liquide, et il est mort au bout de cinq heures.

L'inflammation de la membrane muqueuse de l'estomac était des plus intenses vers la portion cardiaque et dans tout le fond de ce viscère; elle était d'un rouge noir, extrêmement durcie, et fortement adhérente au plan musculaire; celle qui revêt la portion pylorique était très-rouge, mais beaucoup moins enflammée.

Il y avait dans ce viscère une portion du liquide injecté et une très-grande quantité de mucosités gluantes.

Expérience XVI. — La même dose de sublimé a été injectée par le même procédé dans l'estomac d'un autre chien très-fort; immédiatement après on lui a administré 240 grammes d'infusion très-chargée de quinquina gris. L'animal est mort au bout de cinq heures, et on a trouvé, à peu de chose près, les mêmes altérations que celles dont je viens de parler.

Ces expériences prouvent que l'infusion de quinquina n'est d'aucune utilité comme contre-poison du sublimé.

---

(1) Chansarel, *Observations sur diverses substances vénéneuses*, p. 47; Bordeaux, 1807.

Mercure. On trouve dans une ancienne épigramme d'Ausonius qu'une femme donna à son mari du mercure métallique, dans le dessein d'accroître l'énergie d'un certain poison qu'elle venait de lui faire avaler. Loin de produire cet effet, le mercure rétablit entièrement la santé de l'individu empoisonné.

Le célèbre Goethe demande au professeur Doebereiner d'Iéna quel était le poison qui avait été pris. Ce savant pense que c'était le sublimé corrosif, puisque, de tous les poisons connus, c'est le seul dont l'action puisse être affaiblie par le mercure.

Il m'a semblé utile de tenter quelques expériences pour éclaircir ce fait.

EXPÉRIENCE XVII. — Quatre grammes de mercure métallique ont été donnés à un lapin; immédiatement après on lui a fait prendre 15 centigrammes de sublimé dissous dans 60 grammes d'eau : il a éprouvé un tremblement général, et il est mort treize minutes après.

EXPÉRIENCE XVIII. — On a fait avaler 50 centigrammes de sublimé liquide à un chien très-fort; une minute après, on lui a administré 4 gram. de mercure métallique et on l'a muselé. Il a beaucoup souffert, et il est mort au bout d'un quart d'heure. L'estomac n'offrait aucune trace d'inflammation; il contenait environ 60 grammes de liquide, très-peu de matière solide, et du mercure métallique terni par une légère couche de protochlorure de mercure. Le liquide contenait une partie du sublimé non décomposé.

On voit, par cette expérience: 1° qu'une portion de sublimé corrosif a été décomposée par le mercure métallique, qui l'a transformée en protochlorure; 2° qu'une autre portion n'a pas été décomposée et a exercé son action vénéneuse; 3° qu'il est impossible que la totalité du poison puisse être décomposée, parce que le métal très-lourd occupe le fond de l'estomac et ne se trouve pas en contact avec le liquide, et parce qu'il cesse d'exercer son action dès qu'il est enveloppé par la première couche de protochlorure; 4° enfin que le mercure ne doit pas être considéré comme le contre-poison du sublimé.

Limaille de fer et poudre d'or. On lit dans le n° de mars 1842 du *Journal de pharmacie*, que le Dr Buckler, à la suite d'expériences sur les animaux, a proposé, comme contre-poison du sublimé corrosif, la *limaille de fer* et la *poudre d'or*, qui revivifient le mercure à l'état métallique et le précipitent à l'état d'amalgame. Pour que la réaction se fasse bien, les deux métaux doivent être enveloppés par un liquide; pour cela, il faut que ceux-ci soient assez divisés pour rester pendant quelque temps en suspension dans les fluides de l'estomac. On peut se procurer facilement de l'or en poudre fine, mais il est plus difficile d'avoir de la poudre de fer impalpable. Le Dr Buckler propose de réduire de l'acier en limaille au moyen d'une lime très-fine, et pour obvier à ce qui lui manque de finesse, il conseille de le tenir en suspension avec un peu de mucilage. Mais celui-ci épaissit les liquides, ce qui est déjà un inconvénient, et en outre, si le fer ne reste pas mêlé à l'or, il agit pour former du calomel, qui se réduit plus difficilement que le sublimé. Le Dr Buckler fait mélanger l'or et le fer à parties égales. Il conseille d'administrer 2 grammes 20 centigrammes de chacun de ces métaux; si le malade les rejette, il en faut de suite administrer une autre dose pareille. M. Barry conseille de faire le mélange des deux métaux d'avance (en le conservant dans un peu d'eau de chaux, pour préserver le fer de l'oxydation); on l'acidule légèrement et on l'administre. Suivant lui, les particules de fer doivent être dans un état de division tel, qu'elles puissent rester en suspension pendant une ou deux minutes dans le liquide.

M. John Barry rapporte que, pour constater la valeur du procédé, il fit dissoudre 50 centigrammes de sublimé corrosif dans 200 grammes d'eau tiède. Après avoir ajouté six gouttes d'acide sulfurique dilué à la mixture d'or et de fer, il le mélangea au poison et jeta le tout sur un filtre. Les premières gouttes qui passèrent, et cela une minute après que le mélange avait été fait, ne contenaient plus du tout de mercure.

Expérience XIX. — Les essais que j'ai tentés sont loin de justifier l'assertion du docteur Buckler. Les chiens auxquels j'ai administré d'abord 4 grammes du mélange d'or et d'acier réduit en poudre impalpable, et suspendus dans 60 grammes d'eau légèrement acidulée, et qui ont pris immédiatement après 50 centigrammes de sublimé corrosif dissous dans 30 grammes d'eau distillée, sont *tous morts* au bout de quinze, dix-huit ou vingt heures, après avoir fait de violents efforts pour vomir, et avoir horriblement souffert. L'œsophage de tous ces animaux avait été lié. A l'ouverture des cadavres, on trouvait çà et là, sur la membrane muqueuse de l'estomac et des intestins, des particules d'*or* et de fer séparées les unes des autres. L'*inflammation* du premier de ces viscères était des plus graves; non-seulement il était d'un rouge-cerise dans toute son étendue, mais on voyait encore à l'intérieur de nombreuses ecchymoses et une extravasation sanguine abondante.

Ces faits suffisent et au delà pour qu'on n'accorde aucune confiance au contre-poison proposé par le Dr Buckler.

Expérience XX. — *Bouillon.* Le bouillon ne décompose pas le sublimé corrosif avec assez d'énergie pour qu'on puisse le considérer comme contre-poison; cependant les chiens auxquels j'ai donné 50 à 60 centigrammes de sublimé, et qui ont pris 150 à 180 grammes de bouillon, ont vécu plus longtemps que ceux qui avalaient le poison seul.

Albumine. La facilité avec laquelle l'albumine se combine avec le sublimé corrosif, la nature du précipité qui résulte de cette décomposition, précipité qui me paraissait devoir être peu nuisible, enfin le désir de trouver un contre-poison parmi les substances d'un emploi fréquent et à la portée de tout le monde, sont autant de considérations qui m'ont porté à examiner si le blanc d'œuf ne serait pas l'antidote de ce corps.

Expérience XXI. — 3 grammes 3 décigrammes du précipité obtenu au moyen de l'albumine dans une dissolution de sublimé corrosif ont été donnés en poudre à un chien de taille moyenne : il n'a éprouvé aucune souffrance. La même quantité de ce précipité parfaitement lavé et en gelée a été donnée à un lapin : il n'en est résulté aucune incommodité apparente. Un autre chien faible, et qui avait déjà avalé, quelques jours auparavant, une petite dose de sublimé, a pris 3 grammes 3 décigrammes de ce même précipité à l'état de gelée; il a vomi deux fois des matières blanchâtres sans éprouver la moindre souffrance, et il a été parfaitement rétabli.

Expérience XXII. — 5 grammes de ce précipité en gelée, parfaitement lavé, ont été écrasés dans une dissolution d'albumine (6 blancs d'œuf délayés dans 500 grammes d'eau); au bout de trente-six heures, et après avoir agité plusieurs fois, on s'est assuré par les réactifs que le précipité était en partie dissous dans l'albumine; l'autre portion était suspendue dans le liquide. On a introduit le mélange dans l'estomac d'un chien robuste et de moyenne taille qui n'avait rien avalé depuis vingt-quatre heures, et on a lié l'œsophage. Au bout de dix minutes, l'animal a fait des efforts pour vomir; il a éprouvé des douleurs abdominales, et n'a pas tardé à rendre par l'anus des matières fécales mêlées d'une partie du mélange employé : ces symptômes se sont renouvelés plusieurs fois dans les quatre heures qui ont suivi l'empoisonnement, et ils n'ont cessé que pour faire place à un abattement, léger d'abord, qui a duré pendant vingt-huit heures, c'est-à-dire jusqu'au moment de la mort.

Ouverture du cadavre. L'estomac, très-contracté sur lui-même, contenait 30 grammes environ d'un liquide brunâtre, résultant sans doute de celui qui avait été ingéré, et qui se trouvait coloré par la bile : ce même liquide, mêlé à des mucosités de la même couleur, remplissait une partie des intestins grêles. La membrane muqueuse de l'estomac présentait çà et là, dans le grand cul-de-sac, des taches ponctuées d'un violet assez foncé, qui étaient rapprochées dans quelques endroits; on voyait la même altération dans le gros intestin. Les poumons étaient sains et crépitants. La membrane interne qui revêt les colonnes charnues du ventricule gauche du cœur était soulevée dans une grande étendue par de petits amas de sang qui formaient au-dessous d'elle des ecchymoses d'un rouge violet; en incisant les parois de cet organe dans les points correspondants, on voyait que les épanchements sanguins avaient également lieu entre les fibres charnues les plus superficielles. Il est évident que dans cette expérience le mélange n'a agi comme poison que par la portion qui était dissoute dans l'albumine, car nous venons de voir (expérience 21) que la partie qui n'était que suspendue n'exerce aucune action : toujours est-il que les effets de la portion active ont été beaucoup moins intenses que ceux d'une même dose de sublimé corrosif, puisque celle-ci aurait tué l'animal, dans l'espace d'une ou de deux heures, et qu'elle aurait produit des désordres beaucoup plus graves dans le canal digestif.

Je dirai, à cette occasion, que l'on a singulièrement exagéré les inconvénients qui peuvent résulter de la dissolution du précipité *albuminoso-mercuriel* dans l'albumine; il semblerait, à entendre certaines personnes, que ce précipité se dissout dans l'albumine aussi facilement que le sucre dans l'eau. Il n'en est rien : que l'on agite pendant quelque temps une *petite proportion* de ce précipité dans *beaucoup d'albumine*, et l'on s'assurera qu'il faut une *grande quantité* de cette matière animale pour dissoudre cette *petite proportion* de précipité.

Expérience XXIII. — On a délayé six blancs d'œufs dans 120 grammes d'eau; le liquide résultant a été filtré et mêlé avec 60 centigrammes de sublimé corrosif dissous dans 60 grammes d'eau: aussitôt l'action du sublimé sur le blanc d'œuf a eu lieu, et l'on s'est assuré que tout le poison avait été combiné avec l'albumine contenue dans les six blancs d'œufs. On a injecté le mélange dans l'estomac d'un chien de moyenne taille, et on a empêché le vomissement au moyen de la ligature de l'œsophage; l'animal a fait de grands efforts pour vomir, et il a paru incommodé; une heure après, il a eu une selle presque liquide. Au bout de vingt-quatre heures, il était abattu, triste; il avait une soif ardente, et le pouls donnait 120 pulsations par minute. On lui a détaché la ligature de l'œsophage, qui était beaucoup trop serrée; il a bu une très-grande quantité d'eau. Le lendemain, il était à peu près dans le même état, et il est mort trois jours après l'injection.

L'estomac et le canal intestinal étaient parfaitement sains; ils ne présentaient aucune trace d'inflammation; l'œsophage était fortement enflammé, presque gangrené dans l'étendue de 2 centimètres, près de l'endroit où la ligature avait été faite; il était presque coupé là où le fil avait été appliqué.

Expérience XXIV. — On a détaché et percé d'un trou l'œsophage d'un petit chien très-faible; on a introduit dans son estomac 30 centigammes de sublimé corrosif dissous dans 45 grammes d'eau distilée; immédiatement après, on lui a fait prendre huit blancs d'œufs délayés dans un litre d'eau: il est mort au commencement du quatrième jour sans avoir poussé le moindre cri plaintif. Quelques heures avant d'expirer, il était abattu, se tenait couché sur le ventre, et paraissait souffrir un peu. L'estomac n'offrait aucune trace d'inflammation; la membrane interne présentait seulement quelques plaques roses, couleur naturelle à la membrane muqueuse de l'estomac de ces animaux, et que l'on remarque chez ceux qui n'ont pas avalé des substances vénéneuses. Les intestins n'étaient le siége d'aucune altération. La plaie de l'œsophage était fétide, noire et comme gangrenée.

EXPÉRIENCE XXV. — On a introduit dans l'estomac d'un petit chien, à l'aide d'une sonde de gomme élastique, 60 centigrammes de sublimé corrosif dissous dans 30 grammes d'eau; au bout de huit minutes, il avait eu trois vomissements de matières épaisses, violacées et peu abondantes. On a injecté huit blancs d'œufs délayés dans 60 grammes d'eau; il en a vomi une partie sur-le-champ; quelques instants après, il a vomi de nouveau, et les matières rejetées étaient blanches, troubles, et ressemblaient entièrement au précipité d'albumine et de sublimé corrosif. Cinq jours après, l'animal, qui avait peu souffert, était très-bien portant.

EXPÉRIENCE XXVI. — A onze heures dix minutes, on fit avaler à un petit chien très-faible, 45 centigrammes de sublimé corrosif dissous dans 60 grammes d'eau distillée : l'animal souffrit beaucoup, et tomba dans un abattement tel, que tous les élèves qui étaient présents à cette opération crurent qu'il était mort. Un quart d'heure après, revenu à lui-même, il vomit pour la première fois des matières blanchâtres peu abondantes. On lui administra sur-le-champ de l'eau dans laquelle on avait délayé de l'albumine : il la vomit au bout de cinq minutes. A onze heures quarante minutes, on lui fit prendre de nouveau de l'eau albumineuse qui ne fut point rejetée; on en donna encore quatorze minutes après, et il ne la rendit point. On peut évaluer la quantité de boisson qu'il avala à 436 grammes d'eau contenant l'albumine de sept à huit blancs d'œufs. Le soir, il paraissait fatigué et un peu abattu. Le lendemain, il mangea avec appétit, et il se portait à merveille, vingt jours après l'expérience.

Plusieurs tentatives que j'ai faites sur d'autres animaux placés dans les mêmes circonstances que celui dont je viens de parler, n'ont pas été aussi heureuses; il arrive souvent qu'ils meurent quand on leur donne l'albumine plusieurs minutes après leur avoir fait avaler le sublimé : presque toujours cela tient à l'impossibilité dans laquelle on est de la leur faire prendre aussitôt qu'ils commencent à ressentir les douleurs du caustique; et lors même qu'on est parvenu, à l'aide de sondes, à en introduire dans leur estomac une certaine quantité, ils s'efforcent à la rejeter avant qu'elle ait eu le temps de se combiner avec le poison. Mais, je le répète, on ne saurait tirer de conclusion rigoureuse ni en faveur ni contre les réactifs chimiques proposés comme contre-poisons, qu'autant que l'œsophage des animaux a été lié : aussi regarderai-je les expériences 22 et 23 comme étant de peu de valeur.

EXPÉRIENCE XXVII. — Soixante centigrammes de sublimé dissous dans 60 grammes d'eau ont été donnés à un chien de taille moyenne; immédiatement après, on a injecté trois blancs d'œufs délayés dans 90 grammes d'eau, et on lui a lié l'œsophage pour empêcher le vomissement. L'animal a fait de grands efforts pour vomir; douze heures après, il est mort avec tous les signes de l'empoisonnement par le sublimé. La membrane muqueuse de son estomac était fortement enflammée, surtout vers la portion cardiaque; elle était noirâtre et très-dure; celle qui revêt le duodénum et le pylore était injectée d'une manière extrêmement sensible.

Expérience XXVIII. — Soixante centigrammes de sublimé corrosif dissous dans l'eau ont été mêlés avec deux blancs d'œufs délayés dans 120 grammes d'eau; on a donné le mélange à un chien très-fort qu'on a muselé; des souffrances horribles, des vomissements de matières blanches, épaisses, des selles abondantes et une agitation extrême ont précédé la mort qui est survenue deux heures après.

A l'ouverture, on a trouvé l'estomac contenant très-peu de matières liquides, fortement enflammé dans son intérieur et sans aucune trace de gangrène; la membrane muqueuse intestinale était parfaitement saine.

Expérience XXIX.—Deux lapins, auxquels on a donné 10 centigrammes de sublimé corrosif dissous dans 30 grammes d'eau et mêlés avec un blanc d'œuf délayé dans l'eau, sont morts quatre minutes après avoir pris le breuvage.

Il résulte de ces expériences et de beaucoup d'autres analogues: 1° que le précipité d'albumine et de sublimé corrosif peut être pris sans danger à forte dose; 2° qu'il est vénéneux lorsqu'il est dissous dans l'albumine, mais qu'il l'est beaucoup moins que le sublimé corrosif; 3° que lorsqu'on administre du sublimé corrosif mêlé avec une quantité de blancs d'œufs plus considérable que celle qu'il faudrait pour obtenir le précipité, les animaux périssent, si on a empêché le vomissement, ce qui dépend de la dissolution du précipité d'albumine et de sublimé dans l'excès d'albumine: toutefois, l'action de ce mélange est beaucoup moins énergique que celle du sublimé, puisque les animaux tardent beaucoup plus à périr, et qu'après la mort, on trouve à peine ou on ne découvre point des traces d'inflammation dans le canal digestif (voyez expér. 21, p. 688); 4° que les chiens, qui ont avalé 60 ou 75 centigrammes de sublimé, et auxquels on a laissé la faculté de vomir, périssent rarement lorsqu'on leur fait prendre *abondamment* du blanc d'œuf délayé dans l'eau, ce qui dépend de la propriété qu'a l'albumine de se combiner avec le sublimé qu'elle trouve dans l'estomac, et de favoriser le vomissement: en effet, le poison est rejeté à mesure qu'il se combine, et l'on a par conséquent peu à redouter l'action de la portion du précipité qui pourrait être dissous par l'excès d'albumine; 5° que tous les animaux qui ne prennent pas une assez grande quantité de blancs d'œufs meurent au bout de trois ou quatre heures, lors même qu'ils n'ont avalé que 60 centigrammes de sublimé, ce qui est d'accord avec ce que j'ai établi ailleurs, savoir: que le sublimé corrosif, mêlé avec une quantité moyenne d'albumine, donne un liquide dans lequel il y a encore du sublimé, et qui doit par conséquent agir comme poison; 6° enfin, que de toutes les substances proposées jusqu'à ce jour comme antidote du sublimé corrosif, l'albumine, employée en quantité convenable, est la plus utile, quoiqu'elle ne neutralise pas complétement les propriétés vénéneuses de ce poison, parce qu'elle peut être prise impunément, qu'elle forme avec le poison un corps nullement délétère lorsqu'il n'est pas dissous, enfin parce qu'elle est à la portée de tout le monde, et que son application peut être faite immédiatement après l'ingestion du poison.

EXPÉRIENCE XXX. — *Jaunes d'œufs* (voy. p. 712). — J'ai mêlé 30 gr. de sublimé corrosif dissous dans 220 gr. d'eau distillée avec douze jaunes d'œufs; après avoir bien agité le mélange, j'ai laissé reposer le précipité; la liqueur a été décantée trois jours après, et le précipité a été lavé pendant huit jours, jusqu'à ce que l'eau de lavage ne se colorât plus par un courant de gaz acide sulfhydrique; le précipité, mis sur un filtre et presque sec, pesait 45 grammes; je présume qu'en le desséchant davantage, il aurait pu perdre encore 5 grammes. J'admettrai donc qu'il ne pesait en réalité que 40 grammes; tout porte à croire qu'il existe dans ce précipité sec une proportion de composé mercuriel plus forte que celle qui se trouve dans le précipité *albuminoso-mercuriel*, et que dès lors les 40 grammes devaient contenir au moins 2 grammes d'une préparation mercurielle quelconque, puisque M. Lassaigne a trouvé 5 ou 6 pour 100 de sublimé corrosif dans le précipité *albuminoso-mercuriel sec*. J'ai administré à un chien de moyenne taille, assez robuste et à jeun, les 40 grammes du précipité jaune mal desséché dont je parle, et j'ai lié l'œsophage sans le percer. L'animal a eu plusieurs selles, dans les six premières heures qui ont suivi l'empoisonnement, et il a rendu quelques fragments du précipité qu'il avait avalé; il a fait des efforts pour vomir, et il a paru souffrir. Huit heures après l'empoisonnement, j'ai délié l'œsophage; peu de temps après, l'animal a vomi des matières muqueuses blanches et des fragments du précipité jaune; il a encore eu une selle de même nature. Le lendemain, il était abattu et sous l'influence évidente d'un toxique mercuriel; il refusait les aliments et les boissons. Il est mort trente-huit heures après l'empoisonnement. A l'ouverture du cadavre, le canal digestif ne présentait pas de traces sensibles d'inflammation.

Ce fait, insuffisant sans doute pour motiver une conclusion rigoureuse, est cependant de nature à engager les médecins à administrer des jaunes d'œufs délayés dans de l'eau, en même temps que l'on donne l'albumine; il n'y a aucun inconvénient à agir ainsi, et il n'est pas impossible qu'on retire quelques avantages de son emploi.

Gluten. Guidé par les expériences que j'avais faites sur l'albumine, M. Taddei a proposé de remplacer cette substance par le *gluten* (voyez *Recherches chimiques et médicales snr un nouvel antidote contre le sublimé corrosif*, par J. Taddei; Paris, 1822). On fait une pâte liquide en triturant dans un mortier cinq ou six parties de gluten frais avec dix parties de dissolution de savon de potasse (savon mou), et à défaut de celui-ci, de savon dur; quand on n'aperçoit plus de gluten, on expose l'émulsion à la chaleur de l'étuve sur des assiettes ; dès qu'elle est sèche, on la détache, on la réduit en poudre et on l'enferme dans des carafes de verre. Lorsqu'on veut s'en servir, on la jette dans une tasse contenant de l'eau à la température ordinaire ; on la remue avec une cuiller et on en fait avaler.

Voici les faits qui, d'après M. Taddei, établissent la supériorité du gluten sur l'albumine : 1° il en faut beaucoup moins pour décomposer la même quantité de sublimé corrosif; 2° l'albumine exige un certain temps pour être délayée dans l'eau, et dans le traitement d'un empoisonnement il faut agir promptement; 3° le blanc d'œuf ne peut exercer qu'une action faible sur le bioxyde de mercure, sur les sous-sulfates, et le sous-azotate de mercure, produits insolubles, tandis que le gluten pulvérisé, agissant à la fois physiquement et chimiquement, enveloppe ces poisons, se combine avec eux, et les dénature; 4° la plus petite quantité de dissolution de sublimé est précipitée en flocons par l'émulsion glutineuse; tandis qu'avec l'albumine, on n'obtient qu'un liquide laiteux qui ne précipite qu'au bout de quelques heures, et même alors l'albumine retient une partie du précipité en dissolution.

Je suis loin de vouloir contester le mérite de l'émulsion glutineuse proposée par M. Taddei; je reconnais qu'elle doit être d'une grande utilité dans l'empoisonnement par le sublimé corrosif : toutefois je pense que l'albumine lui sera souvent préférée, parce qu'elle est à la portée de tout le monde, et que son emploi facile est suivi de succès toutes les fois qu'on l'administre à temps.

Charbon. M. Bertrand, médecin au Pont-de-Château, a publié en 1813 des expériences qui l'ont porté à croire que le charbon de bois pourrait arrêter l'action délétère du sublimé corrosif.

Voici comment l'auteur s'exprime.

Expérience XXXI. — Le 2 février 1811, à dix heures du matin, je donnai à un chien âgé de six mois, qui avait l'estomac vide, 30 centigrammes de sublimé corrosif et 40 de poudre de charbon de bois mêlés ensemble dans une portion de boyau de volaille lié à ses deux extrémités. Cet animal n'en fut nullement incommodé. Le soir, il mangea la soupe avec appétit ainsi que les jours suivants.

Expérience XXXII. — Le 24 du même mois, à dix heures dix minutes du matin, le même chien prit encore 30 centigrammes de sublimé dans du beurre. Un quart d'heure après, il éprouva des efforts très-violents qui amenèrent bientôt des vomissements glaireux répétés et de plus en plus sanguinolents. Il était dans un état d'agitation vraiment douloureux, tenait sa tête toujours baissée, l'appuyait même quelquefois sur le sol comme pour la soutenir, et avait un reserrement tétanique des mâchoires. A une heure moins vingt minutes, je lui fis avaler de l'eau de charbon tiède et miellée, en la dirigeant avec l'une et l'autre commissure des lèvres dont je formais une espèce d'entonnoir. Les efforts de vomissement et les vomissements sanguinolents devinrent un peu moins violents et moins répétés. A une heure quarante minutes, je donnai une autre prise de *decoctum* de poudre de charbon qui, cette fois, fut rendu plus épais, parce que l'animal, dont les mâchoires n'étaient plus serrées, pouvait l'avaler plus facilement dans cet état, et dès lors les vomissements cessèrent entièrement. A deux heures et demie, le chien paraissait encore triste, mais tranquille; il refusa de manger de la viande, et empêcha les autres chiens de s'en approcher par des attaques vigoureuses. A cinq heures, il eut quelques épreintes, et commença à prendre un peu de nourriture. Dès le lendemain, toutes les autres fonctions s'exécutaient comme dans l'état naturel.

Expérience XXXIII. — Le 6 février 1813, à huit heures du matin, je pris à jeun 20 centigrammes de sublimé corrosif dans une tasse d'un fort *decoctum* de poudre de charbon de bois, sucré et aromatisé avec de l'eau de fleurs d'oranger. A huit heures vingt minutes, je ressentis une petite douleur comme oppressive à la région précordiale, avec un peu de chaleur à l'estomac; j'éprouvai pendant une heure une très-légère sensation de soif que je ne cherchai point à satisfaire. A dix heures, ne ressentant pas la moindre douleur, je déjeunai avec appétit, et je n'en fus nullement incommodé (1).

Je me suis empressé de répéter les expériences que M. Bertrand a faites sur les chiens, en les multipliant et en les variant autant que je l'ai jugé nécessaire, et j'ai obtenu des résultats qui me permettent d'affirmer *que ni le charbon ni l'eau de charbon ne sont des contre-poison du sublimé corrosif* (voy. p. 33).

Avant d'exposer les faits au moyen desquels je combats l'assertion de M. Bertrand, il est utile de rappeler, 1° que j'ai établi, d'après une multitude d'expériences, que les recherches faites sur les contre-poisons ne sauraient avoir de valeur qu'autant qu'on a lié l'œsophage aux animaux auxquels on a fait avaler le poison; 2° qu'on ne doit considérer comme contre-poisons des substances irritantes que les matières qui agissent assez efficacement sur elles pour les empêcher d'enflammer ou de détruire les tissus avec lesquels on les met en contact (voy. p. 31). Or le charbon donné à forte dose ne s'oppose en aucune manière aux effets corrosifs du sublimé lorsqu'on empêche le vomissement; il en est de même dans presque tous les cas où l'œsophage n'a point été lié.

(1) *Journal général de médecine*, décembre 1813; et *Annales de clinique de Montpellier*, novembre de la même année.

Expérience XXXIV. — On a détaché et percé d'un trou l'œsophage d'un petit chien; on a introduit dans son estomac, à l'aide d'un cornet de papier, 20 centigrammes de sublimé corrosif parfaitement trituré et mêlé, dans un mortier d'agate, avec 6 grammes de charbon que l'on avait passé au tamis; on a lié l'œsophage au-dessous de l'ouverture afin d'empêcher le vomissement. Le lendemain, l'animal n'avait point eu de déjections alvines; il avait fait quelques efforts pour vomir; il était abattu, et poussait des cris plaintifs de temps en temps. L'abattement augmenta de plus en plus, et il mourut à la fin du troisième jour de l'opération. La membrane muqueuse de l'estomac était un peu rouge; mais elle offrait, auprès du pylore, six petits ulcères de forme circulaire et à bords noirs : la tunique musculeuse correspondant aux endroits ulcérés était rouge.

Expérience XXXV. — Un animal de même taille, dont l'œsophage était lié, et auquel on avait fait prendre le composé provenant de l'action de 11 grammes de sublimé corrosif sur de l'albumine, vécut cinq jours et demi, et le canal digestif n'offrit aucune altération après la mort.

Expérience XXXVI. — A dix heures et demie, on a détaché et percé d'un trou l'œsophage d'un petit chien; on a introduit dans son estomac 30 grammes de charbon passé au tamis et enveloppé dans deux cornets de papier. Immédiatement après, on a fait arriver dans le même viscère 40 centigrammes de sublimé corrosif dissous dans 90 grammes d'eau et mêlés avec 4 grammes de charbon tamisé; on a lié l'œsophage. Quelques instants après, l'animal s'est considérablement agité; il a éprouvé des souffrances cruelles; il a poussé des cris excessivement plaintifs; il s'est roulé par terre, et il a expiré à deux heures et demie. L'estomac contenait environ 125 grammes d'un liquide, au fond duquel il y avait une très-grande quantité de charbon; la membrane muqueuse de ce viscère, d'un rouge vermeil dans toute son étendue, était évidemment enflammée. En analysant le liquide, on s'assura qu'il renfermait encore du sublimé. Cette expérience prouve évidemment que le charbon, à une très-forte dose, ne décompose point ce poison dans l'estomac.

Expérience XXXVII. — A midi trente-cinq minutes, on a détaché et percé d'un trou l'œsophage d'un chien de moyenne taille; on a introduit dans son estomac 30 centigrammes de sublimé corrosif dissous dans 45 grammes d'eau distillée; immédiatement après, on a fait arriver dans ce même viscère un litre d'eau que l'on avait fait bouillir pendant une demi-heure sur 60 grammes de charbon, que l'on avait filtrée, et dans laquelle on avait suspendu 6 grammes de la même substance; on a lié l'œsophage. Six minutes après, l'animal s'est couché sur le ventre, a commencé à se plaindre, et a fait, à plusieurs reprises, des efforts infructueux de vomissement. A une heure quatorze minutes, il souffrait horriblement, offrait un tremblement général, et continuait à avoir les plus grandes envies de vomir. Vingt minutes après, il a eu une selle composée de matières liquides mêlées d'une petite quantité d'excréments solides; il faisait des hurlements affreux, et s'efforçait de nouveau de vomir. A six heures du soir, il était très-abattu. Il est mort dans la nuit. L'œsophage ne présentait aucune altération; la membrane muqueuse de l'estomac, couleur de lie de vin, offrait plusieurs taches noires ayant l'apparence d'eschares, et qui étaient formées par du sang noir décomposé, et épanché entre cette tunique et la membrane musculeuse. A l'extérieur, ce viscère était d'un rouge clair. Les intestins étaient un peu enflammés.

Expérience XXXVIII. — A une heure vingt-cinq minutes, on a fait avaler à un petit chien robuste 25 centigrammes de sublimé corrosif parfaitement mêlé avec 2 grammes 20 centigrammes de charbon finement pulvérisé. Cinq minutes après, l'animal a vomi une petite quantité de matières épaisses, d'un bleu noirâtre; ces vomissements se sont renouvelés quatre fois, dans l'espace des vingt premières minutes qui ont suivi immédiatement l'ingestion du poison. A deux heures, il paraissait souffrir, et respirait avec difficulté; il a eu de nouveau un vomissement bilieux après avoir fait les plus violents efforts. A sept heures du soir, il était couché sur le ventre, et dans un grand état d'insensibilité. On a voulu le faire tenir sur ses pattes; mais les extrémités postérieures étaient tellement faibles, qu'elles ont fléchi tout à coup, et il est tombé de suite sur le côté. Il a expiré dans la nuit. La portion de la membrane muqueuse qui avoisine le cardia offrait deux cercles de la grandeur d'un écu de 3 francs, noirs, durs, comme tannés, que le scalpel détachait avec peine; dans le reste de son étendue, elle était d'un rouge vif; les intestins paraissaient être dans l'état naturel.

Expérience XXXIX. — A une heure trente-cinq minutes, on a donné à un chien très-fort 60 centigrammes de sublimé corrosif trituré avec 5 grammes 5 décigrammes de charbon; au bout de six minutes, l'animal a vomi sans effort des matières alimentaires noircies par le charbon; ces vomissements s'étaient renouvelés quatre fois, à une heure quarante-six minutes; il était couché sur le ventre, et paraissait souffrir un peu. Le lendemain matin, il a refusé les aliments et les boissons; il poussait des cris plaintifs et il a vomi du sang. A dater de ce moment, il est tombé dans un abattement remarquable, et il est mort le jour suivant, à huit heures du soir, cinquante-cinq heures après l'empoisonnement. La membrane muqueuse de l'estomac était d'un rouge excessivement foncé dans toute son étendue; elle offrait çà et là des taches noires formées par du sang veineux extravasé sur la tunique musculaire. L'intérieur des intestins grêles était d'un rouge écarlate.

Expérience XL. — A une heure vingt et une minutes, on a fait avaler à un chien très-fort, quoique de moyenne taille, 50 centigrammes de sublimé corrosif dissous dans 60 grammes d'eau distillée; cinq minutes après, il a vomi des matières molles, peu abondantes. A une heure trente et une minutes, on lui a adminisré de l'eau contenant beaucoup de charbon en suspension, qu'il n'a point tardé à vomir. A une heure quarante minutes, on lui a fait prendre une nouvelle dose d'eau et de charbon finement pulvérisé; trois minutes après, il a eu des vomissements abondants. Enfin, à une heure cinquante minutes, on l'a forcé de nouveau à avaler du charbon suspendu dans l'eau, qu'il a rejeté au bout de deux minutes. Il n'avait cessé de souffrir depuis le moment de l'ingestion du poison ; il avait poussé des cris plaintifs et s'était roulé plusieurs fois par terre. On peut évaluer la quantité de charbon ingéré à 15 grammes, et l'eau dans laquelle il était suspendu à 360 grammes. A sept heures du soir, il a vomi du sang, et il éprouvait des souffrances cruelles. Le lendemain matin, il a refusé les aliments et les boissons, et il est mort à six heures du soir. L'estomac était racorni ; l'inflammation de la membrane muqueuse était portée au dernier degré; cette tunique était noire et excessivement dure. Les intestins, rouges dans leur intérieur, étaient évidemment enflammés.

Expérience XLI. — A une heure vingt-cinq minutes, on a fait prendre à un chien de moyenne taille 30 centigrammes de sublimé corrosif dissous dans 60 grammes d'eau et mêlé avec 4 grammes de charbon : au bout de deux minutes, il a vomi une grande quantité de matières noires; il s'est roulé par terre dans un état de grande agitation, et il a vomi des matières blanches, écumeuses, peu abondantes. A une heure quarante minutes, on lui a fait avaler 4 grammes de charbon suspendu dans 16 grammes d'eau, et il ne l'a point rendu ; on lui en a donné autant dix minutes après, sans qu'il l'ait vomi. A sept heures du soir, il poussait des cris plaintifs et il était couché sur le ventre. Le lendemain, il a mangé un peu de pain et il continuait à se plaindre. Le troisième jour, il était assez agile ; il a mangé et il s'est échappé. Ce chien a-t-il péri ? Je crois que non, d'après l'état dans lequel il se trouvait le jour de sa fuite. Mais peut-on conclure que, dans cette expérience, le charbon ait empêché les effets meurtriers du sublimé corrosif? Non, certes : n'est-il pas probable que l'animal a dû son rétablissement à l'expulsion prompte du poison, qui s'était d'ailleurs en partie combiné avec les matières alimentaires contenues en assez grande quantité dans l'estomac ?

Iodure de potassium (voy. le travail de M. Melsens, à l'article *Traitement de l'empoisonnement par les composés plombiques*).

Je vais maintenant indiquer la marche que le médecin doit suivre dans le traitement de l'empoisonnement par le sublimé corrosif.

Dès les premières apparences des symptômes qui le caractérisent, on fera prendre au malade quelques verres de blanc et de jaune d'œuf délayés dans l'eau, ou d'émulsion glutineuse (voy. expér. 21 et suiv.) : à défaut de ces substances, on donnera de la décoction de graine de lin, de racine de guimauve, de feuilles de mauve, ou de l'eau de riz, de l'eau sucrée, des bouillons gélatineux, et même de l'eau commune à la température de 25 à 30° ; par ce moyen, l'action du sublimé se trouvera affaiblie, et l'estomac rempli de liquide. La plénitude de ce viscère déterminera le vomissement, et par conséquent l'expulsion d'une certaine quantité du poison. On continuera à faire boire abondamment, tant que le vomissement aura lieu, et jusqu'à ce que les accidents soient considérablement diminués. Si l'individu est tellement organisé qu'il ne puisse pas vomir, on aura recours au moyen proposé par Boerhaave (voyez page 30).

L'observation suivante prouve combien il est avantageux, dans l'empoisonnement qui m'occupe, de gorger les malades de liquides.

Il y a environ cinquante ans que le pharmacien chargé de préparer la dissolution de sublimé corrosif dont on fait usage à l'hospice des Vénériens, par mégarde, employa une plus grande quantité de sublimé qu'il n'en fallait pour obtenir la boisson convenable. Deux cents malades soumis au traitement antivénérien prirent une portion de ce liquide et furent empoisonnés. Des douleurs déchirantes à l'estomac et dans tout l'abdomen, des vomissements copieux et un resserrement à la gorge, furent les symptômes qui annoncèrent les premières atteintes du poison. Cullerier, chirurgien en chef de cet hospice, instruit de cet événenement, eut sur-le-champ recours aux boissons mucilagineuses; il ordonna du lait, de la décoction de graine de lin et de l'eau tiède; il fit prendre à chaque malade environ 7 à 8 litres de liquide dans l'espace de six à sept heures, et au bout de ce temps, les accidents étaient presque dissipés : dix ou douze malades seulement ressentirent des douleurs à l'estomac pendant douze ou quinze jours, mais aucun ne mourut. La douleur était d'autant plus vive que l'estomac était plus vide, et elle était presque nulle immédiatement après l'ingestion du liquide. Cullerier ignore quelle dose de sublimé corrosif fut donnée à ces malades, mais il pense que le minimum fut de 10 à 15 centigrammes (1).

---

(1) L'observation suivante de Sydenham a pour objet un empoisonnement de sublimé guéri par l'eau.

Duobus abhinc mensibus quidam in vicinia me rogabat ut servum inviserem, qui haud modicam mercurii sublimati corrosivi quantitatem deglutiverat. Hora ferè elapsà erat, a quà venenum hauserat, cùm ad cum accederem ; jamque os et labia valde intumescebant. Vehementer ægrotabat, ardente ventriculi dolore, caloreque tantum non confectus. Ego tres aquæ tepidæ congios (environ 9 litres de Paris) *repetitis haustibus summa qua potui celeritate et diligentia ebibendos imperavi, atque ut toties nova ingereretur copia, quoties ventriculus jam ingestam per vomitum ejecerat : volui etiam ut eluerentur intestina aqua tepida sine ullo additamento copiose per sedem injecta, ubi primum ventris tormina admonerent venenum jam per inferiora exitum quærere. Paruit miser, jam vitæ avidus, et plures etiam aquæ libras quam præscripserim, absorpsit. Amici, qui ægro utpote in casu insolito, assiderent, ab eo didicerunt, quas primum evomuit aquas gustu perquam acres fuisse, sale scilicet venenato plenius esaturatas ; singulis autem vicibus rejectas aliquam semper acredinis partem amittere, donec tandem nihil prorsus saperent. Quæ mox urgebant tormina, sola aqua injecta ad modum enematis leniebantur. Hoc tamen nullo rerum apparatu, benedicente numine, intra paucas horas convaluit æger, nisi quod labia non statim detumescerent, ore etiam a ve-*

Les boissons abondantes albumineuses et mucilagineuses doivent être préférées aux divers émétiques pour provoquer ou favoriser le vomissement, lorsqu'on a été empoisonné par le sublimé corrosif; en effet, ces boissons jouissent du triple avantage de pouvoir être administrées avec promptitude, d'expulser le poison après s'être combiné avec lui, et de modérer l'irritation qu'il aurait déjà produite (1).

En employant ces boissons, il faut surtout se rappeler que leur efficacité dépend principalement de leur quantité, et que par conséquent il faut les administrer lors même que le malade ne se sent aucune envie de boire.

Les huiles et les substances grasses ne sont en général d'aucune utilité, et doivent être abandonnées, parce qu'elles peuvent s'opposer à l'action des vrais dissolvants.

Le traitement de cet empoisonnement devra être plus actif si les organes du bas-ventre sont phlogosés. Ainsi il n'est pas rare de voir une gastrite, une entérite, et même une péritonite, se développer à la suite de cet accident : ce cas, en général fâcheux, exige de la part du médecin une très-grande attention. Si l'inflammation n'est qu'à sa première période, il faut avoir recours aux saignées générales et locales, à l'application, par exemple, de 10, 12, 15, 20 sangsues sur les régions douloureuses. Si l'individu est fort et vigoureux, il ne faut pas craindre de faire une ou deux saignées au bras, afin de prévenir, autant que possible, les inflammations violentes produites par ce poison. L'emploi des lavements émollients et narcotiques offre dans ce cas des avantages incontestables : on peut les préparer avec la décoction de racine de guimauve, de graine de lin, et avec du laudanum.

Il est essentiel de ne pas négliger de faire des fomentations émollientes sur toutes les régions de l'abdomen : on ne doit s'en abstenir que dans le cas où la douleur rend insupportable le poids de ces médicaments. Les demi-bains tièdes et même les bains entiers doivent être mis en usage; le malade peut y rester plusieurs heures, pourvu que la tem-

---

neni particulis, quæ aquam quam evomuerat penitius infecerant, adhuc exulcerato. Quæ symptomata diæta e lacte solo ad quatriduum adhibita mox evanuere. Aquam oleo (quod hic una cum opere ignari solent perdere) atque aliis omnibus liquoribus ideo prætuli, quod cum ea magis esuriret, exinde magis idonea mihi videretur devorandis salinis hujus veneni particulis, quam alius quilibet liquor, qui vel crassior esset, vel particulis alieni corporis jamdiu prægnantior. (Sydenham, *Opera medica*, epist. 1, p. 200.)

(1) *Vomitoria tamen non sint fortiora ac maligna, sed leniora, et cum periculum sit in mora, nec semper operosa medicamenta componere liceat, quæ ad manum sunt vomitoria exhibere donec alia parentur, necessarium est ex aqua tepida* (Sennert, *Opera*, t. III, cap. 7, p. 616; Lugd., 1670).

pérature de l'eau soit toujours à peu près la même. Enfin il faut prescrire une diète absolue et des boissons adoucissantes.

Si l'inflammation est déjà parvenue à un certain degré, ou si elle a parcouru ses périodes, il faut renoncer aux saignées, car on aurait à craindre la gangrène : le traitement, dans cette circonstance, doit être le même que celui des gastro-entérites.

Lorsque les accidents seront dissipés, que le malade entrera en convalescence, on le nourrira d'aliments amylacés et de boissons adoucissantes, tels que le lait, les crèmes de riz, de gruau d'avoine, d'orge, la fécule de pommes de terre, les gelées, les panades légères et les bouillons préparés avec des viandes de jeunes animaux.

Si le poison a été pris par un individu déjà malade, il est évident qu'il faudra, dans le traitement, avoir égard à la complication et varier les moyens suivant la nature de l'affection préexistante.

Depuis que j'ai fait connaître ce mode de traitement, M. le Dr Poumet s'est avisé d'adresser à l'Académie des sciences un mémoire tendant à prouver que le *protochlorure d'étain* est le contre-poison du sublimé corrosif. On est douloureusement affecté lorsqu'on voit un corps aussi illustre que l'Institut favoriser par son approbation des recherches aussi inutiles et aussi dangereuses que celles qui ont été tentées par M. Poumet, dont j'apprécie d'ailleurs le talent et la probité scientifique (1). Qu'on lise le mémoire inséré par ce médecin dans le tome XXXIV des *Annales d'hygiène et de médecine légale*, et l'on restera convaincu de la justesse de mon observation. Que verra-t-on, en effet? Huit séries d'expériences que je vais successivement analyser.

Première série. L'auteur confirme ce que l'on savait des effets funestes du sublimé corrosif; à la dose de 50 centigrammes à 1 gramme, dissous dans 30 grammes d'eau, ce sel a tué cinq chiens dans un laps de temps qui a varié depuis vingt jusqu'à soixante-douze heures, quoique les animaux eussent la faculté de vomir.

Deuxième série. On cherche à prouver par deux expériences que le protochlorure d'étain à la dose de 2 grammes en dissolution dans 30 grammes d'eau ne tue pas les chiens. A la vérité, M. Poumet avait déjà dit, à la page 184, qu'il avait administré deux fois ce sel en poudre fine incorporé dans de la graisse à la dose de 2 grammes, quatre fois à la dose d'un gramme, quatorze fois à la dose de 2 grammes dans 30 grammes d'eau; mais il ne fait pas connaître les résultats de l'ingestion de ces diverses doses de protochlorure d'étain. Ici les observations critiques se présentent en foule. 1° J'ai prouvé, dès l'année 1815, qu'à la dose d'un

(1) Le mémoire de M. Poumet a été honoré d'une médaille d'encouragement décernée par l'Académie des sciences, dans la séance du 10 mars 1845.

gramme, le protochlorure d'étain solide tue les chiens en trois ou quatre jours, lorsqu'on les empêche de vomir; que s'il est administré à la dose de 6 à 7 grammes, à l'état solide, ces animaux meurent au bout de huit à dix heures, alors même qu'ils ont la faculté de vomir; dans l'un comme dans l'autre cas, la membrane muqueuse de l'estomac est le siége d'altérations inflammatoires très-graves; 2° dans les deux expériences citées par M. Poumet à la page 199, et dans lesquelles cet expérimentateur n'avait administré que 2 grammes de ce sel, les *animaux ont été empoisonnés,* quoiqu'ils ne soient pas morts; en effet, l'un deux a vomi cinq fois pendant la première demi-heure; l'autre, après avoir fait des efforts pour vomir, eut deux vomissements sanguinolents le second jour, et ce n'est que le quatrième jour qu'il était complétement rétabli; 3° M. Poumet annonce qu'il a constamment fait usage du protochlorure d'étain pur, et non du sel d'étain du commerce; il ajoute que la dissolution doit être préparée à l'instant même de l'ingestion; car lorsqu'on attend, le protochlorure *se décompose;* il dit enfin s'être toujours servi d'eau distillée quoiqu'on puisse, *sans grand inconvénient,* avoir recours à l'eau ordinaire. Toutes ces restrictions ne constituent-elles pas des obstacles au succès de la médication et ne seraient-elles pas de nature à en diminuer singulièrement la valeur, alors même qu'il aurait été démontré, ce qui n'est pas, qu'elle est utile et exempte de dangers?

Troisième série. Ici l'on administre à un chien le liquide provenant de l'action de 4 grammes de protochlorure dissous dans 60 grammes d'eau, sur 2 grammes de sublimé dissous dans une égale quantité d'eau; le mélange de ces deux sels avait été fait deux jours auparavant. Cette expérience, tentée pourtant dans les conditions les plus favorables au système de l'auteur, donne encore des résultats fâcheux; en effet, l'animal, fortement muselé, fit des efforts de vomissement pendant les premières vingt-quatre heures, et le second jour, dès que la muselière fut enlevée, il eut *deux vomissements sanguinolents;* il ne fut rétabli que le troisième jour, ce qui prouve apparemment que le liquide dont il s'agit conservait des propriétés délétères.

Quatrième série. Je ferai la même remarque, à l'occasion de deux chiens qui avalèrent le précipité noir résultant du mélange dont il est parlé à la troisième série; en effet, l'animal, qui en avait pris 4 grammes 50 centigrammes, eut trois vomissements.

Cinquième et sixième séries. Dans ces deux séries, qui comprennent trois expériences, le protochlorure d'étain et le sublimé solides ou dissous avaient été intimement mélangés *avant leur administration,* et cependant tous les animaux eurent des vomissements avant d'être rétablis. D'ailleurs que prétend-on conclure de plausible, lorsqu'on se place dans des conditions aussi complétement différentes de celles dans lesquelles se trouveront les individus empoisonnés par du sublimé corrosif, lesquels, loin de prendre le toxique et le prétendu contre-poison *en même temps*, n'avaleront ce dernier peut-être qu'au bout d'une demi-heure, d'une heure, etc.?

Septième série. Sept chiens reçoivent le sublimé dissous, puis ensuite, *et sans désemparer*, la dissolution de protochlorure d'étain; quatre d'entre eux ne sont point muselés: l'un a trois vomissements, un autre vomit une fois, le troisième a des vomissements ardoisés pendant les deux premiers jours et trois vomissements sanguinolents, le quatrième enfin ne vomit pas; tous ces animaux sont guéris vers le troisième jour. Les trois autres chiens sont muselés: l'un d'eux vomit un quart d'heure après l'ingestion et rend une selle sanguinolente; deux heures après, il a deux vomissements; un autre, mieux muselé, ne vomit pas; enfin le troisième succomba le lendemain, d'après M. Poumet, à l'asphyxie déterminée par le passage dans les voies aériennes des matières gastriques portées par *les efforts de vomissement* de l'estomac jusque dans le larynx.

Il faut convenir que ces expériences, tentées dans les conditions les plus heureuses pour les animaux, conditions qui ne se réaliseront jamais dans la pratique, n'ont point fourni de résultats bien encourageants; excepté dans un cas, toujours le mélange toxique a conservé une action délétère, beaucoup moindre à la vérité que ne l'eût été celle du sublimé administré seul, mais pourtant assez sensible pour ne pas engager les praticiens à recourir à une médication aussi irrationnelle.

Huitième série. Ici le contre-poison a été administré *non plus immédiatement*, mais un quart d'heure après l'ingestion du poison. Sur huit animaux, *six sont morts*, plus ou moins longtemps après l'empoisonnement, quoiqu'on leur eût laissé la faculté de vomir, et la nécropsie a révélé les altérations les plus graves. Les deux autres furent rétablis du troisième au quatrième jour; mais l'un d'eux, qui n'avait pris que 50 centigrammes de sublimé, avait vomi trois fois, sept minutes après l'ingestion du toxique, et avait eu des vomissements, trois minutes après la prise du protochlorure d'étain: il avait encore vomi le lendemain et il avait bu copieusement; l'autre, qui avait avalé 1 gramme de sublimé, avait vomi sept fois, dans les cinquante premières minutes qui avaient suivi l'introduction du toxique dans l'estomac.

Je le demande, après ce court exposé, la question n'est-elle pas jugée, et peut-on supposer qu'il entrera jamais dans l'idée d'un praticien, quel qu'il soit, de recourir à une méthode qui n'est pas sans danger quand elle est appliquée à temps, et qui, alors même qu'elle serait d'une innocuité parfaite, ne pourrait être employée que beaucoup trop tard? Que l'on se place dans les circonstances les plus favorables, et admettons que, dans un cas d'empoisonnement par le sublimé corrosif, un homme de l'art soit présent *au moment* de l'intoxication, et qu'il sache, *à ne pas en douter,* que la substance avalée est bien du sublimé; il prescrira, je le veux bien, du protochlorure d'étain *pur,* qu'il faudra aller chercher chez un pharmacien : songez au temps qui s'écoulera avant que le sel d'étain puisse être administré au malade, et vous verrez que le prétendu contre-poison ne sera donné que lorsque déjà il sera inefficace, d'après M. Poumet lui-même. Il en résultera deux graves inconvénients: celui d'avoir perdu un temps précieux, pendant lequel on aurait administré un autre contre-poison, et surtout celui d'avoir fait avaler *inutilement* un sel vénéneux, qui ne manquera pas d'exaspérer la maladie. Que sera-ce donc, si, comme cela aura lieu *à coup sûr,* le médecin n'arrive auprès du malade qu'un quart d'heure, une demi-heure ou beaucoup plus tard après l'intoxication, et qu'il ne parvienne pas facilement *à savoir quel est le poison qui a été ingéré!* Et j'insiste sur ce dernier fait parce qu'il faut de toute nécessité, pour conseiller le protochlorure d'étain, que l'homme de l'art *ait la certitude* que c'est bien un sel mercuriel qui a été pris; quel blâme ne mériterait pas celui qui prescrirait, par exemple, le sel d'étain dans une intoxication arsenicale, plombique, cuivrique, antimonique, etc.? Or, pense-t-on qu'il soit bien aisé, dans beaucoup de cas, d'apprendre *au juste* quelle est *la nature* du toxique avalé?

Tout cela n'a rien de sérieux, et chacun partage déjà l'étonnement que j'ai exprimé plus haut, de voir l'Institut de France donner une sanction à de pareilles utopies.

Recherches médico-légales.

Sublimé corrosif solide (*bichlorure de mercure*). S'il a été obtenu par sublimation, et que l'opération ait été conduite lentement, il est sous forme de prismes tétraédriques réguliers, comprimés et déliés. Si la sublimation n'a pas été ménagée, il est en masses blanches, compactes, demi-transparentes sur les bords, hémisphériques et concaves; La paroi externe de ces masses est polie et luisante; l'interne est inégale, hérissée de petits cristaux brillants, tellement comprimés, qu'on ne peut en distinguer les faces. Lorsque le sublimé corrosif a été cristallisé en faisant évaporer l'eau dans laquelle il avait été d'abord dissous, il offre des faisceaux aiguillés très-distincts qui, suivant Fourcroy, sont des parallélipipèdes obliques; les auteurs les ont comparés à des barbes de plume et à des lames de couteau et de poignard. Quelquefois aussi il cristallise en cubes ou en prismes hexaèdres très-réguliers, ou en prismes quadrangulaires, à pans alternativement étroits et larges, terminés par des sommets cunéiformes, et présentant deux plans inclinés. Il a une saveur extrêmement âcre et caustique; il occasionne une sensation de stypticité métallique très-forte, très-désagréable, et un resserrement à la gorge, qui persistent quelque temps; son poids spécifique est très-considérable : Muschembroeck le faisait monter jusqu'à 8,000; mais, par de nouvelles recherches, on s'est assuré qu'il est de 5,1398 (1).

Mis sur les charbons ardents, le sublimé corrosif pulvérisé se sublime, et répand une fumée épaisse, d'une odeur piquante, rougissant le papier de tournesol, et ternissant une lame de cuivre parfaitement décapée. Lorsqu'on frotte la partie ternie, elle acquiert la couleur blanche brillante argentine qui caractérise le mercure.

Si on fait fondre ensemble dans un petit tube de verre de la potasse pure et du sublimé corrosif, mélangés auparavant dans un mortier de verre, on obtient presque aussitôt du mercure métallique volatilisé en globules adhérents aux parois internes du tube; il se dégage du gaz oxygène, et il reste au fond du tube du chlorure de potassium.

Le sublimé corrosif se dissout dans environ onze fois son poids d'eau froide; d'après plusieurs expériences faites par Henry, 100 grammes d'eau distillée à la température ordinaire (de 12 à 16°) peuvent dissoudre 8 grammes $7/_{10}$ de sublimé corrosif. L'eau bouillante en dissout beaucoup plus, puisque deux parties suffisent pour en tenir une en dissolution : ce *solutum* ainsi chargé cristallise par refroidissement, et fournit des cristaux qu'on a comparés à tort à des pointes d'épée ou de poignard (voy. p. 703). Si le sublimé corrosif contient du protochlorure de mercure, la dissolution n'est jamais complète, puisque ce corps est insoluble dans l'eau. La dissolution de bichlorure est transparente, incolore, inodore, d'une saveur styptique, métallique, désagréable; elle rougit le papier et l'infusum de tournesol, et verdit le sirop de violettes.

Dissolution aqueuse concentrée. Cette dissolution, distillée dans une cornue à laquelle on adapte une allonge et un récipient, donne un liquide qui vient se condenser, et dans lequel on peut démontrer la présence d'une portion de sublimé corrosif volatilisé; avec l'eau ce fait m'a porté à recommander de ne jamais procéder à l'évaporation d'une dissolution de sublimé corrosif à l'air libre. M. Devergie, en niant qu'il en fût ainsi, a commis une erreur grave, comme le prouvent les expériences suivantes : 1° Qu'à l'aide d'un entonnoir qui plonge jusqu'au fond d'une cornue de verre tubulée, on introduise dans ce vase 60 grammes de dissolution *concentrée* de sublimé corrosif; qu'on adapte un ré-

---

(1) *A system of chemistry*, by J. Murray, 2e édition, vol. III; *Quicksilver or mercury.*

cipient, que l'on chauffe la cornue au bain-marie, et de manière que la température ne dépasse pas 80° centigrades; que l'on suspende l'opération lorsque la moitié du liquide environ aura passé dans le récipient, l'on pourra s'assurer que le produit de la distillation contient une quantité *notable* de sublimé. 2° Que l'on substitue à la dissolution concentrée une dissolution faite avec 5 centigrammes de sublimé corrosif et 60 grammes d'eau, et que l'on opère de même : le premier tiers du liquide distillé renfermera à peine du sublimé ou n'en renfermera pas du tout; tandis que le *second tiers en contiendra sensiblement*, comme on pourra s'en assurer, soit par l'acide sulfhydrique, soit à l'aide d'une lame de cuivre.

La potasse pure, versée en petite quantité dans une dissolution saturée de sublimé, en précipite du sous-chlorure de mercure d'un jaune rougeâtre. Si, au contraire, on emploie un excès de potasse, le précipité qui se forme est du bioxyde de mercure, d'un beau jaune: cet oxyde, lavé et mis sur un filtre jusqu'à ce qu'il soit sec, prend une couleur verte à sa surface, tandis qu'il est jaune dans l'intérieur. Si on le chauffe dans un tube de verre, il se dessèche de plus en plus et devient rouge; en élevant graduellement la température, il se décompose en oxygène et en mercure métallique, qui se volatilise et adhère aux parois du tube. Si cet oxyde est pur, il ne doit y avoir aucun résidu.

L'eau de chaux en petite quantité précipite la dissolution du sublimé corrosif en jaune un peu foncé; si on augmente la quantité d'alcali, le précipité devient rouge, et il est formé de bioxyde de mercure retenant un peu de sous-chlorure; enfin, par l'addition d'une nouvelle quantité d'eau de chaux, il se transforme en bioxyde d'un très-beau jaune; chauffé, il donne de l'oxygène et du mercure métallique.

L'ammoniaque précipite le sublimé corrosif en blanc; le précipité (chloramide de mercure) n'a pas toujours la même composition. Si l'on a employé un excès d'ammoniaque, il peut être représenté par Hg^2Cl, H^2Az. Il ne devient pas ardoisé, comme l'avaient annoncé la plupart des auteurs de médecine légale, et il conserve même sa belle couleur blanche lorsqu'il a été lavé et desséché à la température ordinaire; chauffé, il jaunit, et passe ensuite au rouge, en donnant du gaz ammoniac, du gaz azote, du protochlorure de mercure (mercure doux), et du mercure métallique.

L'acide sulfhydrique et les sulfures précipitent en noir la dissolution de sublimé corrosif; cependant, si on mettait très-peu d'acide ou de sulfure, on obtiendrait un précipité mêlé de gris et de blanc, qui ne deviendrait noir que par l'addition d'une plus grande quantité du réactif. Ce précipité noir, composé de soufre et de mercure, peut, suivant les circonstances, offrir une couleur plus ou moins rougeâtre, et il pourrait même être très-rouge, ce qui dépend des proportions différentes dans lesquelles le soufre et le mercure sont susceptibles de s'unir. Tous ces sulfures, desséchés, et chauffés dans un petit tube avec de la limaille de fer, donnent, dans un espace de temps très-court, du mercure qui se volatilise et adhère aux parois du verre, et du sulfure de fer qui reste au fond.

L'azotate d'argent est précipité par la dissolution du sublimé corrosif, et le précipité est formé de chlorure d'argent blanc, caillebotté, très-lourd, insoluble dans l'eau et dans l'acide azotique même bouillant, soluble dans l'ammoniaque, et noircissant à la lumière.

Le cyanure jaune de potassium et de fer donne un précipité blanc qui tourne au jaune, au bout de quelque temps, et passe ensuite au bleu de Prusse clair; tous ces changements de couleur sont opérés pour l'ordinaire dans l'espace de trente-six heures, et dépendent du chlorure de fer contenu dans le sublimé.

Si on met du mercure métallique dans la dissolution de sublimé, sur-le-champ le mercure se ternit, et la liqueur se trouble; au bout de cinq ou six minutes, on voit un précipité grisâtre placé au-dessus de la portion de mercure métallique non attaquée : ce précipité, lavé, desséché, et débarrassé de l'excès du métal, n'est que du protochlorure de mercure, et la dissolution ne contient que du sublimé.

Si on plonge une lame de cuivre parfaitement décapée dans la dissolution concentrée de sublimé corrosif, et qu'on la laisse pendant une heure ou deux, on remarque qu'il se dépose au fond du vase une poudre d'un blanc légèrement grisâtre; la lame de cuivre se recouvre d'un enduit terne qu'on peut facilement enlever avec le doigt, et qui est formé par la même substance; enfin la liqueur, auparavant incolore, devient verte. Cette poudre blanchâtre, qu'on a dit être du mercure très-divisé, est un mélange de protochlorure de mercure (mercure doux), d'un amalgame de mercure et de cuivre, et d'un peu de mercure.

Si on prend la lame de cuivre qui a servi à décomposer la dissolution du sublimé corrosif, et dont on a détaché avec le doigt l'enduit terne, on remarque que la couleur de cette lame est presque noire : cependant, par le frottement fait avec un morceau de papier, elle devient blanche, brillante, argentine, phénomène qui dépend de la couche de mercure métallique dont elle est revêtue : si, dans cet état, on l'expose à l'action de la chaleur, le mercure se volatilise, et on la voit prendre la couleur propre au cuivre.

Si, au lieu d'agir ainsi, on porte une goutte de sublimé corrosif dissous sur une lame de cuivre parfaitement décapée, on produit une tache brune qui, par le frottement fait avec l'extrémité du doigt ou un morceau de papier, devient blanche, brillante, argentine. Enfin, si, au lieu de frotter cette tache brune, on la laisse sécher sans agitation, on la voit devenir d'un très-beau vert, couleur qui est due au chlorure de cuivre qui s'est formé.

Dissolution aqueuse de sublimé corrosif très-étendue d'eau. On recouvre en spirale d'une petite feuille d'étain roulée une lame d'or ou de cuivre, de manière toutefois que l'or ou le cuivre ne soient pas entièrement cachés par l'étain ; ces lames doivent être flexibles et parfaitement polies ; on ajoute une ou deux gouttes d'acide chlorhydrique, et on voit au bout de quelques minutes, d'une demi-heure, ou quelquefois seulement de plusieurs heures, le mercure du sublimé se porter sur l'or ou sur le cuivre et les blanchir ; il suffit ensuite d'enlever la lame d'étain, d'essuyer l'or ou le cuivre entre deux feuilles de papier joseph, de rouler ceux-ci, et de les chauffer dans un tube fermé dont on effile l'autre extrémité à la lampe, pour obtenir le mercure et faire reprendre leur couleur aux portions de l'or ou du cuivre qui avaient été blanchies. Mais il importe de savoir que ce petit appareil, imaginé par James Smithson, ne peut servir à déceler des atomes d'une préparation mercurielle, *qu'autant qu'on retire du mercure métallique* en chauffant la lame d'or ou de cuivre, et qu'il ne suffit pas, comme l'avait dit Smithson, de voir ces lames blanchir, puis reprendre leur couleur par l'action du feu ; en effet, ce petit appareil blanchit lorsqu'on le plonge dans des liqueurs *non mercurielles,* légèrement acides, ou qui contiennent seulement une petite quantité de sel commun ; c'est alors l'étain qui s'applique sur les lames d'or ou de cuivre et les blanchit, tandis que, dans l'autre cas, c'était le mercure : ainsi blanchies par l'étain, les lames d'or ou de cuivre reprennent leur couleur par le feu, parce que l'étain qui était à la surface pénètre dans l'intérieur des lames ; *mais elles ne fournissent point de mercure* lorsqu'on les chauffe dans le petit tube dont j'ai parlé. (Voy. mon mémoire dans le *Journal de chimie médicale,* t. V.) A l'aide de ce petit appareil, on peut recueillir des globules mercuriels d'une lame d'or ou de cuivre blanchie par une liqueur contenant à peine du sublimé. Toutefois, pour réussir dans ces sortes de cas, il faut, après avoir chauffé le fond du tube où se trouve la lame d'or ou de cuivre, et lorsque le mercure sera entièrement volatilisé, appliquer le feu plus loin dans une autre partie du tube, là où la vapeur mercurielle s'était condensée, afin de faire passer celle-ci dans la partie la plus capillaire du tube ; on conçoit, en effet, qu'il doit être plus aisé d'apercevoir un très petit nombre de globules mercuriels dans un tube excessivement étroit que dans un tube large. On peut avant de chauffer la lame d'or, la mettre en contact avec de l'acide chlorhydrique pur et concentré. Si cette lame est blanchie par l'étain, ce métal sera promptement dissous par l'acide chlorhydrique, et l'or reprendra la couleur jaune, tandis que le mercure ne sera pas attaqué et restera blanc sur la lame d'or; quelquefois ce ne sera qu'au bout d'une demi-heure ou d'une heure que l'étain aura été complétement dissous. Cette expérience, dont M. Devergie propose le rejet à tort, peut être facilement tentée; elle rend l'existence du mercure *probable,* et elle n'empêche pas l'application de l'action de la chaleur sur la lame, qui peut seule mettre la vérité dans tout son jour.

C'est ici le lieu de relever une erreur grave, commise par M. Devergie dans un mémoire publié en 1828. «L'or, dit-il, décèle la présence des plus petites proportions de mercure; mais, pour être certain que la lame est recouverte d'une couche métallique, il ne faut pas se contenter de l'examiner quand la lame est humide, il faut aussi la voir quand la lame est sèche» (*Nouvelle bibliothèque médicale*). Or personne n'ignore que l'or *n'exerce aucune action* sur les liquides mercuriels.

Dans le travail sur le mercure, qu'ils ont lu à l'Institut en 1845, c'est-à-dire seize ans après la publication de mon mémoire, MM. Flandin et Danger, ayant pris toutes mes idées sans me citer, et comme si elles leur étaient propres, j'en ai réclamé la propriété, non pas à cause du fait en lui-même, mais afin de faire ressortir aux yeux de tous la moralité de l'action. Ces messieurs ont été obligés de reconnaître qu'ils avaient voulu s'enrichir à mes dépens.

J'ai voulu savoir jusqu'à quel point cette petite pile pouvait être plus sensible qu'une lame de cuivre parfaitement décapée, et qui ne serait pas surtout grasse: à cet effet, j'ai dissous 1 centigramme de sublimé dans 400 grammes d'eau distillée, et autant dans 800 grammes, c'est-à-dire dans 40,000 et dans 80,000 fois son poids d'eau; ces liqueurs ont été légèrement acidulées. En agissant comparativement, j'ai vu que la lame de cuivre, laissée pendant vingt-quatre heures dans la dissolution la moins étendue, était assez fortement recouverte de mercure *dans toute son étendue,* et qu'elle reprenait sa couleur rouge dès qu'on la chauffait; après vingt-quatre heures de contact aussi, l'or de la petite pile placée entre les feuilles d'étain était fortement blanchi par le mercure, qui, par cela même qu'il s'était concentré sur une surface moindre que celle de la lame de cuivre, paraissait beaucoup plus évident. La liqueur contenant une partie de sublimé sur 80,000 parties d'eau avait donné des résultats analogues, quoique moins saillants; d'où il suit que la lame de cuivre est d'une sensibilité excessive, et comme elle n'offre pas quelques-uns des inconvénients de la petite pile, *on doit la substituer* à celle-ci pour déceler des atomes d'un sel mercuriel dissous dans des quantités énormes d'eau. Je dirai à cette occasion qu'en se déposant sur du cuivre, le mercure donne une tache grise, qui a besoin d'être frottée pour devenir blanche, brillante, argentine; tandis que la tache serait blanche, comme l'a vu M. Mialhe, si le sel mercuriel était mélangé avec un chlorure soluble. La couleur grise dépend d'une certaine quantité d'oxyde ou de chlorure de cuivre qui altère la couche mercurielle; il suffit de mettre cette lame en contact avec une ou deux gouttes d'ammoniaque ou d'acide chlorhydrique pour donner au mercure sa couleur blanche. Je ferai encore observer, d'après M. Mialhe, que tous les sels neutres mercuriels tachent la lame de cuivre en gris.

Quelle que soit la sensibilité de la pile ou de la lame de cuivre, l'expérience démontre qu'elles agissent avec d'autant plus de succès que les dissolutions sont moins étendues; aussi y a-t-il avantage à concentrer ces dissolutions par la chaleur en *vases clos*, avant de les plonger dans les liquides supposés mercuriels.

En admettant, comme le prétend M. Devergie, que le protochlorure d'étain soit encore plus sensible que la petite pile pour déceler le sublimé dans une dissolution très-étendue, il ne faudra jamais lui préférer ce réactif; que signifie, en effet, un léger précipité gris, qui peut se former dans mille autres circonstances, en présence du caractère si probant que fournissent la pile ou la lame de cuivre?

Si la dissolution de sublimé n'est pas *trop étendue*, on pourra, après avoir agi sur la liqueur avec la lame de cuivre, *extraire* le bichlorure de mercure, et prouver que le métal obtenu ne provient pas d'un azotate, d'un sulfate de mercure, etc., mais bien du sublimé. On introduira la dissolution dans un flacon, on versera par dessus 8 à 12 grammes d'éther sulfurique, on bouchera le flacon, et on agitera lentement pendant dix à douze minutes, de manière cependant que l'éther soit en contact avec toutes les parties du liquide. L'éther enlèvera à l'eau *une portion* quelquefois considérable du sublimé, et le liquide se partagera en deux couches lorsqu'on cessera d'agiter; la couche supérieure sera formée par l'éther tenant le sublimé corrosif en dissolution. On versera le tout dans un entonnoir dont l'ouverture du bec sera fermée avec le doigt indicateur; après quelques instants, lorsqu'on apercevra dans le corps de l'entonnoir les deux couches dont j'ai parlé, on laissera écouler la couche inférieure ou aqueuse, ce qu'il sera facile d'obtenir en écartant du bec de l'entonnoir une partie du doigt indicateur qui en bouche l'ouverture. A peine cette couche se sera-t-elle écoulée, que l'on fermera de nouveau l'ouverture, pour empêcher la sortie de la couche éthérée; alors on recevra celle-ci dans une petite capsule ou dans tout autre vase qui présentera beaucoup de surface; l'éther se vaporisera, et le *sublimé restera à l'état solide;* on le fera dissoudre dans une petite quantité d'eau distillée, et l'on obtiendra une dissolution aqueuse *con-*

centrée, facile à reconnaître. Si l'agitation des deux liquides était vive et prolongée, et que l'éther employé ne fût pas en assez grande quantité, l'expérience serait manquée, parce que l'éther serait entièrement dissous par l'eau, et l'on n'obtiendrait point les deux couches dont j'ai parlé, et sur lesquelles repose tout le succès de l'opération.

J'avais vu qu'à l'aide de ce procédé on pouvait facilement extraire du sublimé corrosif de 5 centigrammes de ce corps dissous dans 3,456 parties d'eau distillée. M. Lassaigne a constaté depuis : 1° qu'avec 0,500 gram. de sublimé dissous dans 10 gr. d'eau, et un égal volume d'éther sulfurique, ce menstrue enlevait à l'eau les *sept dixièmes* de sublimé; 2° qu'une liqueur aux quatre millièmes de sublimé ne cédait à l'éther que les *trois* dixièmes de son poids de sublimé.

Que penser, après de pareils faits, de l'opinion de M. Devergie, qui veut que l'on rejette l'éther pour *reconnaître* les dissolutions de sublimé étendues d'eau, parce que ce moyen est trop peu sensible? Il ne me sera pas difficile de montrer que cette manière de voir est insoutenable. Il est de précepte, en médecine légale, qu'il faut autant que possible *découvrir* le corps du délit; or rien n'est si simple que de retirer par l'éther une *partie* du sublimé *en nature* de certaines dissolutions aqueuses ou de quelques liquides alimentaires colorés. M. Devergie dira-t-il qu'il n'est pas nécessaire d'extraire le sublimé pour affirmer que l'empoisonnement a eu lieu par ce corps, et qu'il suffit de prouver que la liqueur contient du chlore par l'azotate d'argent et du mercure par la lame de cuivre? Ce serait méconnaître les principes les plus élémentaires de la science : en effet, que l'on fasse dissoudre 5 centigrammes d'azotate de bioxyde de mercure et autant de chlorure de sodium dans 60 grammes d'eau distillée, l'azotate d'argent donnera un précipité de chlorure d'argent, et la lame de cuivre décèlera le mercure contenu dans l'azotate acide de bioxyde; conclura-t-on qu'il y a du sublimé en dissolution? Ce serait une erreur grave. On voit donc combien il pourra être utile de recourir à l'éther pour déterminer si une matière suspecte renferme du sublimé, dans les cas nombreux où une préparation mercurielle aura été dissoute dans de l'eau *impure* ou dans des liquides colorés contenant des *chlorures solubles*. Je devais croire que ces réflexions si péremptoires, insérées dans le tome III de ma *Médecine légale* (édition de 1836), seraient au moins discutées par M. Devergie, en 1840, lorsqu'il a publié sa deuxième édition de *Médecine légale*. Il n'en est pas ainsi; ce médecin ne réfute rien, et persiste dans son erreur.

En résumé, la petite pile et la lame de cuivre sont plus sensibles que l'éther pour établir qu'il existe du mercure dans une dissolution; mais elles ne peuvent servir ni à faire connaître *dans quel état* se trouve le métal, ni à *extraire* le composé mercuriel. L'éther, au contraire, permet de *retirer le sublimé corrosif en nature,* et d'en constater *tous* les caractères. Il devra donc être préféré à la petite pile ou à la lame de cuivre, toutes les fois que les dissolutions seront *étendues à un degré tel* qu'il puisse leur enlever une portion quelconque de sublimé.

Je n'ai pas besoin d'ajouter que si les liqueurs contiennent fort peu de bichlorure de mercure, on devra, avant de les traiter par l'éther, les rapprocher en les distillant en *vases clos* et au *bain-marie,* pour agir ensuite sur le liquide restant dans la cornue, et qui aura été réduit à la moitié ou au tiers de son volume; on devra également opérer sur le liquide qui aura passé dans le récipient.

Dissolution alcoolique concentrée. Elle se comporte avec les réactifs comme la dissolution aqueuse concentrée (voy. p. 704), mais elle exhale une odeur d'alcool.

Dissolution alcoolique étendue. Elle peut être tellement affaiblie, que l'odeur de l'alcool soit inappréciable; mais on constatera la présence d'un composé mercuriel au moyen de la lame de cuivre. Si elle n'est pas trop étendue, on emploiera l'éther, qui jouit également de la propriété d'enlever le sublimé à la dissolution alcoolique. La liqueur de *Van Swieten,* que l'on prépare le plus ordinairement aujourd'hui en dissolvant 5 centigrammes de sublimé dans 60 grammes d'eau, sera également reconnue comme je viens de le dire. Il en serait de même si elle avait été faite avec l'alcool; dans ce cas seulement, on aurait un caractère de plus, l'odeur alcoolique du liquide.

Dissolution éthérée. Il suffit d'exposer cette liqueur à l'air pour que l'éther s'évapore; le sublimé reste à l'état solide.

Sublimé corrosif mélangé à des liquides alimentaires, à la matière des vomissements ou à celle que l'on trouve dans le canal digestif, ou bien combiné avec quelques-uns de nos tissus. Les eaux distillées de certaines plantes, les extraits, les huiles, les sirops, les gommes, les *mellitum,* etc., précipitent la dissolution du sublimé corrosif au bout d'un temps variable. Le thé en dépose instantanément des flocons d'un jaune grisâtre. L'eau très-chargée de sucre ne commence à se troubler qu'au bout de quelques jours, et l'alcool après trois ou quatre mois; les précipités obtenus fournissent tous du mercure métallique quand, après les avoir desséchés, on les chauffe avec de la potasse. Si l'on dissout dans 200 grammes de vin rouge 60 centigrammes de sublimé, il n'y a aucun trouble; quand on ajoute au vin une plus grande quantité de sublimé, il se forme un dépôt violacé. Le lait n'est point précipité par une petite quantité de dissolution concentrée de sublimé; il se forme au contraire un *coagulum* blanc très-lourd, soluble dans un excès de lait, si la proportion de sublimé est considérable. Le bouillon ordinaire, filtré, se trouble légèrement sans donner de précipité, lorsqu'on y verse une petite quantité de sublimé corrosif dissous; si le sublimé est employé en plus forte proportion, il se dépose sur-le-champ des flocons blancs très-lourds. Quand on mêle à froid deux dissolutions concentrées de gélatine et de sublimé, il se précipite une matière blanche, collante, et comme gélatineuse, qui se dissout dès qu'on chauffe la liqueur. L'osmazome est précipité en jaune rougeâtre par le sublimé. Le sucre de lait et la matière résineuse de la bile ne sont point troublés. Le picromel fournit à la longue un précipité blanchâtre, collant, et peu abondant. La *fibrine* et la *chair musculaire* donnent presque instantanément naissance à un précipité blanc, et la matière animale devient friable. La bile fournit en général un précipité jaune rougeâtre assez abondant.

Les divers précipités obtenus comme il vient d'être dit donnent tous du mercure métallique quand, après les avoir desséchés, on les chauffe tantôt seuls, tantôt avec de la potasse. Les liqueurs qui les surnagent retiennent le plus ordinairement des proportions variables de sublimé; mais les réactifs propres à déceler ce sel sont loin d'agir *tous* comme ils le feraient dans une dissolution aqueuse pure; le plus souvent, au contraire, ils donnent lieu à des précipités de couleur tout à fait différente de celle que l'on obtient avec le sublimé sans mélange: d'où il suit que l'on ne doit pas recourir à ce mode d'expérimentation, quand on veut déterminer s'il existe ou non du sublimé dans une de ces liqueurs végétales ou animales, mais bien à une lame de cuivre; si celle-ci ne se recouvrait pas de mercure, il faudrait évaporer ces liqueurs jusqu'à siccité, et chauffer avec de l'eau régale ou avec de l'acide sulfurique concentré le produit desséché, comme je le dirai en décrivant le procédé d'analyse qu'il me paraît préférable d'adopter.

Albumine. Si on verse beaucoup de sublimé corrosif dans de l'albumine (blanc d'œuf filtré), il se forme un précipité blanc floconneux qui se ramasse sur-le-champ, et qui, après avoir été bien lavé, se dissout lentement, et en petite quantité, dans l'albumine. Si on n'emploie qu'une très-petite quantité de sublimé, la liqueur se trouble, devient laiteuse, et ne précipite qu'au bout de quelques heures; si on filtre, on obtient le précipité blanc dont j'ai parlé, et un liquide limpide composé d'albumine tenant en dissolution une portion de ce même précipité. Lorsqu'on emploie moins d'albumine que dans ce dernier cas, le liquide filtré en renferme, en même temps qu'il contient une portion du précipité blanc et une *certaine quantité de sublimé corrosif.* L'existence simultanée de l'albumine et du bichlorure de mercure dans ce liquide, signalée d'abord par moi, a été vérifiée, plusieurs années après, par M. Lassaigne, dans l'estomac d'un cheval empoisonné par le sublimé.

Le *jaune d'œuf* enlève mieux encore que l'albumine le sublimé corrosif à la dissolution aqueuse. Que l'on verse comparativement, dans 70 grammes d'eau tenant 5 centigrammes de bichlorure de mercure en dissolution, un blanc ou un jaune d'œuf, que l'on agite pendant un quart d'heure, avec une baguette, ces deux liqueurs; qu'on les filtre : la liqueur contenant de l'albumine renfermera plus de sublimé libre que celle qui aura été mélangée avec le jaune d'œuf, comme on pourra s'en assurer par l'acide sulfhydrique ou par la lame de cuivre. Je suis d'accord sur ce point avec M. Devergie.

Le *gluten* agit avec beaucoup d'énergie sur le sublimé. Suivant le professeur Taddei, une dissolution de ce sel, mêlée avec quatre fois son poids de gluten, ne renferme plus de mercure au bout de peu de temps.

Le sang, les membranes muqueuses et séreuses, les tissus musculaire et fibreux, le cerveau, le foie, la rate, etc., exercent une action analogue sur le sublimé, c'est-à-dire que les dissolutions de ce sel, mises en contact avec ces matières organiques, abandonnent une portion plus ou moins considérable de bichlorure de mercure, et l'on peut retirer du mercure de ces matières animales en les traitant convenablement.

Que se passe-t-il dans ces diverses réactions; le sublimé corrosif se combine-t-il avec les substances végétales et animales dont j'ai parlé, ou bien est-il ramené à l'état de protochlorure, qui tantôt se précipite seul, tantôt se combine avec la matière organique, avec laquelle il forme un composé insoluble? Berthollet, Taddei, Boulay, etc., ont admis qu'il se déposait du protochlorure de mercure lorsque le sublimé dissous était mis en contact avec de la fibrine, du gluten, et des extraits végétaux. J'ai cru pendant longtemps que le précipité que forme l'albumine avec ce sel était composé de protochlorure de mercure et de matière organique; mon opinion, partagée par beaucoup de chimistes, a été combattue par d'autres, qui n'avaient pourtant fait valoir aucune preuve concluante en faveur de leurs assertions. Tel était l'état de la science, lorsque M. Lassaigne, dans un travail riche de faits, établit que le précipité dont il s'agit est véritablement formé d'albumine et de sublimé corrosif, et qu'à l'état sec il contient environ 5 pour 100 de ce dernier corps. Quant aux composés que forme le sublimé avec les tissus animaux, M. Lassaigne ne s'en est pas occupé; en sorte que si l'on a admis qu'il en était de même de ces composés que du précipité albumineux mercuriel, c'est uniquement par analogie. Je ferai voir bientôt qu'il m'a été impossible, en agissant sur l'estomac parfaitement lavé d'un animal empoisonné par le sublimé corrosif, d'en retirer du *bichlorure de mercure* par le procédé de M. Lassaigne, quoique ce viscère contînt un *composé mercuriel* dont il était aisé de démontrer la présence par l'une des méthodes que je décrirai par la suite. Ces divers faits seront mis hors de doute par les deux expériences suivantes :

EXPÉRIENCE Ire. — On délaie trois ou quatre blancs d'œufs dans 250 grammes d'eau ; on filtre, et l'on ajoute à la liqueur filtrée 1 gramme de sublimé corrosif dissous dans de l'eau distillée ; on lave le précipité pendant plusieurs jours, et jusqu'à ce que les eaux de lavage ne soient plus colorées par un courant de gaz acide sulfhydrique. On agite à froid pendant un quart d'heure le précipité, encore gélatineux et très-humide, avec une dissolution aqueuse saturée de chlorure de sodium, que l'on ajoute par parties, et qui dissout le précipité ; cette dissolution ne serait pas complète si le précipité, au lieu d'être gélatineux, avait été laissé sur le filtre jusqu'à ce qu'il fût à peu près sec. Pendant la dissolution, la liqueur mousse en raison de l'albumine qu'elle renferme ; on la filtre et on l'agite pendant huit à dix minutes, assez fortement, dans un tube de verre, avec son volume d'éther sulfurique ; il se forme deux couches : la supérieure contient la majeure partie de l'éther, une certaine quantité de bichlorure de mercure, du chlorure de sodium, et d'abondants flocons d'albumine qui nagent dans toute son étendue. On sépare ces deux couches l'une de l'autre, à l'aide d'un entonnoir et du doigt ; on filtre la couche supérieure, afin de la débarrasser des flocons albumineux, et l'on évapore à une douce chaleur la liqueur limpide et incolore filtrée. Le produit, fort peu abondant, contient du chlorure de sodium et du *sublimé corrosif ;* on peut, en effet, reconnaître celui-ci avec la potasse, l'acide sulfhydrique, la lame de cuivre, etc.

EXPÉRIENCE II. — J'ai voulu savoir si, en traitant de même l'estomac d'un animal qui était mort empoisonné par le sublimé corrosif, j'obtiendrais du bichlorure de mercure. Ce viscère avait été lavé avec de l'eau distillée pendant plusieurs jours, et ne cédait plus rien à ce liquide. *Le chlorure de sodium n'a pas enlevé la moindre trace de sublimé ;* pourtant l'estomac contenait un composé mercuriel, puisque j'ai pu en retirer du mercure. C'est M. Lassaigne lui-même qui a eu l'obligeance de faire l'opération.

EXPÉRIENCE III. — J'ai empoisonné un chien avec 6 décigrammes de sublimé corrosif dissous dans 300 grammes d'eau distillée. L'œsophage et la verge ont été liés. Dix heures après, l'animal n'étant pas mort, je l'ai tué et je l'ai ouvert à l'instant même. La vessie contenait 45 grammes d'*urine* un peu trouble ; je l'ai mêlée avec quelques gouttes d'acide chlorhydrique, et je l'ai fait évaporer jusqu'à ce que le liquide fût réduit au tiers de son volume, puis je l'ai fait traverser par un courant de chlore gazeux, bien lavé : il s'est formé des flocons blanchâtres assez abondants. J'ai filtré et fait évaporer le liquide à une douce chaleur. A mesure que l'évaporation avait lieu, ce liquide se colorait en brun ; au moment où il était déjà d'un brun très-foncé, je l'ai fait traverser de nouveau par un courant de chlore, ce qui a déterminé la formation de nouveaux flocons blanchâtres. J'ai filtré de nouveau et fait évaporer la dissolution jusqu'à siccité, à une douce chaleur : le produit a été délayé dans de l'eau *aiguisée* d'acide chlorhydrique et mis en contact avec une petite pile d'or et d'étain. Au bout de quarante-huit heures, la lame d'or était couverte çà et là d'un enduit blanc et terne ; je l'ai lavée avec de l'eau distillée, et il a suffi de la laisser pendant quelques minutes dans de l'acide chlorhydrique concentré pour faire disparaître cet enduit, *qui n'était par conséquent pas formé par du mercure.*

Le *foie* et la *rate*, séparés immédiatement après la mort et coupés par petits morceaux, ont été dissous à une douce chaleur dans l'acide chlorhydrique concentré. Au bout de vingt minutes, la dissolution était à peu près opérée, et la liqueur offrait une couleur *bistre foncé*. Dès qu'elle a été refroidie, je l'ai fait traverser pendant deux heures par un courant de chlore gazeux bien lavé : la matière s'est troublée et est devenue d'un vert noirâtre. Le lendemain, il s'était déposé un précipité assez abondant de même couleur. J'ai ajouté de l'eau distillée, et j'ai filtré : la liqueur, parfaitement transparente, était d'un brun rougeâtre ; j'y ai fait passer un second courant de chlore gazeux pendant une heure et demie ; alors il s'est déposé des flocons blancs très-abondants. La liqueur, excessivement trouble, a été filtrée de nouveau ; elle était d'un jaune foncé. On l'a concentrée à l'aide d'une douce chaleur ; mais bientôt après, voyant qu'elle se colorait en rouge, puis en brun, j'ai pensé qu'il était nécessaire de la traiter de nouveau par le chlore gazeux. Dès qu'elle a été réduite au quart de son volume, je l'ai soumise pendant une heure et demie à l'action de ce gaz, qui a encore déterminé la formation d'un assez grand nombre de flocons d'un blanc jaunâtre ; j'ai filtré et obtenu un liquide d'un jaune assez clair, que j'ai rapproché par l'évaporation à une douce chaleur ; mais il n'a pas tardé à se colorer en rouge brun, ce qui m'a déterminé à la soumettre pour la *quatrième fois*, et pendant une heure et demie, à l'action du chlore gazeux, qui l'a encore troublée ; j'ai filtré et concentré le liquide, à l'aide d'une douce chaleur, jusqu'à ce qu'il fût réduit à 12 grammes environ : il était alors d'un *brun noirâtre* et légèrement acide. Je l'ai étendu d'eau et je l'ai mis en contact avec une petite pile d'or et d'étain. Trois jours après, j'ai retiré ce petit appareil, et après l'avoir bien lavé et essuyé, j'ai vu que, surtout dans les intervalles qui séparaient les portions d'étain, il était taché en *gris bleuâtre*. J'ai chauffé le tout dans un tube de verre effilé, et disposé de manière que le mercure qui pourrait se volatiliser vînt blanchir une lame d'or que j'avais préalablement introduite dans l'appareil. L'or de la pile a repris sa couleur jaune, *mais je n'ai obtenu aucune trace de globules mercuriels, et la lame d'or n'a pas été blanchie.*

Expérience IV. — J'ai introduit dans l'estomac d'un chien à jeun 2 grammes de sublimé corrosif dissous dans 210 grammes d'eau distillée. L'œsophage et la verge ont été liés. L'animal est mort au bout de dix heures, et a été aussitôt ouvert. *La vessie était vide.* L'*estomac* contenait des aliments solides et liquides, de couleur grisâtre ; j'en ai acidulé une partie par l'acide chlorhydrique, et j'y ai plongé une lame de cuivre parfaitement décapée. Au bout de quelques minutes, ce métal était recouvert d'une couche de mercure métallique, qui apparaissait blanc et brillant dès que l'on frottait la lame avec du papier joseph, après l'avoir lavée avec de l'eau et l'avoir bien essuyée. L'autre portion du mélange alimentaire, grisâtre et un peu épais, a été filtrée : le liquide *ne se colorait ni ne se troublait* par la potasse ni par l'acide sulfhydrique. L'*estomac* de cet animal, lavé pendant plusieurs jours avec de l'eau distillée froide, et jusqu'à ce que les eaux de lavage ne fussent aucunement affectées par le gaz sulfhydrique, a été coupé en petits morceaux et traité *à une douce chaleur* dans une capsule de porcelaine par un mélange de trois parties d'acide chlorhydrique et d'une partie d'acide azotique concentrés. Quelques minutes après, le viscère était dissous; il s'était formé de la mousse blanche et il se dégageait du gaz bioxyde d'azote. Au bout d'une heure et demie, il ne restait guère que 120 grammes d'un liquide jaunâtre, au milieu duquel nageaient des flocons blanchâtres, semblables à ceux qui, dans la première expérience, avaient été produits par le chlore. Dès que cette liqueur a été refroidie, on l'a fait traverser pendant deux heures par un courant de chlore gazeux bien lavé; celui-ci a à peine précipité quelques nouveaux flocons. On a laissé réagir le chlore excédant jusqu'au lendemain, et on a filtré : la liqueur était *limpide*, et d'un *jaune* excessivement *clair;* on l'a évaporée au bain-marie, presque jusqu'à siccité, et on y a ajouté 40 grammes d'eau distillée; le mélange était jaune, un peu trouble, et très-légèrement acide. On en a mis une faible portion en contact avec une lame de cuivre, qui n'a pas tardé à être ternie *par du mercure métallique,* que l'on a obtenu sous *forme de globules,* en chauffant la lame de cuivre dans un tube effilé à la lampe. L'autre portion filtrée a été évaporée de nouveau au bain marie, pour la concentrer jusqu'à réduction au tiers de son volume. Dans cet état, et après avoir été refroidie, elle a été agitée avec de l'éther sulfurique froid. Dès que les deux couches ont été formées, on a évaporé la couche éthérée, en exposant la capsule au soleil; mais il a été impossible d'obtenir un résidu solide, par suite de la présence dans le liquide d'une grande quantité de *matière grasse* que l'éther avait dissoute. On a versé dans le liquide graisseux ainsi évaporé une quantité suffisante de dissolution de potasse pure pour saturer l'excès d'acide et saponifier la matière grasse, et on l'a laissé agir pendant quatre jours; au bout de ce temps, il s'était déposé un peu de graisse jaune : on a filtré, et l'on a obtenu un liquide jaune et limpide, que l'on a fait évaporer à une douce chaleur; quand ce liquide a été réduit au sixième de son volume, il était jaune, huileux, et presque transparent; la potasse et l'ammoniaque le précipitaient en *brun-café;* l'acide sulfhydrique liquide ne le colorait pas, et en précipitait à la longue une très-petite quantité de matière jaune, tirant sur le rouge, qu'il était impossible de considérer comme étant du sulfure de mercure; cependant une lame de cuivre y décelait promptement la présence d'un composé mercuriel. Quelle pouvait être la nature de ce composé?

Le *foie,* séparé immédiatement après la mort, et coupé en petits morceaux, a été traité à une douce chaleur, dans une capsule de porcelaine, par un mélange de trois parties d'acide chlorhydrique, et d'une partie d'acide azotique concentrés; il s'est formé de la mousse et il s'est dégagé du gaz bioxyde d'azote. Le viscère a été promptement dissous, et au bout d'une heure et demie, il ne restait qu'une liqueur *jaunâtre*, troublée par des flocons blancs. Alors on a fait passer un courant de chlore gazeux, parfaitement lavé, à travers cette matière refroidie, ce qui a déterminé la formation de nouveaux flocons blancs, peu abondants et comme graisseux. Au bout de deux heures, on a cessé de faire passer du chlore, et on a laissé réagir jusqu'au lendemain l'excès de celui qui se trouvait dans la dissolution; on a filtré : la liqueur était parfaitement limpide et d'un jaune doré; on l'a évaporée presque jusqu'à siccité au *bain-marie;* dans cet état, elle conservait sa couleur jaune, quoique la nuance fût plus foncée; on l'a étendue d'eau, et on y a plongé plusieurs lames de cuivre après l'avoir légèrement acidulée. Au bout de douze heures, ce métal était couvert d'une couche grisâtre qui paraissait mercurielle; on a lavé ces lames dans de l'eau ammoniacale, pour les débarrasser du sel cuivreux et d'une *matière grasse* dont elles étaient enduites; on les a essuyées après les avoir lavées avec de l'eau, puis on les a frottées avec du papier joseph. Elles ont paru blanchir et sont devenues plus brillantes; alors on les a chauffées dans un tube effilé à la lampe, et l'on a obtenu de l'huile empyreumatique, du carbonate d'ammoniaque, et *plusieurs petits globules de mercure* que l'on a rassemblés sur une feuille de papier. La liqueur au milieu de laquelle ces lames avaient séjourné pendant douze heures a été agitée pendant quelques minutes avec de l'éther sulfurique, et elle s'est comportée comme celle qui provenait de l'estomac; après avoir été saturée par la potasse pure, elle est devenue d'un rouge brun, tandis qu'auparavant elle était d'un jaune foncé, et elle s'est troublée. Quatre jours après, il ne s'était encore rien déposé; on voyait seulement au milieu de la liqueur un précipité hydrophane, qui n'avait aucune tendance à gagner le fond; on a dû renoncer à rechercher s'il existait dans ce mélange un sel de protoxyde ou de bioxyde de mercure.

Expérience V. — J'ai introduit dans l'estomac d'un chien 4 grammes de sublimé corrosif dissous dans 150 grammes d'eau; l'œsophage et la verge ont été liés. L'animal est mort au bout de huit heures, et a été ouvert aussitôt. La vessie contenait à peine 2 grammes d'*urine* que j'ai acidulée avec de l'acide chlorhydrique; une lame de cuivre laissée pendant deux jours dans cette liqueur s'est à peine ternie; en sorte qu'il me serait impossible de dire si elle contenait ou non un composé mercuriel.

Le *foie*, séparé immédiatement après la mort, a été coupé en petits morceaux et introduit dans un matras avec le sixième de son poids d'acide sulfurique concentré et pur; à ce ballon, était adapté un tube qui venait se rendre dans une éprouvette contenant de l'eau distillée. On a chauffé graduellement le matras jusqu'à ce que le liquide entrât en ébullition, et on l'a maintenu à cette température; vers la fin de l'opération, il s'est dégagé des vapeurs abondantes d'acide sulfureux, et il n'est resté dans le ballon qu'un charbon sec et friable; l'eau de l'éprouvette s'étant échauffée pendant l'expérience, par suite de l'arrivée des gaz résultant de la décomposition de l'acide sulfurique et de la matière organique, a été changée à plusieurs reprises. On a versé dans le ballon les divers liquides recueillis dans les éprouvettes; on a saturé l'excès d'acide par de la potasse pure, et on a chauffé le tout pendant une heure, à la température de 80°, avec un mélange de parties égales d'acide azotique et d'acide chlorhydrique; on a filtré et fait évaporer la liqueur jusqu'à siccité, à une douce chaleur, afin de chasser l'excès d'acide ; le produit a été dissous dans l'eau distillée, et la liqueur jaunâtre et limpide, après avoir été acidulée, a été laissée pendant plusieurs heures avec une lame de cuivre parfaitement décapée *qui n'a pas été affectée.* Tout portait à croire que l'eau régale employée n'avait pas dissous le composé mercuriel que pouvait contenir le charbon, soit parce qu'elle avait été par trop affaiblie par les liquides recueillis dans les éprouvettes, soit parce qu'elle n'avait pas été suffisamment chauffée. Pour lever toute incertitude à cet égard, j'ai fait bouillir le charbon avec de l'eau régale pendant vingt minutes ; puis j'ai continué à chauffer jusqu'à ce que la majeure partie de l'acide fût évaporée, et que le charbon fût à peine humide; alors j'ai traité le charbon par l'eau distillée bouillante, et j'ai filtré; une portion de la liqueur filtrée *n'a pas tardé à ternir plusieurs lames de cuivre bien décapé.* Dès que l'ammoniaque ou l'acide chlorhydrique ont touché les couches ternies, ces couches sont devenues blanches : il a suffi de chauffer ces lames blanchies dans un tube de verre effilé pour obtenir *une quantité très-notable de globules mercuriels.* L'autre portion de la liqueur, jaunâtre et parfaitement limpide, a été agitée avec de l'éther sulfurique, qui, à l'instant même, a déterminé la formation de deux couches; la couche supérieure, éthérée, séparée à l'aide d'un entonnoir et évaporée à une douce chaleur, a laissé un résidu d'un blanc jaunâtre qui était du *bichlorure de mercure;* en effet, il précipitait en jaune par la potasse, en rouge par l'iodure de potassium, en noir par l'acide sulfhydrique, et en blanc par l'azotate d'argent.

L'*estomac* de cet animal était recouvert intérieurement d'une couche grise, comme cela a souvent lieu dans les empoisonnements par le sublimé. Je l'ai lavé jusqu'à ce que les eaux de lavage ne se colorassent plus par le gaz acide sulfhydrique, puis je l'ai carbonisé dans une cornue par le sixième de son poids d'acide sulfurique, comme je l'ai dit en parlant du foie. J'avais eu la précaution d'adapter à la cornue un ballon qui communiquait avec une éprouvette contenant de l'eau distillée; ces deux vases plongeaient dans de l'eau très-froide.

Examen du charbon. Je l'ai fait bouillir avec de l'eau régale, et je l'ai traité comme je l'avais fait en expérimentant sur le charbon donné par le foie; la quantité de mercure recueilli sur les lames de cuivre a été des plus considérables, quoique je n'eusse employé que la dixième partie de la dissolution; on voyait même çà et là sur les lames une matière blanche opaque, qui se comportait avec les réactifs comme le *sublimé* corrosif; les neuf autres dixièmes de la dissolution, agités avec de l'éther, ont fourni beaucoup de *bichlorure de mercure.*

Examen des liquides distillés dans le ballon et dans l'éprouvette. Je les ai réunis et je les ai chauffés pendant un quart d'heure environ avec de l'eau régale, afin de transformer l'acide sulfureux en acide sulfurique et de détruire la majeure partie de la matière organique, puis j'ai fait passer un courant de chlore gazeux bien lavé à travers la liqueur; il s'est à peine déposé quelques parcelles de matière jaune comme graisseuse; j'ai filtré et fait évaporer la liqueur au bain-marie; quand le liquide a été réduit à peu près au sixième de son volume, je me suis aperçu qu'il cristallisait par le refroidissement; et, en effet, le lendemain il y avait au fond de la capsule 1 gramme 2 centigrammes de *sublimé corrosif cristallisé*, facile à reconnaître par l'iodure de potassium, l'ammoniaque, la potasse, l'acide sulfhydrique, etc.; l'eau mère tenait encore en dissolution une certaine quantité de bichlorure de mercure.

Expérience VI. — J'ai introduit dans l'estomac d'un chien à jeun 4 grammes de sublimé corrosif dissous dans 120 grammes d'eau, et j'ai lié l'œsophage et la verge. Deux heures après, j'ai tué l'animal, et je lui ai ouvert aussitôt l'*aorte;* j'ai obtenu par ce moyen 230 grammes de sang, que j'ai soumis à l'action de 39 grammes d'acide sulfurique concentré et pur, dans une cornue à laquelle j'avais adapté un récipient vide qui plongeait dans de l'eau froide, et d'où partait un tube qui venait se rendre dans une éprouvette contenant de l'eau distillée, et qui était entourée elle-même d'eau fraîche; la cornue ayant été graduellement chauffée, l'opération a été conduite, comme je l'ai dit à l'expérience 5, à l'occasion du traitement de l'estomac (voy. p. 717), et je n'ai obtenu aucune trace de mercure. La vessie contenait 8 grammes d'*urine;* j'ai fait passer un courant de chlore gazeux à travers ce liquide; j'ai filtré, et j'ai rapproché la liqueur au bain-marie, tant pour la concentrer que pour chasser l'excès de chlore: la lame de cuivre n'a pas éprouvé le moindre changement dans ce liquide.

Expérience VII. — J'ai répété la même expérience en ouvrant l'aorte, vingt minutes après l'empoisonnement; le sang, examiné comme le précédent, n'a fourni aucune trace de mercure.

Expérience VIII. — Cinq minutes après avoir empoisonné un chien avec 8 grammes de sublimé corrosif dissous dans 180 grammes d'eau, je l'ai saigné, et j'ai traité 288 grammes de sang par l'acide sulfurique, comme il a été dit à l'expérience 6. Une heure après, j'ai encore extrait de la veine jugulaire 90 grammes de sang, et j'ai tué l'animal; ces deux quantités de sang, soumises séparément à l'action de l'acide sulfurique concentré, comme il a été dit à l'expérience 6, m'ont donné en dernier résultat deux liquides que j'ai laissés pendant longtemps en contact avec plusieurs lames de cuivre, celles-ci ont été légèrement ternies, comme si elles eussent été plongées dans un liquide contenant des traces d'un sel mercuriel; en les frottant elles acquéraient une couleur blanche argentine; toutefois, lorsque je les ai soumises à l'action du feu dans deux tubes de verre effilés, j'ai obtenu une vapeur blanche excessivement légère, au milieu de laquelle il m'a été impossible d'apercevoir des globules mercuriels *bien caractérisés*. Le *foie* de cet animal, carbonisé aussi par l'acide sulfurique et traité par le même procédé que le sang, *m'a donné*, au contraire, *un très-grand nombre* de globules de *mercure*.

Expérience IX. — J'ai introduit dans l'estomac d'un chien à jeun 5 centigrammes de sublimé corrosif dissous dans 200 grammes d'eau ; l'œsophage et la verge ont été liés, et l'animal a été tué trente heures après l'empoisonnement. La vessie contenait 160 grammes d'*urine* que j'ai filtrée et soumise à l'action d'un courant de chlore gazeux ; j'ai ensuite laissé réagir pendant vingt-quatre heures l'excès de chlore sur la matière organique ; alors la liqueur a été filtrée de nouveau et évaporée au *bain-marie* presque jusqu'à siccité ; je l'ai étendue d'eau distillée, et j'y ai plongé plusieurs petites lames de cuivre parfaitement décapées. Le lendemain, toutes ces lames étaient *ternies* et comme recouvertes d'une *couche mercurielle* très-mince ; je les ai lavées dans l'eau distillée, et après les avoir essuyées entre deux feuilles de papier joseph, je les ai coupées en petites lanières pour les soumettre à l'action de la chaleur dans un tube de verre effilé à la lampe, et fermé par un bout. Bientôt après il s'est condensé dans la partie étroite du tube un *assez bon nombre de globules mercuriels parfaitement caractérisés.*

Urine des individus soumis à un traitement mercuriel. J'ai été curieux de savoir si, comme l'a annoncé M. Cantu, cette urine contient un composé mercuriel. Voici comment avait procédé le chimiste de Turin. Après s'être assuré que la *portion liquide* de 30 kilogrammes d'urine provenant de malades soumis à l'usage de frictions mercurielles ne fournissait pas à l'analyse le plus léger atome de mercure, il a cherché ce métal dans le dépôt qui s'était formé spontanément, et qui était ramassé au fond du liquide. Il a mélangé ce dépôt avec parties égales de carbonate de potasse et de charbon ; il en a fait une pâte à l'aide d'une certaine quantité d'eau, et il l'a chauffée dans une cornue à laquelle il avait adapté un récipient contenant de l'eau ; le col de la cornue plongeait dans ce dernier liquide. Après la décomposition de la matière par le feu, il a été aisé de voir que le liquide empyreumatique recueilli dans le récipient ne renfermait aucune trace d'un sel mercuriel ; il n'en était pas de même, suivant l'auteur, d'un dépôt brun qui s'était condensé dans le ballon, et qui en occupait le fond ; en effet, si l'on desséchait ce dépôt et qu'on le comprimât sur une carte, on voyait *un nombre infini de globules mercuriels.* Le col de la cornue en était également tapissé. (*Specimen medico-chemicum de mercurii præsentia in urinis syphiliticorum mercurialem curationem patientium ; Mémoires de l'Académie de Turin,* t. XXIX, année 1823.) Voici les expériences que j'ai tentées à ce sujet.

Expérience X. — J'ai laissé déposer, pendant huit jours du mois de mai 1842, 16 kilogrammes d'urine provenant de malades soumis à l'action du *sublimé corrosif pris à l'intérieur* comme antisyphilitique ; le dépôt grisâtre, lavé et desséché, du poids de 135 grammes, a été traité comme l'avait fait M. Cantu, dans une cornue que j'ai chauffée jusqu'au point de la fondre. Il m'a été impossible d'apercevoir aucun globule mercuriel dans le col de cette cornue ni dans le ballon ; on voyait bien une multitude de petites bulles d'air et de globules huileux, offrant l'aspect des globules mercuriels ; mais, par un examen attentif, on pouvait se convaincre qu'il n'y avait là aucune trace de mercure. Le liquide empyreumatique contenu dans le ballon a donné, au bout de deux jours, un *léger* dépôt brun, que j'ai séparé, desséché et écrasé sur une carte, et au milieu duquel *il m'a été impossible de déceler aucun globule mercuriel;* j'ai alors traité ce dépôt par l'acide azotique concentré, j'ai évaporé la liqueur presque jusqu'à siccité, puis je l'ai étendue d'eau; une lame de cuivre bien décapée, laissée dans cette dissolution pendant vingt-quatre heures, n'a point été ternie.

Expérience XI. — L'urine qui avait fourni le dépôt grisâtre sur lequel j'avais opéré (16 kilogrammes) a été filtrée et évaporée à une douce chaleur jusqu'à ce qu'elle fût réduite à 2 kilogrammes; dans cet état, elle était d'un brun foncé; je l'ai décantée, et je l'ai fait traverser pendant plusieurs heures par un courant de chlore gazeux. Le liquide résultant de ce traitement, d'un jaune rougeâtre, contenait un grand excès de chlore; il a été abandonné à lui-même pendant vingt-quatre heures, afin que la réaction de cet agent fût complète. Dans ce moment, je l'ai filtré et évaporé au bain-marie presque jusqu'à siccité; j'ai ajouté de l'eau distillée au résidu, et j'ai plongé plusieurs lames de cuivre parfaitement décapées dans la liqueur préalablement acidulée; il ne s'est déposé aucune trace de mercure sur ces lames.

Expérience XII. — J'ai traité par l'eau régale à une douce chaleur 135 grammes du dépôt grisâtre fourni par 16 kilogrammes de la même urine qui m'avait servi à faire les expériences précédentes, et qui avait également été abandonnée à elle-même pendant huit jours. Après trois quarts d'heure d'une légère ébullition, le dépôt était entièrement dissous, et la matière organique en grande partie décomposée; j'ai fait traverser la liqueur par un courant de chlore gazeux parfaitement lavé, et j'ai obtenu des flocons blancs assez abondants; le lendemain, après avoir laissé réagir l'excès de chlore pendant vingt-quatre heures, j'ai filtré. La liqueur, d'un jaune clair, a été évaporée au bain-marie presque jusqu'à consistance sirupeuse; alors je l'ai étendue d'eau, et j'y ai plongé plusieurs lames de cuivre parfaitement décapées qui n'ont pas tardé à se recouvrir d'une couche grise *évidemment mercurielle;* après avoir lavé ces lames dans de l'eau ammoniacale, je les ai séchées entre plusieurs feuilles de papier joseph; puis je les ai coupées en petits fragments, que j'ai chauffés jusqu'au rouge dans un petit tube de verre effilé à la lampe; à l'instant même j'ai obtenu *une multitude de globules mercuriels* que j'ai réunis, à l'aide de la pointe d'une épingle, en plusieurs *globules assez volumineux.*

Conclusions. Il résulte des expériences qui précèdent et de beaucoup d'autres analogues qu'il est inutile de décrire en détail : 1° que si les travaux de M. Lassaigne prouvent que le précipité fourni par l'albumine et le sublimé corrosif contient, après avoir été desséché, environ cinq pour cent de *bichlorure de mercure,* il n'en est pas moins vrai qu'il est impossible d'appliquer à la médecine légale le procédé que ce chimiste a fait connaître, lorsqu'il s'agira de déceler dans les tissus du canal digestif, dans nos viscères, ou dans certaines substances alimentaires, la présence d'un composé mercuriel *insoluble dans l'eau*, soit que ce composé contienne du bichlorure de mercure à l'état de combinaison, soit que le mercure s'y trouve à l'état de protochlorure; en effet, le chlorure de sodium proposé par ce chimiste distingué n'enlève pas ce composé mercuriel aux *masses charnues* dans lesquelles il existe ordinairement en très-petite proportion (voy. expér. 2, p. 714).

2° Que le procédé de M. Devergie, qui consiste à dissoudre l'organe ou toute autre matière solide dans de l'acide chlorhydrique concentré, puis à faire traverser la dissolution par un courant de chlore gazeux, doit également être abandonné, parce qu'il est *quelquefois* insuffisant pour *déceler* le mercure qui existe dans une matière suspecte, et qu'alors même que l'on parvient à le découvrir, on n'en obtient pas, ni à beaucoup près, autant que l'on peut en extraire par d'autres moyens. Le chlore gazeux, en effet, ne détruit pas assez complétement la matière organique, à moins qu'on n'en ait fait passer pendant plusieurs heures, ce qui est long et fastidieux; le plus souvent il reste une matière grasse jaunâtre, qui est, en partie du moins, le résultat de l'action de cet agent sur les substances organiques; cette matière huileuse peut être *tellement abondante* dans le traitement du foie et de quelques autres viscères, si l'on n'a pas employé assez de chlore, que les liquides en dernier ressort soient obtenus fortement colorés par elle en rouge ou en brun rougeâtre, et qu'elle s'oppose à la précipitation du mercure soit sur une lame de cuivre ou sur la petite pile d'or, soit à l'aide des réactifs; il arrive même, dans les cas dont je parle, que le cuivre ou la pile se recouvrent d'une couche terne, d'un gris bleuâtre, que l'on serait tenté d'abord de prendre pour du mercure, et qui pourtant n'en contient pas un atome (voyez expérience 3, p. 714).

3° Qu'il est au contraire facile d'extraire du mercure métallique des matières suspectes, quelles qu'elles soient, en les traitant d'abord par l'eau régale à une douce chaleur pendant une ou deux heures, et en faisant passer *un seul* courant de chlore à travers la dissolution obtenue, qui est ordinairement jaunâtre et déjà troublée par des flocons d'un blanc tirant sur le jaune; il ne s'agit, après avoir laissé pendant plusieurs heures cette liqueur en contact avec l'excès de chlore que le courant y avait amené, que de la filtrer et de l'évaporer au bain-marie jusqu'à siccité, pour chasser la majeure partie de l'acide, puis de l'étendre d'eau distillée. Une lame de cuivre plongée dans cette liqueur se recouvre bientôt de mercure métallique, que l'on peut recueillir *sous forme de globules*, en chauffant la lame dans un tube effilé à la lampe. Je dirai toutefois qu'il ne *m'a jamais été possible*, en suivant ce procédé, d'extraire de cette liqueur mercurielle, à l'aide de l'éther, ni du sublimé corrosif ni un autre sel mercuriel susceptible d'être caractérisé, ce qui tient à la présence de cette matière grasse jaune dont j'ai parlé, et qui, pour être beaucoup moins abondante que dans le cas où l'on a traité d'après la méthode de M. Devergie, ne se trouve pas moins encore en assez grande quantité pour s'opposer à la séparation du sublimé corrosif par l'éther.

4° Qu'il est beaucoup plus avantageux, pour établir l'existence du sublimé dans une matière suspecte, de carboniser celle-ci en vases clos à l'aide de l'acide sulfurique concentré; le charbon et surtout les liquides volatilisés fourniront du *mercure* et du *sublimé corrosif* en *proportion notable*, dès qu'ils seront soumis aux opérations que je vais décrire en parlant du procédé qui doit être préféré (voy. expérience 5, p. 717).

5° Que tout en admettant que le sublimé corrosif est facilement transformé par plusieurs matières alimentaires ou par nos tissus en un composé insoluble, il n'en est pas moins nécessaire, dans toute expertise médico-légale relative à ce sujet, d'opérer d'abord sur les portions liquides filtrées, parce qu'il arrivera souvent qu'elles contiendront encore une certaine quantité de sublimé en dissolution facile à reconnaître à l'aide d'une lame de cuivre, mais surtout en carbonisant la liqueur évaporée jusqu'à siccité par l'acide sulfurique concentré (voyez la 5e expérience). Dans ces sortes de cas, on ne devra jamais mettre la liqueur filtrée en contact avec des réactifs, tels que la potasse, l'iodure de potassium, l'acide sulfhydrique, etc., parce que souvent ils ne la troublent pas, et que presque toujours ils fournissent des précipités tout autrement colorés que ceux que doit donner la dissolution de sublimé corrosif.

6° Que l'absorption du sublimé corrosif ne peut plus faire l'objet d'un doute, puisque j'ai retiré du mercure métallique du *foie* et de l'*urine* des chiens empoisonnés par ce sel, ainsi que de l'*urine* des malades atteints de syphilis, à qui l'on faisait prendre depuis quelques jours de petites doses de bichlorure de mercure en dissolution.

Que sans nier que M. Cantu ait obtenu, en 1823, du mercure métallique de l'urine des syphilitiques soumis à l'usage des frictions mercurielles, je ferai remarquer que Rhades, Meissner, Schwergger, et M. Devergie, qui ont répété les expériences du chimiste de Turin, n'ont pas retiré un atome de ce métal, quoiqu'ils se fussent placés dans les mêmes conditions que lui; que je n'ai pas été plus heureux que ces expérimentateurs en agissant, exactement comme l'a conseillé M. Cantu, sur l'urine de malades qui avaient pris du sublimé à l'*intérieur;* qu'à la vérité je n'ai opéré que sur le précipité fourni par 16 kilogrammes d'urine, tandis que ce chimiste a fait ses recherches sur le dépôt provenant de 30 kilogrammes de ce liquide. En tout cas, le procédé suivi par M. Cantu est loin d'être le plus propre à extraire les atomes de mercure métallique que renferme une matière organique, comme cela résulte des expériences 10 et 12 (voy. p. 720).

Je suis convaincu, disais-je en 1843 (voy. ma 4e édition de cet ouvrage), qu'en employant l'une des deux méthodes auxquelles je donne la préférence, on découvrira aisément le mercure dans le *lait* des nourrices et dans la *salive* des individus soumis à un traitement mercuriel.

Depuis, M. Audouard de Béziers, après avoir retiré, à l'aide d'un de ces procédés, du mercure de l'*urine* des malades atteints de syphilis qui faisaient usage du bichlorure de mercure, en a également extrait de la *salive* d'un jeune commis marchand qui prenait depuis vingt jours des pilules mercurielles de Dupuytren matin et soir (*Journal de chimie médicale,* mars 1843, p. 137) (1). On verra à la page 727 que M. Personne a trouvé du mercure dans le lait des nourrices soumises à un traitement mercuriel (année 1851).

7° Que l'absorption du sublimé corrosif étant un fait acquis à la science, il devient désormais indispensable, dans les expertises médico-légales relatives à l'empoisonnement par les préparations mercurielles, de soumettre aux opérations qui vont être décrites le foie, la rate, les reins et l'urine, toutes les fois que l'on n'aura pas retiré du mercure ou du sublimé corrosif des matières expulsées par haut ou par bas, de celles qui ont été trouvées dans le canal digestif ou des tissus de ce canal.

8° Qu'il ne suffit pas, pour *affirmer* qu'un individu est mort empoi-

---

(1) Il y a quelques semaines, un médecin, habitant à quelques lieues de Mippet (Néerlande), consulta le Dr Verves sur le fait suivant. Appelé près d'une famille de paysans, père, mère et trois enfants, il les trouva tous affectés d'un ptyalisme qui, chez la mère, avait déjà revêtu un aspect inquiétant. Cette famille n'avait fait ni à l'intérieur ni à l'extérieur usage d'aucune préparation mercurielle, ou autre, à laquelle on aurait pu attribuer le développement d'une salivation aussi intense.

Le médecin persévéra dans la recherche des causes de ce phénomène. Il apprit bientôt que le père de famille avait acheté une vache, quelques semaines auparavant; cette vache avait été languissante pendant tout le temps qu'il en avait été possesseur, et elle salivait comme toute la famille.

Le médecin ne douta plus que cette famille qui se nourrissait journellement du lait de cette vache, soit en bouillie, soit d'une autre façon, ne fût affectée de ce ptyalisme, par suite de la présence d'un sel mercuriel dans le lait, la vache ayant été soumise, chez son dernier possesseur, à des frictions avec des onguents mercuriels, dans le but de faire périr les tiques dont elle était très-incommodée. Afin d'éclaircir le fait, ce médecin envoya au Dr Verves une cruche de ce lait pour l'analyser. La recherche du mercure fut faite, avec succès, d'après le procédé indiqué dans le *Traité de toxicologie* de M. Orfila, auquel nous devons la communication de ce fait curieux. (*Annales d'hygiène,* avril 1848.)

sonné par du sublimé corrosif, d'avoir obtenu du mercure métallique ou du bichlorure de mercure des matières précitées, parce que ce poison est journellement administré à des malades atteints de syphilis, que l'on emploie aussi d'autres composés mercuriels qui, d'après M. Mialhe, semblent se transformer en sublimé aussitôt qu'ils sont en contact avec des chlorures alcalins et avec l'air, et que dans tous ces cas l'expert pourrait constater, soit dans le canal digestif, soit dans le foie, soit dans l'urine, la présence du mercure métallique ou du sublimé, en proportion, à la vérité, excessivement minime.

9° Qu'il importe dès lors, avant de conclure, de s'enquérir attentivement de la position antérieure de l'individu, afin de savoir s'il n'aurait pas été soumis à une médication mercurielle à une époque plus ou moins éloignée, du mode d'invasion de la maladie, de ses symptômes, de sa marche, de sa durée, et des altérations cadavériques qui ont été constatées après la mort. Dans la plupart des cas d'empoisonnement par le sublimé corrosif, les accidents seront tellement graves et subits, qu'il sera impossible d'expliquer la présence du mercure ou du sublimé corrosif décelé dans les matières suspectes autrement que par un empoisonnement; dans la plupart des cas aussi, la proportion de mercure ou de sublimé trouvée sera telle, qu'il sera facile de voir que le composé mercuriel n'a pas été administré comme médicament; en effet, le sublimé, se combinant rapidement avec les tissus organiques, n'est pas aussi complétement vomi que d'autres poisons solubles, ce qui fait qu'on trouve en général une quantité assez notable d'un composé mercuriel soit dans les organes digestifs, soit dans la partie solide des matières alimentaires vomies, ou de celles qui existent dans l'estomac ou dans les intestins.

Procédé. On fait bouillir pendant deux ou trois minutes, dans une capsule de porcelaine, les matières vomies et celles qui ont été trouvées dans le canal digestif, afin de coaguler et de séparer une portion de matière animale; on filtre, et après avoir acidulé la liqueur avec quelques gouttes d'acide chlorhydrique, on y plonge une ou plusieurs lames de cuivre parfaitement décapées. Si ces lames sont ternies au bout de quelques instants, d'une ou de plusieurs heures, qu'elles soient grises ou blanches, on les laisse pendant quelques minutes dans une dissolution d'ammoniaque faible qui dissout l'oxyde ou le chlorure de cuivre qui ont pu se former; on les lave avec de l'eau distillée, on les essuie en les pressant entre deux feuilles de papier joseph, puis on les coupe en très-petits morceaux, et on les introduit dans un tube de verre effilé à la lampe. Que l'on obtienne ou non du mercure métallique dans la partie la plus rétrécie du tube, on évapore jusqu'à siccité au bain-marie la liqueur dans laquelle ont séjourné ces lames; le produit sec est alors pesé et introduit dans une cornue de verre tubulée avec le sixième de son poids d'acide sulfurique concentré et pur ; à cette cornue, est adapté un récipient qui plonge dans l'eau froide, et qui communique, à l'aide d'un tube recourbé, avec une éprouvette à moitié remplie d'eau distillée, et qui est également entourée d'eau fraîche. On élève successivement la température de la cornue, et bientôt la matière qu'elle contient noircit et entre en ébullition ; on pousse l'opération à une chaleur modérée, jusqu'à ce que cette matière soit réduite en un charbon à peu près sec, et par conséquent jusqu'après le moment où il s'est dégagé des vapeurs abondantes d'acide sulfureux. On opère séparément sur le charbon et sur les liquides distillés. On fait bouillir le *charbon* avec 50 à 60 grammes d'eau régale, composée de deux parties d'acide chlorhydrique et d'une partie d'acide azotique concentrés, on cesse de chauffer lorsque la majeure partie de l'eau régale est évaporée et que le charbon est à peine humide ; alors on traite celui-ci par l'eau distillée bouillante, et on filtre ; une petite partie de la liqueur filtrée, en général incolore ou jaunâtre, est mise en contact avec une ou plusieurs lames de cuivre parfaitement décapées, qui ne tardent pas à se recouvrir d'une couche grise et blanchâtre si cette liqueur contient du mercure ; on agit sur ces lames comme il vient d'être dit plus haut, afin d'obtenir du mercure métallique. On agite le restant de la liqueur, c'est-à-dire la majeure partie, avec de l'éther sulfurique pur, dans un tube ou dans un petit flacon, et l'on ne tarde pas à voir deux couches se former ; on sépare la couche supérieure éthérée à l'aide d'un entonnoir et du doigt, et en faisant évaporer l'éther à la température ordinaire ou à une très-douce chaleur, il reste du sublimé corrosif solide, facile à reconnaître. Les *liquides distillés* contiennent ordinairement une quantité considérable de sublimé corrosif par rapport à celle qui se trouvait dans la matière suspecte ; ils renferment aussi une matière organique, de l'acide sulfureux, etc. On les réunit et on les fait bouillir pendant quinze ou vingt minutes avec de l'eau régale ; puis on fait traverser la dissolution par un courant de chlore gazeux pendant une heure environ ; on filtre la liqueur, pour la séparer de quelques flocons blancs graisseux et albumineux qui ont pu se former, et on la fait évaporer au bain-marie. Si la proportion du sublimé est un peu notable, il se forme vers la fin une pellicule qui annonce que le sel va cristalliser ; cela étant, on laisse refroidir lentement la matière, afin d'obtenir des cristaux, dont il est aisé de reconnaître la nature, et l'on peut encore constater la présence du sublimé dans l'eau mère. Si la quantité de sublimé est trop faible pour que la liqueur cristallise, on continue à la faire évaporer au bain-marie presque jusqu'à siccité, afin de chasser l'excès d'acide, et lorsque le produit est refroidi, on en prend environ le tiers, que l'on étend d'eau et que l'on met en contact avec une ou plusieurs lames de cuivre, et l'on agit sur les deux autres tiers par l'éther, comme je l'ai dit tout à l'heure à l'occasion du charbon.

Si toutes ces recherches ont été infructueuses, on opère sur la portion solide des matières vomies et de celles qui avaient été trouvées dans le canal digestif, et qui étaient restées sur le filtre (voy. page 725); on la carbonise par le sixième de son poids d'acide sulfurique concentré et pur en vases clos, en suivant la marche qui vient d'être tracée.

Admettons que l'on n'ait pas retiré du mercure, on carbonise alors l'estomac et les intestins par un sixième de leur poids d'acide sulfurique pur et concentré; le plus souvent, on se borne à prendre certaines portions de ces viscères, celles qui offrent une couleur grisâtre ou qui sont très-enflammées, et qui ont été évidemment plus attaquées que les autres. Il ne faudrait cependant pas renoncer à traiter les autres portions, si les premières ne fournissaient pas le métal que l'on cherche. Il est préférable d'opérer ainsi de suite avec les tissus du canal digestif, que de faire bouillir ce canal dans de l'eau distillée, pendant une heure ou deux, et de carboniser le *decoctum* évaporé jusqu'à siccité, parce qu'en agissant de la sorte, on courrait risque de volatiliser une partie du sublimé que la matière pourrait contenir, et qu'il n'y a d'ailleurs aucun avantage à avoir une dissolution aqueuse, les réactifs ordinaires du sublimé n'étant d'aucun secours pour y déceler ce corps.

On agira de même sur le *sang*, le *foie*, la *rate* et les *reins*, si, malgré tant de recherches, on n'est pas parvenu à constater la présence d'un composé mercuriel. Pour peu que ces viscères contiennent du sublimé, on obtiendra du mercure en les carbonisant par l'acide sulfurique.

Quant à l'urine, il suffira de la filtrer et d'y faire passer un courant de chlore gazeux bien lavé; on laissera réagir l'excès de chlore pendant vingt-quatre heures, puis on filtrera; la dissolution limpide sera évaporée au bain-marie, presque jusqu'à siccité; le produit, étendu d'eau et légèrement acidulé par l'acide chlorhydrique, sera mis en contact avec une ou plusieurs lames de cuivre.

Si l'urine, avant d'être filtrée, avait laissé déposer un sédiment quelconque, on ne devrait pas négliger de chercher le composé mercuriel dans ce dépôt, dans lequel il se trouve le plus ordinairement à l'état de sel insoluble. On traitera ce dépôt par l'eau régale bouillante, et le solutum sera soumis à l'action du chlore gazeux, comme il a été dit à la douzième expérience (voy. p. 721).

Lait des nourrices soumises à un traitement mercuriel (voy. conclusion 6, p. 724). Voici le procédé que M. Personne vient de mettre en usage pour démontrer la présence du mercure dans ce lait. On traite le lait par un courant prolongé de chlore, jusqu'à ce que le caséum, bien séparé, soit devenu très-friable; il faut, pour obtenir ce résultat, continuer le courant de chlore deux ou trois jours de suite, suivant la richesse du lait en caséum, en ayant soin, chaque jour, de bien boucher le flacon dans lequel se fait l'opération, pour laisser réagir le chlore pendant la nuit. On jette ensuite le tout sur un filtre, qui retient le caséum altéré et la matière grasse; ces derniers sont lavés avec l'eau distillée que l'on ajoute au produit filtré. Cette liqueur, répandant une forte odeur de chlore, est immédiatement saturée par un courant d'acide sulfhydrique, ou bien, pour éviter le trop grand dépôt de soufre provenant de la réaction de l'excès de chlore sur l'acide sulfhydrique, cet excès de chlore est enlevé en ajoutant peu à peu une légère dissolution d'acide sulfureux jusqu'à ce que l'odeur chlorée ait presque complétement disparu.

Dans tous les cas, on laisse bien déposer le précipité obtenu par l'acide sulfhydrique, on le lave à plusieurs reprises, par décantation, avec de l'eau distillée, puis on le reçoit dans une capsule et on le dessèche au bain-marie. Ce précipité est formé par un mélange de sulfure de mercure, de soufre en excès, et d'une petite quantité de matière organique qu'il est impossible d'éliminer complétement.

Pour en isoler le mercure, on place ce précipité au fond d'un tube de verre vert bouché, de 0,20 à 0,25 cent. de long, et on le recouvre de fragments de chaux légèrement calcinée, de manière que le tube soit rempli aux trois quarts; on recouvre la colonne de chaux avec un petit tampon d'amiante, puis on étire à la lampe l'extrémité du tube en un tube étroit et recourbé.

L'appareil ainsi disposé est placé sur une grille et chauffé d'abord par la partie antérieure renfermant la chaux seule; quand celle-ci est bien rouge, on porte le feu jusqu'à l'extrémité fermée où se trouve le précipité, qui se réduit en vapeurs, traverse la colonne de chaux, sur laquelle il dépose tout son soufre, et le mercure vient se condenser en très-petits globules dans la partie effilée du tube, qu'on a eu le soin de refroidir en la plongeant dans l'eau froide.

J'ai pu, par ce procédé, extraire du mercure du lait de deux femmes prenant chacune 0,05 de protoiodure de mercure, et en agissant sur 50 à 75 centilitres de lait.

J'en ai également trouvé dans le lait de chèvres prenant 0,5 à 0,6 de protoiodure par jour, et en opérant sur 1 litre ½ à peu près.

La quantité de mercure est si petite, comme on doit le penser, qu'il m'est arrivé plus d'une fois de ne pouvoir constater parfaitement, à l'œil même armé d'une loupe, les globules mercuriels adhérents aux parois du petit tube; mais il m'a suffi, pour le rendre évident, d'essuyer l'intérieur de ce tube avec une petite spirale de papier à filtre, qui, frotté ensuite sur une lame d'or, y produisait des taches remarquables de mercure.

Sublimé corrosif dans un cas d'exhumation juridique. — 1° Le 8 mars 1825, on a mis dans un grand bocal à large ouverture, contenant 2 litres d'eau, 12 grammes de sublimé corrosif dissous dans 60 grammes d'eau bouillante; on a ajouté de la viande, de la matière cérébrale et des portions d'intestin. Le 19 mars, le mélange n'exhalait aucune odeur fétide; les matières animales étaient dures et comme tannées; la liqueur filtrée, brunissait à peine par l'acide sulfhydrique; la potasse et l'ammoniaque la rendaient tout au plus opaline; mais la petite pile se recouvrait d'une couche de mercure métallique aussitôt qu'on la plongeait dans cette liqueur et qu'on ajoutait quelques gouttes d'acide chlorhydrique. La viande, la matière cérébrale et l'intestin, lavés et bien desséchés, fournissaient du mercure métallique lorsqu'on les calcinait avec de la potasse dans une cornue ou dans un petit tube de verre. Il en était de même le 18 juin 1827.

Dès le 18 avril 1825, on avait pris la moitié de la liqueur dont il s'agit et dans laquelle il y avait déjà si peu de sublimé, et on l'avait mise en contact avec d'autres matières organiques (foie, rate, intestins). Le 28 du même mois, le mélange exhalait *une odeur des plus fétides*, et la liqueur ne se colorait plus par l'acide sulfhydrique; la petite pile n'était pas blanchie non plus au bout d'une heure.

2° Le 18 juillet 1826, on mit dans un bocal à large ouverture un litre d'eau, une portion d'un canal intestinal, et 30 grammes de sublimé corrosif. Le 2 août suivant, le mélange exhalait une *odeur très-fétide;* la petite pile n'était blanchie qu'au bout de plusieurs heures. Les intestins, bien lavés, desséchés et calcinés avec de la potasse, fournissaient du mercure métallique.

3° Si l'on enterre dans une bière de sapin blanc, à la profondeur d'un mètre, des chiens morts empoisonnés par 2 ou 3 grammes de sublimé solide, sans que l'œsophage ait été lié, et qu'on les exhume quelque temps après, on verra qu'il n'existe point de *mercure* métallique dans le canal digestif; mais, dans un certain nombre de cas, les tissus de ce canal, desséchés et calcinés avec de la potasse, donneront du mercure; si, au contraire, les animaux avaient promptement et considérablement vomi avant de mourir, on pourrait bien ne pas découvrir dans ces tissus la moindre trace d'un composé mercuriel.

4° Si l'on enferme dans un gros intestin 1 ou 2 grammes de bichlorure de mercure dissous dans 16 ou 20 grammes d'eau, et mêlé à de la viande hachée, à du pain émietté et à de l'eau albumineuse, et que l'on place cet intestin dans une boîte de sapin que l'on enterre à 6 ou 7 décimètres de profondeur, on remarquera, trois ou quatre mois après, que la matière renfermée dans l'intestin n'offre aucune trace de *mercure métallique,* quoiqu'au premier abord on soit disposé à prendre pour ce métal une foule de globules graisseux, brillants, qui font partie de la masse; pourtant on pourra démontrer dans le mélange la présence d'un composé mercuriel, en le desséchant et en le calcinant dans une cornue avec de la potasse; en effet, on en retirera du mercure métallique.

Il résulte de ces expériences: 1° qu'il suffit de quelques jours d'inhumation pour qu'il ne soit plus possible de constater la présence du sublimé corrosif dans la liqueur, autrement que par une lame de cuivre ou par la petite pile; 2° que cet effet est d'autant plus prompt qu'il y a une plus grande quantité de matière animale mélangée avec le sublimé; 3° que dans tous les cas on peut, en traitant par l'eau régale ou en carbonisant par l'acide sulfurique (voy. page 722) les matières animales qui ont été en contact avec le sublimé, en extraire du mercure métallique, même plusieurs années après l'inhumation : or la présence de ce métal, si elle ne prouve pas qu'il y avait du bichlorure de mercure dans les matières enterrées, ne laisse aucun doute sur l'existence d'une préparation mercurielle dans ces matières.

Sublimé corrosif introduit dans le rectum après la mort. — Expérience Ire. — Un gros chien caniche a été pendu à huit heures trois quarts du matin; cinq minutes après, on a introduit dans le rectum 4 grammes de sublimé corrosif sous forme de poudre et de petits fragments. On a fait l'ouverture du cadavre le lendemain, à deux heures de l'après-midi. Les gros intestins ne contenaient point de matières fécales; mais le rectum offrait une altération remarquable depuis l'anus jusqu'à quatre travers de doigt au-dessus; il était extérieurement d'une belle couleur blanche; la tunique séreuse était opaque, épaisse, dure, et semblable, jusqu'à un certain point, à une aponévrose; les vaisseaux du méso-rectum étaient légèrement injectés en rouge noirâtre; la membrane musculeuse était blanche comme de la neige. On voyait sur la tunique muqueuse correspondante à la portion lésée la majeure partie du sublimé corrosif employé; cette tunique était rugueuse, comme granuleuse, un peu durcie, et présentait plusieurs plis d'un *rose clair*, imitant, par leurs dispositions, des ramifications veineuses; ces plis étaient séparés par des portions d'une couleur blanche d'albâtre; en étendant sur la main cette membrane interne, on pouvait faire disparaître les rugosités et la rendre lisse. Immédiatement au-dessus de ces quatre travers de doigt, les intestins offraient leur couleur naturelle, et les membranes étaient minces et molles au toucher; en sorte qu'il y avait une ligne de démarcation parfaitement tranchée *entre les parties sur lesquelles le sublimé avait été appliqué et celles qui n'avaient pas été en contact avec lui.* On mit dans l'eau les portions d'intestin attaquées par le sublimé; et vingt jours après, il ne s'était manifesté aucun signe de putréfaction. On les soumit à l'analyse chimique après les avoir épuisées par l'eau bouillante, et on en retira du mercure métallique.

Expérience II. — A neuf heures du matin, on introduisit dans l'intestin rectum d'un chien bien portant 2 grammes 60 centigrammes de sublimé corrosif sous forme de poudre et de fragments. Au bout de trois minutes, l'animal se plaignit, et rejeta quelques matières fécales teintes de sang. Un quart d'heure après, il poussa des cris aigus et parut agité. Le lendemain, on recommença l'expérience, et on introduisit la même dose de poison; l'animal succomba au bout de dix heures. On en fit l'ouverture le jour suivant. Les intestins étaient enflammés dans l'étendue de *cinquante centimètres*, en commençant par l'anus: loin d'offrir la couleur blanche et l'épaisseur dont j'ai parlé, la membrane séreuse était rouge, très-injectée, et mince; on ne retrouvait plus de sublimé corrosif dans l'intérieur des intestins (il avait été probablement rejeté par les selles); la membrane muqueuse paraissait d'un gris noirâtre dans les deux travers de doigt qui sont immédiatement au-dessus de l'anus; cependant, en la détachant et en la plaçant entre l'œil et la lumière, on voyait qu'elle était d'un rouge excessivement foncé. La portion qui était immédiatement placée au-dessus, et qui s'étendait jusqu'à la hauteur de 22 à 24 centimètres, était aussi d'un rouge très-intense, et se détachait facilement par le frottement; la rougeur diminuait ensuite d'intensité, et n'était plus sensible à la hauteur de 60 à 64 centimètres; mais cette diminution s'opérait d'une manière graduée, et n'offrait point, comme dans l'expérience précédente, *une ligne de démarcation tranchée entre les parties saines et les parties lésées*. La membrane musculeuse était d'un rouge vif dans toute l'étendue des portions affectées. Il est aisé de voir que, dans cette expérience, l'altération organique ne s'était point bornée là où le poison avait été appliqué, mais qu'elle s'était étendue beaucoup plus loin.

EXPÉRIENCE III. — Un gros chien caniche a été pendu à midi. Trois quarts d'heure après, on a introduit dans le rectum 96 grammes d'une dissolution concentrée de sublimé corrosif. On en a fait l'ouverture le lendemain, à deux heures de l'après-midi. Presque tous les gros intestins avaient été en contact avec la dissolution; leurs membranes étaient blanches et épaisses; la tunique muqueuse présentait plusieurs bandes en zigzag, d'une belle nuance rose, qui contrastait avec la couleur blanche des autres portions. Immédiatement au-dessus de la partie avec laquelle le poison avait été en contact, l'intestin était dans l'état naturel, en sorte qu'il y *avait une ligne de démarcation parfaitement tranchée*, phénomène qui n'existe *jamais* lorsque cette substance vénéneuse a été introduite pendant la vie.

EXPÉRIENCE IV. — Un petit chien a été pendu à midi. Une heure et demie après, on a introduit dans le rectum 4 grammes de sublimé corrosif réduit en poudre fine. L'ouverture du cadavre n'a été faite qu'au bout de quatre jours. L'altération cadavérique s'étendait seulement jusqu'à trois travers de doigt au-dessus de l'anus; les membranes musculeuse et séreuse étaient d'un blanc d'albâtre, épaisses et durcies; la tunique muqueuse offrait des franges roses, comme dans l'expérience 1re (voy. p. 730), qui étaient séparées par des portions recouvertes de sublimé corrosif et d'un composé mercuriel d'une couleur grisâtre. Il y avait encore ici *une ligne de démarcation excessivement tranchée* entre les portions sur lesquelles le sublimé avait été appliqué et celles qui n'avaient pas été en contact avec lui.

Expérience V. — Un petit chien fut pendu à midi. Le lendemain, à onze heures, on introduisit dans le rectum 4 grammes de sublimé corrosif réduit en poudre fine, et on fit l'ouverture du cadavre le jour suivant, à midi, c'est-à-dire vingt-cinq heures après l'introduction de la substance vénéneuse. Il n'y avait d'altération sensible que dans les quatre travers de doigt au-dessus de l'anus; les membranes musculeuse et séreuse étaient blanches comme de la neige, épaisses et dures; il y avait au-dessus de la tunique interne une couche grisâtre mêlée de points blancs, et formée par du sublimé corrosif libre et combiné; cette couche grisâtre était tellement adhérente à la membrane muqueuse, qu'il était impossible de détacher l'une sans l'autre: du reste cette membrane offrait la même couleur grise, et ne présentait *aucune zone rose ni d'un rouge clair*.

Expérience VI. — La même expérience, répétée trois fois sur des cadavres humains, a fourni des résultats analogues. Nul doute que si l'injection eût été faite quelques minutes après la mort, et même une heure après, lorsque la vie n'était pas encore détruite dans les petits vaisseaux sanguins du rectum, nous n'eussions observé les zones rougeâtres qui, dans cette circonstance, se sont constamment manifestées sur les cadavres des chiens.

Conclusions (voy. page 59).

DU SULFURE DE MERCURE (CINABRE).

Le sulfure de mercure (cinabre) est solide; il paraît violet lorsqu'il est en fragments; il est au contraire d'un beau rouge quand il est pulvérisé, et porte le nom de *vermillon;* il peut être obtenu en aiguilles cristallines; il n'éprouve aucune altération de la part de l'air ni du gaz oxygène à froid; mais, si on élève la température, le soufre se combine avec l'oxygène, et l'on obtient de l'acide sulfureux et du mercure. Le fer et plusieurs autres métaux enlèvent le soufre à ce sulfure à l'aide de la chaleur; le mercure se volatilise, et il reste du sulfure de fer ou un autre sulfure métallique. Il est insoluble dans l'eau.

Expérience Ire. — Lorsqu'on applique de 2 à 4 grammes de vermillon sur la cuisse d'un chien, on détermine la mort de l'animal en deux, trois ou quatre jours, sans que la dose de sulfure paraisse influer sur sa promptitude. *A l'ouverture du cadavre,* on observe les phénomènes suivants: tantôt la membrane muqueuse de l'estomac est blafarde et même noirâtre; tantôt les plis qu'elle forme sont jaunes et entourés d'une auréole blanchâtre; tantôt enfin les portions qui avoisinent le pylore offrent des ulcérations plus ou moins nombreuses, dont le fond est tapissé de sang caillé, et qui sont semblables aux taches gangréneuses. Les intestins grêles ne présentent aucune altération. On observe quelquefois des rides noires dans le rectum. Les poumons, principalement le gauche, sont quelquefois gorgés d'une grande quantité de sang noir. Le cerveau et le cœur n'offrent aucune altération : ce dernier conserve même des mouvements assez réguliers plus d'un quart d'heure après la mort.

Expérience II. — A l'ouverture du cadavre d'un chien dans l'estomac duquel on avait introduit 8 grammes de vermillon, on trouva la même intégrité du cœur ; mais la plèvre et le poumon étaient évidemment enflammés, et il y avait un épanchement séro-purulent dans la poitrine. M. Smith, à qui j'ai emprunté ces détails, est porté à croire que ce poison agit principalement sur les poumons.

DU CYANURE DE MERCURE.

Le cyanure de mercure est sous forme de longs prismes quadrangulaires coupés obliquement ; il est inodore, plus pesant que l'eau, et d'une saveur styptique. Chauffé dans un petit tube de verre, il se décompose et fournit entre autres produits du mercure métallique qui s'attache en grande partie aux parois du tube, du *cyanogène* (voy. tome II), et un produit comme charbonneux. Il se dissout très-bien dans l'eau froide ; la dissolution *n'est troublée* ni par la *potasse* ni par l'*ammoniaque ;* l'acide sulfhydrique et les sulfures la décomposent et donnent naissance à du sulfure de mercure noir insoluble ; l'azotate d'argent en précipite du cyanure d'argent blanc caillebotté, soluble dans l'ammoniaque, insoluble dans l'eau et dans l'acide azotique froid ; cet acide bouillant le dissout et le décompose en acide cyanhydrique qui se volatilise, et en azotate d'argent. On en précipite du mercure par une lame de cuivre ou par la petite pile. Si le cyanure de mercure était mêlé à du vin, à du café, ou à tout autre liquide coloré, on le séparerait au moyen de l'éther, comme je l'ai dit en parlant du sublimé corrosif (voy. page 709).

Action du cyanure de mercure sur l'économie animale.

Expérience Ire. — On a fait avaler à une chienne de petite taille 35 centigrammes de cyanure de mercure dissous dans l'eau distillée. Au bout de cinq minutes, l'animal a fait des efforts multipliés pour vomir ; il est tombé sur le côté ; convulsions générales et affaissement qui se succèdent alternativement ; respiration accélérée d'abord, ainsi que les battements du cœur, et ensuite ralentissement extrême des mouvements du thorax et de la circulation. Mort au bout de dix minutes.

Expérience II. — Cinquante centigrammes de cyanure introduits de la même manière dans l'estomac d'un autre chien ont produit les mêmes accidents au bout d'une minute, et sept minutes après l'animal a succombé.

Expérience III. — Quinze centigrammes environ ont été injectés dans le tissu cellulaire de la cuisse. Au bout de trois minutes, des efforts de vomissements se sont manifestés avec des secousses convulsives générales : ces symptômes d'excitation, interrompus de temps en temps par un affaissement très-grand, ont existé pendant trois quarts d'heure. Au bout de ce temps, l'animal est resté morne, abattu; sa démarche était chancelante, et les vomissements avaient cessé. Tous les accidents étaient dissipés quatre heures après l'injection du poison.

Expérience IV. — Vingt-cinq centigrammes ont été également injectés dans le tissu cellulaire de la cuisse d'un autre chien ; les mêmes phénomènes ont eu lieu au bout de deux minutes, et l'animal est mort en quinze minutes.

Expérience V. — Soixante centigrammes, appliqués de la même manière sur la cuisse, ont tué un autre chien dans l'espace de neuf minutes, avec tous les accidents déjà indiqués,

Expérience VI. — Trois centigrammes environ furent injectés dans la veine jugulaire d'un jeune chien : immédiatement après, l'animal tombe sur le côté en poussant quelques cris ; de légères convulsions se manifestent et durent pendant quelques secondes seulement; la respiration est grande et fort lente ; le cœur ne bat que trente-deux fois par minute ; ce ralentissement augmente, et l'animal périt, sans secousses convulsives, au bout de cinq minutes.

Les altérations cadavériques n'ont pas offert en général de caractères bien tranchés. Le système cérébro-spinal n'a présenté aucune espèce de lésion appréciable ; il n'existait aucune injection des vaisseaux qui se distribuent dans la substance nerveuse et dans ses membranes d'enveloppe. Les poumons contenaient peu de sang ; ils étaient crépitants; le cœur était flasque, et ses cavités renfermaient une assez grande quantité de sang en partie fluide; il était coagulé chez le chien tué par l'injection du poison dans la veine ; il fournit un caillot fibrineux, consistant, très-élastique dans toute l'étendue de la veine cave abdominale et dans les iliaques; en général, le sang était fluide dans les vaisseaux des autres animaux.

La membrane muqueuse de l'estomac a offert de grandes variétés dans sa coloration; dans deux cas, elle était d'une rougeur foncée par plaques, formée par le rapprochement d'une multitude de petites houppes vasculaires très-visibles à l'œil nu ; mais, chez les deux animaux, l'estomac contenait des aliments en partie digérés, et peut-être le travail de la digestion était-il pour quelque chose dans cette coloration : cependant on a trouvé la même couleur avec les mêmes caractères, mais moins intenses, chez celui dans l'estomac duquel on avait ingéré 7 décigrammes de dissolution de cyanure, et il était à jeun depuis trente-six heures au moins. D'un autre côté, on a observé également cet aspect de la membrane muqueuse gastro-intestinale chez un chien tué par l'injection du cyanure dans le tissu cellulaire de la cuisse, et dont l'estomac était rempli en partie d'aliments dans un commencement de digestion, tandis que chez un autre, tué de la même manière et qui était à jeun depuis quarante heures, la membrane muqueuse de l'estomac et des intestins était blanchâtre; il y avait eu des vomissements répétés.

En résumé, de toutes ces différences d'aspect de la membrane muqueuse gastro-intestinale, on ne peut pas conclure, d'une manière positive, que la rougeur soit un caractère constant après la mort par cet empoisonnement, *quand le chien périt très-promptement.* Chez tous ces animaux, l'estomac était fortement contracté sur lui-même, excepté chez le chien tué en cinq minutes par l'injection du poison dans la veine jugulaire. Enfin chez tous sans exception, le foie était rempli d'un sang fluide très-abondant. (Ollivier d'Angers, *Journal de chimie médicale*, juin 1825.)

Observation. — M..., demeurant à Paris, d'une constitution athlétique, jouissait habituellement d'une bonne santé, était toujours morose, taciturne, quoiqu'il n'eût d'ailleurs aucun sujet de tristesse. Il préférait la solitude à toute espèce de distraction. M... avait déjà plusieurs fois manifesté son dégoût pour la vie, lorsque, dans le courant du mois d'avril 1823, après avoir tenté inutilement de préparer de l'acide cyanhydrique, il avala d'un seul coup 13 décigrammes de cyanure de mercure. Immédiatement après, vomissements répétés de matières mêlées de sang, déjections alvines fréquentes et copieuses, douleurs atroces dans tout l'abdomen : le malade prend quelques boissons délayantes. *Quatre jours* après l'accident, M. Kapeler est appelé, et trouve le malade couché sur le côté droit, et appuyé sur le bras de ce côté ; son visage est sérieux, sa figure animée, les yeux fixes, les conjonctives injectées. Après des instances réitérées, le malade déclare enfin qu'il s'est empoisonné, ainsi que nous venons de le dire.

L'extérieur du corps ne présente rien de remarquable, à l'exception du scrotum qui est d'une couleur bleue foncée, ainsi que le pénis qui est dans une demi-érection; céphalalgie atroce; contractions du cœur fortes, développées, et repoussant la main appliquée sur les parois de la poitrine; pouls médiocrement fréquent, presque lent, mais en même temps plein et dur, respiration libre, toux légère; la poitrine résonne parfaitement dans toute son étendue; les lèvres, la langue, la face interne des joues sont parsemées d'une multitude d'ulcérations recouvertes d'une pulpe d'un blanc grisâtre; la soif est très-vive; les glandes salivaires sont gonflées, tuméfiées; une salive abondante découle sans cesse de la bouche; cette salive exhale l'odeur particulière à la salivation mercurielle; la déglutition est facile; il y a des nausées, des envies continuelles de vomir, et souvent des vomissements après l'ingestion des boissons dans l'estomac; le ventre est souple, nullement douloureux à la pression; le malade est tourmenté par de fréquentes envies d'aller à la garde-robe, qui sont précédées et accompagnées de ténesme; les selles sont rares; les matières expulsées sont mêlées de sang; l'urine ne coule point. (*Vingt sangsues à l'anus, eau de veau pour boisson, lavements à l'eau de son, gargarisme d'eau d'orge et de miel rosat.*) Le lendemain, cinquième jour, même état; application de trente sangsues sur l'abdomen, et cataplasmes souvent renouvelés.

Le sixième jour, aucun des symptômes n'a diminué d'intensité; la bouche est dans le même état; les vomissements, les déjections alvines avec ténesme, la suppression d'urine, persistent; le ventre est mou, souple, sans douleur à la pression; battements de cœur violents et brusques; le pouls a les mêmes caractères que précédemment. M. le Dr Bourgeoise se joint à M. Kapeler. (*Saignée du bras de six palettes, eau de veau alternée avec un mélange d'un litre d'eau battue avec deux blancs d'œufs, gargarisme émollient, demi-lavement de deux en deux heures, cataplasme sur l'abdomen, bain à 28° pour le lendemain matin.*) Nuit agitée, insomnie; le bain suspend momentanément les angoisses. (*Saignée de trois palettes.*)

Le septième jour, les contractions sont moins fortes, le pouls un peu plus faible, la salivation moins abondante, l'état de la bouche est le même, les symptômes persistent. Même prescription; trente sangsues sont appliquées sur l'abdomen. Dans le courant du jour, malgré la persistance des accidents, le malade est calme, répond aux questions qu'on lui adresse; il n'accuse aucune souffrance, si ce n'est celle que font naître les ulcérations de la bouche; les membres sont agités de légers mouvements convulsifs.

Le huitième jour, faiblesse générale, syncopes fréquentes, continuation des mouvements convulsifs dans les membres, assoupissement, réveil facile; pouls petit, lent, concentré; vomissements moins fréquents, ventre toujours indolent; la suppression d'urine continue; il en est de même de la demi-érection du pénis et de sa couleur violacée, ainsi que de celle du scrotum. On applique des vésicatoires aux mollets et des sinapismes aux pieds. Dans le courant de la journée, Tartra, que se sont adjoint MM. Bourgeoise et Kapeler, reconnaissant comme eux l'existence d'une gastro-entérite intense, engage à continuer le traitement déjà employé, et l'on ajoute des boissons émollientes frappées à la glace, l'application de glace sur l'abdomen, un demi-lavement huileux d'heure en heure. Dans la soirée, pouls lent, assez serré; extrémités froides; les vomissements sont remplacés par un hoquet qui fatigue beaucoup le malade, l'urine ne coule point.

Le neuvième jour, même état, mêmes prescriptions; dans la matinée, prostration extrême, défaillances répétées, hoquet continuel; nulle émission d'urine, nulles déjections. Peu de temps après être retiré du bain, à deux heures et demie, le malade meurt dans une syncope.

Ouverture du cadavre, vingt heures après la mort. — Habitude extérieure. Constitution athlétique, taille de 1 mètre 65 centimètres; la couleur de la peau est d'un blanc mat; les membres supérieurs et inférieurs sont roides et contractés, de telle sorte que le cadavre ne repose que sur le dos, et qu'on peut le faire tourner sur cette partie comme sur un pivot; les muscles sont rouges, très-développés, et recouverts d'une couche graisseuse assez épaisse.

Appareil de la respiration. Le larynx, la trachée-artère, et les bronches contiennent une mucosité blanchâtre et abondante dont une partie s'écoulait par les narines; les plèvres, qui sont saines, renferment quelques grammes d'une sérosité rosée; poumons d'un blanc légèrement rosé, sains et très-crépitants; quand on les coupe, il s'en écoule une sérosité abondante.

Appareil de la circulation. A l'incision de la peau des muscles et des vaisseaux, il s'écoule un peu de sang pâle et très-liquide; la veine cave inférieure est remplie par un caillot très-volumineux, élastique et très-tenace; cœur chargé de graisse; son volume paraît un peu plus grand que dans l'état normal, sans que ses parois soient hypertrophiées; peu de sang dans les deux ventricules, caillot de fibrine dans l'oreillette droite.

Appareil de la digestion. Mâchoires fortement serrées l'une contre l'autre; la cavité de la bouche exhale une odeur fétide *sui generis.* La face interne des joues et les gencives sont recouvertes d'ulcérations tapissées d'un enduit grisâtre; la langue, beaucoup plus volumineuse que dans l'état de santé, est ulcérée sur ses bords, et couverte d'une couche grisâtre très-épaisse, sèche, âpre au toucher, et difficile à enlever. Le pharynx est sain; vers le milieu de la longueur de l'œsophage, il existe une tache rose marbrée, de la largeur d'un écu de 6 francs, plus foncée inférieurement que supérieurement. La cavité du péritoine contient un peu de sérosité jaunâtre; épiploon très-large et chargé de graisse. Estomac d'un volume médiocre, sans altération à l'extérieur; intestins distendus par des gaz. La membrane muqueuse gastro-intestinale offre dans l'estomac, vers le petit cul-de-sac et le pylore, une couleur rouge brunâtre, et, vers le cardia et dans le grand cul-de-sac, une rougeur très-foncée, un boursouflement extraordinaire et de nombreuses ramifications vasculaires très-prononcées; dans le duodénum et le jéjunum, elle est très-boursouflée, d'un rouge très-foncé, et même noirâtre dans certains endroits, comme gangréneux dans quelques autres, surtout près de la valvule iléo-cœcale; la rougeur offre les mêmes caractères dans le cœcum, pâlit dans le colon ascendant, redevient foncée dans le colon transverse, pâlit de nouveau dans le colon descendant, pour augmenter ensuite d'intensité dans le rectum. Dans toute la longueur des intestins, la membrane muqueuse est boursouflée, et dans quelques endroits, surtout dans les intestins grêles, elle est granulée, comme chagrinée; dans tous les points où elle était ainsi soulevée, on observait une infiltration abondante de sérosité dans le tissu cellulaire sous-muqueux.

Le pancréas était très-volumineux, très-dur, sec; il se déchirait facilement et criait sous le scalpel; le tissu du foie, qui était d'ailleurs très-gros, n'offrait aucune altération; la vésicule biliaire, d'une capacité ordinaire, contenait un liquide vert noirâtre, filant et poisseux; la rate était petite, sans aucune altération appréciable.

Appareil urinaire. La capsule surrénale et le rein droit étaient d'un tiers plus volumineux que dans l'état ordinaire; le tissu du rein était pâle et décoloré; le rein gauche était un peu moins volumineux et un peu moins pâle et décoloré que celui du côté droit; la vessie urinaire, petite, était contractée sur elle-même, et contenait très-peu d'urine blanche et laiteuse; le pénis était dans une demi-érection, et conservait, ainsi que le scrotum, la teinte noire violacée qu'on observait pendant la vie. Les cavités du crâne et du rachis ne furent pas ouvertes.

M. Caventou a analysé le sang et les matières fécales : la matière colorante avait une couleur sombre de cinabre cristallisé qui n'est pas naturelle à celle du sang, ce qui donnait à ce chimiste distingué l'espérance de retrouver quelques parcelles de mercure; mais, malgré des essais et des recherches multipliés, il n'a pu déceler la plus légère trace de ce métal soit dans le sang, soit dans les excréments. (Observation communiquée par le Dr Kapeler.)

Il résulte, suivant Ollivier, des faits qui précèdent: 1° que le cyanure de mercure est absorbé, et que cette absorption est plus rapide sur le tissu cellulaire que sur les membranes muqueuses; Tiedemann et Gmelin ont trouvé ce poison dans le sang des animaux qui en avaient avalé (voy. p. 18); 2° que son action immédiate sur la partie avec laquelle on le met en contact, est à peu près nulle dans les premiers instants, de sorte qu'on ne peut le considérer comme essentiellement irritant; cependant il produit quelquefois des phénomènes évidemment inflammatoires, mais dont l'intensité n'est pas assez grande pour qu'on puisse leur attribuer les symptômes généraux qui se manifestent, et qui sont bientôt suivis de la mort; dans l'observation rapportée plus haut (voyez p. 736), l'estomac offrait des traces non équivoques d'une inflammation violente, et l'on sait que l'individu avait vécu plusieurs jours; 3° que les symptômes semblent démontrer, lorsque la mort a lieu très-promptement, que ce poison agit spécialement sur le système nerveux cérébro-spinal, ainsi que l'annoncent les convulsions générales et le trouble très-grand des fonctions circulatoires et respiratoires; en outre, tout porte à penser qu'il affaiblit directement la force contractile et l'irritabilité des muscles, car ils ont déjà cessé d'être irritables au moment où l'animal vient d'expirer; cet effet est d'ailleurs en rapport avec l'affaissement général qu'on observe après chaque convulsion; les efforts de vomissement qui ont eu lieu constamment, même après l'injection du cyanure dans le tissu cellulaire, prouvent que l'estomac est influencé soit directement, soit sympathiquement; 4° que lorsque la mort est rapide, elle paraît résulter du ralentissement gradué, et enfin de la cessation complète des mouvements du cœur et de la respiration, qui sont si intimement liés les uns aux autres; mais, lorsque la vie continue quelque temps après l'ingestion du poison dans l'estomac, il semble que la mort est la suite du développement d'une inflammation très-intense de la membrane muqueuse gastro-intestinale.

Traitement de l'empoisonnement par le cyanure de mercure.

On se hâtera de faire vomir le malade en donnant de l'eau tiède albumineuse, ou en titillant la luette et l'arrière-gorge, et si les accidents persistent, on aura recours aux moyens antiphlogistiques les plus énergiques. Il est utile d'administrer au malade de l'eau albumineuse, quoiqu'elle ne se combine pas avec le cyanure de mercure, comme cela a eu lieu pour le sublimé corrosif (voy. p. 36).

DU PRÉCIPITÉ ROUGE ET DU PRÉCIPITÉ *PER SE*
(BIOXYDE DE MERCURE)

Leur couleur est rouge; chauffés dans un tube de verre, ils se décomposent et fournissent du mercure métallique volatil, adhérent aux parois du tube, et du gaz oxygène qui se dégage. Ils sont insolubles dans l'eau ; frottés sur une lame de cuivre décapée, ils la rendent blanche, brillante, argentine. L'acide chlorhydrique les dissout très-bien à froid, et donne du bichlorure de mercure, que la potasse précipite en jaune, et l'ammoniaque en blanc. Triturés avec une dissolution de potasse pure, ils ne fournissent jamais de sulfate de potasse, ce qui les distingue du turbith minéral, dont je parlerai bientôt.

Ces deux préparations doivent être considérées comme des poisons violents, surtout le précipité rouge, qui contient presque toujours un peu d'acide azotique.

Observation Ire. — Plouquet rapporte qu'un homme qui était tourmenté d'un violent mal de tête avala par mégarde du précipité rouge renfermé dans une boîte; il éprouva bientôt des coliques atroces, des vomissements considérables, un tremblement de tous les membres, et des sueurs froides (1).

Observation II. — Mademoiselle Sophie C... prit une assez forte dose de précipité rouge dans des confitures. Des douleurs d'estomac se firent sentir avec violence ; elle les dissimula autant qu'elle put; enfin les vomissements s'établirent, et elle rejeta une partie de ce qu'elle avait avalé. Les douleurs s'étendirent dans tout le bas-ventre et donnèrent lieu à de fortes coliques. Les personnes qui environnaient la malade soupçonnèrent qu'elle avait pu s'empoisonner, et se hâtèrent de lui faire prendre une grande quantité de lait chaud. Elle rejeta les premières gorgées et garda les dernières tasses. Le bas-ventre devint de plus en plus douloureux, et à mesure que les douleurs s'éloignaient de l'estomac, celles de ce dernier organe diminuaient; bientôt des évacuations alvines très-abondantes se manifestèrent; les membres inférieurs devinrent le siége de crampes très-douloureuses. Cet état dura au moins six heures. Ayant été appelé à cette époque, je trouvai cette malheureuse avec la figure grippée, le ventre dur, contracté, la peau froide, couverte de sueur, se plaignant d'éprouver dans l'abdomen des douleurs atroces. Je prescrivis 30 grammes de sirop de scarabé dans une potion qu'elle devait prendre par cuillerées; un quart de lavement toutes les demi-heures avec la décoction de son, dans laquelle on ajouterait par chaque

---

(1) Plouquet, *Comment. med. in processus criminales,* p. 165.

lavement cinq gouttes de laudanum. Les douleurs se calmèrent insensiblement; les selles devinrent moins fréquentes : une sueur abondante s'établit; la malade eut quelques heures de sommeil, et le matin, je la trouvai dans l'état le plus satisfaisant. Cependant il restait encore une sensibilité extrême du bas-ventre et une disposition singulière à des contractions involontaires des membres, analogues à des crampes. Je continuai les mêmes moyens, mais à des doses moins fortes et moins fréquemment données; je leur associai des bains entiers longtemps prolongés, et au bout de quelques jours, la malade put reprendre ses occupations. (Observation communiquée à M. Devergie par M. X.)

Il paraît cependant, d'après le fait suivant, que cet oxyde mercuriel est beaucoup moins vénéneux lorsqu'il est appliqué à l'extérieur.

Expérience. — On appliqua sur la cuisse d'un chien de 40 centimètres de haut 16 grammes de précipité rouge. L'animal n'éprouva d'autres symptômes qu'une faiblesse générale, et mourut au bout de quatre jours et demi. *A l'ouverture du cadavre*, l'estomac était blafard et livide, le duodénum était blanc; le rectum était le siége d'une altération remarquable; sa membrane interne était mollasse, boursouflée, lobulée à sa surface et semblable à un chou-fleur; son aspect était sale et livide, comme celui des surfaces cancéreuses après la mort; la tunique musculeuse sous-jacente était intacte et d'une couleur livide; les vaisseaux sanguins qui se distribuent à la surface du cœur étaient injectés; au-dessous de la membrane interne des ventricules de cet organe, on apercevait des stries rouges, comme des meurtrissures du tissu charnu. Les poumons étaient un peu engorgés à leur base (Smith).

Précipité rouge dans un cas d'exhumation juridique. Si on enferme dans une boîte de sapin un gros intestin dans lequel on a mis 2 grammes de cet oxyde mêlé à de la viande et à du pain hachés et réduits en bouillie épaisse par de l'eau albumineuse; si on enterre cette boîte à 6 ou 7 décimètres de profondeur, et qu'on procède à l'exhumation trois ou quatre mois après, on remarquera dans la matière que renferme l'intestin plusieurs points rouges formés par l'oxyde, mais on ne découvrira aucune trace de mercure métallique.

Si on fait avaler à un chien de moyenne taille, à jeun, 3 grammes de bioxyde de mercure, et qu'après la mort on l'enterre dans une bière de sapin à 6 ou 7 décimètres de profondeur, et qu'on ne procède à l'exhumation qu'au bout de trois ou quatre mois, on verra qu'il n'existe dans le canal digestif aucune trace de mercure métallique, tandis qu'on découvrira aisément çà et là des portions d'oxyde rouge de ce métal, à moins toutefois, que celui-ci n'eût été entièrement expulsé par les vomissements ou par les selles.

DU PROTOXYDE DE MERCURE.

Il est formé de bioxyde de mercure et de mercure métallique très-divisé ; il est solide, noirâtre, et insoluble dans l'eau. Chauffé dans un petit tube, il se réduit en oxygène et en mercure ; comprimé entre deux feuilles de papier, il laisse apercevoir à la loupe des globules mercuriels ; l'acide chlorhydrique le transforme en bichlorure soluble, et en protochlorure insoluble.

DU PROTOIODURE DE MERCURE.

Il est solide, jaune, et insoluble dans l'eau ; chauffé seul dans un petit tube de verre, il donne des vapeurs violettes d'iode ; chauffé avec de la potasse, il fournit du mercure métallique, et il reste au fond du tube de l'iodure de potassium facile à reconnaître (voy. p. 107). Il agit sur l'économie animale comme le sublimé corrosif, mais avec beaucoup moins d'intensité.

DU BIIODURE DE MERCURE.

Il est solide, rouge ; chauffé, il jaunit et donne de l'iode ; comme le précédent, il se transforme en mercure et en iodure de potassium s'il est chauffé avec de la potasse solide dans un petit tube de verre effilé à la lampe. Il exerce le même mode d'action que le précédent, mais il est plus énergique.

DU BROMURE DE MERCURE.

Comment peut-on reconnaître que l'empoisonnement a eu lieu par le bromure de mercure ?

Le bromure de mercure est solide, blanc, d'une saveur âcre, désagréable et caustique ; il est volatil et peut être sublimé : lorsqu'on le chauffe dans l'air, il répand une vapeur blanche, irritante, qui prend à la gorge et provoque la toux ; il est soluble dans l'eau, dans l'alcool et dans l'éther. Ces dissolutions se comportent avec les alcalis, l'acide sulfhydrique, les sulfures, le cuivre et l'or, comme le sublimé corrosif (voy. p. 704), ce qui prouve qu'elles renferment du mercure. Quant à la présence du brôme, on la démontrera par l'azotate d'argent et par les acides sulfurique et azotique : en versant le premier de ces réactifs dans une dissolution de bromure, on obtiendra un précipité *jaune-serin*, caillebotté, de bromure d'argent ; ce précipité sera insoluble dans l'acide azotique, soluble dans une quantité notable d'ammoniaque, et noircira par l'action des rayons lumineux; les acides azotique et sulfurique, ainsi que le chlore, mis sur du bromure de mercure solide, en dégageront du brôme sous forme d'une vapeur rutilante.

Action du bromure de mercure sur l'économie animale.

1° Il offre la plus grande analogie d'action avec le bichlorure de mercure; 2° injecté dans le tisssu cellulaire du cou, il est absorbé, et détermine la mort en agissant principalement sur le canal intestinal (Barthez).

DU PROTOCHLORURE DE MERCURE (CALOMÉLAS).

Le protochlorure de mercure est solide, blanc, à moins qu'il n'ait été exposé au contact de la lumière, car alors il est jaune, et même violet; il est insipide et insoluble dans l'eau. Chauffé avec de la potasse dans un petit tube de verre effilé à la lampe, il fournit du mercure métallique, et laisse au fond du tube du chlorure de potassium soluble et facile à reconnaître à l'aide de l'azotate d'argent. A froid, la potasse et l'ammoniaque le changent en chlorure de potassium et en protoxyde gris noirâtre; l'acide sulfhydrique le transforme en acide chlorhydrique et en sulfure noir.

Le protochlorure de mercure est souvent administré à la dose de 50 à 60 centigrammes sans agir autrement que comme purgatif. Il est des cas pourtant où son ingestion dans l'estomac a été suivie de salivation, d'une superpurgation, de l'inflammation du canal digestif, de vomissements, de tremblements dans les membres, de convulsions et de la mort. Hoffmann cite deux cas dans lesquels 75 centigrammes de protochlorure de mercure occasionnèrent la mort de deux enfants de douze à quinze ans. (*de Medicamentis insecuris et infidis,* in *Oper. omn.* t. VI, 314). Dans une autre circonstance, 16 grammes de ce corps donnèrent lieu à des vomissements, à un sentiment de brûlure dans la gorge, à une vingtaine de selles par jour, suivies de prostration, de torpeur, d'insensibilité des organes des sens et de la mort (Ledelius *Miscellanea curiosa*, 1692, Éphem. d'Allemagne).

On sait, d'un autre côté, que ce médicament a été souvent administré dans plusieurs affections graves, telles que la fièvre jaune, le choléra asiatique, à la dose d'un gramme et plus, sans donner lieu à des accidents, et qu'il a même agi avantageusement comme sédatif.

Les physiologistes qui ont nié les effets toxiques du protochlorure de mercure ont particulièrement fondé leur opinion sur les deux faits suivants : 1° le protochlorure qui a occasionné des accidents graves contenait du sublimé corrosif ; sans nier qu'il en ait été ainsi dans certains cas, je dirai cependant que ces accidents se sont manifestés quelquefois, alors même que le calomélas ingéré avait été parfaitement lavé, et ne renfermait pas un atome de sublimé corrosif ; 2° on a souvent administré non-seulement sans inconvénient, mais avec avantage, 1 gramme et plus de protochlorure de mercure, dans la fièvre jaune, le choléra asiatique, etc. Sans doute ; mais ne sait-on pas qu'il en est ainsi de beaucoup d'autres substances vénéneuses journellement employées comme médicaments, et que l'homme, dans certains états pathologiques, supporte impunément des doses de toxiques qui le tueraient infailliblement s'il était dans d'autres conditions de santé ; qui oserait dire, par exemple, que le tartre stibié n'est pas vénéneux, parce que certains malades, atteints de pneumonie, de rhumatisme aigu, peuvent en prendre plusieurs grammes par jour sans être empoisonnés ?

D'après M. Mialhe, les effets délétères du protochlorure de mercure devraient être attribués à ce qu'il aurait été transformé peu à peu en sublimé corrosif dans le canal digestif, sous l'influence du chlorure de sodium ou du chlorhydrate d'ammoniaque ; aussi ce chimiste pense-t-il qu'il n'est vénéneux que lorsque, par une cause quelconque, il a *séjourné longtemps dans ce canal.* Ce qui prouve qu'il en est réellement ainsi, dit M. Mialhe, c'est qu'il est d'observation clinique que, lorsque le protochlorure ne purge pas, mais qu'il est longtemps digéré par les voies digestives, on observe une excrétion anormale des glandes salivaires, et cela parce qu'une plus grande quantité de sublimé prend alors naissance ; le même phénomène arrive aussi lorsque l'on continue pendant longtemps l'usage du protochlorure de mercure, et par la même cause.

Comme il ne peut jamais se former qu'une quantité de sublimé, correspondante à la quantité de chlorure alcalin que renferment nos viscères, les grands mangeurs de sel de cuisine, toutes choses étant égales d'ailleurs, doivent être plus sujets à saliver sous l'influence d'une médication calomélique.

Les propriétés antisyphilitiques du calomel lui sont probablement communiquées, en tout ou en partie, par le sublimé et le mercure auxquels sa décomposition chimique donne naissance. Il en est sans doute de même de ses vertus anthelminthiques : c'est en produisant l'empoisonnement des ascarides par les deux agents précités que le protochlorure de mercure nous débarrasse de ces vers.

M. Mialhe fut amené à entreprendre ces recherches par le récit d'un fait consigné dans un mémoire de Vogel, qui mérite d'être rapporté :

«Un médecin ayant prescrit à un enfant douze paquets contenant chacun 25 centigrammes de chlorhydrate d'ammoniaque, autant de sucre, et 7 centigr. 5 milligr. de protochlorure de mercure, et l'enfant étant mort, après avoir pris plusieurs de ces poudres, le pharmacien fut accusé d'avoir commis une erreur dans l'exécution de l'ordonnance; par bonheur pour lui, l'accusation ne fut que de courte durée, Petenkoffer n'ayant pas tardé à démontrer qu'en présence du chlorhydrate d'ammoniaque et de l'eau, le protochlorure de mercure se change en partie en sublimé corrosif» (*Journal de pharmacie*, février 1840, et mémoire lu à l'Institut en 1842).

Des autres préparations mercurielles.

Azotate de protoxyde de mercure. — Il est solide, blanc, d'une saveur âcre, styptique; il se boursoufle lorsqu'on le met sur des charbons ardents, et se décompose en dégageant des vapeurs d'acide hypoazotique jaune orangé. L'eau le transforme en azotate très-acide soluble, et en sous-azotate. La dissolution précipite en noir par les alcalis, en orangé rougeâtre par l'acide chromique et par les chromates, en blanc par l'acide chlorhydrique, et en noir par l'acide sulfhydrique.

Sulfate acide de protoxyde de mercure.— Il est solide, blanc et légèrement soluble dans l'eau bouillante; la dissolution agit sur les réactifs comme la précédente; toutefois l'eau de baryte y fait naître un précipité *olive clair,* composé de sulfate de baryte blanc et de protoxyde de mercure noir; si on dissout ce dernier dans quelques gouttes d'acide azotique pur, le sulfate de baryte paraît avec la couleur blanche qui lui est propre.

Azotate acide de bioxyde de mercure.— Il est en aiguilles blanches ou jaunâtres, d'une saveur âcre; il fournit, lorsqu'on le met sur des charbons ardents, de l'acide hypoazotique jaune orangé. L'eau distillée le transforme en azotate acide soluble, et en sous-azotate insoluble. La dissolution se comporte avec les alcalis et avec l'acide sulfhydrique comme le sublimé corrosif (voy. p. 704). Le *sous-azotate*, connu également sous le nom de *turbith nitreux*, est solide, pulvérulent, jaune ou jaune verdâtre; mis sur les charbons ardents, il se décompose en bioxyde rouge et en acide hypoazotique jaune orangé; chauffé jusqu'au rouge dans un tube de verre, il fournit du mercure métallique. L'acide sulfhydrique le noircit.

Observation Ire. — Un garçon boucher, dans l'intention de se suicider, fit dissoudre sept parties de mercure dans huit parties d'acide azotique, y ajouta un peu de vert-de-gris, et à neuf heures un quart du soir, prit une cuillerée à thé de cette dissolution. Quelque temps auparavant, il avait bu environ un litre de bière. Bientôt après il se plaignit d'être très-mal à son aise et fut pris de vomissements. Les douleurs qu'il éprouvait devinrent si violentes, qu'il se roulait par terre, demandant à grands cris un couteau pour mettre fin à ses souffrances. Un médecin, qui fut appelé sur ces entrefaites, trouva le malade se plaignant beaucoup de douleurs dans la bouche et dans le pharynx, et tourmenté de hoquets violents et continuels. La face, pâle, exprimait l'anxiété; les extrémités étaient froides; le pouls petit, et quelquefois même imperceptible, et le ventre relâché. On vida aussitôt l'estomac à l'aide de la pompe stomacale, et on administra de la craie préparée. Lorsque le docteur Bigsley vit le malade pour la première fois, une heure environ après l'ingestion du poison, il était beaucoup plus calme; la face pâle, bouffie; les yeux hagards, les lèvres livides; le pouls donnait 120 pulsations par minute; il était petit, mais régulier. Le malade accusait une sensation de brûlure depuis la bouche et le long de l'œsophage jusqu'à l'estomac et l'abdomen. Toutes ces parties étaient douloureuses au toucher, et la région épigastrique offrait une tension bien marquée. Les vomissements et les évacuations alvines continuaient et ne cessèrent qu'avec la vie; enfin la mort survint vers minuit, environ trois heures après l'accident, sans aucun nouveau symptôme, et sans qu'il y eût le moindre trouble dans les fonctions intellectuelles.

Le cadavre fut examiné douze heures après la mort. La face était bouffie et bleuâtre, les lèvres livides et couvertes d'écume; la chaleur du corps n'avait pas encore tout à fait disparu. Tout le canal alimentaire contenait de la craie en poudre. La partie postérieure de la langue était dure et rude, et présentait une petite vésication; il y en avait une autre sur l'épiglotte; le larynx et la trachée étaient rouges et injectés; le pharynx était d'une couleur rose foncée, et offrait çà et là de petites taches d'un rouge pourpre et quelques croûtes dures, rudes, brunâtres et irrégulières, de la grandeur d'une fève. Ces taches brunes étaient évidemment des eschares imparfaites. Dans la partie inférieure, ces signes d'irritation devenaient moins fréquents; près de 8 centimètres de la partie moyenne de l'œsophage étaient sains; mais au-dessous les mêmes lésions reparaissaient. L'estomac, à l'intérieur, ne présentait aucune trace de lésion; ses parois étaient épaissies, surtout du côté du pylore; il était presque vide et ne contenait que quelques décagrammes d'eau teinte de bile, et un peu de matière grumeleuse d'une couleur brune. Toute la membrane muqueuse offrait une teinte rose foncée, et du côté de l'extrémité cardiaque, on voyait quelques taches de plusieurs centimètres de diamètre, d'une couleur livide ou brune, et ayant tout à fait l'aspect d'eschares. Quelques-unes de ces taches étaient dans le même état que celles du pharynx; d'autres étaient ramollies et réduites en une sorte de pulpe brunâtre qui, lorsqu'on l'enlevait, laissait voir au-dessous d'elle la membrane lisse et d'un rouge vif. Ces eschares étaient principalement situées au sommet des rides de la membrane muqueuse. Il n'y avait pas d'abrusion de la membrane, excepté dans les points où l'on enlevait les eschares. Les mêmes altérations se retrouvaient dans le duodénum, seulement à un moindre degré. Le reste des intestins offrait à l'extérieur une teinte rouge terne, qui provenait de la rougeur de leur membrane interne. La rougeur foncée et la lividité reparaissaient au commencement du cœcum, et de ce point, diminuaient d'intensité en descendant vers le rectum, qui était tout à fait sain. Les autres organes abdominaux, ainsi que les viscères thoraciques, n'offraient absolument aucune lésion. La tête n'a pas été ouverte.

On sait que l'azotate de mercure, de même que tous les sels solubles de ce métal, est un poison corrosif très-violent. L'observation que nous venons de rapporter, qui est aujourd'hui, à notre connaissance du moins, le seul exemple d'empoisonnement par cette substance, ne laisse aucun doute sur sa manière d'agir. Les effets terribles d'une aussi faible dose (une cuillerée à thé) sont aussi très-remarquables; on a vu d'aussi grands ravages produits par une aussi petite quantité de sublimé corrosif. (Bigsley, *The med. gazette*, décembre 1831.)

Observation II. — James Maxwell, âgé de trente-cinq ans, avait été admis à l'hôpital pour un rétrécissement de l'urèthre, et se trouvant complétement guéri, il se proposait de sortir le 30 mars 1835. Dans la soirée du 29, il pria un de ses voisins de lui faire des frictions sur la hanche et sur la cuisse du côté droit avec de l'huile camphrée. Ce voisin se trompa de bouteille et fit usage d'une solution d'azotate de mercure. Une vive douleur se fit sentir immédiatement, et une heure après, il fut pris d'un violent frisson qui dura une demi-heure. A cette époque, il rendit avec facilité une grande quantité d'urine, présentant un aspect naturel. Pendant les cinq jours suivants, il n'urina pas une seule fois; le cathéter fut introduit plusieurs fois et ne fit sortir rien autre chose que deux ou trois petites cuillerées d'un liquide muqueux sans odeur urineuse. Quelques gouttes d'urine vinrent dans la nuit du 5 avril, et la nuit suivante, il en rendit une grande quantité. A partir de ce moment, cette évacuation prit son cours normal. Le 5 avril, il avait été saigné, et M. Child avait reconnu dans le sérum du sang la présence de l'urée. L'eschare qui s'était formée était superficielle, mais très-étendue; elle laissa une plaie très-douloureuse, qui se cicatrisa très-lentement. Le ptyalisme se manifesta le troisième jour et fut très-abondant; le rebord alvéolaire de la mâchoire inférieure se dénuda. Le malade but abondamment pendant la suppression de l'urine, il conserva sa connaissance et resta calme sans aucune disposition au coma. Le pouls était plein et mou, donnant de 80 à 90 battements. Les forces revinrent très-lentement; cependant il put quitter l'hôpital le 26 avril, et alla à la campagne, où il se rétablit promptement.

Ce fait est intéressant sous plus d'un rapport: 1° on y voit un sel de mercure appliqué extérieurement produire la suppression de l'urine, suppression qui a lieu également après l'ingestion dans l'estomac du sublimé à dose vénéneuse; 2° la suppression d'urine n'était point accompagnée de coma; la guérison eut lieu après une suppression complète d'urine pendant cinq jours. (*The Edinburgh med. and surg. journal*, juillet 1835, p. 26.)

Sulfate acide de bioxyde de mercure. — Il est solide, blanc, déliquescent, décomposable par l'eau distillée en sulfate très-acide soluble, et en sous-sulfate (turbith minéral). La dissolution est âcre et précipite comme le sublimé corrosif par l'acide sulfhydrique et par les alcalis, excepté par la baryte, qui y fait naître un dépôt d'un jaune-serin très-clair, composé de sulfate de baryte et de bioxyde de mercure; l'acide chlorhydrique pur versé sur ce précipité dissout le bioxyde et laisse du sulfate de baryte blanc.

Sous-sulfate de bioxyde de mercure (turbith minéral). — Il est sous forme d'une poudre jaune dont la nuance varie beaucoup, suivant la manière dont il a été préparé. Chauffé dans un petit tube de verre, il se décompose et donne du mercure métallique qui se condense sur les parois du tube, du gaz oxygène et du gaz acide sulfureux qui se dégagent. Il est presque insoluble dans l'eau. Les sulfures solubles, mis en contact avec ce sel, le noircissent sur-le-champ, et le transforment en sulfure de mercure. Frotté sur une lame de cuivre décapée, il la rend blanche, brillante, argentine. L'acide azotique le dissout très-bien à froid, et donne une dissolution limpide et incolore, qui précipite en noir par l'acide sulfhydrique, en jaune par la potasse caustique, et qui ne se trouble pas par l'acide chromique. Ces faits prouvent jusqu'à l'évidence que le turbith minéral bien préparé est un sel au maximum d'oxydation. Il arrive assez souvent que les turbiths du commerce ne se dissolvent qu'en partie dans l'acide azotique, et alors la portion non dissoute est d'une belle couleur blanche: dans ce cas, le turbith a été mal préparé; on doit le considérer comme un mélange de turbith jaune, soluble dans l'acide azotique, et de sulfate de protoxyde de mercure blanc, insoluble dans cet acide à la température ordinaire. Le turbith, agité avec une dissolution de potasse pure, se change en bioxyde de mercure jaune insoluble et en sulfate de potasse qui reste dans la liqueur : aussi en filtrant on obtient un liquide qui donne un précipité blanc par le chlorure de baryum; ce précipité est du sulfate de baryte insoluble dans l'eau et dans l'acide azotique. Les turbiths mal préparés, dont j'ai parlé, donneraient les mêmes résultats, si ce n'est qu'ils fourniraient le produit noirâtre, connu autrefois sous le nom d'*oxyde noir de mercure*, par l'addition de la potasse : cet oxyde appartiendrait dans ce cas au sulfate de protoxyde de mercure qui serait décomposé par l'alcali.

Les divers azotates et sulfates de mercure exercent sur l'économie animale une action analogue à celle du sublimé corrosif.

DES VAPEURS MERCURIELLES ET DU MERCURE EXTRÊMEMENT DIVISÉ.

Le mercure, réduit à l'état de vapeur, doit être regardé comme un poison. Fernel, Swediaur, Fourcroy, etc., rapportent des observations qui prouvent combien les ouvriers employés aux mines de mercure, les doreurs, les étameurs de glaces, les constructeurs de baromètres, etc., sont sujets à des accidents graves. M. Mialhe explique l'action délétère de ces vapeurs par la facilité avec laquelle elles absorbent l'oxygène, puis se transforment en sublimé corrosif à la faveur des chlorures alcalins qu'elles trouvent dans l'économie animale (voy. p. 743).

Observation Ire. — Un homme dorait depuis le matin jusqu'au soir dans une chambre assez vaste, mais basse, où il couchait, lui, sa femme et ses enfants. Ayant pris assez peu de précautions contre les vapeurs mercurielles, il lui vint d'abord des chancres à la bouche en très-grande quantité; son haleine, à cette époque, était fétide; il ne pouvait ni avaler ni parler sans des douleurs effroyables. De pareils accidents, guéris par la cessation de son ouvrage et les remèdes appropriés, reparurent trois ou quatre fois de suite, seuls et sans aucun autre symptôme; mais bientôt à ce mal se joignit un tremblement universel très-violent, qui attaqua d'abord ses mains, puis tout son corps; il fut obligé de rester dans un fauteuil sans pouvoir faire un pas. Son état était digne de pitié. Agité de mouvements convulsifs perpétuels, il ne pouvait ni parler ni porter ses mains à sa bouche sans se frapper lui-même; on était obligé de le faire manger, et il n'avalait que par une déglutition convulsive qui cent fois manqua de le suffoquer. Dans cet état, il eut recours à un empirique, qui prescrivit plusieurs remèdes secrets, et qui fit frotter ses jambes d'une pommade. L'effet qu'ils produisirent fut singulier: son tremblement cessa un peu, ses jambes et ses cuisses s'enflèrent prodigieusement; il y vint des cloches en grande quantité; on les perça avec une aiguille; elles rendirent en abondance une eau trouble, séreuse, qu'on conserva dans des pots par ordre de l'empirique. Au bout d'un certain temps, il s'y fit un dépôt, dans lequel on apercevait manifestement des globules de mercure. Au bout de cinq ou six mois d'un pareil traitement, notre malade se sentit beaucoup mieux: son tremblement étant très-diminué et n'existant presque plus, il se crut guéri, et se négligea. L'exercice le fortifia; mais il lui restait une sensibilité singulière: le bruit d'un cheval ou d'une voiture quelconque le faisait tressaillir, au point qu'il aurait été bien des fois dans le cas d'être écrasé, s'il n'eût pris la précaution de marcher contre le mur et contre les boutiques. Ayant recommencé son travail, malgré les précautions qu'il prit, son tremblement augmenta et se fixa dans les mains. Une remarque singulière, c'est qu'ayant l'habitude de s'enivrer, dans cet état, il tenait son verre sans le renverser, ce qui ne lui arrivait pas lorsqu'il n'avait pas bu; et il m'a dit avoir fait cette observation sur plusieurs de ses confrères qui étaient dans le même cas que lui. Le soin qu'il eut de ne travailler que très-peu, d'écarter les vapeurs de mercure par un courant d'air, l'exemptèrent des maux cruels qu'il avait déjà soufferts; il n'éprouva plus que le tremblement des mains et un bégaiement insupportable. Ce doreur a vécu trois ou quatre ans après sans aucun autre accident, et il est mort d'une fracture au bras à trois endroits différents.

Sa femme eut à peu près les mêmes symptômes, mais beaucoup moins graves dans le commencement. Elle eut de particulier un ptyalisme continuel, qui la dessécha et la rendit comme un squelette. Dans la suite, cette malheureuse femme devint asthmatique ; les accès de cette maladie, d'abord éloignés, se rapprochèrent de plus en plus; elle avait un râle continuel, ne crachait ni ne toussait sur la fin de cette maladie, qui fut la même pendant dix-huit ans; elle ne pouvait ni marcher ni se pencher sans crainte d'être suffoquée. Fixée sur un fauteuil depuis plus d'un an, les symptômes de son asthme devenant de plus en plus graves, elle fut enfin délivrée de ses maux par une mort heureuse pour elle, et qui eut quelque chose d'affreux pour ceux qui en furent spectateurs (1).

Observation II. — *Le Triomphe,* vaisseau de 74, entra dans le port de Cadix au mois de février 1810. Un mois après, un vaisseau espagnol chargé de mercure vint échouer sous les batteries de la ville, alors au pouvoir des Français. Les chaloupes du *Triomphe* furent envoyées à son secours, et parvinrent à sauver environ 130 tonneaux de mercure, qui furent transportés à bord du vaisseau, et placés dans la panneterie. Le mercure était, à ce qu'il paraît, contenu dans des vessies renfermées dans des barils, qui eux-mêmes étaient contenus dans des caisses. Sous l'influence de la chaleur, alors très-grande, et de l'humidité, les vessies se pourrirent rapidement, et laissèrent échapper le métal ; il se répandit aussitôt dans tout le vaisseau, se mêlant au pain et aux autres provisions en plus ou moins grande quantité. Bientôt après, un grand nombre d'hommes de l'équipage furent atteints d'un ptyalisme violent (2). Le chirurgien et le munitionnaire du vaisseau furent des premiers et des plus vivement atteints : en effet, le mercure coulait constamment dans leurs chambres situées sur le faux-pont, et séparées de la panneterie par une simple cloison de bois. Dans l'espace de trois semaines, à dater du moment où le mercure avait été transporté à bord, deux cents hommes furent affectés de salivation, d'ulcérations de la bouche et de la langue, accompagnées, dans beaucoup de cas, de paralysies partielles et de dérangements d'intestins. On fit voile pour Gibraltar, on purifia le navire par des lavages, on envoya les malades à terre; les provisions, les

---

(1) *Essai sur les maladies des artisans,* traduit du latin de Ramazzini, par Fourcroy, p. 43.

(2) Le mercure se volatilise, même à la température ordinaire, et ce qui prouve que, dans l'observation dont il s'agit, l'atmosphère était réellement chargée de mercure, c'est qu'une montre d'or, des pièces de monnaie d'or et d'argent, renfermées dans un tiroir, et même toutes celles des ferrures du vaisseau qui étaient polies et brillantes, étaient en plusieurs endroits couvertes de mercure.

objets d'équipement, et même le lest, furent portés à terre. Malgré toutes ces précautions et les lavages réitérés, tous les hommes qui furent occupés à rechanger le fond de cale, et ceux qui travaillaient dans la chambre de l'intendant, éprouvèrent le ptyalisme, et pendant le retour de Gibraltar à Cadix, les malades se succédèrent rapidement jusqu'au 13 juin, époque où le vaisseau fit voile pour l'Angleterre. Pendant la traversée, les hommes de l'équipage étaient tenus constamment sur le pont; le navire était aéré jour et nuit par les ventilateurs; le pont inférieur restait ouvert autant que possible, et on ne laissait personne coucher dans le faux-pont. Personne n'éprouva de symptômes dans le pont inférieur, et le nombre des malades diminua sensiblement.

Les moutons, les cochons, les chèvres, les volailles, les chats, les souris, un chien, et même un serin qu'on avait à bord, succombèrent sous l'influence de la vapeur mercurielle.

Avant cet événement, l'équipage du vaisseau avait déjà beaucoup souffert. Un grand nombre d'hommes avaient été atteints d'ulcères malins, qui, à cette époque, se manifestèrent à la fois sur un grand nombre de bâtiments, tant en mer qu'en Angleterre. La plupart de ceux qui avaient eu de semblables ulcères, quoique complétement guéris depuis longtemps, en furent atteints de nouveau, sans s'être fait même la moindre écorchure à la peau, et en peu de temps, ces plaies prirent un aspect gangréneux. Les vapeurs mercurielles furent encore très-nuisibles à ceux qui avaient une disposition aux maladies de poitrine. Trois hommes qui n'avaient jamais été malades, ou qui étaient en bonne santé avant de respirer la vapeur mercurielle, moururent phthisiques en très-peu de temps. Un quatrième, qui avait eu une pneumonie dont il avait été parfaitement guéri, et enfin un cinquième, qui n'avait jamais eu de maladie de poitrine, furent laissés à Gibraltar, dans un état de phthisie confirmée. Deux seulement moururent de ptyalisme, sur le grand nombre de ceux qui en avaient été atteints : ces deux hommes avaient d'abord perdu toutes leurs dents, et ensuite la gangrène s'était emparée des joues et de la langue. Une femme, retenue au lit par une fracture, perdit non-seulement toutes ses dents, mais éprouva en outre des exfoliations assez considérables des os maxillaires supérieurs et inférieurs.

Le soufre, administré à l'intérieur et appliqué à l'extérieur, ne détermina aucune amélioration; les seuls moyens qui produisirent un soulagement marqué furent le transport hors du vaisseau, l'usage fréquent des sels neutres à petites doses, et les gargarismes détersifs. (*Archives générales de médecine*, t. IV, p. 282; observation de M. Burnett.)

Observation III. — On lit dans la 5e livraison des *Annales générales des sciences physiques*, qu'un orfèvre de Malines, occupé dans son atelier à la dorure au moyen de l'amalgame, a eu le malheur de respirer les vapeurs mercurielles, et est mort trois heures après, dans les plus horribles souffrances.

Observation IV. — Deux des enfants de la femme Guénérat, Joséphine, âgée de dix ans, et Louise, âgée de sept ans, dépérissent et sont affectées de tremblement dans les membres; leur intelligence s'altère, parce que pendant dix mois, elles habitent au troisième étage un appartement dont deux fenêtres donnent sur une cour où est établi un fourneau que l'on emploie journellement à la distillation du mercure. Bientôt après, une lésion profonde de l'intelligence s'est manifestée, et son intensité est arrivée à un tel point, qu'il y a lieu de craindre que la jeune Louise reste dans une idiotie complète. MM. Ollivier (d'Angers) et Roger (de l'Orne) attribuent avec juste raison une perturbation aussi profonde dans les facultés intellectuelles à l'âge des deux enfants, qu'une organisation plus délicate que celle des adultes peut rendre plus accessibles à l'action des vapeurs mercurielles. (*Annales d'hygiène,* avril 1841.)

En examinant les effets qui se sont manifestés chez les individus exposés à l'action des vapeurs mercurielles, on peut les réduire aux suivants : tremblement et paralysie des différents membres, vertiges, perte de la mémoire et des autres facultés intellectuelles, salivation et ulcération des différentes parties de la bouche, coliques, asphyxie, asthme, hémopthysie, atrophie, apoplexie, mort.

Il est cependant bon de noter que le séjour dans une atmosphère qui renferme une petite proportion de vapeur mercurielle ne paraît point nuisible, du moins d'après ce que l'on voit dans les hôpitaux des vénériens, où les élèves ne contractent jamais la *maladie mercurielle,* quoiqu'ils soient journellement en contact avec des individus soumis à l'usage de frictions mercurielles. Cela dépendrait-il de ce que les salles de ces hôpitaux sont en général spacieuses, surtout relativement à la petite quantité de vapeur mercurielle qui se forme, ou bien de ce que, par son union avec la graisse, le mercure serait retenu et ne se volatiliserait que plus difficilement ?

Quoi qu'il en soit, les experts chargés de déterminer si un empoisonnement a été ou non occasionné par des vapeurs mercurielles, devront surtout avoir égard aux symptômes éprouvés par les malades, et à la profession qu'ils exercent, car les recherches chimiques ne pourront guère leur venir en aide, à moins qu'on n'admette avec certains auteurs, ce qui est loin d'être démontré, que l'on trouve quelquefois du mercure métallique dans les articulations, dans les organes ou dans certains liquides de l'économie animale de ceux qui ont été soumis à l'influence des vapeurs mercurielles (voy. p. 677). Si l'on adoptait l'opinion de M. Mialhe, peut-être parviendrait-on à découvrir *quelquefois* dans certains tissus ou dans certains liquides des doreurs, des étameurs de glaces, etc., des traces de sublimé corrosif; en effet, d'après ce chimiste, l'action délétère des vapeurs mercurielles dépendrait de la facilité avec laquelle ces vapeurs absorbent l'oxygène et se transforment ensuite en bichlorure de mercure, à la faveur des chlorures alcalins qu'elles trouvent dans l'économie animale.

Le *mercure métallique doit-il être considéré comme un poison ?*

Cette question me paraît avoir été fort mal envisagée jusqu'à présent. On trouve des auteurs qui affirment que le mercure est doué des qualités les plus malfaisantes; d'autres, au contraire, assurent qu'il n'y a aucun danger à prendre une forte dose de ce métal.

1° Zwinger dit qu'un homme tourmenté depuis longtemps par des coliques épouvantables, prit, le troisième jour de sa maladie, 120 grammes de mercure cru qui n'occasionna d'abord aucun accident; mais que le septième jour il se déclara un flux de salive très-abondant, qui continua le lendemain sans gonflement de la langue ni des glandes de la bouche. Le neuvième jour, le malade rejeta le mercure par les selles et il fut presque guéri. Le métal expulsé était à l'état naturel, excepté quelques particules qui parurent corrodées (1).

2° Laborde rapporte l'observation d'un individu qui garda dans le corps, pendant quatorze jours, environ 219 grammes de mercure métallique, et qui fut atteint d'une salivation abondante accompagnée d'ulcères à la bouche et de paralysie des extrémités (2).

3° Paul Jalon parle d'un homme qui se servit, pour faire passer une gale, d'une ceinture de drap rouge dans laquelle était renfermé du mercure : au bout de deux jours, il fut attaqué de douleurs, d'aphthes et d'inflammation à la langue, au palais, au gosier, aux gencives, aux lèvres, dans toute la cavité de la bouche ; il s'y fit un gonflement si considérable, et il aborda une si grande quantité d'une humeur visqueuse, que les passages étant presque bouchés, le malade ne pouvait boire, manger, parler ni presque respirer; son visage était prodigieusement enflé et livide : en un mot, il était menacé d'une suffocation prochaine. En lui ôtant la ceinture, on trouva qu'elle renfermait du mercure avec de la graisse. La saignée et les lavements purgatifs suffirent pour calmer les accidents dans l'espace de huit jours (3).

4° M. le Dr Pinjon, médecin de Saint-Étienne, m'a transmis, le 10 avril 1842, le fait suivant :

Observation. — La femme Nanta, âgée de quarante-deux ans, demeurant dans la commune d'Outre-Furens (banlieue de Saint-Étienne), d'une forte constitution, fit, le 23 janvier dernier, un violent effort pour sou-

(1) *Éphémérides des cur. de la nat.*, déc. II, an 6 (1688), obs. 230, par Théodore Zwinger.

(2) Laborde, *Journ. gén. de méd.*, t. L, p. 3.

(3) *Éphémérides des cur. de la nat*, obs. 107, déc. II, an 6 (1687).

lever son lit. Aussitôt après, elle ressentit une douleur vive dans le bas-ventre ; elle s'en occupa peu d'abord ; mais, cette douleur ayant augmenté et d'autres symptômes étant survenus, elle me fit appeler le 3 février, onze jours après l'accident. Je la trouvai dans un état d'anxiété vive. La douleur, d'abord limitée, s'était étendue à tout le ventre; celui-ci était distendu, sonore à la percussion. L'estomac rejetait toutes les boissons; aucun aliment n'avait été pris depuis plusieurs jours. La langue était humide et légèrement blanche, la soif nulle, les urines rares, la constipation opiniâtre; les lavements ne pouvaient être reçus qu'en petite quantité et ne ramenaient aucune matière alvine. Le pouls était petit, serré et fréquent: la peau froide et visqueuse. Je pratiquai le cathétérisme et n'obtins que quelques gouttes d'urine épaisse, huileuse; la vessie était fortement refoulée vers le vagin. Mon doigt introduit dans le rectum sentit une tuméfaction considérable, pesante, et douloureuse au toucher. Aucun symptôme ne permettant de croire à une hernie, je diagnostiquai un *volvulus* avec inflammation vive, et je prescrivis les antiphlogistiques et des laxatifs légers. Le lendemain, l'état était le même; les boissons avaient été rejetées. J'informai les parents de l'issue probable de la maladie, et d'autres médecins furent successivement appelés. Leur diagnostic fut semblable à celui que j'avais porté; le traitement conseillé par l'un d'eux seulement fut différent; il employa le mercure métallique : 750 grammes furent ordonnés à prendre en trois fois, matin et soir; 500 grammes seulement purent être ingérés en deux fois. Aucun autre moyen actif ne fut employé ; je remarque particulièrement que les bains sulfureux ni aucune autre préparation de cette nature ne furent prescrits ni mis en usage. Le 11 février, sept jours après ma dernière visite, on me pria de retourner auprès de cette femme. Les douleurs étaient alors si vives qu'elle voulait à tout prix que je lui ouvrisse le ventre pour extraire le mercure, qu'elle croyait être l'unique cause de ses souffrances; elle le sentait peser fortement, me disait-elle. L'abdomen était tellement distendu, que je ne l'ai jamais vu chez aucun hydropique atteindre un développement aussi considérable. Elle ne prenait plus que quelques gouttes d'eau ; aucun vomissement n'avait eu lieu depuis qu'elle avait avalé du mercure; la constipation s'était maintenue; le pouls était presque imperceptible, la peau froide et pâle, l'anxiété excessive; la face amaigrie et douloureusement contractée. La peau, surtout à la face, autour du nez et des yeux, avait acquis une couleur grise, rappelant, à ne pas s'y méprendre, celle du mercure métallique; je m'assurai attentivement de cette circonstance, et la notai avec soin. Les yeux étaient caves; les membres supérieurs et la mâchoire inférieure affectés d'un tremblement léger, mais continuel. Les gencives, spécialement les inférieures, violacées et saignantes, tombaient en lambeaux; les dents incisives inférieures avaient toutes disparu depuis deux jours; une seule des supérieures restait encore, mais si chancelante, que le plus léger effort aurait suffi pour l'extraire. L'os maxillaire inférieur était à nu dans plusieurs points au niveau des alvéoles; la bouche exhalait une odeur fétide. Il n'y avait pas et il n'y avait pas eu, m'a-t-on dit, de salivation manifestement plus abondante que dans l'état naturel. Peu de temps après mon arrivée, elle mourut presque subitement. L'intelligence et la parole se conservèrent intactes jusqu'au dernier moment. Il fut impossible de faire l'ouverture du cadavre.

Cette observation me semble renfermer deux faits intéressants sous le rapport de l'influence du mercure sur l'organisation. D'abord, rapprochée des cas où cet agent n'a déterminé aucun effet toxique, après avoir été administré dans les mêmes circonstances et de la même manière, elle confirme complétement ce que vous avez établi : « Il nous semble que le mercure métallique agit comme poison, toutes les fois qu'il séjourne assez longtemps dans le canal digestif pour éprouver un grand degré de division et pour être absorbé » (*Toxicologie*, t. I, p. 353; 1826). En second lieu, elle prouve l'exactitude de ce que Harrold avait déjà signalé (*Archives de Meckel*, 3e cahier, p. 532), savoir, la coloration de la peau, dans certains cas d'administration du mercure.

5° Olaüs Borrichius dit qu'un homme attaqué d'une fièvre ardente et maligne mourut le même jour où on lui avait appliqué sur les poignets deux petits sachets de linge remplis de mercure cru (1).

6° Le Dr Seret fit prendre à un chien 240 grammes de mercure mêlé avec 120 grammes de graisse : il ne survint aucun accident; le chien se trouva même plus affamé que de coutume (2).

7° J'ai souvent répété cette expérience sur des chiens et des lapins, et j'ai obtenu les mêmes résultats.

8° De Haen et plusieurs autres praticiens ont administré le mercure, sans le moindre inconvénient, dans les constipations longues, dans les volvulus, dans certaines hernies, pourvu que ces maladies ne fussent pas compliquées d'inflammation des intestins.

9° Les habitants de Londres et d'Édimbourg, au commencement du siècle dernier, prenaient impunément, tous les matins, 8 à 12 grammes de mercure coulant dans 120 ou 150 grammes d'huile, pour se préserver de la goutte et des calculs (3).

10° Sue rapporte, dans les *Mémoires de la Société médicale d'émulation*, qu'un individu avala pendant longtemps 1 kilogramme de mercure par jour, dans le dessein d'expulser par l'anus un écu qui s'était arrêté dans l'œsophage. Cette quantité considérable de métal ne faisait que passer, et le malade le rendait journellement en allant à la garde-robe (4).

---

(1) *Acta med. et philosoph. Hafniensia*, vol. V, p. 141, obs. 52, ann. 1677, 1678 et 1679.

(2) *Éphémérides des cur. de la nat.*, ann. 1670 ou 1678.

(3) Desbois de Rochefort, *Matière médicale*, t. I, p. 213, année 1688.

(4) *Mémoires de la Société médicale d'émulation*, 4e année, p. 252.

De tous ces faits, les quatre premiers prouvent que le mercure métallique est vénéneux ; les cinq derniers déposent en faveur de son innocuité. Quant au cinquième, rapporté par Olaüs Borrichius, on sent aisément qu'il est beaucoup trop incomplet pour servir à éclairer cette discussion : une affection grave comme la fièvre maligne ne se serait-elle pas terminée par la mort, lors même qu'on n'aurait fait aucune application extérieure ?

Le mercure métallique agit évidemment comme poison, toutes les fois qu'il séjourne assez de temps dans le canal digestif pour éprouver un grand degré de division, pour s'oxyder et pour se transformer en bichlorure de mercure (voy. p. 760). On sait que l'humidité et la graisse sont susceptibles d'atténuer prodigieusement les molécules de ce métal, au point qu'elles deviennent noires (1). Il n'est donc point douteux que, dans les trois premières observations (voy. page 752), le mercure retenu dans le canal digestif n'ait été divisé par les sucs de l'estomac ou par la graisse avec laquelle il avait été mêlé dans la ceinture mercurielle. Cette opinion acquiert un nouveau poids par les considérations suivantes.

1° Je viens de rapporter des cas d'empoisonnement par les vapeurs mercurielles, qui ne sont autre chose que du mercure excessivement divisé par le calorique. 2° L'onguent mercuriel avec lequel on fait des frictions dans le traitement des maladies vénériennes produit souvent le gonflement des gencives, des douleurs dans l'intérieur de la gorge, des ulcères dans la bouche, la salivation, des vertiges, la fièvre, le tremblement des extrémités, et des douleurs violentes dans les articulations : or cet onguent n'est autre chose, d'après les expériences de Vogel, que de la graisse mêlée avec du mercure métallique, dont la division a été portée assez loin pour que le mélange soit d'une couleur noirâtre (2). 3° Swediaur rapporte qu'il a frotté un chien sur le dos, sans le raser, avec de l'onguent mercuriel gris, et seulement une fois par jour : en trois jours de temps, sa bouche commença à être affectée, et quoique les frictions eussent été discontinuées ; dès ce moment, la salivation devint très-forte ; il fut malade pendant quinze jours au moins, au point qu'on craignit pour sa vie ; la salivation continua tout ce temps avec une puanteur abominable qui infectait toute la maison (3). 4° Fabrice de Hilden raconte qu'une femme, étant auprès de son mari que l'on frottait avec le même onguent dans une étuve, éprouva une telle salivation, pour avoir respiré cet air mercuriel, que son gosier se cou-

(1) *Journal de physique,* t. LXX ; mémoire de Vogel.

(2) *Annales de chimie,* t. LXIV, p. 220 ; mémoire de Vogel.

(3) *Traité complet des maladies vénériennes,* t. II, p. 365, 5e édit.

vrit d'ulcères (1). 5° Un chirurgien, en frottant un malade avec de l'onguent mercuriel, fut pris, au rapport de Frambesarius, d'un vertige ténébreux continu (2).

On trouve dans le tome Ier du *Journal de physiologie expérimentale*, année 1821, un mémoire du Dr Gaspard, dans lequel, après avoir décrit un assez grand nombre d'expériences sur l'action du mercure métallique, l'auteur conclut avec moi que ce métal n'est absorbé que lorsqu'il a éprouvé un certain degré de division, et que, s'il pénètre à l'intérieur par absorption cutanée et muqueuse, ce n'est que quand il a été divisé à l'infini, volatilisé et oxydé. M. Gaspard établit en outre: 1° que le mercure ne peut pas circuler *pendant la vie* à travers les vaisseaux capillaires, quels qu'ils soient, sans les enflammer; 2° que lors même qu'il est en émanations imperceptibles et à une basse température, il agit comme un poison très-subtil sur les fœtus des animaux ovipares qu'il tue; il empêche surtout le développement des œufs de poule, de grenouille, de crapaud, de colimaçon, de blatte et de mouche.

QUESTIONS MÉDICO-LÉGALES CONCERNANT LES PRÉPARATIONS MERCURIELLES.

A. *L'existence d'une certaine quantité de mercure métallique dans le canal digestif d'un individu qui a succombé après avoir éprouvé les symptômes d'un empoisonnement aigu, suffit-elle pour établir qu'il y a eu empoisonnement, lorsqu'il est avéré que le mercure n'a été ni avalé ni injecté dans le rectum à l'état métallique?*

Telle est la question qui me fut adressée en 1829 par M. l'avocat général de la cour royale d'Orléans, dans l'affaire concernant la femme Villoing. Cette femme, malade depuis cinq à six jours lorsque le docteur Caron de Gien fut appelé, se plaignait d'une oppression très-forte à la région épigastrique; elle éprouvait de fréquentes envies de vomir qui de temps à autre étaient suivies de vomissements bilieux excessivement abondants. Le médecin regardait la maladie comme une affection bilieuse; son pronostic n'avait rien de fâcheux, lorsqu'au bout de quatre jours, on vint lui annoncer que la femme Villoing était morte après avoir éprouvé des vomissements extrêmement fréquents et de copieuses déjections alvines.

L'estomac était le siége de deux perforations; on voyait adhérer à plusieurs points de sa membrane muqueuse *plusieurs globules mercuriels;* il y avait encore plus de ces globules dans le duodénum que dans

(1) Fabricii Hildani *Opera observationum et curationum medico-chirurgicarum*, cent. v, obs. 98, p. 435; Francofurti ad Mænum, 1646.

(2) Etmuller, *de Vertigine*, t. I, cap. 8, leç. 2, cons. 3.

l'estomac ; quelques-uns égalaient la grosseur d'un grain de *millet*. Le cœcum contenait du mercure en *gros globules ;* il y en avait aussi dans le colon et dans le rectum. On pouvait évaluer à 8 grammes la quantité de mercure trouvée dans le canal digestif de cette femme.

Il résulte des expériences nombreuses que j'ai tentées, soit en ouvrant des chiens empoisonnés par des préparations mercurielles quelques jours après la mort, ou après deux mois d'exposition des cadavres à l'air, ou au bout de trois ou quatre mois d'inhumation dans des bières de sapin, soit en mettant une préparation mercurielle dans une portion d'intestin que j'avais conservée dans un bocal exposé à l'air pendant plusieurs mois :

1° Que ni le sublimé corrosif ni le bioxyde de mercure ne se décomposent dans le canal digestif des chiens auxquels on les a fait avaler, de manière à *fournir du mercure métallique ;* qu'on n'aperçoit nulle part des globules de ce métal, et qu'il est encore possible, au bout de plusieurs mois d'inhumation, de démontrer dans ce canal l'existence d'un composé mercuriel.

2° Que cependant la masse noire connue sous le nom de protoxyde de mercure, étant retirée de l'estomac, desséchée et comprimée, laisse apercevoir du mercure adhérent à la membrane muqueuse, *non réuni en globules mobiles,* mais bien tel qu'on peut le voir dans cette masse, avant qu'elle ait été avalée.

3° Que l'azotate et le sulfate de protoxyde de mercure, qui jouissent de la propriété d'être ramenés en totalité ou en partie à l'état métallique par l'albumine et par la gélatine, peuvent au contraire, dans certains cas, être revivifiés, surtout au bout de quelques jours, par les tissus de l'estomac ou des intestins ou par les aliments qu'ils renferment ; mais alors le mercure métallique, mis à nu, reste comme incorporé avec la matière qui l'a séparé des sels, *et, loin d'être réuni en globules mobiles,* ne peut souvent être aperçu qu'à l'aide d'une loupe et après avoir fait sécher les tissus.

4° Qu'il existe un très-grand nombre de mélanges de composés mercuriels et d'autres corps, dans lesquels, à la suite de réactions chimiques, le mercure peut être réduit à l'état *métallique,* à froid ou à l'aide d'une légère chaleur, tantôt presque instantanément, tantôt seulement au bout de plusieurs heures, et même de quelques jours. Ainsi l'azotat et le sulfate de protoxyde de mercure, l'azotate et le sulfate de bioxyde mêlés avec l'huile essentielle de térébenthine, de l'arsenic, du fer, du cuivre, du phosphore ou du sulfate de protoxyde de fer, sont décomposés même à la température ordinaire, et donnent du mercure métallique au bout de plusieurs heures ou de plusieurs jours. L'éther sulfurique, l'eau-de-vie, l'alcool à 40 degrés, le sucre et l'huile d'olives, ne séparent point le mercure métallique des azotates de ce métal à la température ordinaire, tandis que l'alcool chauffé à 50° peut revivifier le métal de ces sels. Le bioxyde de mercure ne donne du mercure que lorsqu'il est mélangé avec le sulfate de protoxyde de fer. Le sublimé fournit du mercure métallique quand il est en contact à froid avec le fer, le cuivre, le zinc, l'arsenic ou le phosphore ; l'huile essentielle de térébenthine ne paraît pas l'altérer ; l'albumine, la gélatine, l'eau-de-vie, l'éther, et l'huile d'olives, ne le réduisent pas à l'état métallique. J'ai administré 2 gr. d'azotate de protoxyde de mercure à un chien, et bientôt après je lui ai donné 4 gr. de sulfate de protoxyde de fer : l'estomac et les intestins, après avoir été desséchés, laissaient apercevoir, à l'aide de la loupe, du mercure métallique en globules très-divisés et adhérents. J'ai trouvé des globules de mercure visibles à la loupe et incorporés dans la membrane muqueuse de l'estomac d'un chien auquel j'avais fait prendre 1 gramme de sublimé dissous dans 30 grammes d'eau et mêlés à 12 grammes de cuivre pulvérisé ; après la dessiccation de la membrane muqueuse, on voyait aussi de ces globules à sa surface. J'ai obtenu le même résultat après avoir donné à un chien 2 gr. d'azotate de mercure délayé dans l'eau distillée et mélangé avec 60 gr. d'huile essentielle de térébenthine.

5° Qu'il peut arriver, en faisant avaler de pareils mélanges à des animaux vivants, et en les ouvrant après la mort, de ne pas trouver du mercure métallique dans l'estomac et dans les intestins, ce qui tient à ce que les animaux périssent trop vite pour que la décomposition de la préparation mercurielle en mercure métallique ait eu le temps de s'opérer, et, si l'estomac contient des aliments, à ce que le contact entre le poison mercuriel et la substance qui doit le réduire à l'état métallique peut ne pas avoir été intime ; d'ailleurs, par suite de l'irritation que détermine le poison, il y a une sécrétion plus abondante de liquides, et ce poison se trouvant plus affaibli, on conçoit que sa décomposition puisse ne pas avoir lieu. Ainsi, que l'on administre à des chiens un mélange de sublimé corrosif dissous et d'un métal susceptible de le revivifier, tel que le zinc, le cuivre, le fer, etc., ce métal, beaucoup plus pesant que la dissolution, pourra tomber au fond de l'estomac, se loger entre les replis de la membrane muqueuse, et agir à peine sur le *solutum* du sublimé, qui, de son côté, pourra déjà s'être combiné avec les aliments.

6° Qu'il existe toujours du mercure métallique globuleux dans une partie du canal digestif, lorsque les animaux ont avalé du *sucre mercuriel* et qu'on ne les a tués qu'au bout de quelques heures. Il est évident que le mercure gommeux, l'onguent mercuriel, et toutes les autres préparations dans lesquelles ce métal n'est que divisé, doivent se comporter comme le sucre mercuriel ;

7° Que l'existence d'une certaine quantité de mercure *métallique* dans les voies digestives d'un individu qui a succombé *après avoir éprouvé les symptômes d'un empoisonnement aigu* me paraît suffisante pour rendre l'empoisonnement par un composé mercuriel très-probable, lorsqu'il est avéré que le mercure n'a été ni avalé ni injecté dans le rectum à l'état métallique (sucre mercuriel, onguent gris, onguent napolitain, mercure gommeux, etc.).

8° Que cette probabilité sera encore plus grande lorsque, dans le cas dont je parle, on découvre dans les voies digestives, indépendamment du mercure métallique, un reste de la substance qui a décomposé et revivifié la préparation mercurielle, ou du moins le nouveau composé que cette substance a dû fournir. Il peut se faire, par exemple, que le poison mercuriel ait été avalé avec du cuivre ou du fer, et que l'on trouve, outre le mercure métallique, des restes de fer ou de cuivre, ou un sel de ces métaux formé aux dépens de l'acide ou du corps avec lequel le mercure était combiné dans le poison mercuriel.

Mais, objectera-t-on, vous n'admettez donc pas que, chez des individus soumis depuis longtemps à l'usage de petites doses d'une préparation mercurielle ou de frictions de même nature, le mercure puisse se présenter à l'état métallique dans les voies digestives? Des médecins dont l'autorité est d'un grand poids nient la possibilité d'une pareille décomposition, et traitent de fabuleuses toutes les observations ayant pour objet d'établir le fait. Je partage leur opinion ; toutefois, comme en médecine légale il pourrait être dangereux d'établir un précepte d'après des données qui ne seraient pas positivement prouvées, j'engage les experts à user de la plus grande circonspection, et à ne pas *affirmer* que du mercure métallique, trouvé dans le canal digestif d'une personne qui faisait *depuis longtemps* usage de préparations mercurielles, ne peut pas provenir de ces préparations qui seraient décomposées dans nos organes; mais je pense aussi qu'ils doivent faire sentir l'invraisemblance de l'opinion contre laquelle ils n'osent pourtant pas se prononcer d'une manière absolue. Faisant application de ces données à l'affaire de la dame Villoing, je résumai ainsi ma consultation :

1° Il est impossible d'*affirmer* que cette femme soit morte empoisonnée, parce qu'on n'a découvert aucun poison dans les matières soumises à l'examen des experts; 2° dans l'espèce, on ne saurait considérer comme des traces d'une substance vénéneuse le mercure *métallique* qui existait dans le canal digestif, parce que ce métal, en admettant qu'il agisse comme poison, ne détermine jamais les accidents ni les lésions de tissu observés chez la femme Villoing, et que d'ailleurs, rien ne fait supposer, comme je crois l'avoir bien établi, que ce mercure provienne d'un composé mercuriel vénéneux qui aurait été revivifié dans les voies digestives; 3° néanmoins les symptômes qui ont précédé la mort, et les lésions de tissu dont le canal digestif était le siége, sont de nature à faire soupçonner que l'empoisonnement pourrait avoir eu lieu; 4° il est à peu près certain que le mercure a été avalé en nature, soit qu'on l'ait administré dans une intention criminelle pour faire prendre le change, soit qu'il ait été employé, d'après des idées populaires, dans le dessein de faire cesser les douleurs dont la femme Villoing se plaignait depuis quelques jours. (Voyez mon mémoire dans le *Journal de chimie médicale*, t. VI.)

B. *Est il possible de découvrir du sublimé corrosif dans l'estomac, dans le foie, la rate, les reins et l'urine d'un individu qui* n'a jamais fait usage de ce composé mercuriel? Un individu peut-il *périr empoisonné* par du sublimé corrosif, lorsqu'il n'en *a pas pris?*

Ces deux questions doivent être résolues affirmativement, d'après le beau travail de M. Mialhe. En effet, tous les composés mercuriels autres que le sublimé, y compris le mercure, fournissent une plus ou moins grande quantité de bichlorure de mercure lorsqu'ils ont été en contact avec des chlorures alcalins, comme ceux de potassium, de sodium et de baryum, ou avec du chlorhydrate d'ammoniaque, ou avec de l'acide chlorhydrique. Le chlorhydrate d'ammoniaque surtout possède au plus haut degré la propriété d'opérer la transformation dont je parle. Le contact de l'oxygène la favorise beaucoup : aussi les préparations mercurielles qui peuvent être changées en bichlorure, en l'absence de l'oxygène, sont plus rapidement et plus complétement transformées si ce corps agit sur elles; il en est même qui ne subissent cette transformation que par l'action combinée d'un chlorure et de l'oxygène : tel est le mercure métallique. La quantité de composé mercuriel qui passe à l'état de sublimé dépend à la fois de la nature de ce composé et de la proportion de chlorure alcalin : ainsi les sels solubles de bioxyde de mercure et les cyanures sont entièrement transformés, tandis que toutes les autres préparations ne le sont que partiellement; pour celles-ci, la transformation est d'autant plus considérable que l'on a employé plus de chlorure. Les sels de protoxyde commencent par passer à l'état de protochlorure de mercure, puis se changent en bichlorure, tandis que les sels de bioxyde se transforment de suite en sublimé. Soixante centigrammes de *protochlorure* de mercure donnent, terme moyen, 15 milligrammes de sublimé. Le *protoxyde*, le *sulfate*, l'*acétate*, le *tartrate de protoxyde de mercure*, et le *mercure de Hahnemann*, sont à peu près dans le même cas. L'*azotate de protoxyde* en donne moins que le calomel. Le *protoiodure* exige le contact de l'oxygène pour être transformé, et fournit à peine autant de sublimé que le protochlorure. Avec le *mercure métallique*, on n'obtient guère de bichlorure qu'autant qu'il y a contact de l'oxygène, que la température est un peu élevée, et que la dissolution du chlorure alcalin est plus concentrée. Le *sulfure de mercure* donne encore moins de sublimé que le mercure métallique. Le *bioxyde* en produit à peu près dix fois autant que le protochlorure; le *biiodure* en fournit encore plus, et le *turbith nitreux* un peu moins. Ainsi que je l'ai déjà dit, les sels de *bioxyde* solubles et le *cyanure* sont entièrement changés en sublimé.

Ces divers résultats, obtenus par l'expérimentation directe dans des vases inertes, se reproduisent évidemment dans l'économie animale, parce que là les composés mercuriels sont incessamment en contact avec des chlorures alcalins et avec l'air; on conçoit qu'alors l'oxygène contenu dans l'oxyde de mercure d'un sel de protoxyde ou d'un sel de bioxyde se porte sur le métal du chlorure pour l'oxyder, et que le chlore de celui-ci se combine avec le mercure de l'oxyde décomposé. Si la préparation mercurielle n'est pas à base d'oxyde, l'air fournit de l'oxygène, et les effets sont les mêmes. M. Mialhe a fait à ce sujet une expérience curieuse. Douze heures après avoir pris 6 décigrammes de protochlorure de mercure, son urine *contenait un composé de mercure soluble* qu'il dit être du sublimé; il suffisait de filtrer ce liquide et d'en mettre une goutte en contact avec une lame de cuivre parfaitement décapé, pour que celle-ci se recouvrît à l'instant même d'une couche de *mercure métallique.*

Il est aisé maintenant de répondre à la double question posée plus haut. 1° *On peut trouver du sublimé corrosif dans l'estomac, dans le foie, la rate, les reins, et dans l'urine d'un individu qui n'a jamais fait usage de ce composé mercuriel,* si cet individu a pris un autre composé mercuriel, surtout un sel de bioxyde, du biiodure ou du cyanure de mercure. 2° *Un individu qui n'a pas avalé du sublimé corrosif peut néanmoins être empoisonné et périr par suite de l'action de ce corps.* Sans nier les propriétés toxiques du bioxyde, du biiodure de mercure, du turbith nitreux, du sulfate et de l'azotate de bioxyde de mercure, il est évident que, si quelques-unes de ces préparations ne déterminent pas une mort prompte, et qu'elles se transforment rapidement en sublimé corrosif, les effets funestes qui surviendront pourront bien être dus à ce sublimé plutôt qu'à la préparation mercurielle ingérée. Quant aux composés mercuriels qui ne se changent que lentement et incomplétement en bichlorure, ils occasionneront des symptômes d'intoxication, *si, par une cause quelconque, ils séjournent longtemps dans le canal digestif;* ces symptômes se développent lentement, et pourront avoir plus ou moins d'intensité; mais il est douteux qu'ils donnent jamais lieu à un empoisonnement aigu.

Comme conséquence de ces faits, M. Mialhe attribue les phénomènes pathologiques de la salivation mercurielle, lors de l'ingestion du calomel, à la transformation de ce corps en sublimé corrosif et en mercure métallique, sous l'influence du chlorure de sodium et du chlorhydrate d'ammoniaque, que l'on sait exister dans les liquides du canal digestif. Ce qui prouve qu'il en est réellement ainsi, c'est qu'il est d'observation clinique que, lorsque le protochlorure ne purge pas, mais qu'il est longtemps digéré par les voies digestives, on observe une excrétion anormale des glandes salivaires, et cela parce qu'une plus grande quantité de sublimé prend alors naissance. Le même phénomène arrive aussi lorsque l'on continue pendant longtemps l'usage du protochlorure de mercure, et par la même cause.

Comme il ne peut jamais se former qu'une quantité de sublimé correspondante à la quantité de chlorure alcalin que renferment nos viscères, les grands mangeurs de sel de cuisine, toutes choses étant égales d'ailleurs, doivent être plus sujets à saliver sous l'influence d'une médication calomélique.

Les propriétés antisyphilitiques du calomel lui sont probablement communiquées, en tout ou en partie, par le sublimé et le mercure auxquels sa décomposition chimique donne naissance. Il en est sans doute de même de ses vertus anthelminthiques ; c'est en produisant l'empoisonnement des ascarides par les deux agents précités, que le protochlorure de mercure nous débarrasse de ces vers.

Tout ce qui vient d'être dit sur l'action médicale du calomel peut être appliqué au protoiodure de mercure, qui se transforme d'abord en protochlorure, puis en sublimé.

M. Mialhe, ainsi que je l'ai déjà dit, fut amené à entreprendre ces belles recherches par le récit d'un fait consigné dans un mémoire de Vogel (voy. p. 743).

C. *Est-il possible que du sulfure de mercure trouvé dans le canal digestif d'un individu n'ait pas été avalé sous cet état, et qu'il soit le résultat de la décomposition éprouvée par un poison mercuriel ou par un médicament à base de mercure?* Telle est la question qui m'a été posée dans une affaire d'empoisonnement jugée par la cour d'assises du département de la Seine. J'ai répondu affirmativement, et j'ai dit avoir vu un malade, atteint d'une gastro-céphalite, qui prenait tous les jours 40 ou 50 centigrammes de protochlorure de mercure en poudre impalpable, et qui rendait par les selles une quantité notable de sulfure de mercure noir : il se dégageait évidemment du gaz sulfhydrique dans le canal intestinal, et ce gaz transformait le protochlorure en sulfure de mercure; cette décomposition était favorisée à la fois par la température du canal digestif et par les sucs qui s'y trouvaient, car, à froid et à sec, elle n'arrive que lentement et d'une manière incomplète, surtout lorsque le protochlorure est en fragments. Le sublimé corrosif et les sels mercuriels solubles et vénéneux qui existeraient dans les intestins, au moment où il se dégage du gaz acide sulfhydrique, seraient encore plus rapidement décomposés et transformés en sulfure noir que le protochlorure.

D. *Comment reconnaître que le mercure métallique recueilli à la suite d'une expertise médico-légale provient non pas d'une préparation mercurielle soluble qui aurait été administrée comme poison, mais bien du protochlorure de mercure qui aurait été pris comme médicament?* Un individu malade depuis longtemps, et habituellement constipé, prend, dans le dessein de se purger, quelques grains de calomélas (protochlorure de mercure); il meurt trois ou quatre heures après. On soupçonne qu'il a été empoisonné. Le médecin est requis pour faire l'ouverture du corps: il trouve le canal digestif enflammé; il fait l'analyse des liquides, qui ne lui apprend rien sur la véritable cause de la mort; il examine les solides, comme je l'ai conseillé, et il obtient, à la fin de l'expérience, du mercure métallique : tout le porte à croire qu'il y a eu empoisonnement. Cette opinion est pourtant erronée dans le cas dont je m'occupe: car la rougeur du canal digestif tient à une phlegmasie chronique dont le malade était tourmenté depuis longtemps; le mercure métallique provient de la petite dose de calomélas qu'il avait prise, et qui certes ne peut pas avoir occasionné l'empoisonnement.

Je crois pouvoir indiquer les moyens propres à éviter les méprises de ce genre. Il faut savoir : 1° que le calomélas que l'on a introduit dans le canal digestif peut bien se retrouver après la mort, mais qu'alors il est le plus ordinairement appliqué sur les tissus sous forme d'une poudre blanchâtre, que l'on peut enlever en ratissant les membranes, parce qu'il ne se combine pas avec elles; 2° qu'il est insoluble dans l'eau, et que, lorsqu'on le met en contact avec de l'eau de chaux à la température ordinaire, il acquiert une couleur noire, l'oxyde de mercure étant mis à nu; d'ailleurs il conserve toutes ses propriétés physiques. Si par hasard il était intimement mêlé avec les substances alimentaires solides contenues dans le canal digestif, il suffirait de diviser celles-ci dans l'eau : alors le calomélas, d'un poids spécifique très-considérable, gagnerait le fond du vase, tandis que les autres matières tarderaient beaucoup plus à se précipiter; 3° que le composé qui résulte de la combinaison du sublimé corrosif avec les substances végétales ou animales, et dont l'existence suffit pour prononcer qu'il y a eu empoisonnement, n'est jamais appliqué sous forme de poudre sur les membranes du canal digestif; qu'il ne présente jamais les propriétés physiques du calomélas, parce qu'il est intimement uni avec les tissus; 4° enfin que, si on le met en contact avec de l'eau de chaux, on ne remarque aucun changement de couleur. Indépendamment de ces données, qui sont immédiatement fournies par l'expérience, le médecin peut apprendre que le malade avait pris du mercure doux, ce qui doit nécessairement contribuer à rectifier le jugement qu'il aurait pu porter d'abord.

Des préparations cuivreuses.

DU CUIVRE.

Quoique le cuivre métallique pur ne soit point vénéneux, je crois devoir en dire quelques mots, parce qu'il importe de le bien connaître avant de tracer l'histoire de l'empoisonnement par les sels et les oxydes cuivreux. Thomas Bartholin, Amatus Lusitanus, Lamotte, Hévin, etc., rapportent des observations d'individus qui ont avalé des pièces de cuivre sans avoir éprouvé la moindre incommodité : ces corps étrangers ont été rendus par le vomissement ou par les selles, au bout d'un temps variable. Antoine Dubois parlait d'un jeune enfant qui avait introduit dans son estomac une boucle de cuivre : il ne souffrait point; seulement ses excréments étaient verdâtres et semblables, par la couleur, au baume tranquille. L'analyse prouva qu'il n'y avait aucun atome du métal dont on soupçonnait la présence; la boucle, recouverte d'un léger oxyde brun, fut rendue cinq à six semaines après avoir été avalée (1).

Ces faits suffisent pour prouver l'innocuité du cuivre métallique en masses; mais en est-il de même lorsqu'il est extrêmement divisé? Il résulte des expériences faites par Drouard qu'il n'y a aucun danger à prendre ce métal pur, quel que soit l'état de division dans lequel il se trouve. Ce médecin en a donné jusqu'à 32 grammes, à l'état de poussière très-fine, à une douzaine de chiens de différents âges et de diverses grosseurs, et aucun d'eux n'en a été incommodé; le lendemain, les molécules métalliques ternies étaient expulsées avec leurs excréments.

Désirant ensuite connaître jusqu'à quel point l'huile et les corps gras, qui dissolvent si facilement l'oxyde de cuivre, agissaient sur ce métal dans l'estomac, Drouard fit les expériences suivantes:

Expérience Ire. — Seize grammes de limaille de cuivre, mêlée à l'instant même avec 250 grammes de graisse, furent donnés à un gros chien qui n'en ressentit aucun mauvais effet.

Expérience II. — La même dose de limaille fut administrée à un chien de forte taille; on injecta dans son estomac 130 grammes d'huile, et on

---

(1) *Expériences et observations sur l'empoisonnement par l'oxyde de cuivre* (vert-de-gris); dissertation soutenue à l'École de médecine de Paris, en 1802, par Claude-René Drouard, p. 8.

l'ouvrit cinq heures après; le métal avait conservé son brillant métallique, et il était en partie dans son estomac, en partie dans le canal intestinal : la limaille de cuivre, l'huile et les sucs gastriques contenus dans l'estomac furent mis dans un vase; toutes les portions métalliques se précipitèrent au fond; l'huile qui surnageait se colora en vert, et les sucs gastriques, garantis du contact de l'air par l'huile, ne donnèrent, au bout d'un mois, aucune marque de putréfaction, et n'avaient dissous aucune partie de cuivre.

Drouard conclut de ces expériences que l'huile ne dissout point le cuivre dans les organes digestifs. Il en est de même du vinaigre que l'on fait agir dans l'estomac sur ce métal très-pur.

Portal rapporte une observation qui ne semble pas, au premier abord, s'accorder avec les expériences que je viens de citer.

Observation. — Des étudiants en médecine s'étaient imaginé de traiter une hydropisie ascite avec de la limaille de cuivre incorporée dans de la mie de pain. Ils en administrèrent d'abord 3 centigrammes, qui ne firent point d'effet sensible; ils augmentèrent la dose par degrés, et allèrent jusqu'à 20 centigrammes par jour. Les urines devinrent très-abondantes, l'enflure était sensiblement diminuée, et tout annonçait une convalescence prochaine, lorsque le malade se plaignit de ténesme; des vomissements survinrent; il éprouva des coliques atroces; son pouls était petit, concentré, lorsque je fus appelé; je lui fis boire beaucoup de lait; je prescrivis la saignée, et le maintins plusieurs heures dans un bain à diverses reprises. Les symptômes se calmèrent; et par le moyen du lait d'ânesse, qui fut pris pendant longtemps, le malade recouvra sa santé et son embonpoint (1).

Ce fait ne suffit pas pour détruire ce que j'ai établi relativement à l'innocuité du cuivre métallique; il est probable que la limaille de cuivre, enveloppée dans de la mie de pain, avait été préparée quelque temps avant son administration, et s'était oxydée.

On a soutenu pendant longtemps que le lait, chauffé ou laissé dans des vases de cuivre non oxydés, dissolvait une portion de ce métal et agissait comme poison. Eller, physicien de Berlin, a prouvé que cette assertion n'est pas exacte. Il a fait successivement bouillir, dans un chaudron bien décapé, du lait, du thé, du café, de la bière et de l'eau de pluie; au bout de deux heures d'ébullition, il lui a été impossible de découvrir dans ces liquides la moindre trace de cuivre. Drouard a vu également que l'eau distillée, laissée pendant un mois sur de la limaille de ce métal dans un bocal de verre, n'en dissolvait pas un atome. MM. d'Hauw et Van de Vyvère ont vu qu'en évaporant jusqu'à siccité une grande

(1) *Observations sur les effets des vapeurs méphitiques chez l'homme*, par Portal, 6e édit., p. 437.

quantité d'eau dans une bassine en laiton, le produit contient une faible proportion de cuivre, ce qui n'a pas lieu lorsqu'on se borne à laisser séjourner l'eau ou même à la faire bouillir dans le vase métallique.

Les phénomènes varient si on substitue à l'eau pure celle qui contient une certaine quantité de chlorure de sodium. Eller a démontré la présence d'une très-petite quantité de cuivre dans de l'eau qui contenait $1/_{20}$ de son poids de ce sel, et qu'on avait fait bouillir dans un chaudron de cuivre jaune (1). La quantité de cuivre dissoute a été plus grande lorsqu'on a fait bouillir la dissolution saline dans un chaudron de cuivre rouge bien décapé; en effet, par l'évaporation de cette dissolution, on a obtenu une poussière qui a donné 1 gramme 30 centigrammes d'acétate de cuivre quand on l'a fait dissoudre dans le vinaigre. Il est aisé de sentir combien ces résultats peuvent éclairer le médecin dans certains cas d'empoisonnement par des aliments assaisonnés, qu'on a fait chauffer dans du cuivre rouge.

Eller dit encore que si, au lieu de faire bouillir dans des chaudrons de cuivre une simple dissolution de chlorure de sodium, on la mêle auparavant avec du bœuf, du lard et du poisson, le liquide ne renferme pas un atome de cuivre, parce que ces substances jouissent de la propriété de s'emparer de l'oxyde de cuivre à mesure qu'il se produit, et de former avec lui un composé insoluble. Il est probable, ajoute-t-il, que plusieurs autres aliments annulent l'effet de la dissolution du sel commun, ce qui doit par conséquent rendre extrêmement rares les empoisonnements par les aliments cuits dans des vases de cuivre non oxydés. J'ai répété cette expérience en mettant dans l'eau 130 grammes de sel commun, et j'ai obtenu des résultats tout autres : le bouillon filtré *contenait du cuivre* facile à reconnaître par une lame de fer bien décapée; toutefois le bœuf, *parfaitement lavé* pendant plusieurs jours et jusqu'à ce que les eaux de lavage ne se troublassent plus par l'acide sulfhydrique, renfermait un composé cuivreux; car en le faisant bouillir avec de l'eau *aiguisée* d'acide acétique, j'obtenais une dissolution qui, étant filtrée, évaporée et carbonisée par l'acide azotique, me fournissait du cuivre. Évidemment cette assertion d'Eller n'est exacte qu'autant que l'on agit avec une petite quantité de sel commun et une forte proportion de substances alimentaires animales.

Émanations de cuivre. Les ouvriers qui travaillent le cuivre sont exposés à deux sortes d'affections : la première, due au plomb avec lequel le cuivre peut être allié, ne diffère pas de la *colique des peintres* (voy. *Plomb*); l'autre se montre sous une forme très-différente, et porte le

(1) Dans cette expérience, le physicien de Berlin s'est servi de 2 kilogrammes 500 grammes d'eau et de 130 grammes de sel.

nom de *colique de cuivre*. Dans celle-ci, les douleurs sont permanentes avec des exacerbations; elles augmentent par la pression extérieure; elles sont accompagnées de chaleur vive dans l'abdomen et d'un appareil fébrile proportionné à l'intensité des symptômes abdominaux; des vomissements verdâtres ont lieu, comme dans la colique saturnine, mais au lieu de constipation, il y a ici des selles abondantes, glaireuses, verdâtres, fréquemment répétées, accompagnées quelquefois de ténesme: c'est une véritable inflammation gastro-intestinale produite par l'introduction du cuivre dans les organes digestifs. Les lapidaires, les monteurs et tourneurs en cuivre, les bijoutiers *en faux*, les marchands de vieux métaux, les chaudronniers, sont par leur profession spécialement exposés à la colique de cuivre, qui est infiniment plus rare que la colique saturnine.

Le cuivre métallique est solide, rouge, brillant, malléable, et soluble à froid dans l'acide azotique concentré, et même dans celui qui a été étendu de son volume d'eau. Cette dissolution, qui fournit à l'instant de l'azotate de cuivre bleu verdâtre, s'opère avec dégagement de vapeurs orangées d'acide hypoazotique. S'il s'agissait de reconnaître du cuivre métallique appliqué sur une lame de fer, par suite de la décomposition d'une minime proportion d'un sel cuivreux dissous, on laverait cette lame avec de l'eau distillée, et après l'avoir essuyée entre deux feuilles de papier joseph, on verserait sur la partie rouge une goutte d'ammoniaque liquide et on l'exposerait au soleil; bientôt après, la goutte serait colorée en *bleu* par du bioxyde de cuivre; d'un autre côté, à l'aide d'un canif, on détacherait avec précaution le cuivre qui recouvrirait les deux faces de la lame, et on l'obtiendrait en limaille parfaitement reconnaissable, quoique mélangé de fer. Afin de lever toute incertitude à cet égard, on chaufferait cette limaille avec de l'acide azotique étendu de son poids d'eau, qui la dissoudrait, et en évaporant la liqueur jusqu'à siccité, il resterait de l'azotate de cuivre et de l'azotate de fer: on séparerait ce dernier métal à l'aide de l'ammoniaque, de l'ébullition et du filtre; l'azotate de cuivre ammoniacal, filtré et évaporé jusqu'à siccité, se colorerait fortement en rouge brun par le cyanure jaune de potassium et de fer, etc.

Cuivre naturellement contenu dans le corps de l'homme et dans certains liquides alimentaires.

En 1830, M. Sarzeau (de Rennes) publia dans le *Journal de pharmacie*, t. XVI, un mémoire dans lequel il établissait positivement l'existence du cuivre dans certains *végétaux* et dans le *sang*, et où se trouve le passage suivant: *Il est naturel de penser que les matières animales en contiennent; il se trouve nécessairement dans les muscles, dans les os, dans toute l'organisation*. Il détermina par des expériences nombreuses combien le quinquina, le café, la garance, et le sang, renfermaient de ce métal, et il arriva à cette conséquence, qu'en général ces substances en contiennent très-peu; ainsi, pour ce qui concerne le sang, il prescrivit d'agir au moins sur 500 grammes de ce fluide, si l'on voulait en démontrer la présence. Dans une autre partie de son mémoire, il calcula la quantité de cuivre avalée, avec le pain seulement, par les habitants de la France, au nombre de trente millions, pendant une année (année 1830), et il évalua cette quantité à 3,650 kilogrammes; enfin il fit pressentir combien l'existence naturelle du cuivre dans le corps de l'homme pouvait compliquer les expertises médico-légales relatives à l'empoisonnement par les sels cuivreux. Déjà, bien avant M. Sarzeau, Gahn, Meissner, et Vauquelin, avaient retiré du cuivre de certains végétaux; ce dernier savant avait même trouvé ce métal dans le *sang,* plusieurs années avant M. Sarzeau; mais, comme il s'était servi d'un vase de cuivre pour faire l'expérience, il crut, à tort, que le métal provenait du vase, et non du *sang*. En 1832, M. Pernetti, de Rome, annonça l'existence du cuivre dans les vins; en 1833, M. Boutigny en retirait du blé et d'un grand nombre d'autres substances; en 1837, M. Bouchardat le trouvait dans les moules; en 1838, MM. Hervy et Devergie obtinrent quelques traces de ce métal en incinérant plusieurs des organes de l'homme et de la femme, quel que fût leur âge, et quelle que fût la maladie à laquelle ils avaient succombé; ils constatèrent encore sa présence chez un enfant nouveau-né.

En mars 1848, M. Millon adressa à l'Institut un mémoire dans lequel il établissait que le sang contient du cuivre. En décembre de la même année, M. Deschamps écrivit à ce corps savant qu'il avait extrait du sang une certaine quantité de cuivre (*Annales d'hygiène,* janvier 1849).

Après avoir reconnu, en 1840, que le sang, le foie, le canal digestif, etc., de l'homme, renferment du cuivre, j'indiquai un procédé simple et exact à l'aide duquel il est permis de décider si du cuivre obtenu en faisant une expertise médico-légale *provient d'un empoisonnement,* ou de la petite proportion de celui qui est *naturellement contenu dans le corps de l'homme* (voy. les nombreuses expériences que j'ai tentées à cet égard, t. VIII des *Mémoires de l'Académie nationale de médecine*).

Le croira-t-on ? Après tant d'imposants travaux, MM. Flandin et Danger poussèrent la légèreté et l'imprudence jusqu'à dire *qu'il n'existe point de cuivre dans le corps de l'homme*. Dans un premier travail, lu à l'Académie des sciences le 24 avril 1848, ils soutiennent cette proposition avec un aplomb imperturbable, et ils s'appuient sur ce qu'ils n'ont point trouvé ce métal en procédant par une *méthode nouvelle,* qui, suivant eux, permettait pourtant de découvrir un *cent millième* de cuivre, et sur ce qu'ayant fait prendre de très-petites doses d'un sel cuivreux à des chiens pendant longtemps, ils ne décelaient pas le cuivre dans le foie de ces animaux. D'après eux, l'école toxicologique moderne, bien autrement exacte que l'ancienne, sait se mettre à l'abri des causes d'erreur : ainsi elle écarte les réactifs impurs et qui pourraient contenir du cuivre; elle n'incinère pas les matières organiques dans des creusets de porcelaine, afin d'éviter le cuivre que pourrait contenir la cendre qui voltige autour des creusets et qui pénètre dans leur intérieur; elle incinère en vaisseaux clos dans un tube de porcelaine.

Une pareille annonce ne pouvait pas rester sans réponse; aussi trois de mes élèves, MM. Barse, Lanaux, et Follin, adressèrent-ils, en août 1843, un mémoire à l'Académie des sciences, dans lequel ils réfutaient par des faits nombreux l'étrange prétention de MM. Flandin et Danger, et demandaient à prouver par des expériences irrécusables l'exactitude de leurs assertions. Il n'avait encore été donné aucune suite à cette demande, lorsque, en octobre 1844, MM. Flandin et Danger, plus mal inspirés qu'en 1843, lurent un nouveau travail dans lequel non-seulement ils persistaient dans l'opinion erronée qu'ils avaient d'abord émise, mais encore ils citaient, *pour les attaquer,* les passages de mon mémoire et de celui de M. Devergie ayant trait à l'existence du cuivre naturellement contenu dans le corps de l'homme. Ils allèrent plus loin; oubliant toutes les convenances, ils compromirent l'un des membres de la commission (M. Pelouze), en annonçant que les expériences qu'ils croyaient si probantes avaient été faites en sa présence. C'était un moyen plus adroit que loyal de persuader au public que leurs assertions étaient vraies. Mais que peuvent de pareils stratagèmes devant les faits? La vérité est bien autrement puissante que des manœuvres propres tout au plus à faire obtenir un succès bien éphémère. Aussi qu'est-il arrivé? C'est que M. Pelouze, sur l'insistance de MM. Barse, Lanaux, et Follin, a retiré du cuivre du foie de l'homme, dès qu'il a abandonné le procédé vicieux inventé par MM. Flandin et Danger, pour suivre celui que j'emploie; désormais MM. Flandin et Danger ne pourront se refuser à admettre ce qu'ils ont nié avec tant d'obstination, et il ne restera, de tout le bruit qu'ils ont suscité, qu'une nouvelle erreur à ajouter à tant d'autres.

Je terminerais ici la discussion relative à l'existence du cuivre naturellement contenu dans le corps de l'homme, si MM. Chevallier et Cottereau n'avaient pas cherché à faire prévaloir, en 1849 (voy. *Annales d'hygiène,* avril 1849), une thèse qui n'est pas plus vraie que celle qui avait été soutenue avec autant d'obstination que d'ignorance par MM. Flandin et Danger. Après avoir retracé avec fidélité les divers travaux publiés sur la question, MM. Chevallier et Cottereau arrivent à cette conclusion que, *puisqu'on n'a pas trouvé de cuivre* dans un certain nombre d'expertises médico-légales faites par MM. Devergie, Ollivier (d'Angers), Flandin, Bois de Loury, Henry, Bayard, Chevallier, etc., force est de reconnaître que *les organes de l'homme ne contiennent pas* TOUJOURS *ce cuivre,* dit *naturel;* on voit, disent-ils, qu'il y a encore beaucoup de travaux à faire sur ce sujet. La réponse est toute simple : si l'on a pas décelé le cuivre dans ces expertises, c'est qu'on s'y est mal pris.

Au reste, placée sur ce nouveau terrain, la question disparaît dans l'intérêt de la médecine légale; en effet, qu'il y ait *constamment* du cuivre naturel dans les organes de l'homme, comme cela est prouvé pour moi, ou qu'on ne le trouve que *dans beaucoup de cas* seulement, comme le prétendent à tort MM. Chevallier et Cottereau, il n'en est pas moins vrai que, dans tout empoisonnement présumé déterminé par une préparation cuivreuse, l'expert ne peut pas ne pas se préoccuper de la présence de ce cuivre naturel, parce qu'il pourrait arriver, n'y eût-il qu'un individu sur cent mille dont les organes contiendraient du cuivre naturel, que ce fût cet individu que l'on soupçonnerait d'être mort empoisonné par un sel cuivreux.

Preuves de l'existence du cuivre et du plomb dans le corps de l'homme non empoisonné. On carbonise la moitié d'un foie ou le canal digestif, en chauffant dans une capsule de porcelaine ces organes coupés en petits morceaux ; cette carbonisation peut être opérée soit par le feu, soit par l'acide azotique concentré et pur, soit par ce même acide mêlé d'un quinzième de son poids de chlorate de potasse, soit enfin par l'acide sulfurique pur et concentré. On lave le charbon à plusieurs reprises avec de l'eau distillée, afin de rendre l'incinération plus facile et plus complète; on l'incinère ensuite en le chauffant dans un creuset de porcelaine, à l'aide de lampe de Berzelius, ou mieux encore en faisant passer un courant d'air atmosphérique pendant une ou deux heures sur ce charbon préalablement disposé dans un tube de porcelaine, que l'on maintient à une chaleur rouge dans un fourneau à réverbère; on peut également procéder à cette incinération en chauffant le creuset dans un fourneau *ordinaire* alimenté par du charbon; il faut seulement éviter, dans ce cas, que la cendre produite par ce charbon ne s'introduise dans le creuset, ce à quoi on parvient aisément en fermant celui-ci avec son couvercle, en n'enlevant ce couvercle que de temps à autre, pour que le charbon puisse recevoir le contact de l'air, et en ne soufflant pas le feu pendant que le creuset est ouvert. Quoi qu'il en soit, on fait bouillir la cendre avec de l'eau distillée, pour lui enlever la majeure partie des sels solubles; on filtre la liqueur, puis on fait bouillir pendant quelques minutes avec de l'acide chlorhydqique pur la portion de cendre charbonneuse non dissoute; on filtre, et l'on évapore la liqueur jusqu'à siccité, pour chasser l'excès d'acide; on dissout le produit de cette évaporation dans l'eau distillée, et l'on fait passer un courant de gaz acide sulfhydrique à travers la dissolution; que ce gaz brunisse ou non instantanément cette liqueur, on abandonne celle-ci à elle-même jusqu'à ce qu'il se soit déposé un précipité brun noirâtre, composé de sulfure de cuivre et de sulfure de plomb. On décante la liqueur avec une pipette, on lave le précipité avec de l'eau distillée, et l'on attend que les deux sulfures se soient déposés de nouveau; on décante encore avec la pipette, puis on introduit le précipité mêlé d'un peu d'eau dans une capsule de porcelaine; on ajoute quelques gouttes d'acide chlorhydrique et une ou deux gouttes d'eau régale, et l'on chauffe légèrement; le soufre des deux sulfures se sépare; on filtre et l'on évapore presque jusqu'à siccité la liqueur dans laquelle se trouvent les chlorures de cuivre et de plomb débarrassés de l'excès d'acide; dès que la masse est refroidie, on la traite par l'ammoniaque liquide, qui dissout le chlorure de cuivre et laisse du protoxyde de plomb; on filtre, et l'on sépare le cuivre du chlorure ammoniaco-cuivreux qui se trouve dans la liqueur filtrée, en acidulant légèrement celle-ci et en y plongeant une lame de fer parfaitement décapée.

On peut encore procéder d'une manière *beaucoup plus expéditive et aussi sûre* pour déceler la présence du cuivre; pour cela, on fait bouillir pendant quelques minutes la cendre obtenue à l'aide des procédés indiqués plus haut, avec de l'acide chlorhydrique pur mêlé de quelques gouttes d'eau régale; on filtre, on évapore la liqueur jusqu'à siccité, et l'on traite le produit desséché par de l'acide chlorhydrique pur étendu de son poids d'eau; on filtre, et l'on plonge la lame de fer dans la liqueur filtrée et préalablement acidulée par une ou deux gouttes d'acide chlorhydrique; le cuivre ne tarde pas à se déposer sur le fer.

Est-il indispensable d'incinérer les organes précités pour obtenir le cuivre qu'ils renferment? Je n'hésite pas à répondre par l'affirmative, si l'on veut extraire la *totalité* du cuivre contenu dans ces organes; mais, si l'on tient à démontrer seulement que le cuivre existe dans ces tissus, on parvient à en retirer une *petite partie* soit en faisant *une très-forte décoction aqueuse* de plusieurs de nos viscères, en l'évaporant jusqu'à siccité, en carbonisant le produit par l'acide azotique, et en *incinérant* le *charbon* qui en provient, soit en faisant bouillir pendant deux ou trois heures dans l'eau régale les mêmes viscères, en évaporant jusqu'à siccité le liquide obtenu, et en traitant le produit desséché par de l'eau distillée bouillante, aiguisée d'acide chlorhydrique.

Existe-t-il un procédé pour découvrir le cuivre qui a été administré comme poison, et qui se trouve dans nos viscères, tandis que ce même procédé serait inefficace pour déceler le cuivre naturellement contenu dans ces mêmes viscères? Oui, certes. *Lorsqu'on traite par l'eau distillée bouillante,* pendant vingt ou vingt-cinq minutes, le foie, le canal digestif, etc., d'un individu qui a succombé à un empoisonnement par un sel de cuivre, si ce sel n'a pas encore été complétement éliminé, *la dissolution contiendra* une partie *du composé cuivreux qui existait dans les viscères, et qui est légèrement soluble dans l'eau;* si l'on évapore ce *decoctum* jusqu'à siccité, et que l'on carbonise par l'acide azotique le produit desséché, on pourra, en traitant le charbon par l'acide azotique, dissoudre le cuivre d'empoisonnement renfermé dans ce charbon; jamais, au contraire, *en agissant de même* avec les organes d'un individu non empoisonné, c'est-à-dire en opérant sur le charbon *non inciné, on ne retirera la moindre trace du cuivre qu'ils contiennent naturellement.*

Ici encore M. Gaultier de Claubry a fait une objection sans portée (voy. *Médecine légale* de Briand, p. 670, 4e édition): «A la vérité, M. Orfila, dit-il, a bien voulu prouver que l'ébullition avec l'eau n'enlèverait jamais le *cuivre normal,* qu'on ne pouvait l'obtenir qu'en détruisant les produits organiques; mais, en supposant *bien établi* que le cuivre accidentel ne puisse jamais être extrait par l'eau, il n'en resterait pas moins cette difficulté, que certains composés de ce métal, formant avec des produits de l'organisation *des combinaisons sur lesquelles l'eau n'a pas d'action,* il faudrait prouver que l'on peut distinguer l'un de l'autre.» La réponse sera facile: 1° plusieurs centaines d'expériences ont déjà prouvé que l'on ne peut enlever la moindre trace du cuivre naturel par l'eau bouillante, pourvu que le *decoctum* évaporé jusqu'à siccité et carbonisé *ne soit pas incinéré* (voy. plus haut); 2° quelles sont donc *ces combinaisons sur lesquelles l'eau n'a pas d'action?* Je défie M. Gaultier de Claubry d'en citer une seule qui ne soit pas *légèrement* soluble dans ce liquide; mes expériences ont été faites tour à tour avec des précipités résultant de l'action de plusieurs matières organiques sur des sels de cuivre, *et ces précipités avaient été parfaitement lavés,* ou bien avec des foies, des rates, etc., d'animaux que l'on avait tués avec un sel de cuivre; constamment l'eau bouillante a dissous une quantité d'un composé cuivreux, faible sans doute, mais suffisante pour que son existence pût être démontrée dans la dissolution.

Est-il permis de juger, d'après la QUANTITÉ *de cuivre obtenue dans une expertise médico-légale, que ce métal provient plutôt d'un empoisonnement que de celui qui existe naturellement dans le corps de l'homme?* Avant de résoudre cette question, voyons quels sont les résultats des expériences tentées par MM. Hervy et Devergie, et qui sont loin d'être assez nombreuses pour que l'on puisse adopter ces résultats sans réserve: 1° la proportion de cuivre naturellement contenue dans le corps de l'homme augmente avec l'âge; elle est extrêmement faible chez l'enfant nouveau-né; à trente ans, elle est quatre à cinq fois plus grande. 2° Le cuivre est en proportion variable dans l'estomac et les intestins de l'homme et de la femme adultes; cette proportion *ne dépasse* pourtant pas 46 millièmes pour les intestins; cependant ce chiffre ne repose pas sur un nombre suffisant d'expériences pour qu'on puisse l'établir comme un terme invariable. 3° Une maladie prolongée, pendant laquelle l'alimentation ne s'opère pas, paraît apporter une grande différence dans le poids du métal obtenu. 4° Cette différence vient à l'appui de la supposition la plus naturelle à faire sur la source de ce métal dans l'économie animale, à savoir, qu'il y est introduit par la viande et les végétaux qui servent d'aliments. (Devergie, *Médecine légale,* t. III, p. 537, 2e édition.)

On voit, par ces données, que l'on ne sait rien de positif sur la *quantité* de cuivre naturellement contenu dans nos viscères, et qu'il y aurait par conséquent témérité à répondre affirmativement à la question que j'ai posée plus haut. On dira, sans doute, que, la proportion de cuivre *naturel* étant ordinairement très-faible, si l'on en trouve beaucoup dans un organe déterminé, le foie par exemple, *après l'avoir incinéré,* tout portera à croire que cette forte proportion provient du cuivre d'empoisonnement et non du cuivre naturel. A cela, je répondrai qu'il faut éviter d'incinérer les viscères, pour y chercher le cuivre d'empoisonnement, par les motifs énoncés plus haut, et parce qu'il est préférable d'agir avec l'eau bouillante; que si l'on voulait à toute force suivre ce mauvais procédé, il pourrait certainement arriver que l'on trouvât une quantité de cuivre tellement abondante dans la cendre, que *tout porterait à croire* que ce cuivre provient d'un empoisonnement, sans que pourtant on pût l'affirmer. Mais aussi, après avoir fait cette légère concession, je dirai que l'on se créerait les plus grands embarras, si l'on érigeait en principe qu'il faut procéder par *incinération;* combien de fois, en effet, n'arriverait-il pas que la quantité de cuivre recueillie, après un empoisonnement, serait très-minime, parce que déjà une partie du poison cuivreux aurait été éliminée ou par d'autres motifs; quel parti prendrait-on alors? Évidemment on ne pourrait pas dire que ce cuivre provient plutôt d'un empoisonnement que de celui qui existe naturellement dans nos viscères. En me résumant sur ce point, j'établirai donc que, dans beaucoup de cas, l'expert ne saurait *affirmer,* d'après la *quantité* de cuivre extraite d'un organe, que ce métal provient d'un empoisonnement, tandis qu'il peut le faire constamment en agissant avec l'eau distillée bouillante, comme je l'ai prescrit à la page 772.

Cuivre contenu dans certains aliments. Voyons maintenant s'il est possible de reconnaître que le cuivre retiré des matières *des vomissements*, et de celles que l'on trouve dans le *canal digestif* de l'homme, provient d'une préparation cuivreuse *naturellement* contenue dans certains aliments, ou d'un composé cuivreux qui aurait été introduit dans l'estomac ou dans les intestins comme *poison* ou comme *médicament.* Je n'hésite pas à répondre par l'affirmative, du moins pour un très-grand nombre de cas; il est toutefois des écueils qu'il faut éviter, et que je ferai bientôt connaître. Si, après avoir fait bouillir les matières dont il s'agit pendant une heure avec de l'eau distillée, la liqueur filtrée est desséchée, et que le produit, carbonisé par l'acide azotique pur, fournisse du cuivre, et que d'ailleurs le commémoratif, les symptômes, et les altérations de tissu, annoncent l'ingestion d'un poison irritant, on pourra *affirmer* qu'une préparation cuivreuse a été prise à une dose capable d'empoisonner, à moins qu'il ne soit prouvé que le sel cuivreux avait été injecté dans le canal digestif après la mort. Quoique les sels de cuivre ne se dissolvent qu'en petite quantité dans l'eau bouillante quand ils sont intimement combinés avec des matières organiques, la dissolution contient cependant assez de métal pour qu'une lame de fer puisse l'extraire.

On objectera sans doute que le vin, le cidre, la bière, le blé, etc., *alors même qu'ils n'ont pas séjourné dans des vases de cuivre, contiennent naturellement, et dans certains cas,* des atomes d'un composé cuivreux (Pernetti, Boutigny, etc.). A cela je répondrai que, même dans le cas où l'on parviendrait à démontrer la présence de *ce cuivre* par le moyen que j'indique, *ce qui n'est pas,* il serait aisé d'éviter l'écueil, parce que, dans aucun cas, les matières dont je parle ne renferment assez de cuivre pour donner lieu même aux plus légers accidents de l'empoisonnement. Je me garderai bien, à cette occasion, d'imiter mon confrère M. Devergie, lorsqu'il établit comme un précepte médico-légal «qu'il faudra, pour être en droit de déclarer qu'il y a eu empoisonnement, pouvoir déceler la présence du poison par les réactifs ordinaires des sels de cuivre (lame de fer, cyanure jaune de potassium, etc.), et ne pas conclure, lorsque, pour faire reconnaître l'existence du cuivre, il aura fallu recourir à ce moyen si sensible, qui consiste à suspendre à l'aide d'un cheveu la moitié d'une aiguille fine au milieu du liquide préalablement acidulé» (t. III de sa *Médecine légale*, p. 526, 2e édition). Le principe que voudrait consacrer mon confrère ne sera admis par personne. Comment! on aurait la prétention de faire croire que parce qu'une liqueur suspecte qui contient *un sel de cuivre* en dissolution n'en renferme pas assez pour que les réactifs ordinairement employés le décèlent, elle ne peut pas provenir d'une préparation cuivreuse qui aurait servi à un empoisonnement ? M. Devergie ne conçoit donc pas que, par suite de vomissements réitérés, de selles fréquentes, et de l'absorption, il puisse ne rester dans cette liqueur que des atomes de la préparation cuivreuse? Il aurait fallu dire : puisque le vin, le cidre, la bière, etc., contiennent *naturellement, et dans certains cas,* des atomes d'un composé cuivreux qui ne peuvent être décelés qu'à l'aide de la moitié d'une aiguille fine, toutes les fois que, dans une expertise médico-légale, l'homme de l'art ne découvrira du cuivre dans les matières suspectes *qu'à l'aide de ce moyen*, il devra se tenir en garde, et ne pas *affirmer* que ce métal provient d'un empoisonnement; il se bornera à dire que le cuivre dont il s'agit *peut* avoir été donné comme poison, et il appellera à son aide, pour se prononcer sur l'existence d'un empoisonnement, le commémoratif, les symptômes éprouvés par le malade, et les altérations cadavériques.

On objectera encore qu'un individu aurait pu par mégarde avaler du vin, du cidre, de la bière, du raisiné, etc., qui, *pour avoir séjourné pendant quelque temps dans des ustensiles de cuivre,* contiendraient une assez forte proportion d'un composé cuivreux pour se comporter avec les réactifs ordinaires des sels de cuivre comme le feraient les matières suspectes vomies, etc., traitées comme je l'ai indiqué. Je ne conteste pas la force de cette objection, cependant il est des cas où l'on peut facilement lever la difficulté. On sait, en effet, que les aliments liquides et solides dont je parle *peuvent* renfermer assez de cuivre pour que celui-ci soit décelé par les réactifs ordinaires, et ne pas en contenir *assez* pour donner lieu à des accidents d'empoisonnement, même légers; toutes les fois donc que l'expert aura affaire à un cas de ce genre, l'absence des symptômes de l'empoisonnement, des altérations cadavériques, le mode d'invasion de la maladie, seront des guides suffisants pour lui permettre de porter un jugement certain. Il n'en serait pas de même si la proportion du composé cuivreux contenu dans les aliments était telle qu'elle pût être facilement décelée par les réactifs ordinaires, et qu'elle eût développé quelques-uns ou la plupart des accidents de l'intoxication cuivreuse : dans ce cas, le problème serait insoluble; car, en définitive, ces boissons accidentellement empoisonnées ne différeraient pas de celles qui auraient pu être empoisonnées par malveillance. Il ne resterait, dans cette circonstance difficile, qu'une ressource pour éclairer le magistrat : ce serait de se procurer une portion de la même boisson dont l'individu aurait fait usage, et d'examiner attentivement combien elle renferme de cuivre pour un poids donné.

Il y a encore un écueil à éviter dans ces sortes d'analyses. Lorsqu'on n'a pas trouvé de cuivre en traitant les matières alimentaires ou excrémentitielles par l'eau bouillante, on se gardera bien de soumettre ces matières à l'action des acides forts ou à l'incinération, dans l'espoir de découvrir le cuivre qui aurait pu empoisonner; en effet, plusieurs substances alimentaires contiennent naturellement, comme je l'ai déjà dit, du cuivre que l'*eau dissout à peine*, et qui peut être décelé par l'action des acides forts et par l'incinération; en sorte que l'on serait dans le plus grand embarras si l'on obtenait du cuivre, après l'emploi de ces moyens, pour décider si ce métal provient d'un sel cuivreux ingéré comme poison. Mieux vaudrait, dans ce cas, renoncer à la recherche du métal dans les matières vomies, excrémentitielles, etc., et soumettre à l'action de l'eau bouillante le canal digestif, le foie, la rate, et les reins.

Je ne saurais donc m'élever avec assez de force contre l'opinion émise par M. Lefortier (*Annales d'hygiène,* juillet 1840), qui, après avoir confirmé ce que j'avais établi depuis longtemps, savoir, que les sels solubles de cuivre sont en partie transformés par les aliments et par nos tissus en composés très-peu solubles, dit que l'*incinération doit toujours être employée pour rechercher les composés cuivreux* dans les cas de chimie légale. Les résultats que j'ai obtenus, ajoute-t-il à tort, prouvent combien ce procédé est préférable au traitement direct par l'acide azotique.

DU PROTOXYDE DE CUIVRE.

Il est solide, rouge, pulvérulent, insoluble dans l'eau, soluble dans l'ammoniaque, avec laquelle il donne une dissolution incolore qui devient bleue par son exposition à l'air. Il est soluble dans l'acide chlorhydrique, avec lequel il forme du protochlorure de cuivre.

Il résulte des expériences de M. Lefortier, que le protoxyde de cuivre introduit dans l'estomac détermine des vomissements, etc., parce qu'il ne tarde pas à se dissoudre, en partie du moins, dans les liquides acides contenus dans ce viscère (*Annales d'hygiène,* juillet 1840).

DU BIOXYDE DE CUIVRE.

Le bioxyde de cuivre anhydre, d'une couleur brune noirâtre, sera facilement reconnu : 1° à la facilité avec laquelle le charbon et les corps gras le désoxyderont à une température élevée ; 2° à sa solubilité, sans effervescence, dans l'acide sulfurique faible et à la température ordinaire ; 3° aux propriétés de la dissolution qui en résultera (voy. *Sulfate de cuivre,* p. 814); 4° au changement de couleur qu'il fera éprouver à l'ammoniaque : cet alcali le dissoudra sur-le-champ et deviendra d'une belle couleur bleue; 5° enfin à son insolubilité dans l'eau.

C'est à cet oxyde qu'il faut surtout attribuer les empoisonnements déterminés par les pièces de monnaie de cuivre oxydées, par des confitures préparées dans des vases de cuivre également oxydés, par des corps gras que l'on a fait chauffer dans du cuivre *pur,* et que l'on a laissés refroidir avant de les transvaser; dans ce dernier cas, les corps gras ont favorisé l'oxydation du cuivre. On explique encore, par la formation de cet oxyde, aux dépens de l'oxygène de l'air, les effets nuisibles du vin que l'on a fait bouillir avec du cuivre, et de toutes les liqueurs alcooliques et en même temps légèrement acides (vin, cidre, bière, etc.), qui ont été en contact avec les contours des robinets en cuivre fixés aux tonneaux qui renferment ces liqueurs. La mort, qui a suivi quelquefois de près l'emploi de potions préparées avec des minoratifs très-doux, mais que l'on avait laissées pendant quelque temps dans les vases en cuivre qui avaient servi à les confectionner, ne reconnaissait pas d'autre cause que l'oxydation du cuivre et la dissolution du bioxyde formé, dans les acides contenus dans les minoratifs (tamarins, etc.).

Observation. — Le Dr Beer, de Vienne, rapporte cinq cas d'empoisonnement par des *bonbons colorés* par du bioxyde de cuivre. Les cinq enfants qui font le sujet de cette observation étaient âgés de trois à onze ans : trois de ces enfants avaient mangé de ces sucreries pendant le repas; les deux autres, seulement après. Chez les trois premiers, les symptômes se montrèrent de suite et pendant le repas; chez les deux autres, quelques heures après l'ingestion. Ces symptômes étaient les suivants : une soif inextinguible, de la céphalalgie, des vertiges, des nausées, de la sécheresse de la bouche; de fréquents vomissements d'un liquide à peu près jaune brunâtre, en partie vert noirâtre; de fortes douleurs intestinales dans la région ombilicale, de la rétention d'urine; une tension modérée de l'abdomen, qui était sensible au toucher; une constipation opiniâtre avec ténesme continuel, des maux de reins, les extrémités glacées, des sueurs froides. Plus tard, vinrent s'y joindre des douleurs de tête atroces, un léger délire, des douleurs déchirantes dans les extrémités supérieures, quelques mouvements convulsifs dans les membres inférieurs, et spécialement dans les mollets, une grande défaillance et une somnolence très-forte, qui, chez trois des malades, se changea en coma; la figure était rouge chez les uns, pâle chez les autres; chez quatre de ces jeunes sujets, le pouls était petit, concentré et lent; chez le cinquième, garçon pléthorique et comateux, il était dur, plein et fréquent, avec la face rouge et la peau sèche.

Chez une fille de onze ans, il y eut six garde-robes diarrhéiques, et chez une autre âgée de six ans, il survint un seul vomissement de mucus et de sang.

On trouva deux morceaux des bonbons qui avaient occasionné les accidents : l'un, gros comme une noix, était coloré en bleu, et l'autre, du volume d'un grain d'orge, était de couleur verte. M. Poch, pharmacien, qui soumit ces sucreries à l'analyse chimique, y constata la présence de l'oxyde de cuivre.

Les symptômes de gastro-entérite furent heureusement combattus par l'emploi de la médication antiphlogistique et par des applications révulsives sur la peau. Cependant, chez tous ces malades, la somnolence, l'obtusion des sens, et la faiblesse générale, persistèrent encore pendant vingt-quatre heures, en s'accompagnant, chez deux d'entre eux, d'une difficulté assez marquée dans l'émission de l'urine. Les applications froides, les sangsues, etc., suffirent pour y remédier. (*Journal de chimie médicale*, année 1843.)

DU VERT-DE-GRIS NATUREL (CARBONATE DE BIOXYDE DE CUIVRE VERT).

Il se forme spontanément à la surface des vases de cuivre rouge, de laiton, d'airain, des pièces de monnaie, etc. Traité par le charbon, par l'ammoniaque et par l'eau (1), il se comporte comme le bioxyde dont je viens de parler ; mais il en diffère par sa couleur verte, et parce qu'il se dissout avec effervescence dans l'acide sulfurique affaibli, ce qui dépend évidemment du dégagement du gaz acide carbonique qui entre dans sa composition.

Le bioxyde et le carbonate de cuivre sont vénéneux.

EXPÉRIENCES. — Drouard donna à un petit chien 4 pièces de cuivre oxydé : un quart d'heure après, l'animal vomit un peu de bile ; au bout de huit jours, il ne les avait pas encore rendues, et il n'avait éprouvé aucune nouvelle incommodité. On lui en donna deux autres, et on l'ouvrit trois heures après. Les six pièces furent trouvées dans l'estomac ; les deux dernières présentaient une surface extrêmement brillante, les quatre autres étaient plus noires qu'au moment où l'animal les avait avalées. Drouard pense que les sucs gastriques dissolvent l'oxyde de cuivre, et avivent la surface des pièces ; mais que l'acide sulfhydrique, qui se dégage dans l'estomac ou dans les intestins, brunit de nouveau le cuivre et le transforme en sulfure.

M. Lefortier s'est assuré, en administrant à des chiens du bœuf mélangé avec 7 décigrammes de bioxyde de cuivre, que cet oxyde était dissous par les acides qui font partie du suc gastrique, et transformé en sel. Il a obtenu les mêmes résultats avec du carbonate de cuivre parfaitement pur. (*Annales d'hygiène*, juillet 1840.)

---

(1) On sait que l'eau qui séjourne dans des fontaines de cuivre reste sans altération, et ne donne à l'analyse chimique aucune trace de ce métal, lors même que la surface de la fontaine est enduite de bioxyde et de carbonate de cuivre. Ce fait dépend évidemment de l'insolubilité de ces deux substances.

On sait que plusieurs personnes ont éprouvé des coliques et des vomissements pour avoir avalé des pièces de cuivre oxydées et carbonatées.

L'oxyde et le carbonate de cuivre, qui se trouvent assez souvent à la surface des bassines de ce métal, se dissolvent facilement, à l'aide de la chaleur, dans plusieurs substances acides, telles que certains aliments, le suc d'oseille, les confitures de pommes, de coings, de groseilles, de verjus, etc. Il suit de là que toutes les préparations de ce genre, faites dans des vases de cuivre ainsi altérés, contiennent une plus ou moins grande quantité de sels cuivreux qui peuvent occasionner des accidents graves. L'expérience suivante vient à l'appui de cette assertion.

Expérience. — Si on verse, dit Proust, 32 grammes de vinaigre distillé dans une casserole de cuivre non étamée, et qu'après avoir mouillé toute la surface intérieure du vaisseau avec ce même acide, on laisse reposer le liquide pendant quelques minutes avant de le décanter, on trouvera, lorsqu'on l'essaiera avec des agents chimiques, qu'il tient en dissolution du cuivre, et que la quantité de ce métal sera d'autant plus grande que le séjour du vinaigre dans la casserole aura été plus long : dans cette expérience, on conçoit facilement que les différentes parties du cuivre qui ont été mouillées par le vinaigre ont dû être transformées bientôt en bioxyde, parce que l'oxygène de l'air atmosphérique s'est porté sur le métal (1).

Il arrive quelquefois que ces préparations acides, chauffées dans des vaisseaux de cuivre non oxydé, dissolvent une portion du métal : ce phénomène ne se manifeste que dans le cas où ces aliments se refroidissent et séjournent assez de temps dans ces sortes de vaisseaux pour que le cuivre passe à l'état d'oxyde, aux dépens de l'oxygène de l'air. Proust s'est assuré qu'aucune de ces substances, transvasées immédiatement après avoir été cuites dans des bassines de cuivre pur, ne contenait la moindre trace de ce métal.

Les corps gras, tels que les huiles fixes, les huiles essentielles, etc., dissolvent facilement l'oxyde et le carbonate de cuivre, et, lorsqu'on les fait bouillir dans des vaisseaux de ce métal très-pur, elles en facilitent l'oxydation, surtout si on les laisse refroidir pendant quelques minutes avant de les transvaser.

Eller a prouvé que le vin dissout le cuivre, et il a obtenu 1 gramme 15 centigrammes d'acétate de cuivre après avoir fait bouillir dans un vase de ce métal 2 kilogrammes 500 grammes de vin blanc de France : ce phénomène dépend de l'acide acétique contenu dans le vin, et de l'oxydation du métal par l'air : d'où il suit que les vaisseaux enduits

---

(1) *Annales de chimie*, t. LVII, supplément au *Traité de l'étamage*, par Proust, p. 80.

d'oxyde et de carbonate de cuivre doivent donner une beaucoup plus grande quantité d'acétate, dont l'action vénéneuse est très-énergique, et qu'il est par conséquent très-imprudent de laisser les différents vins dans des réservoirs de cuivre ternis par de l'oxyde.

C'est encore à la formation de l'oxyde de cuivre et à l'acide acétique contenu dans le vin, le vinaigre, la bière et le cidre, que l'on doit attribuer la production de l'acétate qui a lieu dans les contours des robinets fixés aux tonneaux qui renferment ces liqueurs. Drouard fut tourmenté pendant trois jours de coliques et de diarrhée, pour avoir mangé un ragoût assaisonné avec du vin que l'on avait tiré d'un tonneau dont le robinet renfermait de l'acétate de cuivre que ce liquide avait dissous en partie.

Dupuytren a remarqué que le vinaigre contenu dans les petits tonneaux des marchands qui parcourent les rues renferme du cuivre, ce qui explique parfaitement un autre fait rapporté par ce professeur, et qui consiste en ce que plusieurs individus ont été atteints de vomissements et de coliques pour avoir mangé des salades que l'on avait assaisonnées avec cette sorte de vinaigre. La dissolution du cuivre dépend encore, dans ce cas, de l'oxydation des robinets dont les tonneaux sont garnis.

On ne sera pas étonné, après ce que je viens de dire, que des individus aient succombé pour avoir pris des potions composées des plus doux minoratifs, que l'on avait préparées et laissées pendant quelque temps dans des vases de cuivre. Les acides et les corps gras, qui font souvent partie des drogues médicinales, doivent nécessairement favoriser l'oxydation et la dissolution de ce métal.

DE L'ACÉTATE DE CUIVRE ET DU VERT-DE-GRIS ARTIFICIEL.

Action sur l'économie animale.

Expérience Ire. — Drouard donna à un chien d'assez forte taille et à jeun 60 centigrammes de vert-de-gris artificiel : des selles mucoso-sanguinolentes mêlées de beaucoup de vers, un dégoût pour les aliments et pour les boissons, des efforts infructueux de vomissement, tels furent les premiers accidents occasionnés par le poison. L'animal, ne pouvant se tenir sur ses pattes, se coucha sur le côté, et expira vingt-deux heures après l'empoisonnement. L'estomac contenait un liquide sanguinolent, de couleur noire ; il était enflammé, particulièrement vers sa grande courbure, et il présentait une tache noirâtre qu'on aurait pu prendre pour une érosion. Les intestins grêles n'offraient aucune trace d'inflammation : ils étaient seulement remplis de bile verdâtre. Il y avait dans le rectum de petites ecchymoses semblables à celles de l'estomac.

Expérience II. — Soixante-quinze centigrammes de vert-de-gris mêlé avec des aliments furent donnés à un chien : une demi-heure après, l'animal fit de vains efforts pour vomir; mais il évacua beaucoup le restant de la journée et pendant la nuit; ses excréments, noirâtres, étaient mêlés de vers. Il succomba vingt-huit heures après l'ingestion du poison, et la mort fut précédée d'une grande prostration des forces. L'estomac, moins enflammé que dans le cas précédent, offrait çà et là quelques ecchymoses; le duodénum présentait une légère inflammation; il y avait dans l'iléum une large ecchymose. Le rectum était dans l'état naturel. (Drouard.)

Expérience III. — On fit avaler à un chien fort et robuste 1 gramme 60 centigrammes de vert-de-gris. L'animal ne tarda pas à faire de grands efforts pour vomir et à être agité par des mouvements convulsifs; trois heures après, il eut une hémorrhagie nasale; il évacua beaucoup de matières bilieuses, et il mourut cinq heures après l'empoisonnement. L'abdomen était distendu par une grande quantité de gaz fétides : il renfermait de la sérosité sanguinolente. Les intestins étaient généralement enflammés; l'inflammation de la membrane muqueuse était moins considérable que celle de la membrane péritonéale. L'estomac, sans érosion, offrait dans son intérieur une teinte verdâtre; les poumons étaient gorgés de sang; le cerveau ne présentait aucune trace d'inflammation ni d'épanchement. (Drouard.)

Expérience IV. — J'ai souvent administré du vert-de-gris et de l'acétate de cuivre à des chiens de différente taille, et j'ai constamment remarqué que lorsque la dose de verdet cristallisé (acétate de cuivre) introduite dans l'estomac était plus forte que 60 à 75 centigrammes, les animaux périssaient en moins de trois quarts d'heure; rarement ils pouvaient résister pendant une heure à l'action violente du poison. Les symptômes qui précédaient la mort étaient des vomissements abondants d'une matière bleuâtre, évidemment colorée par une portion de l'acétate de cuivre; de vains efforts pour vomir lorsque l'animal était parvenu à rendre tous les aliments contenus dans l'estomac, des cris plaintifs, une gêne extrême de la respiration, l'irrégularité et la fréquence du pouls, assez souvent une insensibilité générale; l'animal se couchait et paraissait mort; presque toujours il était agité par des mouvements convulsifs, et quelques instants avant de succomber, il offrait une roideur générale, des secousses tétaniques, et une grande quantité d'écume à la bouche.

A l'ouverture des cadavres, faite immédiatement après la mort, on remarquait que les muscles ne donnaient aucun signe de contractilité; la membrane muqueuse de l'estomac, enduite d'une couche bleuâtre, contenait une portion de la matière ingérée; cette couche était dure, comme racornie; lorsqu'on la raclait, on apercevait au-dessous la membrane muqueuse d'une couleur rosée. La trachée-artère et les bronches étaient remplies d'une écume blanche; les poumons étaient crépitants et présentaient quelques points rosés qui se détachaient sur un fond pâle. Le cœur ne battait plus.

Dans toutes ces expériences, il est aisé de démontrer la présence du cuivre dans le *foie*, la *rate* et les *reins*, en faisant bouillir ces organes pendant une ou deux heures dans de l'eau distillée, et en suivant le procédé qui sera indiqué à la page 807.

Expérience V. — J'ai appliqué sur le tissu cellulaire sous-cutané de la partie supérieure du cou d'un chien d'assez forte taille 8 grammes d'acétate de cuivre cristallisé et finement pulvérisé; on a réuni la plaie à l'aide de la suture. L'animal a succombé au bout de cinq jours, après avoir essayé de manger à plusieurs reprises.

Dans une autre expérience, la même dose de sel appliqué sur le tissu cellulaire de la cuisse d'un chien faible a déterminé la mort au bout de trente heures.

Cette expérience, répétée sur un gros chien, n'a pas été suivie de mort. Au bout de quarante-huit heures, l'animal, qui était à jeun depuis trois jours, avait une soif ardente et a bu un litre d'eau sans vouloir prendre d'aliments solides. Le lendemain, il a mangé avec appétit; il ne paraissait pas trop affaibli, et la démarche eût été libre et régulière sans la blessure grave de la cuisse. On l'a pendu soixante et dix-huit heures après le commencement de l'expérience.

Le foie, la rate et les reins de ces animaux, traités par l'eau bouillante pendant une ou deux heures, ont donné un *solutum* dans lequel il y avait du cuivre. Le tissu cellulaire sous-cutané et les muscles voisins des parties sur lesquelles le poison avait été appliqué étaient verts; mais cette coloration s'étendait à peine dans la profondeur des muscles; les parties touchées par le sel cuivreux étaient légèrement enflammées et se coloraient en brun-marron quand on les mettait en contact avec du cyanure jaune de potassium et de fer.

Expérience VI. — On dissolvit 10 centigr. de vert-de-gris dans 32 gram. d'eau distillée, et l'on injecta le *solutum* dans la veine jugulaire d'un chien de grande taille. Au moment de l'injection, l'animal fit des mouvements de mastication et de déglutition; un demi-quart d'heure après, il vomit et il eut des évacuations alvines : l'affaissement survint ainsi que le râle, et il mourut au bout d'une demi-heure. La trachée-artère et les bronches étaient remplies de mucosités écumeuses; les gros vaisseaux étaient gorgés d'un sang noir et fluide dont la coagulation fut très-facile (1).

Expérience VII. — La dissolution provenant du vert-de-gris traité par l'eau fut évaporée jusqu'à siccité, et 3 centigrammes du verdet résultant furent dissous dans 32 grammes d'eau distillée et injectés dans la veine jugulaire d'un chien assez fort. On observa, au moment de l'injection, les mêmes mouvements de mastication et de déglutition; l'animal vomit un quart d'heure après et resta languissant jusqu'au troisième jour, que les

(1) Drouard ne dit pas dans quel état se trouvait la membrane muqueuse intestinale : il est probable, par cela même, qu'elle ne présentait aucune altération.

extrémités parurent paralysées. Pendant ce temps, il ne voulut boire que de l'eau. Il périt le quatrième jour. A l'ouverture du cadavre, le sang, les vaisseaux, l'appareil gastrique, ne présentèrent rien de particulier.

Expérience VIII.—L'injection dans la veine jugulaire de 5 centigrammes d'acétate de cuivre dissous dans 16 grammes d'eau occasionne ordinairement la mort dans l'espace de dix ou douze minutes; l'animal fait sur-le-champ des mouvements de mastication et de déglutition qui sont suivis de vomissements avec efforts douloureux; il éprouve une grande difficulté de respirer; il est agité par des mouvements convulsifs très-violents; il se couche tout à coup, devient insensible; le râle se manifeste, et il meurt. A l'ouverture du cadavre, on ne trouve rien de remarquable dans l'appareil gastrique; la contractilité des muscles paraît éteinte, les poumons n'offrent aucune altération, et le cœur est sans action.

Observation Ire. — Le 4 septembre 1772, Navier fut appelé pour visiter, dans une même maison, neuf malades empoisonnés par le vert-de-gris.

Une jeune fille de dix-huit ans avait mangé du gâteau fait avec du beurre fondu, que l'on avait écumé avec une écumoire de cuivre, sur laquelle le corps gras s'était refroidi. Elle éprouvait de violents maux de tête et de grands vomissements. On lui fit boire abondamment, vingt-quatre heures après l'accident, de l'eau tenant en dissolution une petite quantité de substance salino-alcaline; elle prit ensuite de l'eau de casse émétisée, et les principaux accidents cessèrent promptement. Cette fille fut promptement guérie par l'usage des nourritures laiteuses.

Le père, la mère, trois jeunes enfants, et un garçon de dix-huit ans, avaient mangé du même gâteau, ainsi que de la soupe et de la viande provenant du pot au feu écumé avec la même écumoire, qui probablement n'avait pas été nettoyée. Des douleurs d'entrailles, des vomissements violents et fréquents, suivis d'un grand accablement, un pouls petit et serré, et des maux de tête considérables : tels furent les symptômes qui se manifestèrent. On leur administra une légère décoction de graine de lin et de guimauve un peu alcaline et édulcorée avec du sirop diacode; quelques heures après, on leur donna une eau de casse très-légère; l'effet de ces médicaments fut de procurer d'abondantes évacuations par haut et par bas. Au bout de sept à huit jours, la guérison fut achevée. Il en faut excepter la mère, qui, naturellement sujette à des vomissements, et douée d'un tempérament nerveux, fut plus fatiguée de l'action du poison, et tomba plusieurs fois en syncope : on parvint cependant à la rétablir, en insistant longtemps sur le régime laiteux.

Les deux autres individus avaient mangé une fricassée de pigeons préparée avec le bouillon fait dans le pot au feu dont nous avons parlé. L'un d'eux, âgé de trente à quarante ans, d'un tempérament fort, eut des vomissements considérables; l'autre, âgé de vingt-quatre ans, fort et robuste, ne ressentit les atteintes du poison qu'au bout de plusieurs heures, mais il fut tourmenté par des vomissements et des maux de tête violents; bientôt après il se déclara une fièvre intense, et il fut jeté dans un assoupissement léthargique occasionné par la violence des vomissements et par un état pléthorique. On lui fit deux saignées au bras et une au pied, on lui administra des boissons adoucissantes légèrement acalines et laxatives, et il fut rétabli dans l'espace de dix à douze jours. Quant au premier de ces deux individus, il fut traité comme les malades dont nous avons parlé précédemment, et il fut guéri dans trois jours (1).

Observation II.—M. Morizot-Deslandes fut prié d'aller, le 9 juillet 1781, au secours des jacobins de la rue Saint-Jacques, que l'on disait empoisonnés. Les malades, au nombre de vingt et un, se plaignaient de douleurs violentes, de coliques; ils avaient de la fièvre. Chez tous, les premiers accidents avaient été un grand mal de tête accompagné de faiblesse excessive dans les jambes et dans tout le corps, des douleurs sourdes sur le devant des cuisses, et, chez quelques-uns, des crampes dans les mollets. Ceux qui avaient été attaqués les premiers avaient éprouvé en outre une vive douleur dans l'estomac, accompagnée de l'anxiété précordiale qui lui est propre, et de tremblement dans les membres.

Chez quelques-uns, les symptômes ne s'étaient déclarés que le lendemain. M. Morizot apprit que les malades avaient mangé, le vendredi et le samedi à dîner, de la raie cuite dans une chaudière de cuivre; que le cuisinier, après avoir retiré une partie de l'eau qui avait servi à faire cuire le poisson, avait versé dessus du vinaigre pour le raffermir, et que la raie avait séjourné ainsi quelque temps dans la chaudière hors du feu. M. Morizot vit deux indications à remplir : énerver le poison et le chasser hors du corps; il donna d'abord du lait coupé avec quatre parties d'eau, une eau gommeuse, des bouillons légers de viande, avec des lavements émollients; après quatre ou cinq jours, il prescrivit les minoratifs doux, tels que la casse et la manne dans le petit-lait, et ensuite le séné. Tous les malades furent guéris en peu de temps.

Il ajoute qu'un étranger qui avait dîné au couvent, et auquel on avait donné l'émétique, fut très-mal, et n'était pas encore rétabli au mois de septembre (2).

Observation III (3). — Le 3 juillet 1778, Jeanroy fut appelé pour voir le nommé By et sa femme, fruitiers, qui avaient mangé à dîner et à souper du veau qu'on avait conservé dans un vase de terre sur lequel on avait placé un couvercle de cuivre; comme il y avait beaucoup de viande, elle fut refoulée par le couvercle, et elle s'imprégna de vert-de-gris. Le nommé Duval et sa femme, demeurant dans la même maison, en avaient aussi mangé à leur dîner le même jour. Le premier qui éprouva des accidents fut le nommé Duval; le jeudi, à deux heures du matin, il fut réveillé par des coliques d'estomac qui furent suivies de vomissements. Son épouse, quelques heures après, se plaignit de tiraillements et de coliques douloureuses :

---

(1) Navier, ouvrage cité, t. I, p. 304 et suiv.

(2) Drouard, ouvrage cité, p. 34.

(3) *Mémoires de la Société royale de médecine*, p. 215, année 1778.

l'usage répété du lait et des lavements mucilagineux suffit pour leur guérison.

Le nommé By éprouva le même jour, sur les sept heures du matin, des douleurs vives à l'estomac, des nausées, des vomissements fréquents; il ressentait, à des époques peu éloignées, des coliques affreuses suivies de crispation dans tous les membres et accompagnées de sueurs abondantes. La femme By éprouvait les mêmes accidents, à l'exception des coliques, qui n'étaient ni aussi violentes ni aussi répétées; elle se plaignait beaucoup de la tête; le pouls de l'un et de l'autre était petit, inégal, et quelquefois convulsif. On leur avait donné, ainsi qu'aux deux premiers, des lavements mucilagineux et du lait. Jeanroy s'opposa à ce qu'on leur continuât le lait; et comme leur langue était très-chargée, et qu'on ne pouvait espérer de soulagement qu'en débarrassant l'estomac, il ordonna qu'on leur administrât de l'eau émétisée à la dose de 30 centigrammes sur 750 grammes d'eau. Le mari en prit 10 centigrammes, et la femme 15 : ce moyen procura des vomissements d'une bile verdâtre, avec des morceaux de lait caillé, et alors les malades éprouvèrent un soulagement marqué. La femme ne se plaignit plus que de légères douleurs à l'estomac, et le mari de coliques qui se sont soutenues pendant trois jours.

Après avoir, avec de l'émétique, rempli la première indication, Jeanroy fit donner au nommé By et à sa femme, pour boisson ordinaire, une forte décoction de racine de guimauve; de plus ils prenaient, de demi-heure en demi-heure, deux cuillerées d'une potion faite avec 186 grammes d'huile d'amandes douces, 64 grammes de sirop de guimauve, et 32 grammes de sirop diacode; et de deux heures en deux heures, des lavements faits avec la graine de lin, auxquels on ajoutait de l'huile d'olives; le soir, un bol de thériaque, et chaque quatre heures un bouillon gras. A l'aide de ces différents moyens, les malades furent bientôt hors de danger.

Observation IV. — N***, ouvrier bijoutier, âgé de quarante-quatre ans, plongé dans la misère la plus profonde, résolut de s'empoisonner, et avala, le 23 juin 1812, à minuit, environ 16 grammes de vert-de-gris délayé dans une petite quantité d'eau. Dans la journée du 22 et du 23, N*** avait pris pour toute nourriture une soupe à l'oseille. Un quart d'heure après avoir bu le poison, il eut des coliques atroces, des vomissements abondants et des déjections alvines copieuses : ces symptômes persistaient encore à cinq heures du matin, heure à laquelle il entra à l'Hôtel-Dieu. On lui administra de l'eau de gomme, du lait et des lavements émollients. Trois heures après son arrivée, il présenta l'état suivant : visage triste, abattu; yeux profondément cernés, langue humide, bouche pâteuse, anorexie, crachotements, renvois de vert-de-gris, soif très-intense; pouls petit, régulier, donnant 80 pulsations par minute. (Même traitement.) A deux heures et demie, nouveaux vomissements de matières verdâtres foncées. A quatre heures, il se manifesta un ictère. Pendant la nuit, coliques légères, continuation des vomissements, trois selles qui amenèrent un peu de soulagement et le sommeil. Le lendemain (deuxième jour de l'accident), jaunisse très-intense, expression de calme, langue grisâtre, bouche pâteuse avec un goût de vert-de-gris; cessation des vomissements et des rapports cuivreux; abdomen rétracté, très-peu sensible à la pression; pouls régulier, développé; chaleur de la peau naturelle, tête lourde, légère surdité. (Eau de Vichy avec du petit-lait, deux lavements émollients.) Le malade eut dans la journée quatre selles de matières grisâtres. Le 26 (troisième jour de l'accident), continuation des mêmes symptômes, malaise général, soif vive; urine trouble, d'un rouge foncé avec un sédiment jaunâtre. (Même traitement.) Le 27 (quatrième jour), diminution marquée de tous les symptômes, retour de l'appétit, faiblesse générale. (Continuation des mêmes moyens; bouillon, vermicelle.) Le 16 juillet, l'ictère était dissipé, et le malade était en pleine convalescence (1).

Observation V. — Drouard dit dans l'ouvrage déjà cité, p. 391 : Il y a environ dix années, lorsque je commençais à me livrer à l'étude de la médecine par celle de la pharmacie, je pris par ignorance à peu près 4 grammes d'un mélange de vert-de-gris, de miel et de vinaigre, improprement appelé *onguent égyptiac*. Je sortais de déjeuner assez copieusement. Un quart d'heure après, j'eus des rapports cuivreux et un crachement continuel : ce qui fit reconnaître l'empoisonnement. On m'administra une potion huileuse et on me fit boire du lait : deux ou trois heures après, j'éprouvai un grand mal de tête, avec soif et des coliques assez violentes; mon ventre se tuméfia si rapidement, que je fus obligé de relâcher la ceinture de ma culotte; des évacuations copieuses se déclarèrent. Un médecin appelé conseilla des boissons mucilagineuses et des lavements émollients; les selles continuèrent en petite quantité, avec ténesme et perte des forces; elles ne cessèrent que vers le huitième jour, où commença ma convalescence. Après cet accident, j'ai conservé pendant longtemps une telle aversion pour le cuivre, qu'il me suffisait, pour avoir des nausées, de sentir ce métal.

Observation VI. — Ayant été requis pour aller voir M. Dubroc, ancien échevin de Bayonne, je le trouvai dans son lit, avec un vomissement continuel, des crampes aux extrémités, des mouvements convulsifs et des douleurs de ventre cruelles; son épouse et ses deux servantes étaient également attaquées, si ce n'est que les accidents ne se montraient pas aussi compliqués dans ces dernières qu'ils l'étaient dans la personne de M. Dubroc.

Cela me fit juger que ce vomisssement était occasionné par quelque chose d'extraordinaire : effectivement, après quelques questions, ils me répondirent qu'ils avaient mangé des œufs à l'oseille et au beurre, qui avaient été préparés dans un vaisseau de cuivre, que je vis, et qui était tapissé de vert-de-gris.

Ne doutant plus que ce devait être l'acide de l'oseille qui avait dissous une partie de cuivre, et que les accidents provenaient de ce métal, qui irritait et corrodait les membranes de l'estomac, et me trouvant dénué, dans ce moment critique, de ressources, je me suis déterminé à donner à M. Dubroc un bon verre de vinaigre, et à madame, chez qui les accidents n'étaient pas si considérables, un demi-verre.

(1) Observation communiquée par le Dr Picquet de la Houssiette.

Une demi-heure après qu'ils eurent pris le vinaigre, les malades me dirent qu'ils avaient senti dans leur estomac une espèce d'effervescence considérable; le vomissement s'ensuivit peu de temps après, et les accidents se calmèrent. Je fis donner ensuite beaucoup d'huile et des décoctions émollientes en lavement. Une servante qui n'a pas bu de vinaigre a failli périr, malgré les eaux de poulet, les émollients, la thériaque, etc. (1).

Observation VII. — Dupuytren rapporte qu'une famille entière a été empoisonnée pour avoir mangé des écrevisses qui avaient cuit et séjourné dans un chaudron de cuivre où l'on avait versé le vinaigre avec lequel, dans certains endroits, on les assaisonne. Trois personnes avancées en âge moururent des suites de cet empoisonnement; les autres y survécurent (2).

Observation VIII. — Deux hommes, ayant mangé d'un ragoût préparé dans des vaisseaux de cuivre qu'on avait négligé d'étamer, périrent empoisonnés, après avoir éprouvé pendant une heure environ des cardialgies violentes, auxquelles succédèrent des vomissements énormes et un ténesme continuel. Tous les remèdes qu'on leur administra furent inutiles. A l'ouverture des cadavres, on vit le canal alimentaire distendu par une grande quantité de gaz, rougé en divers endroits, et principalement dans les intestins grêles; le pylore et le duodénum étaient atteints de gangrène; l'intestin rectum était percé en deux points; l'œsophage et le pharynx paraissaient être dans leur état naturel (3).

Observation IX. — L'enfant d'un peintre ayant avalé une dissolution de vert-de-gris, en mourut. A l'ouverture de son corps, on trouva l'estomac enflammé et très-épais dans sa substance, surtout vers le pylore, dont le contour était tellement gonflé que l'orifice en était presque oblitéré; les intestins grêles étaient enflammés dans toute leur étendue et gangrenés en divers endroits, et même percés au point qu'une partie de la liqueur verdâtre qui était contenue dans le canal intestinal s'était épanchée dans la cavité du bas-ventre; les gros intestins étaient distendus outre mesure dans quelques points, et très-rétrécis dans d'autres; mais le rectum était ulcéré dans toute sa surface interne, et percé en plusieurs endroits (4).

Observation X. — M. L., ancien militaire, âgé de vingt-neuf ans, bien constitué, mais doué d'une imagination vive et irritable, était violemment épris d'une jeune personne. Des circonstances impérieuses s'opposant à leur union, M. L. devint mélancolique et prit la résolution de se suicider. Il avala une forte dose de poison, se coucha sur-le-champ et s'endormit; des douleurs intolérables dans l'abdomen ne tardèrent pas à le réveiller. Il était couché sur le dos, la tête renversée en arrière; il s'agitait prodigieusement; il jetait par intervalles des cris aigus sans pouvoir parler, à cause

(1) *Journ. de médecine, chirurgie et pharmacie*, t. VI, observ. de M. Fabas, p. 552.

(2) Drouard, ouvrage cité, p. 74.

(3) *Observations sur les effets des vapeurs méphitiques chez l'homme*, par Portal, p. 436, année 1787.

(4) Portal, *idem*, p. 439.

de la contraction tétanique des mâchoires et du spasme de la gorge; le ventre était dur, peu gonflé et singulièrement douloureux au toucher; l'estomac de temps en temps faisait effort pour se contracter; le pouls était petit, concentré et cependant régulier; mais l'altération des traits du visage indiquait les angoisses du malade. Les mâchoires ayant été écartées avec force, on introduisit dans l'estomac une quantité considérable d'eau tiède et d'eau de guimauve; on lui donna aussi des lavements de même nature. M. L., revenu totalement à lui au bout de deux heures, avoua, après quelques difficultés, qu'il avait avalé une tablette de couleur contenant une forte dose de vert-de-gris. On continua le traitement pendant quelques heures; il eut un plein succès, et le malade se trouva rétabli en peu de jours. (*Gazette de santé,* 5 juillet 1820.)

Symptômes de l'empoisonnement par l'acétate de cuivre et le vert-de-gris.

Les accidents développés par ces toxiques se manifestent tout à coup, ou plusieurs heures après leur ingestion. Dans ce dernier cas, ils sont produits par des aliments cuits dans des casseroles mal étamées, et ils ne se font sentir que lorsque déjà ces aliments sont à moitié digérés ou complétement digérés; dans l'autre cas, les effets suivent de près l'introduction du poison dans l'estomac, parce que, le plus ordinairement, ce toxique est donné dans un liquide alimentaire, et qu'il n'est pas retenu par des substances solides, dans lesquelles il serait uniformément disséminé.

Presque immédiatement après l'ingestion de l'un de ces sels, administré seul ou dans une boisson quelconque, on observe les symptômes suivants: saveur âcre, styptique, métallique, cuivreuse; aridité et sécheresse de la langue et de toutes les parties de la bouche; sentiment de strangulation; bientôt après, il y a des rapports cuivreux, des nausées et des vomissements opiniâtres; puis le malade rend une quantité prodigieuse de salive, dans laquelle on peut constater la présence d'un composé cuivreux; ce symptôme, que MM. Flandin et Danger ont *donné comme nouveau,* en 1843, était décrit depuis un temps immémorial par les auteurs, sous le nom de *crachotement continuel* (voy. ma *Toxicologie générale,* 1re édition, publiée en 1814). L'estomac ne tarde pas à être tiraillé, et il est souvent fort douloureux; le malade éprouve des coliques atroces; les déjections alvines sont très-fréquentes, quelquefois sanguinolentes et noirâtres, avec ténesme et débilité; l'abdomen est ballonné et douloureux; le pouls est petit, irrégulier, serré et fréquent; la chaleur de la peau, le plus souvent, n'est pas plus intense que dans l'état naturel; il y a des sueurs froides, de l'anxiété précordiale, de la dyspnée et des syncopes; le malade est tourmenté par une soif ardente, et il urine fort peu. Indépendamment de ces accidents, il survient une céphalalgie plus ou moins violente, des vertiges, de l'abattement, une grande faiblesse dans les membres, des crampes et des convulsions; quelquefois la gangrène s'empare des intestins, ce que l'on reconnaît à la cessation presque subite de la douleur, à la petitesse et à l'excessive faiblesse du pouls, qui est filiforme et imperceptible, à la fréquence des hoquets et à l'abondance des sueurs froides. Quelques heures suffisent pour amener la mort des malades. Parmi les symptômes que je viens de décrire, ceux que l'on remarque le plus généralement sont les vomissements et les coliques; il peut même se faire qu'il ne s'en manifeste pas d'autres, si la dose du toxique avalé est faible.

Les effets produits par des *casseroles mal étamées* ressemblent beaucoup aux précédents, et cela doit être. Que s'est-il passé pendant que les aliments séjournaient dans une casserole en cuivre en partie dépouillée de l'étamage que recouvrait celui-ci? Le cuivre s'est oxydé, et, si les aliments contenaient de l'acide acétique, de l'acide oxalique, de l'acide citrique, etc., il a pu se former de l'acétate, de l'oxalate ou du citrate de cuivre; on voit donc qu'il n'est pas exact de dire que l'intoxication occasionnée par des aliments cuits dans des casseroles mal étamées soit toujours produite par du vert-de-gris, car elle peut être due aussi bien à de l'acétate qu'à de l'oxalate ou à du citrate de cuivre, voire même à de l'oxyde de ce métal; il est des cas où elle est le résultat de l'ingestion d'un *savon cuivreux :* que l'on fasse fondre, par exemple, du beurre dans une casserole en cuivre mal étamée, et qu'on la laisse refroidir, les parties de la casserole dans lesquelles le cuivre est mis à nu s'oxyderont, et bientôt après, les acides du beurre se combineront avec l'oxyde de cuivre pour former du margarate, du stéarate, du butyrate, du caprate, etc., d'oxyde de cuivre. Quoi qu'il en soit, huit, dix, douze ou quinze heures après avoir mangé des mets ainsi empoisonnés, les individus éprouvent une céphalalgie intense, de la faiblesse et des tremblements dans les membres, des crampes, des douleurs abdominales, des nausées, des vomissements, des évacuations alvines, des sueurs abondantes, et ils rendent une quantité considérable de salive; le pouls est petit, inégal, et très-fréquent. Ordinairement les malades se rétablissent s'ils ont été convenablement secourus, parce que les aliments ne renferment qu'une petite quantité d'oxyde de cuivre; il en serait autrement si la dose du sel cuivreux ou de l'oxyde de cuivre ingérée avait été très-forte. Dans tous les cas, les symptômes qui persistent le plus sont les douleurs à l'épigastre et les coliques.

Lésions de tissu produites par l'acétate de bioxyde de cuivre et par le vert-de-gris.

En ouvrant immédiatement après la mort les cadavres des chiens que j'avais empoisonnés avec l'un ou l'autre de ces sels et qui avaient succombé une, trois ou cinq heures après l'ingestion du toxique, j'ai remarqué que les muscles ne donnaient aucun signe de contractilité; la membrane muqueuse de l'estomac, enduite d'une couche bleuâtre, contenait une portion de la matière ingérée; cette couche était dure, comme racornie, et lorsqu'on la raclait, on apercevait au-dessous la membrane muqueuse d'une couleur rouge ou rosée. La trachée-artère et les bronches étaient remplies d'une écume blanche; les poumons étaient crépitants et présentaient quelques points rosés qui se détachaient sur un fond pâle. Le cœur ne battait plus.

Chez l'homme on a vu le canal alimentaire distendu par une grande quantité de gaz, l'estomac enflammé et très-épais dans sa substance, surtout vers le pylore; quelquefois le contour de cette ouverture était tellement gonflé, que celle-ci était presque oblitérée. Les intestins grêles étaient enflammés dans toute leur étendue et dans certains cas gangrenés et percés en un ou en plusieurs points; alors le liquide qu'ils renfermaient s'était épanché dans la cavité de l'abdomen. Les gros intestins ont été trouvés distendus outre mesure dans quelques points et rétrécis dans d'autres. Le rectum a été quelquefois le siége d'ulcérations étendues et même de perforations. Laporte, chirurgien de Paris, a vu un homme tué en quelques heures par une boule de cire chargée de vert-de-gris qu'il avala par mégarde; son estomac offrit une eschare très-considérable (*Encyclopédie méthodique, Médecine,* t. V, 1re partie, p. 247).

Action de l'acétate de bioxyde de cuivre et du vert-de-gris sur l'économie animale.

Il résulte des nombreuses expériences tentées par Drouard et par moi, et des observations recueillies chez l'homme :

1° Que ces composés sont absorbés, et qu'on peut constater leur présence dans le foie, dans la rate, dans les reins, etc., soit qu'ils aient été introduits dans le canal digestif, soit qu'on les ait appliqués sur le tissu cellulaire sous-cutané ou sur la peau ulcérée.

2° Qu'ils existent aussi dans le *sang* des animaux empoisonnés, malgré l'assertion contraire de MM. Flandin et Danger, qui n'ont pas craint d'annoncer que les poisons avec lesquels on avait tué des animaux *ne se trouvaient jamais dans le sang*, et qui, à l'occasion des poisons cuivreux notamment, ont osé dire qu'on n'en découvrait pas dans le sang, à quelque époque de la maladie que l'on saignât les chiens, et alors même que l'on analyserait tout le sang que l'on pourrait recueillir après la mort des animaux empoisonnés.

3° Que les accidents auxquels ils donnent naissance doivent être attribués à l'inflammation qu'ils développent dans les tissus du canal digestif, et surtout à l'action qu'ils exercent, après avoir été absorbés, sur le système nerveux, et probablement aussi sur les organes de la circulation et de la respiration.

4° Que l'acétate de bioxyde de cuivre exerce une action plus énergique que le vert-de-gris.

Élimination des sels de cuivre.

Il résulte des recherches faites par mon neveu, le Dr I.-L. Orfila : 1° qu'en administrant à des chiens, pendant quinze jours, des aliments contenant 15 milligrammes de sulfate de cuivre, on trouve encore du cuivre dans leurs foies, dans leurs estomacs et dans leurs poumons, *soixante* jours après que les animaux ont cessé de prendre le sel cuivreux ; 2° qu'en donnant pendant soixante-quinze jours des aliments mêlés avec la même dose de sulfate de cuivre, on découvre ce métal dans les organes précités, *soixante dix-sept* jours après la cessation de la nourriture cuivreuse ; 3° que l'urine de ces chiens n'a fourni du cuivre que dans les vingt-quatre heures qui ont suivi l'administration, et encore n'en a-t-on pas retiré constamment.

Traitement de l'empoisonnement par le vert-de-gris.

Existe-t-il quelque contre-poison du vert-de-gris ?

Sulfures. Navier, dans son ouvrage sur les contre-poisons, préconise les polysulfures de potassium, de calcium et de fer, comme devant décomposer et transformer le vert-de-gris en sulfure de cuivre insoluble. Drouard a tenté des expériences dont les résultats infirment l'assertion de Navier.

« Trop irritants par eux-mêmes, ces sulfures ajoutent aux dangers que l'on veut combattre, et quoiqu'ils produisent en effet la décomposition qu'on en attendait, le précipité conserve encore assez de propriétés vénéneuses pour produire les accidents les plus fâcheux, et même la mort » (1).

Expérience Ire. — Drouard injecta dans l'estomac d'un chien assez fort, qui venait d'avaler 75 centigrammes de vert-de-gris, 120 grammes de dissolution de sulfure de potassium ; au bout d'un quart d'heure, l'animal fit des efforts pour vomir, et rendit quelques mucosités brunâtres : il mourut trente heures après. La membrane muqueuse de l'estomac était violemment enflammée dans certains points, et presque gangrenée dans d'autres.

Expérience II. — La même dose de sulfure de potassium fut injectée dans l'estomac d'un chien auquel on avait fait prendre, peu d'instants auparavant, la même quantité de vert-de-gris mêlé avec des aliments ; l'animal fit également des efforts pour vomir ; il évacua une matière liquide,

(1) Drouart, ouvrage cité, p. 60.

noire et mêlée de vert, et périt trente-quatre heures après l'ingestion du poison. A l'ouverture du cadavre, on trouva l'estomac et le duodénum enflammés; les intestins grêles offraient des ecchymoses.

Expérience III. — Soixante-quinze centigrammes de vert-de-gris furent traités par l'eau; le liquide résultant, mêlé avec une dissolution de sulfure de potassium, fut injecté dans l'estomac d'un chien assez fort. Mêmes efforts pour vomir, et mort dans le même espace de temps.

Expérience IV. — Les autres sulfures alcalins fournirent des résultats analogues.

Alcalis. Ils ne peuvent pas non plus être considérés comme des moyens capables de neutraliser l'action du vert-de-gris sur l'économie animale; ils jouissent, à la vérité, de la faculté de décomposer ce sel; mais l'oxyde de cuivre qui provient de cette décomposition est doué des propriétés délétères les plus énergiques. Tous les animaux auxquels j'ai fait prendre ces alcalis mêlés avec le vert-de-gris sont morts dans un espace de temps très-court.

Infusion de noix de galle. Cette infusion, conseillée par Chansarel dans l'empoisonnement par le vert-de-gris, n'offre aucun des avantages des antidotes.

Sucre. On a cru pendant longtemps que le sucre était le contre-poison du vert-de-gris. Marcelin Duval, après avoir rapproché plusieurs faits, conclut « que le sucre et ses préparations sont spécifiques du vert-de-gris.» Je vais faire connaître les principaux faits qui l'ont porté à tirer cette conclusion.

1° Gallet, ex-pharmacien en chef des armées, fut empoisonné par le vert-de-gris; il eut des vomissements, des coliques, et d'autres symptômes fâcheux. L'eau sucrée et le sucre solide, pris en grande quantité, firent cesser les accidents. Le lendemain, il eut vingt-deux selles, et il fut complétement guéri.

2° Duval introduisit dans l'estomac d'un chien, à l'aide d'une sonde de gomme élastique, une dissolution de 16 grammes d'oxyde de cuivre dans l'acide acétique. Quelques minutes après, il fit une injection de 128 gram. d'eau saturée de sucre; il la répéta à chaque demi-heure, et il employa ainsi 384 grammes de sirop commun: l'animal éprouva des frissons et quelques mouvements convulsifs. La dernière injection fut suivie d'un calme parfait; il s'endormit, et ne donna depuis aucun signe d'incommodité.

3° D***, canonnier d'artillerie de marine, commit quelque faute qui le porta à préférer le suicide à la peine que lui réservaient les lois militaires. Le 5 ventôse an XII, à quatre heures après midi, il avala d'un seul trait 48 grammes d'oxyde de cuivre acéteux dans 128 grammes d'eau. Il ressentit, quelques instants après, une douleur vive et déchirante à l'épigastre. Il était très-agité, et se refusait opiniâtrement à tout secours. Ses chefs le firent transporter à l'hospice principal. D*** délirait, eut des faiblesses et des convulsions ; les membres et le tronc se roidissaient, les mâchoires étaient serrées ; tout annonçait le danger le plus imminent. Duret lui fit prendre un verre d'eau sucrée : des vomissements succédèrent ; les matières rendues étaient saturées de vert-de-gris. On continua la même boisson sous forme sirupeuse, pour ne pas surcharger l'estomac. Une heure s'était à peine écoulée depuis l'emploi commencé de ce moyen, que la scène changea de face. Tous les spectateurs, qui désespéraient de ce jeune homme, virent les symptômes les plus alarmants s'éclipser peu à peu. Trois heures après, il ne se plaignit plus que d'une soif ardente, d'une certaine gêne dans la déglutition, et de quelques coliques ; le pouls était développé. Même boisson pendant la nuit. Le lendemain, symptômes d'une fièvre angioténique : le pouls fréquent, dur ; tension douloureuse de l'abdomen, constipation opiniâtre. Les prescriptions du jour furent la même boisson sucrée, des lavements émollients. Le surlendemain, léger météorisme du ventre, céphalalgie, esquinancie pharyngienne, dureté du pouls, chaleur à la peau. Aux prescriptions de la veille, on ajouta une saignée. Le troisième jour, cessation des accidents. Il y eut une détente générale, sueurs, selles et urines copieuses. La convalescence fut courte et heureuse.

4° Le 21 frimaire an XII, on servit à l'état-major de la goëlette *la Fine* un potage au riz, fait dans une casserole de cuivre mal étamée, et qu'on y avait laissé pendant quelques heures. Bientôt deux officiers se plaignirent de douleurs déchirantes au creux de l'estomac, de coliques intestinales, et eurent des vomissements violents, accidents qui s'évanouirent par l'usage du sucre et de l'eau sucrée. L'officier de santé et l'agent comptable éprouvèrent des coliques atroces. Ils burent du sirop, et ne tardèrent pas à ressentir un calme parfait ; ils eurent une grande quantité de selles (1).

Il m'a semblé utile de tenter quelques expériences pour déterminer si les avantages obtenus avec l'eau sucrée dépendaient du sucre ou du liquide dans lequel il est dissous.

Expérience Ire. — J'ai donné à un gros chien 75 centigrammes de verdet pulvérisé et incorporé dans de la mie de pain ; deux minutes après, je lui ai fait prendre 64 grammes de sucre blanc en poudre ; au bout d'un quart d'heure, l'animal a poussé des cris plaintifs, qui ont cessé de suite, mais qui ont recommencé au bout de huit minutes. Quelques heures après, l'animal paraissait fort bien portant. Le lendemain, il était très-gai et très-agile, et s'est échappé sans qu'on ait pu le saisir.

Expérience II. — J'ai fait avaler à un autre chien assez robuste 60 centigram. de verdet pulvérisé, et immédiatement après, je lui ai donné 64 gram. de cassonade ; au bout de dix minutes, vomissements de mucosités vertes et blanches peu abondantes, cris plaintifs, nouveaux vomissements de matières vertes, mouvements convulsifs de tous les muscles, sauts brusques,

(1) Marcelin Duval, ouvrage cité, p. 33.

selles verdâtres, grands efforts pour vomir, mais sans succès. Vingt-quatre heures après, l'animal était très-bien portant, et s'est échappé comme l'autre.

Expérience III. — J'ai fait manger à un chien 64 grammes de foie dans lequel j'avais mis 1 gramme 25 centigrammes de vert-de-gris parfaitement pulvérisé ; immédiatement après, je lui ai fait prendre 192 grammes de cassonade en poudre : l'animal n'a donné, pendant les deux premières heures, aucun signe de douleur ; mais tout à coup, il a été pris de vomissements de matières vertes, assez abondantes, rendues sans effort ; ces vomissements ont cessé au bout de dix minutes ; l'animal s'est couché, il a eu deux selles, et le lendemain matin, il était presque rétabli. Deux jours après, j'ai commencé à le nourrir avec du lait, et il a été parfaitement guéri dans l'espace de six jours.

Expérience IV. — Un quatrième chien, de taille moyenne, et déjà affaibli par une autre expérience, a pris 75 centigrammes de verdet : immédiatement après, je lui ai fait avaler 64 grammes de cassonade en poudre : vomissement de matières jaunâtres, cris plaintifs ; et au bout de vingt minutes, nouveaux vomissements de matières épaisses, couleur de verdet. Le lendemain, l'animal était en bonne santé.

Expérience V. — Soixante-quinze centigrammes de vert-de-gris furent traités par l'eau bouillante, et mêlés avec 192 grammes d'eau chargée de sucre ; on introduisit le mélange dans l'estomac d'un chien, et on lia l'œsophage. L'animal éprouva tous les symptômes de l'empoisonnement, et périt au bout de neuf heures. Le canal digestif offrait une inflammation étendue, en tout semblable à celle qu'aurait produite le vert-de-gris s'il eût été administré seul. On fit l'analyse du liquide contenu dans l'estomac, et on s'assura que le sel de cuivre n'avait pas été décomposé, car il précipitait abondamment en noir par l'acide sulfhydrique, et en brun-marron par le cyanure jaune de potassium et de fer. Cette expérience fut répétée six fois, et offrit les mêmes résultats.

Expérience VI. — On fit manger à un chien robuste 250 grammes de sucre brut (cassonade) ; immédiatement après, on introduisit dans l'estomac 75 centigrammes de verdet dissous dans 128 grammes d'eau fortement sucrée ; l'œsophage fut lié. Une heure après, l'animal éprouvait déjà les symptômes de l'empoisonnement ; on lui fit prendre 192 grammes de sucre dissous dans l'eau ; les symptômes acquirent plus d'intensité, et la mort eut lieu deux heures après l'ingestion de la substance vénéneuse. L'estomac et le rectum étaient fortement enflammés ; et le sel cuivreux n'avait pas été décomposé. Cette expérience fut répétée cinq fois, et fournit des résultats analogues.

Expérience VII. — Convaincu par les faits qui précèdent que le sucre ne pouvait être regardé comme l'antidote du vert-de-gris, je voulus savoir si son administration ne serait pas utile pour calmer l'irritation produite par ce sel : à cet effet, je fis prendre à plusieurs animaux depuis 40 jusqu'à 60 centigrammes de vert-de-gris, et je leur laissai la faculté de vomir ; quelques-uns d'entre eux furent négligés et périrent. Je donnai à d'autres une grande quantité de sucre et d'eau sucrée, divisée en plusieurs doses souvent réitérées, et j'en obtins de très-bons effets.

Il résulte de ces expériences :

1° Que le sucre ne décompose pas, au moins complétement, le vert-de-gris qui a été introduit dans l'estomac, qu'il ne l'empêche pas d'agir comme toxique, et par conséquent qu'il n'est pas son contre-poison ;

2° Qu'il est utile pour calmer l'irritation développée par ce poison, lorsque celui-ci a été préalablement expulsé par le vomissement ;

3° Que les différents cas de guérison de cet empoisonnement qui ont fait donner au sucre le titre de *spécifique* s'expliquent naturellement, en faisant attention que le vert-de-gris avait été vomi ou qu'il avait été pris en très-petite quantité.

Albumine. Les avantages réels que l'albumine m'avait offerts pour s'opposer aux effets du sublimé corrosif, et la grande facilité avec laquelle cette substance animale se combine avec le vert-de-gris, même à la température ordinaire, m'engagèrent à tenter de nouvelles expériences, qui furent suivies du plus grand succès.

Expérience VIII. — On détacha et perça d'un trou l'œsophage d'un chien robuste et de moyenne taille ; on introduisit dans l'estomac 2 grammes de vert-de-gris dissous dans 90 grammes d'eau bouillante et mêlés à six blancs d'œuf parfaitement délayés dans 240 grammes d'eau ; l'œsophage fut lié. Au bout de cinq heures, l'animal eut plusieurs selles muqueuses, mêlées d'une matière d'un blanc verdâtre, que l'on reconnut être le précipité formé par l'albumine et par le sel métallique. Au bout de cinq heures, nouvelles selles. Cinq jours après l'opération, l'animal n'avait éprouvé aucun phénomène remarquable ; il était un peu abattu. L'abattement augmenta les deux jours suivants, et la mort eut lieu le septième jour. A l'ouverture du cadavre, faite le lendemain, il fut impossible de découvrir la moindre trace d'altération dans le canal digestif. Cette expérience, répétée huit fois avec des doses de vert-de-gris qui variaient depuis 1 gramme $^1/_2$ jusqu'à 2 grammes, fournit constamment les mêmes résultats. Il en fut de même lorsqu'on introduisit d'abord la dissolution métallique, et, une ou deux minutes après, celle d'albumine : dans ce cas, les animaux firent des efforts pour vomir. Il est évident que cette dose de vert-de-gris, administrée seule, aurait dû déterminer la mort au bout d'une ou deux heures, et que l'estomac se serait trouvé fortement enflammé : d'où l'on doit conclure que le vert-de-gris s'est combiné avec l'albumine, et que le blanc d'œuf est un de ses contre-poisons.

M. le docteur Postel n'adopte pas ces conclusions ; il commence par établir qu'il a été prouvé par M. Girardin de Rouen, « que le sucre décompose le verdet et le vert-de-gris, non-seulement à la température de l'ébullition, mais encore à la température de 30° centigr. ; que cette décomposition est plus ou moins rapide, selon la concentration des liquides, et que, dans l'un ou l'autre cas, les sels sont réduits à l'état de protoxyde.» Il rapporte ensuite quelques expériences qu'il a tentées sur les animaux vivants, et qui lui font croire que le sucre exerce une action analogue dans l'estomac, puisque les animaux auxquels on l'administre résistent un laps de temps beaucoup plus considérable que dans les cas contraires, et que les altérations observées après la mort sont loin d'être en rapport avec celles que l'on trouve ordinairement après les empoisonnements causés par les préparations cuivreuses. En conséquence, il range le sucre parmi les antidotes du vert-de-gris et du verdet. (Thèse soutenue à la Faculté de médecine de Paris, le 25 août 1832.)

Il est aisé de voir que le travail de M. Postel est insuffisant pour justifier une pareille conclusion ; en effet, dans *une première série* d'expériences, trois chiens sont empoisonnés par 4 grammes de vert-de-gris, et on leur laisse la faculté de vomir ; ils vomissent une fois, *peu de temps* après l'ingestion du poison ; on leur donne une grande quantité d'eau saturée de *cassonade*, et ils ont encore quelques vomissements et quelques selles. Deux de ces animaux se rétablirent, et le troisième *succomba*. L'estomac de ce dernier était fortement enflammé, et présentait quelques légères ulcérations. Il est à regretter que M. Postel n'ait pas porté son attention sur la nature du composé cuivreux qui pouvait rester dans le canal digestif de cet animal ; le vert-de-gris avait-il été décomposé et transformé *en protoxyde de cuivre?* Le silence que garde l'auteur à cet égard tend à faire croire qu'il n'en est rien, car il aurait été frappé par la présence d'une poudre rougeâtre dans l'estomac ou dans les intestins.

Sur trois animaux empoisonnés de même et traités par l'eau albumineuse, deux périrent après avoir vomi, et l'autre fut guéri ; l'estomac de ceux qui succombèrent était enflammé et ulcéré. M. Postel a conclu de là que le terme moyen de la mortalité pour les chiens auxquels on administre du sucre est *d'un tiers,* et de ceux auxquels on donne de l'albumine *de deux tiers*. Mais, indépendamment de ce que les essais n'ont pas été assez multipliés pour autoriser une pareille conclusion, comment ne s'est-on pas inquiété de savoir *combien de fois* chacun de ces chiens avait vomi, combien ils avaient eu de selles, et surtout à quelle époque ces évacuations avaient eu lieu ? N'est-il pas évident que si les deux chiens traités par l'albumine ont eu des évacuations moins fréquentes et plus tardives que ceux qui avaient pris du sucre, les résultats signalés ne signifient plus rien ?

Dans une autre *série d'expériences,* après avoir empoisonné des chiens avec 1 gramme 60 centigrammes de verdet cristallisé, dissous dans 60 grammes d'eau, M. Postel leur a donné de la cassonade délayée dans l'eau ou de l'albumine (blanc d'œuf); puis il a lié l'œsophage. Les animaux traités par le sucre ont eu *deux selles faiblement colorées en bleu*, et sont morts au bout de *trois heures*. L'œsophage présente les symptômes de l'*inflammation la plus violente ;* l'estomac, légèrement phlogosé, contient une assez grande quantité de liquide d'une teinte verte. Ici on ne dit pas encore que l'on ait trouvé du protoxyde de cuivre rouge dans le canal digestif. Les chiens traités par l'albumine ont quelques selles *moins colorées en bleu* que celles des animaux auxquels on avait administré du sucre; ils ne meurent *qu'au bout de cinq heures*. L'œsophage, ainsi que le grand cul-de-sac de l'estomac, sont rouges et fortement enflammés. On voit évidemment que dans cette deuxième série d'expériences le sucre n'agit pas comme antidote, et qu'il a un désavantage marqué sur l'albumine. Or, pour quiconque s'est livré à des travaux de ce genre, il restera démontré que les résultats sur les propriétés neutralisantes des corps médicamenteux n'ont de valeur qu'autant que l'on empêche les animaux de vomir. (*Ibid.*, p. 14 et suivantes.)

J'ai cru devoir tenter de nouvelles recherches pour être à même de mieux juger les assertions émises par M. Postel, quoique je fusse convaincu d'avance que les résultats annoncés par lui n'avaient aucune portée.

Expérience IX. — J'ai plusieurs fois administré à des chiens à jeun, à l'aide d'une sonde de gomme élastique, 50 ou 60 centigrammes d'acétate de cuivre dissous dans 80 grammes d'eau et mélangés avec 250 grammes d'eau sucrée, *tellement chargée de sucre* qu'elle ressemblait à du sirop légèrement étendu d'eau ; immédiatement après, j'ai lié l'œsophage sans le percer : les animaux ont fait des efforts pour vomir et ont eu quelquefois des selles, comme s'ils eussent pris de l'acétate de cuivre sans addition de sucre. Six ou sept heures après l'empoisonnement, j'ai délié l'œsophage, afin de laisser aux chiens la faculté de vomir et de boire ; quelquefois il y a eu des vomissements, mais constamment les animaux sont morts douze, quinze ou seize heures après l'ingestion du sel cuivreux. En examinant aussi attentivement que possible l'intérieur du canal digestif, j'ai reconnu que l'*estomac*, ainsi que le *duodénum*, la fin de l'*iléum* et du *rectum*, *étaient enflammés ;* que la phlogose était intense dans l'estomac, et qu'il n'existait sur la surface du canal digestif *aucune trace de protoxyde de cuivre* visible à l'œil nu ; j'ai voulu savoir si par hasard les mucosités qui tapissaient ce canal n'auraient pas été intimement mêlées avec ce protoxyde, qui y aurait été comme suspendu ; j'ai en conséquence lavé, à plusieurs reprises, avec de l'eau distillée, l'intérieur de tout le tube digestif, et j'ai placé le liquide mucoso-sanguinolent et trouble dans un grand vase de verre ; le lendemain, j'ai décanté et filtré le liquide, et après avoir bien lavé le dépôt, je me suis assuré qu'il ne contenait *aucune parcelle de protoxyde de cuivre*. La liqueur filtrée, de couleur rosée, évaporée jusqu'à siccité, a donné un produit que j'ai carbonisé par l'acide azotique pur et concentré ; le charbon, traité par l'eau régale bouillante, a fourni un liquide que j'ai chauffé presque jusqu'à ce qu'il fût desséché ; en versant de l'eau sur le produit et en filtrant, j'ai obtenu une liqueur contenant une proportion variable, mais en général faible, d'acétate de cuivre.

EXPÉRIENCE X. — Dans d'autres expériences, au lieu d'administrer 50 centigram. d'acétate de cuivre, je n'en donnais que 40 dissous dans 80 gram. d'eau et mêlés avec 300 grammes d'eau saturée de sucre, tenant en outre beaucoup de sucre en suspension ; du reste les expériences étaient faites de la même manière. Les animaux succombaient tous au bout de quinze ou de dix-huit heures, avant que l'œsophage eût été délié. A l'ouverture des cadavres, je trouvais l'estomac *fortement enflammé*, et je n'apercevais aucune trace de protoxyde de cuivre, ni au milieu des matières alimentaires contenues dans le canal digestif, ni à la surface interne de celui-ci.

EXPÉRIENCE XI. — En même temps que j'administrais à des chiens de l'acétate de cuivre mêlé à une énorme proportion de sucre, j'injectais dans l'estomac d'autres chiens, *en général plus faibles que les précédents*, 50 ou 75 centigrammes d'acétate de cuivre dissous dans 80 grammes d'eau ; puis immédiatement après j'introduisais dans l'estomac, toujours à l'aide de la sonde, quatre blancs d'œufs délayés dans 250 grammes d'eau ; aussitôt après l'œsophage était lié sans le percer. Les animaux ne faisaient pas, ni à beaucoup près, autant d'efforts pour vomir que ceux qui avaient pris du sucre, et ils avaient des selles moins nombreuses. Six, douze ou seize heures après l'empoisonnement, je déliais l'œsophage, et la mort ne survenait en général que *quatre, cinq ou six jours* après l'empoisonnement. Quelquefois même les animaux ne périssaient pas. L'*estomac était à peine enflammé*, et les intestins dans l'état naturel.

En présence de pareils faits et de ceux que j'avais déjà publiés dans les précédentes éditions, on est vraiment étonné que M. Postel ait pu avancer *que le sucre* est *le contre-poison des sels de cuivre*, et qu'il faut le préférer à l'albumine dans le traitement de l'empoisonnement par ces sels !!!

Cyanure jaune de potassium et de fer. — EXPÉRIENCE XII. — J'ai aussi fait des expériences avec ce sel, qui jouit de la propriété de décomposer sur-le-champ les préparations cuivreuses : les résultats ont été les mêmes qu'avec l'albumine ; mais, comme ce cyanure n'est pas à la portée de tout le monde, et qu'il pourrait occasionner des vertiges étant administré à forte dose, je conseille de préférence le blanc d'œuf délayé dans l'eau.

Limaille de fer. Cette limaille a été proposée pour décomposer les sels de cuivre ; je ne crois pas devoir conseiller son emploi, parce qu'on ne l'a pas facilement sous la main, et que d'ailleurs elle agit en transformant le sel de cuivre en un sel de fer, dont les propriétés toxiques sont incontestables.

Le premier soin du médecin appelé pour secourir les individus empoisonnés depuis peu de temps par le vert-de-gris ou par tout autre sel cuivreux soluble, est de rechercher à neutraliser le poison par l'albumine dissoute dans l'eau, administrée à plusieurs reprises et en assez grande quantité; par ce moyen, l'action délétère du poison se trouve énervée et l'estomac rempli de ce liquide, circonstance qui favorise beaucoup le vomissement(1). Si cependant on ne peut se procurer facilement de l'albumine, il faut gorger les malades d'eau tiède et même d'eau froide, ou bien de décoctions émollientes, de bouillon léger, et de tous les liquides adoucissants; il faut en même temps titiller la luette avec les doigts ou avec une plume. Si, malgré l'emploi de ces moyens, le vomissement n'a pas lieu, on peut avoir recours à l'eau émétisée, pourvu que les douleurs d'estomac ne soient pas très-violentes; car, dans ce cas, il serait imprudent d'introduire dans ce viscère des médicaments irritants. Jeanroy a employé le tartre stibié avec succès chez les individus qui font le sujet de l'observation 3, p. 784.

La sonde de gomme élastique de Renault et Dupuytren devra être mise en usage dans le cas où le vomissement ne serait pas provoqué par l'emploi des substances que je viens d'indiquer (voyez la description de cet instrument, p. 30).

Le vinaigre, dit-on, a été quelquefois utile en favorisant le vomissement; l'observation 6, p. 786, rapportée par M. Fabas, semble déposer en sa faveur; cependant, comme cet acide n'occasionne pas toujours le vomissement, et que, par son séjour dans l'estomac, il augmente l'action vénéneuse du vert-de-gris, je crois qu'il doit être rejeté dans le traitement qui m'occupe (2).

Si le poison a été avalé depuis longtemps, s'il est déjà dans le canal intestinal, si le malade a vomi beaucoup, et qu'il soit en proie à des coliques violentes, il faut s'abstenir de provoquer de nouveau le vomissement, qui serait inutile et même dangereux; les lavements émollients, les boissons adoucissantes mucilagineuses et huileuses, doivent être mis en usage et continués jusqu'à ce que les principaux accidents soient calmés. L'eau laiteuse doit occuper le premier rang parmi les médicaments de cette espèce, malgré l'opinion de Drouard, qui prétend que l'on doit la rejeter, parce qu'elle se décompose promptement dans l'estomac, et qu'elle forme un coagulum solide et irritant; on conçoit

(1) Tous les sels cuivreux solubles se combinent avec l'albumine.

(2) En effet, le vinaigre transforme le vert-de-gris en acétate de cuivre soluble dont l'action délétère est très-énergique. Tous les animaux auxquels Drouard a fait prendre du vinaigre, après leur avoir donné du vert-de-gris, sont morts dans un espace de temps très-court, et à l'ouverture, on a trouvé leur estomac contracté et enduit d'une couche visqueuse verdâtre; la membrane muqueuse était d'un rouge brun.

difficilement que cette masse acquière assez de dureté pour agir comme irritant, et qu'elle ne puisse pas être dissoute par les sucs de l'estomac.

Les sangsues, la saignée, les bains, les demi-bains, les fomentations émollientes, etc. : tels sont les moyens auxquels le praticien doit avoir recours dans le cas où l'inflammation des viscères abdominaux se serait développée. Les narcotiques et les antispasmodiques doivent être employés pour remédier aux différents symptômes nerveux, tels que le spasme et les convulsions.

Recherches médico-légales.

De l'acétate de cuivre neutre (cristaux de Vénus, verdet cristallisé). L'acétate de cuivre cristallise en rhomboïdes d'un vert foncé, d'une saveur styptique; il est efflorescent et soluble dans l'eau. Si, après l'avoir pulvérisé, on le traite par l'acide sulfurique concentré et quelques gouttes d'eau, il répand une forte odeur de vinaigre (acide acétique) et laisse du sulfate de cuivre; si on le chauffe dans un petit tube de verre, il décrépite, se décompose, et fournit, entre autres produits volatils, de l'acide acétique ; il reste du cuivre métallique au fond du tube.

Dissolution aqueuse concentrée. Elle est bleue, et précipite en brun noirâtre par l'acide sulfhydrique (sulfure de cuivre), en bleu par la potasse et la soude (bioxyde hydraté), en vert par l'arsénite de potasse (arsénite de cuivre); ce précipité, se dissolvant très-bien dans quelques gouttes d'acide acétique concentré, ne se manifesterait pas si l'acétate était acide. L'acétate de cuivre précipite en rouge brun par le cyanure jaune de potassium et de fer (cyanure de cuivre et de fer); une lame de fer bien décapée, plongée dans cette dissolution, se recouvre, à l'instant même, d'une couche de cuivre, si l'on a ajouté préalablement quelques gouttes d'acide chlorhydrique. On en dégage de l'acide acétique, en la traitant par l'acide sulfurique concentré.

Dissolution très-étendue incolore ou presque incolore. L'ammoniaque la bleuit et forme de l'acétate ammoniaco-cuivreux; le cyanure jaune de potassium et de fer la rougit; la lame de fer en sépare du cuivre, si la liqueur a été légèrement acidulée. Désirant connaître jusqu'à quel point cette lame et le cyanure étaient sensibles pour déceler les plus minimes quantités de cette dissolution, j'ai préparé une liqueur avec 50 grammes d'eau et un *seizième* de goutte d'une dissolution concentrée d'acétate de cuivre; cette liqueur a été partagée en deux parties égales *A* et *B*. La moitié *A* s'est à peine colorée en rose pâle par le cyanure de potassium et n'a donné aucun précipité, même au bout de vingt-quatre heures; alors je l'ai évaporée jusqu'à siccité et j'ai obtenu un résidu à peine visible, dont la couleur grise claire, tirant un peu au rose excessivement pâle, ne permettait pas même de soupçonner qu'il contînt du cyanure de cuivre et de fer. La portion *B*, réduite par l'évaporation à 1 gramme environ, a été acidulée par une goutte d'acide chlorhydrique; on y a plongé une lame de fer parfaitement décapée, et au bout de vingt-quatre heures, il y avait du cuivre déposé sur cette lame. La lame de fer doit donc être préférée au cyanure de potassium, d'abord parce qu'elle sépare le cuivre, tandis que le cyanure ne donne qu'une coloration rouge ou rosée que l'on pourrait confondre avec des nuances analogues fournies par d'autres réactions, et ensuite parce qu'elle est au moins aussi sensible que le cyanure; et si M. Devergie dit que le fer s'arrête à une liqueur au 6,000^e^ quand le cyanure peut déceler un 80,000^e^, c'est qu'il n'a pas bien opéré; s'il eût concentré la dissolution cuivreuse, il aurait vu qu'au bout de quelques heures la lame de fer se recouvrait de cuivre là où il n'en a pas aperçu.

Si l'on veut découvrir les plus légères traces de cuivre dissous, on suspendra, à l'aide d'un cheveu, la moitié d'une aiguille fine au milieu du liquide préalablement acidulé par l'acide chlorhydrique (6 gouttes d'acide pur pour 250 grammes de liquide); en abandonnant cet appareil sous une cloche pendant deux ou trois jours, l'aiguille se recouvre de cuivre. La sensibilité de cet agent est telle, que l'on décèle du cuivre dans du vin, du cidre, de la mélasse, etc., quoique ces matières ne soient pas nuisibles à la santé, et alors qu'aucun autre réactif ne peut démontrer la présence du métal. M. Boutigny s'est demandé, à cette occasion, quelle était la quantité de cuivre qu'il fallait trouver dans une analyse médico-légale pour déclarer qu'il y a eu empoisonnement. J'ai examiné cette question en parlant du cuivre dit normal (p. 774).

Il importe, lorsqu'on cherche à déceler des atomes d'un sel cuivreux, de ne plonger la lame de fer ou l'aiguille que dans des liqueurs peu acides, et il est préférable d'aciduler ces liqueurs avec l'acide chlorhydrique. L'expérience suivante ne laisse aucun doute à cet égard. J'ai versé six gouttes d'une dissolution concentrée d'acétate de cuivre dans 48 grammes d'eau; le mélange, partagé en six parties égales, a été placé dans six verres; chacun des liquides a été acidulé : le n° 1 par une goutte d'acide sulfurique, le n° 2 par quatre gouttes, le n° 3 par huit, le n° 4 par douze, le n° 5 par vingt gouttes du même acide, le n° 6 par soixante gouttes d'acide chlorhydrique. Six lames de fer parfaitement décapées, plongées dans les six liqueurs, n'ont pas tardé à se recouvrir de cuivre rouge. Partout où l'acide était en proportion sensible, il se dégageait du gaz hydrogène; ce dégagement était assez rapide dans la liqueur n° 5. Au bout de trois ou quatre heures, on voyait au fond des liqueurs les plus acides du *cuivre en limaille*, et alors la lame de fer noircissait en se recouvrant d'oxyde noir de fer. Le lendemain, la lame plongée dans la liqueur n° 5 était *noire* et fortement corrodée; dans les n°s 1, 2, 3 et 4, on apercevait encore çà et là quelques portions rougeâtres entourées d'oxyde noir de fer. La lame mise en contact avec l'acide chlorhydrique était la *seule* qui fût recouverte dans *presque toute son étendue* d'une couche de cuivre rouge, quoique déjà elle offrît çà et là quelques points noirs.

La dissolution très-étendue d'acétate de cuivre ne donne point d'acide acétique par l'acide sulfurique, et si l'on évapore la dissolution pour la concentrer, une partie de l'acide acétique se dégage ; en sorte qu'il est difficile de constater la présence de l'acide qui constitue ce sel, à moins que l'on n'opère sur le sous-acétate de cuivre qui se produit pendant l'évaporation.

Acétate de cuivre mêlé à des matières organiques (voy. *Vert-de-gris artificiel*).

Vert-de-gris artificiel. Il est composé d'acétate de cuivre neutre et de bioxyde de cuivre ; on peut donc le considérer comme un sous-acétate de cuivre ; il contient en outre, à l'état de *mélange*, du cuivre métallique, des rafles de raisin, et d'autres corps étrangers.

Vert-de-gris solide. Il est vert bleuâtre, composé d'une multitude de petits cristaux soyeux et argentins. Chauffé dans un petit tube de verre, il donne du cuivre métallique fixe et tous les produits que fournissent les matières végétales traitées par la chaleur. L'acide sulfurique concentré le décompose avec effervescence, et en dégage des vapeurs d'acide acétique, reconnaissable à son odeur. L'eau bouillante ne le dissout qu'en partie. La dissolution renferme de l'acétate de bioxyde de cuivre ; tandis que le résidu, d'un brun plus ou moins foncé, contient les autres principes du vert-de-gris.

Caractères de la dissolution concentrée et affaiblie. Ils sont les mêmes que ceux de l'acétate de cuivre (voy. p. 800).

Résidu insoluble dans l'eau. L'acide sulfurique, moyennement étendu, dissout à froid le bioxyde de cuivre qu'il renferme, et donne du sulfate de cuivre. Si l'on verse de l'acide azotique sur la portion non dissoute par l'acide sulfurique, le cuivre métallique est attaqué, et l'on obtient de l'azotate de cuivre ; il ne reste alors que les rafles de raisin et les autres impuretés.

Dissolution aqueuse de vert-de-gris (acétate de bioxyde de cuivre neutre) *mêlé à des liquides alimentaires ou médicamenteux, à la matière des vomissements, ou bien faisant partie des matières trouvées dans le canal digestif.* Le vin, la dissolution de gélatine et le bouillon, ne sont pas ordinairement troublés par ce sel ; tandis qu'il précipite l'albumine, le thé, et souvent la matière des vomissements. J'ai démontré que le précipité obtenu en coagulant par le feu une dissolution aqueuse d'albumine préalablement mélangé avec un décigramme d'acétate de cuivre est légèrement soluble dans l'eau bouillante (voy. mon mémoire sur l'empoisonnement par les sels cuivreux, t. VIII des *Mémoires de l'Académie de médecine*).

PREMIER CAS. — *Le sel n'a point été précipité par le liquide alimentaire et il est en dissolution.* Au lieu de perdre une portion de la liqueur, en l'essayant par les réactifs propres à faire reconnaître l'acétate de bioxyde de cuivre, on la fera traverser par un courant de gaz acide sulfhydrique, qui y déterminera un précipité brun noirâtre de sulfure de cuivre, lequel se déposera au bout d'un certain temps ; ce précipité, bien lavé sur un filtre, après avoir été desséché, sera traité à une douce chaleur, dans une capsule de porcelaine, par deux fois son poids d'acide azotique pur et concentré, qui le transformera aussitôt en sulfate de bioxyde de cuivre, en dégageant de l'acide hypoazotique ; on évaporera jusqu'à siccité, et l'on traitera le sulfate desséché et privé de toute matière organique par de l'eau distillée bouillante, qui le dissoudra ; il sera facile de le reconnaître.

Si le mélange alimentaire dont je parle, quoique contenant de l'acétate de bioxyde de cuivre en dissolution, était épais, visqueux, et que par cela même on pût craindre que le sel cuivreux ne fût point précipité par l'acide sulfhydrique, il faudrait, avant de le faire traverser par ce gaz, le chauffer jusqu'à la température de l'ébullition, pour coaguler une portion de la matière animale ; quelquefois même il pourrait être nécessaire, après avoir filtré la liqueur qui surnagerait le *coagulum,* de précipiter une autre portion de matière organique, en y versant deux fois son volume d'alcool concentré. En agissant ainsi, on ne court aucun risque de confondre le cuivre qui proviendrait d'un empoisonnement avec celui qui peut exister *naturellement* dans le vin et dans d'autres liquides *qui n'auraient pas séjourné dans des vases de cuivre* et qui auraient été pris comme aliments, parce que la proportion de ce dernier dans ces liquides alimentaires est tellement faible que l'acide sulfhydrique ne peut pas le précipiter.

Il n'en serait pas de même si le vin ou les autres liquides *avaient séjourné dans des vases de cuivre* et qu'ils tinssent en dissolution une quantité plus ou moins notable d'un sel cuivreux : on conçoit que dans ce cas le vin ou les autres liquides seraient empoisonnés par le sel cuivreux, tout comme si, par malveillance, on avait mêlé ce sel au vin. Dans ce cas, l'expert serait aidé dans la solution du problème, par la connaissance qu'il aurait du séjour prolongé du vin dans des vases de cuivre, et par les accidents qu'auraient pu déterminer ce vin et les autres liquides : n'est-il pas vrai, par exemple, que du vin, qui aura séjourné dans des vases de cuivre, pourra tenir en dissolution une assez grande quantité d'un sel cuivreux pour donner avec le gaz sulfhydrique un précipité de sulfure de cuivre brun noirâtre, sans en renfermer cependant assez pour occasionner une intoxication ? Il est évident que, si un individu qui aurait bu de ce vin eût éprouvé les symptômes de l'empoisonnement par un sel cuivreux, qu'il eût succombé ou non, il serait difficile d'attribuer ces symptômes au cuivre contenu dans le vin ingéré ; tout porterait à croire, au contraire, que les accidents éprouvés par le malade devraient être attribués à un toxique cuivreux, administré comme poison, et que le cuivre obtenu par l'analyse proviendrait à la fois de ce toxique et du vin ingéré. Le problème serait insoluble si le vin qui aurait séjourné dans des vases de cuivre contenait une quantité de ce métal telle, que non-seulement il serait abondamment précipité par le gaz sulfhydrique, mais qu'il serait encore susceptible de développer les symptômes de l'empoisonnement ; car en définitive ces boissons accidentellement empoisonnées ne diffèrent pas de celles qui auraient pu être administrées par la malveillance. Dans cette circonstance difficile, l'expert ne pourrait éclairer le magistrat, qu'en lui faisant connaître, d'après la quantité du sel cuivreux renfermé dans une portion de vin semblable à celui qui aurait été avalé, si cette quantité pouvait ou non donner lieu à des accidents graves.

Admettons actuellement le cas où la proportion du sel cuivreux contenu dans le liquide alimentaire ou dans les autres matières liquides, et *administré comme poison*, serait *tellement faible* que le gaz acide sulfhydrique ne pourrait pas le découvrir, et qu'il faudrait, pour le déceler, recourir à la moitié d'une aiguille fine, comme je l'ai dit à la page 801 : pourrait-on conclure alors, d'après l'existence seule du cuivre, que celui-ci provient d'un empoisonnement ? Non certes, car il pourrait aussi bien provenir du vin, de la bière, et d'autres liquides alimentaires, qui contiennent une très-petite quantité de cuivre, que l'aiguille met en évidence et qu'elle seule peut même déceler. Il faudrait, dans ce cas, se tenir en garde et ne pas *affirmer ;* on se bornerait à dire que le cuivre obtenu par ce moyen *peut provenir d'un sel cuivreux* administré comme poison ; le commémoratif, les symptômes éprouvés par le malade, et les altérations cadavériques, seraient ensuite invoqués pour décider s'il y a eu ou non empoisonnement, si l'intoxication est probable, etc. Tels sont les vrais principes ; aussi me garderai-je bien d'adopter l'opinion de M. Devergie, qui, en parlant des conséquences à tirer de l'emploi de l'aiguille, et pour éluder la difficulté que je viens de soulever, l'a tranchée d'une manière qui n'est pas soutenable. « Il faudra, dit-il, pour être en droit de déclarer qu'il y a eu empoisonnement, pouvoir déceler la présence du poison par les réactifs ordinaires des sels de cuivre (lame de fer, cyanure jaune de potassium et de fer, etc.), et ne pas *conclure* lorsque, pour faire reconnaître l'existence du cuivre, il aura fallu recourir à ce moyen si sensible qui consiste à suspendre, à l'aide d'un cheveu, la moitié d'une aiguille fine au milieu du liquide préalablement acidulé » (*Médecine légale*, tome III, p. 526, 2e édition). Ainsi voici une déclaration d'impuissance, *pour un certain nombre de cas* d'empoisonnement, dans lesquels je maintiens que l'intervention de l'expert peut être fort utile, dans les limites que je viens de lui assigner. Je dis pour un certain nombre de cas; en effet, n'est-il pas évident pour tout le monde que ces cas se présenteront toutes les fois qu'il ne restera que des traces du sel cuivreux administré comme poison, soit parce que ce sel aura été expulsé presque en totalité par les vomissements et par les selles, déjections qui auront pu être soustraites, soit parce qu'il aura été en partie absorbé, et que l'on ne pourra expérimenter que sur les liquides trouvés dans le canal digestif après la mort et dont la proportion sera excessivement faible? Une pareille opinion ne soutient pas le plus léger examen. J'en dirai autant de la recommandation faite par le même auteur, lorsqu'il dit, à l'occasion de ce problème, « qu'il y a lieu de se mettre à l'abri de toute supposition relative au cuivre naturellement contenu *dans le corps de l'homme.*» Évidemment ce cuivre, que l'on ne parvient à extraire des *tissus du canal digestif* qu'à l'aide d'agents énergiques, ne peut se trouver dans la matière des vomissements ni dans celles que l'on recueille dans le canal digestif. M. Devergie eût été dans le vrai, si, comme je l'ai fait, il eût dit qu'il y avait lieu de se mettre à l'abri de toute supposition relative au cuivre *naturellement* contenu dans *certaines substances alimentaires.*

Second cas. — *L'acétate de bioxyde de cuivre a été précipité par le liquide alimentaire ou par la matière des vomissements et il n'est plus en dissolution.* Ce cas est on ne peut plus rare, parce qu'alors même que la précipitation dont je parle s'est effectuée, il reste presque toujours dans la liqueur une certaine quantité du sel cuivreux, que l'on reconnaîtra par les moyens qui viennent d'être indiqués; mais je suppose que cela ne soit pas et que tout le cuivre se trouve précipité. Il faut savoir, comme un fait qui domine la question, que j'ai démontré dans mon travail sur l'empoisonnement par le cuivre (voy. *Mémoires de l'Académie royale de médecine*, t. VIII, année 1840), *que les divers précipités obtenus à l'aide d'un sel de cuivre et d'une matière organique sont légèrement solubles dans l'eau bouillante; il en est de même du toxique cuivreux qui, après avoir été absorbé, se trouve dans le foie, dans les tissus du canal digestif,* etc. Cela étant, il ne s'agit, dans l'espèce, que de faire bouillir avec de l'eau distillée, pendant vingt ou vingt-cinq minutes, les précipités dont je m'occupe, aussi bien que les dépôts obtenus en coagulant les liquides par la chaleur ou l'alcool (voy. p. 803); la dissolution aqueuse sera filtrée et évaporée jusqu'à siccité dans une capsule de porcelaine; le produit desséché sera ensuite carbonisé par son poids d'acide azotique concentré et pur. Pour cela, on introduira dans une capsule de porcelaine, que l'on placera sur un feu doux, un poids d'acide concentré marquant 41 degrés à l'aréomètre, égal à celui de la matière coagulée sur laquelle on opère, et qui devra être aussi desséchée que possible; on ajoutera peu à peu, et à des intervalles d'une minute environ, quelques fragments de la matière coagulée; il se dégagera aussitôt des vapeurs blanches, puis du gaz bioxyde d'azote; la liqueur entrera en ébullition, et les divers fragments ne tarderont pas à se dissoudre. En agissant ainsi, il est rare qu'il se forme assez de mousse pour entraver l'opération; tandis qu'il s'en produit souvent une énorme quantité quand on a mis *à la fois* toute la matière dans la capsule; dans ce cas, pour empêcher celle-ci de déborder et de se répandre au-dehors, on retire le vase du feu, et on agite la matière jusqu'à ce que la mousse soit à peu près affaissée; alors on continue à chauffer. Dès que la liqueur, qui d'abord était d'un jaune clair, puis orangée, aura acquis une couleur rouge foncée et se sera épaissie, on peut s'attendre à la voir se carboniser sur une partie de la circonférence; mais on aurait tort de retirer la capsule du feu, par cela seul que la matière est noire dans quelques-uns de ses points, par exemple, dans ceux qui ont été desséchés les premiers; il ne faut enlever le vase du feu qu'au moment peu éloigné où la carbonisation sera accompagnée du dégagement d'une fumée épaisse, quelquefois tellement intense, que l'observateur aurait de la peine à apercevoir le charbon qui se produit presque instantanément au milieu de la capsule, quoiqu'il offre pourtant un volume assez considérable. Après avoir laissé refroidir le vase, on enlève le charbon, on le pulvérise dans un mortier de verre ou de porcelaine très-propre, et on le fait bouillir pendant vingt ou vingt-cinq minutes avec de l'acide azotique étendu de son volume d'eau; on filtre; la liqueur incolore, jaunâtre ou jaune, contenant de l'azotate de cuivre, sera évaporée jusqu'à siccité pour chasser l'excès d'acide; le produit, traité par l'eau distillée bouillante, fournira un *solutum,* dont on précipitera le cuivre, soit à l'aide d'une lame de fer, soit à l'aide de l'acide sulfhydrique.

Vert-de-gris se trouvant à la surface du canal digestif. Après avoir étendu ce canal, on séparera attentivement, à l'aide d'un canif, toutes les particules verdâtres ou bleuâtres qui pourraient se trouver à sa surface, ainsi que le mucus qui serait mélangé avec le vert-de-gris; les tissus seront alors lavés pendant dix à douze minutes avec de l'eau distillée froide, afin de détacher ce qui pourrait rester de vert-de-gris sur l'estomac et sur les intestins. Cette eau de lavage sera réunie au premier liquide, et traitée comme il a été dit à la page 803.

Acétate de cuivre absorbé et contenu dans le canal digestif, dans le foie, la rate et les reins. Les cadavres ne devant être ouverts au plus tôt que vingt-quatre heures après la mort, et l'expérience m'ayant démontré que ce temps suffit pour qu'une certaine quantité d'acétate de cuivre soi portée, par l'effet de l'imbibition cadavérique, jusqu'à la surface du foie, de la rate et des reins, on devra couper l'un de ces organes en petits fragments, et surtout le foie, et le laisser pendant une heure ou deux dans de l'eau distillée *froide*, qui dissoudra la totalité du sel cuivreux *imbibé* et une très-petite proportion de celui qui aurait pu être absorbé pendant la vie; à plus forte raison, les choses se passeraient-elles comme je l'indique, si l'autopsie cadavérique n'était faite que plusieurs jours après la mort. On filtrera la dissolution aqueuse obtenue, et on l'évaporera jusqu'à siccité dans une capsule de porcelaine; le produit desséché sera ensuite carbonisé par son poids d'acide azotique concentré et pur (voyez, pour le procédé, la page 806). On fera bouillir le charbon pendant un quart d'heure avec de l'acide azotique étendu de son volume d'eau; on filtrera; la liqueur incolore, jaunâtre ou jaune, contenant de l'azotate de cuivre, sera évaporée jusqu'à siccité pour chasser l'excès d'acide; le produit, traité par l'eau distillée bouillante, fournira un *solutum* dont on précipitera le cuivre, soit à l'aide d'une lame de fer, soit par l'acide sulfhydrique gazeux.

Si, à la suite du traitement des viscères par l'eau *froide*, on n'avait pas obtenu du cuivre, on ferait bouillir ces viscères, coupés en petits fragments, avec de l'eau distillée, pendant une ou deux heures, et l'on agirait sur le *decoctum* comme il vient d'être dit. Ce *decoctum* contiendra du cuivre, si les divers organes renfermaient encore une préparation cuivreuse provenant d'un empoisonnement; en effet, je me suis assuré, par des expériences nombreuses: 1° que l'on obtient constamment ces résultats en opérant sur le foie des chiens morts empoisonnés par l'acétate ou le sulfate de cuivre, soit que l'on tente l'analyse immédiatement après la mort ou longtemps après; 2° qu'on ne retire pas, au contraire, un atome du cuivre dit *normal*, en agissant, comme il vient d'être dit, avec l'acide azotique, sur une dissolution obtenue soit à froid, soit en faisant bouillir pendant une ou plusieurs heures, avec de l'eau distillée, le foie d'un homme adulte, pourvu que l'on n'ait pas *incinéré* le charbon avant de le soumettre à l'action de l'acide azotique étendu d'eau; en sorte qu'il est possible d'affirmer que le métal obtenu n'est pas le cuivre dit *normal*. Il n'en serait pas ainsi si le charbon eût été incinéré; car, alors même que le foie n'aurait été soumis à l'action de l'eau bouillante que pendant une ou deux heures, celle-ci aurait dissous une quantité notable de matière organique, dans laquelle se trouverait nécessairement le cuivre qui fait partie essentielle de cette portion de matière. Tant que le charbon fourni par cette matière n'est pas incinéré, l'acide azotique affaibli avec lequel on agit sur lui n'attaque pas ce cuivre; il en est tout autrement dès que ce charbon est réduit en cendres.

Je ne prétends pas qu'il suffise d'une ou deux heures d'ébullition pour dissoudre la totalité de la préparation cuivreuse contenue dans le foie d'un animal empoisonné, puisque, même au bout de six heures d'ébullition, ce viscère n'est pas complétement dépouillé de cette préparation; je veux seulement établir qu'en agissant comme je conseille de le faire, on dissout une assez grande quantité de ce composé pour mettre son existence hors de doute.

Il est nécessaire d'employer, pour ces expériences, de l'acide azotique pur, car l'acide du commerce contient souvent du fer et quelquefois du *cuivre*.

Il faut aussi filtrer les diverses liqueurs avec du papier ne contenant point de cuivre. On sait que le papier gris ordinaire a fourni à M. Hiest-Reynaert des quantités assez notables de ce métal, et que le papier joseph lui en a aussi donné des traces, et qu'il a suffi de tremper à chaud deux feuilles de papier gris ordinaire dans de l'acide sulfurique étendu, pour que le liquide se comportât avec les divers réactifs comme les sels de cuivre. Évidemment, si l'on eût filtré avec un pareil papier une assez grande masse d'un liquide suspect plus ou moins acide, le liquide aurait pu dissoudre le cuivre du papier, et cela d'autant mieux qu'en général ces sortes de filtrations s'opèrent lentement, par suite de la présence de la matière organique, et que le liquide aurait eu le temps d'agir sur le papier. Il importe donc d'essayer attentivement les papiers à filtre lorsqu'on cherche un composé cuivreux, et de les rejeter, s'ils contiennent du cuivre, pour recourir au papier Berzelius, et à son défaut, au *verre pilé* ou au *sable pur lavé,* car le fil et le coton pourraient aussi renfermer du cuivre. Il suffira, pour faire l'essai dont je parle, de filtrer à plusieurs reprises, à travers un même filtre, une liqueur aqueuse assez fortement acidulée par l'acide sulfurique, et beaucoup plus acide que la liqueur suspecte sur laquelle on doit agir : si la liqueur, après avoir passé plusieurs fois sur le filtre, ne donne aucune trace de cuivre par les réactifs les plus sensibles, on pourra sans inconvénient faire usage du papier.

C'est ici le cas d'examiner quel est le procédé de carbonisation qu'il faut préférer, de l'acide sulfurique, tant prôné par MM. Flandin et Danger, de l'acide azotique, que j'ai proposé, ou de cet acide additionné d'un quinzième de chlorate de potasse, ainsi que l'a indiqué M. Millon. Mon neveu I.-L. Orfila s'est chargé de résoudre ce problème intéressant (voy. dissertation inaugurale soutenue à la Faculté de médecine de Paris en 1851). Il a constamment suivi à la lettre les méthodes décrites par ces auteurs, et il a dosé les proportions de cuivre, à l'état de sulfure, qu'il avait obtenu en faisant passer un courant de gaz acide sulfhydrique en excès. Voici les détails des expériences qu'il a tentées :

1° Il a parfaitement mélangé 50 grammes de foie, réduit en pulpe, avec un demi-gramme de sulfate de cuivre ; il a partagé la masse en trois parties égales, et il les a carbonisées ; les charbons, traités convenablement, ont fourni par

L'acide sulfurique.	0,05
L'acide azotique.	0,20
L'acide et le chlorate.	0,10

Cette dernière carbonisation a été accompagnée de déflagration.

En répétant l'expérience avec 25 grammes de foie, il a obtenu :

Acide sulfurique.	0,02
Acide azotique.	0,10
Acide azotique et chlorate.	0,10

2° Il a carbonisé parties égales d'un liquide animal contenant 5 centigrammes de sulfate de cuivre pour 10 grammes de liquide, ce qui lui a donné :

Acide sulfurique.	0,01
Acide azotique.	0,10
Acide azotique et chlorate. . . .	0,10

3° En carbonisant comparativement 45 grammes du foie d'un chien empoisonné par 30 grammes de sulfate de cuivre, qui avait succombé une heure après l'intoxication, il a trouvé :

Acide sulfurique.	0,01
Acide azotique.	0,04
Acide azotique et chlorate.	0,02

4° Le liquide extrait de l'estomac de ce chien, divisé en trois parties égales, a été carbonisé par les trois procédés et a fourni :

Acide sulfurique.	0,6
Acide azotique.	1 gr.
Acide azotique et chlorate. . . .	0,9

Ces expériences démontrent jusqu'à l'évidence la supériorité de l'acide azotique sur l'acide sulfurique, proposé par MM. Flandin et Danger, et sur l'acide azotique additionné d'un quinzième de chlorate de potasse, indiqué par M. Millon ; cette dernière méthode offre d'ailleurs l'inconvénient de donner quelquefois lieu à une déflagration qui occasionne la perte d'une certaine quantité de matière.

Si les recherches dont je viens de parler étaient infructueuses pour déceler le cuivre, faudrait-il agir sur les viscères avec des agents plus énergiques que l'eau, comme les acides concentrés par exemple, ou recourir à l'incinération? Non certes; car l'expérience m'a démontré que le foie, la rate, les reins, le canal digestif, les poumons et le cœur d'un adulte, à l'*état normal,* réunis, épuisés par l'eau bouillante, desséchés et carbonisés par l'acide azotique, donnent une très-petite quantité du *cuivre* qu'ils renferment naturellement. Quant à l'incinération, on sait qu'elle permet d'extraire la totalité de ce cuivre. Dans quel embarras l'expert ne se trouverait-il pas dès lors pour décider si le métal obtenu, que je supposerai *en proportion faible,* provient d'un empoisonnement, ou bien s'il fait partie de celui qui existe naturellement dans nos viscères! Dira-t-on qu'il serait possible de trancher la question en ayant égard à la quantité de cuivre recueillie? Je ne saurais partager cette opinion. Tout en admettant avec M. Devergie que la proportion de cuivre naturellement contenu dans les intestins de l'homme et de la femme adultes ne dépasse pas en général 46 milligrammes, il m'est impossible d'adopter avec lui qu'il y ait une certaine importance médico-légale à tenir compte de cette proportion pour décider, à l'aide de l'incinération, si le cuivre obtenu est ou non du cuivre d'empoisonnement, parce que, comme il le dit lui-même, les quantités de cuivre naturel trouvées *dans le petit nombre d'expériences* qu'il a faites sont trop variables pour que l'on puisse considérer le chiffre indiqué comme exact, et surtout parce qu'il peut arriver tous les jours qu'à la suite d'un empoisonnement par un sel cuivreux, il reste assez peu de ce sel dans les intestins pour qu'en réunissant le poids du cuivre qu'il fournirait à celui qui existe naturellement dans ces viscères, on n'obtînt que 40 à 50 milligrammes. On pourrait tout au plus avoir égard à la proportion de cuivre que donne l'incinération, quand cette proportion *dépasserait de beaucoup* celle que des expériences ultérieures et plus multipliées auront indiquée comme étant réellement le *maximum* du cuivre normal.

Acétate de cuivre dans un cas d'exhumation juridique. — EXPÉRIENCE. — Le 8 novembre 1826, on enterra à 1 mètre environ de profondeur une boîte mince de sapin contenant un estomac dans lequel étaient enfermés 65 grammes de vert-de-gris, des morceaux de viande, un blanc d'œuf et de la soupe maigre. L'exhumation de la boîte eut lieu le 7 août 1827. Les matières contenues dans l'estomac étaient vertes ; après les avoir coupées en petits fragments et les avoir fait bouillir dans de l'eau distillée, on vit que la dissolution filtrée ne présentait avec les réactifs aucun des caractères des sels de cuivre; il en était de même de la liqueur obtenue en faisant bouillir l'estomac dans l'eau. L'acide chlorhydrique faible ayant été mis en contact avec toutes les parties vertes, celles-ci devinrent grisâtres et d'un aspect gras; après avoir agité pendant quelques minutes, on filtra: la dissolution chlorhydrique était d'un bleu verdâtre et précipitait en brun-marron par le cyanure jaune de potassium et de fer, en noir par l'acide sulfhydrique et en bleu par la potasse et la soude; l'ammoniaque bleuissait.

D'où il suit: 1° que, par son séjour avec les matières animales dans la terre, le vert-de-gris se décompose, et que le bioxyde de cuivre forme avec le gras de cadavres une sorte de matière savonneuse insoluble dans l'eau; 2° que, dans un cas d'empoisonnement de ce genre, il serait possible de démontrer la présence de ce bioxyde à l'aide de l'acide chlorhydrique affaibli, sauf ensuite à tenir compte, avant de se prononcer sur l'existence d'un empoisonnement, de toutes les difficultés qui ont été signalées aux pages 803 et suivantes.

Acétate de cuivre introduit dans le canal digestif après la mort. — Expérience Ire. — Un petit chien a été pendu à midi; immédiatement après, on a introduit dans le rectum environ 4 grammes de vert-de-gris pulvérisé, et on a fait l'ouverture du cadavre quarante-huit heures après. Le canal intestinal offrait son aspect ordinaire, excepté dans les deux derniers travers de doigt placés immédiatement au-dessus de l'anus; l'intérieur de cette portion du rectum contenait tout le poison employé; les tuniques qui le composent étaient un peu épaissies et d'une couleur bleue verdâtre, en sorte que le vert-de-gris paraissait s'être intimement combiné avec les membranes. *Il n'y avait aucune trace d'inflammation ni d'ulcération.*

Expérience II. — A neuf heures du matin, on a introduit dans le rectum d'un carlin bien portant 2 gr. 60 centigr. de vert-de-gris pulvérisé; deux jours après, on lui en a remis 1 gr. 50 centigr. L'animal est tombé dans l'abattement et a expiré à la fin du huitième jour. — *Ouverture du cadavre.* L'estomac offrait, près du pylore, deux taches noirâtres formées par du sang extravasé dans le chorion de la membrane muqueuse; la moitié inférieure du colon et le commencement du rectum présentaient plusieurs plaques rouges de la grandeur de petits pois; le reste du canal digestif était sain, excepté la fin du rectum; on voyait un peu au-dessus de l'anus deux ulcères larges comme des pièces de 50 centimes, à bords épais, relevés, séparés entre eux par une multitude d'autres petits ulcères. Les parties de cette portion d'intestin non ulcérées étaient chamarrées de taches d'un vert bleuâtre foncé, et d'autres d'une couleur rouge.

Expérience III. — Un chien caniche a été pendu à midi; une heure et demie après, on a introduit dans le rectum 4 gr. de vert-de-gris pulvérisé. On a fait l'ouverture du cadavre le lendemain, à deux heures: il n'y avait que la partie inférieure du rectum, où le vert-de-gris avait été appliqué, dont les tuniques fussent teintes en bleu verdâtre par le poison: on ne découvrait pas la moindre trace de rougeur ; le reste était dans l'état naturel.

EXPÉRIENCE IV. — On a introduit du vert-de-gris dans le rectum de deux cadavres humains, vingt-quatre heures après la mort; on en a fait l'ouverture trente-six heures après, et on a observé les mêmes phénomènes que dans l'expérience précédente.

Conclusions (voyez page 59).

DU SULFATE DE BIOXYDE DE CUIVRE.

Action sur l'économie animale.

EXPÉRIENCE. — A neuf heures du matin, j'appliquai 50 centigr. de sulfate de cuivre sur une plaie faite au cou d'un chat très-fort. A une heure, l'animal était dans un grand état de langueur ; à trois heures, il ne pouvait plus se tenir sur ses pattes : il mourut le lendemain, à sept heures du matin. A l'ouverture du cadavre, on trouva les viscères de l'abdomen dans l'état naturel, excepté la portion cardiaque de l'estomac, qui offrait une tache inflammatoire ; la vessie urinaire était distendue ; le cerveau n'offrait aucune altération.

M. Campbell, auteur de cette expérience, conclut que le sulfate de cuivre agit en altérant la texture des parties sur lesquelles il est appliqué.

M. Smith, dans la dissertation inaugurale déjà citée, s'exprime ainsi en parlant de ce poison : «Appliqué à l'extérieur, à des doses beaucoup plus fortes que celles qu'on est dans le cas d'employer, le sulfate de cuivre borne son action à la partie qu'il cautérise. Il paraît que la force astringente et caustique dont il est doué s'oppose à son absorption.»

On voit, en rapprochant les travaux de ces deux physiologistes, qu'ils s'accordent à regarder le sulfate de cuivre comme un poison irritant, dont l'action se borne aux parties qu'il touche. J'ai à cet égard une opinion contraire, appuyée sur les expériences suivantes.

EXPÉRIENCE Ire. — A midi, j'appliquai 55 centigr. de sulfate de cuivre sur une plaie faite au cou d'un petit chien faible. Deux jours après, l'animal, qui avait constamment refusé les aliments, était plongé dans un grand état d'abattement; il mourut dans la nuit du deuxième au troisième jour. — *Ouverture du cadavre*. Le tissu cellulaire sous-cutané correspondant à la plaie était enflammé, légèrement infiltré et recouvert d'une couche verdâtre. La membrane muqueuse de l'estomac, surtout vers le cardia, était rougeâtre. L'intérieur du rectum, dans l'étendue de quatre travers de doigt, offrait une multitude de *rides d'un rouge noir ;* le reste du canal digestif ne présentait aucune altération ; les poumons étaient injectés et tachetés de plaques rouges.

Expérience II. — Cinquante centigr. de sulfate de cuivre furent appliqués, le 3 octobre, à midi, sur le tissu cellulaire de la partie inférieure du cou d'un chien robuste et de moyenne taille : l'animal mourut dans la nuit du 6 au 7, sans avoir éprouvé d'autres symptômes que de l'abattement, de l'inappétence et des déjections alvines.—*Ouverture du cadavre.* La plaie offrait le même aspect que dans l'expérience précédente ; l'estomac contenait une assez grande quantité d'un fluide brunâtre, filant ; sa membrane muqueuse, de couleur naturelle, présentait au pylore une tache noire du volume de la tête d'une épingle ; l'intérieur du rectum était d'*un rouge noir,* sans la moindre trace d'ulcération ; le reste du canal digestif paraissait sain ; les poumons étaient gorgés de sang et comme marbrés par des plaques noirâtres ; le cœur renfermait du sang coagulé ; on voyait sur une des colonnes charnues du ventricule gauche une tache d'un rouge assez vif, peu étendue et peu profonde (1).

Expérience III. — On applique sur le tissu cellulaire sous-cutané du cou d'un chien robuste et de moyenne taille, 4 grammes de sulfate de cuivre cristallisé et réduit en poudre fine ; on réunit les bords de la plaie à l'aide de quelques points de suture. L'animal meurt au bout de vingt-cinq heures et *n'est ouvert que le surlendemain.* La couche musculaire qui est immédiatement au-dessous de celle qui était en contact avec le sel est *bleue,* comme si ce sel eût été appliqué sur elle.

Le *foie,* la *rate,* les *reins,* les *poumons* et le *cœur,* soumis ensemble à l'action de l'eau bouillante pendant six heures, ont fourni un *décoctum* d'où l'on a extrait *du cuivre* par le procédé de la carbonisation déjà décrit ; on en a également retiré de ces viscères épuisés par l'eau bouillante, desséchés et carbonisés de même.

L'*urine* contenue dans la vessie (environ 36 grammes) s'est comportée avec les agents précités de manière qu'il me soit seulement permis d'élever *quelques probabilités* en faveur de l'existence dans ce liquide d'une proportion infiniment petite d'un sel cuivreux.

Expérience IV. — On appliqua 1 gr. 60 centigr. de sulfate de cuivre sur la partie interne de la cuisse d'un petit chien robuste ; l'animal n'éprouva que de l'abattement et mourut quarante heures après l'application du poison. — *Ouverture du cadavre.* Tous les organes paraissaient être dans l'état naturel, excepté l'estomac, dont la membrane interne était d'un rouge vif dans toute son étendue, et offrait çà et là des taches brunâtres ; il y avait en outre, dans ce viscère, une assez grande quantité d'un fluide jaunâtre, comme bilieux.

Expérience V. — On lie l'œsophage d'un petit chien robuste, auquel on venait de faire prendre 60 centigr. de sulfate de cuivre dissous dans 100 gr. d'eau. L'animal meurt au bout de douze heures, et *n'est ouvert que cinquante-trois heures après la mort.* La membrane muqueuse de

(1) J'ai remarqué la même altération du cœur sur un autre chien placé dans les mêmes circonstances que celui dont je parle.

l'estomac est fortement enflammée, et l'on n'aperçoit à l'extérieur de ce viscère ni sur les autres organes abdominaux, aucune coloration verte qui puisse faire penser que le sulfate de cuivre a transsudé; du reste, la majeure partie de la dissolution cuivreuse est encore dans l'estomac. On fait bouillir dans l'eau distillée, pendant six heures, le *foie*, la *rate*, les *poumons* et le *cœur*, et l'on soumet le *decoctum*, ainsi que les viscères qui ont subi cette ébullition, à la carbonisation par l'acide azotique et aux autres traitements si souvent indiqués, et l'on ne tarde *pas à en retirer du cuivre*, soit à l'aide d'une lame de fer, soit par le moyen du gaz acide sulfhydrique.

Expérience VI. — On introduit dans l'estomac d'un petit chien, 2 gr. 50 centigr. de sulfate de cuivre dissous dans 100 gr. d'eau, et on lie l'œsophage. L'animal succombe au bout d'une heure cinq minutes, et est *ouvert à l'instant même*. On enlève immédiatement le *foie*, la *rate*, les *reins*, les *poumons* et le *cœur*, sans percer le canal digestif. Celui-ci n'offre aucune coloration bleue à l'extérieur; la membrane muqueuse de l'estomac est d'un rouge vif.

Soumis à l'action de l'eau bouillante pendant six heures, les cinq viscères précités donnent un *decoctum* qui, étant filtré, desséché, carbonisé par l'acide azotique concentré, etc., fournit une proportion notable de cuivre.

Je dois conclure de ces faits que le sulfate de cuivre est absorbé, et qu'il porte son action d'abord sur la membrane muqueuse de l'estomac, puis sur celle du gros intestin, si l'animal résiste pendant quelques jours aux effets meurtriers du poison.

Recherches médico-légales.

Ce sel, connu aussi sous les noms de *vitriol bleu*, de *couperose bleue*, et de *vitriol de Chypre*, a une saveur âcre, métallique, styptique et presque caustique; il cristallise en rhomboïdes ou en prismes à quatre faces. Chauffé dans un creuset, il perd son eau de cristallisation, se boursoufle et blanchit, ce qui prouve que la couleur bleue qu'il offre ordinairement dépend de son union avec l'eau. Il se dissout très-bien dans l'eau : sa dissolution est d'une couleur bleuâtre. La potasse, la soude et l'ammoniaque, l'acide sulfhydrique, les sulfures, le cyanure jaune de potassium et de fer, etc., se comportent avec elle comme avec l'acétate de cuivre; il n'en est pas de même de l'eau de baryte : cet alcali la précipite abondamment, et le précipité, d'une couleur blanche bleuâtre, est formé de sulfate de baryte blanc et de bioxyde de cuivre bleu; en effet, lorsqu'on le traite par l'acide azotique pur, il disparaît en partie; tout l'oxyde est dissous dans l'acide, qui se colore en bleu, et il reste du sulfate de baryte d'un très-beau blanc. Le sulfate de cuivre n'est point décomposé par l'acide sulfurique.

Sulfate de cuivre dissous et mêlé avec des liquides qui ne l'ont point décomposé, ou qui ne l'ont décomposé qu'en partie. Sulfate de cuivre absorbé et se trouvant dans le foie, dans la rate, dans les reins, dans la salive, etc. Les liquides dont je parle sont le vin, le *decoctum* de café, les liquides vomis, etc. Tout ce que j'ai établi aux pages 803 et suivantes, relativement à la difficulté de découvrir, par les réactifs, le vert-de-gris qui aurait été mêlé à ces sortes de liquides, trouve ici son application : le même procédé doit être mis en usage.

Je ferai observer de nouveau que la présence du cuivre métallique suffit pour affirmer qu'il y a une préparation de ce métal dans la matière soumise à l'analyse, mais qu'elle est insuffisante pour prouver que cette préparation est du sulfate de cuivre; peu importe, le point essentiel est de constater l'existence d'un composé cuivreux. Quelques auteurs, il est vrai, ont conseillé de traiter les matières suspectes par le chlorure de baryum dissous, et de conclure qu'il y avait du sulfate de cuivre, si l'on obtenait un précipité blanc de sulfate de baryte insoluble dans l'eau et dans l'acide azotique; mais il suffit de réfléchir un instant pour s'apercevoir combien ce caractère est illusoire; en effet, les matières alimentaires contiennent souvent des sulfates de soude, de chaux, etc. qui donnent, avec le chlorure de baryum, un précipité blanc de sulfate de baryte.

Sulfate de cuivre dans le pain. Dès l'année 1816, des boulangers belges ajoutèrent une certaine quantité de sulfate de cuivre à la farine, dans le but d'obtenir du pain d'une plus belle apparence. En 1829, les bourgmestres et les échevins de la ville de Bruges me firent l'honneur de me consulter pour savoir comment il fallait s'y prendre pour découvrir des atomes de sulfate de cuivre dans du pain. Les pharmaciens belges, qui s'étaient occupés de ce problème, n'étaient point parvenus à découvrir le sel cuivreux, parce qu'ils s'étaient bornés à calciner la masse jusqu'à la carbonisation. Je répondis qu'il était aisé de constater la présence de ce sel en poussant l'opération jusqu'à l'incinération (*Archives générales de médecine*, t. XIX). Depuis, MM. Barruel, Chevallier, Gaultier de Claubry, et surtout M. Kuhlmann, s'occupèrent de ce sujet. Ce dernier nous a appris que les boulangers mettaient pour chaque pain, plein la tête d'une pipe de dissolution de sulfate de bioxyde de cuivre; dans quelques cas, il a trouvé un petit cristal de ce sel dans un morceau de pain. En France, les boulangers ont également altéré la farine par le sulfate de cuivre. M. Thieulen a vu, en outre, que dans certaines circonstances le pain pouvait contenir une certaine quantité de cuivre, sans qu'il y eût eu fraude : ainsi des accidents se sont manifestés chez plusieurs habitants de La Rochelle, qui avaient fait usage de pain préparé avec du blé dont la mouture avait eu lieu avec des pièces de cuivre qui, par suite de l'usure, cédaient à la farine quelques parcelles de cuivre; ce métal s'oxydait pendant la fermentation de la pâte, et donnait naissance à des taches vertes de forme étoilée, au centre desquelles on voyait le plus souvent une parcelle de cuivre métallique; il a suffi, pour faire cesser ces accidents, de remplacer la pièce de cuivre par une autre qui n'était pas usée (*Journal de pharmacie*, août 1838).

Caractères du pain mélangé de sulfate de cuivre. S'il ne contient que des atomes de ce sel, il offre sa couleur ordinaire, et ne se colore pas par le cyanure jaune de potassium, ni par l'ammoniaque; sa dissolution aqueuse faite dans l'eau distillée bouillante, ne donne aucune des réactions des sels de cuivre. Il n'en est pas de même si la proportion de sulfate de cuivre est plus forte; alors le pain présente une teinte bleue, et le cyanure jaune de potassium et de fer le colore en brun-marron si le pain n'est pas bis. Dans l'un et l'autre cas, il suffit d'*incinérer* le pain dans un creuset pour obtenir une cendre bleue, qui, étant traitée par l'acide sulfurique faible, donnera du sulfate de bioxyde, de cuivre facile à reconnaître (voy. p. 814). Mais, comme l'incinération dont il s'agit exige plusieurs heures, même lorsqu'on n'opère que sur 100 ou 150 grammes de matière, et que d'ailleurs elle ne fait pas connaître si la cendre est bleuie par le cuivre *naturellement* contenu dans le pain, ou par du cuivre que l'on aurait ajouté au pain, il est préférable de recourir au procédé suivant: on fait bouillir le pain dans de l'eau acidulée par un dixième de son poids d'acide acétique radical; on évapore jusqu'à siccité la liqueur filtrée, et on carbonise le produit par l'acide azotique, en ayant soin *de ne pas incinérer le charbon;* il suffit de faire bouillir ce dernier pendant vingt minutes dans de l'acide acétique affaibli, et de traiter le liquide filtré par un courant de gaz acide sulfhydrique, pour obtenir du sulfure de cuivre, facilement reconnaissable (voy. p. 803). En procédant ainsi, on est certain de n'avoir pas dissous dans l'acide acétique faible la moindre trace du cuivre naturellement contenu dans le pain.

MM. H. d'Hauw et E. Van de Vyvère, pharmaciens à Bruges, ont reconnu la supériorité de ce procédé, que j'ai donné en 1847, sur tous les autres. Il résulte d'un travail fait par ces deux pharmaciens : 1° que la levure avec laquelle on fabrique le pain, si elle a séjourné pendant vingt-quatre heures dans un vase en laiton, contient une certaine quantité de cuivre, et que dans une analyse de pain, il est de toute nécessité que l'on fasse préalablement celle de la levure; 2° que parmi plusieurs sortes d'eaux provenant de puits, de sources, de canaux, de pompes, de citernes, prises à Bruges ou dans les environs de cette ville, trois seulement leur ont fourni une minime quantité d'un composé cuivreux, et qu'il est par conséquent de toute nécessité d'analyser chaque fois l'eau employée à la confection du pain (*Journal de chimie médicale*, juin 1850).

Sulfate de cuivre dans un cas d'exhumation juridique. Le 12 mars 1826, on a exposé à l'air, dans un bocal à large ouverture, des intestins plongés dans une dissolution de 12 grammes de sulfate de bioxyde de cuivre dans 2 litres d'eau. Le 18 juin suivant, le mélange exhalait une odeur des plus fétides; la liqueur filtrée était d'un vert bleuâtre sale, et précipitait en brun-marron par le cyanure jaune de potassium et de fer, et en noir par les sulfures solubles; elle bleuissait par l'ammoniaque. Voulant savoir jusqu'à quel point la dissolution conservait tout le sulfate de cuivre qui y avait été mis, on en a étendu une portion de quinze fois son volume d'eau, et l'on s'est assuré qu'alors les réactifs ci-dessus mentionnés agissaient à peine sur elle, tandis qu'une partie de la même dissolution, qui avait été mise à part le 12 mars, *avant de la mêler avec les intestins*, précipitait instantanément par ces réactifs, même lorsqu'elle était étendue de 200 volumes d'eau. Il devenait alors indispensable de rechercher si les matières solides ne contiendraient pas l'oxyde de cuivre qui paraissait avoir été séparé de la dissolution. Ces matières, ayant été parfaitement lavées pour leur enlever tout le sulfate de cuivre avec lequel elles auraient pu être mêlées, furent desséchées et calcinées; le charbon résultant, indépendamment de ce qu'il offrait çà et là des points rougeâtres de cuivre métallique, étant traité par l'acide azotique à chaud, fournit de l'azotate de cuivre parfaitement reconnaissable.

Sulfate de cuivre très-étendu d'eau. Le 18 juillet 1826, on introduisit dans un bocal à large ouverture, contenant une portion d'un canal intestinal, 30 centigrammes de sulfate de bioxyde de cuivre dissous dans 1 litre et demi d'eau. Le 2 août suivant, le mélange exhalait une odeur très-fétide; la liqueur était *presque incolore*, et ne contenait plus de sel cuivreux, puisqu'elle ne changeait pas même de couleur par l'addition du cyanure jaune de potassium et de fer, de l'ammoniaque, ni de l'acide sulfhydrique. Les intestins, lavés, desséchés et calcinés, fournissaient un charbon qui, étant traité par l'acide azotique, donnait de l'azotate de cuivre.

Ces expériences prouvent : 1° que, lorsqu'il est mélangé avec les matières animales, le sulfate de bioxyde de cuivre dissous se précipite de manière qu'il n'en reste plus dans la liqueur au bout d'un certain temps; 2° qu'à la vérité, cette précipitation n'est pas tellement rapide qu'on ne puisse pas trouver une portion de sel en dissolution, même au bout de plusieurs mois, si l'on a agi sur quelques décigrammes de sulfate de bioxyde; 3° que dans tous les cas où il ne serait plus possible de découvrir le sel cuivreux dans la liqueur, il faudrait dessécher les matières solides et les carboniser pour avoir le cuivre métallique, tandis qu'une autre portion de charbon serait traitée par l'acide azotique pour obtenir de l'azotate de cuivre.

DU SULFATE DE CUIVRE AMMONIACAL.

Le sulfate de cuivre ammoniacal est d'une belle couleur bleue. On le distingue du sulfate de cuivre : 1° par l'odeur ammoniacale qu'il exhale ; 2° par la propriété qu'il a de verdir le sirop de violettes ; 3° par le précipité vert qu'il donne avec l'acide arsénieux dissous : ce précipité, formé d'arsénite de cuivre, est très-abondant et paraît sur-le-champ ; tandis que l'acide arsénieux, mis dans le sulfate de cuivre, ne fournit de précipité distinct qu'au bout de vingt ou vingt-cinq minutes. Il agit sur l'économie animale comme les autres sels cuivreux ; seulement il est plus irritant et plus énergique, à raison de l'ammoniaque qu'il renferme.

DE L'AZOTATE DE BIOXYDE DE CUIVRE.

L'azotate de cuivre est d'une belle couleur bleue ; sa saveur est âcre et très-caustique ; il cristallise en parallélipipèdes allongés, ou en prismes fins, semblables à des aiguilles. Mis sur des charbons ardents, il se dessèche et détone avec scintillation. Lorsqu'on le chauffe dans un creuset, il se décompose, donne du gaz oxygène, des vapeurs nitreuses rouges (acide hypoazotique), et de l'oxyde de cuivre brun. Si on le mêle avec du charbon, et qu'on le soumette à l'action du calorique, sa décomposition est plus complète, et il laisse pour résidu du cuivre métallique. Il se dissout très-bien dans l'eau : cette dissolution, concentrée, traitée par l'acide sulfurique, fournit au bout de quelques instants des cristaux de sulfate de cuivre. L'acide sulfhydrique, le cyanure jaune de potassium et de fer, l'ammoniaque, l'arsénite de potasse, etc., se comportent avec cette dissolution comme avec celle d'acétate de cuivre.

DU BICHLORURE DE CUIVRE.

Le bichlorure de cuivre est d'une couleur verte lorsqu'il est à l'état solide. Chauffé dans un creuset de terre avec son volume de charbon et de la potasse pure, il se décompose et fournit du gaz acide carbonique, et un produit fixe formé de chlorure de potassium et de cuivre métallique. Traité par l'eau distillée bouillante, il donne un liquide d'une couleur verte tirant sur le bleu : ce liquide fournit, par l'azotate d'argent, un précipité blanc de chlorure d'argent ; l'acide sulfhydrique, l'arsénite de potasse, le cyanure jaune de potassium et de fer, l'ammoniaque, et les autres réactifs, le troublent, comme je l'ai déjà dit (voyez p. 800). L'acide sulfurique concentré le décompose avec effervescence, en dégage du gaz acide chlorhydrique sous forme de vapeurs blanches, épaisses, d'une odeur piquante, et le transforme en sulfate de cuivre.

DU CUIVRE AMMONIACAL.

Le cuivre ammoniacal est une combinaison de bioxyde de cuivre et d'ammoniaque. Il est d'une belle couleur bleue, d'autant plus foncée qu'il est plus concentré; son odeur est vive, pénétrante et ammoniacale.

On peut y démontrer la présence du cuivre par les réactifs dont j'ai déjà parlé, l'acide sulfhydrique, le cyanure jaune de potassium et de fer, etc. (voy. p. 800). Il diffère du sulfate de cuivre et du sulfate de cuivre ammoniacal en ce qu'il ne contient point d'acide sulfurique, et par conséquent qu'il ne fournit point avec l'eau de baryte un précipité de sulfate de baryte insoluble dans l'acide azotique. L'azotate d'argent n'y occasionne jamais de précipité de chlorure d'argent insoluble dans l'acide azotique pur, ce qui le distingue du bichlorure de cuivre. Enfin, en l'évaporant jusqu'à siccité, on n'obtient point une masse qui fuse sur les charbons ardents et qui se décompose au feu, à la manière des azotates; en sorte qu'il n'est permis de le confondre ni avec l'azotate de cuivre ni avec l'azotate de cuivre ammoniacal.

DU PHOSPHATE DE CUIVRE.

Le phosphate de cuivre est sous forme d'une poudre bleue, insoluble dans l'eau froide et soluble dans les acides forts; cette dissolution se comporte avec les réactifs des sels solubles de cuivre comme ceux-ci. L'eau bouillante finit par le transformer en phosphate acide de cuivre soluble et en phosphate basique *vert* insoluble. Celui-ci, et à plus forte raison le phosphate bleu, introduit dans l'estomac des chiens, détermine des vomissements et d'autres accidents, parce qu'il est transformé en un sel soluble par les liquides acides contenus dans ce viscère. (Lefortier, *Ann. d'hygiène,* juillet 1840.)

DU VIN, DU VINAIGRE, ET DES SAVONS CUIVREUX.

Si l'on se rappelle avec quelle facilité l'acide acétique dissout le bioxyde de cuivre, on ne sera pas étonné que les vins acides qui séjournent dans des vases de cuivre incrustés de vert de-gris tiennent en dissolution une certaine quantité de cette substance.

Parmi les moyens propres à démontrer l'existence d'une préparation cuivreuse dans les liqueurs de cette espèce, on doit donner la préférence à celui qui consiste à précipiter la dissolution par l'acide sulfhydrique, comme il a été dit à la page 803.

Quelque compliquée que soit la composition des *savons* et des *savonules cuivreux,* on pourra toujours en obtenir le cuivre métallique. Les détails dans lesquels je viens d'entrer, en faisant l'histoire des diverses préparations cuivreuses, me dispensent de m'appesantir davantage sur cet objet, d'ailleurs peu important.

Questions médico-légales concernant les sels cuivreux.

1° MM. Barruel et Chevallier ont été requis pour déterminer si du bouillon gras dans lequel on avait trouvé un sel de cuivre avait été empoisonné lorsqu'il était encore dans une marmite en fonte où il avait été préparé, ou bien si le sel de cuivre avait été ajouté au bouillon, après que celui-ci aurait été retiré de la marmite. Les experts ont adopté cette dernière opinion, se fondant sur ce que la marmite en fonte ne contenait aucune trace de cuivre à sa surface; tandis que la même marmite s'était recouverte d'une couche brillante de cuivre rouge, lorsqu'on y avait laissé pendant huit heures 4 kilogrammes 500 grammes de bouillon gras refroidi, tenant 32 *grammes de sulfate de cuivre* en dissolution, et que le bouillon alors, au lieu de contenir du sulfate de cuivre, renfermait du sulfate de fer. (*Annales d'hygiène et de médecine légale,* janvier 1830.)

On ne conçoit pas qu'à l'occasion de cette réponse, si conforme aux vrais principes de la science, M. Devergie cherche à apporter des restrictions en établissant que si, au lieu de bouillon *gras,* il eût été question de bouillon *aux herbes* ou d'une *liqueur acide,* les choses se seraient passées autrement. Il est certain que, dans ce dernier cas, le cuivre eût été plus promptement précipité que dans l'espèce qui faisait l'objet de la consultation médico-légale, si le sel cuivreux avait été ajouté à la liqueur pendant que celle-ci était encore dans la marmite, et les experts qui auraient vu le cuivre déposé sur le fer auraient répondu tout autrement qu'ils ne le firent.

2° *Affaire jugée le* 16 *juillet* 1851, *par la cour d'assises du Gers.* — Dans la journée du 5 mars 1851, Marie Despax, épouse Dupuy, décéda au lieu de Baqué, commune de Roquebrune, à la suite d'une maladie qui avait duré une vingtaine de jours, et qui présentait des caractères étranges. Cette femme n'était âgée que de 38 ans; mais, comme elle était d'une constitution maladive, on ne songea pas d'abord à suspecter les causes de sa mort. Cependant, vers la fin du mois de mars, des soupçons d'empoisonnement circulèrent dans la contrée; le maire et le brigadier de gendarmerie se transportèrent sur les lieux et recueillirent certains propos, certaines plaintes de la malade ; ils saisirent une seringue et un pot à tisane offrant des taches verdâtres, qui semblaient dénoter la présence d'un composé cuivreux, ainsi que des grains métalliques trouvés dans la poche du pantalon de Laurent Dupuy, son mari. On apprit bientôt que ce dernier avait acheté récemment au sieur Marsan, droguiste à Vic-Fezensac, une certaine quantité d'acétate de cuivre ou verdet, et de l'acide sulfurique, et que lui seul avait préparé les remèdes pendant toute la maladie de sa femme; il fut aussitôt arrêté.

Dès ce moment, l'information dévoilà toutes les circonstances du crime prémédité et accompli par l'accusé pendant la longue agonie de sa victime. Dupuy appela un médecin auprès de sa femme et permit à quelques voisines de venir l'assister; mais lui seul préparait les remèdes et les administrait. Ces remèdes n'ont fait chaque fois que redoubler les souffrances, au lieu de les apaiser, et la malheureuse Marie Despax n'a cessé de dire pendant tout le cours de la maladie : « Tu t'es trompé, ce remède n'est pas celui qu'il me faut! il me tue, il est aigre comme du vinaigre. » La veille de sa mort, elle disait à Marie Espiet. « Ce remède m'a tuée. » Devant M. Mieussens, officier de santé : « Je suis perdue, il faut qu'on m'ait empoisonnée. » Enfin, dans une autre circonstance : « Tant que la sœur de mon mari a été ici, je trouvais tous les remèdes bons ; aujourd'hui, je les trouve mauvais, ils me brûlent. » Plusieurs témoins ont été frappés de la couleur bleue verdâtre que présentaient les vomissements et les excréments; et dans une circonstance, Marie Despax ayant rejeté sur le sol de la chambre une gorgée de tisane que son mari voulait lui faire prendre, on vit aussitôt le liquide bouillonner à terre comme certains poisons.

Le 8 avril, on procéda à l'autopsie du cadavre, qui avait été exhumé, et trois experts furent chargés d'analyser les organes de Marie Despax, ainsi que les divers objets saisis au domicile de l'accusé. Les hommes de l'art ont été unanimement d'avis qu'il y a eu empoisonnement : 1° par l'introduction dans l'économie d'un composé de cuivre ; 2° par l'introduction d'une certaine quantité d'acide sulfurique par le rectum. Les taches provenant de la seringue et déposées sur la manche de toile qui lui servait d'enveloppe sont dues à un composé cuivreux, et les grains métalliques trouvés dans le pantalon de l'accusé renferment du cuivre. Ces conclusions deviennent accablantes contre Laurent Dupuy, qui possédait ces deux poisons depuis le mois de février ; il les avait achetés au sieur Marsan, sous prétexte de guérir le pied d'une de ses vaches : or l'information établit qu'à cette époque il n'avait plus de vaches depuis longtemps.

L'accusé vivait en mauvaise intelligence avec sa femme, et la maltraitait souvent; il affecta un retour d'affection pendant sa dernière maladie, et fit parade, à sa mort, d'une douleur exagérée; mais cette hypocrisie ne trompa personne; on le vit, quelques jours après, partir pour un voyage, en compagnie de Françoise Crespin, sa maîtresse, et ses voisines furent indignées de sa conduite. Il paraît que dans une circonstance, il aurait dit à cette fille avant la mort de sa femme : « Sois tranquille, tu seras ma seconde. » Laurent Dupuy devait en outre, en vertu de son contrat de mariage, hériter de l'usufruit des biens de sa femme, évalués à 2,000 francs environ.

Ainsi la pensée d'une union coupable et d'un modique héritage paraît avoir été le mobile de ce crime. En conséquence, Laurent Dupuy est accusé, etc.

Aux débats, les médecins et les chimistes déclarent que l'œsophage est considérablement enflammé, que le rectum est en quelque sorte *tanné* et de couleur noirâtre; qu'il y avait de l'acétate de cuivre dans l'estomac et de l'acide *sulfurique* dans le rectum; suivant eux, cet acide avait été donné en lavement.

Le défenseur, Me Jules Borie, conteste le corps du délit. On verra, par les mots soulignés, comment cet avocat torture la science et lui fait dire les plus grosses monstruosités dans l'intérêt de son client. Le cuivre était du *cuivre* normal, dit-il; l'acide sulfurique *était le produit de la putréfaction et des gaz qui se dégagent pendant la décomposition.* La maladie n'était qu'une *inflammation des organes digestifs;* il n'y a eu de vomissements que le 4 mars; l'empoisonnement par l'acétate de cuivre *n'est pas possible sans des vomissements nombreux et abondants. Il n'y a donc pas crime.* Mais s'il y avait crime, pourquoi Dupuy en serait-il l'auteur? Les motifs allégués sont misérables. L'intérêt d'argent? Il est imperceptible. L'affection pour Françoise Crespin? Mais cette fille est atteinte d'un mal incurable, qui rend tout projet d'union de la part de Dupuy inadmissible. Si l'accusation avait démontré l'empoisonnement, pourquoi un empoisonnement criminel? L'acétate de cuivre et l'acide sulfurique étaient dans la maison; une méprise, un accident, étaient possibles; enfin, s'il y a crime, pourquoi Dupuy en serait il l'auteur? Pourquoi lui, qui pouvait satisfaire sa passion, sans briser les liens du mariage? Pourquoi lui, et pas une autre, qui pouvait et devait ambitionner le rang d'épouse légitime, surtout si les relations dont parle l'accusation ont existé?

Laurent Dupuy a été condamné aux travaux forcés à perpétuité.

Des préparations de plomb.

DU PLOMB.

Le plomb est un métal solide, bleu, mou, flexible, facile à rayer par l'ongle, malléable et ductile. L'acide azotique le dissout à l'aide d'une douce chaleur, avec dégagement de gaz bioxyde d'azote, et donne un azotate soluble, qui précipite en jaune par l'iodure de potassium, en noir par l'acide sulfhydrique, et en blanc par les sulfates solubles (voyez *Acétate de plomb*).

Le plomb n'est point vénéneux tant qu'il est *en masse ou en poudre grossière,* et qu'il ne se transforme pas dans le canal digestif en oxyde ou en sel. On lit dans le *Journal de médecine* de Leroux, t. XXIII, p. 318, qu'un chien en a pris impunément 120 grammes. Allié à l'étain pour étamer les ustensiles de cuisine, il n'est pas dangereux s'il est en très-petite proportion et que l'étamage soit neuf; mais si la quantité de plomb est considérable, ou que l'étamage soit usé, alors même qu'il renferme peu de plomb, il peut donner lieu à la colique de plomb, etc., parce qu'une portion de ce métal est dissoute (voy. *Aliments cuits dans des vases de plomb,* p. 885). Voici des expériences qui ne laissent aucun doute à cet égard : 1° J'ai exprimé le jus de deux citrons dans une casserole en cuivre que j'avais étamée avec parties égales de plomb et d'étain, et j'ai ajouté 800 grammes d'eau; après trois jours de contact à froid, j'ai filtré et fait évaporer la liqueur jusqu'à siccité : le produit carbonisé par l'acide azotique a laissé un charbon que j'ai maintenu pendant dix minutes à une chaleur rouge dans la capsule où il avait été fait; les cendres provenant de cette opération contenaient de l'oxyde d'étain et un peu d'oxyde de plomb; car, traitées par l'acide azotique bouillant, elles m'ont fourni une dissolution contenant une petite proportion de plomb : en effet, la liqueur précipitait en jaune par l'iodure de potassium, en brun par l'acide sulfhydrique, et en blanc par le sulfate de potasse; le bioxyde d'étain blanc n'avait pas été dissous; mais je me suis assuré de son existence en le dissolvant dans l'acide chlorhydrique. 2° J'ai laissé pendant plusieurs jours 300 grammes d'eau et 100 grammes d'acide acétique dans une casserole étamée avec parties égales de plomb et d'étain; j'ai filtré et fait évaporer la liqueur jusqu'à siccité; le produit carbonisé par l'acide azotique a fourni un charbon que j'ai incinéré; la cendre, mise en contact avec l'acide azotique étendu et bouillant, m'a donné de l'azotate de plomb dans la liqueur, et il est resté du *bioxyde d'étain.*

Ces expériences ne s'accordent guère avec celles de Proust, dont il m'est impossible d'admettre les résultats. Voici ce qu'on lit à cet égard dans le tome LVII des *Annales de chimie,* p. 84 :

« Les étamages chargés de plomb jusqu'à parties égales ne peuvent être dangereux, puisqu'il suffit au plomb d'être allié à l'étain pour qu'il ne puisse se dissoudre ni dans le jus de limon ni dans le vinaigre, les deux acides dont l'activité pourrait inspirer plus de méfiance. L'étain, plus oxydable que le plomb, se dissout exclusivement dans ces acides, et s'oppose à ce que le second soit attaqué. Le plomb ne pourrait s'approprier un atome d'oxygène sans que l'étain ne le lui enlevât à l'instant.

« Le plomb, lorsqu'il est allié d'étain à parties égales et au delà, ne peut jamais prendre les devants sur le second, s'oxyder et se dissoudre avant lui. Ce même alliage, pris intérieurement et à une dose bien plus forte que celle que pourrait avaler toute une famille, lors même que l'étamage ne durerait pas huit jours, n'est pas en état d'exposer, même légèrement, la santé : aussi n'y en a-t-il pas un seul exemple avéré. » (Proust.)

Si, au lieu de faire cuire des aliments acides dans des vases d'étain alliés au plomb, on se servait d'ustensiles préparés avec ce dernier métal seul, à plus forte raison y aurait-il oxydation et dissolution de quelques parties métalliques dont l'ingestion occasionnerait des accidents, comme je le dirai en faisant l'histoire de l'acétate et du carbonate de plomb.

Il serait encore dangereux d'avaler de l'eau qui aurait séjourné dans des vases de plomb, au contact de l'air, parce qu'alors le métal aurait passé à l'état d'oxyde hydraté légèrement soluble dans l'eau ou à l'état de carbonate, qui aurait fini aussi par se dissoudre en quantité sensible à la faveur de l'acide carbonique contenu dans l'air. Barruel et Mérat ont retiré 64 grammes de carbonate de plomb cristallisé de six voies d'eau laissées pendant deux mois dans une cuve pneumato-chimique doublée en plomb (Mérat, *Traité de la colique métallique*, 2e édition, p. 98). Nous savons que des familles entières ont été fortement incommodées pour avoir bu de l'eau qui était restée en contact avec des réservoirs de plomb, ou qui avait traversé des tuyaux de ce métal non encore tapissés du carbonate de chaux que beaucoup d'eaux potables déposent à leur surface interne, et qui les préserve d'une oxydation ultérieure.

Le plomb métallique très-divisé est au contraire vénéneux; on connaît généralement les mauvais effets des *émanations saturnines*.

Action des divers composés de plomb sur l'économie animale.

Il suffit de jeter un coup d'œil sur les observations médicales recueillies jusqu'à ce jour pour se convaincre du danger auquel sont exposés les individus qui emploient le plomb ou ses composés. Les peintres et barbouilleurs, les plombiers, les potiers de terre, les faïenciers, les lapidaires, les imprimeurs, les vitriers, les ciseleurs, les joailliers, les cartiers, les essayeurs, les verriers, les passetalonniers, les cordonniers, les doreurs, les chimistes, les fabricants de couleurs, les chapeliers, les épiciers, les mineurs, etc., sont souvent attaqués de maladies graves pour avoir seulement manié des préparations saturnines ou pour avoir été placés dans l'atmosphère de leurs émanations.

Nous verrons, d'un autre côté, qu'il peut y avoir aussi beaucoup de danger à avaler certains composés de plomb ou à les appliquer à l'extérieur.

Symptômes produits par des émanations saturnines ou par une petite dose d'un sel de plomb introduit dans l'estomac.

Ceux qui manient les préparations de plomb ou qui vivent dans une atmosphère imprégnée d'émanations saturnines sont souvent exposés à contracter la maladie qui a été désignée sous le nom de *maladie de plomb,* laquelle revêt des formes diverses, caractérisées par des symptômes particuliers à chacune d'elles : la *colique*, l'*arthralgie*, la *paralysie*, l'*anesthésie*, et l'*encéphalopathie saturnines,* constituent en effet des affections tellement distinctes, que, sur cent individus soumis à l'action des mêmes émanations saturnines, les uns sont pris de coliques, les autres d'arthralgie, ceux-ci de paralysie, ceux-là d'encéphalopathie; quelquefois, il est vrai, l'une de ces maladies vient compliquer l'autre, ou bien se développe quelque temps après l'invasion de celle-ci. Si l'on remonte à la cause immédiate de ces affections, on voit que la colique se manifeste lorsque les émanations saturnines ont exercé leur influence délétère sur le système des viscères contenus dans l'abdomen, que l'*arthralgie,* la *paralysie* et l'*anesthésie,* sont les résultats de l'atteinte portée à l'appareil nerveux rachidien, que les organes de la vie de relation soient le siége de douleurs vives, qu'il y ait perte du mouvement, ou bien que le sentiment soit aboli ; l'*encéphalopathie* enfin a pour origine une lésion de l'encéphale accompagnée de délire, de convulsions, etc. On voit donc que dans tous les cas c'est le système nerveux qui est affecté : pour le système nerveux de la vie *intérieure,* dit M. Tanquerel des Planches, dans son excellent ouvrage sur les maladies saturnines, on n'observe que l'exaltation de l'action nerveuse ; pour le système nerveux de la vie de *relation*, au contraire, les phénomènes de sensibilité et de mobilité peuvent être tantôt exaltés, tantôt abolis.

Les individus les plus exposés à la *maladie de plomb* sont les peintres, les barbouilleurs, les plombiers, les potiers de terre, les faïenciers, les lapidaires, les imprimeurs, les vitriers, les ciseleurs, les joailliers, les cartiers, les essayeurs, les verriers, les passetalonniers, les cordonniers, les doreurs, les fabricants de produits chimiques et de couleurs, les chapeliers, etc. Il est rare que chez les individus qui *absorbent* des émanations saturnines, il ne se manifeste, avant l'invasion de la *colique*, de l'*arthralgie*, etc., une série de symptômes que l'on a considérés comme étant les prodromes de la *maladie de plomb,* et comme constituant en quelque sorte une *intoxication saturnine primitive.*

Ces prodromes sont : 1° la coloration bleuâtre, d'un gris ardoisé, de la portion des gencives la plus voisine des dents ; celles-ci sont d'un brun très-foncé à leur base, tandis que leur sommet est d'un brun plus clair tirant sur le jaune ou le vert ; ces nuances paraissent êtres dues à du sulfure de plomb ; 2° une saveur sucrée, styptique, astringente, ou à la fois fétide et styptique, une haleine également fétide ; 3° l'ictère *saturnin ;* la peau est d'un jaune sale ou terreux, ou, si l'ictère est moins prononcé, d'un jaune pâle légèrement cendré ; la conjonctive, l'urine, les matières fécales, offrent aussi une couleur jaune ; 4° l'amaigrissement saturnin, qui est général, mais surtout à la face, laquelle offre alors des rides sensibles.

Colique des peintres ou colique saturnine. Le symptôme le plus important, celui qui caractérise la maladie, c'est la douleur. Elle siége le plus habituellement à l'ombilic, moins souvent à l'épigastre ou à l'hypogastre; le plus ordinairement, c'est une sensation violente de tortillement, qui, loin d'augmenter en général à la pression, diminue le plus souvent lorsqu'on comprime l'abdomen. Qu'il me soit permis, à cette occasion, de relever en peu de mots les fautes grossières débitées en 1843 dans l'affaire Pouchon, devant la cour d'assises de Riom, par M. Rognetta et par M. Flandin, qui adopta les idées émises par son collègue; on jugera du degré de confiance que doivent inspirer des experts qui poussent à un pareil point l'ignorance des faits. « *Dans l'intoxication saturnine,* dit M. Rognetta, *les douleurs existent dans la partie* inférieure *du ventre ;* elles sont sourdes, vagues, irradiatives. » Or M. Tanquerel avait déjà constaté chez cent soixante-sept malades que la douleur occupait la *région de l'estomac,* et que chez cinq cent soixante-treize individus elle se faisait sentir en même temps dans *plusieurs points* du ventre (voy. *Traité des maladies de plomb,* publié en 1839). *Les cris perçants que Pouchon a poussés jusqu'à la mort, et qui ont fait accourir les voisins à son secours, ne se rencontrent pas dans l'empoisonnement par le plomb.* Or M. Tanquerel avait dit : Si l'accès de colique est très-douloureux, les malheureux malades poussent des cris *déchirants,* des gémissements affreux ; quelquefois une sorte de mugissement, suivant la remarque de Stoll !!!

Dans la colique saturnine, la *constipation* est, après la douleur, le phénomène le plus habituel; les selles manquent en général pendant plusieurs jours ; cependant il y a quelquefois *du dévoiement.* On observe *fréquemment* la rétraction ou la dépression du ventre ; quelquefois cependant il est *plus gros, plus développé, plus saillant que de coutume,* sans être ballonné; dans un bon nombre de cas, il n'est ni volumineux ni déprimé. Écoutons sur ce point la déposition de M. Rognetta, appuyée par M. Flandin : « *Constamment* le corps est constipé et le *ventre rétréci,* comme chez les ouvriers *dans les fabriques de céruse*, chez les peintres, etc. » Et plus bas : « *Constamment* l'homme empoisonné d'une manière aiguë ou *chronique* par les composés de plomb présente la *constipation.* » Or M. Tanquerel avait dit : *trente-trois malades* allaient régulièrement à la selle ; vingt-cinq ont eu le *dévoiement* pendant les deux premiers jours de la maladie, et dix-neuf en ont eu *pendant toute la durée de l'affection.*

Dans la colique saturnine, les nausées apparaissent beaucoup plus souvent que les vomissements, qu'elles précèdent toujours; toutefois ceux-ci existent assez fréquemment. Les matières vomies sont d'un vert porracé, d'une consistance visqueuse, d'une odeur fétide, *sui generis*, d'une amertume extrême, *érugineuse*, que certains malades disent être analogue à celle du plomb, d'autres à celle du vert-de-gris, etc. Il y a le plus souvent des *éructations* de gaz d'une odeur fétide et d'une saveur amère; dans des cas fort rares, cette saveur est comme sucrée. Quand la colique est très-intense, il y a souvent du hoquet. Au début de la maladie, la surface de la langue est nette; mais, au bout de quelques jours, un enduit blanchâtre, peu épais et fort adhérent, se montre presque constamment. L'haleine a une odeur toute caractéristique; ordinairement la salive est alcaline, comme dans l'état de santé. De plus, communément la soif est assez vive. Il est excessivement rare que l'appétit soit conservé, cependant quelques malades demandent à manger au milieu des plus atroces douleurs. Assez souvent l'envie d'uriner se fait sentir, et pourtant il n'y a point d'excrétion d'urine pendant le paroxysme, ou bien elle sort goutte à goutte; dans les cas où l'on observe un obstacle à l'excrétion de l'urine, et qu'elle est suivie de douleur, le liquide sécrété est plus rouge qu'à l'état normal. Les testicules, le cordon spermatique, la verge, l'utérus, le vagin et les reins, peuvent être le siége de douleurs, de tiraillements, de dilacération ou de constriction. Il est rare que la respiration soit parfaitement tranquille pendant tout le cours d'une colique violente; le plus souvent, elle s'accélère pendant la durée des douleurs du ventre; dans quelques cas, elle est entrecoupée, suffocante; quelques malades éprouvent des palpitations, une petite toux nerveuse, fatigante, et même des symptômes analogues à ceux de l'angine de poitrine. Au moment des accès, la voix peut être comme étouffée. La jaunisse accompagne quelquefois la colique des peintres; dans ce cas, le sang est altéré par le plomb, en sorte que cet ictère ne peut pas être confondu avec celui que M. Tanquerel a désigné sous le nom de *saturnin*. Le pouls est ralenti, ou tout au plus il offre son rhythme normal; il est excessivement dur; on l'a vu quelquefois irrégulier, rémittent pour ainsi dire. Le plus souvent, la peau conserve sa chaleur normale. Les forces paraissent anéanties ou plutôt opprimées par la violence de la douleur. On observe très-promptement une diminution de la nutrition générale lorsque la colique dure pendant quelque temps. Il existe une altération profonde des traits de la face, laquelle annonce la plus vive souffrance et la plus grande anxiété. Ordinairement l'intelligence n'est pas troublée; seulement le malade, maîtrisé par la douleur, ne peut faire un usage aussi étendu que dans l'état normal de ses facultés intellectuelles. Presque toujours, lorsque la colique est intense, il y a insomnie complète.

Écoutons sur ce point la déposition de M. Rognetta : «Il y a *toujours délire* dans les cas d'empoisonnement de ce genre que la science possède, et Pouchon a conservé la netteté de l'intelligeuce jusqu'à la fin.» Or, dans le seul cas d'empoisonnement par l'acétate de plomb suivi de mort et rapporté par M. Tanquerel, *l'intelligence a été conservée intacte.*

Arthralgie saturnine. Les phénomènes qui caractérisent l'arthralgie saturnine sont, d'après M. Tanquerel des Planches, la douleur, la perversion de la contractilité, et la lésion des fonctions correspondantes aux organes affectés. La douleur forme à elle seule presque toute l'affection : les membres, le tronc et la tête, peuvent en être le siége; le plus souvent, ce sont les membres inférieurs qui sont affectés; puis viennent les membres supérieurs, les lombes, les parois thoraciques, le dos et la tête; presque toujours cette douleur est dilacérante, contusive, ou bien composée d'élancements excessivement douloureux qui se produisent brusques et rapides comme des secousses électriques; elle ne subsiste point, en général, au même degré d'une manière continue; ordinairement elle éprouve des exacerbations, surtout pendant la nuit; elle est souvent diminuée par la pression lente et graduée, surtout au moment des paroxysmes. Elle s'accompagne encore de quelques symptômes locaux : ainsi les muscles sont affectés de spasmes, de contractions ou crampes, de rigidité, d'une sorte d'état tétanique, ou bien ils sont agités de tremblement ou d'un frémissement plus ou moins intense; ces muscles peuvent former des tumeurs inégales et très-dures, et le membre se trouver déformé. Le mouvement communiqué ou spontané de la partie qui est le siége de l'arthralgie aggrave souvent la douleur. Assez souvent les malades fuient la chaleur de leur lit: s'ils souffrent dans les pieds, ils descendent précipitamment pour les rafraîchir sur le parquet; il en est, au contraire, qui évitent le froid. Le pouls conserve habituellement sa souplesse et sa régularité normale. Il n'y a point de trouble dans la sécrétion urinaire, ce qui établit une différence entre les douleurs siégeant dans les masses musculaires et celles qui occupent la région des reins dans le cas de colique saturnine. Si les parois thoraciques sont douloureuses, les mouvements respiratoires peuvent être gênés. Les malades, dont la face est sillonnée par des névralgies saturnines, font des grimaces involontaires, et leurs traits sont grippés. La sécrétion du mucus nasal se supprime. Si le mal se porte sur le cou, on observe un torticolis. Il y a insomnie, si les douleurs sont violentes. Du reste toutes les autres fonctions sont en bon état dans les cas d'arthralgie simple.

Paralysie saturnine. Si les émanations saturnines ont porté leur action stupéfiante sur un muscle soumis à l'empire de la volonté, il y a perte du mouvement de la partie atteinte. La paralysie peut être partielle ou générale dans un membre. Le plus ordinairement, la paralysie des membres supérieurs existe avec celle des membres inférieurs, de l'appareil vocal, et du tronc. Excepté dans les cas de paralysie générale, ce sont toujours les muscles de la partie postérieure du membre qui sont uniquement privés de contractilité dans la paralysie des extrémités thoraciques; tandis que, pour les extrémités abdominales, ce sont les muscles de la partie antérieure du membre qui sont affectés. Les divers degrés de la paralysie saturnine consistent en un simple engourdissement, en un tremblement léger, ou en une perte complète du sentiment; la sensibilité peut persister dans les membres jusqu'à leur atrophie; quelquefois cependant elle est affaiblie ou abolie (*anesthésie saturnine*), mais le plus souvent elle est exaltée (*arthralgie saturnine*). L'amaurose et la surdité compliquent rarement la paralysie du mouvement. Le pouls est en général faible, mou, facile à déprimer, et très-lent. La nutrition devient languissante dans les parties paralysées. Si la paralysie est bornée à un ou deux muscles seulement, leur atrophie tranche singulièrement avec les muscles des parties voisines, qui, n'étant pas malades, ont conservé tout leur relief. A l'état extrême d'émaciation, succèdent des infiltrations partielles ou générales des membres, sur lesquels on ne tarde pas à voir de larges eschares ou plaques gangréneuses. Assez rarement les sécrétions des membranes muqueuses deviennent plus considérables, et rendent les malades sujets aux écoulements muqueux et à de copieuses expectorations; toutefois les parties paralysées sont assez souvent baignées, le matin, par des sueurs extrêmement abondantes et visqueuses. Lorsque les fonctions cérébrales sont troublées, ou lorsque des douleurs ont lieu dans le voisinage de l'épine, ce sont des phénomènes morbides dépendants de l'encéphalopathie et de l'arthralgie saturnine.

Anesthésie saturnine. Si le plomb porte son action stupéfiante sur le principe de la sensibilité des organes de la vie de relation, sans que pour cela ils cessent d'entrer en action d'après des déterminations volontaires, il y a *anesthésie saturnine,* qui peut être bornée à la peau ou s'étendre aux parties sous-jacentes; d'autres fois, ce sont les organes des sens, comme la vue, qui perdent la faculté de transmettre les impressions qu'ils éprouvent de la part des agents extérieurs. L'anesthésie apparaît moins fréquemment que la paralysie. Sur vingt-trois cas d'anesthésie observés par M. Tanquerel, quatre fois la maladie occupait la profondeur des organes où elle siégeait, sept fois la perte de la sensibilité se trouvait bornée à la peau, enfin douze fois l'œil avait perdu la faculté de percevoir les rayons visuels. Dans les onze cas d'anesthésie superficielle et profonde, trois fois il y eut paralysie du mouvement des muscles correspondants à l'anesthésie, quatre fois l'abolition de la sensibilité et de la mobilité occupait des points différents, enfin quatre fois la perte de la sensibilité existait seule ; une seule fois, l'amaurose et l'anesthésie de la peau d'un membre coïncidaient chez le même individu.

Encéphalopathie saturnine. Lorsque les composés de plomb ont porté leur action sur l'encéphale, il se manifeste des désordres fonctionnels, auxquels on donne le nom d'*encéphalopathie saturnine.* Il peut y avoir tour à tour exaltation, abolition, ou perversion des fonctions confiées au cerveau. Ainsi on observe tantôt un délire variable par sa physionomie ; tantôt la maladie cérébrale se révèle par des mouvements brusques, désordonnés, c'est-à-dire des convulsions ; tantôt on voit un assoupissement, un affaissement général de toutes les facultés intellectuelles, sensoriales et locomotrices, enfin un coma qui peut aller jusqu'au carus le plus profond. Un de ces accidents cérébraux peut se montrer seul pendant toute la durée de la maladie ; dans d'autres cas, ils se succèdent les uns aux autres, se groupent de plusieurs manières, et par leurs transitions ou combinaisons variées représentent l'ensemble des divers troubles qui constituent l'encéphalopathie. M. Tanquerel, à qui j'ai emprunté tous ces détails, établit les divisions suivantes : 1° forme délirante, 2° forme comateuse, 3° forme convulsive ; 4° formes délirante, comateuse et convulsive réunies (1).

L'action délétère des émanations saturnines *sur les animaux* peut être prouvée par le fait suivant : les animaux qui habitent autour des chaudières dans lesquelles on fait évaporer des préparations de plomb deviennent mornes au bout de quelques jours, perdent l'appétit, et rendent difficilement leurs excréments ; cet état empire en peu de temps : leurs urines ne tardent pas à être sanguinolentes ; quelquefois ils vomissent du sang, et leurs excréments en sont teints ; leur agonie est marquée par un tournoiement continuel, dans lequel ils expirent, ayant le ventre aplati latéralement, et étant tout efflanqués. Un de ces animaux, après avoir séjourné quelque temps dans des magasins de *minium,* mourut dans des convulsions horribles ; ses membres étaient fortement contractés, les griffes sortaient d'entre les doigts ; il n'y avait de remarquable à l'intérieur qu'une contraction un peu marquée des intestins ; tous les autres organes étaient sains.

Si, après avoir étudié les effets *des émanations saturnines* sur l'homme et sur les animaux, nous examinons ceux que déterminent les préparations de plomb administrées *à petites doses,* nous verrons qu'à peu de chose près, *ils sont les mêmes.* Les faits suivants ne laissent aucun doute à cet égard : 1° on administre à deux femmes atteintes de flueurs blanches de l'acétate de plomb à dose *médicamenteuse ;* elles sont at-

(1) *Traité des maladies de plomb,* 2 vol. ; Paris, 1839.

teintes de colique saturnine (James); 2° Tissot a vu trois fois la colique métallique chez des phthisiques auxquels on administrait de l'acétate de plomb, dans le but d'arrêter les sueurs de la diarrhée; 3° le vin lithargiré et l'eau tenant du plomb en dissolution ont souvent occasionné la colique saturnine et quelquefois la paralysie (Bourdelin et Vantroostwyk); 4° un malade, soumis à la médication plombique, éprouva la colique, l'arthralgie et la paralysie saturnines.

Des préparations de plomb injectées dans les veines, introduites dans l'estomac ou appliquées à l'extérieur.

Expérience Ire. — On a injecté dans la veine jugulaire d'un petit chien faible 65 centigr. d'acétate de plomb du commerce dissous dans 6 gr. d'eau distillée. A peine l'injection était-elle terminée, que l'animal a fait trois ou quatre inspirations profondes, et a succombé sans donner le moindre signe de douleur ni de convulsion. On l'a ouvert sur-le-champ. Le cœur battait avec force; le sang contenu dans le ventricule gauche était fluide et d'un rouge vermeil; celui qui remplissait le ventricule droit était également fluide; les poumons, d'une belle couleur rose, étaient crépitants, et leur tissu ne paraissait point durci.

Expérience II. — On a injecté dans la veine jugulaire d'un chien de moyenne taille et robuste 25 centigr. d'acétate de plomb dissous dans 8 gr. d'eau distillée. Le lendemain, l'animal paraissait n'avoir rien éprouvé. Le troisième jour, il était abattu, refusait de prendre des aliments, et conservait encore la faculté de marcher. Le quatrième jour, ses mouvements étaient tortueux et difficiles; ses extrémités postérieures, plus faibles que les antérieures, offraient de temps en temps quelques mouvements convulsifs très-légers; il était excessivement faible, et il est mort le cinquième jour, à sept heures du matin. Les poumons étaient crépitants dans toute leur étendue, et ils ne paraissaient pas offrir la plus légère trace d'altération; l'estomac était sain.

Expérience III. — On a injecté dans la veine jugulaire d'un chien de moyenne taille 50 centigr. d'acétate de plomb dissous dans 8 gr. d'eau distillée : l'animal a paru suffoqué; sa respiration est devenue difficile, haletante et précipitée; il s'est écoulé de sa bouche une assez grande quantité de sérosité roussâtre, et il a succombé trente-cinq minutes après l'injection, sans avoir donné le moindre signe de vertiges, ni de paralysie, ni de convulsions. A l'ouverture du cadavre, faite immédiatement après la mort, on a trouvé les poumons livides par plaques, leur tissu plus serré que dans l'état naturel, et fort peu crépitant. Le cœur se contractait à peine, il était vide; les autres organes n'offraient aucune altération.

Expérience IV. — Le Dr Gaspard a injecté dans la veine jugulaire d'une chienne de taille moyenne 10 centigr. d'acétate de plomb dissous dans 32 gr. d'eau distillée, qui ont paru causer de la douleur et des plaintes momentanées. Pendant les trois premiers jours, l'animal a offert un état douteux de santé et de maladie, n'ayant ni conservé ni perdu entièrement son appétit, mais ayant un peu de malaise, de fièvre, et surtout de soif. Dès le quatrième jour, maladie déclarée, fièvre réelle, pouls fréquent, appétit nul, soif très-vive et souvent renouvelée, narines sèches, etc. Ces symptômes continuèrent ou même augmentèrent les jours suivants, avec la faiblesse et l'amaigrissement; en outre, le sixième jour, urine rouge noire, semblable à du sang pourri; plaintes fréquentes; mort le septième jour. Il n'y eut pendant ces sept jours qu'une seule évacuation de matières fécales. A l'ouverture du corps, on vit que les poumons étaient légèrement enflammés ou ecchymosés dans quelques endroits, par plaques ou petites taches; l'estomac était sain, mais les intestins grêles étaient très-affectés, surtout dans leur tissu musculeux, ecchymosés, engorgés, comme squirrheux, frappés d'une inflammation très-particulière, et pour ainsi dire gangréneuse, offrant çà et là beaucoup de taches livides et de vessies pleines d'un sang très-noir et liquide. Les membranes séreuse et muqueuse étaient à peu près saines; mais l'intérieur du canal intestinal était plein de matières sales et muqueuses. Les gros intestins, assez sains, contenaient des matières fécales pultacées, sanguinolentes, et très-fétides. Il y avait, au lieu d'urine, dans la vessie, non affectée d'ailleurs, un liquide épais, brun verdâtre, bourbeux, semblable à de l'urine dans laquelle on aurait délayé de la fiente de vache.

Expérience V. — On a injecté dans la veine jugulaire d'une assez grosse chienne 5 centigr. d'acétate de plomb dissous dans 48 gr. d'eau distillée, sans qu'elle ait témoigné beaucoup de douleur; seulement peu après, elle a évacué de l'urine et des matières fécales. Dans le courant de la journée, elle a présenté le même état maladif douteux que l'autre animal; mais le lendemain, la maladie était réelle, avec soif vive, refus des aliments, narines sèches, abattement, fièvre légère. Alors on a introduit de nouveau dans la veine 32 gr. d'eau distillée tenant en dissolution 5 centigr. d'acétate de plomb: cette seconde injection a été suivie d'une nouvelle évacuation fécale; ensuite les autres symptômes ont continué aussi bien que les jours suivants, mais sans exacerbation subite et toujours d'une manière insidieuse. Il s'y est joint dès le troisième jour quelques cris de temps en temps. Le quatrième, excrétions alvines de matières pultacées, très-fétides, mucoso-sanguines, noires, comme dans une dysenterie scorbutique ou gangréneuse, avec ténesme fréquent; urine rare, mais naturelle; toujours quelques cris. Le cinquième jour, état encore pire; mêmes excrétions alvines très-fréquentes, formées, sur la fin, uniquement de sang noirâtre pur; maigreur très-grande, démarche vacillante, faiblesse du train de derrière, toux fréquente, quelques vomissements, quelques cris; enfin symptômes nerveux convulsifs et mort. Les poumons étaient parsemés de quelques taches livides, noirâtres, tenant de l'ecchymose, sans inflammation; les intestins grêles offraient un très-grand nombre de semblables taches dans leurs tissus musculeux et muqueux, mais ils étaient sains d'ailleurs; les gros intestins étaient un peu épaissis, sans inflammation décidée, mais tout enduits à l'intérieur de sang noir, muqueux, comme pourri, semblable à celui qui était rendu pendant la vie. Les autres organes étaient sains.

Expérience VI. — On a injecté dans la veine jugulaire d'un autre chien de taille moyenne 48 gr. d'eau distillée saturée d'acétate de plomb. Aussitôt après, le chien perdit tout appétit, éprouva des vomissements violents et réitérés quatre fois en moins d'une heure. Bientôt après, évacuation de matières fécales, suivie de ténesme dysentérique, d'excrétion de sang par l'anus, d'épreintes, de propulsion du rectum, etc. L'animal avait aussi de la dyspnée, une respiration plaintive, de la fièvre; sa poitrine et son ventre étaient douloureux à la pression; il devint très-gravement malade, couché adynamiquement sur le côté. Quatre heures après l'injection, il poussa tout à coup de grands cris de douleur à divers intervalles, rendit des selles liquides très-fétides, fut pris de mouvements convulsifs des membres et du tronc, d'agitation extrême, de respiration singultueuse avec soubresauts, de vomissements, d'efforts convulsifs, suivis bientôt de la mort. Les poumons étaient engorgés, un peu enflammés, quoique flasques et s'affaissant, parsemés d'une multitude de plaques ou taches brunes noirâtres, formées par du sang, et dépendant d'une phlegmasie particulière. La membrane muqueuse des intestins était d'un rouge lie de vin; la vésicule biliaire, pleine de bile noire très-épaisse, était enflammée et ecchymosée dans son cul-de-sac, avec épanchement de sang entre ses membranes. (*Journal de physiologie expérimentale,* année 1821.)

Expérience VII. — On a fait avaler à un petit chien 6 grammes d'acétate de plomb solide. Au bout de cinq minutes, l'animal a vomi sans effort une assez grande quantité de matières blanches mêlées d'aliments; ces vomissements se sont renouvelés quatre fois dans l'espace de la première demi-heure qui a suivi l'ingestion du poison, et ce n'est qu'après avoir fait les efforts les plus violents qu'il est parvenu à rejeter, la dernière fois, quelques matières jaunes, filantes, comme bilieuses. Le lendemain, il a mangé, et il ne paraissait point malade. Le jugeant rétabli, dix jours après la première tentative d'empoisonnement, on lui a fait prendre, à jeun, 14 gr. du même sel réduit en poudre fine. Bientôt après, il a vomi des matières blanches, filantes et écumeuses, et il a eu deux selles jaunâtres dans lesquelles il a rendu des excréments solides. Pendant les cinquante premières minutes, il n'a point cessé de faire les efforts les plus violents pour vomir, et ce n'est qu'avec la plus grande difficulté qu'il a rejeté trois fois un peu d'écume blanche et muqueuse: alors il a eu une nouvelle selle, et il est tombé dans l'abattement. Six heures après l'empoisonnement, il paraissait triste, peu sensible aux impressions extérieures, et il se tenait couché sur le ventre. Il a succombé le lendemain, à cinq heures du soir, vingt-huit heures après avoir pris le poison, sans avoir été agité de mouvements convulsifs ni poussé la plus légère plainte.

La membrane muqueuse de l'estomac était rouge par plaques, évidemment enflammée, et recouverte d'une petite quantité d'un liquide floconneux; la tunique musculeuse sous-jacente offrait une couleur rouge claire. Les autres parties du canal digestif ne présentaient aucune altération remarquable; le diamètre des gros intestins ne paraissait point rétréci; les poumons étaient comme dans l'état naturel.

Expérience VIII. — A une heure, on a détaché et percé d'un trou l'œsophage d'un petit chien; on a introduit dans son estomac 48 grammes d'acétate de plomb dissous dans 100 grammes d'eau distillée, et on a lié l'œsophage au-dessous de l'ouverture, afin d'empêcher le vomissement. Au bout de six minutes, l'animal a commencé à faire les plus violents efforts pour vomir, et il les a renouvelés souvent pendant la première demi-heure qui a suivi le moment de l'opération. A une heure quarante minutes, il a eu une selle liquide dans laquelle il y avait une petite quantité d'excréments solides. A quatre heures, il était couché sur le côté, et avait un tremblement convulsif des muscles de l'extrémité antérieure droite; de temps en temps, ses membres étaient agités de légers mouvements; lorsqu'on le mettait sur ses pattes, et qu'on le traînait par le moyen d'une corde, il faisait quelques pas avec beaucoup de difficulté; bientôt après, ses extrémités postérieures fléchissaient; l'animal restait quelques secondes comme s'il eût été ivre de vin, puis tombait tout à coup sur la tête comme une masse inerte abandonnée à son propre poids; il continuait à faire des efforts infructueux de vomissement. A six heures, ces symptômes avaient acquis plus d'intensité; il était presque mourant. Il a expiré à dix heures et demie du soir. A l'ouverture de l'abdomen, on fut frappé par la belle couleur blanche de la portion du canal digestif contenue dans cette cavité, qui offrait cependant çà et là quelques stries rougeâtres. L'estomac renfermait une assez grande quantité de fluide : en le laissant écouler, on remarquait, dans l'intérieur de ce viscère, une couche en forme de membrane, d'une couleur grise claire, semblable à celle de la cendre, qu'on pouvait aisément enlever en raclant légèrement avec un couteau : cette couche, de 2 millimètres environ d'épaisseur, avait un aspect grumeleux, et offrait la même saveur que l'acétate de plomb; elle répandait une odeur tenant un peu de celle du vinaigre des *quatre voleurs*. La membrane muqueuse présentait également dans toute son épaisseur, et sur tous les points de l'estomac, une couleur grise cendrée; les deux autres tuniques de ce viscère ne paraissaient pas sensiblement altérées; on observait également, sur toute la surface interne des intestins, une couche grisâtre et grumeleuse, semblable à celle qui tapissait l'intérieur de l'estomac. Le diamètre des gros intestins n'était point rétréci. Les poumons, crépitants dans quelques points, offraient des plaques d'un tissu rouge livide, plus compacte qu'il ne l'est dans l'état naturel.

Expérience IX. — On a fait avaler à un petit chien 32 gr. d'acétate de plomb dissous dans 96 gr. d'eau distillée : il a vomi sur-le-champ une très-grande quantité de matières liquides dans lesquelles il y avait beaucoup d'acétate de plomb et quelques aliments; ces vomissements se sont renouvelés six fois dans l'espace de quinze minutes. Le lendemain, l'animal était tourmenté d'une soif ardente; il a bu une grande quantité de liquide qu'il n'a point tardé à vomir; il ne paraissait point malade. A deux heures, il a mangé un peu de viande, qu'il a également rejetée quelques minutes après; ses mouvements étaient parfaitement libres. Le troisième jour, il a refusé les aliments; il continuait à être tourmenté d'une soif ardente, et il ne vomissait plus les boissons qu'il prenait. Le sixième jour, il commençait à prendre de la nourriture. Neuf jours après l'introduction du poison, l'animal, très-agile, cherchait à s'échapper en faisant des cris affreux; on l'a muselé d'une manière très-forte, et il a été étouffé. Les membranes de l'estomac et des intestins étaient saines, et n'offraient en aucune manière l'aspect dont j'ai fait mention en parlant des ouvertures des chiens qui font le sujet des expériences précédentes.

Expérience X. — A onze heures, on a fait avaler à un chien de moyenne taille, et à jeun, 48 gr. d'acétate de plomb solide et parfaitement pulvérisé: cinq minutes après, l'animal a fait des efforts pour vomir, et il a rendu, à trois reprises différentes, une assez grande quantité de matières blanchâtres; ces vomissements se sont renouvelés au bout d'une heure. A quatre heures, il était calme et paraissait souffrir du bas-ventre. Le lendemain, à neuf heures du matin, il a bu une très-grande quantité d'eau qu'il n'a point tardé à vomir, et il a refusé de prendre des aliments; il avait le libre exercice de ses sens et de ses membres; il n'était point agité de mouvements convulsifs. Il a expiré à six heures du soir, dans un très-grand état d'abattement. L'ouverture du cadavre a été faite le lendemain à midi. En ouvrant l'estomac, on a vu que la membrane muqueuse était d'un rouge assez intense dans toute son étendue; près du cardia, on remarquait plusieurs taches d'une couleur noire, et larges comme des pois; la portion qui avoisine le pylore offrait aussi quelques-unes de ces taches, et était en outre parsemée d'une multitude de points d'un petit diamètre et d'un gris noirâtre; la face de cette membrane, qui est immédiatement appliquée sur la tunique musculeuse, cette dernière tunique, et la membrane séreuse, étaient d'un rouge de feu: de sorte que l'estomac paraissait fort enflammé, même avant de l'ouvrir; le canal intestinal ne présentait aucune altération; les poumons étaient parfaitement sains.

Expérience XI. — J'ai administré à un chien 16 gr. d'acétate de plomb dissous dans 200 gr. d'eau. L'œsophage et la verge ont été liés. Huit heures après, l'animal a été tué et ouvert sur-le-champ. La vessie contenait 40 gr. d'*urine*, que j'ai carbonisée par l'acide sulfurique; le charbon, chauffé au rouge pendant une heure dans une capsule de porcelaine, a été traité par l'acide chlorhydrique bouillant; le gaz acide sulfhydrique *n'a décelé aucune trace de plomb* dans la dissolution filtrée.

Le *foie* et la *rate*, séparés immédiatement après la mort, ont été coupés en petits morceaux, et chauffés pendant une heure avec de l'eau *aiguisée* d'acide acétique; la liqueur a été filtrée et évaporée jusqu'à siccité; le produit a été carbonisé par l'acide sulfurique; j'ai fait bouillir ce charbon avec de l'eau régale; j'ai filtré, et fait évaporer la dissolution; le produit sec a été dissous dans l'eau, et j'ai fait traverser cette dissolution filtrée par un courant de gaz acide sulfhydrique; il s'est déposé aussitôt du *sulfure de plomb* noir, dont j'ai constaté les caractères.

Le *foie* et la *rate* d'un chien à l'état *normal*, traités de la même manière, n'ont donné *aucune trace de plomb*.

L'*estomac*, après avoir été *parfaitement lavé*, a été carbonisé par l'acide sulfurique, et le charbon soumis aux diverses opérations qui viennent d'être décrites; j'ai obtenu beaucoup de sulfure de plomb.

Expérience XII. — J'ai fait prendre à un chien 30 gr. d'acétate de plomb dissous dans 180 gr. d'eau; l'œsophage et la verge ont été liés. L'animal a été ouvert immédiatement après la mort. La vessie contenait 55 gr. d'*urine* que j'ai évaporée à siccité et carbonisée par l'acide sulfurique; le charbon a été chauffé avec de l'acide azotique; j'ai filtré la dissolution, et je l'ai évaporée jusqu'à siccité. En dissolvant le produit dans l'eau, et en faisant passer du gaz acide sulfhydrique à travers la liqueur, j'ai obtenu une faible proportion de *sulfure noir*, suffisante cependant pour qu'on pût le reconnaître en le dissolvant dans l'acide azotique, en évaporant à siccité la liqueur azotique filtrée, et en touchant le produit salin avec l'iodure de potassium, l'acide sulfhydrique, etc.

Les *reins*, traités par l'eau bouillante *aiguisée* d'acide acétique, puis carbonisés comme il a été dit à l'expérience 11, à l'occasion du *foie*, ont fourni une quantité très-appréciable de *sulfure de plomb* noir.

Le *foie*, la *rate* et l'*estomac*, soumis aux opérations indiquées à l'expérience 11, ont également donné du plomb qui ne pouvait provenir que de l'empoisonnement.

Expérience XIII. — Lorsqu'on introduit dans l'estomac des chiens 20 à 30 gr. d'acétate de plomb dissous dans 180 ou 200 gr. d'eau, et qu'on lie l'œsophage et la verge, les animaux meurent au bout de quinze, vingt ou trente heures. Si on les ouvre immédiatement après la mort, et qu'on sépare le foie, la rate et les reins, on pourra s'assurer que ces organes contiennent du plomb qui provient de l'empoisonnement, et qui par conséquent n'est pas celui qui existe naturellement dans les tissus animaux. Voici comment j'ai procédé pour acquérir la preuve du fait que j'avance.

Le *foie* et la *rate*, après avoir été coupés en petits morceaux, ont été traités par l'eau bouillante pendant une heure dans une capsule de porcelaine. Le *decoctum* a été filtré et évaporé jusqu'à siccité. Le produit a été carbonisé par l'acide azotique et le chlorate de potasse (voy. p. 806), et le charbon sec et finement pulvérisé a été traité à chaud par de l'acide azotique pur étendu de son volume d'eau. La dissolution filtrée a été évaporée jusqu'à siccité, et le résidu a été dissous dans l'eau distillée; en faisant passer un courant de gaz acide sulfhydrique à travers la liqueur filtrée, j'ai obtenu un précipité de *sulfure de plomb noir*, qui, après avoir été parfaitement lavé et chauffé avec de l'acide azotique faible, a fourni du soufre et de l'azotate de plomb; en effet, j'ai filtré cette liqueur, je l'ai rapprochée, et je me suis assuré qu'elle précipitait en noir par l'acide sulfhydrique, en jaune par l'iodure de potassium, et en blanc par le sulfate de soude. Le *foie* et la *rate*, qui avaient ainsi bouilli dans l'eau distillée, ont été chauffés à la température de l'ébullition avec un mélange de 30 parties d'eau et d'une partie d'acide acétique concentré. Le *solutum*, filtré et traversé par un courant de gaz acide sulfhydrique, n'a pas laissé déposer du sulfure de plomb; la liqueur, évaporée jusqu'à siccité, a donné un produit que j'ai carbonisé par l'acide azotique et le chlorate de potasse; le charbon, sec et friable, traité pendant quelques minutes à chaud avec de l'acide azotique étendu d'eau, a fourni un *solutum* qui a donné du sulfure de plomb noir par un courant de gaz sulfhydrique. D'où il suit que dans cette expérience l'eau bouillante n'avait pas suffi pour enlever au foie et à la rate *tout* le composé plombique qui avait été absorbé et gardé par ces viscères.

Les *reins*, soumis à l'action de l'eau distillée bouillante aiguisée d'acide acétique, ont donné un *decoctum* qui, étant soumis aux opérations précédemment indiquées, a également fourni du sulfure de plomb.

Urine. En faisant évaporer jusqu'à siccité 50 à 60 gr. de l'urine trouvée dans la vessie des animaux ainsi empoisonnés, et en carbonisant le produit par l'acide azotique, il ne s'agit, pour démontrer la présence du plomb dans ce liquide, que de soumettre, comme je l'ai dit, le charbon obtenu à l'action successive des acides azotique et sulfhydrique.

Estomac. Si, après avoir lavé ce viscère avec de l'eau distillée jusqu'à ce que les lavages ne se colorent plus par l'acide sulfhydrique, on le carbonise de la même manière, et que l'on procède comme je viens de l'indiquer, on obtient des quantités considérables de sulfure de plomb.

EXPÉRIENCE XIV. — Le foie, la rate, les reins, l'urine et l'estomac des chiens à l'état *normal* ne donnent aucune trace de plomb, lorsqu'on les traite comme il a été dit à l'expérience 13 (voy. p. 836).

OBSERVATION Ire. — James, dans le *Dictionnaire de médecine*, t. II, p. 837, dit, à l'article *Bellon* (1), qu'il a été obligé de traiter deux fois des malades atteints de la colique de plomb pour avoir pris du *sucre de saturne* (acétate de plomb), dans l'intention d'arrêter des flueurs blanches.

OBSERVATION II. — Tissot rapporte que l'acétate de plomb, administré dans la phthisie pulmonaire, a occasionné trois fois la colique métallique dont il s'agit ici.

OBSERVATION III. — Bourdelin, professeur de chimie au Jardin du Roi, avait reconnu que la majeure partie des coliques auxquelles étaient en proie les habitants du faubourg Saint-Germain étaient des coliques saturnines développées par du vin dans lequel on avait fait dissoudre de la litharge.

OBSERVATION IV. — Vantroostwyk, dans son ouvrage sur l'électricité médicale, dit que les eaux qui contenaient du plomb en dissolution causaient la même maladie à Harlem. Une famille fut, au rapport de Van Swieten, attaquée de paralysie pour avoir, pendant longtemps, fait usage d'une eau contenue dans un grand vaisseau de plomb. Une autre famille éprouva la même maladie pour avoir bu de l'eau d'un puits chargée de sélénite, et qui avait attaqué le plomb dont était composé le vase qui servait à la puiser.

---

(1) Nom sous lequel la colique de plomb est connue en Angleterre.

Le père de cette famille était depuis longtemps attaqué de paralysie; la mère était morte des suites d'une longue et douloureuse colique accompagnée d'ictère; de vingt et un enfants, huit étaient morts en bas âge, et les autres étaient malades chaque fois qu'ils venaient habiter la maison paternelle. On a également des exemples d'accidents malheureux occasionnés par l'eau transmise par des aqueducs de plomb, ou par l'eau de pluie tombée sur des toits couverts de plomb et reçue ensuite dans des vases (1).

Observation V. — Bax, tambour du 46e bataillon, était passionné pour la boisson; il trouva dans la chambre d'un de ses camarades une fiole remplie d'extrait de saturne (sous-acétate de plomb), et l'avala, trompé sans doute par la saveur douceâtre de cette substance; il périt le 26 avril 1816, vers six heures et demie du soir. Dès le 23 du même mois, il était extrêmement pâle, et il avait commencé à se plaindre de constipation, d'anorexie, d'une grande lassitude des extrémités, et d'un abattement général. Ces symptômes augmentèrent le 24. Le 25 au matin, il se manifesta des coliques qui ne firent que redoubler avec un sentiment d'étranglement; la rentrée du ventre se fit en dedans; il y eut des nausées, des convulsions terribles, avec une sueur froide visqueuse, aphonie, trismus. Le 25, *fomentations chaudes avec la jusquiame et les fleurs de camomille; boissons abondantes;* mais le malade en avale à peine, à cause du resserrement des mâchoires. — *Ouverture du cadavre.* Le corps était d'un jaune pâle, le ventre fort dur et dans un état de grande constriction. L'estomac était fortement phlogosé; ses vaisseaux étaient dans un état de plénitude considérable; la membrane muqueuse était macérée de place en place, surtout vers le pylore. Une partie de l'œsophage, vers le cardia, le duodénum, les portions ascendantes et transverses du colon, le pancréas, une portion du mésentère, de l'intestin jéjunum, la face convexe du foie et de la rate, étaient également dans un état d'inflammation remarquable. La vésicule du fiel était considérablement remplie de bile. (Observation rapportée par le Dr Kerkhof; voyez *Gazette de santé* du 25 décembre 1820.)

Observation VI. — Un pharmacien de la rue Montmartre, qui probablement s'est dit que la main qui manipule suivant l'ordonnance pourrait aussi bien écrire l'ordonnance elle-même, avait prescrit à une jeune fille des injections vaginales avec un liquide contenant une forte proportion d'acétate de plomb cristallisé, et il avait livré une assez grande quantité de ce sel pour que la malade ne fût pas obligée de revenir aussi souvent. Comme une de ses amies demandait à celle-ci à quoi servait ce liquide, elle lui répondit, peu désireuse d'en faire connaître le véritable usage, que c'était pour se purger. Il en résulta que l'amie, ayant voulu, quelques jours après, remédier en se purgeant à une légère indisposition qu'elle éprouvait, prit dans un verre d'eau une cuillerée à bouche (plus de 15 gram., dit le pharmacien) d'acétate de plomb.

---

(1) Wall, in *Medical treatise*; Plenck, *Toxicologia*, p. 250, année 1784.

Presque aussitôt après cette jeune fille éprouva une violente douleur à l'épigastre ; des bouffées de chaleur, des sueurs, lui montèrent au visage ; elle fut prise d'envies de vomir, de faiblesses, de vertiges, d'éblouissements; tout lui semblait trembler, tourbillonner devant elle; ses tempes étaient violemment serrées comme dans un étau, et elle y éprouvait des douleurs lancinantes atroces.

Elle put se rendre chez le pharmacien, mais tomba sans connaissance en y arrivant; on lui fit prendre de l'émétique, boire beaucoup d'eau, et on la fit ainsi vomir environ un quart d'heure après qu'elle avait pris le poison.

Une heure après, vers neuf heures, sont survenues des coliques très-fortes; la malade se presse le ventre, se roule à terre en poussant des cris ; la douleur occupe tout le ventre ; la crise cesse vers onze heures. En même temps, il y a eu de la céphalalgie sus-orbitaire, des palpitations. A trois reprises, la malade a eu comme un spasme tétanique : la peau se couvrait de sueurs ; il survenait des picotements très-vifs dans les mains, les avant-bras, tout le membre inférieur, et alors les membres se roidissaient, les mâchoires se serraient convulsivement, et tout mouvement ainsi que la station étaient impossibles pendant dix minutes environ que durait la crise ; à la fin de celle-ci, la malade éprouvait du frisson, du froid, et se remettait un peu.

Dans un moment de calme, vers midi moins le quart, elle vient à l'hôpital. Immédiatement nous lui fîmes donner du sulfate de soude dissous dans une assez grande quantité d'eau, quoique pensant bien que tout ce qui restait de poison dans l'estomac avait été vomi.

Nous observâmes ce qui suit :

La face n'est que peu altérée, les yeux sont cependant un peu enfoncés et cernés; le teint est assez animé, les lèvres roses, la peau fraîche ; le pouls très-petit, un peu fréquent, régulier.

La langue est nette, pointue, rouge à la circonférence. La malade a dans la bouche une saveur styptique, âpre, non sucrée; le ventre est souple, sensible à la pression, surtout à l'épigastre et du côté gauche; la douleur est même assez forte dans ces points et remonte le long de l'œsophage jusqu'à la gorge.

Depuis l'accident, il y a eu une selle. La malade accuse une assez forte douleur dans la région lombaire ; les règles, qui avaient cessé de couler depuis deux jours, ont reparu depuis neuf heures.

Dans le courant de la journée, il survient plusieurs fois des frissons et deux ou trois crises comme celles que nous avons décrites, avec picotement à la peau et contracture de la mâchoire et des membres; violente douleur sus-orbitaire, élancement et constriction dans les tempes. Les coliques ne sont pas revenues ; pas de selles. Le pouls a pris de la force et n'a qu'un peu de fréquence.

Pendant la nuit, sommeil souvent interrompu par des rêvasseries; crises spasmodiques plus fréquentes, mais moins fortes; fourmillements dans les membres.

Le lendemain 18, même état, éblouissements; toujours de la constriction et des élancements dans les tempes, de la douleur sus-orbitaire, des sifflements, des bourdonnements dans les oreilles. Saveur styptique, douleur derrière le sternum et à l'épigastre, pas d'appétit; langue rouge, pointue; pas de fièvre, mais abattement, fatigue, étourdissements fréquents. On donne une bouteille d'eau de Sedlitz.

Le 19, toujours même douleur à l'épigastre; les fourmillements, les crampes, reviennent toujours par instants, mais à intervalles plus éloignés et moins forts; quelques vertiges encore. Plusieurs selles à la suite du purgatif; pas de coliques.

Le 20, la douleur à l'épigastre persistant, on applique 20 sangsues.

L'appétit est revenu; la malade se trouve assez bien. De tous les phénomènes nerveux, il ne reste que quelques fourmillements dans les membres.

La malade sort le 25; elle est complétement rétablie, sauf encore un peu de douleur derrière le sternum et l'épigastre; elle sent les aliments descendre dans l'œsophage et arriver dans l'estomac; quelques jours après, elle revient nous dire qu'elle était tout à fait guérie. (Thouvenet, interne dans le service de M. Cruveilhier; voy. *Gazette des hôpitaux*, 7 décembre 1850.)

Observation VII. — M. Chomel a observé, à la Charité, une fille qui fut prise de colique de plomb très-violente pour avoir avalé une cuillerée à bouche d'acétate de plomb. Dans un autre cas, un homme atteint d'une hémoptysie rebelle prit 1 gr. 20 centigr. de ce sel pendant quelques semaines, et fut atteint d'une colique de plomb fort intense. (*Dictionnaire de médecine* en 25 volumes, t. VIII.)

Observation VIII. — Thuillier, âgé de vingt et un ans, éprouva la *colique*, l'*arthralgie*, et la *paralysie saturnine*, pour avoir pris de l'acétate de plomb. Voici les détails de ce fait intéressant, rapporté par M. Tanquerel. Thuillier entra à l'hôpital de la Charité le 16 juin 1834, pour se faire traiter d'une hypertrophie du cœur. Après avoir exercé son état de peintre depuis l'âge de douze ans, il l'abandonna trois ans plus tard, à la suite d'une colique de plomb avec tremblement des membres, qui dura trois mois. Il embrassa alors la carrière des armes; ses goûts de voyage lui firent préférer la marine. A dix-neuf ans, obligé par sa mauvaise santé de quitter le service, il reprit son état de peintre. Quelque temps après, il éprouva encore une attaque de colique de plomb, qui cette fois fut assez légère. Enfin des chagrins violents vinrent troubler tous les instants de la vie de Thuillier, qui déjà était naturellement porté à la tristesse et à la mélancolie, et bientôt survinrent quelques palpitations, qui, par leur augmentation progressive, le forcèrent d'entrer à l'hôpital.

Le 17 juin, l'examen du malade fit reconnaître l'état suivant : peu d'embonpoint, face pâle et légèrement jaunâtre; l'expression de la figure annonce que Thuillier est sous le poids d'idées morales tristes.

La région précordiale est légèrement agitée par des battements sensibles à la vue et au toucher; elle rend un son mat à la percussion dans une étendue de 8 centimètres verticalement, et 9 centimètres transversalement.

A l'aide de l'auscultation, on reconnaît que les battements du cœur sont forts, et que les bruits, qui s'entendent dans presque toute la partie antérieure de la poitrine, ont assez d'éclat et n'offrent aucune modification dans leur timbre. Tous ces phénomènes sont beaucoup plus marqués à gauche, et surtout entre les cinquième et septième côtes, vers la pointe du cœur. Le malade accuse assez souvent des palpitations, de la dyspnée, une espèce d'étouffement qui revient de temps en temps avec tant de force, qu'il est alors menacé de suffocation. Il affirme encore qu'il sent ces palpitations s'étendre le long du cou jusqu'au sommet de la tête, et que quelquefois il est tourmenté par des éblouissements et des vertiges, surtout quand il monte un escalier ou fait un exercice plus fatigant qu'à l'ordinaire. Le pouls est dur, large, plein et régulier: on compte 65 pulsations par minute; absence d'œdème et de toute autre espèce d'hydropisie.

L'auscultation et la percussion ne nous font découvrir aucune affection des poumons; il n'y a ni toux ni crachats; 22 inspirations par minute.

La langue, assez humide, se trouve blanchâtre dans son milieu et rosée sur les côtés; les gencives, dans leur portion la plus voisine des dents, présentent une légère teinte grise bleue, comme ardoisée; les dents sont brunâtres à leur base, et jaunâtres à leur sommet; l'appétit est bon; le malade va généralement une fois par jour à la garde-robe, et toutes les sécrétions se font comme dans l'état de santé.

Les autres fonctions n'ont subi aucune altération.

M. Blache, médecin par intérim du service, prescrivit d'abord une saignée de trois palettes, qui modéra un peu les symptômes de l'hypertrophie du cœur, et surtout les palpitations. Quelques jours après, on appliqua à plusieurs reprises des sangsues, dont le nombre variait de douze à quinze. Plus tard, deux nouvelles saignées générales furent pratiquées, et une douzaine de ventouses scarifiées furent posées sur la région précordiale; enfin la digitale fut administrée.

Ce traitement n'amenant pas une amélioration assez marquée, M. Horteloup, qui venait de remplacer M. Blache dans le service, ordonna 15 centigr. d'acétate de plomb en pilules, le 8 août 1834. Le médicament ne produisant pas d'effet sensible, le médecin éleva la dose successivement, et avec toute la prudence possible, jusqu'à 1 gr. 30 centigr. Depuis le 18 août, cette dernière dose fut prescrite tous les jours jusqu'au 22 du même mois. Alors le malade commença à s'apercevoir qu'il n'était point allé à la garde-robe depuis deux jours; quelques vomissements et des coliques survinrent, en même temps que les membres inférieurs se trouvèrent atteints de douleurs contusives. On supprima de suite l'acétate de plomb; néanmoins, les jours suivants, tous ces symptômes augmentèrent d'intensité, et le malade se trouvait, le 24 août, dans la position que voici:

Rétraction assez marquée des parois abdominales; coliques exacerbantes dans tout le ventre, mais principalement vers l'ombilic, qui ne sont ni augmentées ni diminuées par la pression; au moment des exacerbations, le malade s'agite dans son lit, et les traits du visage expriment une assez vive souffrance. Constipation; nausées accompagnées de rares vomissements de quelques cuillerées de matières verdâtres ; langue humide, blanchâtre dans son milieu, et rosée sur les côtés ; urine rare et fortement colorée ; douleurs contusives, rémittentes, uniquement dans les membres inférieurs, principalement à la plante des pieds et autour des genoux ; quelques crampes dans les mollets ; teinte légèrement jaunâtre de la face. L'impulsion du cœur se trouve sensiblement plus faible, et les bruits, devenus moins éclatants, s'entendent dans un espace plus limité qu'au moment de l'entrée à l'hôpital. Le malade ne nous accuse plus ses palpitations, sa dyspnée ni ses étouffements ; enfin il affirme qu'il est singulièrement soulagé du côté du cœur. Le pouls, assez faible, ne donne que 50 à 55 pulsations. Les autres organes, interrogés avec soin, ne nous offrent aucune modification appréciable.

Cette série de symptômes fait reconnaître facilement une colique saturnine qui avait été produite par l'acétate de plomb. On commence de suite le traitement de la Charité ; six jours suffisent pour faire disparaître complétement l'affection saturnine.

A peine la colique fut-elle guérie, que les palpitations, la dyspnée, revinrent peu à peu. M. Horteloup prescrivit alors une saignée générale qui produisit momentanément un amendement marqué des symptômes de l'hypertrophie du cœur. Vers le 8 septembre, les palpitations, la dyspnée et l'étouffement, prirent, sans cause connue, un nouveau degré d'énergie ; plusieurs ventouses scarifiées ne combattirent pas avec beaucoup de succès cette surexcitation. Alors on revint à l'administration de l'acétate de plomb, qui fut donné en pilules, d'abord à la dose de 20 centigr. On éleva successivement et par gradation la dose du médicament jusqu'à 1 gr. 30 centigr. ; aucun accident ne survenant, on fit un dernier effort contre l'hypertrophie, en donnant 1 gr. 60 centigr. d'acétate par jour pendant quelque temps (1). Le 26 septembre, quelques douleurs fugaces se firent sentir dans les membres inférieurs ; quelques coliques survinrent également avec de la constipation, et le malade était dans l'état suivant, le 28 septembre 1834 (2) :

Douleurs extrêmement fortes dans la région ombilicale, qui s'irradient dans le reste du ventre, et que la compression lente et graduée diminue un peu. Ces douleurs deviennent par instants tellement violentes, que le malade, presque furieux, pousse des cris aigus, s'agite et se roule dans son lit, se comprime le ventre avec les deux mains fermées, demande avec énergie qu'on le fasse aller promptement à la garde-robe, etc. Les parois abdominales ont éprouvé une rétraction sensible ; des vomissements de bile verdâtre, précédés de nausées, surviennent assez fréquemment ; quelques gaz s'échappent de temps en temps par la bouche ; l'haleine est fétide, *sui generis, saturnine* ; l'appétit a disparu, et la soif est modérée ; la langue humide, blanchâtre dans son milieu, se trouve rosée sur les côtés. La face,

(1) On augmentait la dose du médicament, à cause de son peu d'effet physiologique et thérapeutique.

(2) On avait supprimé, depuis deux jours, l'acétate de plomb.

qui présente une teinte jaunâtre prononcée, exprime la souffrance et l'anxiété; ces deux derniers caractères se dessinent avec force, au moment de l'arrivée de violentes coliques, par des contractions énergiques et comme convulsives de tous les traits du visage. Les membres inférieurs, et principalement les genoux et les cuisses, sont exclusivement affectés de douleurs vives et exacerbantes; quelques crampes se font parfois sentir dans les mollets : la plante des pieds est le siége de picotements et de fourmillements assez douloureux. Les membres supérieurs conservent leur sensibilité normale. Le pouls, assez faible, ne donne que 50 à 60 pulsations; la peau a conservé sa chaleur naturelle; les symptômes de l'hypertrophie du cœur ont perdu sensiblement de leur énergie : le malade n'y fait plus attention; les urines, rares et rouges, sont facilement excrétées; les autres fonctions de l'économie animale ne nous offrent aucun trouble.

On prescrivit 2 gouttes d'huile de croton tiglium, un lavement de séné, et la tisane d'orge miellée. Le malade éprouva quelques vomissements, une demi-heure après l'ingestion de l'huile de croton; mais il n'y eut point de garde-robes.

Les accidents du côté du ventre persistant, et même acquérant encore plus d'énergie, on donna les jours suivants 4, 6, 8, et enfin 10 gouttes d'huile de croton. A cette dernière dose seulement, il y eut 4 garde-robes dans les vingt-quatre heures. Le médicament était pris en présence du pharmacien et des infirmiers; nous l'avons vu nous-même prendre une fois; ainsi l'erreur était impossible. Dans la salle voisine, qui fait partie du service de M. Rayer, 2 gouttes de croton données le même jour à un cérusier affecté de colique saturnine procurèrent 6 garde-robes. Notons encore que l'huile administrée à ces deux malades sortait du même flacon de la pharmacie. Du reste, le purgatif continué pendant trois jours à cette dose ne produisit pas d'accidents; 6 gouttes furent ensuite seulement prescrites.

La colique, sous l'influence de ce traitement, diminuait sensiblement, lorsque le malade se plaignit, le 10 octobre, à la visite, d'engourdissements et de picotements dans les épaules, et plus particulièrement vers le muscle deltoïde; un léger tremblement affectait toute l'étendue des membres supérieurs; le mouvement d'élévation du bras de chaque côté était difficile et incomplet. Les symptômes de la colique, quoique beaucoup diminués, subsistaient encore. Alors on eut recours à la limonade sulfurique, qui, continuée pendant trois jours, n'amena aucune amélioration. Le traitement de la Charité ne fit pas non plus disparaître la colique, et ne put empêcher la paralysie d'envahir la totalité des membres supérieurs. Le 18 octobre 1831, le malade présentait l'état suivant :

Malgré tous les efforts de sa volonté, Thuillier ne peut élever les bras, qui restent appliqués contre la poitrine. L'immobilité des fibres musculaires du deltoïde est remarquable lorsqu'il exécute quelques mouvements de l'épaule encore conservés. On n'aperçoit pas le plus léger frémissement dans tous les muscles des membres supérieurs, quelque effort que fasse le malade. Les articulations du coude, du poignet et des doigts, sont dans une légère flexion; l'avant-bras et la main conservent leur position intermédiaire à la pronation et à la supination; enfin les extrémités supérieures obéissent passivement et avec facilité à tous les mouvements qu'on leur communique (1).

Les parties paralysées ont acquis dans le sens de la flexion une grande exaltation de sensibilité; la douleur est dilacérante, continue, augmentée par la pression et le mouvement, plus forte la nuit que le jour. Les souffrances sont parfois tellement atroces, que le malade pousse des cris aigus, et qu'elles le réduisent alors au désespoir le plus cruel. Le tact est parfaitement conservé; les poignets et les doigts sont affectés d'un sentiment de pesanteur très-marqué. Enfin ce malheureux accuse un froid glacial dans ses membres malades : aussi recommande-t-il avec instance qu'on les entretienne chauds.

On est surpris de la rapidité avec laquelle les parties paralysées maigrissent ; les téguments sont flasques, et le relief des muscles a déjà disparu.

La voix, qui a perdu beaucoup de son timbre, habituellement assez éclatant, est maintenant très-faible; l'articulation des mots se trouve gênée, quelquefois même incomplète.

Les membres inférieurs jouissent de toute l'intégrité de leurs mouvements; des douleurs contusives se font sentir dans les genoux, surtout à leur partie interne, aux cuisses et à la plante des pieds. Ces douleurs, qui parfois s'exaspèrent, ne deviennent pas plus fortes par la pression et le mouvement, et ne sont point accompagnées de gonflement ni de rougeur de ces parties. Quelques crampes sillonnent de temps en temps les mollets.

Les parois abdominales sont toujours rétractées; des coliques sourdes, assez souvent exacerbantes, se font sentir dans tout le ventre, et principalement vers la région ombilicale; elles n'augmentent ni ne diminuent à la pression de la main. Cependant le malade, au moment d'une colique assez forte, se couche quelquefois sur le ventre, pour en modérer l'acuité : il y a aussi de la constipation qu'on ne peut vaincre qu'imparfaitement; la langue est toujours dans le même état; anorexie et parfois quelques nausées.

Çà et là, on aperçoit quelques grosses pustules d'ecthyma, sur toute la surface du corps; la peau offre, en général, une teinte jaune, plus prononcée à la face, dont les traits sont fortement affaissés.

L'impulsion du cœur a repris de la force, et les palpitations reparaissent assez souvent; la dyspnée est également revenue en partie. Le pouls faible et déprimé ne donne que 50 pulsations, et n'est point par conséquent en rapport avec l'énergie assez marquée des battements du cœur.

Conservation intacte de l'intelligence; les autres fonctions de l'économie animale ne semblent point modifiées d'une manière notable.

Pour combattre toutes ces affections diverses, on emploie tour à tour, et simultanément, le *traitement de la Charité*, puis l'huile de croton tiglium, la limonade sulfurique, les bains sulfureux, la strychnine, la

(1) La paralysie commença par envahir les muscles extenseurs, puis les fléchisseurs.

thériaque, l'opium à la dose de 8 décigrammes par jour, etc. Tout est inutile. La paralysie et l'exaltation de la sensibilité, ainsi que la colique, ne font aucun progrès vers la guérison jusqu'au 14 novembre, jour où le malade succombe en proie aux douleurs les plus atroces, qui ne lui laissaient plus que fort rarement quelques moments de repos le jour et la nuit, au point que, quelques instants avant sa mort, ce malheureux jeune homme, dans son désespoir, se disait heureux de pouvoir abandonner la vie, où il souffrait tant.

Nécropsie, pratiquée le 15 *novembre* 1834. Peu de roideur cadavérique.

Crâne. La dure-mère et l'arachnoïde n'offrent rien qui soit digne de remarque. La dernière de ces membranes se trouve lubrifiée par une assez grande quantité de sérosité, à peu près comme dans l'état normal. On observe quelques granulations sur la pie-mère de la convexité du lobe antérieur droit; du reste, cette méninge ne nous laisse voir ni injection anormale ni infiltration, etc., absolument rien. La masse encéphalique est assez ferme et d'un blanc grisâtre à l'extérieur; coupée avec beaucoup de soin par tranches minces, elle ne nous présente aucune altération. Les ventricules latéraux contiennent environ une cuillerée de sérosité transparente.

Colonne vertébrale. La cavité arachnoïdienne de la moelle renferme à peu près 2 cuillerées de sérosité transparente. Quelques veines de la pie-mère paraissent sensiblement dilatées. La moelle, examinée avec toute l'attention possible, ne nous offre pas la plus légère altération dans sa consistance, sa couleur et son volume; les racines des nerfs vertébraux ont conservé toutes leurs qualités physiques normales.

Tous les nerfs des plexus brachial et sciatique, les pneumogastriques et hypoglosses, ainsi que les divisions principales du grand sympathique, sont disséqués avec le plus grand soin, sans qu'on puisse trouver la plus légère modification morbide de ces parties appréciable aux sens.

Les muscles du bras, de l'avant-bras, de la main et des doigts, sont pâles et grêles; il y a un assez grand contraste entre ces muscles et ceux des autres régions du corps, par exemple, des membres inférieurs; il n'y a point de différence marquée entre les extenseurs et les fléchisseurs; les muscles du larynx ne nous paraissent pas sensiblement atrophiés.

La membrane muqueuse de l'estomac présente une légère arborisation vers le grand cul-de-sac, sans ramollissement ni épaississement; l'intestin grêle ne nous laisse voir rien de notable, si ce n'est çà et là quelques traînées d'injection; le cœcum offre en quelques points une injection assez marquée, sans autre altération.

Le colon ne nous semble pas manifestement rétréci, la membrane muqueuse conserve ses caractères physiologiques; on ne trouve rien de particulier dans le rectum et l'œsophage.

Le foie, d'un assez petit volume, est un peu pâle; il contient peu de sang dans son intérieur.

Il y a une bonne cuillerée de sérosité citrine dans le péricarde; on ne découvre aucune trace d'inflammation de sa membrane séreuse; le cœur surpasse le volume du poing du sujet; la cavité du ventricule gauche est évidemment dilatée; ses parois, vers la base, ont environ 2 centimètres à 2 centimètres 2 millimètres d'épaisseur; les valvules et les orifices n'ont subi aucune altération; le ventricule droit et les deux oreillettes ne semblent pas sensiblement hypertrophiés. Les gros vaisseaux, et surtout les artères, en général vides de sang, n'ont éprouvé aucune modification dans leur texture.

Les poumons, crépitants dans leurs deux tiers supérieurs, sont un peu gorgés de sérosité et de sang noir à leur base.

La rate, les reins, la vessie, et les uretères, ne nous offrent rien de notable.

Observation IX. — Rebecca Adams, âgée de vingt et un ans, faible et délicate, avala pour 20 centimes d'acétate de plomb neutre. Aussitôt après elle fut saisie de vomissements, de douleurs à l'estomac et aux intestins; elle sentit ses jambes s'engourdir, et crut mourir. Son épuisement était extrême; le visage était pâle; on voyait un cercle noir autour des yeux; les lèvres étaient livides et crispées, la peau chaude et humide, le pouls faible et filiforme; la malade avait le hoquet. On injecta, au moyen de la pompe gastrique, un litre environ d'*infus. rosæ* comp. (roses rouges, 16 gr.; eau bouillante, 2 litres; acide sulfurique étendu, 12 gr.; sucre, 45 gr.), dans le but de décomposer le sel et de former un sulfate de plomb insoluble; on tira tout le liquide contenu dans l'estomac, on fit des fomentations chaudes aux jambes et aux pieds, et on administra plusieurs doses de camphre et d'éther. Ces moyens la firent passer de suite de la mort à la vie. Une heure après, on lui fit prendre 32 gr. d'huile de ricin, qui opéra abondamment. Le lendemain matin, la malade avait une forte fièvre et une douleur intense au creux de l'estomac. (Mixture saline, sangsues, vésicatoire à la région du cœur.) La guérison ne tarda pas à survenir. (Boyrenson; voy. *Journal de chimie médicale*, année 1839, pag. 291.)

Observation X. — Une fort belle femme, qui était devenue très-pâle par suite d'une leucorrhée dont elle était affectée depuis deux ans, commença à se farder la face, le cou et les bras avec un fard rouge et un fard blanc dans la composition desquels entraient des préparations saturnines et de l'oxyde de bismuth. Au bout de six mois, se manifestèrent des douleurs à l'estomac, de la dyspepsie, des coliques, de la constipation, et une légère roideur de toutes les articulations. Plus tard, des coliques et des céphalalgies fréquentes obligèrent la malade à garder le lit presque constamment. A ces maux se joignirent, pendant l'usage des bains de Spa, des contractions dans les membres. Peu de temps après, une fièvre violente se déclara, accompagnée de délire et de convulsions. Ces nouveaux accidents ayant été combattus avec succès, on envoya la malade à Aix-la-Chapelle, où M. Krimer la vit dans l'état suivant: cheveux presque tous tombés; face pâle, ridée; œil droit frappé d'amaurose; bouche tirée à droite; partie droite de la langue paralysée; tête dirigée obliquement vers le côté droit, et continuellement vacillante; seins presque effacés; corps amaigri au dernier degré; jambes tirées vers le bas-ventre, immobiles et douloureuses; mains ankylosées et paralysées; région ombilicale de l'abdomen rétractée jusqu'à la colonne vertébrale, tendue et très-douloureuse. M. Krimer reconnut l'empoisonnement par le plomb, opinion dans laquelle le confirma encore l'examen du fard. Il prescrivit l'usage de la source de l'Empereur, et, trois fois par jour, huit gouttes de laudanum et des lavements résolutifs. Aucun changement ne s'étant fait voir au bout de trois mois, la malade entreprit un voyage à Naples pour y faire usage des bains de la Solfatara; mais, après avoir pris quelques bains, elle tomba en démence, devint complétement aveugle et paralytique, et mourut bientôt après. (Krimer, *Archives génér. de méd.*, tom. XXIX, pag. 402.)

Observation XI. — Une jeune demoiselle, d'une santé florissante, mais un peu brune, se frotta la face et le cou avec du blanc de Krems assez longtemps pour qu'un drap noir passé sur ces parties ne fût plus blanchi. Une sœur cadette de cette demoiselle était, à cette époque, affectée d'une éruption pustuleuse contre laquelle elle employait une solution concentrée de sulfure de potassium. L'aînée, portant aussi quelques petits boutons au front, voulut également les faire passer au moyen de la solution dont se servait sa sœur; en conséquence, elle en fit usage un soir pour se laver, et en imprégna une compresse qu'elle laissa sur le front pendant la nuit. Mais quelle fut sa terreur lorsque le matin, en se regardant dans la glace, elle se vit noire comme une négresse à la face et au cou! L'oxyde de plomb noirci par le sulfure de potassium, ayant pénétré la peau trop profondément, ne put pas être enlevé par l'eau. On aurait pu y remédier par des lotions avec l'acide azotique ou chlorhydrique étendus; mais la demoiselle était trop honteuse pour recevoir qui que ce soit; elle se renferma chez elle pendant près de six semaines, au bout desquelles l'épiderme noirci se détacha. (*Ibid.*)

Observation XII. — Une dame âgée de quarante-neuf ans était affectée depuis quatorze années, et sans qu'on en connût la cause, d'une maladie très-compliquée qui avait commencé par des coliques, de la constipation, des éructations, une sensation douloureuse dans la région de l'estomac, de la lassitude, de la céphalalgie et de la tuméfaction du bas-ventre. Plus tard, se manifestèrent périodiquement des syncopes, des tremblements, de l'anxiété, de l'oppression, des vertiges et l'hémiopie; en même temps, la malade resta constamment affectée de constipation et d'une sensation douloureuse dans la région des quatre premières vertèbres cervicales, sensation qui empêchait les mouvements de rotation du cou, et était accompagnée d'une espèce de crépitation, comme si ces parties ne fussent pas suffisamment humides. La peau était constamment sèche et comme du parchemin. La roideur du cou obligeait la malade de tenir la tête penchée d'un côté. Pendant le cours de la maladie, qui fut quelquefois varié par des céphalalgies et des vomissements, on observa aussi une dureté notable qui s'étendait du creux de l'estomac jusqu'à la région iliaque droite, et qui, vers sa partie supérieure, était très-douloureuse. Après avoir passé dans cet état un grand nombre d'années, la malade, à la suite d'affections vives de l'âme, fut prise subitement d'accès de suffocation périodiques accompagnés de palpitations violentes; les forces diminuèrent; des ulcérations superficielles se manifestèrent dans la gorge, dans le conduit auditif externe et près des ongles de plusieurs doigts, et la mort arriva précédée de délire et de difficulté de respirer. C'est seulement alors qu'on apprit que la malade s'était fardée, pendant de nombreuses années, avec un onguent contenu dans de petits pots, sur lesquels était écrit: *Gervais Chardin, à la Cloche d'argent, à Paris*, onguent qui contenait en grande proportion un sel de plomb. A l'ouverture du cadavre, on trouva les vaisseaux sanguins du cerveau gorgés de sang; beaucoup de sérosité dans les ventricules, entre les circonvolutions, à la base du crâne, et dans une espèce de poche formée par les méninges en avant de l'hémisphère antérieur; les muscles de la poitrine très-amaigris; plusieurs hydatides au sommet du poumon droit; de l'eau dans la cavité des plèvres; le péricarde et le cœur enflammés, d'un rouge vif; le cœur moins consistant, comme gangrené en quelques endroits, et en d'autres recouvert d'une exsudation blanchâtre. Le foie était fortement augmenté de volume, et s'étendait depuis la cavité pectorale à droite, jusqu'à la quatrième vraie côte, à gauche jusqu'à la cinquième, et remplissait presque toute la cavité abdominale. Par suite d'une déviation de la colonne lombaire à droite et en avant, la partie inférieure du foie était poussée en avant, et par conséquent, la partie supérieure de cet organe comprimait l'estomac, qui ressemblait à un gros intestin et était fortement enflammé à l'extérieur. Le pancréas était plus dur qu'à l'ordinaire, les intestins grêles rétrécis et enflammés, les veines de l'abdomen gorgées de sang. Dans la cavité péritonéale, on trouva 2 kilogr. de sérosité; il y avait peu de sang dans le cadavre. L'ouverture du canal rachidien ne fut pas accordée. (Hohnbaum, *Medicinische Conversations Blatt*, 1831, n° 14.)

Observation XIII. — M. Verdelhan, ancien médecin de la Charité, a vu la femme d'un plombier être prise de fortes coliques et de douleurs à la matrice, pour avoir fait usage d'une chaufferette allumée de charbon mêlé de scories de plomb.

Observation XIV. — M. Tanquerel a eu l'occasion d'observer un cas de colique et d'arthralgie saturnines chez une femme à qui on avait fait des injections d'eau de Goulard trois fois par jour, pendant quatre jours consécutifs, dans le but d'arrêter une hémorrhagie utérine; une demi-bouteille de solution d'acétate de plomb fut mise dans cet intervalle en contact avec le vagin (t. I, p. 63).

Observation XV. — Le même auteur a vu un homme chez lequel la colique et l'arthralgie saturnines se sont déclarées pour avoir fait usage de plusieurs collyres où entraient des préparations saturnines, dans le but de se guérir d'une double blépharophthalmie chronique. Dans le premier de ces collyres, 2 gr. d'acétate de plomb avaient été dissous dans 128 gr. de liquide; le médicament fut entièrement employé dans l'espace de cinq jours; un second collyre, composé de la même manière, fut encore dépensé en six jours; enfin, le douzième jour, des accidents toxiques se déclarèrent d'abord dans le ventre, puis du côté des membres inférieurs; on cessa dès lors l'emploi du collyre. La colique et l'arthralgie saturnines furent combattues avec succès à l'aide de l'huile de *croton tiglium* et de bains sulfureux; l'empoisonnement avait disparu le septième jour de l'emploi de cette médication. (*Ibid.*)

Observation XVI. — S'il n'est pas probable que les préparations saturnines appliquées sur la peau recouverte de son épiderme puissent développer une maladie saturnine, il est du moins certain qu'elle peut se manifester lorsque cette membrane se trouve accidentellement dépouillée de sa couche la plus extérieure. Percival a vu une colique de plomb occasionnée par l'application d'eau de Goulard sur un membre brûlé avec de l'eau bouillante; il entrait dans ce topique 32 gr. d'acétate de plomb et 64 gr. d'eau. Le même auteur a observé plusieurs autres cas de colique occasionnée par des topiques où entraient des préparations de plomb; mais, dans tous ces cas, les médicaments étaient appliqués sur des exutoires. Baker relate un cas de colique de plomb qui est survenue après l'application d'un onguent, composé de calomélas et de préparations saturnines, sur la peau des cuisses, dépouillée de son épiderme à la suite d'une maladie qui avait tous les caractères d'un pemphigus. M. Duchesne raconte qu'un garçon brasseur, brûlé sur une grande surface par de l'eau bouillante, et pansé avec du cérat Goulard, éprouva bientôt les symptômes de la colique des peintres; le cérat simple, appliqué seul, fit cesser les accidents. M. Tauflieb de Barr a rapporté l'histoire d'une colique de plomb déterminée par l'usage de bandelettes de diachylon gommé, appliquées dans le but de combattre un vaste *ulcère* qui s'étendait à presque toute la jambe. Le malade avait consommé, dans l'espace de onze semaines, 14 mètres carrés de sparadrap avant d'avoir éprouvé les atteintes de la colique saturnine; chaque mètre carré contenait exactement 19 gr. d'oxyde de plomb, de manière que la quantité totale d'oxyde employé avant l'invasion de la colique saturnine correspondait à 266 gr.; mais la moitié seulement du sparadrap employé avait été réellement en contact avec la surface dénudée, l'autre moitié ayant dépassé les bords de l'ulcère. Après la guérison de cette première colique, le malade appliqua de nouveau le sparadrap pendant environ quinze jours; au bout de ce temps, une seconde attaque de colique survint, mais cette fois elle fut accompagnée de paralysie saturnine. (*Ibid.*)

On peut résumer de la manière suivante les symptômes déterminés par une forte dose d'un sel de plomb introduit dans l'estomac : saveur sucrée, astringente, styptique; sentiment de constriction à la gorge; douleurs vives à l'épigastre et bientôt après dans les autres régions de l'abdomen, qui n'est pas ordinairement déprimé, comme dans la colique saturnine; ces douleurs, loin de s'apaiser, augmentent par la pression; nausées; vomissements très-fréquents, jaunâtres, verdâtres ou noirâtres; déjections alvines, quelquefois sanguinolentes; tremblement des membres, qui ne tardent pas à être agités de légers mouvements convulsifs; plus tard, convulsions, resserrement dans les membres et dans les mains, vertiges simulant l'ivresse, ou bien intégrité des facultés intellectuelles. Soif ardente, chaleur à la peau; pouls accéléré, quelquefois fort, mais le plus souvent petit et serré; respiration entrecoupée et fréquente, surtout dans la dernière période de l'empoisonnement; urine rare. La mort survient au bout de quelques heures ou après quelques jours, si les malades ne sont pas convenablement secourus. Déjà malheureusement la science a enregistré quelques exemples d'empoisonnement de ce genre qui ont eu une issue funeste; aussi traiterai-je avec le dédain qu'elle mérite cette assertion émise à Riom par MM. Rognetta et Flandin, savoir : *que les sels solubles de plomb peuvent être administrés à l'homme à des doses considérables, sans produire des phénomènes extrêmement graves.*

Si les sels de plomb ont été appliqués à l'extérieur ou sur des membranes muqueuses, ils peuvent donner lieu à des accidents analogues. (voy. observations 10, 11, 12, 13, 14 et 15, à la p. 846).

Lésions de tissu développées par les préparations saturnines.

A. *Émanations saturnines.*—Dans la *colique des peintres,* on n'a pas encore pu découvrir une lésion organique constante qui puisse être regardée comme son caractère anatomique. Les exemples rapportés par Henkell, Zeller, Bordeu, Desbois de Rochefort, Broussais, Fodéré, Palais, etc., de phlegmasies du tube digestif constatées chez des individus qui avaient succombé à la colique des peintres, sont loin de prouver que l'inflammation de l'estomac et des intestins soit la cause ou l'effet de cette maladie; car, en analysant les observations recueillies par ces auteurs, on voit que les lésions anatomiques ont été assez imparfaitement décrites pour qu'il soit impossible de les considérer comme de véritables inflammations, ou bien que les sujets atteints de colique étaient en outre en proie à une inflammation gastro-intestinale qui compliquait la maladie. Si nous résumons *quarante-neuf* nécropsies de colique saturnine *non compliquée,* dit M. Tanquerel, nous voyons que dans vingt cas on n'a trouvé dans le tube digestif aucune altération, ou seulement quelques traces de congestion, telle qu'on en observe chez la plupart des sujets dont on fait l'autopsie, et chez lesquels, pendant la vie, on n'a constaté aucune lésion fonctionnelle des voies digestives. Dans cinq cas, il y avait des ramollissements partiels, sans autre altération dans les parties les plus déclives du canal digestif, tels qu'on les remarque chez une foule de sujets. Six fois le tube digestif a été trouvé épaissi partiellement et dans toute son étendue : c'est encore une lésion anatomique que l'on voit fréquemment dans d'autres maladies. On a observé sept fois un développement considérable des glandes de Brunner, et trois fois celui des glandes de Peyer; mais nous savons que cette lésion n'est pas caractéristique de la colique des peintres. *Seize* fois on a noté un *tassement* ou un retrait du paquet intestinal, que l'on ne voit jamais, à ce degré au moins, à la suite d'autres affections; ce caractère manquait dans les trente-trois autres cas. Dans quatre autopsies, la membrane muqueuse intestinale était tapissée par une couche de mucus épais, comme coagulé, qui rendait adhérentes les matières fécales du gros intestin. Enfin une seule fois on a vu les ganglions du grand sympathique considérablement développés. Les reins et la vessie ont été toujours trouvés à l'état normal. Les phénomènes pathologiques de la colique de plomb ne sont donc pas le résultat d'altérations anatomiques appréciables à nos sens; et quand on constate la présence de quelques lésions matérielles, celles-ci ne sont que des effets des accidents éprouvés pendant la vie. — *Arthralgie saturnine.* Malgré les investigations les plus minutieuses, chez les individus qui avaient succombé pendant qu'ils étaient atteints de cette maladie, M. Tanquerel n'a trouvé aucune lésion appréciable dans les organes malades ni dans le centre nerveux rachidien. — *Paralysie saturnine.* Ici il y a encore absence complète d'altérations anatomiques, d'après M. Tanquerel; car on ne peut pas considérer comme telle la grande quantité de liquide que l'on a souvent trouvée dans les membranes de l'axe cérébro-spinal. Cette sérosité, épanchée pendant la vie, aurait donné lieu aux symptômes de compression du cerveau et de la moelle épinière: or ces symptômes ne se sont présentés dans aucun cas; tout porte donc à croire que l'épanchement était un effet cadavérique déterminé, au moment de la mort, par le trouble violent et presque général des fonctions de l'économie animale. —*Encéphalopathie.* En résumant les soixante-douze cas de cette maladie où les cadavres ont été examinés, on voit que vingt et une fois on a trouvé un aplatissement, un tassement des circonvolutions cérébrales, avec augmentation ou diminution de cohésion de la pulpe cérébrale, augmentation ou diminution du volume de l'encéphale; que dans dix-neuf cas on a constaté une coloration jaune de la substance cérébrale; que dans les trente-deux autres cas l'autopsie n'a révélé aucun fait notable du système nerveux; on voyait seulement quelquefois une légère infiltration séreuse, une injection sanguine des méninges, une diminution de consistance, surtout de la substance blanche cérébrale, sans changement de couleur, ou bien enfin une décoloration de la matière cérébrale. Il est aisé de voir que les altérations dont il s'agit sont produites par les symptômes de l'encéphalopathie, et qu'elles sont insuffisantes pour rendre raison des phénomènes observés pendant la vie (Tanquerel, ouvrage cité).

B. *Préparations de plomb introduites dans l'estomac.* — L'acétate de plomb, introduit dans l'estomac à la dose de quelques grammes, détermine l'inflammation d'une ou de plusieurs parties de ce viscère : tantôt la membrane muqueuse est simplement phlogosée à sa face libre, tantôt l'inflammation s'étend jusqu'à la face au moyen de laquelle elle adhère à la tunique musculeuse ; dans ce cas, elle est souvent d'un rouge très-foncé, et les autres membranes de l'estomac participent plus ou moins à l'inflammation. On remarque quelquefois, dans l'intérieur de cet organe, des points ou des taches noires, de volume et de grandeur variables, qui dépendent presque toujours de l'extravasation d'une certaine quantité de sang veineux, ou de l'injection des vaisseaux sanguins par le même fluide. Enfin nous avons vu, dans l'estomac des animaux qui avaient pris une forte dose de dissolution d'acétate de plomb, et qui n'avaient point vomi, un enduit membraneux assez épais, d'une couleur cendrée, se détachant facilement en grumeaux, dont l'origine paraissait due à la combinaison d'une partie de l'acétate de plomb avec les fluides muqueux, bilieux et autres, contenus dans ce viscère. La membrane muqueuse sous-jacente à cet enduit était d'un gris foncé dans toute son épaisseur, et semblait avoir exercé la même action sur l'acétate de plomb. Le même phénomène avait lieu dans tout le trajet du canal intestinal. On conçoit aisément que les autres préparations de plomb produiront des altérations analogues, lorsqu'elles seront avalées en assez grande quantité pour occasionner la mort.

Il faut noter toutefois que dans certains cas l'acétate de plomb a donné lieu à une mort prompte, sans avoir occasionné l'inflammation des membranes du canal digestif (voy. observation 8, p. 840).

Examen chimique des organes et des fluides de l'économie animale.

A. *Émanations saturnines. — Colique des peintres.* Wilson et Dubois se sont trompés en disant que l'on apercevait dans le canal intestinal des traces de poussière saturnine ; il en est de même de Spangenberg, qui prétendait avoir observé des globules de matières fécales recouvertes de litharge. MM. Mérat et Barruel ont infructueusement cherché le plomb dans les excréments et dans l'urine d'un malade qui avait succombé à la colique des peintres, et j'ajouterai que les faits mis en avant par MM. Devergie et Guibourt, en faveur de l'existence du plomb dans les organes des individus atteints de la maladie saturnine, n'étaient pas concluants. Qu'ont dit en effet ces messieurs ? Qu'ils avaient retiré plus de plomb des viscères des personnes mortes de l'affection saturnine, que des mêmes viscères pris chez celles qui avaient succombé à d'autres affections : or qui ne voit à l'instant combien cette manière de procéder est insuffisante ? Avant d'admettre un pareil résultat, il faudrait que des expériences beaucoup plus nombreuses que celles qui ont été faites par ces honorables confrères nous eussent fait connaître quelle est la plus forte proportion de plomb que l'on peut obtenir des divers tissus de l'économie animale *à l'état normal ;* jusque-là il est évident que, si l'assertion de MM. Devergie et Guibourt est exacte, du moins elle n'est pas prouvée. Je pourrais encore dire, contre la présence du plomb dans la maladie saturnine, que MM. Chatin, Chevallier et moi, chacun de notre côté, nous avons maintes fois analysé l'urine rendue par un grand nombre de personnes atteintes de cette affection, et que nous n'avons jamais décelé la moindre trace de plomb dans ce liquide.

Mais aujourd'hui il n'est plus possible de douter, et tout le monde le reconnaîtra comme moi, lorsque j'aurai exposé les derniers résultats que j'ai obtenus et qu'on les aura rapprochés de quelques autres faits dont je ne tarderai pas à parler.

Expérience 1. Jacques Noël, âgé de trente-cinq ans, confiseur, est atteint d'épilepsie saturnine, et entre à l'hôpital Beaujon, dans le service de M. Legroux (lit n° 59), le 5 avril 1847. Cet homme, qui s'était bien porté jusqu'alors, travaillait depuis trois semaines dans une fabrique de blanc de céruse, et depuis deux jours seulement il était occupé au fourneau du minium. Le 15, il était dans un état de demi-ivresse quand il vint commencer son travail; au bout de quelques instants, il tomba sans connaissance et se fit dans sa chute plusieurs plaies à la face. Conduit immédiatement à l'hôpital, il put se rendre à pied, soutenu par un de ses camarades, du bureau jusqu'à la salle qui lui fut indiquée. En se déshabillant, il tomba à la renverse; ses membres étaient roides et agités de quelques mouvements convulsifs; il avait de l'écume à la bouche; ses yeux étaient dirigés en haut; les pupilles, immobiles, étaient médiocrement dilatées et cachées sous les paupières. Cette attaque dura environ dix minutes; aussitôt après, le malade fut transporté dans un bain sulfureux, où il *noircit* notablement. Le soir, les accidents cérébraux n'avaient pas reparu, et le malade n'exhalait plus d'odeur alcoolique. Il dormit bien pendant la nuit. Le 16 avril, il avait un peu de céphalalgie; il n'éprouvait point de colique; on voyait aux gencives un liséré bleuâtre, très-léger à la base des dents saines, et plus large au niveau des dents déchaussées et cariées; le pouls battait 68 fois par minute. (Bain sulfuro-savonneux.)

Le 17 avril, céphalalgie; une seule selle; 56 pulsations par minute. Le 18, céphalalgie; quelques vomissements; 54 pulsations. (Bain sulfuro-savonneux.) Le 19, on lui fit prendre des bains sulfureux. Le 20, le malade éprouvait une céphalalgie continuelle, et il se manifesta un érysipèle autour des plaies de la face produites par la chute; il eut des vomissements fréquents et du délire dans la nuit; le pouls battait 52 fois par minute. (Tartre stibié, 0 gr., 10; sulfate de soude, 32 grammes.) Dans la soirée, il avait eu une attaque qui avait duré cinq minutes. Le 21, l'érysipèle s'était étendu et montait jusqu'à la tempe droite; nausées et vomissements; la langue était blanchâtre et la céphalalgie fort intense. Il eut trois selles liquides, et le pouls battait 56 fois par minute. (Tartre stibié, 0 gr., 10, et sulfate de soude, 32 grammes.) Le 22, il ne vomit point, mais il eut des selles abondantes liquides, provoquées par l'émétocathartique; 52 pulsations; l'érysipèle est dans le même état; il y a du délire pendant la nuit. Vers quatre heures de l'après-midi, il survient une attaque d'épilepsie; on fait une saignée, et le malade succombe peu de temps après. On procède à l'ouverture du cadavre le 24.

Analyse du foie et du cerveau. Le 25, je fais bouillir pendant une demi-heure le *foie* coupé par morceaux dans un litre d'eau distillée; le *decoctum*, filtré et évaporé jusqu'à siccité, laisse un produit que je carbonise par l'acide azotique pur, mêlé d'un quinzième de son poids de chlorate de potasse. Le charbon est ensuite traité à chaud par de l'acide azotique étendu d'eau, et la dissolution azotique filtrée est soumise à l'action d'un courant de gaz acide sulfhydrique, qui la *noircit* à l'instant; il se dépose, au bout de quelque temps, un précipité noir, peu abondant, mais plus que suffisant pour que je puisse m'assurer qu'il est formé de *sulfure de plomb*. Le foie, qui avait ainsi bouilli dans l'eau, est ensuite traité pendant une demi-heure par de l'eau bouillante mêlée d'un dixième de son poids d'acide acétique, dit *radical*; la dissolution acétique, filtrée, évaporée, carbonisée comme il vient d'être dit, fournit par l'acide sulfhydrique *une plus grande quantité de sulfure de plomb* que celle que j'avais obtenue du traitement aqueux.

Le cerveau, *coupé* par tranches, est laissé pendant trois jours dans de l'eau contenant un dixième de son poids d'acide acétique concentré, puis on le fait bouillir pendant une demi-heure; la liqueur, soumise à tous les traitements qui viennent d'être indiqués, ne fournit *aucune trace de sulfure de plomb* (1).

Expérience 2. Loursel (Louis), âgé de quarante-trois ans, bonnetier, puis cérusier, d'une bonne constitution, entra à l'hôpital Beaujon, dans le service de M. Legroux, le 24 mai dernier. Il avait déjà eu plusieurs maladies saturnines. Enclin à l'ivrognerie, il buvait surtout de l'eau-de-vie, et il se ressentait encore de l'état complet d'ivresse dans lequel il s'était mis la veille. Peu de temps après avoir commencé ses travaux, il fut pris d'une attaque d'épilepsie qui dura très-longtemps et pendant laquelle ses membres étaient agités de mouvements convulsifs.

---

(1) Ce résultat négatif prouve surabondamment que l'eau, les acides acétique et azotique, et le papier à filtre, dont je me suis constamment servi dans toutes mes recherches, étaient exempts de plomb.

Arrivé à l'hôpital, voici l'état qu'il présentait : décubitus dorsal ; il se retourne pourtant presque continuellement et ne répond pas aux questions qu'on lui adresse, ou bien il ne répond que par des mots entrecoupés et sans suite ; il faut le secouer fortement pour lui faire ouvrir les yeux, qu'il referme aussitôt ; sensibilité singulièrement émoussée ; liséré bleuâtre au collier des dents, qui sont presque toutes cariées. Point de vomissements ; point de douleur quand on presse sur le bas-ventre ; point de selles ; teinte jaune des sclérotiques ; de temps à autre, quelques mouvements convulsifs.

On a recours au traitement de la Charité (premier jour) ; il rend immédiatement le lavement purgatif et rejette presque toute l'eau de casse à mesure qu'on la lui donne. Cet état persiste jusqu'au moment de sa mort, qui a eu lieu le 25, à dix heures du matin.

Nécropsie. Apparence normale de l'estomac et des intestins, leur calibre ne paraît pas diminué. Le colon descendant et le rectum sont au contraire distendus par des gaz ; on n'aperçoit aucune altération dans l'intérieur du canal digestif. Les poumons sont assez congestionnés. Le cœur renferme quelques caillots noirâtres.

Analyse du foie. Cet organe, traité successivement par l'eau distillée et par l'eau acétique bouillante (1 d'acide et 9 d'eau), comme il a été dit en parlant de l'expérience 1re, a fourni les mêmes résultats : c'est-à-dire que les deux décoctions aqueuse et acétique renfermaient du plomb ; toutefois la première en contenait moins que la seconde.

Il est impossible de ne pas conclure de ces deux faits *qu'il existe du plomb d'empoisonnement dans le foie des individus atteints de maladie saturnine*, puisque ni l'eau ni l'acide acétique dilué n'enlèvent la moindre trace du plomb dit *normal*. Cette proposition acquerra encore plus de force, si cela est possible, des considérations suivantes :

1° M. Chevallier, qui, à plusieurs reprises, avait vainement cherché le plomb dans l'urine des individus atteints de la colique des peintres, a dit à l'Académie, le 13 avril, en avoir trouvé quelquefois dans des recherches plus récentes. De son côté, M. Chatin, pharmacien de Beaujon, qui s'est livré souvent à des expériences de ce genre, m'a annoncé qu'il a *une seule* fois décelé ce métal en agissant sur *dix litres* d'urine. M. Martin-Solon dit aussi en avoir extrait en traitant convenablement un litre environ d'urine provenant à la fois de plusieurs malades et recueillie le lendemain du jour de l'entrée de chacun de ces malades à l'hôpital. Ces résultats *positifs* doivent l'emporter beaucoup, pour la solution de la question qui m'occupe, sur ceux qui n'ont point fourni de plomb, quelque nombreux qu'ils puissent être : en effet, dans certains cas, on n'a point trouvé ce métal dans l'urine, parce qu'on n'opérait pas sur une suffisante quantité de liquide; dans d'autres cas, tout porte à croire que l'on aura agi sur l'urine avant qu'elle charriât ce métal, ou bien après qu'elle n'en contenait plus.

2° Les excréments rendus par un bon nombre de malades en proie à la colique des peintres ont également donné du plomb à M. Chatin (1).

B. *Préparations de plomb introduites dans l'estomac.*— Tiedemann et Gmelin, après avoir fait avaler de l'acétate de plomb à plusieurs chiens, ont retrouvé ce sel dans le sang des veines mésaraïques et spléniques.

M. Lassaigne annonça à l'Académie de médecine, dans la séance du 8 décembre 1840, que M. Ausset, chef des travaux chimiques de l'École d'Alfort, avait entrepris, dans le laboratoire de cet établissement, sous ses yeux et d'après ses conseils, une suite d'expériences desquelles il résulte : 1° que le sous-acétate de plomb liquide (extrait de saturne), administré à des chevaux à la dose de 1 à 2 kilogrammes, dans le but d'étudier l'action de ce sel plombique, a été reconnu en grande quantité dans le sang veineux et dans l'urine des animaux vivants; 2° que les organes sécréteurs, tels que le *foie* et les *reins*, en ont offert aussi une grande quantité à l'examen chimique qui en a été fait peu de temps après la mort de ces animaux (*Bulletin de l'Académie*, année 1839 à 1840, p. 290).

M. Villeneuve, huit jours auparavant, avait communiqué le fait suivant à la même compagnie :

Observation. — Une jeune fille âgée de vingt ans avala, dans un moment de désespoir et à jeun, 30 à 40 gr. d'acétate de plomb; bientôt défaillance, pâleur, syncope; plus tard vomissements, anxiété précordiale, etc. L'emploi du sulfate de soude est suivi de déjections alvines; les accidents diminuent par degrés, la chaleur se rétablit, et la guérison ne tarde pas à avoir lieu.

L'urine rendue vingt-cinq heures après l'ingestion du poison m'ayant été remise par M. Villeneuve, je la carbonisai par l'acide azotique, après l'avoir évaporée à siccité; je traitai le charbon par les acides azotique et sulfhydrique, comme je dirai à la page 870, et je pus facilement me convaincre que ce liquide contenait du plomb. (*Bulletin de l'Académie*, t. VI, p. 283.)

On a déjà vu, par mes dernières recherches (expériences 11, 12 et 13, page 835), que l'on retire aisément du plomb du foie, de la rate et de l'urine des animaux empoisonnés par un sel plombique, à l'aide de procédés qui ne fournissent pas le plomb *naturellement* contenu dans le corps de l'homme.

---

(1) Voyez *Annales d'hygiène*, t. XXXVIII.

Conclusions. Il résulte des faits qui précèdent :

1° Que les personnes qui manient habituellement des composés de plomb éprouvent presque toujours, au bout d'un temps variable, des affections graves, telles que la colique de plomb, l'arthralgie, la paralysie, l'anesthésie ou l'encéphalopathie *saturnines;* quelquefois aussi plusieurs de ces maladies se trouvent réunies chez un même individu.

2° Que les effets funestes de ces composés sont évidemment le résultat, non pas d'une inflammation de quelques-uns de nos organes, mais bien de l'absorption de leurs émanations et de leur action sur le système nerveux, et probablement sur le grand sympathique, pour la colique; sur le système nerveux et rachidien, pour l'arthralgie, la paralysie et l'anesthésie, et sur le cerveau, pour l'encéphalopathie.

3° Que les sels solubles de plomb injectés dans les veines sont vénéneux, mais qu'ils sont beaucoup moins actifs que plusieurs autres poisons minéraux, et qu'ils paraissent exercer une action spéciale sur les intestins, dont ils déterminent une inflammation lente; peut-être agissent-ils aussi sur les poumons.

4° Qu'ils sont absorbés quand on les introduit dans le canal digestif, et qu'ils produisent des effets fort différents suivant qu'ils ont été pris à des doses faibles ou fortes. Dans le premier cas, ils ne développent d'accidents que quelque temps après leur administration, et ces accidents sont ordinairement la colique des peintres, l'arthralgie, la paralysie, l'anesthésie ou l'encéphalopathie saturnine. Si, au contraire, la dose a été forte, ils donnent lieu presque immédiatement, après leur ingestion, à des symptômes analogues à ceux que déterminent les poisons irritants (voy. p. 74), et la mort peut survenir au bout de quelques heures, alors même qu'on laisse aux animaux la faculté de vomir. Les chiens qui avalent de l'acétate de plomb solide, à la dose de 40 à 50 grammes, et qui en rejettent une partie par le vomissement, succombent à la fois à l'inflammation des tissus du canal digestif, et à une affection du système nerveux qu'il est impossible de qualifier. Si cette forte dose d'acétate de plomb était dissoute dans l'eau, et que le sel restât assez de temps dans l'estomac pour que l'absorption eût lieu, les effets meurtriers dépendraient plutôt de cette action sur le système nerveux, que de l'inflammation qu'il développerait. Quand les sels de plomb n'ont pas été pris à assez forte dose pour tuer en peu de temps, et qu'elle a été cependant suffisante pour déterminer des accidents immédiats, ils se bornent, en général, à exciter des vomissements, à augmenter les déjections alvines, et à occasionner des douleurs dans un ou plusieurs points de l'abdomen.

5° Qu'ils peuvent également être absorbés lorsqu'ils sont appliqués sur la peau dépouillée de son épiderme, sur les membranes muqueuses de l'œil, du vagin, etc., et qu'ils développent alors le plus communément la colique, l'arthralgie, la paralysie, l'anesthésie ou l'encéphalopathie saturnines.

Élimination des sels de plomb.

Il résulte des expériences du Dr I.-L. Orfila : 1° que les chiens auxquels on a administré 50 centigrammes d'acétate de plomb pendant quinze jours, s'ils meurent *trois jours* après avoir pris la dernière dose, ou si on les tue à cette époque, fournissent du plomb dans les liquides provenant du lavage de l'estomac ; 2° que ceux qui ont avalé la même dose d'acétate pendant soixante-douze jours contiennent du plomb dans l'estomac, le foie, le cerveau, l'urine, etc., si on les tue *trois jours* après la dernière prise du sel ; 3° qu'on a pu découvrir le plomb dans le foie, l'estomac et le cerveau de chiens qui avaient avalé 50 centigrammes d'acétate pendant un mois, quoique les animaux eussent cessé de prendre le toxique depuis *cent quatre jours*.

Traitement de l'empoisonnement par les préparations de plomb.

A. *Émanations saturnines.—Colique des peintres.* On a proposé un très-grand nombre de méthodes curatives que je vais successivement faire connaître : 1° *limonade sulfhydrique :* elle est sans valeur ; 2° *limonade sulfurique :* c'est encore un moyen illusoire ; 3° *alun :* il est sans efficacité dans le plus grand nombre de cas ; 4° *mercure et plomb :* il y a lieu de renoncer à ces médicaments ; 5° *noix vomique :* elle n'a point d'influence salutaire, ou n'en a qu'une très-légère, sur le cours de la colique saturnine ; 6° *médication antiphlogistique :* quoiqu'elle ait été utile dans certains cas, elle n'offre pas assez d'avantages pour qu'on ne doive pas lui en préférer une autre ; toutefois elle est excessivement utile lorsque la colique se trouve compliquée d'inflammation. 7° *Méthode calmante :* elle a une influence évidemment salutaire, plus marquée que toutes les médications dont j'ai parlé ; en effet, elle abrége assez souvent de quelques jours la maladie, et rend les rechutes, la paralysie et l'encéphalopathie un peu moins fréquentes ; on administre l'opium ou le chlorhydrate de morphine. Le Dr Ranque combinait la méthode narcotique avec la révulsive ; les médicaments calmants dont il fesait usage sont la thériaque, le laurier-cerise, et la belladone. 8° *Méthode révulsive :* elle est en général employée sans succès ; 9° *méthode purga-*

tive : elle est préférable aux divers traitements qui précèdent ; elle limite la durée de l'affection, et la fait disparaître rapidement, préserve des rechutes, et met, jusqu'à un certain point, à l'abri des autres maladies saturnines ; on ne peut cependant pas dire qu'elle n'échoue jamais. Voici en quoi consiste le traitement dit *de la Charité*.

Le jour de l'arrivée du malade, on lui administre le lavement purgatif des peintres, composé de 125 grammes de feuilles de séné que l'on fait bouillir dans 500 grammes d'eau, et que l'on mêle ensuite avec 16 grammes de sulfate de soude et 125 grammes de vin émétique.

Dans la journée, on donne la boisson suivante : eau de casse simple (1), 1 kilogramme ; sel d'Epsom, 32 grammes ; émétique, 15 centigr. Quelquefois on ajoute, si la maladie est forte : sirop de nerprun, 32 grammes, ou confection Hamech, 8 grammes. Le soir, on administre un lavement anodin fait avec 192 grammes d'huile de noix et 372 grammes de vin rouge. On donne à l'intérieur 6 grammes de thériaque, dans laquelle on incorpore, suivant le besoin, 75 milligrammes d'opium.

Le *deuxième jour,* au matin, on ordonne en deux fois, à une heure de distance, 30 centigrammes d'émétique dissous dans 250 grammes d'eau. Quand le malade a vomi, on lui fait prendre, le reste du jour, la tisane sudorifique suivante : 32 grammes de gaïac, autant de squine et de salsepareille, que l'on a fait bouillir pendant une heure dans 1500 grammes d'eau commune, que l'on réduit d'un tiers, et auxquels on a ajouté 32 grammes de sassafras et 16 grammes de réglisse que l'on a fait bouillir légèrement. Le soir, lavement anodin et la thériaque avec l'opium, comme le premier jour.

Le *troisième jour,* on fait prendre en quatre fois, dans la matinée, la tisane sudorifique laxative, qui se compose de 1 kilogramme de tisane sudorifique simple et de 32 grammes de séné. Dans la journée, la tisane sudorifique simple ; le soir, le lavement purgatif des peintres ; deux heures après, le lavement anodin et la thériaque avec l'opium.

Le *quatrième jour,* on administre un purgatif composé de 32 grammes d'infusion de séné (2), de 16 grammes de sel de Glauber, de 3 grammes 90 centigrammes de jalap en poudre, et de 16 grammes de sirop de nerprun. Le soir, on prescrit le lavement d'huile et de vin, et la thériaque ; dans la journée, on fait prendre pour boisson la décoction de gaïac composée.

---

(1) L'eau de casse simple se prépare ainsi : casse en bâton concassée, 62 gr. ; eau, 1 kilogr. : faites bouillir pendant un quart d'heure et passez.

(2) Elle se fait avec 8 grammes de séné, et 250 grammes d'eau que l'on réduit d'un quart par l'ébullition.

Le *cinquième jour*, la tisane sudorifique laxative; le soir, à quatre heures, le lavement purgatif; à six, le lavement anodin ; et à huit, la thériaque avec l'opium.

Le *sixième jour*, on donne le purgatif des peintres, la tisane sudorifique simple, le lavement anodin, la thériaque avec l'opium, comme le quatrième jour.

Si, malgré l'emploi de ces moyens, les malades n'ont aucune évacuation, on a recours aux bols purgatifs des peintres, composés avec 40 grammes de diagrède, autant de résine de jalap, 1 gramme de gomme-gutte, 6 grammes de confection Hamech, et une quantité suffisante de sirop de nerprun, pour faire du tout douze bols que l'on administre à deux heures d'intervalle chaque.

Huile de croton tiglium. Cette huile, dit M. Tanquerel, dans l'ouvrage remarquable déjà tant de fois cité, n'est point une médication spécifique de la colique saturnine. Si l'on parvenait à découvrir une substance vomi-purgative qui déterminerait également, sous un petit volume, une secousse aussi violente sur les organes abdominaux, on pourrait l'employer avec autant de succès; mais, cette substance n'existant point encore, je conseille à tout médecin qui traitera la colique saturnine *de faire usage de ce puissant remède,* en se conformant aux préceptes qui vont suivre. Le meilleur mode d'administration, c'est de donner l'huile à la dose d'une goutte dans une cuillerée de tisane, à la première visite qu'on fait au malade. Si cette première prise ne produit pas de selles ni de vomissements, sept à huit minutes après il faut administrer une nouvelle goutte ou un lavement purgatif. Le lendemain et le surlendemain, on devra prescrire encore l'huile de croton de la même manière. Le quatrième jour, lorsque le malade est débarrassé de tous les symptômes de la colique, on peut lui faire administrer un second lavement purgatif, qu'on continue jusqu'au septième ou au huitième jour. Dans les cas rares où la colique n'a pas entièrement cessé le quatrième jour, il faut encore donner une goutte de croton, qu'on peut même répéter les jours suivants, si par hasard toutes les traces de la maladie n'avaient pas disparu. Lorsque le malade vomit l'huile de croton un quart d'heure ou une demi-heure après son introduction dans l'estomac, il faut alors la mélanger avec 32 grammes d'huile de ricin, ou l'administrer en lavement à une dose double de celle qui est donnée par la bouche. En même temps qu'on fait prendre l'huile de croton, il est bon que le malade fasse usage d'une grande quantité de tisane (orge miellée). (T. I, p. 401.)

Une diète sévère doit être observée pendant tout le cours du traitement de la colique des peintres; il faut attendre que la douleur ait complétement cessé pour commencer à donner des aliments.

Arthralgie saturnine. Les bains sulfureux constituent la médication la plus puissante contre cette affection; ils n'ont pas besoin d'être aidés de l'administration des purgatifs, si la maladie n'est pas compliquée de colique saturnine; toutefois cette dernière médication, ayant une grande influence sur l'arthralgie, peut être employée simultanément avec les bains sulfureux, dans les cas même où les organes digestifs et urinaires ne sont pas atteints par les émanations saturnines.

Paralysie saturnine. L'électricité, les bains sulfureux, et les diverses préparations de noix vomique, sont les seuls remèdes dont les observateurs consciencieux aient obtenu de véritables succès contre cette affection. Le traitement suivi avec le plus d'avantage est celui qui consiste à employer tantôt l'électro-puncture, concurremment avec les bains sulfureux, tantôt la strychnine; dans ce dernier cas, il faut commencer d'abord par soumettre le malade à l'usage de la strychnine administrée à l'intérieur, puis par la méthode endermique, et enfin terminer par les bains sulfureux, qu'on fera prendre journellement pendant l'administration de la strychnine à l'intérieur.

Encéphalopathie saturnine. La méthode expectante, dont la diète et les boissons délayantes font la base, est celle qui doit être préférée (Tanquerel).

Iodure de potassium. M. Melsens a publié, dans le tome XXVI de la 3e série des *Annales de physique et de chimie*, un mémoire qu'il a lu à l'Institut le 12 mars 1849, et qui a pour titre : *Mémoire sur l'emploi de l'iodure de potassium pour combattre les affections saturnines et mercurielles.* Ce travail renferme des faits que l'auteur croit susceptibles d'applications utiles à diverses branches de l'art de guérir.

L'idée fondamentale du travail de M. Melsens est celle-ci. Les composés de plomb et de mercure qui occasionnent des maladies plombiques et mercurielles existent dans nos organes à l'état insoluble; l'iodure de potassium peut les rendre solubles et les entraîner avec l'urine; donc il y a utilité à administrer cet iodure. «Dès mes premières études, dit en effet l'auteur, je me suis placé au point de vue le plus simple; je n'ai jamais vu que deux choses bien distinctes: *la maladie par la présence du poison dans l'animal; la guérison par l'expulsion du poison hors du corps de l'animal.*»

Je suis d'autant plus disposé à admettre cette proposition, que je l'ai formulée et publiée en 1841, deux ans avant que M. Melsens eût songé à s'occuper du sujet qu'il a traité; il est à regretter qu'il ne l'ait pas connue, car il n'aurait pas manqué de l'invoquer à l'appui de son dire. Voici, en effet, ce qu'on lit dans un mémoire publié par moi, dans les *Archives générales de médecine*, numéro de septembre 1841. «Les animaux empoisonnés par des doses de tartre stibié solide appliqué sur le tissu cellulaire sous-cutané, plus fortes que celles qui sont nécessaires pour déterminer la mort, *guérissent tous*, si on parvient à *les faire uriner* notablement à l'aide de boissons aqueuses et diurétiques. — L'urine rendue par les chiens empoisonnés par l'acide arsénieux et par l'émétique contient constamment de l'arsenic ou de l'antimoine, et les viscères retiennent d'autant moins de ces poisons que la sécrétion urinaire est plus abondante. — Dès que le médecin pourrait supposer que la majeure partie de l'acide arsénieux contenu dans le canal digestif aura été neutralisée et expulsée par les vomissements et par les selles, il devrait recourir à l'emploi de *liquides doux et diurétiques* donnés en abondance, afin d'*expulser par l'urine la portion du poison qui aurait été absorbée et portée dans tous les tissus.* — Tout porte à croire, puisque déjà le fait est prouvé pour l'acide arsénieux et pour l'émétique, que les médecins tireront de grands avantages de la médication aqueuse et diurétique *employée en temps utile,* dans les cas *nombreux* d'empoisonnement où les substances vénéneuses *minérales* ou *végétales* auraient été absorbées, *car alors on débarrassera l'économie animale, par la voie de l'urine, d'une grande partie ou de la totalité des poisons absorbés.*» (Pages 21 et 22.)

Dans la quatrième édition de mon *Traité de toxicologie,* publiée en 1843, à propos des *moyens généraux* propres à combattre les effets des poisons, on lit : « Comme il est avéré par mes expériences que la plupart des poisons, pour ne pas dire tous, sont absorbés, et qu'après avoir séjourné pendant un temps plus ou moins long dans nos organes, ils sont expulsés par l'urine et peut-être aussi par la voie de quelques autres excrétions, il est évident qu'*en favorisant la sécrétion de l'urine, à l'aide de diurétiques doux et aqueux, donnés à certaines périodes de l'empoisonnement,* on débarrassera ces organes au moins d'une partie de la substance vénéneuse, et l'on hâtera le rétablissement» (t. Ier, p. 20).

Ces citations, que je pourrais multiplier (voyez les articles *Traitement de l'empoisonnement par l'acide arsénieux et par l'émétique,* dans cet ouvrage et dans la 4e édition), suffisent et au delà pour prouver que, dès l'année 1841, j'avais publié l'idée fondamentale adoptée et imprimée en 1849 par M. Melsens, savoir, que la *guérison* d'une maladie produite par un poison peut être obtenue par l'*expulsion du toxique hors du corps de l'animal.* S'il est avéré par des observations ultérieures que l'iodure de potassium, employé pour combattre les maladies chroniques déterminées par des composés plombiques et mercuriels, doit être préféré à toute autre médication, il importe de bien faire sentir, dès à présent, qu'il ne serait d'aucune utilité et qu'il pourrait même être fort dangereux dans l'intoxication aiguë occasionnée par des doses suffisantes d'un sel plombique ou mercuriel.

Abordons maintenant l'examen des faits consignés dans le mémoire de M. Melsens. 1° Il paraît résulter de plusieurs expériences que l'iodure de potassium ne se rend pas indistinctement dans tous les organes de l'économie animale; ainsi on trouve des composés iodés dans le foie, alors qu'ils font absolument défaut dans le liquide de la vésicule biliaire; le mucus qui baigne le canal intestinal, la sérosité de la plèvre, contiennent les mêmes composés, tandis que les matières renfermées dans le canal intestinal lui-même n'en contiennent ordinairement jamais au delà des deux tiers de sa longueur totale.

2° Il suffit de quelques minutes pour que l'iodure de potassium introduit dans l'estomac passe dans l'urine. Dès le lendemain du jour où M. Melsens cessa de prendre de 4 à 5 grammes de ce sel par jour, il lui fut impossible de déceler l'iode dans l'urine à l'aide de l'eau amidonnée, d'un acide et du chlore; ce résultat ne s'accorde guère avec celui qui avait été obtenu par Kramer (voyez p. 106).

3° La colique de plomb se manifeste surtout après les lavages à l'eau seconde (dissolution alcaline).

4° Avec la médication par l'iodure de potassium, la guérison ne s'obtient jamais qu'à la condition d'un empoisonnement préalable, empoisonnement que le médecin est complétement le maître de diriger d'après la force de résistance des malades. On commence par administrer 1 gramme d'iodure par jour; on augmente de suite la dose, si le malade supporte facilement le médicament, et on peut la porter jusqu'à 6 ou 8 grammes. M. Melsens rapporte quelques cas de guérison, après des traitements pendant lesquels on avait fait prendre soit 200 grammes d'iodure en trois mois, soit 180 grammes, etc.

5° Le sulfate de plomb est vénéneux (1).

6° En administrant un grand excès de sulfate de plomb, les phénomènes d'intoxication par ce sel ne se produisent pas, en raison de la quantité de poison administrée.

7° « L'acide sulfurique ou les sulfates ne *peuvent servir* d'antidote contre des empoisonnements *chroniques* par les sels ou les composés de plomb, le sulfate de plomb étant un poison lent, mais sûr, capable de tuer des chiens vigoureux en vingt ou trente jours. »

Je ferai observer à M. Melsens qu'aucun praticien instruit ne s'est jamais avisé de conseiller l'emploi d'un sulfate soluble dans l'empoisonnement *chronique* par les composés de plomb; j'ai prôné les sulfates solubles dans l'empoisonnement *aigu*, et j'ai eu raison (voy. *Sulfates*,

(1) On verra bientôt, à l'article *Sulfates*, p. 866 et 883, que ce résultat est conforme aux expériences que j'avais publiées bien avant M. Melsens.

à la page 866). Que si l'on a prescrit la limonade sulfurique dans la colique de plomb, on a eu évidemment tort.

8° En administrant brusquement des doses un peu considérables d'iodure de potassium à un chien qui se trouve depuis quelque temps sous l'influence toxique du sulfate de plomb, on le tue; tandis que les chiens bien portants peuvent prendre les mêmes doses d'iodure sans inconvénient. En administrant, au contraire, simultanément du sulfate de plomb et de l'iodure de potassium, le chien ne souffre pas; l'iodure de potassium peut donc être employé comme moyen préservatif.

9° Sous le titre *Conditions exigées pour guérir une affection saturnine par l'iodure de potassium*, M. Melsens se borne à tracer le portrait d'une petite chienne qui avait été soumise pendant plusieurs jours à l'action du sulfate de plomb, et qui avait considérablement *maigri*. Les quatre membres étaient *paralysés*, la colonne vertébrale était *courbée*; c'est dans cet état qu'on lui fit prendre, avec succès, 65 grammes d'iodure de potassium en vingt-sept jours.

M. Melsens semble donc croire qu'il faut, pour réussir, que l'animal soit très-malade avant d'avoir recours au médicament.

Abordant ensuite le traitement de l'*intoxication mercurielle*, M. Melsens résume ainsi ses observations.

1° Tous les composés de mercure qui peuvent se réaliser dans l'économie animale sont solubles dans l'iodure de potassium; le mercure métallique lui-même s'y dissout; la présence des matières organiques de l'économie n'empêche pas ces réactions.

2° Trois ouvriers doreurs et deux autres qui étaient étameurs au mercure, en proie à divers accidents mercuriels, ont été guéris par l'iodure de potassium. Un de ces étameurs, soumis à une intoxication lente par du mercure métallique, rendait, sous l'influence de l'administration de l'iodure de potassium, de l'iodure de mercure par l'urine. La guérison de cet individu, dit M. Melsens, prouve que lorsque le mercure n'est absorbé journellement que dans des proportions faibles, l'iodure de potassium jouit non-seulement de la propriété de guérir la maladie, mais qu'il agit comme *moyen préservatif* énergique; à l'appui de cette dernière assertion, M. Melsens invoque encore deux expériences faites sur des chiens.

3° L'iodure de potassium rend plus active la médication ou l'intoxication par certains sels de mercure et peut *occasionner des accidents graves*.

4° L'action énergique de l'iodure de potassium sur un chien traité par du sublimé peut être telle, que même huit jours après avoir pris du sublimé, on peut le *tuer* en lui administrant une dose un peu considérable d'iodure de potassium.

Résumé. Les observations de M. Melsens, intéressantes au point de vue théorique, sont de beaucoup insuffisantes pour que les résultats auxquels elles conduisent soient immédiatement inscrits comme des moyens utiles à l'art de guérir; on peut en tenir compte et les contrôler par de nouvelles recherches. Malheureusement jusqu'à présent les praticiens les ont laissées à l'écart, préférant sans doute recourir aux médications généralement usitées et dont l'emploi n'offre aucun danger, que de tenter l'usage de l'iodure de potassium, qui, d'après M. Melsens lui-même, ne peut procurer des avantages que lorsqu'il a amené une perturbation quelquefois fort grave dans l'économie animale.

B. *Préparations de plomb introduites dans le canal digestif.* — Si elles ont été administrées à petite dose, et qu'elles aient développé une ou quelques-unes des maladies dont je viens de m'occuper, on traitera celles-ci par les méthodes que j'ai conseillées. Si la dose de ces préparations est considérable, et qu'il se soit développé un empoisonnement aigu, il faudra avant tout, si l'on est appelé à temps, recourir aux antidotes. Navier indiquait les *sulfures alcalins* comme contre-poisons des sels de plomb.

Sulfures. — Expérience Ire. — On a détaché et percé d'un trou l'œsophage d'un petit chien; on a introduit dans son estomac 8 gr. d'acétate de plomb dissous dans 32 gr. d'eau distillée, et mêlé avec 10 gr. de foie de soufre dissous dans 64 gr. d'eau ; on a lié l'œsophage au-dessous de l'ouverture, afin d'empêcher le vomissement. L'animal n'a rien éprouvé de remarquable le premier jour. Le lendemain, il était abattu, mais ne paraissait point souffrir. Le troisième jour, l'abattement augmentait, et il est mort dans la nuit du quatrième jour. La membrane muqueuse de l'estomac était toute corrodée et en suppuration; la tunique musculeuse était d'un rouge pâle dans certains endroits.

Expérience II. — Après avoir détaché l'œsophage d'un chien, on y a pratiqué un trou à l'aide duquel on a fait arriver dans son estomac 40 gr d'acétate de plomb dissous dans 96 gr. d'eau; cinq minutes après, on a introduit dans ce même viscère 28 grammes de foie de soufre dissous dans 192 gr. d'eau, et on a lié l'œsophage au-dessous de l'ouverture. L'animal est mort au bout de trois heures, après avoir éprouvé des mouvements convulsifs très-violents. A l'ouverture du cadavre, on a trouvé l'estomac rempli d'aliments et du liquide ingéré, dans lequel on voyait une très-grande quantité de sulfure de plomb noirâtre; ce viscère exhalait une odeur d'œufs pourris très-fétide. La membrane muqueuse était noircie par une couche de sulfure de plomb très-brillante, mais elle ne paraissait point corrodée; il n'y avait rien de remarquable dans les intestins.

Ces faits prouvent: 1° que le foie de soufre décompose l'acétate de plomb dans l'estomac, et qu'il le transforme en sulfure de plomb insoluble; 2° que, malgré cette décomposition, l'empoisonnement a lieu, puisque, dans un cas, l'animal a éprouvé des mouvements convulsifs et a succombé trois heures après avoir pris le poison, et que, dans l'autre, la désorganisation de l'estomac était très-prononcée. Cela dépend évidemment de l'action délétère du foie de soufre. (Voy p. 337.)

La facilité avec laquelle les sulfates de soude, de magnésie, etc., décomposent les sels de plomb, l'insolubilité du sulfate métallique résultant de cette décomposition, et la possibilité qu'il y a à faire prendre aux malades une assez grande quantité de ces sulfates *sans qu'il en résulte des accidents graves :* telles sont les considérations qui m'ont porté à essayer si les sulfates ne seraient pas des contre-poisons des préparations saturnines.

Sulfates. — EXPÉRIENCE Ire. — On a fait avaler à un chien faible et de moyenne taille 36 grammes de sulfate de plomb finement pulvérisé : l'animal n'a rien éprouvé, et le lendemain il a mangé comme à l'ordinaire

EXPÉRIENCE II. — A dix heures, on a détaché et percé d'un trou l'œsophage d'un chien de moyenne taille ; on a introduit dans son estomac 40 gr. d'acétate de plomb dissous dans 96 gr. d'eau distillée ; huit minutes après, on a fait arriver dans le même viscère 48 gr. de sulfate de magnésie dissous dans 96 gr. d'eau, et on a lié l'œsophage au-dessous de l'ouverture, afin d'empêcher le vomissement : au bout de dix minutes, l'animal a fait de violents efforts pour vomir, et il a eu une selle liquide dans laquelle on voyait des grumeaux blancs, comme terreux, qui ont donné à l'analyse du sulfate de plomb ; il est tombé dans l'abattement, et il est mort le lendemain, à quatre heures du matin, après avoir eu deux autres selles. L'estomac renfermait une grande quantité de sulfate de plomb ; la membrane muqueuse de ce viscère, d'un rouge clair dans presque toute son étendue, offrait dans la portion correspondante au pylore plusieurs taches d'un rouge pourpre ; les deux autres tuniques de l'estomac n'étaient que légèrement injectées.

EXPÉRIENCE III. — Persuadé que, dans l'expérience précédente, la totalité du poison n'avait pas été neutralisée par le sulfate de magnésie, on l'a recommencée sur un animal de petite taille, que l'on a placé dans les mêmes circonstances, excepté qu'on lui a fait prendre seulement 10 gr. d'acétate de plomb dissous dans 48 grammes d'eau, et que six minutes après, on lui a donné 16 gr. de sulfate de magnésie dans 32 gr. d'eau. L'animal n'a rien éprouvé de sensible : au bout de huit jours, il était abattu, très-maigre, et peu vivant. Il a expiré le neuvième jour de l'opération. A l'ouverture du cadavre, on a trouvé l'estomac et les intestins dans l'état naturel (1).

Je dirai plus loin, en parlant du *sulfate de plomb,* que j'ai prouvé, dès l'année 1843, qu'il est légèrement soluble dans des liqueurs à peine

(1) Dix grammes d'acétate de plomb sans addition de sulfate de magnésie font constamment périr les chiens dont on a lié l'œsophage, en deux ou trois jours, et les tissus se trouvent plus ou moins enflammés.

acides, surtout par l'addition de faibles quantités de chlorure de sodium ; qu'ainsi dissous il est absorbé et qu'il détermine des accidents d'empoisonnement qui peuvent même être suivis de la mort. Est-il extraordinaire dès lors que M. Melsens ait tué des chiens au bout de vingt ou trente jours, en leur administrant à plusieurs reprises du sulfate de plomb ? Peu importe, l'action toxique de ce sulfate est trop faible et trop lente pour que les praticiens doivent renoncer à l'emploi d'un sulfate soluble dans les cas d'empoisonnement aigu par un sel de plomb soluble ; ne voit-on pas, en effet, que la décomposition d'un sel soluble de plomb par un sulfate également soluble est instantanée, et que le sulfate de plomb formé dans le canal digestif, infiniment moins toxique que le sel vénéneux ingéré, sera promptement évacué par haut et par bas à l'aide des médicaments vomitifs et purgatifs que les médecins prescrivent toujours en pareil cas ; aussi je n'hésite pas à conclure : 1° que le sulfate de magnésie (tout autre sulfate soluble est dans le même cas) décompose dans l'estomac l'acétate de plomb qui peut y être contenu, et qu'il le transforme en sulfate de plomb insoluble ; 2° que les effets toxiques de cet acétate sont empêchés par une suffisante quantité de sulfate de magnésie, et qu'ils ont lieu, au contraire, lorsque ce sel n'est pas assez abondant pour opérer la décomposition totale de la substance vénéneuse ; 3° que le sulfate de magnésie est un véritable contre-poison de l'acétate de plomb.

Il n'est point douteux que les autres préparations saturnines solubles ne soient également décomposées et transformées en sulfate insoluble par l'addition du sulfate de magnésie ou de *tout autre sulfate soluble.*

Marche à suivre dans le traitement de l'intoxication saturnine aiguë. Dans le cas d'ingestion d'un sel de plomb soluble, le premier devoir du médecin est de faire prendre au malade d'abondantes boissons albumineuses et d'eau contenant quelques grammes de sulfate de magnésie, de soude ou de potasse par litre.

Après avoir ainsi employé les sulfates, on combattra l'inflammation des tissus du canal digestif suivant les cas, par les saignées générales et locales, les tisanes adoucissantes, les lavements, les cataplasmes émollients, les bains tièdes, mucilagineux, etc. Le malade sera tenu à la diète, et l'on prescrira un régime doux pendant la convalescence.

Recherches médico-légales.

Du plomb naturellement contenu dans le corps de l'homme.

Le 16 octobre 1838, MM. Hervy et Devergie annoncèrent à l'Académie de médecine qu'ils avaient trouvé des sels de plomb dans le canal intestinal de deux individus soupçonnés empoisonnés. En janvier 1839, M. Devergie formula ainsi les conclusions d'un travail qu'il présenta à ce corps savant. 1° Il existe du plomb dans tous les organes de l'économie animale. 2° La proportion de ce métal s'accroît avec l'âge; extrêmement faible à l'époque de la naissance, elle est quatre ou cinq fois plus forte à trente ans; mais la proportion du plomb ne dépasse cependant pas 40 millièmes. 3° Ce métal se trouve en proportions variables dans le tube digestif des individus adultes. 4° La cessation de l'alimentation, par suite d'une maladie prolongée, paraît avoir pour résultat une grande différence en moins dans le poids du métal obtenu, et ce fait tend à faire considérer la présence de ce métal dans l'économie animale comme due à la viande et aux végétaux usités à titre d'aliments. 5° La quantité de plomb est constamment plus faible que la quantité de cuivre; la seule exception trouvée jusqu'alors se rapporte aux organes de l'individu qui avait succombé à l'encéphalopathie saturnine.

Bientôt après, des expériences tentées en Italie par Cattanei et Camille Platner, et en France par MM. Flandin et Danger, amenèrent ces auteurs à nier l'existence du plomb dans le corps de l'homme. Mais MM. Barse, Follin, Lanaux et moi, nous ne tardâmes pas à démontrer que ces expérimentateurs se trompaient en niant l'existence de ce plomb naturel. M. Chevallier annonça qu'il en était du plomb comme du cuivre, et que le premier de ces métaux ne se trouve pas *dans certains cas*. M. Chevallier appuyait son dire sur quelques expertises qui ne lui avaient point donné de plomb ; mais on voit aisément, par les motifs qui ont été exposés à la page 769, que l'assertion énoncée par ce chimiste n'a aucune valeur. En janvier 1848, M. Deschamps d'Avallon, admettait la présence du plomb dans le corps de l'homme, et en mars de la même année, M. Millon prouvait qu'il en avait retiré du sang. Enfin MM. Chevallier et Cottereau, après avoir résumé les divers travaux entrepris sur ce sujet, conclurent qu'il y a encore beaucoup à faire pour élucider la question d'une manière complète (voy. p. 770).

Persuadé qu'il existe du plomb dans le corps de l'homme, je m'attachai, dès l'année 1838, à faire connaître les moyens de distinguer si du plomb obtenu dans une expertise médico-légale est du plomb d'empoisonnement ou du plomb naturellement contenu dans nos organes. Plus tard, en 1847, faisant application de mon procédé, je parvins à prouver que, dans les maladies saturnines, nos organes renferment du plomb d'empoisonnement.

Acétate de plomb neutre solide. Il est blanc, pulvérulent, ou cristallisé en parallélipipèdes aplatis ou en aiguilles, inodore, et doué d'une saveur sucrée, styptique. Mis sur des charbons ardents, il se boursoufle, se décompose, répand une fumée qui a l'odeur de vinaigre, et laisse de l'oxyde de plomb d'un jaune tirant plus ou moins sur le rouge; quelquefois même on aperçoit du plomb métallique brillant : c'est lorsqu'on anime la combustion du charbon au moyen d'un soufflet, et que la température se trouve assez élevée pour que le charbon enlève l'oxygène à une portion d'oxyde; chauffé dans un creuset avec du charbon, après avoir été desséché, il fournit du plomb métallique. Si l'on verse de l'acide azotique concentré sur de l'acétate de plomb pulvérulent, il se forme de l'azotate de plomb, et l'acide acétique se dégage en répandant l'odeur de vinaigre. Il se dissout très-bien dans l'eau *distillée;* l'eau de fontaine, et surtout l'eau de puits, dans lesquelles il existe des sulfates et des carbonates solubles, commencent par le décomposer en partie, en donnant naissance à du sulfate et à du carbonate de plomb insolubles, puis dissolvent la portion d'acétate qui n'a pas été décomposée.

Acétate de plomb dissous dans l'eau. — Dissolution concentrée. Elle est limpide, incolore, inodore, d'une saveur sucrée, styptique; elle verdit le sirop de violettes. La potasse, la soude, l'ammoniaque, les eaux de chaux, de baryte et de strontiane, la décomposent, se combinent avec l'acide, et y font naître un précipité blanc de protoxyde de plomb hydraté, qui jaunit à mesure qu'on le dessèche; il suffit de faire rougir un mélange de cet oxyde sec et de charbon pendant vingt minutes dans un creuset, pour obtenir du plomb métallique. Si l'on verse de l'acide *sulfurique* dans cette dissolution, il se dégage de l'acide acétique, et il se précipite sur-le-champ du sulfate de plomb blanc; les sulfates solubles la précipitent également en blanc, mais sans dégager d'acide acétique. L'acide sulfhydrique et les sulfures solubles la décomposent aussi et y font naître un précipité de *sulfure* de plomb *noir*. L'acide chromique et les chromates solubles précipitent cette dissolution en jaune-serin : le précipité est du chromate de plomb. L'iodure de potassium la précipite également en jaune-serin (iodure de plomb). Si l'on verse du carbonate de soude dans de l'acétate de plomb dissous, on obtient sur-le-champ de l'acétate de soude, qui reste en dissolution, et du carbonate de plomb blanc insoluble, qui se précipite. L'acide carbonique ne la trouble point si elle est bien neutre. Le zinc précipite instantanément le plomb, d'abord sous forme d'une poudre noire, puis en lames très-brillantes.

Dissolution aqueuse d'acétate de plomb très-étendue. On démontrera la présence du plomb en y faisant passer un courant de gaz acide sulfhydrique, qui en précipitera du sulfure de plomb noir; on reconnaîtra celui-ci à l'aide de l'acide azotique très-étendu d'eau et bouillant, qui en séparera le soufre et donnera de l'azotate de plomb soluble, facile caractériser, après avoir été filtré, puisqu'il se comporte avec les sulfates et les carbonates solubles, l'iodure et le chromate de potassium, les alcalis et le zinc, comme l'acétate (voy. p. 869). Quoique le gaz acide sulfhydrique soit le réactif le plus sensible pour déceler les sels de plomb, il se pourrait à la rigueur que la dissolution d'acétate fût tellement diluée, que cet acide n'accusât pas la présence du plomb ; il faudrait alors évaporer la dissolution pour la concentrer jusqu'au point où elle serait précipitée par le gaz sulfhydrique.

Sous-acétate de plomb (acétate de plomb basique). Il est cristallisé en lames opaques et blanches, ou bien il est en masses d'une forme confuse; le plus souvent cependant, il est liquide et constitue l'*extrait de saturne*. Dans cet état, il est transparent, jaunâtre, d'une saveur très-styptique et sucrée, et il verdit fortement le sirop de violettes. Les réactifs, employés pour découvrir l'acétate de plomb neutre, agissent tous de la même manière sur celui-ci, à l'exception de l'acide carbonique, qui fait naître dans l'*extrait de saturne* un précipité blanc de carbonate de plomb, tandis qu'il ne trouble pas l'acétate *parfaitement neutre;* aussi peut-on rendre laiteux et même précipiter abondamment l'acétate basique en y insufflant, à l'aide d'un tube de verre, de l'air qui sort des poumons, et qui contient une plus grande quantité d'acide carbonique que l'air inspiré. L'eau *distillée* ne trouble l'extrait de saturne qu'autant que celui-ci aurait été préparé avec du vinaigre de vin ; dans ce cas, le vinaigre contient de l'acide tartrique et du tartrate de plomb ; c'est ce sel que l'eau distillée précipite. *Si la dissolution d'acétate de plomb basique avait été affaiblie par de l'eau distillée,* on agirait sur elle avec l'acide sulfhydrique, comme il a été dit en parlant de la dissolution étendue d'acétate neutre; l'acide carbonique en précipiterait aussi du carbonate de plomb blanc.

Acétates de plomb mélangés à des liquides alimentaires ou médicamenteux, à la matière des vomissements, ou à celle que l'on trouve dans le canal digestif. Le vin rouge, l'albumine, le bouillon, le lait, la bile, etc., précipitent plus ou moins abondamment les acétates de plomb, surtout le sous-acétate; il est même rare de pouvoir déceler l'un de ces sels dans la portion liquide de ces mélanges, surtout au bout d'un certain temps, à moins que la dose d'acétate ajoutée n'ait été un peu notable; c'est presque toujours dans le dépôt qu'il faut chercher le composé plombique. La gélatine n'est point troublée par les acétates de plomb.

Expérience Ire. — J'ai ajouté 4 gr. d'acétate de plomb dissous à un mélange de 400 gr. de lait, d'autant de bouillon, de café, et de vin rouge; il s'est aussitôt formé un précipité; j'ai fait bouillir la matière dans une grande capsule, pendant trois minutes; le *coagulum* obtenu, séparé du liquide, a été lavé jusqu'à ce que l'eau de lavage ne se colorât plus par un courant d'acide sulfhydrique gazeux, et il a été partagé en deux parties égales *A* et *B*. J'ai fait bouillir la portion *A* pendant une heure avec de l'*eau distillée;* le *decoctum* filtré, après avoir été évaporé à siccité, a été carbonisé par l'acide azotique, et le charbon a été soumis à l'action de l'acide acétique affaibli pendant vingt minutes; la liqueur acétique filtrée, traversée par un courant de gaz acide sulfhydrique, a donné un précipité *peu abondant*, de couleur brune, lequel, après avoir été lavé, desséché, et traité par l'acide azotique faible, a fourni du soufre et un peu d'*azotate de plomb*. La moitié *B*, traitée pendant une heure avec de l'eau *fortement aiguisée d'acide acétique*, a donné un *solutum* que j'ai filtré, et que l'acide sulfhydrique liquide précipitait abondamment en noir (sulfure de plomb mélangé de matière organique); j'ai évaporé cette liqueur jusqu'à siccité, et j'ai carbonisé le produit par l'acide azotique; j'ai fait bouillir le charbon pendant vingt minutes avec de l'acide acétique affaibli, et j'ai obtenu une dissolution qui, étant filtrée et traversée par un courant de gaz acide sulfhydrique, a laissé déposer une proportion considérable de *sulfure de plomb noir*, que j'ai transformé en azotate de plomb et en soufre par l'acide azotique affaibli.

EXPÉRIENCE II. — J'ai agi de même sur 1600 gr. de lait, de bouillon, de café et de vin, *sans addition d'acétate de plomb*, et je n'ai obtenu *aucune trace de sulfure de plomb*, ni avec la dissolution aqueuse du coagulum qui s'était formé par l'ébullition, ni avec sa dissolution acétique.

EXPÉRIENCES III, IV, V (voy. les expériences 11, 12 et 13, à la pag. 835).

Procédé. On devra toujours supposer qu'une partie du sel plombique peut se trouver dans la portion liquide. Après avoir fait bouillir le mélange pendant quelques minutes, pour coaguler, en partie du moins, la matière organique, on filtrera, et l'on fera passer un courant de gaz acide sulfhydrique à travers la liqueur filtrée; s'il se dépose du sulfure de plomb noir, on le lavera, on le ramassera, et on le chauffera dans une petite capsule de porcelaine, avec de l'acide azotique faible, comme il a été dit en parlant de la dissolution aqueuse étendue d'acétate de plomb (voy. p. 869). Si le gaz acide sulfhydrique ne précipite point la liqueur, parce que la proportion de plomb que celle ci contient est trop faible par rapport à la quantité de matière organique qu'elle renferme, on évaporera cette liqueur jusqu'à siccité, et on carbonisera le produit par l'acide azotique; on fera ensuite bouillir le charbon pendant vingt ou vingt-cinq minutes avec de l'eau régale étendue de son volume d'eau, afin de dissoudre l'oxyde de plomb qui pourrait s'y trouver, ainsi que la petite proportion de sulfate de plomb qui aurait pu se former par suite de la transformation de l'acide sulfhydrique en acide sulfurique; le *solutum*, filtré et évaporé jusqu'à siccité, laissera un sel de plomb qu'il sera facile de reconnaître.

Les matières solides coagulées par l'action de l'eau bouillante seront desséchées et carbonisées par l'acide azotique dans une capsule de porcelaine; il suffira ensuite de faire bouillir le charbon, pendant quinze ou vingt minutes, avec de l'acide acétique pur étendu de deux ou trois fois son poids d'eau, pour obtenir de l'acétate de plomb, que l'on filtrera et que l'on fera évaporer jusqu'à siccité.

MM. Flandin et Danger ont voulu substituer l'acide sulfurique à l'acide azotique, que j'avais proposé pour carboniser la matière. Les expériences de M. Lassaigne, et celles plus concluantes de M. I.-L. Orfila, mon neveu, ont péremptoirement prouvé que, cette fois encore, ces experts avaient commis une erreur grave; en effet, M. Lassaigne, en agissant comparativement, par les deux procédés, sur des matières contenant la *même proportion* d'un composé plombique, a obtenu plus de plomb lorsqu'il a traité par l'acide azotique, que dans le cas où il s'est servi d'acide sulfurique (voy. *Journ. de chim. méd.*, t. X, année 1844).

I.-L. Orfila, dans ses intéressantes recherches sur les poisons (voyez thèse inaugurale soutenue à la Faculté de médecine de Paris en 1851), a mis dans tout leur jour les avantages de l'acide azotique sur l'acide sulfurique, pour la carbonisation dont il s'agit, comme on pourra en juger par les expériences suivantes :

1° Lorsqu'on mélange un demi-gramme d'acétate de plomb cristallisé avec quelques gouttes de sang, et que l'on carbonise comparativement par l'acide sulfurique, par l'acide azotique, ou par l'acide azotique additionné d'un quinzième de chlorate de potasse, on obtient:

Acide sulfurique.	0,23
Acide azotique.	0,28
Acide azotique et chlorate.	0,25

Les procédés indiqués par les auteurs ont été scrupuleusement suivis, et le plomb a été dosé à l'état de sulfure en faisant passer en excès un courant de gaz acide sulfhydrique dans les dissolutions plombiques.

2° Après avoir trituré 50 grammes de foie jusqu'à ce qu'il fût réduit en pulpe, et l'avoir mélangé avec un demi-gramme d'acétate de plomb neutre, on a carbonisé par les trois procédés ci-dessus indiqués, et l'on a obtenu :

Acide sulfurique.	0,7
Acide azotique.	0,14
Acide azotique et chlorate.	0,5

Dans l'expérience faite avec le chlorate de potasse, il y a eu déflagration et perte assez considérable de la matière.

3° En carbonisant, par les trois méthodes, 50 grammes de foie mélangé d'un demi-gramme de sulfure de plomb, on obtient dans deux expériences :

Acide sulfurique.	0,9	0,8
Acide azotique.	0,30	0,32
Acide azotique et chlorate.	0,10 (1)	0,25

4° En carbonisant comparativement parties égales du foie (25 gram.) d'un chien tué par 30 grammes d'acétate de plomb, ou bien du liquide trouvé dans l'estomac après la mort, on trouve pour le foie :

Acide sulfurique.	0,006
Acide azotique.	0,010
Acide azotique et chlorate. . . .	0,008

et pour les liquides de l'estomac filtrés :

Acide sulfurique.	0,11
Acide azotique.	0,20
Acide azotique et chlorate. . . .	0,15

Il est évident, dit I.-L. Orfila, d'après ces résultats qui sont constants, que l'acide sulfurique, tant préconisé par MM. Flandin et Danger, est inférieur à l'acide azotique, proposé par mon oncle, et même à l'acide azotique additionné d'un quinzième de chlorate de potasse, comme l'a indiqué M. Millon ; toutefois, comme ce dernier mélange détermine souvent une déflagration, il est préférable de recourir à l'acide azotique.

Acétate de plomb se trouvant à la surface du canal digestif. J'ai lu à l'Académie royale de médecine un mémoire qui avait pour objet de faire connaître la manière dont les sels solubles de plomb se comportent lorsqu'ils sont introduits dans l'estomac (voy. *Annales d'hygiène*, 1839). Il résulte de ce travail que l'acétate et l'azotate de plomb, donnés aux chiens, laissent dans l'estomac des *traînées de points blancs* ou d'une substance blanche plus ou moins adhérente à la surface interne de l'estomac, quoique des vomissements aient eu lieu, et que *plusieurs jours* se soient écoulés depuis l'administration des composés plombiques ; ces portions de substance blanche ne sont autre chose que de l'acétate de plomb décomposé ou combiné avec les tissus, et il est important de les recueillir pour agir directement sur elles. Voici au reste les conclusions que j'ai tirées de mes expériences :

1° Qu'il suffit de deux heures pour que l'acétate et l'azotate de plomb, donnés à petite dose, développent sur la membrane muqueuse de l'estomac des chiens vivants, et quelquefois même sur celle des intestins, une altération *particulière*, visible à l'œil nu, et qui consiste en une

(1) Dans cette expérience faite avec le chlorate, il y a eu déflagration.

série de petits points d'un blanc mat, tantôt réunis dans le sens de la longueur et formant des espèces de traînées sur les plis de la membrane, tantôt disséminés sur toute la surface du tissu. Ces points, évidemment composés de matière organique et d'une préparation de plomb, adhèrent intimement à la membrane muqueuse, dont on ne peut pas les séparer, même en grattant pendant longtemps avec un scalpel : ils fournissent instantanément, et à froid, par l'acide sulfhydrique, du sulfure noir de plomb ; ils sont insolubles dans l'eau distillée froide ou bouillante, et décomposables, à la température ordinaire, par l'acide azotique faible, avec production d'azotate de plomb.

2° Que l'on remarque la même altération chez les chiens qui ont vécu quatre jours, et qui n'avaient été sous l'influence des mêmes sels de plomb, aux mêmes doses, que pendant deux heures ; que toutefois les points blancs, évidemment moins nombreux, ne sont plus visibles qu'à la loupe : d'où il suit que, s'ils ont été en partie décomposés ou absorbés par un acte vital, il n'a pas suffi de quatre jours pour les faire disparaître complétement ; qu'en tout cas, l'acide sulfhydrique les noircit à l'instant même, et il ne faut pas plus d'une demi-heure d'ébullition avec de l'acide azotique à 30 degrés, étendu de son volume d'eau, pour former avec l'estomac et les intestins une quantité notable d'azotate de plomb.

3° Qu'en laissant vivre pendant dix-sept jours des chiens soumis à l'action de ces poisons, donnés aux mêmes doses, on ne découvre plus la moindre trace de *points blancs*, et que l'immersion du canal digestif dans un bain d'acide sulfhydrique ne développe plus de points noirs, même au bout de quatre heures ; mais qu'alors encore, si l'on fait bouillir les tissus pendant une demi-heure avec de l'acide azotique à 30 degrés étendu de son volume d'eau, il se produit une assez grande quantité d'azotate de plomb pour qu'il soit permis de penser qu'on aurait pu retrouver une partie du plomb ingéré, même un mois après l'empoisonnement, en employant l'acide azotique.

4° Qu'il est dès lors incontestable que le composé blanc de plomb et de matière organique qui s'était d'abord formé disparaît au bout d'un certain temps, probablement après avoir été décomposé ; qu'en tout cas, une portion du plomb qu'il renfermait reste combinée avec les tissus de l'estomac pendant un temps plus ou moins long (voy. *Élimination*, p. 858).

5° Que l'on peut, d'après les caractères que présente l'estomac des chiens soumis pendant deux heures seulement à l'action de 2 grammes d'acétate de plomb, et que l'on a laissés vivre, sinon déterminer rigoureusement l'époque à laquelle l'empoisonnement a eu lieu, du moins indiquer approximativement cette époque ; en effet, suivant que la vie des animaux empoisonnés s'est plus ou moins prolongée, on trouve dans la *première période* de la maladie des traînées et des points blancs visibles à l'œil nu; dans la *deuxième période,* ces points ne sont visibles qu'à la loupe et noircissent par l'acide sulfhydrique; ils sont en outre moins nombreux; enfin le caractère de la *troisième période* consiste dans la disparition des points blancs, dans l'absence de coloration noire par l'acide sulfhydrique, et dans la possibilité d'obtenir de l'azotate de plomb en faisant bouillir pendant une demi-heure l'estomac avec de l'acide azotique étendu de son volume d'eau.

6° Que si la dose d'acétate de plomb était plus forte ou plus faible que celle qui vient d'être indiquée (voy. 5°), et que l'animal eût été sous l'influence du sel plus ou moins de deux heures, on observerait également les trois périodes dont j'ai parlé; mais alors leur durée ne serait pas la même que dans l'espèce qui fait l'objet de ce mémoire.

7° Que l'altération dont il s'agit se forme indépendamment de tout acte vital, puisqu'elle s'est développée dans un estomac détaché du corps et déjà froid.

8° Qu'elle a été constatée par moi une fois au bout de dix-sept jours d'inhumation, et une autre fois trente-huit jours après l'exposition de l'estomac à l'air, et qu'elle était encore tellement visible dans les deux cas, qu'il n'est pas douteux qu'on ne puisse l'apercevoir plusieurs mois plus tard.

Il faut donc, lorsqu'on cherche l'acétate de plomb qui peut exister à la surface du canal digestif, après avoir enlevé les matières contenues dans ce canal, laver celui-ci à plusieurs reprises avec de l'eau distillée froide, afin de dissoudre la portion d'acétate qui pourrait *à la rigueur* se trouver à la surface interne de ce canal; la dissolution sera traitée comme je l'ai dit en parlant du mélange d'acétate de plomb et de matières alimentaires; puis on plongera toutes les portions du canal digestif où se trouvent des points blancs dans de l'acide azotique marquant 30 degrés, et étendu de trois fois son poids d'eau. Après une heure d'action *à froid,* le plomb contenu dans ces points sera dissous, et l'on aura de l'azotate de plomb, qu'il suffira de faire évaporer jusqu'à siccité et de dissoudre dans l'eau pour le reconnaître à l'aide des réactifs; que si par hasard cet azotate était mélangé de beaucoup de matière organique, ce qui n'est pas présumable, il faudrait le carboniser par l'acide azotique, et agir sur le charbon, comme je l'ai dit à la page 872, en parlant du *dépôt* organique (1).

---

(1) Je n'aurais jamais cru, si je ne l'avais entendu à Riom, à propos de la recherche médico-légale de l'acétate de plomb, que M. Rognetta pût aller jusqu'à dire : « Il faut de la simplicité dans les expertises; toutes ces expériences chimiques sont compliquées et souvent inutiles; ainsi, dans l'affaire Pouchon, à quoi

Acétate de plomb absorbé et contenu dans les tissus du canal digestif, dans le foie, la rate et les reins. S'il y a eu empoisonnement, et que ces organes retiennent encore un composé plombique, après avoir coupé ces viscères en petits morceaux, on les fera bouillir pendant une heure, dans une capsule de porcelaine, avec de l'eau distillée à peine acidulée par de l'acide acétique pur; la dissolution *contiendra une quantité suffisante de ce composé* pour qu'on puisse en démontrer la présence, tandis que ces organes, à l'*état normal,* traités de la même manière, ne fourniront à l'eau acidulée *aucune trace du plomb qu'ils renferment naturellement.* On filtrera, et après avoir évaporé la liqueur filtrée jusqu'à siccité, on carbonisera le produit de l'évaporation par l'acide azotique. Le charbon obtenu sera traité à chaud par l'acide azotique affaibli, et l'on obtiendra de l'azotate de plomb facile à reconnaître (voy. p. 871) (1).

On compromettrait gravement le succès de l'opération, si l'on

---

bon d'y recourir, puisqu'à l'ouverture des cadavres *on trouve des masses de plomb dans l'estomac, et l'empoisonnement est de suite reconnu ?* Or *il n'existe jamais de plomb métallique dans l'estomac;* on découvre dans ce viscère des points blancs, ou bien la membrane muqueuse est grisâtre par suite de la combinaison du sel de plomb avec le tissu organique, et il est impossible de mettre le plomb à nu sans décomposer ce tissu et sans avoir recours à ces expériences chimiques dont l'ignorance seule a pu contester l'utilité.

(1) C'est ici le lieu de se demander comment il se fait que les sels de plomb et de cuivre, donnés comme toxiques, puissent être en partie dissous par l'eau, *alors que, par suite de la putréfaction,* ils ont dû être décomposés soit par l'ammoniaque, qui en aura précipité les oxydes, soit surtout par l'acide sulfhydrique, qui les aura transformés en sulfures *insolubles* dans l'eau. La réponse est facile. On observe, dans les opérations de ce genre, que la liqueur, qui était *alcaline* et ammoniacale au moment où elle commence à bouillir, perd cet alcali à mesure qu'elle bout; après une demi-heure d'ébullition, elle est au contraire *sensiblement acide,* et le plus souvent elle exhale une odeur d'acide acétique; il est donc évident que c'est à l'acide qu'elle renferme alors qu'il faut attribuer la dissolution soit de l'oxyde, soit du sulfure de plomb ou de cuivre. D'un autre côté, la dissolution dans l'eau bouillante des composés plombique et cuivreux, lorsque *les cadavres sont encore frais,* s'explique tout naturellement par la propriété que possède ce liquide de dissoudre une petite proportion de ces composés, comme on peut s'en assurer directement en précipitant des sels solubles de plomb ou de cuivre par l'albumine et par d'autres matières animales; peut-être aussi qu'alors les toxiques dont je parle n'ont pas encore été décomposés par la matière organique du foie, et qu'ils sont à l'état libre dans cet organe (*).

(*) J'ai voulu savoir ce qui se passe lorsqu'on fait bouillir une dissolution aqueuse de 2 grammes de sulfhydrate d'ammoniaque dans 60 grammes d'eau distillée : cette dissolution était *fortement alcaline*; à mesure que l'ébullition avait lieu, le sel se décomposait, il se dégageait de l'ammoniaque, et au bout d'un certain temps, la liqueur était *acide* et contenait de l'*acide sulfurique,* puisque l'azotate de baryte mélangé avec elle donnait un précipité blanc de sulfate de baryte, insoluble dans l'eau et dans l'acide azotique pur et concentré.

n'évitait pas les écueils que je vais signaler : 1° *il ne faut ni incinérer les organes* coupés en morceaux, *ni les carboniser* par l'acide azotique ; car les cendres ou le charbon obtenus, traités par l'acide azotique affaibli, céderaient à celui-ci *une portion ou la totalité du plomb qu'ils renferment naturellement*, tandis qu'on n'a pas cela à craindre, si l'on ne carbonise, comme je l'ai prescrit, que le *decoctum* aqueux et légèrement acidulé de ces mêmes organes. On sait qu'en 1838, la cour d'assises de Dijon mit en jugement le docteur Rittinghausen, accusé d'avoir empoisonné son ami, le Dr Schneider, en lui administrant un composé de plomb et de cuivre; entre autres chefs d'accusation, le ministère public faisait valoir l'expertise pratiquée à Dijon, de laquelle il résultait que les organes de Schneider contenaient du plomb et du cuivre. Consulté par Rittinghausen, je démontrai, dans un mémoire dont je donnai lecture à l'Académie, qu'on était loin d'avoir prouvé que Schneider fût mort empoisonné (voy. *Bulletin de l'Académie*, octobre 1838), quoiqu'à cette époque l'attention des médecins légistes n'eût pas encore été appelée sur l'existence du plomb dans les organes de l'homme. Aujourd'hui, que les travaux de MM. Hervy et Devergie ont mis l'existence de ce métal hors de doute, dans le corps de l'homme non empoisonné, il est aisé de voir que les experts de Dijon, en traitant le canal digestif de Schneider par de l'*eau régale bouillante*, et en agissant sur la dissolution, n'avaient décelé que le plomb et le cuivre qui existent *naturellement* dans nos organes. A coup sûr, les résultats eussent été tout autres si, au lieu de soumettre le canal digestif à l'action d'un acide aussi puissant que l'eau régale, on les eût simplement fait bouillir dans de l'eau distillée aiguisée d'acide acétique. Je dirai plus loin, en exposant avec détail l'affaire Pouchon, que, faute d'avoir traité par ce dernier liquide les organes qui firent l'objet des recherches analytiques des experts, ceux-ci rendirent beaucoup plus difficile la solution du problème qui leur était demandée, et qu'ils m'empêchèrent d'*affirmer* que cet homme eût succombé à un empoisonnement par un composé plombique.

2° *Il ne faut pas incinérer* davantage le charbon provenant de la dissolution des organes dans de l'eau acidulée par l'acide acétique, parce que cette dissolution renferme une quantité notable de la matière organique du foie, de la rate, du canal digestif, etc., et qu'il existe nécessairement dans cette portion de matière organique une proportion quelconque du plomb naturellement contenu dans le corps de l'homme ; ce plomb serait attaqué par l'acide azotique affaibli, si le charbon eût été incinéré, tandis que l'expérience prouve qu'il ne le serait pas si l'on s'était borné à traiter par cet acide le charbon obtenu en carbonisant, par l'acide azotique, la dissolution aqueuse à peine acidulée par l'acide acétique.

3° Il faut s'assurer, avant tout, *que le papier à filtre* dont on s'est servi dans les recherches analytiques ne *contient pas de plomb*. On trouve aujourd'hui dans le commerce des papiers joseph, même fort beaux, qui renferment une proportion de plomb *souvent plus considérable* que celle que l'on retire des organes des animaux empoisonnés par un sel plombique : aussi m'est-il souvent arrivé, avant d'avoir porté mon attention sur ce point, et en me servant de pareils papiers, d'obtenir du plomb, alors même que je traitais par l'eau bouillante *seulement* des organes d'animaux *non empoisonnés;* il suffisait même de faire filtrer rapidement, à travers ces papiers, de l'eau aiguisée d'acide chlorhydrique ou d'acide acétique, pour que la liqueur précipitât abondamment en noir par l'acide sulfhydrique. A combien d'erreurs graves ne s'exposerait-on pas si l'on méconnaissait l'importance d'un pareil résultat! On devra donc employer de préférence du papier Berzelius, qui ne contient pas de plomb, ou bien, si l'on est obligé de faire usage d'un autre papier plombique, il faudra commencer par débarrasser celui-ci du plomb qu'il renferme, en le lavant à plusieurs reprises avec de l'eau faiblement aiguisée d'acide chlorhydrique; on ne devrait pas cependant réitérer trop souvent ces lavages, de crainte d'amincir le papier au point où il se déchirerait si facilement qu'il ne serait plus propre à filtrer : il faudrait les cesser, dès que la dissolution chlorhydrique ne serait plus affectée par l'acide sulfhydrique. Dans tous les cas, et quel que soit le papier dont on voudra faire usage, il ne faudra jamais négliger de l'essayer par cet agent avant de l'employer.

Acétate de plomb dans l'urine. L'existence du plomb dans l'urine des chevaux empoisonnés par ce sel a été mise hors de doute par M. Ausset, chef des travaux chimiques de l'École d'Alfort (*Bulletin de l'Académie*, t. VI, p. 283). I.-L. Orfila, comme je l'ai dit à la page 858, en a trouvé dans l'urine des chiens, même lorsque ces animaux avaient cessé de prendre de l'acétate de plomb depuis plusieurs jours. De mon côté, j'ai fait voir que l'urine d'une jeune fille, qui avait avalé de 30 à 40 grammes du même sel, contenait également du plomb. On constatera la présence de ce métal dans *l'urine,* en faisant évaporer celle-ci jusqu'à siccité et en carbonisant par l'acide azotique le produit de l'évaporation; on traitera le charbon, en partie incinéré, par l'eau distillée bouillante, pour dissoudre les sels solubles dans ce liquide, puis on fera agir, à une douce chaleur, sur la portion insoluble dans l'eau, de l'acide azotique étendu de deux parties d'eau, afin de dissoudre le plomb; la dissolution contiendra de l'azotate de plomb, facile à reconnaître.

Acétate de plomb dans le cas où l'on aurait administré un sulfate soluble comme contre-poison. Ici tout porterait à croire que le sel plombique aurait été transformé en sulfate de plomb insoluble, sinon en totalité, du moins en grande partie; il faudrait alors ramasser attentivement la poudre blanche qui aurait pu se déposer au fond des matières vomies ou de celles que l'on trouverait dans l'estomac, ou bien sur le canal digestif lui-même, et après l'avoir lavée avec de l'eau distillée, la faire bouillir pendant une heure avec du bicarbonate de potasse pur dissous dans l'eau; on obtiendrait du carbonate de plomb insoluble que l'on décomposerait par l'acide acétique de manière à former de l'acétate de plomb soluble et facile à reconnaître; que si l'on n'apercevait pas de poudre blanche au fond des matières dont je parle, on devrait, après avoir carbonisé toutes les parties solides, traiter le charbon par du bicarbonate de potasse bouillant pendant une heure environ; on décanterait la liqueur et l'on traiterait le charbon par l'acide azotique affaibli, pour décomposer le carbonate de plomb qu'il pourrait contenir et obtenir de l'azotate de plomb.

Acétate de plomb dans un cas d'exhumation juridique. — EXPÉRIENCES. — Le 29 mars 1826, on a dissous 12 gr. d'acétate de plomb dans deux litres d'eau distillée, et on les a introduits dans un grand bocal où l'on avait préalablement mis de la chair musculaire, un morceau de foie, et quelques portions d'un canal intestinal; le vase a été exposé à l'air. Le 9 avril suivant, il n'y avait plus d'acétate de plomb en dissolution, car la liqueur filtrée ne se colorait pas par l'acide sulfhydrique; mais, en desséchant le précipité gris noirâtre qui s'était formé, ainsi que la matière animale qu'il contenait, et en le calcinant assez fortement, on en retirait du plomb métallique.

Le 18 juillet 1826, on introduisit dans un bocal à large ouverture, exposé à l'air, 30 centigr. d'acétate de plomb dissous dans un litre et demi d'eau distillée, et mêlé avec environ le tiers d'un canal intestinal. Quatre jours après, il n'existait plus un atome de sel en dissolution, et les matières solides fournissaient une quantité sensible de plomb.

Il est donc évident que ce ne serait pas dans la liqueur que l'on trouverait l'acétate de plomb, qui, après avoir été dissous, aurait été en contact avec les tissus du canal digestif, car il suffit de fort peu de temps pour que cette liqueur n'en conserve plus de traces.

Carbonate de plomb (*céruse*).

Le carbonate de plomb est pulvérulent ou en masses dures très-pesantes, blanc, insipide et inodore. Chauffé dans un creuset avec du charbon, il se décompose et donne du plomb métallique. L'acide azotique faible le décompose ; il se dégage du gaz acide carbonique avec effervescence, et la dissolution renferme de l'azotate de protoxyde de plomb, facile à reconnaître à l'aide des réactifs dont j'ai fait mention à la page 869. Si le carbonate de plomb est mêlé à de la chaux pure ou carbonatée, la liqueur contient aussi de l'azotate de chaux ; on peut aisément reconnaître ce mélange en versant dans la dissolution azotique une assez grande quantité d'acide sulfhydrique pour précipiter tout le plomb à l'état de sulfure noir : alors le liquide qui surnage, composé d'azotate de chaux et d'acide azotique, donne, par l'addition du carbonate de potasse, un précipité blanc de carbonate de chaux, que l'on peut laver et calciner pour en avoir la chaux pure.

Les boulangers se sont servis quelquefois de la céruse pour rendre le pain plus lourd et plus blanc. On déterminera la présence de ce carbonate dans la farine, en agitant celle-ci dans l'eau froide, et en ramassant le précipité qui se rassemblera de suite au fond du vase, et dans lequel se trouvera tout le carbonate de plomb avec un peu de farine ; la majeure partie de celle-ci sera restée en suspension dans la liqueur, et pourra être séparée par décantation. Le précipité, s'il est lavé deux ou trois fois à l'eau froide, ne renfermera presque plus de farine, surtout si on l'agite et qu'on décante promptement le liquide tenant en suspension les particules farineuses. Il ne s'agira plus alors que de reconnaître le carbonate de plomb par les moyens qui viennent d'être indiqués.

S'il fallait constater la présence du carbonate de plomb dans le pain, on carboniserait celui-ci par l'acide azotique (voy. p. 871), et on traiterait le charbon par ce même acide à une douce chaleur, afin d'obtenir un azotate soluble et facile à caractériser. On tenterait les mêmes opérations sur le pain préparé avec du levain qui aurait séjourné pendant longtemps dans des ustensiles de plomb.

Expérience.— On a fait avaler à un chien de moyenne taille 6 grammes de carbonate de plomb : il a vomi quatre fois dans l'espace de dix à douze minutes. Le lendemain il a mangé comme à l'ordinaire et il était rétabli.

Observation. — Un jeune homme âgé de vingt ans avala 20 gr. environ de blanc de Kremnitz (carbonate de plomb). Quelques heures après, il éprouva une sensation de brûlure à l'épigastre et des vomissements violents qui persistèrent plusieurs heures. M. Schubert de Drambourg, appelé vingt-quatre heures après l'empoisonnement, trouva cet homme en proie à de violentes douleurs abdominales ; la face était vultueuse, les yeux brillants faisaient saillie hors des orbites, la langue était sèche et rouge, la soif inextinguible. Le ventre ballonné était très-douloureusement affecté par une pression superficielle ; tandis qu'une pression forte soulageait singulièrement le malade, qui appuyait sans cesse son ventre sur une table.

Les vomissements avaient cessé depuis plusieurs heures, et il n'y avait pas de selles. M. Schubert fit prendre sur-le-champ et en une seule fois au malade une potion composée de 24 gr. de sulfate de magnésie, de 250 gr. d'eau commune, et de 1 gr. d'alcoolat d'opium; il lui administra ensuite plusieurs autres doses du même sel dans une émulsion huileuse. Les accidents se calmèrent aussitôt, et la guérison fut rapide. (*Gazette des hôpitaux,* année 1845, p. 268.)

Eau imprégnée de plomb.

L'eau qui a été transmise par des aqueducs de plomb, ou qui est tombée sur des toits couverts de ce métal, peut tenir en dissolution une assez grande quantité de carbonate ou de protoxyde de plomb hydraté pour déterminer des accidents graves; il en est de même de celle que l'on a gardée pendant longtemps dans des vases de plomb exposés à l'air, ou que l'on a puisée avec des seaux de ce métal. Barruel et Mérat ont retiré 64 grammes de carbonate de plomb cristallisé de six voies d'eau laissée pendant deux mois dans une cuve pneumato-chimique doublée en plomb (Mérat, *Traité de la colique métallique,* 2e édit., p. 98).

L'eau plombique est transparente, incolore et inodore, comme l'eau ordinaire; sa saveur est quelquefois légèrement sucrée et styptique. Les sulfates, l'acide sulfhydrique, les chromates et les alcalis, agissent sur elle comme sur la dissolution d'acétate de plomb (voy. p. 869). Les acides en dégagent de l'acide carbonique avec effervescence, lorsque le plomb y est à l'état de carbonate, ce qui arrive fréquemment.

Le professeur Christison a fait les observations suivantes (*Journal des transactions,* vol. XV, part. II): 1° l'on ne doit pas faire usage de tuyaux de plomb pour conduire l'eau à une grande distance avant d'avoir analysé ce liquide; 2° les eaux les plus pures se chargent davantage des sels de plomb; 3° l'eau qui ternit le plomb brillant après un contact de plusieurs heures ne doit être conduite dans des tuyaux de plomb qu'avec certaines précautions, et au contraire il est probable, sans que ce soit prouvé, que, si le plomb conserve son brillant après vingt-quatre heures de contact, l'on peut se servir de tuyaux de plomb sans avoir à redouter d'accidents; 4° l'eau qui contient moins de 8,000 parties de sels en dissolution ne peut traverser les tuyaux de plomb sans des soins particuliers; 5° cette proportion des sels sera même suffisante pour prévenir l'altération du plomb, à moins que les carbonates et les sulfates n'en forment la plus grande partie; 6° une proportion de 4,000 parties et plus sera insuffisante si ces sels se composent de chlorures; 7° on doit ajouter que dans tous les cas, même si l'eau offrait toutes les garanties voulues, il serait toujours essentiel de faire l'analyse chimique après quelques jours de contact avec les tuyaux; 8° quand on juge que l'eau est de nature à altérer les tuyaux de plomb, et quand elle se sature de ce métal, on n'a qu'à laisser les tuyaux remplis d'eau pendant trois ou quatre mois, ou y mêler une solution de phosphate de soude, $^{25}/_{1000}$.

Le sulfate de chaux ($^{5}/_{1000}$) agit de la même manière et donne lieu à la précipitation sur le métal d'une couche solide de carbonate de plomb, qui garantit les tuyaux des altérations ultérieures.

M. Scanlan a remarqué que l'eau distillée, condensée dans un tuyau de plomb, contient une quantité notable de carbonate de plomb, et noircit par l'hydrogène sulfuré. Cette observation a une grande importance pour les expériences médico-légales.

Postérieurement à ces recherches, M. Hordsford de Boston assure que l'altération du plomb par l'eau ne tarde pas à s'arrêter, et que l'eau ne se charge plus de ce métal, à moins toutefois qu'elle ne contienne *des azotates,* auquel cas elle peut en dissoudre une *quantité notable;* d'où il suit que l'on pourrait, suivant lui, transporter sans inconvénient les eaux des rivières par des conduits de plomb, tandis que les eaux des lacs, des puits, qui peuvent renfermer des azotates, par suite de la décomposition des matières animales, ne pourraient pas sans inconvénient être conduites ainsi (*Journ. de chim. méd.,* février 1850).

Vin et bière lithargirés.

Le *vin rouge* laissé pendant longtemps sur de la litharge (protoxyde de plomb) en dissout une quantité d'autant plus considérable qu'il contient plus d'acide acétique; il acquiert une saveur sucrée astringente et finit par se décolorer; on a souvent sophistiqué ainsi le vin pour lui enlever son acidité. Il arive aussi que le vin contient du plomb, et devient vénéneux lorsqu'il a séjourné dans des bouteilles rincées avec le plomb, et dans lesquelles des grains de ce métal sont restés attachés. Si la proportion de protoxyde dissous est faible, le vin peut conserver sa couleur rouge, quoiqu'il ait déjà acquis une saveur sucrée. On y reconnaîtra la présence du plomb en le faisant traverser par un courant de gaz acide sulfhydrique et en traitant le sulfure de plomb précipité et lavé comme je l'ai dit à la page 869. MM. Mérat et Barruel ont prouvé qu'une bouteille de vin peut dissoudre 1 gramme 30 centigrammes de litharge.

La *bière* qui a fermenté dans des vases de plomb peut renfermer un sel de ce métal; on constatera la présence de celui-ci comme s'il s'agissait du vin. Percival rapporte qu'il est arrivé des accidents dans les raffineries de sucre de Manchester pour avoir bu de la bière ainsi altérée (*On the poison of lead,* p. 61).

On aurait tort de faire usage des réactifs tels que les alcalis, les sulfures, etc., pour déceler le plomb dans ces liquides, parce qu'ils modifient par eux-mêmes la couleur de ces boissons, notamment celle du vin.

Des bonbons colorés par du chromate de plomb.

On a quelquefois coloré des dragées avec ce sel; on constatera sa présence en tenant entre les doigts les bonbons au milieu de l'eau distillée, et en frottant leur surface avec un pinceau très-doux; le chromate de plomb déposé et lavé sera décomposé à une douce chaleur par du carbonate de potasse dissous; il se formera du chromate de potasse soluble et du carbonate de plomb insoluble; on reconnaîtra celui-ci en le dissolvant dans l'acide azotique, après l'avoir lavé et filtré; l'azotate se comportera avec les réactifs comme l'acétate de plomb (voy. p. 869). Quant au chromate de potasse, il précipitera en jaune les sels de plomb, en rouge les sels d'argent, et en orangé les sels de protoxyde de mercure; l'acide chlorhydrique le transforme, à l'aide de la chaleur, en chlorure de chrome vert et en chlorure de potassium, et il se dégage du chlore.

Du phosphate, du borate, de l'oxalate, du tartrate, du tannate, du sulfate et du sulfite de plomb.

J'admettrai volontiers que ces divers sels, qui sont *tous insolubles dans l'eau distillée,* ne soient pas par cela même vénéneux, quand ils sont administrés à des individus dans l'estomac desquels il n'existerait aucun acide libre ni aucune trace de chlorure de sodium; mais, comme c'est là une hypothèse qui ne se réalisera jamais chez l'homme, et que j'ai prouvé en 1843 que les acides et le chlorure de sodium dissolvent plus ou moins facilement tous ces sels, et dès lors les rendent vénéneux, il importe de les étudier. Il résulte de mes expériences : 1° que la plupart de ces sels, mais surtout le borate et le tannate, sont dissous lorsqu'on les met en contact pendant quelque temps, et souvent pendant trois ou quatre minutes seulement, avec de l'eau aiguisée d'acide acétique ou chlorhydrique; 2° que si quelques-uns d'entre eux ne sont pas abondamment dissous, ils le sont néanmoins dans une proportion assez sensible pour que l'on conçoive qu'ils puissent donner lieu à des symptômes d'empoisonnement; 3° que ceux qui ne sont dissous que lentement et en petite proportion par l'eau acidulée dont je parle deviennent beaucoup plus solubles dans cette eau additionnée de chlorure de sodium; 4° enfin que ce dernier sel, employé seul, peut également dissoudre la plupart de ces sels.

Ces diverses dissolutions seront aisément reconnues pour des dissolutions plombiques, à l'aide du gaz acide sulfhydrique, de l'iodure de potassium, et des autres réactifs déjà mentionnés à l'article *Acétate de plomb* (voy. p. 869). Sans doute, ces agents n'indiqueront pas si le sel plombique dissous est plutôt un phosphate qu'un borate, etc. ; mais cette recherche n'est que d'un intérêt secondaire, le point essentiel est de constater qu'il existe dans la dissolution un sel plombique ; toutefois, si l'on voulait pousser l'analyse assez loin pour résoudre ce problème, il faudrait évaporer les dissolutions jusqu'à siccité et faire bouillir pendant une heure le produit desséché avec du bicarbonate de potasse pur dissous dans l'eau distillée; on obtiendrait du carbonate de plomb insoluble, et du phosphate, du borate, de l'oxalate, du tartrate, du tannate, du sulfate ou du sulfite de potasse, qu'il serait aisé de reconnaître aux caractères distinctifs de ces divers genres de sels (voy. mes *Éléments de chimie*).

Oxydes de plomb.

Litharge (protoxyde de plomb fondu). Elle est en petites lames ou écailles brillantes, d'un jaune rougeâtre, sans saveur. Le *massicot* (protoxyde non fondu) est jaune, pulvérulent ; l'acide azotique dissout cet oxyde sous les deux états ; l'azotate est affecté par les réactifs comme l'acétate de plomb (voy. p. 869). Le *minium*, oxyde contenant plus d'oxygène que les précédents, et dont la composition varie suivant la manière dont il a été préparé, est solide, rouge, et décomposable par acide azotique, même à froid, en azotate de protoxyde de plomb soluble, et en bioxyde de couleur *puce* insoluble ; la dissolution filtrée se comporte avec les réactifs comme les sels de plomb. Ces divers oxydes, chauffés avec du charbon dans un creuset ou au chalumeau, laissent du plomb métallique.

Expérience. — On a donné à un petit chien 16 gr. de minium (plombate de protoxyde de plomb). Au bout de trois quarts d'heure, l'animal a vomi des matières rouges, et il ne paraissait éprouver aucune souffrance. Le lendemain, il n'a pas voulu manger. Le troisième jour, on lui a fait prendre 24 gr. du même oxyde; une heure et demie après, il a vomi presque tout le poison ingéré. Le quatrième et le cinquième jour, il a refusé les aliments ; il a bu une assez grande quantité d'eau, et il paraissait un peu abattu. Le sixième jour, il a commencé à manger. Le septième et le huitième jour, il avait un excellent appétit et prenait beaucoup de nourriture. Il s'est échappé le dixième jour, et il a été impossible de le saisir.

De l'iodure de plomb.

L'iodure de plomb est solide, d'un jaune doré, soluble dans 1235 parties d'eau froide, et dans 194 parties d'eau bouillante, cristallisable en paillettes hexagonales régulières. L'acide azotique concentré en sépare l'iode à froid et forme de l'azotate de plomb; il suffit en effet d'ajouter de l'eau pour dissoudre ce sel, qui se comporte avec les réactifs comme les sels plombiques. Le chlore agité avec de l'iodure de plomb fournit instantanément de l'iode et du chlorure de plomb blanc, qui se précipitent, et du chlorure d'iode, qui communique à la liqueur une couleur jaune rougeâtre; en chauffant ce mélange à la température de l'ébullition, l'iode se volatilise sous forme de belles vapeurs violettes; le chlorure d'iode se dégage, et à mesure qu'il se volatilise, la liqueur se décolore; enfin le chlorure de plomb se dissout, en sorte qu'on peut démontrer sa présence dans la dissolution *incolore* que l'on obtient après quelques minutes d'ébullition.

Expérience. — M. Paton a fait avaler à un chat de moyenne grosseur 60 centigr. d'iodure de plomb; quatre heures après, l'animal n'avait éprouvé aucun accident; alors on lui en a administré 60 autres centigr.; douze heures après, l'animal, qui n'avait point vomi, parut inquiet; constamment il refusa toute espèce de nourriture; il paraissait souffrir des reins; il ne s'appuyait que peu sur les pattes de derrière; enfin souvent il était pris de coliques violentes qui le faisaient s'élever à des hauteurs considérables. En proie à des souffrances horribles, il est mort trois jours après la prise du poison. L'autopsie, faite douze heures après, n'a laissé apercevoir aucune trace d'irritation; les poumons présentaient une teinte rose pâle; l'estomac était vide d'aliments et contenait un ver lombric; une tache jaune et seulement extérieure se faisait remarquer au pylore; les intestins contenaient fort peu de matières. Les excréments renfermaient du plomb. (*Journal de chimie médicale*, année 1837, p. 41.)

M. Melsens a vu que 7 grammes et demi d'iodure de plomb, administrés, par doses de 1 gramme à la fois, à un chien fort, l'ont fait mourir en 17 jours. Ce sel est donc plus actif que le sulfate, d'après l'auteur.

Des aliments cuits dans des vases de plomb.

Les aliments qui contiennent des acides végétaux libres ou des préparations salines peuvent attaquer les vases de plomb, les oxyder ou favoriser leur oxydation, enfin en dissoudre une partie. Quelle que soit la nature de la dissolution de plomb mêlée aux aliments, elle leur communique une saveur plus ou moins sucrée, et on peut en obtenir du plomb métallique en la carbonisant avec l'acide azotique (voy. p. 872). Il est évident que, si la partie liquide des aliments renferme du plomb en dissolution, les réactifs que j'ai conseillé de mettre en usage, à la page 869, le décèleront, lors même qu'elle n'en contiendrait que des atomes.

Des sirops et des eaux-de-vie clarifiés avec l'acétate de plomb.

Cadet de Gassicourt parle, dans un article des *Variétés médicales*, du danger qu'il y a à s'adresser aux épiciers pour des sirops de miel ou de raisin clarifiés, ainsi que pour les eaux-de-vie rendues incolores. Cette clarification s'opérant à l'aide de l'acétate de plomb, il est de la plus haute importance de ne laisser aucune trace de ce sel dangereux dans la liqueur, et c'est une précaution que ne peuvent pas prendre ces préparateurs, étrangers à la chimie : aussi Boudet a-t-il reconnu la présence d'une assez grande quantité de plomb dans ces boissons livrées aveuglément au commerce (*Journal général de médecine*, rédigé par M. Sédillot, t. XLIV, p. 321).

L'acétate de plomb contenu dans ces boissons sera facilement reconnu par les réactifs que j'ai indiqués en faisant l'histoire de ce sel (voy. p. 869).

Des émanations saturnines.

Voyez p. 852.

QUESTIONS MÉDICO-LÉGALES.

Je vais examiner un grand nombre de questions médico-légales qui ont été agitées devant les cours d'assises du Puy et de Riom, dans l'affaire Pouchon, jugée en 1843 ; ce sera un complément utile de ce que je viens de dire sur l'empoisonnement par les préparations de plomb.

1° *Est-il vrai*, comme l'a dit Dupasquier, professeur de chimie à Lyon, *qu'il ait extrait du plomb et de l'étain de quatre échantillons de potasse* à l'alcool qu'il avait examinés ? J'ai soulevé le premier au Puy la question relative à l'existence *possible* d'une faible proportion de plomb dans la potasse qui avait été employée par MM. Barse, Reynaud et Porral, pour faire l'analyse des organes de Pouchon. Dupasquier, chargé par la défense de rédiger un mémoire contre l'expertise de ces messieurs, n'avait aucunement songé à mettre en avant un pareil argument ; ce n'est qu'en appel, à Riom, et trois mois après, que son attention ayant été éveillée sur ce point par mes observations, il est venu articuler un fait qui, *s'il était vrai*, aurait une immense gravité non-seulement pour l'affaire Pouchon, mais encore pour les expertises du même genre qui pourraient être faites ultérieurement. Mais il n'en est rien ; la présence du plomb dans la potasse à l'alcool constitue une *exception* assez rare, comme l'ont démontré tous ceux qui ont examiné la question de près depuis le procès Pouchon, et comme je l'avais dit dans ma déposition au Puy ; il est vraisemblable qu'en analysant les quatre échantillons de potasse à l'alcool, Dupasquier s'est trompé, et qu'il a pris pour du plomb et de l'étain l'argent, le fer et le cuivre qui peuvent exister dans cette potasse. Lorsqu'on sait comment on procède à la préparation de la potasse à l'alcool dans les grands laboratoires où l'on prépare cet alcali pour le débiter ensuite dans le commerce, on reconnaît facilement combien il doit être *rare* de trouver de la potasse plombique; en effet, on fait bouillir du carbonate de potasse avec de la chaux et de l'eau dans une chaudière en *tôle*, on filtre, et l'on évapore la dissolution alcaline dans une bassine d'argent et rarement de *cuivre*; on conçoit que la potasse ainsi préparée puisse contenir du fer, de l'argent et du cuivre, mais non du plomb. Mais, dira-t-on, l'évaporation de la liqueur alcaline a pu être faite dans une chaudière de cuivre étamé avec un étamage composé d'étain et de plomb; d'ailleurs le carbonate de potasse *pouvait* renfermer une certaine quantité de plomb; donc vous ne pouvez pas établir *a priori* que la potasse ne sera jamais plombique. Aussi j'admets qu'à la rigueur cela peut être, et c'est parce que je l'admets, que j'ai soulevé la question dans ma déposition au Puy; mais je maintiens que l'existence du plomb dans ce réactif constitue une exception très-rare.

Quoi qu'il en soit, l'expert se tiendra sur ses gardes, et lorsqu'il emploiera de la potasse à l'alcool pour un cas d'empoisonnement, il devra l'essayer en saturant 200 grammes de cette potasse dissoute dans l'eau distillée *pure* par de l'acide acétique également *pur*, et en faisant passer dans la dissolution un courant de gaz acide sulfhydrique gazeux : il se déposera un précipité noir peu abondant, dont il faudra déterminer la nature, après l'avoir bien lavé, pour savoir si ce précipité est formé de sulfure de plomb, de cuivre ou d'argent, ou d'un mélange de ces sulfures.

Au reste, dans l'affaire Pouchon, on ne put pas savoir si la potasse qui avait servi à l'expertise contenait ou non du plomb; c'est ce qui résulta de la lecture, en pleine audience, du rapport rédigé au Puy par MM. Barse, Reynaud, Porral, Dupasquier et moi. Et pourtant MM. Rognetta, Flandin et Danger, avec une mauvaise foi insigne, venaient de soutenir devant la cour que ce rapport fournissait la preuve de l'existence du plomb dans la potasse!!!

L'eau distillée peut-elle contenir du plomb? Elle en renferme quelquefois des *traces*, en sorte qu'il est indispensable de l'essayer avant de la faire servir à la recherche médico-légale du plomb. En général, les eaux distillées qui contiennent du plomb sont celles qui ont été obtenues avec de l'eau plombique, c'est-à-dire avec de l'eau tenant en dissolution du carbonate acide de plomb; car il est bien rare que de l'eau non plombique distillée dans des alambics étamés fournisse de l'eau distillée plombique. Quoi qu'il en soit, il importe de savoir que la proportion de plomb contenue dans une eau *distillée* plombique est infinitésimale (1); on peut s'assurer de ce fait en soumettant à la distillation de l'eau tenant en dissolution une assez forte proportion de carbonate acide de plomb, et en opérant avec précaution; les $^{95}/_{100}$ d'eau qui passeront dans le récipient se coloreront à peine en brun clair par l'acide sulfhydrique, tandis que les $^{5}/_{100}$ restant dans la cornue donneront par ce réactif un abondant précipité de sulfure noir de plomb. Lorsqu'on voudra savoir si l'eau est plombique, on en prendra deux ou trois litres, on y fera passer un courant de gaz acide sulfhydrique lavé, et l'on attendra qu'il se soit déposé un précipité noir de sulfure de plomb; si l'eau est à peine colorée par son contact avec le gaz, ce qui a ordinairement lieu, on devra quelquefois attendre deux ou trois jours pour que le précipité soit déposé; dans certaines circonstances, il faudra même chauffer la liqueur et l'évaporer jusqu'au tiers ou au quart de son volume pour que le dépôt se forme.

3° *Le plomb contenu dans les lavements que Pouchon avait pris* dix-huit mois *avant la maladie qui l'a entraîné au tombeau a-t-il pu rester niché dans les pores des membranes de l'intestin,* comme l'a annoncé M. Rognetta dans sa déposition à Riom? Quand on connait l'action que les sels de plomb exercent sur les tissus organiques, on ne peut pas dire que le plomb reste niché dans les pores; mais, sans tenir compte de cette erreur par trop grave, rappelons qu'alors même qu'au bout de dix-huit mois le composé du sel de plomb et du tissu eût encore existé dans les intestins de Pouchon, ce qui n'est aucunement prouvé, et ce qu'il est difficile d'admettre, cela ne pourrait pas servir à expliquer la présence du plomb dans les matières vomies par Pouchon en 1843; car apparemment M. Rognetta ne suppose pas que cet homme ait rendu avec les vomissements *une portion de ses intestins!!*

4° *Une salade dans laquelle on aura mis de la céruse aura-t-elle une saveur plus forte que celle dans laquelle on aura introduit une égale quantité d'acétate de plomb?* Cette question, posée à M. Rognetta par le procureur général, fut résolue affirmativement par l'expert, qui s'écria avec un aplomb imperturbable : *ce serait encore pire!* Cette réponse paraîtra incroyable, quand tout le monde sait, excepté M. Rognetta, que la céruse n'a point de saveur.

5° *Les sels insolubles de plomb, tels que l'oxalate, le phosphate, le borate, le tannate et le sulfate, sont-ils vénéneux?* Dupasquier, après avoir tenté quelques expériences sur les chiens, de concert avec

(1) Si l'eau distillée *pure* avait été conservée pendant longtemps dans des vases plombiques, elle pourrait contenir une plus grande quantité de plomb, surtout si elle avait eu le contact de l'air.

M. Rey, a conclu que ces sels peuvent être pris à haute dose et n'agissent pas autrement que le sable fin. Cette opinion ne soutient pas le plus léger examen, dans tous les cas où l'estomac de l'homme à qui l'on a administré l'un de ces sels contient un ou plusieurs acides ou bien du chlorure de sodium (voy. p. 883).

6° *Les sels de plomb insolubles et inertes peuvent-ils, à l'instar des sels saturnins solubles, contracter avec les tissus du canal digestif une combinaison chimique?* Quoique cette question n'ait pas été soulevée aux débats, j'ai cru devoir m'en occuper ici, à raison de son importance, et pour lui donner d'avance une solution, dans le cas où elle serait agitée ultérieurement devant les tribunaux. Je n'hésite pas à répondre par l'affirmative, après avoir tenté les expériences suivantes : *A.* J'ai appliqué sur un point d'un intestin rectum parfaitement lavé 1 gram. d'oxalate de plomb qui ne contenait aucune trace de sel de plomb *soluble;* trois jours après, la partie de l'intestin touchée par le sel et les portions qui l'entouraient offraient çà et là des points noirs, colorés ainsi par du sulfure de plomb qui s'était formé aux dépens de l'acide sulfhydrique dégagé pendant la putréfaction du tissu organique; on voyait, en outre, sur d'autres points de la même partie, l'intestin rendu opaque, d'un blanc mat, et plus épais que partout ailleurs : en coupant attentivement et en isolant les portions mates, et en les lavant à grande eau pour détacher tout l'oxalate qui pouvait y adhérer, on les voyait conserver le même aspect. Si, dans cet état, on les traitait par l'acide acétique faible, à une douce chaleur, on obtenait de l'acétate de plomb, que l'on pouvait transformer en sulfure noir à l'aide de l'acide sulfhydrique.

B. Dès que j'ai prouvé que le borate, le phosphate, le tartrate, l'oxalate, le tannate, et même le sulfate de plomb, se dissolvent *sensiblement* dans de l'eau très-légèrement acidulée, tenant en dissolution une faible quantité de chlorure de sodium, et que plusieurs d'entre eux, comme le borate et le tannate, sont rapidement dissous par l'eau *à peine* aiguisée d'acide acétique (voy. p. 883), il est évident qu'il suffira de la présence de quelques traces d'acide et de chlorure de sodium dans le canal digestif, et d'un contact assez prolongé entre les tissus de ce canal et le sel insoluble, pour que celui-ci se dissolve en partie, et agisse sur la matière organique comme le ferait un sel de plomb soluble.

Je dois cependant faire observer que si le fait dont je parle est *possible,* il ne se réalise pourtant pas *dans toutes les circonstances :* en effet, j'ai administré à un chien à jeun 30 grammes de sulfate de plomb parfaitement lavé; à la fin du deuxième jour, le chien n'étant pas empoisonné et ne paraissant pas sensiblement malade, je l'ai pendu, et j'ai lavé le canal digestif coupé en morceaux, jusqu'à ce que l'eau de lavage ne contînt aucune matière étrangère : le tissu, ayant été alors traité par l'acide acétique faible bouillant, a fourni une liqueur que j'ai filtrée et évaporée jusqu'à siccité; le produit carbonisé a laissé un charbon qui, ayant été traité par les agents appropriés, n'a donné *aucune trace de plomb.* Ce résultat négatif tient sans doute à ce que j'avais employé le sel de plomb insoluble *le plus inattaquable* par les sucs contenus dans le canal digestif, à ce que ceux-ci ne renfermaient pas, ou renfermaient à peine, du chlorure de sodium, et probablement aussi à ce que le sulfate qui avait été expulsé promptement par les selles (l'animal avait une légère diarrhée avant l'expérience) n'avait pas été en contact avec les tissus de ce canal pendant un temps suffisant. Que l'on se place dans des conditions opposées à celles-ci, que l'on suppose, par exemple, l'ingestion du borate ou du tannate de plomb chez un individu dans le canal digestif duquel il y aura une quantité sensible, quoique faible, d'acide et de chlorure de sodium, et que ces sels ne soient pas promptement expulsés par les selles, et je ne doute pas un instant qu'il ne se reproduise la combinaison chimique dont je parle.

7° *Est-il vrai,* comme l'a annoncé M. Flandin dans les débats sur l'affaire Pouchon, *que les réactifs ne précipitent pas les dissolutions acides de plomb,* ou, comme il l'a imprimé depuis, *que l'acide sulfurique ne précipite pas ou ne précipite pas sûrement et complétement ces dissolutions?* Rien n'est plus faux. Que l'on dissolve *cinq centigrammes* d'azotate de plomb dans *quarante grammes d'acide azotique* à un équivalent d'eau, c'est-à-dire dans l'acide le plus concentré qui existe, et comme la dissolution ne peut s'opérer qu'en ajoutant une certaine quantité d'eau, que l'on verse sur l'acide la proportion de ce liquide strictement nécessaire pour que le sel se dissolve, on aura une dissolution *excessivement* acide, puisqu'elle contiendra *huit cents fois* autant d'acide à un équivalent d'eau qu'il y a de sel de plomb dissous : eh bien ! l'acide sulfurique *précipitera* cette dissolution en blanc (sulfate de plomb); l'acide sulfhydrique, de son côté, s'il est employé en assez grande quantité, précipitera *instantanément* en noir (sulfure de plomb) une dissolution dans laquelle il y aurait quatre cents fois autant d'acide azotique que de sel de plomb.

8° *Est-il vrai que si le corps de l'homme non empoisonné contient du plomb et du cuivre, il n'y ait plus de toxicologie ?* Telle est l'assertion, plus qu'étrange, émise par M. Flandin devant la cour d'assises de Riom. On se demande ce qu'a voulu dire ce médecin; serait-ce par hasard, comme il l'a déjà imprimé, que l'existence des poisons dans l'économie animale est incompatible avec l'état de santé? Mais le cuivre et le plomb à l'état métallique, combinés avec nos tissus, ne seront pas apparemment plus nuisibles que ne le sont le phosphore, la soude, et les acides libres qui existent chez l'homme, et qui sont de *vrais poisons*. Aurait-il voulu dire qu'il serait impossible de distinguer dans une expertise si le plomb et le cuivre obtenus proviendraient d'un empoisonnement, ou bien s'ils appartiendraient à ce cuivre et à ce plomb *dits normaux?* Dans ce cas, nous répondrions à M. Flandin qu'il peut se rassurer, car il ne serait pas difficile de se fixer sur l'origine de ce plomb et de ce cuivre. Mais j'irai plus loin; j'admettrai pour un instant, ce qui n'est pas, que l'on ne puisse pas parvenir à distinguer le plomb et le cuivre *dits normaux* de ceux qui auraient été extraits à la suite d'un empoisonnement présumé; j'avoue que je ne vois pas comment cela annulerait la toxicologie, et quelle portée cela pourrait avoir dans les empoisonnements par l'arsenic, l'antimoine, les acides, les alcalis, les poisons végétaux, etc.!!! J'ajouterai, pour mieux faire ressortir le ridicule d'une pareille annonce, que la toxicologie n'est pas encore effacée du rang des sciences, quoiqu'il soit parfaitement démontré qu'il existe du cuivre et du plomb dans le corps de l'homme à l'état naturel.

9° *Est-il vrai,* comme l'a donné à entendre M. Flandin à Riom, *que le plomb extrait du cadavre de Pouchon pût provenir du sous-acétate de plomb dont on s'était servi pour précipiter la matière organique, alors que l'on cherchait si les liquides suspects contenaient ou non des toxiques végétaux,* et les experts du Puy *avaient-ils commis une omission grave,* en n'indiquant pas la *quantité* de matières suspectes sur lesquelles ils avaient agi, la *proportion* d'acétate de plomb employé, etc.? On se demande si tout cela est sérieux; en effet, tous les chimistes et tous les médecins légistes savent que l'on emploie du sous-acétate de plomb jusqu'à ce que le liquide organique *ne précipite plus,* sans que jamais on ait songé à le peser, et que l'on procède ensuite à la décomposition du sous-acétate excédant par un courant d'acide sulfhydrique, qui précipite tout le plomb à l'état de sulfure, en sorte qu'il ne reste plus la moindre trace de ce métal dans la liqueur : or c'est ce qui a été fait par MM. Reynaud, Porral et Barse. Où sont donc les conséquences graves?

10° *Quelle foi doit-on ajouter aux observations présentées devant la cour d'assises de Riom par MM. Flandin et Danger, au sujet de l'emploi des vases en fonte, dans la recherche médico-légale des composés toxiques de plomb?* Si les expériences qui ont motivé ces observations eussent été exactes, je serais disposé à leur accorder une certaine valeur; mais, comme elles ne le sont pas sur les points les plus essentiels, il faut regarder les observations de ces messieurs comme non avenues; au reste les détails dans lesquels je vais entrer ne laisseront aucun doute sur la vérité de cette assertion. Voici l'objection faite par MM. Flandin et Danger : «Lorsqu'on laisse séjourner dans un vase de fonte soit de l'eau contenant du plomb, soit toutes autres substances renfermant de l'acétate de plomb, ou toute autre combinaison de plomb en dissolution, l'expérience démontre que le métal, le plomb, *cesse bientôt de faire partie des liquides* contenus dans le vase de fonte : le métal s'est revivifié, et de plus, il s'est appliqué sur les parois du vase ; il a même pénétré très-profondément partout, dans les pores et entre les fissures. Lorsqu'une chaudière a été ainsi pénétrée, un lavage, le décapage même, faits avec le sable et l'acide azotique, peuvent bien enlever le plomb appliqué à la surface ; mais ni le lavage ni le décapage au sable et à l'acide ne peuvent donner de garanties suffisantes pour qu'on puisse assurer qu'on ait atteint les molécules de plomb qui ont pénétré dans les pores et entre les fissures. Mais, objectera-t-on, si le décapage au sable et à l'acide n'atteint que la superficie, et nullement les portions de plomb qui ont pénétré plus avant, après un décapage bien fait, cette chaudière sera très-propre à faire des carbonisations ; car, si le décapage n'enlève plus rien, le plomb qui reste dans les pores et les fissures de la chaudière ne pourra en sortir pendant l'acte de la carbonisation, pour venir comme par enchantement se mêler aux substances que l'on carbonise. Eh bien ! c'est cependant ce qui a lieu. Il y a plus, quand on carbonise, non-seulement le plomb mécaniquement retenu dans les pores de la fonte peut en sortir, mais le plomb que la fonte peut retenir à l'état d'alliage peut lui-même sortir pour venir se mêler aux matières que l'on carbonise. »

J'examinerai tout à l'heure la valeur de cette objection ; mais, pour mieux en faire apprécier la portée, je dirai que, d'après ces messieurs, la potasse et l'eau employées par les experts du Puy *contenaient du plomb,* qu'en faisant bouillir les organes de Pouchon dans la chaudière avec cette potasse et cette eau, le plomb qu'elles renfermaient s'était déposé à la surface de la chaudière, et avait pénétré la fonte, qu'en récurant avec du sable et de l'acide azotique, on avait dissous le plomb qui était à la surface, et que, si on n'en avait pas trouvé dans la dissolution azotique, c'est que celle-ci était par trop acide (j'ai déjà fait justice de cette erreur) ; et enfin, que lorsqu'on avait carbonisé dans la chaudière ainsi récurée, on avait fait sortir le plomb qui avait pénétré la fonte, de telle sorte que le métal trouvé en définitive dans le charbon n'était autre que celui qui avait été fourni *par la potasse et par l'eau*. Et comme ces messieurs prévoyaient bien qu'on leur objecterait que dans l'expérience *faite à blanc,* et en procédant de la même manière que pour les organes de Pouchon, on n'avait point retiré de plomb, ils avaient ajouté ce qui suit :

« On dira que dans une opération consécutive faite sur les organes d'un cadavre déterré exprès, opération qui sert de contre-épreuve à la précédente, on n'a pas rencontré de plomb : *cela est fort simple à expliquer.* On avait, durant la première carbonisation, chauffé la chaudière jusqu'à 300° ou 400° ; on pouvait avoir fait sortir tout le plomb des pores de la fonte qui le recélaient. Il eût été possible néanmoins qu'on eût trouvé encore cette seconde fois du plomb.»

Quelque spécieuse que paraisse, au premier abord, l'objection de MM. Danger et Flandin, il sera facile de démontrer qu'elle ne soutient pas le plus léger examen, surtout dans l'espèce. J'admettrai d'abord avec eux, ce qui est un fait généralement connu, que la fonte aurait dû précipiter du plomb d'une dissolution plombique, et que ce plomb précipité devait se trouver en partie à la surface de la chaudière, et en partie dans les pores de celle-ci ; j'accorderai aussi qu'en carbonisant une matière organique dans cette chaudière à 300° ou 400°, on eût dû faire sortir le plomb qui s'était placé dans les pores de la chaudière ; mais il ne me sera pas difficile de prouver : 1° que la potasse et l'eau n'ont pas fourni à la chaudière le plomb trouvé en analysant les organes de Pouchon ; 2° qu'en supposant qu'il en fût ainsi, le plomb contenu dans la dissolution n'aurait *pas bientôt cessé de faire partie de cette dissolution,* comme on l'a avancé ; 3° que dans cette même supposition, en récurant la chaudière avec du sable et de l'acide azotique, MM. Reynaud, Porral et Barse, auraient *dû* obtenir de l'azotate de plomb, et qu'ils n'en ont pas obtenu ; et qu'à cet égard, l'explication donnée par MM. Flandin et Danger est inadmissible ; 4° que les résultats négatifs de l'expérience *faite à blanc,* loin d'être *forts simples à expliquer,* comme le prétendent MM. Flandin et Danger, *sont inexplicables* par leur hypothèse, et qu'ils prouvent *jusqu'à l'évidence* qu'il existait du plomb dans les organes de Pouchon.

A. *La potasse et l'eau n'ont pas fourni à la chaudière le plomb trouvé dans les organes de Pouchon.* J'ai déjà dit, pour ce qui concerne *la potasse,* combien il était rare que cet alcali obtenu par l'alcool contînt du plomb, parce qu'on le prépare dans des vases de tôle, de cuivre ou d'argent, qui ne lui fournissent point de plomb, et parce qu'en admettant qu'il en renfermât, il ne pourrait en contenir que des atomes ; d'ailleurs il n'est pas établi que celui qui a été employé par M. Barse fût plombique. Mais, ce qui tranche la question d'une manière irrévocable, c'est que, dans l'expérience faite à blanc, M. Barse a calciné, *avec la même potasse ,* une quantité de charbon *double* de celle qui avait été fournie par les organes de Pouchon, et qu'il n'a pas trouve la moindre trace de ce métal.

Ce n'est pas sérieusement que l'on avance que *l'eau distillée* a fourni le plomb, car rien n'a pu faire soupçonner que l'eau dont s'était servi M. Barse fût plombique, et il serait absurde de vouloir faire provenir la proportion *considérable* de plomb retiré en analysant les organes de Pouchon de la quantité *infinitésimale* de plomb qui se trouve dans les eaux distillées, lorsque par hasard celles-ci en contiennent; d'ailleurs j'ajouterai qu'en faisant *l'expérience à blanc,* M. Barse a employé la *même* eau distillée, et que pourtant il n'a pas obtenu de plomb.

B. *En supposant que le plomb eût été fourni par la potasse et par l'eau, MM. Danger et Flandin prétendent que tout le métal contenu dans la dissolution eût bientôt cessé de faire partie de cette dissolution.* Ici il y a exagération évidente; car, en faisant bouillir pendant *trois heures* dans une chaudière de fonte 1 gramme d'acétate de plomb dissous dans un litre d'eau distillée, et en renouvelant l'eau à mesure qu'elle s'évapore, on voit, après avoir filtré la liqueur, que celle-ci se colore par l'acide sulfhydrique. Si l'ébullition n'a duré qu'une heure, la dissolution retient encore une quantité notable de plomb.

C. *En récurant la chaudière avec du sable et de l'acide azotique, cet acide, s'il eût contenu du plomb, aurait été précipité par l'acide sulfurique employé par M. Barse.* Je ne reviendrai pas sur ce sujet, que j'ai déjà traité (voy. p. 890); évidemment MM. Danger et Flandin se sont encore trompés sur ce point.

D. *Les résultats négatifs de l'expérience faite à blanc, loin d'être fort simples à expliquer, comme le prétendent MM. Flandin et Danger, sont inexplicables par leur hypothèse, et ils prouvent jusqu'à l'évidence qu'il existait du plomb dans les organes de Pouchon.* Vous prétendez que le plomb retiré du charbon produit par la calcination des intestins de Pouchon provenait de la chaudière, qui en avait gardé dans ses pores, après le récurage à l'acide azotique, et suivant vous ce plomb gardé par la chaudière avait été fourni *primitivement à celle-ci par la potasse ou par l'eau* et peut-être *par ces deux substances.* Admettons pour un instant qu'il en soit ainsi : alors comment expliquerez-vous que le charbon produit par la calcination des intestins et des autres organes du cadavre de l'individu *non empoisonné* n'ait pas fourni de plomb, après avoir été calciné dans un creuset de Hesse avec *la même potasse* et traité par *la même eau* distillée. Vous voyez que je ne fais pas intervenir la chaudière de fonte, parce que je vous accorde qu'ayant servi une première fois pour carboniser les intestins de Pouchon, elle avait pu fournir *tout le plomb* qu'elle avait retenu dans ses pores; mais je vous demande comment vous pouvez soutenir qu'en calcinant *dans un creuset* avec la *même potasse,* et en traitant par la même *eau distillée* une quantité de charbon *double* de celle que l'on avait obtenue avec les intestins de Pouchon, vous ne deviez pas recueillir le plomb qui, suivant vous, existait dans cette potasse et dans cette eau. Ce sont là des niaiseries qui ne supportent pas le plus léger examen.

Mais il y a mieux : l'expérience capitale sur laquelle ces messieurs se fondent *est loin de donner toujours les résultats qu'ils annoncent;* en effet, je ne les ai pas obtenus dans deux tentatives que j'ai faites. 1° J'ai tué un chien avec 30 grammes d'acétate de plomb dissous dans 150 grammes d'eau; l'estomac, après avoir été lavé à grande eau pendant deux jours, et jusqu'à ce que les eaux de lavage ne se colorassent plus par l'acide sulfhydrique, a été traité dans une chaudière de fonte neuve pendant une heure et demie par 20 grammes de potasse pure et un litre d'eau distillée à la température de l'ébullition : la liqueur filtrée, saturée par de l'acide acétique et soumise à l'action de l'acide sulfhydrique, a fourni une quantité notable de sulfure de plomb. On voyait à la surface de la chaudière, sur son fond, du plomb métallique; j'ai récuré ce vase avec du sable et de l'acide azotique, et je me suis assuré que cet acide avait dissous le plomb métallique; j'ai alors lavé la chaudière à grande eau et à plusieurs reprises : dans cet état, lorsqu'elle était très-propre, brillante, et comme neuve, j'ai procédé à la carbonisation de l'estomac d'un individu qui était mort d'une *pneumonie*, en poussant la chaleur jusqu'à ce que le fond de la capsule fût rouge-cerise. Le charbon obtenu à cette température était friable et bien sec; je l'ai traité d'abord par de l'eau mélangée avec le quart de son poids d'acide azotique à un équivalent d'eau; après un quart d'heure d'ébullition, j'ai vu que la dissolution *ne contenait point de plomb;* alors je l'ai fait bouillir avec de l'acide azotique moins affaibli, et voyant que j'obtenais *le même résultat,* je l'ai soumise à l'action de l'eau régale bouillante, et je *n'ai pas dissous un atome de plomb*. Cependant il y avait au fond de la chaudière des plaques formées par une légère couche de plomb métallique : j'ai alors fait agir sur ce fond et à chaud de l'acide azotique pur et moyennement étendu, et j'ai obtenu une petite quantité d'azotate de plomb. Il est donc certain que, dans cette expérience, le plomb, qui avait en quelque sorte suinté des pores de la chaudière pendant la carbonisation, *ne se retrouvait point dans le charbon* provenant de la décomposition de l'estomac par le feu.

2° J'ai fait bouillir pendant deux heures et demie, dans une chaudière de fonte neuve, 2 grammes d'acétate de plomb dissous dans un litre d'eau distillée : le liquide a été renouvelé à mesure qu'il s'évaporait; j'ai décanté et récuré fortement la chaudière avec du sable et de l'acide azotique, puis j'ai lavé à grande eau. Le vase étant très-propre, j'ai carbonisé à une chaleur *rouge* l'estomac, le gros intestin, et une partie de l'intestin grêle d'un adulte qui n'était pas mort empoisonné; j'ai laissé refroidir, et j'ai retiré le charbon, que j'ai successivement traité dans une capsule de porcelaine par l'acide azotique étendu, par le même acide presque concentré, et par l'eau régale; *les dissolutions ne conte-*

naient aucune trace de plomb; cependant le fond de la chaudière présentait çà et là des plaques plus ou moins larges, qui offraient *la couleur du plomb;* j'ai fait bouillir dans cette chaudière de l'acide azotique moyennement étendu, et *j'ai obtenu* une petite quantité *d'azotate de plomb.*

Il est évident que dans ces deux expériences les choses sont loin de s'être passées comme l'ont annoncé MM. Danger et Flandin; il semble même qu'il ne puisse pas en être autrement; en effet, le plomb qui suinte, en quelque sorte, des pores de la chaudière, quand celle-ci est rouge, ne contracte aucune combinaison avec le charbon, et ne s'oxyde pas au milieu de ce dernier corps. Laisse-t-on refroidir la chaudière, le plomb qui avait été fondu se solidifie, s'applique en partie sur la fonte formant une couche mince, de manière qu'en retirant le charbon *refroidi,* on n'enlève pas la plus légère trace de plomb.

11° *Dans un cas d'empoisonnement par des préparations de plomb, est-il indifférent de chercher à démontrer l'existence du plomb en carbonisant ensemble le foie et une portion du canal digestif, ou en carbonisant ces organes séparément?* Non; il est préférable d'agir séparément sur chacun de ces organes. Supposons, en effet, qu'après avoir carbonisé *dans une même opération* le foie et le canal digestif, on ait recueilli du plomb, on dira avec raison que l'on ne peut pas établir *d'une manière certaine* que ce métal provient d'une portion du composé toxique *qui, après avoir été absorbé,* se trouverait dans le tissu du foie et du canal digestif, car ce plomb pourrait aussi bien provenir d'un sel insoluble et *non vénéneux,* qui, au moment de la carbonisation, aurait tapissé la surface interne du canal digestif. Au contraire, si l'opération a été faite *séparément* sur le canal digestif et sur le foie, et que l'on ait extrait du plomb de ce dernier viscère, on conclura, sans crainte de se tromper (si l'on ne prouve pas que le composé plombique a été porté au foie après la mort, par suite d'une imbibition cadavérique), que le toxique plombique avait été absorbé pendant la vie et avait pu occasionner la mort; tandis que dans l'autre cas on ne pourra pas affirmer qu'il en soit ainsi, attendu qu'on ne saura pas au juste si le plomb obtenu a été fourni par le foie, plutôt que par un composé plombique insoluble et *non vénéneux* qui aurait été introduit par mégarde dans l'estomac ou dans le gros intestin.

FIN DU PREMIER VOLUME.

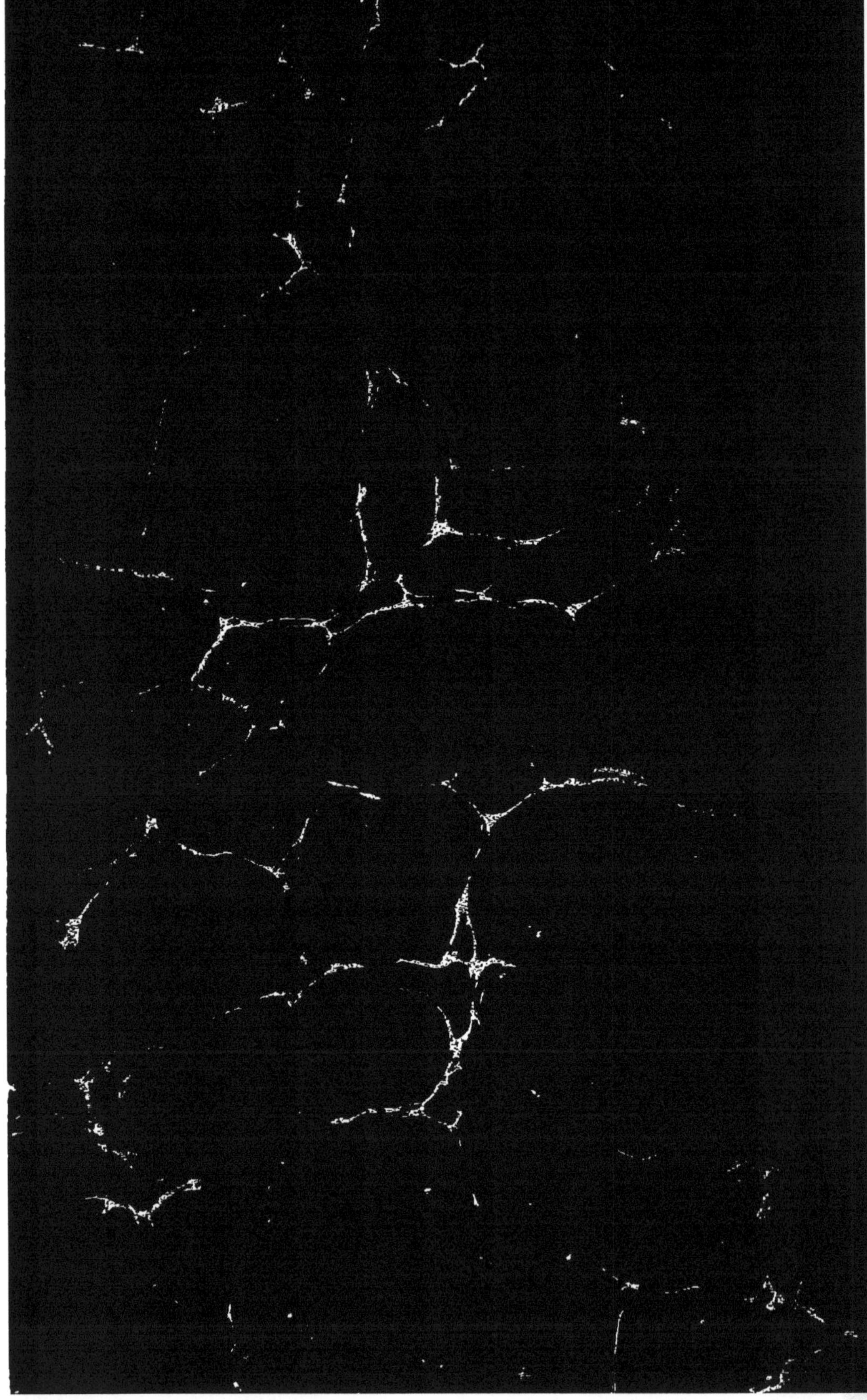

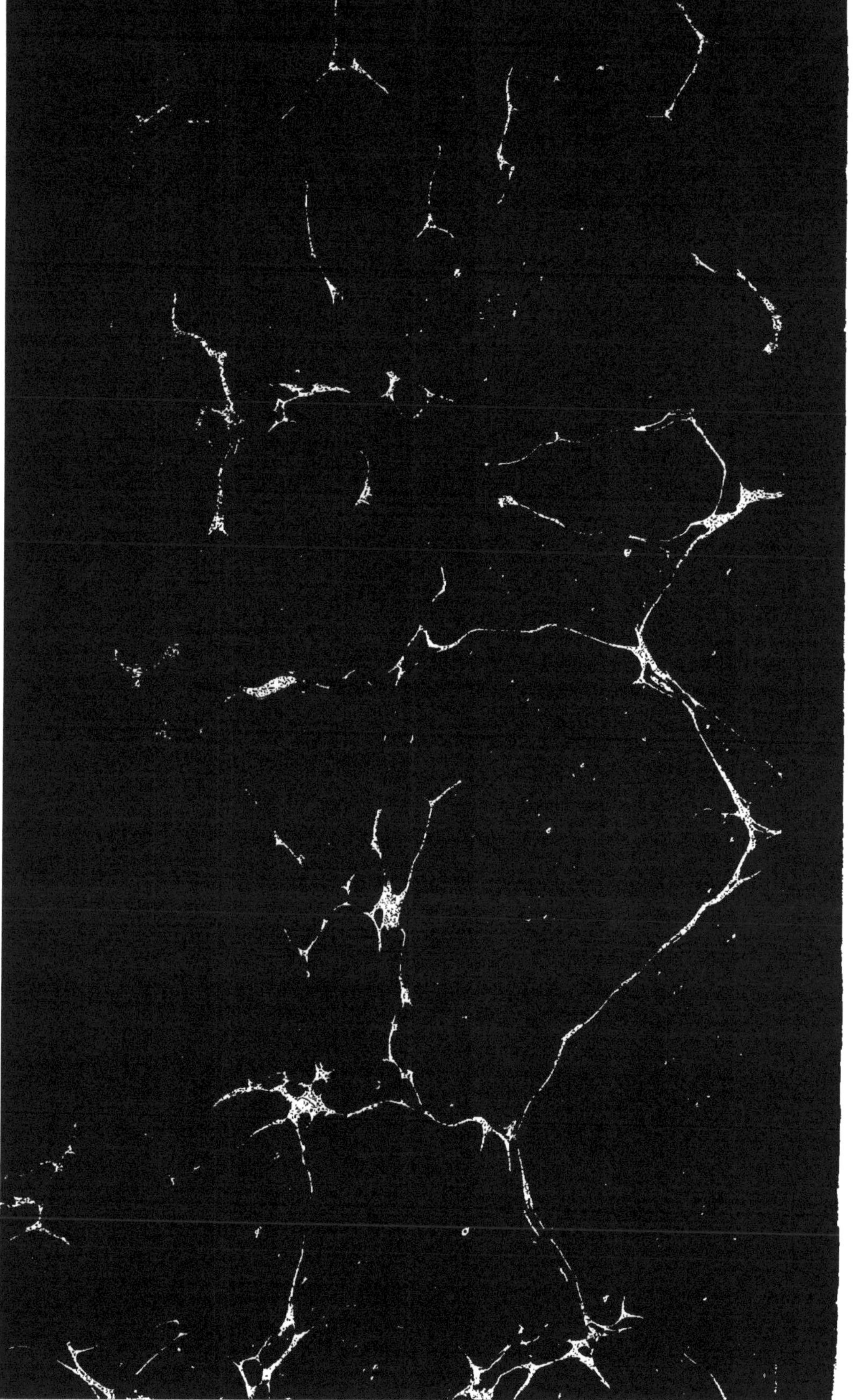

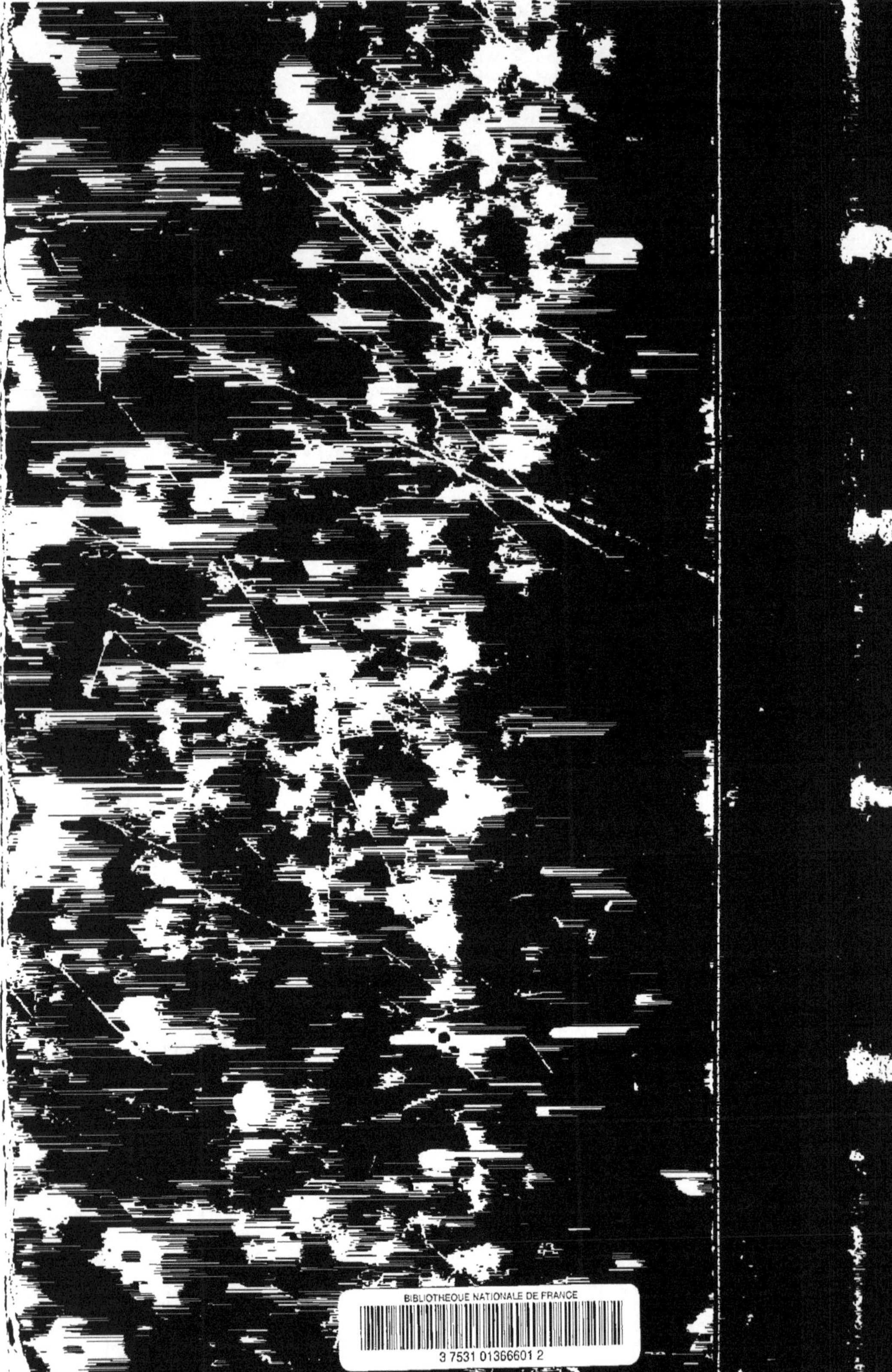

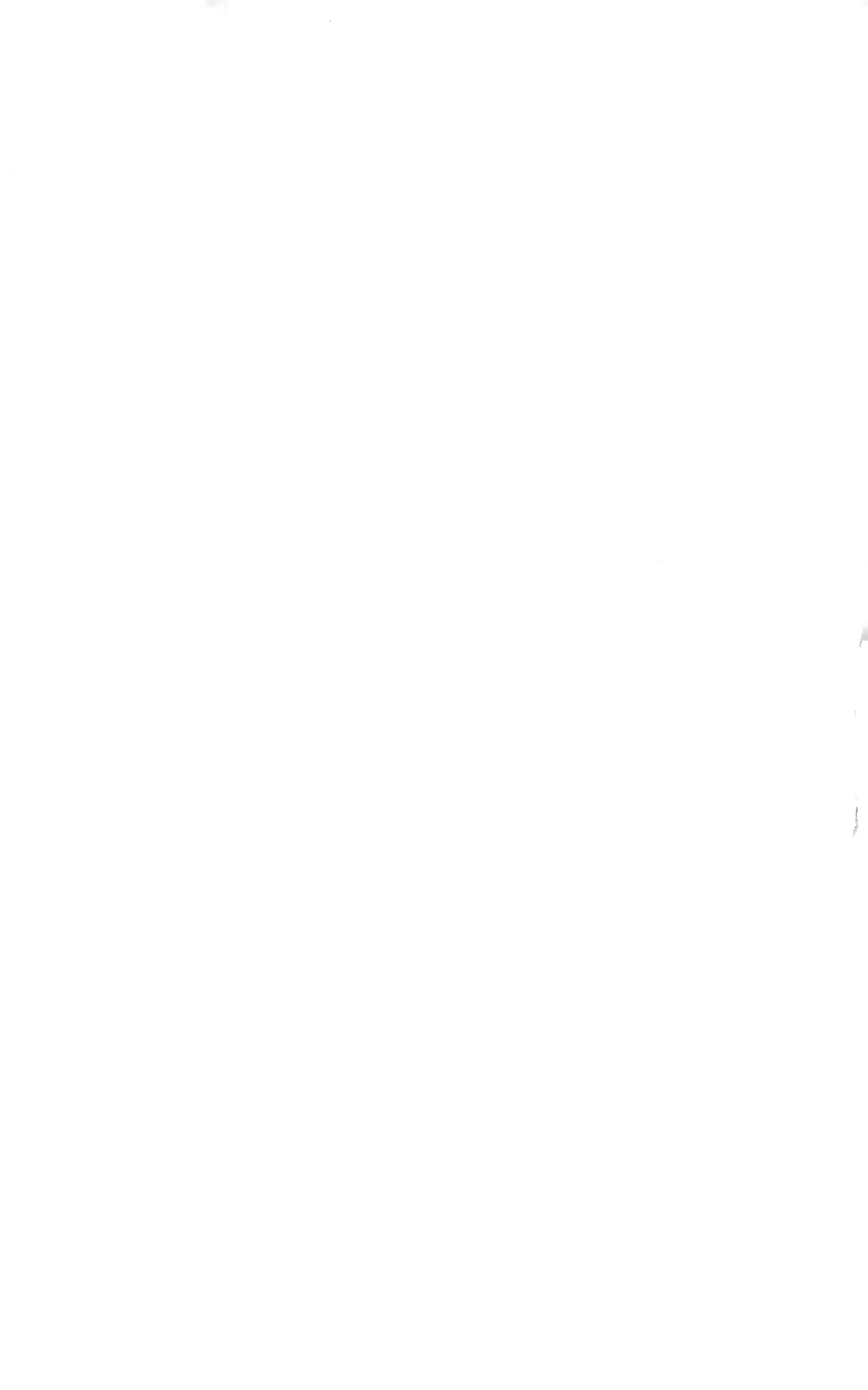

www.ingramcontent.com/pod-product-compliance
Ingram Content Group UK Ltd.
Pitfield, Milton Keynes, MK11 3LW, UK
UKHW020257200726
13857UKWH00001B/14